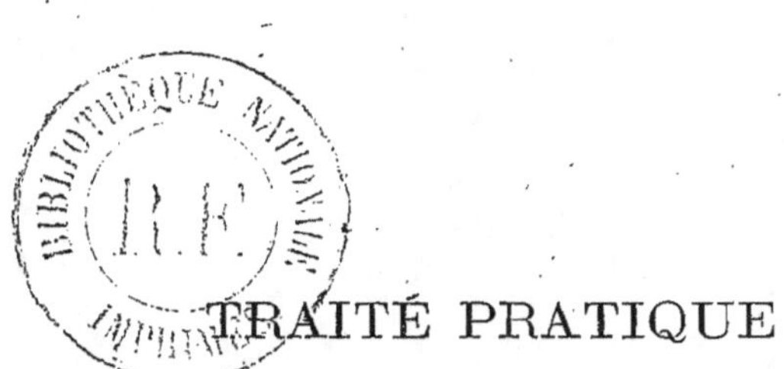

TRAITÉ PRATIQUE

DE L'ART

DES ACCOUCHEMENTS

TRAITÉ PRATIQUE

DE L'ART

DES ACCOUCHEMENTS

PAR LES PROFESSEURS

H. F. NÆGELE
Professeur à l'Université de Heidelberg

W. L. GRENSER
Directeur de la Maternité de Dresde

Traduit sur la sixième et dernière édition allemande, annoté et mis au courant des derniers progrès de la science

Par **G. A. AUBENAS**

PROFESSEUR AGRÉGÉ A LA FACULTÉ DE MÉDECINE DE STRASBOURG

Ouvrage précédé d'une Introduction

Par **J. A. STOLTZ**

DOYEN DE LA FACULTÉ DE MÉDECINE DE STRASBOURG

Accompagné d'une planche sur acier et de 207 Figures intercalées dans le texte

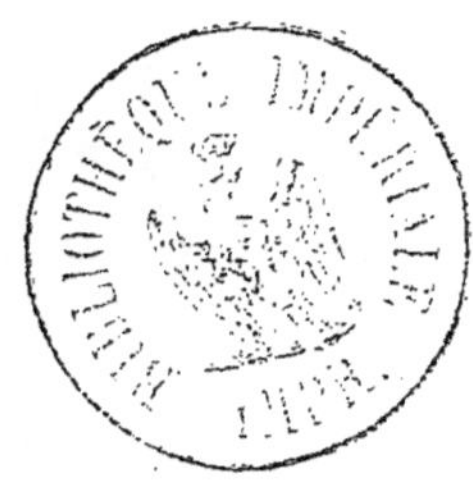

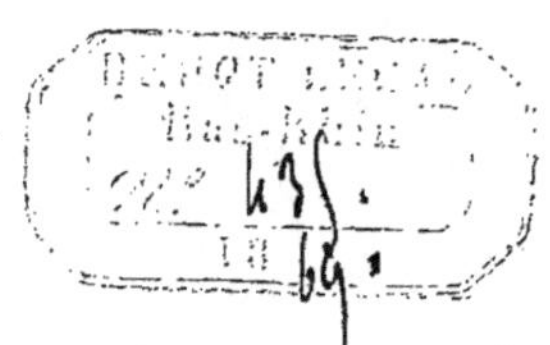

PARIS

J. B. BAILLIÈRE et FILS

LIBRAIRES DE L'ACADÉMIE IMPÉRIALE DE MÉDECINE

Rue Hautefeuille, 19, près le boulevard Saint-Germain

LONDRES
HIPPOLYTE BAILLIÈRE

MADRID
C. BAILLY-BAILLIÈRE

STRASBOURG

DERIVAUX. — NOIRIEL. — SALOMON. — TREUTTEL ET WÜRTZ

1869

STRASBOURG, TYPOGRAPHIE DE G. SILBERMANN.

PRÉFACE.

Depuis longtemps le nom de Nægele, l'auteur principal du livre dont on publie aujourd'hui la traduction, est répandu parmi le public médical de la France. Il y a été connu d'abord par un mémoire sur le mécanisme de l'accouchement, publié en 1822 ([1]), puis par une analyse bienveillante et savante du premier volume de la *Pratique des accouchements* de Mme Lachapelle, en 1823 ([2]). Néanmoins, je crois avoir été le premier à donner à mes confrères de Paris l'envie, le besoin même de faire connaissance avec cet homme de science et d'esprit, par ma thèse inaugurale (1826), dans laquelle j'ai publié les résultats de mes observations, faites à la clinique d'accouchement de Strasbourg, sur le mécanisme d'après lequel le fœtus est expulsé du sein de sa mère, résultats presque en tous points conformes à ceux qu'avait publiés Nægele.

Jusqu'alors le professeur d'accouchements de Heidelberg s'était fait admirer plus encore par son enseignement savant et original que par ses écrits, en Allemagne même ([3]). Chargé par le gouvernement badois de composer un manuel à l'usage des sages-femmes du grand-duché, il ne put s'empêcher d'y introduire les principales particularités de son enseignement, ce qui fait qu'en certains endroits il y est un peu au-dessus de l'intelligence et de la compréhension des personnes

([1]) Dans les *Archives de physiologie*, de Meckel, et reproduit dans le *Journal complémentaire du Dictionnaire des sciences médicales*.

([2]) *Journal de littérature de Heidelberg*. Analyse reproduite également en français.

([3]) Il avait publié cependant, en 1812, des Mémoires qui sont encore cités aujourd'hui, et qui renferment le programme d'un cours d'accouchement; programme qu'il a toujours suivi (*Erfahrungen und Abhandlungen aus dem Gebiete der Krankheiten des weiblichen Geschlechts*. Mannheim 1812, in-8°).

simples et peu instruites auxquelles le livre était destiné ([1]). C'est ce livre, d'abord traduit en français par Pigné, un des élèves de Næ-gele, et une seconde fois par Schlesinger-Rahier ([2]), qui augmenta la réputation de son auteur dans notre pays, car ainsi qu'il devint le manuel d'un grand nombre d'écoles de sages-femmes en Allemagne, il remplaça en France le *Petit Baudelocque*, qui était toujours resté jusqu'alors, et avec raison, le livre de prédilection pour l'instruction des sages-femmes de la campagne.

Notre illustre confrère et collègue de Paris, M. Paul Dubois, si peu voyageur du reste, voulut faire la connaissance personnelle de Næ-gele, ce qui eut lieu à son passage à Heidelberg, si je ne me trompe, lors d'un voyage que M. Dubois fit à Francfort. Ces deux hommes éminents se plurent; du moins Nægele m'a parlé souvent de cette entrevue et du plaisir qu'elle lui a causé. La conséquence principale en fut la traduction en français d'un ouvrage capital du professeur de Heidelberg, celui sur le *bassin ovalaire* (diagonalement rétréci, par ankylose d'une des symphyses sacro-iliaques ([3]), que M. Dubois confia à un de ses élèves les plus éminents, plus tard son successeur à la Maternité de Paris, M. Danyau. Cette traduction se distingue par la grande fidélité de la reproduction du texte et du style de l'auteur; seulement le titre en est retourné, en ce sens que la traduction est in-titulée : *Des principaux vices de conformation du bassin et spéciale-ment du rétrécissement oblique;* tandis que le titre du livre de Nægele est le suivant : *Du bassin diagonalement rétréci* ([3]), avec *une addition sur les principaux vices de conformation du bassin.* M. Danyau dit, dans un *avertissement* qui précède la traduction, que ce que l'auteur du livre a ajouté sous forme d'*appendice* est traité d'une manière si élevée et si étendue, que cela donne à son ouvrage la valeur d'un

([1]) *Manuel d'accouchements à l'usage des sages-femmes* (*Lehrbuch der Geburtshülfe für Hebammen*, mit einem Kupfer. Mannheim 1830). Ce manuel eut successivement dix édi-tions; la dernière est de 1858. Il fut adopté dans la plupart des États allemands.

([2]) La traduction de J. B. Pigné a été faite sur la seconde édition (petit in-8°, 383 pages, sans date); celle de Schlesinger-Rahier sur la troisième, et en a eu trois; la der-nière, revue et augmentée par Jacquemier, qui y a fait des additions nombreuses (Paris 1857).

([3]) *Das schrægverengte Becken, nebst einem Anhang über die wichtigsten Fehler des weib-lichen Beckens überhaupt.* Mainz 1839, in-f°, avec planches.

Traité général à peu près complet sur la matière, et justifie le titre qu'il a donné à sa traduction.

Ce traité des principaux vices de conformation du bassin, comme l'appelle M. Danyau, avait été précédé par un autre, ayant pour titre : *Le bassin de la femme considéré sous les rapports de sa position avec le reste du corps et de la direction de sa cavité; avec quelques re-cherches historiques sur les différentes théories des axes du bassin* ([1]). Un extrait de cet ouvrage à la tête du premier aurait fait de celui-ci un Traité complet sur le bassin considéré sous le rapport obstétrical. M. Danyau n'en a emprunté que la planche n° 3, mais il a ajouté à sa traduction 115 pages de notes d'une grande valeur.

L'étude des différentes espèces de vices de conformation du bassin, de leurs causes, de la manière de reconnaître ces viciations sur la femme vivante et surtout du mode et du degré d'étroitesse, a toujours beaucoup préoccupé Nægele : et cela n'étonne pas quand on a acquis la conviction que ces anomalies sont les causes les plus fréquentes et les plus difficiles à surmonter de l'accouchement pathologique.

Jusqu'alors Nægele n'avait pas publié un Traité complet de l'art des accouchements pour les médecins; peut-être pensait-il comme le vénérable Boër, de Vienne, qu'une pareille compilation ne convenait qu'aux débutants dans la carrière de l'enseignement. En tout cas, il ne manquait pas dans ses leçons de critiquer l'ordonnancement de la plupart des livres classiques de ses contemporains et d'en indiquer les défauts de détail. Aussi ses leçons étaient-elles avidement transcrites, et se sont-elles trouvées entre les mains d'un grand nombre de ses élèves.

En 1847, Nægele fit imprimer le premier fascicule d'un ouvrage intitulé : *Contribution à la méthodologie de l'art des accouchements* ([2]).

([1]) *Das weibliche Becken betrachtet in Beziehung auf seine Stellung und die Richtung seiner Höhle, nebst Beiträgen zur Geschichte der Lehre von den Beckenaxen.* Carlsruhe 1825, in-4°, avec figures.

L'année suivante a été publié son programme à l'occasion de l'anniversaire de la naissance de feu le grand-duc Charles-Frédéric, restaurateur de l'Université de Heidelberg, Sur le droit de vie et de mort qui incombe au médecin dans l'accouchement (*De jure vitæ et necis quod competit medico in partu.* Heidelberg 1826, in-4°). Question qui se rattache également aux vices de conformation du bassin.

([2]) *Zur Methodologie der Geburtslehre*, von Fr. C. Nægele; 1ste Lief. Heidelberg 1847.

A la fin de l'introduction, il dit qu'il se bornera dans les pages suivantes à faire connaître sa manière générale de considérer le sujet, et que son fils remplira prochainement les cadres tracés par le père. En effet, en 1843 (1) parut la première partie du *Traité de l'art des accouchements* par H. Franz Nægele, le fils cadet de François-Charles, qui s'était voué à la même carrière que lui, et était alors professeur extraordinaire de médecine à l'Université de Heidelberg (2). En 1845 parut la première moitié de la seconde partie. Avant l'achèvement complet de l'ouvrage, il y eut une seconde édition de ce qui avait paru. La deuxième division de la seconde partie ne fut publiée qu'en 1853, deux ans après la mort du père et du fils Nægele; le manuscrit n'était terminé que jusqu'au § 692 (§ 678 de la traduction française). Le professeur Grenser, de Dresde, fut chargé par la famille des défunts d'achever l'œuvre, ce qu'il fit avec un talent remarquable, au moyen des notes et des souvenirs des leçons de son maître.

Ce livre était tellement estimé en Allemagne que les éditions se succédèrent rapidement (la sixième a paru en 1867), toujours sous le nom de H. Fr. Nægele, mais mises au niveau de la science et augmentées par le professeur Grenser.

Maintenant que nous avons dit comment est né le livre dont M. Aubenas publie aujourd'hui la traduction, faisons connaître l'esprit et la méthode qui ont présidé à sa composition. Il est d'abord divisé en deux parties distinctes : la première concerne la *physiologie et la diététique* (hygiène) de l'accouchement, la seconde la *pathologie et la thérapeutique* obstétricales.

Dans la PREMIÈRE PARTIE, il est traité en premier lieu des *organes maternels* principalement intéressés dans l'accouchement. Le *bassin* occupe la plus large part dans cette description, puis l'*œuf humain,* surtout à son état de développement complet.

(1) La différence de date de l'apparition des deux ouvrages est expliquée par Nægele père dans une note au bas de l'introduction à la *Méthodologie*. Dans cette note, il est dit que l'impression de celle-ci a été retardée par des circonstances majeures.

(2) Nægele avait deux fils : l'aîné était professeur extraordinaire à la Faculté de droit et le cadet à la Faculté de médecine. La mort de l'aîné a été en partie cause de celle du père, qui a succombé en 1851, à l'âge de 70 ans. Son second fils, Hermann Franz, est mort dans la même année, au moment où il venait d'être choisi par la Faculté pour succéder à son père.

La *grossesse normale et son hygiène* forment la matière d'une seconde division. Les phénomènes et les signes de la gestation simple et de la gestation multiple, ceux de la vie et de la mort du fœtus, l'exploration obstétricale sont exposés avec précision et clarté, comme il est nécessaire que l'accoucheur les connaisse. L'hygiène de la grossesse complète cette étude.

Une troisième division est consacrée à l'*accouchement physiologique*. Les différentes espèces d'accouchement physiologique, ses conditions, ses causes, ses phénomènes et surtout son mécanisme sont exposés d'une manière claire, très-intelligible et surtout avec une grande précision. La conduite que l'accoucheur doit tenir dans les différentes circonstances où il est nécessaire qu'il intervienne, est indiquée pour chaque cas particulier.

Dans la quatrième division, il est question de la *puerpéralité physiologique* et de soins que *réclament la femme en couches et l'enfant nouveau-né*.

La SECONDE PARTIE comprend ce que l'on entend aujourd'hui par *dystocie*.

Dans une première division, après quelques généralités sur l'assistance à donner dans les accouchements vicieux, l'auteur commence par décrire les *opérations générales,* c'est-à-dire celles qui peuvent devenir nécessaires dans tous les cas difficiles, et qui ont pour but de faciliter la terminaison spontanée de l'accouchement et sa terminaison artificielle plus ou moins prompte.

Dans une deuxième division, il examine successivement les différentes *causes qui peuvent s'opposer à la marche naturelle du travail et les accidents qui viennent quelquefois le compliquer.*

Dans une troisième division, il traite de la *grossesse vicieuse,* comprenant la grossesse par erreur de lieu, la grossesse molaire et l'avortement.

Ce qui justifie le titre du livre : *Traité pratique d'accouchements ,* c'est que cette seconde partie est de beaucoup la plus volumineuse, car elle comprend plus des deux tiers de l'ouvrage entier (environ 500 pages); la première partie n'est pour ainsi dire que l'introduction à la seconde. En cela le livre de Nægele et Grenser diffère de la plupart

des ouvrages analogues qui ont aussi la prétention d'être *très-pratiques*, et dans lesquels les discussions théoriques et les hors-d'œuvre
occupent les deux tiers, tandis que la partie pratique est plus ou
moins tronquée, ce qui peut être attribué au peu d'expérience de
leurs auteurs.

Le texte fondamental du Traité de Nægele est divisé en paragraphes; c'est ainsi que se trouve coordonné le texte de la plupart des
livres classiques anciens jusqu'à Baudelocque inclusivement. Sous ces
paragraphes sont énoncés les préceptes les plus importants, les faits
les moins contestés, les résultats de l'observation et de l'expérience
de tous les temps.

Des notes sont intercalées, tantôt comme commentaires des paragraphes, tantôt pour faire connaître les opinions diverses qui ont été
avancées ou adoptées sur le sujet, d'autres fois pour en rappeler la
partie historique. Ces notes, ces commentaires sont surtout utiles à
ceux qui sont chargés d'enseigner, ou aux savants qui ne se contentent pas uniquement du fait indiqué dans le paragraphe, mais
qui aiment aussi la controverse. L'étudiant peut négliger d'abord
les notes et remarques, et s'en tenir au texte précis, jusqu'à ce que,
plus initié, il s'intéressera également à la partie historique et à la discussion.

Enfin des indications bibliographiques accompagnent le chapitre
exposé. Cette bibliographie est bien choisie; elle indique les ouvrages
et surtout les mémoires spéciaux sur chaque sujet dans un ordre chro-
nologique, de façon que le lecteur puisse immédiatement se rendre
compte des progrès de la science et des inventions nouvelles, et rapporter chaque opinion à l'époque où elle a été émise et à son véritable auteur ou inventeur. L'exactitude avec laquelle ces citations sont
faites, l'orthographe des noms cités, seront également appréciés par
les lecteurs qui, ne se contentant pas d'une indication superficielle,
aiment à remonter aux sources et à consulter les auteurs.

Nous avons déjà dit que le livre de Nægele a été maintenu au courant de la science par le professeur Grenser, de Dresde. Sans altérer
profondément le texte, le professeur Grenser a dû cependant modifier
certains paragraphes et en ajouter même de tout nouveaux. Mais c'est

surtout par de nombreuses *annotations* qu'il a complété chaque nouvelle édition (¹).

C'est sur la dernière qu'a été faite la traduction en français par M. le docteur Aubenas, mon agrégé spécial à la Faculté de médecine. Le texte de Nægele et Grenser a été rendu dans toute sa pureté, sans additions ni modifications; mais M. Aubenas a, par des notes spéciales placées entre crochets [ ], cherché à mettre le livre de

---

(¹) Dans l'avant-propos de la quatrième édition (1854), Grenser dit qu'un tiers à peu près des paragraphes a été remanié et complété, surtout par des annotations. Dans les deux dernières éditions, il relève surtout les additions suivantes :

Luschka, Symphyses du bassin, § 10; Glande coccygienne, § 42.

Kölliker, Caduque vraie et réfléchie, §§ 75 et 76.

Schultze, Persistance de la vésicule ombilicale dans les annexes du fœtus à terme, § 80.

Neugebauer, Torsion du cordon, § 89.

Duncan et *Hecker*, Influence des grossesses répétées et de l'âge de la mère sur le volume et le poids du fœtus, § 106.

Simpson, *Kristeller* et *Hecker*, Attitude et présentation du fœtus, §§ 114 et 115.

Hecker, *Credé* et *Valenta*, Fréquence des changements de position et de présentation du fœtus, § 115.

Gassner, Augmentation du poids des femmes enceintes, § 124.

Spiegelberg, Raccourcissement apparent du col des primipares, § 138.

Credé, Vergetures de la peau des femmes enceintes et accouchées, § 145.

Dohrn, Base du thorax chez les femmes enceintes, § 146; Déplacement latéral en sens inverse des deux moitiés du crâne pendant le travail, § 257.

Martin et *Mauer*, Influence des contractions utérines sur le pouls, § 230.

Winckel, Température des femmes en travail, § 230.

Hecker, *Winckel*, *Grünewaldt*, *Schröder* et *Wolff*, Température des femmes en couches, § 344.

Simpson, *Goodsir*, *École de Vienne*, Cause la plus probable de la fréquence de la présentation crânienne, § 249.

Hecker, Étiologie des présentations faciales, § 273.

Hecker et *Gassner*, Variations dans le poids des femmes accouchées, § 344; poids et mesures de l'utérus pendant son involution, § 349.

Breslau, Survie du fœtus après la mort de la mère, § 492.

Litzmann, *Kilian* et *Thomas*, Anomalies du bassin, § 560 et suiv.

Breslau et *Moor*, Espèce particulière de bassin transversalement rétréci, § 575.

Hicks, Version bimanuelle, § 633.

Hecker, Maladies compliquées par la grossesse et l'accouchement, § 697.

Rokitansky, Paralysie du lieu d'insertion du placenta, § 730.

Rokitansky et *Kussmaul*, Grossesse dans une partie rudimentaire de l'utérus, § 758; Grossesse vaginale et cervicale secondaire, § 761.

Luschka, Migration extra-utérine de l'œuf, § 770.

Spiegelberg, Utilité de la méthode de Marshall-Hall dans le traitement de l'asphyxie des nouveau-nés, § 832 et suiv.

De plus, Grenser a fait ressortir l'importance de l'exploration obstétricale externe, les avantages du décubitus latéral joint au chloroforme dans la version, de la version sur la tête par manœuvres externes, l'utilité des injections sous-cutanées de morphine dans le traitement de l'éclampsie, et de la suture métallique après les ruptures récentes du périnée etc.

Nægele au courant de la science française ; il a notamment cherché à faire connaître quelques particularités de mon long enseignement et les doctrines nouvelles qui ont cours dans notre patrie (1). Sous ce dernier rapport, il a eu peu à ajouter, car l'éditeur et co-auteur de l'original est lui-même parfaitement instruit de notre littérature obstétricale, et en a profité pour tenir ses lecteurs au courant du progrès et des opinions qui règnent en France.

Dans l'ouvrage original, il n'y a que quelques figures intercalées dans le texte. Les éditeurs français ont désiré multiplier le nombre des planches gravées. Pour cela, ils en ont choisi parmi les meilleures, et en ont fait confectionner un certain nombre de nouvelles qui ne le cèdent en rien aux plus belles du genre.

Aussi croyons-nous que, sous tous les rapports, le *Traité de l'art des accouchements* de Næegele et Grenser est un des plus remarquables parmi tous ceux que possède notre science, et que les éditeurs ont fait une œuvre méritoire en le mettant à la portée du public médical français.

Strasbourg, le 17 juillet 1869.

J. A. STOLTZ.

(1) Voici la liste de ces notes : § 84, p. 54: *Stoltz*, Fausses eaux. — § 91, p. 60 : *Tarnier*, Bosselures variqueuses du cordon. — § 128, p. 85 : *Hélie*, Structure de la matrice. — § 252, p. 151 : *Stoltz, Joulin, Dubois, Pajot, Cazeaux* etc., Positions crâniennes. — § 258, p. 154: Résumé du mécanisme du travail dans la présentation crânienne. — § 275, p. 162: *Stoltz, Joulin, Pajot, Cazeaux*, Positions faciales. — § 279, p. 164: Résumé du mécanisme du travail dans la présentation faciale. — § 281, p. 165: Possibilité de la conversion de la présentation faciale en présentation crânienne dans l'excavation. — § 285, p. 170 : *Stoltz, Cazeaux, Pajot, Joulin*, positions pelviennes. — § 289, p. 172: Résumé du mécanisme de l'accouchement dans la présentation pelvienne. — § 291, p. 173 : *Stoltz*, Conversion des positions sacro-postérieures en sacro-antérieures. — § 308, p. 183: Lit de travail français. — § 345, p. 207: *Blot, Marey*, Ralentissement du pouls des femmes en couches. — § 350, p. 211: *Charles Robin* : Muqueuse utérine après l'accouchement. — § 358, p. 216 : *Virchow*, Sécrétion du lait. — § 386, p. 229: Opinion des savants français sur la bouillie de Liebig. — § 420, p. 258: *Stoltz*, Distinction de la version pelvienne et de l'extraction par les pieds. — § 420, p. 259 : *Pajot*, Tableau synoptique de la version pelvienne. — § 427, p. 266: *Stoltz*, Forceps; p. 269: *Chassagny*, Forceps à tractions continues; *Joulin*, Aide-forceps. — § 438, p. 279 : *Stoltz*, Application du forceps, la branche droite toujours la première. — § 444, p. 283: *Stoltz*, Extraction par le forceps. — § 445: p. 286 : *Stoltz*, Désarticulation du forceps pour ménager le périnée; p. 287 : *Pajot*, Forceps; p. 288 : *Campbell*, Forceps. — § 453, p. 296: *Baudelocque, Velpeau, Cazeaux*, Application du forceps sur la tête venant la dernière. — § 455, p. 298: *Mattei*, Léniceps; p. 299: *Pajot*, Résumé des applications du forceps. — § 458, p. 304: *Stoltz, Tarnier*, Ap-

préciation du levier. — § 477, p. 329: *Dubois, Tarnier, Joulin, Pajot, Stoltz*, Indications de l'opération césarienne. — § 488, p. 338: *Stoltz*, Réunion de la plaie abdominale après l'opération césarienne. — § 493, p. 346: *Campbell*, Observation d'opération césarienne après la mort. — § 498, p. 353: *P. Dubois, Pajot, Cazeaux, Tarnier, Joulin, Stoltz*, Embryotomie du fœtus vivant. — § 499, p. 354: *Blot*, Perce-crâne; p. 255: *Leisnig*, Perforateur trépan. — § 506, p. 363: *Chailly*, Perforation de la tête venant la dernière. — § 507, p. 365: *Stoltz*, Combinaison de la crâniotomie et de la céphalotripsie; *Scanzoni*, Céphalotribe; p. 366: *Depaul, Chailly*, Céphalotribe; p. 367: *Blot*, Céphalotribe. — § 508, p. 368, Écrasement de la base du crâne, du tronc; *Pajot*, Céphalotripsie répétée sans tractions; p. 379: *Cazeaux*, Céphalotribe; p. 379: *Vanhuevel*, Forceps-scie; p. 372: *Joulin*, Diviseur céphalique; *Simpson*, Crânioclaste; p. 373: *F. Guyon*, Céphalotripsie intra-crânienne; § 512, p. 379: *Stoltz, H. Blot, Pajot*: Brachiotomie; p. 380: *Jacquemier*, Embryotome; p. 381: *Pajot*, Procédé de décollation. — § 527, p. 402: *Tarnier*, Dilatateur intra-utérin; p. 404; *Pajot*, Instrument pour la provocation de l'accouchement. — § 528, p. 404: *Tarnier, P. Dubois, Campbell, Stoltz*, Emploi de la douche pour la provocation de l'accouchement. — § 561, p. 433: *Velpeau, Dubois*, Bassin uniformément rétréci. — § 563, p. 443: *Depaul, Stoltz*, même sujet. — § 566, p. 436: *Stoltz*, Bassin rachitique. — § 573, p. 450: *Cazeaux, Depaul, Pajot, P. Dubois, Gavarret, Hubert, Fabbri*, Bassin oblique ovalaire. — § 375, p. 453: *Depaul*, Bassin transversalement rétréci. — § 376, p. 457: *Papavoine*, Observation de cal difforme du bassin; p. 459: *Sédillot, Depaul, Blot, Stoltz*, Influence des luxations du fémur sur la forme du bassin. — § 577, p. 462: *Lenoir*, Spondylolisthésis? — § 582, p. 468: *Vanhuevel*, Pelvimètre. — § 589, p. 479: *Danyau, Stoltz*, Lésions du crâne fœtal pendant l'accouchement. — § 596, p. 486: *Moreau, Depaul*, Régime débilitant de la mère pour modérer le développement du fœtus. — § 597, p. 489: *Cazeaux, Joulin*, Version dans les rétrécissements du bassin. — § 598, p. 491: *Jacquemier, Stoltz*, Avortement provoqué; *Stoltz*, Résumé de sa pratique dans l'angustie pelvienne; p. 492: *Pajot*, Tableau des vices de conformation du bassin. — § 602, p. 497: *Flamant*, Hystérotome. § 611, p. 507: *Tarnier*, Observation de fibroïdes utérins. — § 619, p. 516: *Lenoir*, Stéatome du tissu cellulaire pelvien. — § 623, p. 521: *Stoltz*, Positions de l'épaule. — § 627, p. 525: Résumé du mécanisme de l'évolution spontanée dans les présentations vicieuses. — § 646, p. 549: *Depaul*, Distension excessive de la vessie du fœtus; p. 550: *Stoltz*, Tumeur enkystée du périnée. — § 657, p. 558: *Tardieu*, Fracture du crâne fœtal dans l'accouchement. — § 671, p. 571: *Dudan*, porte-cordon; p. 572: *Schöller, Tarnier*, porte-cordon. — § 709, p. 607: *Depaul*, Saillies tranchantes du bassin. — § 732, p. 624: *Oré, Broca, Nélaton, Depaul, Blot*, Transfusion du sang. — § 749, p. 637: *Stoltz*, Cathétérisme de la vessie, Causes de la délivrance vicieuse, Résumé de son traitement de l'hémorrhagie. — § 758, p. 645: *Stoltz*, Grossesse dans une corne rudimentaire de l'utérus. — § 769, p. 652: *Stoltz*, Terminaison de la grossesse tubaire. — § 773, p. 655: *Joulin*, Injection d'atropine dans l'œuf extra-utérin. — § 783, p. 663: *Tardieu*, Époque de l'avortement criminel, âge des femmes. — § 784, p. 664: *Tardieu*, Persistance de la grossesse malgré des sévices ou des accidents graves. — § 799, p. 675: *Pajot*, Pince à faux-germes. — § 801, p. 680: *Chailly, Diday, Joulin, Stoltz, Gariel*, Tamponnement vaginal. — § 803, p. 682: *Stoltz*, Avortement. — § 825, p. 698: *Pajot, Stoltz, Cazeaux, Blot, Joulin, P. Dubois, Depaul* etc., Anesthésie dans les accouchements. — § 832, p. 708: *Chaussier, Depaul*, Tube laryngien; p. 709: *Depaul, Stoltz*, Insufflation pulmonaire dans l'asphyxie des nouveau-nés.

INTRODUCTION.

INTRODUCTION.

Art des accouchements. Définition. Synonymie. But. Divisions.

L'ensemble des connaissances et des règles sur lesquelles repose l'assistance à donner pendant l'accouchement, s'appelle la *science des accouchements (Tocarexeologia)*, et l'application rationnelle de ces règles et principes, *l'art des accouchements proprement dit (ars obstetricia)*. L'usage veut que l'on entende par *art des accouchements, l'art et la science ou les principes qui le dirigent.*

En France, on a remplacé depuis une quarantaine d'années le titre *Art des accouchements* qui se trouve à la tête de presque tous les ouvrages classiques, par le mot *obstétrique*. Ce titre a été donné pour la première fois à un traité d'accouchements, par Dugès, en 1826. «Chargé, dit-il dans la Préface de son *Précis de la science et de l'art des accouchements*, à l'École de Montpellier, de cette branche de l'enseignement, *dont on a fait en quelque sorte une science à part*, j'avais cru devoir créer un mot pour la désigner, et me sauver de périphrases continuelles: le mot de *Tocotechnie* que j'avais choisi d'abord, a été remplacé par celui d'*obstétrique* déjà employé par quelques écrivains français, naturalisé en Italie et dérivé d'ailleurs de la langue latine plus généralement connue que la langue grecque.» Nous préférons dire l'*Obstétricie*, traduction plus naturelle du mot latin *obstetricium*, et aussi plus euphonique. Velpeau, qui avait adopté d'abord, dit-il, le terme *obstétricie*, l'a remplacé par celui de *tocologie*, qu'Osiander a introduit en 1802.

En 1840, Raige-Delorme s'est servi du terme *obstétrique*, dans le *Dictionnaire de médecine en 30 volumes*, et en a donné la définition suivante: «C'est l'ensemble des préceptes qui ont pour but de diriger la fonction de l'accouchement ainsi que toutes les circonstances de l'organisme féminin qui ont rapport à la génération, préceptes qui, par conséquent, ont pour but, non-seulement de remédier aux obstacles et aux accidents immédiats du travail de l'accouchement, mais encore de maintenir l'intégrité physique de la vie de la femme enceinte et accouchée, en même temps que celle du produit de la conception et de l'enfant nouveau-né pendant les rapports immédiats avec la mère.»

Cette définition, beaucoup trop longue et un peu embrouillée, est cependant juste et embrasse tout ce que l'on entend aujourd'hui par *obstétrique, obstétricie, tocologie, science et art des accouchements.*

L'obstétrique, dit encore Raige-Delorme, est, avec la chirurgie et la médecine pratique, l'*une des trois divisions fondamentales* que les spécialités de l'étude et les nécessités de la pratique ont fait le plus naturellement établir dans l'art de la médecine.

Le but de l'art obstétrical est d'administrer pendant l'accouchement les soins nécessaires. La manière d'agir pour atteindre ce but diffère suivant l'espèce d'accouchement. Si celui-ci a lieu par les seuls efforts de la nature, sans difficulté extraordinaire et sans dangers pour la femme ou pour son fruit (eutocie), le but de l'art consiste à conserver la santé, à écarter tout ce qui pourrait la troubler, et à donner à la parturiente les conseils et les soins que sa position peut exiger. Mais si l'accouchement s'écarte des conditions indiquées tout à l'heure, si les forces de la nature sont insuffisantes pour le terminer, ou si cet acte ne peut s'accomplir sans une peine extraordinaire ou sans danger pour la mère ou pour l'enfant (dystocie), il y a indication d'écarter les obstacles, et de replacer l'accouchement dans les conditions physiologiques ou dans des conditions analogues. L'art des accouchements comprend dès lors les soins à donner dans l'accouchement naturel ou physiologique (parturition) : *tocodiététique* (hygiène) et les secours à administrer dans l'accouchement troublé par une cause quelconque : *tokiatrique* ou thérapeutique; ces deux parties se comportent l'une vis-à-vis de l'autre, absolument comme la diététique, l'hygiène et la thérapeutique dans la médecine en général.

Les soins à donner dans l'accouchement normal comprennent certaines règles de conduite pour les parturientes et certains préparatifs qui ont pour but la conservation de la santé de la mère et de l'enfant.

Comme les connaissances nécessaires pour atteindre ce but, et les principes concernant la conduite de la paturiente et celle des personnes qui l'assistent, sont de nature à être compris et appliqués par des femmes intelligentes, et que certains soins donnés par les femmes dans ces circonstances l'emportent sur ceux des hommes, nous croyons que c'est avec raison qu'on leur confie cette fonction dans la plupart des cas. On appelle les femmes qui s'appliquent à ce genre d'hygiène pratique, *sages-femmes*.

Les limites de la pratique des accouchements par les sages-femmes et leurs devoirs ont été parfaitement indiqués dans l'introduction au *Manuel des accouchements à l'usage des sages-femmes*, par F. C. Nægele (voy. traduct. de Pigné et de Schlesinger-Rahier), et par Ed. Martin, dans un article inséré au t. IV, p. 321 de le *Monatsschrift f. Geburtsk. u. Frauenk. — Ueber des naturgemäsen Umfang* etc. L'édition de Schlesinger, revue et augmentée par M. Jacquemier, contient des chapitres qu'il n'était pas dans l'intention de Nægele d'introduire dans son livre destiné aux sages-femmes, par exemple, l'application du forceps. En enseignant aux sages-femmes la manière de se servir des instruments, il n'y aura plus de limites entre l'exercice de l'art des accouchements par les sages-femmes et par les médecins, à moins qu'on n'indique comme telles la nécessité de se servir d'instruments tranchants.

Les secours à administrer dans les cas de trouble de l'accouchement, consistent tantôt à donner une direction convenable à l'accomplissement de la fonction, tantôt à faire disparaître des obstacles qui l'entravent et à diminuer ses dangers, tantôt à employer des moyens artificiels pour la terminer et délivrer la femme du produit de la conception.

A proprement parler, accoucher veut dire délivrer une femme *artificiellement;* cependant ce n'est pas à cela que se borne l'art de l'accoucheur, il intervient d'ordinaire par ses conseils et ses prescriptions, et même par des opérations manuelles ou instrumentales sans accoucher positivement la parturiente (¹).

(¹) Voy. Nægele, F. C., *Erfahrungen und Abhandlungen aus dem Gebiete der Krankh. des weibl. Geschlechts, nebst Grundzügen einer Methodenlehre der Geburtsh.* Mannh. 1812, in-8º, p. 16 et 17. — Schmitt, W. J., *Ueber obstetricische Kunst u. Künstelei, in dessen Gesammelten obstetr. Schriften* etc. Wien 1820, in-8º, p. 269 et suiv.

Position de l'art des accouchements dans les sciences médicales. Rôle de l'accoucheur et de la sage-femme.

Comme l'accoucheur, pour arriver à ses fins, notamment dans les cas de *dystocie*, se sert aussi bien de moyens *dynamiques* que de moyens *mécaniques*, il est clair que l'art des accouchements ne fait partie uniquement ni de la médecine ni de la chirurgie, mais qu'il est une des branches du même tronc, c'est-à-dire de *l'art de guérir*.

Cette vérité n'est nulle part plus méconnue qu'en France, où l'on persiste à considérer l'art des accouchements comme une branche, même accessoire, de la chirurgie; c'est ce qui a été longtemps un obstacle au perfectionnement de l'art de l'accoucheur, qui a marché d'un pas si rapide en Allemagne dès qu'on l'eût considéré comme une branche de la médecine générale. Ceux-là seuls sont de véritables accoucheurs, qui savent appliquer convenablement, dans le but obstétrical, les principes de l'hygiène, de la médecine et de la chirurgie. Celui qui ne fait qu'exécuter une opération obstétricale est aussi peu autorisé à s'intituler *accoucheur*, que celui qui ne sait que pratiquer une opération chirurgicale est un véritable *chirurgien*. La séparation de l'art des accouchements en partie médicale et partie chirurgicale essayée par quelques personnes, repose sur des idées erronées [1].

L'art des accouchements embrasse tous les secours qui se rapportent à l'acte de la parturition, que le cours de celle-ci soit naturel ou contre nature (normal ou anormal). Ainsi se trouvent nettement fixées les limites de l'art obstétrical, dans lesquelles ne rentrent ni le traitement médical des femmes enceintes, s'il n'a pour but l'accouchement, ni le traitement des accouchées, des enfants nouveau-nés etc.

C'est d'après ces principes que Nægele a écrit son livre. Il en a exclu tout ce qui ne rentre pas directement dans l'obstétricie, tandis que la plupart des ouvrages du même genre sont grossis outre mesure par des chapitres qui ne devraient pas y figurer. Ce n'est pas à dire, toutefois, que cette délimitation théorique du domaine obstétrical doive circonscrire toute la sphère d'action de ceux qui se consacrent à l'art des accouchements. D'abord il est absolument nécessaire, pour exercer l'art des accouchements avec succès, de connaître à fond non-seulement la théorie, mais encore la pratique de l'art de guérir, en un mot, d'être médecin praticien; ensuite, en confinant l'accoucheur dans sa spécialité, on lui enlèverait de nombreuses occasions d'être utile à l'humanité, et d'appliquer ces mêmes connaissances médicales qui lui sont indispensables. Ceci serait d'autant plus irrationnel, que c'est précisément l'accoucheur qui est à même, mieux que tout autre, d'apprendre à connaître les maladies des femmes et des nouveau-nés.

L'assistance que réclame l'accouchement physiologique rentre dans le domaine de l'obstétricie, mais il n'est pas nécessaire que l'accoucheur exerce cette partie de l'art, qui peut être abandonnée sans inconvénient, et suivant

[1] Voy. V. Siebold, E. C. J., *Comm. exhib. disquisitionem, an ars obstetricia sit pars chirurgicæ*. Gœtting. 1824, in-4º. — *Lettres obstétricales*, traduites par A. Morpain, avec une introduction et des notes, par J. A. Stoltz. Paris 1866, in-18.

Jœrg, J. Chr. G., *Ueber die Stellung der Geburtshülfe zur Artzneikunst*. Leipzig 1831, in-8º.

l'usage de tous les temps, à des femmes instruites et expérimentées. Sans doute l'observation des accouchements normaux est toujours intéressante pour l'accoucheur, mais il serait, à notre avis, inconvenant que celui-ci regardât les soins à rendre dans ces circonstances comme constituant une partie essentielle de ses attributions. Sans considérer que certains de ces soins sont au-dessous de sa dignité, ils entraîneraient pour lui une perte de temps considérable qui l'empêcherait de satisfaire à d'autres exigences de sa profession.

Aussi peu que la sage-femme doit se mêler du traitement médical ou d'opérations obstétricales proprement dites, aussi peu l'accoucheur devrait, sans nécessité, s'abaisser à donner des soins que toute femme, même sans instruction spéciale, peut administrer. En restant chacun dans les limites de sa profession, celle de la sage-femme sera relevée aussi bien que celle de l'accoucheur.

L'art des accouchements est tout aussi important que n'importe quelle branche de l'art de guérir. Il a de commun avec la chirurgie que le résultat utile s'aperçoit au grand jour. Mais autant son intervention est avantageuse quand il est exercé par des hommes habiles et suffisamment instruits, autant il devient désastreux entre les mains des ignorants.

Il est étonnant qu'en France on apprécie assez peu cet axiome pour autoriser les officiers de santé et les sages-femmes à faire des opérations obstétricales, alors qu'on leur défend la pratique des opérations chirurgicales (la loi les appelle *grandes*, mais où est la limite), sans l'assistance d'un docteur en médecine.

La pratique des accouchements est à la vérité difficile et entourée de désagréments tout à fait particuliers, mais ces désagréments sont largement compensés par la certitude évidente d'avoir été utile et d'avoir conservé des existences ; car, dans la plupart des cas où l'intervention de l'accoucheur devient nécessaire, il y va de la vie de la femme ou de son fruit, et souvent des deux à la fois.

Même le médecin qui ne songe pas à se livrer spécialement à la pratique des accouchements, doit posséder des connaissances exactes en obstétricie, car dans mainte circonstance, il peut être forcé d'intervenir. En médecine légale surtout, il est nécessaire, pour porter un jugement sûr dans un grand nombre de cas, d'avoir des connaissances précises dans l'art des accouchements (1).

Qualités nécessaires à l'accoucheur.

Les qualités physiques et intellectuelles nécessaires dans l'exercice de l'art des accouchements, sont absolument les mêmes que celles qu'exige l'exercice de la médecine en général : force de caractère, présence d'esprit, résolution, conscience rigide, patience et discrétion. Sans une bonne santé, une certaine résistance physique et des forces suffisantes, on ne peut pas espérer de subir

(1) Voy. Rœderer, J. G., *Oratio de artis obstetriciæ præstantia* Gœttingen 1751, in-4°. — Morisot-Deslandes, «Dissertation dans laquelle on prouve que le vrai médecin sçait la chirurgie, quoiqu'il ne la pratique pas, et que, sans être accoucheur, il est instruit de tout ce qui concerne les accouchements (Puzos, *Traité des accouchem.*, 1759, p. XVII).

longtemps la fatigue qu'occasionne l'exercice de cet art. La conformation des mains de l'accoucheur a aussi quelque importance : elles doivent être délicates, pas trop larges, revêtues d'une enveloppe fine et douce ; les doigts ne doivent pas être trop courts. Il est à désirer que l'accoucheur ait autant de dextérité dans une main que dans l'autre (qu'il soit ambidextre).

Ce qui a été dit des qualités physiques et intellectuelles, s'applique aussi aux *connaissances préliminaires* ; avant de s'adonner à l'étude de l'art des accouchements, il faut bien posséder l'anatomie, la physiologie, la pathologie, la matière médicale, la chirurgie et la thérapeutique.

En Allemagne on ne procède aux épreuves obstétricales que quand toutes les autres sont terminées. On déplore l'erreur qui consiste à initier dans cet art et à admettre aux examens des hommes qui ne sont pas suffisamment préparés. Nulle part les conséquences malheureuses d'une instruction préliminaire insuffisante n'apparaissent aussi évidemment que dans la pratique obstétricale, dans laquelle il s'agit le plus souvent de deux existences à la fois. Des erreurs dans cette pratique ont presque constamment des suites fâcheuses, parce qu'il n'est pas une opération obstétricale qui ne soit, pour ainsi dire, un moyen héroïque dont l'effet heureux dépend justement du moment favorable où il est employé, du lieu, de la manière de procéder et de l'habileté de l'opérateur.

Étude et enseignement de l'art des accouchements.

L'étude de l'art des accouchements doit être théorique et pratique. D'abord il faut chercher à s'initier aux principes qui constituent l'ensemble de la théorie, qu'il est nécessaire de posséder avant de se livrer à la pratique.

A la clinique on voit mettre ces principes en exécution et on se prépare à les appliquer. Celui qui veut se livrer d'une manière spéciale à l'exercice de l'art fera bien de suivre les cliniques de quelques établissements de Maternité dans lesquels on peut voir un grand nombre de cas de dystocie en peu de temps ; car, dans des établissements peu étendus, et avec le temps relativement court qu'on met d'ordinaire à étudier cette partie de l'art de guérir, on est peu habile quand on est abandonné à soi-même, et l'on fait des écoles qui coûtent cher à l'humanité.

L'exercice sur le mannequin ne supplée qu'imparfaitement au manque d'expérience pratique. Il est néanmoins très-utile de se livrer à ces exercices et d'imiter les différentes opérations obstétricales qu'on exécute avec la main seule ou avec la main armée d'instruments. En Allemagne et en Italie on se sert depuis longtemps d'un fœtus conservé dans l'esprit de vin ou dans d'autres liquides qui le maintiennent dans un état de souplesse suffisante pour faciliter les différentes manœuvres dont il peut être l'objet. On cherche aussi à imiter les différents degrés de vices de conformation et d'étroitesse du bassin afin de se former une idée aussi exacte que possible des difficultés qu'on peut rencontrer et qu'il faut savoir surmonter. Enfin on se sert du cadavre au lieu de mannequin de femme, aussi souvent que faire se peut (1).

(1) Voy. *Utilita dell' ostetricia sperimentale* etc., del prof. Caval. Giambettista Fabbri. Bologna 1863.

Pour un accoucheur instruit, l'étude de l'histoire de son art est non-seulement la satisfaction d'une curiosité bien naturelle, mais encore une école des plus instructives et qui forme plus le jugement que les leçons du meilleur des maîtres. On ne peut naturellement entreprendre cette étude avec fruit qu'après avoir terminé complétement ses études médicales.

L'étude proprement dite de l'art des accouchements comprend : premièrement, les règles concernant les soins à donner pendant l'accouchement physiologique, et deuxièmement, celles qui concernent les secours à apporter dans l'accouchement pathologique.

Ces règles reposent, les premières, sur la connaissance de l'état physiologique de l'accouchement, les autres sur l'état pathologique ; il faut donc commencer par étudier l'accouchement normal et les causes qui peuvent le troubler. Quoique la parturition soit enseignée dans la physiologie générale, elle n'est pas traitée à cette occasion sous le même point de vue et avec la même extension que dans un traité d'accouchements. Les traités de pathologie sont encore moins explicites sur les causes des difficultés et des dangers de cet acte. Ceci justifie la reproduction de la description de l'accouchement dans l'état sain et dans l'état de maladie (propédeutique de l'étude de l'art).

J. A. S.

BIBLIOGRAPHIE.

La Bibliographie obstétricale, antérieure au dix-neuvième siècle, a été faite par plusieurs savants, notamment en Allemagne, par Busch (*Handbuch der Geburtshülfe*, 1829), et par Siebold (*Geschichte der Geburtshülfe*), en France, par Sue (*Essai historique et littéraire sur l'art des accouchements*, Paris 1779), par Raige-Delorme (*Dictionnaire de méd. en 30 vol., art. Obstétrique*). Nous croyons superflu de donner ici le catalogue des ouvrages antérieurs à 1800. Nous disposerons notre travail dans l'ordre suivant : 1° Traités généraux ; 2° Mélanges, points divers d'obstétrique ; 3° Journaux et recueils périodiques ; 4° Histoire ; 5° Planches ; 6° Instruments.

I. Traités généraux.

Maygrier, J. P. Nouvelle methode de manœuvrer les accouchements. Paris 1802, in-8, 1804. Nouveaux éléments de la science et de l'art des accouchements. Paris 1814, in-8 ; 2e édit., 1817, 2 vol. in-8°. Nouvelles démonstrations d'accouchements. Paris 1822, in-f°. — *Osiander, Fr. Benj.*, Grundriss der Entbindungskunst. Göttingen 1802, 2 Theile, in-8°. Handbuch der Entbindungskunst. Tübingen 1818-1821, 2 vol. in-8°. Un troisième volume a été rédigé par J. Fr. Osiander fils. Tübingen 1825 ; 2e édit. publiée par J. Fr. Osiander. Tubingen 1829-1833. — *Sacombe, J. Fr.*, Éléments de la science des accouchements. Paris an X (1802), in-8°. — *Froriep, F.*, Theoret. prakt. Handbuch der Geburtshülfe. Weimar 1802 ; 9e édit., 1832. — *Stein, G. G.*, L'art d'accoucher, trad. de l'allemand sur la cinquième édition, par P. Fr. Briot, avec 24 pl. Paris an XII (1804). — *Siebold, El.*, Lehrbuch der theoret. prakt. Entbindungskunde. Leipzig 1803-1804, 2 vol. in-8°. Le premier volume, qui comprend l'exposé théorique et la littérature, a eu une quatrième édition en 1824 ; le second, une troisième, en 1821. — *Ebermaier, J. E. C.*, Taschenbuch der Geburtshülfe. Leipzig 1805-1887, 2 vol. in-8° ; 2e édit., 1815-1816. — *Gardien, C. M.*, Traité complet d'accouchements et de maladies des filles, des femmes et des enfants. Paris 1807, 4 vol. in-8° ; 3e édit., 1823, 4 vol. in-8°, avec 7 planches et 1 tableau. — *Jörg, J. C. G.*, Systematisches Handbuch der Geburtshülfe. Leipzig 1807, in-8° ; 3e édit., 1833. — *Weidmann, J. P.*, Entwurf der Geburtshülfe. Mainz 1808, in-8°. — *Schmidtmüller, J. A.*, Handbuch der medicinischen Geburtshülfe. Frankfurt 1809-1811, 2 vol. in-8°. — *Burns, John*, The Principles of Midwifery. London 1809, in-8° ; 9e édit., 1837 ; 10e édit., 1843, traduit en français sous le titre de : Traité des accouchements, des maladies des femmes et des enfants, traduit par Gaillot sur la 9e édit. Paris 1840, 1 vol. in-8°, à deux colonnes (Encyclopédie des sciences médicales). — *Millot, J. And.*, Supplément à tous les traités tant étrangers que nationaux sur l'art des accouchements. Paris 1804, in-8° ; 1809, 2 vol. in-8°. — *Capuron, Jos.*, Cours théorique et pratique d'accouchements. Paris 1811, in-8° ; 3e édit., 1823 ; 4e édit., 1828. — *Boivin* (Mme), Mémorial de l'art des accouchements, ou principes fondés sur la pratique de l'hospice de la Maternité de Paris. Paris 1812 ; 4e édit. augmentée. Paris 1836, 2 vol. in-8°, avec 143 gravures. — *Dewees, W. P.*, A Compendious System of Midwifery. Philadelphia 1814, in-8° ; 4e édit., 1830. — *Horn, J. Ph.*, Theoret. prakt. Lehrbuch der Geburtshülfe. Grätz 1815 ; 3e édit. Wien 1838, in-8°. — *Salomon, G.*, Handleiding tot de Verloskunde. Amsterdam, 1817, 2 vol. in-8° ; 1826. — *Power, John*, Treatise on Midwifery. London 1819 ; 2e édit. With numerous cases and observations on Premature Expulsion of the Ovum and Retention of the Placenta. London 1823, in-8°. — *Carus, C. G.*, Lehrbuch der Gynäkologie. Leipzig 1820, 2 vol. in-8° ; 3e édit., 1838. — *Conquest, J. T.*, Outlines of Midwifery etc. London 1820 ; 5th edit., 1831 ; 6th edit., 1837, in-12, ovec planches. — *Lederer, Thom.*, Handbuch der Hebammenkunst. Wien 1822. Theil I mit Kupfern. — *Rian, Michael*, Manual of Midwifery or Compendium of Gynæcology and Paidonosology. London 1824 ; 3e édit., London 1831, in-12. — *Davis, David, D.*, Elements of operative Midwifery. London 1825, in-4°. avec planches. The principles and Practice of obstetric Medicine in a series of systematic Dissertations on Midwifery and on the Diseases of Women and Children, illustrat. by numerous plates. London 1836, 2 vol. in-4°, avec planches. — *Stein, G. W.*, Lehre der Geburtshülfe als neue Grundlage des Faches. Elberfeld 1825-1827, in-8°, 2 parties avec 18 fig., sur 5 planches lithogr. — *Dugès, Ant.*, Manuel d'obstétrique. Paris 1826, in-12, fig.; 3e édit., 1840, in-8°. — *Hamilton, James* (junior), Outlines of Midwifery. Edinburgh and London 1826, in-8°. — *Ashwell, Sam.*, A Practical Treatise on Parturition. London 1828, in-8°. — *Busch, D. W. H.*, Lehrbuch der Geburtskunde. Marburg 1829, in-8°; 4e édit., Berlin 1842; 5e édit., Berlin 1849. — *Velpeau, A. H.*, Traité élémentaire de l'art des accouchements. Paris 1829, 2 vol. in-8°; 2e édit. sous le titre de : Traité complet de l'art des accouchements. Paris 1835, 2 vol. in-8°, avec 16 pl. gravées sur acier. — *Nægele, Fr. C.*, Lehrbuch der Geburtsh. für Hebammen. Heidelberg 1830, in-8°; 10e édit., 1858; a été traduit en français par Pigné. Paris, 1 vol. in-12, et traduit de nouveau sous le titre suivant : Manuel d'accouchem., trad. de l'allemand, par Schlesinger-Rahier, augmenté et annoté par J. Jacquemier. Paris 1853, in-12, 558 pages avec 45 fig.; nouv. édit., 1857, in-18, avec 87 fig. — *Gooch, Rob.*, A practical Compendium of Midwifery. London 1831, in-8°. — *Severn, Charles*, First Lines of the practice of Midwifery, with remarks on the forensic evidence requisite in cases of fœticide and infanticide. London 1831, in-8°, avec planches. *Campbell, W.*, Introduction to the study and practice of Midwifery. Edinburgh 1833, in-8°; 2e édit., 1843. — *Blundell, James*, The Principles and practice of Obstetricy, with notes by Thomas Castle. London 1834, in-8°; new edit., by Lee and Rogers, 1840, in-8°, — *Rigby, Edw.*, Memoranda for young practitioners in Midwifery. London 1837, in-24. — A System of Midwifery. London 1841, in-8° (Tweedie's Library of Medicine). — *Stark, J. C.*, Lehrbuch der Geburtshülfe. Jena 1837, in-8°. — *Moreau, J. F.*, Traité pratique des accouchements. Paris 1838-1841, 2 vol. in-8°. — *Kilian, H. F.*, Die Geburtslehre. Frankfurt 1839-1842, 2 vol.; 2e édit., 1847-1852, 2 vol. in-8°. — *Burke, Thomas Travers*, The Accoucheur's Vade-mecum or modern Guide to the Practice of Midwifery. London 1840, in-12. — *Cazeaux*, Traité théorique et pratique de l'art des accouchements. Paris 1840, in-8°, avec figures; 5e édit., 1855; 7e édit., par S. Tarnier, 1865, gr. in-8°, 1152 pag., avec 159 figures intercalées et planches sur acier dans le texte; 8e édit., sous presse. — *Ramsbotham, Fr.*, Principles and Practice of obstetric Medicine and Surgery. London 1841; 2e édit., 1844; 5e édit., 1867, with 171 illustrations, 752 pages. — *Von Siebold, Ed. C. J.*, Lehrbuch der Geburtshülfe. Berlin 1841; 2e édit. Braunschweig 1854. — *Chailly*, Traité pratique de l'art des accouchements. Paris 1842, in-8°; 3e édit., 1853; 5e édit., 1867, in-8°, 1036 pages avec 282 figures et 1 planche. — *Churchill, Fleetwood*, On the theory and pratice of Midwifery. London 1842, in-12, 4th edit., 1860; 5th édit., 1868, in-12, 840 pages. — *Lumpe, E.*, Cursus der praktischen Geburtshülfe. Wien 1842; 2e édit., 1846; 3e édit., sous le titre de : Compendium der praktischen Geburtshülfe. Wien 1854. — *Nægele, Herm., Fr.*, Lehrbuch der Geburtshülfe. Mainz 1843-1843, in-8° (rédigé depuis le § 678 par Grenser); 4e édit., 1854; 5e édit., 1852; 6e édit., 1867, in-8°, traduit en français par Aubenas, sous le titre de : Traité pratique de l'art des accouchements. Paris 1869. — *Lee, Robert*, Theory and practice of Midwifery. 1844, in-8°, figures. — *Raffaele, Giovanni*, Ostetricia teorico-pratica con atlante di figure. Napoli 1843-1844, 2 vol. gr. in-8°, et atlas de 66 planches in-f°. — *Hohl, A. F.*, Vorträge über die Geburt des Menschen. Halle 1845, in-8°. — *Murphy, Edw. H.*, Lectures on natural and difficult Parturition. London 1845, in-8°, fig. Lectures on the principles and practice of Midwifery, 1852, in-8°; 2e édit. London 1862. — *Jacquemier, J.*, Manuel des accouchements. Paris 1846, 2 vol. in-12, avec 63 figures. — *Clay, Charles*, British Record of obstetric Medicine and Surgery. Manchester 1848, vol. I, in-8°. — The complete Handbook of Obstetric Surgery. London 1856, in-12. — *Dubois, Paul*, Traité complet de l'art des accouchements, t. I, liv. 1re, 1849, p. 1 à 268; liv. 2, par *Pajot*. Paris 1860, p. 269 à 534. — *Meigs, Ch.*, Obstetrics, the science and the art. Philadelphia 1849, in-8°. — *Miller, H.*, A theoretical and practical Treatise on human Parturition. Louisville 1849, in-8°. — *Scanzoni, Fr. W.*, Lehrbuch der Geburtshülfe. Wien 1849-1852, 3 vol. in-8°;

3e édit., 1855, 2 vol. in-8º ; 4e édit., 1867, 3 vol., avec figures intercalées dans le texte. — Compendium der Geburtshülfe. Wien 1854; 2e édit., Wien 1861, a été traduit en français par Paul Picard, sous le titre de : Précis théorique et pratique de l'art des accouchements. Paris 1859, in-18, 405 pages avec 111 figures dans le texte. — *Smith, W. Tyler*, Parturition and the principles and practice of Obstetrics. London 1849, in-18. — A manual of Obstetrics, theoretical and practical. London, in-12, avec 186 figures ; 2e édit., 1869. — *Bedford, Gunning, S.*, The Principles and Practice of Obstetrics, 4th edit. New-York 1868, in-8º, avec planches col. et fig. intercalées dans le texte. — *Tucker, H.*, Principles and Practice of Midwifery. Philadelphia 1849, in-12, fig. — *Maunoury et Salmon*, Manuel de l'art des accouchements. Paris 1850, in-8º, 456 pages avec 32 fig.; 2e édit., 1861, in-8º, avec 32 fig. — *Kiwisch*, Ritter von Rotterau. Die Geburtskunde, 1re partie. Erlangen 1851, in-8º, 512 pages. 2e partie, cahier 1. Erlangen 1851, in-8º, 224 pages. — *Rosshirt, Joh. Eug.*, Lehrbuch der Geburtshülfe. Erlangen 1851, in-8º, avec planches lithogr. — *Credé, C. S. Fr.*, Klinische Vorträge über Geburtshülfe. Berlin 1853-1854, 2 parties. — *Krause, Alb.*, Die Theorie und Praxis der Geburtshülfe. Berlin 1853, 2 parties, 431 pages, avec fig. dans le texte et 72 gravures sur acier, 614 pages, avec fig. dans le texte et 35 gravures sur acier. — *Cock, Thomas, F.*, A Manual of Obstetrics. New-York 1854. — *Von Weissbrod, J. B.*, Leitfaden der geburtshülflichen Klinik. Munich (sans date), t. I [1854]; t. II, 1855, in-8º. — *Hohl, A. Fr.*, Lehrbuch der Geburtshülfe, mit Einschluss der Geburtshülflichen Operationen und der gerichtlichen Geburtshülfe. Leipzig 1855, in-8º, 1139 pages, avec 76 fig. dans le texte; 2e édit., 1862, in-8º, 954 pages, avec 64 fig. dans le texte. — *Braun, C. R.*, Lehrbuch der Geburtshülfe, mit Einschluss der operativen Therapeutik, der übrigen Fortpflanzungs-Funktionen der Frauen und der Puerperal-Processe. Wien 1857, in-8º, 1014 pages avec 150 fig. dans le texte. — *Spæth, Jos.*, Compendium der Geburtskunde. Erlangen 1857, in-8º, 458 pages, avec 54 fig. dans le texte. — *Spiegelberg, Otto*, Lehrbuch der Geburtshülfe. Lahr 1858, in-8º, 376 pages, avec 80 fig. dans le texte. — *Braun, G. A.*, Compendium der operativen Gynäkologie und Geburtshülfe. Wien 1860, 284 pages. — Compendium der Geburtshülfe. Wien 1864, in-8º, 437 pages. — *Pénard, Lucien*, Guide pratique de l'accoucheur et de la sage-femme. Paris 1862, in-18, avec fig.; 2e édit., 1865, in-18, avec 112 fig. intercalées dans le texte. — *Hussa, A.*, Lehrbuch der Geburtshülfe für Hebammen. Wien 1866, in-8º, avec 70 fig. dans le texte. — *Hyernaux*, Traité pratique de l'art des accouchements. Bruxelles 1866, in-8º, avec fig. — *Joulin*, Traité complet d'accouchements. Paris 1867, in-8º, 1240 pages, avec 148 gravures dans le texte. — *Verrier, Eugène*, Manuel pratique de l'art des accouchements. Paris 1867, in-18, 552 pages, avec 87 fig. dans le texte. — *Lange, Wilh.*, Lehrbuch der Geburtshülfe für Hebammen; 3e édit. Heidelberg 1867, in-8º, 468 pages. — *Martin, Ed.*, Lehrbuch der Geburtshülfe für Hebammen; 2e édit., in-8º, 271 pages, avec 23 fig. dans le texte. — *Lovati, Teodoro*, Manuele d'ostetricia minore, esposto secondo l'ordine delle lézioné da lui daté nell' Universita di Pavia. Terza edizione con aggiunte e correzioni. Milano 1868, in-8º, 376 p. con tavole. — *Lange, Wilh.*, Lehrbuch der Geburtshülfe, mit Berücksichtigung der gerichtsärzlichen Seite des Faches. Erlangen 1868, in-8º, 904 pag., avec 43 fig. intercalées dans le texte. — *Poggi, Giuseppe*, Elementi di ostetricia teorico-pratica spiegati alle levatrice. Voghera 1868, in-8º, fig. — *Schmidt, Jos. Herm.*, Lehrbuch der Geburtskunde für die Hebammen; 3e édit., par C. Kanzow. Berlin 1868, in-8º, 312 pages. — *Frari, L.*, Ostetricia teorico-pratica con un breve compendio delle malattie delle donne gravide, partorienti e puerpere, e del neonato, dalla nascita fino allo slattamento, e con alcune nozioni sopra la principali questioni ostetrico-legali, sul modo di praticare l'anestesia nei parti, sulla elettricita applicata all' ostetricia. Padova 1868, in-8º. — *Hubert, L. J.*, de Louvain, Cours d'accouchements professé à l'Université catholique de Louvain, publié par son fils, le docteur Eug. Hubert. Louvain 1869, 2 vol., t. I, in-8º, 472 pages, t. II, 704 pages.

II. Mélanges, points divers d'obstétricie.

Saxtorph, *Matth.*, Gesammelte Schriften geburtshülfl. Inhalts, herausg. von P. Scheel. Kopenhagen 1803, 2 part., in-8°. — *Von Herder*, *W. G.*, Zur Erweiterung der Geburtshülfe diagnost. prakt. Beiträge. Leipzig 1803, in-8°. — *Stein*, Nachgelassene geburtshülfl. Wahrnehmungen; herausgegeben von G. W. Stein (le neveu). Marburg 1807-1809, 2 part. in 8°. — *Schmitt*, *W. J.*, Geburtshülfliche Fragmente. Wien 1804, in-8°. — Gesammelte obstétr. Schriften mit Zusätzen. Wien 1820, in-8°. — Sammlung zweifelhafter Schwangerschaftsfälle etc. Wien 1818; traduit en français, par J. A. Stoltz, sous ce titre : Recueil d'observations sur des cas de grossesses douteuses, précédé d'une introduction critique sur la manière d'explorer. Strasbourg 1829. — *Mai*, *Fr. Ant.*, Stolpertus, ein junger Geburtshelfer am Kreissbette. Mannheim 1807, in-8°. — *Richter*, *Guil. Mich.*, Synopsis praxis med. obstetr. Mosquæ 1810, in-4°, avec planches. — *Jœrg*, *J. Ch. G.*, Schriften zur Beförderung der Kenntniss des menschlichen Weibes im Allgemeinen, und zur Bereicherung der Geburtshülfe insbesondere. Nürnberg 1812, 1re partie, in-8°; 2e partie. Leipzig 1819, in-8°, avec planches. — *Wigand*, Drei den medicinischen Facultäten von Berlin und Paris übergebene geburtshülfliche Abhandlungen. Hamburg 1812, in-4°. L'un de ces mémoires a été traduit par F. J. Herrgott, sous ce titre : De la version par manœuvres externes et de l'extraction du fœtus par les pieds. Paris 1857, in-8°. — *Nœgele*, *Fr. Ch.*, Des principaux vices de conformation du bassin et spécialement du rétrécissement oblique, trad. de l'allemand et augmenté de notes, par Danyau. Paris 1840, gr. in-8°, 272 pages, avec 16 pl. lithogr. — *Nœgele*, *Fr. C.*, Erfahrungen u. Abhandlungen aus dem Gebiete der Krankh. des weiblichen Geschlechts. Mannh. 1812, in-8°. — *Merriman*, *Sam.*, A synopsis of the various kinds of difficult Parturition. London 1814, in-12; 3e édit., 1820, in-8°, avec pl.; 5e édit., 1839, in-8°, avec pl. — *Wigand*, *Just. H.*, Die Geburt des Menschen in physiol. diätet. und pathol. therap. Beziehung etc., herausgegeben von Fr. C. Nægele. Berlin 1820, in-8°, avec pl. — *Lachapelle* (Mme), Pratique des accouchements ou mémoires et observations choisies sur les points les plus importants de l'art, publié par Ant. Dugès. Paris 1821-1825, 3 vol. in-8°. — *D'Outrepont*, *Jos.*, Abhandlungen und Beiträge geburtsh. Inhalts; 1re partie. Bamberg 1822, in-8°. — *Carus*, *C. G.*, Zur Lehre von Schwangerschaft und Geburt. Leipzig 1822-1824; 2 parties avec planches. — *Meissner*, *Fr. L.*, Forschungen des 19ten Jahrhunderts im Gebiete der Geburtshülfe, Frauen- u. Kinderkrankh. Leipzig 1826-1833, 6 part. in-8°. — *Busch*, *D. W. H.*, Geburtshülfliche Abhandlungen. Marburg 1826, in-8°, avec 3 planches. — *Hayn*, *Albert*, Abhandlungen aus dem Gebiete der Geburtshülfe. Bonn 1828, in-8°. — *Ingleby*, *John*, *T.*, Facts and cases in obstetric Medicine, with observations on the most important Diseases of females. London, in-8° (sans date). — *Ramsbotham*, *John*, Practical Observations in Midwifery, with a select of cases. London 1832, 2 part., in-8°; 2e édit., 1842, in-8°. — *Michaelis*, *Gust.*, *Ad.*, Abhandlungen aus dem Gebiete der Geburtshülfe. Kiel 1833, in-8°, avec planches. — *Collins*, *Rob.*, A practical Treatise on Midwifery, containing the result of 16,654 Births, occuring in the Dublin Lying in Hospital. London 1835, in-8°. — *Montgomery*, *W. F.*, Exposition of the Signs and Symptoms of Pregnancy. London 1837, in-8°, avec planches. — *Hamilton*, *James*, Practical Observations on various subjects relating to Midwifery. Edinburgh 1836, 2 vol. in-8°; 2e édit., 1840, in-8°. — *Meier*, *Dan. Ed.*, Geburtshülfliche Beobachtungen und Ergebnisse in der obstet. Klinik zu Halle, nebst Beschreibung der Niemeyerschen Kopfzange und eines Kephalopelykometer. Bremen 1838, in-8°, avec planches. — *Craig*, *John*, The Accoucheur, a Treatise on protracted natural Labours, suspended Animation in new-born Infants and Uterine Hæmorrhage after the Birth of the Child. Glasgow 1839, in-12. — *Busch*, *D. W. H.*, und *Moser*, Handbuch der Geburtskunde in alphabetischer Ordnung. Berlin 1840-1843, 4 vol. in-8°. — *Meigs*, *Charles*, Lecture introductory to the course of Obstetrics in Jefferson medical College of Philadelphia. Philadelphia 1842, in-8°. — *Birnbaum*, *T. H. G.*, Zeichenlehre der Geburtshülfe. Bonn 1844, in-8°. — *Schmidt*, *J. H.*, Tausend Aphorismen über die Geburt des Menschen. Berlin 1844, in-8°. — *Trefurt*, *J. H. Chr.*, Abhandlungen und Erfahrungen aus dem Gebiete der Geburtshülfe und der Weiberkrankheiten. Göttingen 1844, 1re décade, in-8o, avec 3 planches. — *Kiwisch*, *Fr.*, Ritter von Rotterau, Beiträge zur Geburtskunde. Abtheil. I, II. Würzburg 1846, in-8o. — *Lee*, *Robert*, Clinical Midwifery, comprising the history of 545 cases of difficult, preternatural and complicated Labour, with commentaries. 2e édit. London 1845. — *Martin* , *Ed.*, Beiträge zur Gynäkologie. Jena 1848-1849, 2 cahiers in-8o. — *Arneth*, *T. H.*, Die geburtshülfliche Praxis. erläutert durch Ergebnisse der zwei Gebärkliniken zu Wien und deren stete Vergleichung mit den statistischen Ausweisen der Anstalten zu Paris. Dublin u. s. w. Wien 1851. — *Crosse*, *John*, *Green*, Cases in Midwifery. London and Norwich 1851, in-8o. — *Chiari*, *Braun* et *Spæth*, Klinik der Geburtshülfe und Gynäkologie. Erlangen 1852-1855, in-8o, 738 pages (publié en 3 livraisons). — *Scanzoni*, *F. W.*, Beiträge zur Geburtskunde und Gynäkologie. Cahier 1. Würzburg 1853. Cahier 2 et 3, 1854; tome II, 1855; tome III, 1858; tome IV, 1860; tome V, 1868, in-8o, avec pl. lithogr. — *Sinclair* and *Johnston*, Practical Midwifery comprising an Account of 13,748 Deliveries which occured in the Dublin Lying in Hospital during a Period of seven Years, commencing November 1847. London 1858, in-8o. — *Priestley*, Lectures on the Development of the gravid Uterus. London 1860, in-8o. — *Tanner*, *Thomas*, *Hawkes*, On the Signs and Diseases of Pregnancy. London 1860, in-8o ; 2d édit., 1867, 472 pages. — *Hecker*, *C.* und *Buhl*, *L.*, Klinik der Geburtskunde; Tome I, Leipzig 1861; Tome II, mit 9 lith. Tafeln, von C. Hecker. Leipzig 1864. — *Betschler*, *J. W.*, *Freund W. A.*, und *M. B.*, Klinische Beiträge zur Gynäkologie. Breslau 1862-1865, 3 cahiers in-8o. — *Breslau*, Jahresbericht über die Ereignisse in der Zürcher-Gebäranstalt im Jahr 1861. Zürich 1862, in-8o. — *Mattei*, *A.*, Clinique obstétricale ou Recueil d'observations et statistique. Paris 1862-1866, t. I, II et III, p. 1 à 244. — *Kehrer*, *Ferd. Ad.*, Beiträge zur vergleichenden und experimentellen Geburtskunde. Giessen 1864-1867, 2 cahiers in-4o, avec planches lithographiées. — *Holst*, *Joh.*, Beiträge zur Gynäkologie und Geburtskunde. Tübingen 1865, cahier I, in-8o, 1867, cahier II, in-8o, avec 1 pl. lithogr. — *Spiegelberg*, *Otto*, Mittheilungen aus der gynäkologischen Klinik, 1866, in-8o. — Bericht über die Leistungen in der Geburtshülfe, 1865-1866, 2 part. gr. in-8o. — *Leishman*, The Mechanism of Parturition, an essay historical and critical. London , in-8o, avec figures. — *Pretty*, *John*, *Rowlison*, Aids during Labour, including the Administration of Chloroform, the management of Placenta and Postpartum Hæmmorrhage, in-8o. — *Swayne*, Obstetric Aphorisms for the use of students commencing Midwifery Practice. London. — *Chiara*, *D.*, Commenti clinici e lezioni clinico-cattedratiche detti nell' Istituto ostetrico di Parma. Parma 1867, in-8o, 207 pages. — *Schröder*, *Karl*, Schwangerschaft, Geburt und Wochenbett. Klinische Untersuchungen und Beobachtungen. Bonn 1867, in-8o, 248 pages. — *Casati*, *Gaetano*, Prospetto clinico della regia scuola di Ostetricia in Milano per 1867. Milano 1868. — *Duncan*, *J. Matthews*, Researches in Obstetrics. Edinburgh 1868, in-8o. — *Elliot*, *G. T.*, Obstetric Clinic, a pratical Contribution to the Study of Obstetrics and the Diseases of Women and Children. New-York 1868, in-8o. — *Winkel*, *F.*, Klinische Beobachtungen zur Pathologie der Geburt. Rostock 1868, in-8o, 272 pages.

III. Journaux et Recueils périodiques.

Schweighäuser, *J. F.*, Archives de l'art des accouchements considéré sous les rapports anatomique, physiologique et pathologique, recueillies dans la littérature étrangère. Strasbourg 1801-1802 (a paru trimestriellement pendant deux ans). — La pratique des accouchements en rapport avec la physiologie et l'expérience. Paris 1835, in-8o. — *Lucina*, Eine Zeitschrift zur Vervollkommnung der Entbindungskunst. Leipzig und Marburg 1802-1810, 6 vol. in-8o, publiés chacun en 3 cahiers. — Journal für Geburtshülfe, Frauenzimmer- und Kinderkrankheiten, herausgegeben von A. E. von Siebold. Frankfurt a. M. 1813-1839, 17 vol. in-8o, publiés chacun en 3 cahiers [les t. XIV à XVII ont paru à Leipzig, 1834-1838], avec table, 1839. — *Morlanne*, *P. E.*, Journal d'accouchements ou Recueil périodique sur les accouchements, maladies des femmes qui y ont rapport. Metz an XII-XIII (1804-1805), 2 vol. in-8º, de 406 pages, plus 6 tableaux et 368 pages, plus 3 tableaux. — *Gumprecht*, *J. J.* und *Wigand*, *J. H.*, Hamburger Magazin für die Geburtshülfe. Hamburg 1807-1809, t. I, 2 cahiers in-8º, avec planches; t. II, 1812. — *Stein*, *G. Wilh.* (le neveu), Annalen der Geburtshülfe überhaupt und der Entbindungs-Anstalt zu Marburg insbesondere, cahiers 1 à 5, Leipzig 1808-1811, in-8º; cahier 6, Mannheim 1813, in-8º. — Beobachtungen und Bemerkungen aus der Geburtshülfe und gerichtlichen Medizin, nebst vorläufigen Nachrichten über die Ereignisse in der Entbindungs-Anstalt in Göttingen. Eine Zeitschrift, herausgegeben von *L. J. C. Mende*. Göttingen 1824-1828, 5 vol. in-8º, avec planches. — Zeitschrift, gemeinsame deutsche, für Geburtskunde, von einem Vereine von Geburtshelfern herausgegeben, von *Dietr. W. H. Busch*, *L. Mende*, *F. A. Ritgen*. Weimar 1826-1832, 7 vol., publiés en 25 cahiers, in-8º, continué sous le titre de : Neue Zeitschrift für Geburtskunde, herausgegeben von *Busch*, *J.*, d'*Outrepont* und *Ritgen*. Berlin 1833-1847, 23 vol., publiés chacun en 3 cahiers, in-8º, avec planches. — Zeitschrift für Geburtshülfe und praktische Medicin. Eine Sammlung eigener und fremder Beobachtungen und Erfahrungen, von *W. H. Niemeyer*. Halle 1828, t. I, 1er cahier, avec 5 pl. in-8º. — *Andrieux* (de Brioude) et *Lubanski*, Annales d'obstétrique, des maladies des femmes et des enfants. Paris 1842-1843, 3 vol. in-8º, avec fig. — Verhandlungen der Gesellschaft für Geburtshülfe in Berlin; années I à VIII. Berlin 1846-1855. Continué dans la «Monatsschrift für Geburtskunde.» — Monatsschrift für Geburtskunde und Frauenkrankheiten, herausgegeben von *Busch*, *Credé*, *Ritgen*, *Siebold*. Berlin 1853-1869. [Depuis l'année 1862, redigé par *Credé, Ed. Martin, Ritgen, Hecker.*] — Transactions of the obstetrical Society of London. London 1860-1869, t. I-X, in-8º, avec planches. [Le t. IV contient le catalogue de la Bibliothèque de la Société.] — American Journal of Obstetrics and Diseases of Women and Children, edited by E. Nœggerath and B. F. Dawson, vol. I. New-York 1868, in-8º.

La collection des Mémoires de l'Académie de médecine, Paris 1828-1869, 29 vol. in-4º, renferme d'importants travaux à consulter, notamment : Dugès, 1828, t. I; Breschet, 1833, t. II; Paul Dubois, 1833, t. II et III; 1835, t. IV; Stoltz, 1836, t. V; Payan 1845, t. XI, Murville, 1849, t. XIV; Guisard, 1850, t. XV; Aug. Millet, 1854, t. XVIII; Imbert Gourbeyre, 1856, t. XX; Silbert, 1857, t. XXI; Mordret, 1858, t. XXII; Borie (de Tulle), 1858, t. XXII; Depaul, 1860, t. XXIV; Imbert-Gourbeyre, 1861, t. XXV; Ch. Robin, 1861, t. XXV; L. X. Bourgeois de Turcoing, 1861, t. XXVI; Joulin, 1865, t. XXVII.

IV. Histoire.

Leroy, *Alph.*, La pratique des accouchements. 1re partie, contenant l'histoire critique de la doctrine et de la pratique des principaux accoucheurs qui ont paru depuis Hippocrate jusqu'à nos jours etc. Paris 1776, in-8º. — *Sue*, *le jeune*, Essais historiques, littéraires et critiques sur l'art des accouchements. Paris 1779, 2 vol. in-8º. — *Schweighäuser*, *J. F.*, Tablettes chronologiques de l'histoire de la médecine puerpérale. Strasbourg 1806. — *Siebold*, *Ed. Casp. Jac.*, Versuch einer Geschichte der Geburtshülfe. Berlin 1839-1845, 2 vol. in-8º. — *Von Siebold*, *E. C. J.*, Lettres obstétricales, trad. par A. Morpain, avec une introduction et des notes, par J. A. Stoltz. Paris 1867, in-18 jésus, de 268 pages.

V. Ouvrages à planches.

Maygrier, *J. P.*, Nouvelles démonstrations d'accouchements. Paris 1822; 2e édit., augmentée par Halmagrand. Paris 1840, in-8º, et atlas de 80 planches in-fº. — *Busch*, *D. W. H.*, Die theoretische und praktische Geburtskunde, durch Abbildungen erläutert. Berlin 1834-1838, 1 vol. in-8º, avec atlas de 50 planches in-fº. — Atlas geburtshülflicher Abbildungen, mit Bezugnahme auf das Lehrbuch der Geburtskunde. Berlin 1841, grand in-8º; 2e édit., 1851, grand in-8º, 148 pages avec 49 pl. lithogr. — *Kilian*, *H. F.*, Geburtshülflicher Atlas in 48 lithogr. Tafeln. Dusseldorf 1835-1844, in-fº. — *Feigel*, *J. Th. A.*, Umfassende Abbildungen aus der Geburtshülfe; 45 pl. in-fº, avec texte explicatif, in-8º.

Würzburg 1841. — *Moreau, F. J.*, Atlas de 60 planches sur l'art des accouchements. Paris 1841, in-f°. — *Raffaele, Giovanni*, Ostetricia teorico-pratico con atlande di 66 tavole in-f°. Napoli 1844. — *Kiwisch*, Ritter von Rotterau, Atlas zur Geburtskunde. Erlangen 1851, in-f°, 11 pages et 19 pl. lithogr. — *Lenoir, Sée* et *Tarnier*, Atlas complémentaire de tous les traités d'accouchements. Paris 1859-1865, 4 livraisons formant 1 vol. de texte, grand in-8° jésus, de 310 pages, imprimé sur deux colonnes, et 1 vol. d'atlas, contenant 105 planches dessinées par Beau. La 2e livraison, qui comprend l'anatomie des organes génitaux et l'histoire du développement de l'œuf, a été rédigée par Marc Sée, et les 3e et 4e livraisons, qui traitent du mécanisme de l'accouchement et des opérations obstétricales, par S. Tarnier. — *Martin, Éd.*, Handatlas der Gynäkologie und Geburtshülfe. Berlin 1862, grand in-8°, 71 planches, avec introduction et texte explicatif. — *Schultze, B. S.*, Wandtafeln zur Schwangerschafts- und Geburtskunde. Leipzig 1865, 20 planches grand in-f°, avec texte explicatif.

VI. Figures d'instruments obstétricaux.

Catalogue and Report of obstetrical and other Instruments exhibited at the Conversazione of the obstetrical Society of London held at the royal College of Surgeons. London 1867, in-8°, 229 pages. — *Kilian, H. F.*, Armamentarium Lucinæ novum, oder umfassende Sammlung von Abbildungen der in der Geburtshülfe gebräuchlichen älteren und neueren Instrumente, nebst Erläuterung und Angabe der Autoren; 47 planches lithogr., contenant 355 pl. in-f°, avec texte. Bonn 1856.

TRAITÉ PRATIQUE

DE

L'ART DES ACCOUCHEMENTS.

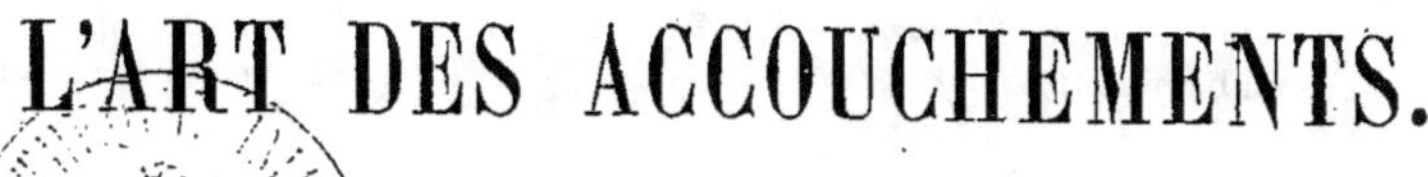

PREMIÈRE PARTIE.

Physiologie et hygiène de l'accouchement.

PREMIÈRE DIVISION.

DES APPAREILS ORGANIQUES QUI SONT PRINCIPALEMENT INTÉRESSÉS DANS L'ACCOUCHEMENT.

PREMIÈRE SECTION.

Des organes du corps de la mère qui ont plus particuliérement rapport à l'accouchement.

Les appareils qui ont le plus particulièrement rapport à la grossesse, à l'accouchement et à la puerpéralité, sont le bassin et les organes sexuels de la femme.

CHAPITRE I.

DU BASSIN DE LA FEMME.

I. *Os du bassin.*

§ 1. Le *bassin*, *pelvis*, qui forme la partie inférieure du tronc et repose, dans la station verticale, sur les têtes des fémurs, est composé chez l'adulte de quatre os, savoir : les *deux os innominés*, le *sacrum* et le *coccyx*.

§ 2. Les *os innominés* (*os coxaux, os latéraux du bassin*) (Fig. 1 et 2), situés des deux côtés et en avant, constituent la plus grande partie du bassin. Avant la puberté, chacun d'eux est formé de trois os réunis seulement par du cartilage, savoir : l'ilium, l'ischion et le pubis. Le point de jonction de ces trois os est la cavité cotyloïde, dans laquelle se meut la tête du fémur. Quoique l'on ne trouve chez l'adulte aucune trace distincte de leur séparation, on les considère pourtant chacun isolément pour la commodité de la description.

D'après Henle, on peut regarder l'*os coxal* comme composé de deux pièces osseuses en forme d'éventail, l'une supérieure, l'autre inférieure. La partie supérieure n'est autre que l'*ilium*: la partie inférieure est nommée par Henle *os inguinal*, *os pubio-ischiadicum*. Sur le bassin de l'enfant, cet os est partagé par deux synchondroses verticales, placées l'une vis-à-vis de l'autre, en deux demi-anneaux fortement courbés, dont l'antérieur s'appelle *le pubis*, et le postérieur *l'ischion*. G. H. Meyer ne trouve pas non plus justifiée la division de l'os du bassin (*os pelvis*) en *trois* os séparés [1], tandis que Luschka prend la défense de l'ancienne division classique [2].

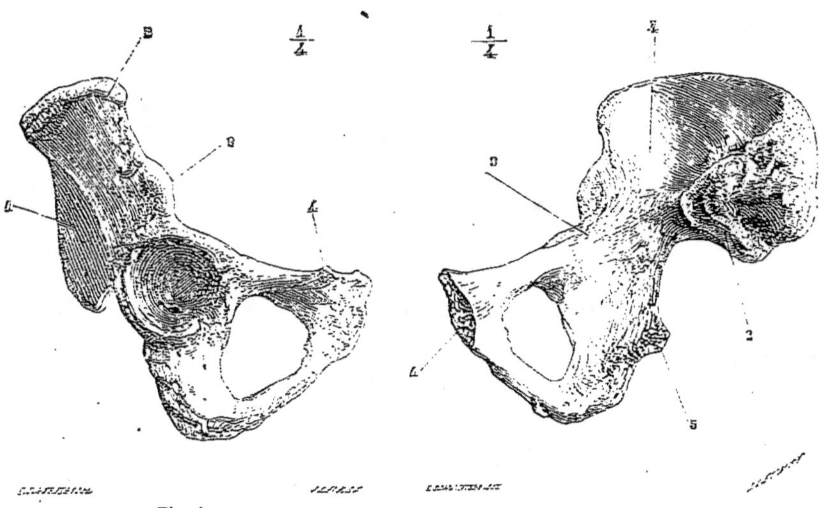

<table>
<tr><td>Fig. 1.</td><td>Fig. 2.</td></tr>
<tr><td>*Os innominé, vu par sa face externe* (*).</td><td>*Os innominé, vu par sa face interne* (**).</td></tr>
</table>

§ 3. L'*os iliaque* ou de la hanche, *os ilei* ou *ilium*, est la pièce supérieure et la plus grande de l'os innominé. On y distingue la partie inférieure, plus épaisse, ou *corps* présentant à sa face externe une dépression articulaire qui forme la moitié supérieure de la cavité cotyloïde, et l'*aile*. A partir du corps, l'os s'élève obliquement en dehors et prend la forme d'une large lame (*aile de l'ilium*). Le bord supérieur de cette lame, qui est convexe et légèrement recourbé en S, s'appelle la *crête;* on y distingue une *lèvre externe*, une *interne*, et un *interstice*. Il se termine en avant par l'*épine iliaque antérieure et supérieure* (Fig. 1, 2), saillie assez épaisse, au-dessous de laquelle le bord de l'os est plus mince et un peu évasé, puis forme encore une saillie, l'*épine antérieure inférieure* (Fig. 1, 3). En arrière, où la crête se continue avec la tubérosité de

[1] G. H. Meyer, *Lehrbuch der physiologischen Anatomie des Menschen*, t. I, p. 114.
[2] Luschka, *Die Anatomie des menschlichen Beckens*, p. 77.

(*) 1) Fosse iliaque externe. — 2) Crête iliaque et épine antérieure et supérieure. — 3) Épine antérieure et inférieure. — 4) Tubérosité du pubis.
(**) 1) Fosse iliaque interne. — 2) Facette auriculaire. — 3) Ligne innominée. — 4) Surface articulaire du pubis. — 5) Épine sciatique.

l'ilium (dont elle constitue la partie externe), elle se termine par une saillie
assez pointue, l'*épine iliaque postérieure et supérieure*, au-dessous de laquelle
se trouve une petite échancrure lisse et à bords tranchants, puis une saillie
étroite, plus ou moins aiguë, l'*épine postérieure et inférieure*.

On considère de plus à l'os ilium une face externe et une face interne. La
face externe est recourbée dans le sens et en proportion de la courbure de la
crête. À la *face interne* on distingue une portion antérieure et une postérieure,
séparées par un bord tranchant assez saillant. La portion antérieure est elle-
même divisée en deux parties, l'une supérieure, l'autre inférieure, par une
saillie recourbée, la *ligne innominée* (*linea innominata* ou *arcuata interna*)
(Fig. 2, 3).

La partie supérieure, *fosse iliaque interne* (Fig. 2, 1), est un peu excavée
et lisse, inclinée de dehors en dedans, et se continue, en devenant plus étroite,
avec la face supérieure du pubis ; la *partie inférieure*, beaucoup plus petite,
partie pelvienne de l'ilium, *pars hypogastrica*, est également lisse, se continue en avant avec la face interne de l'ischion et du pubis, et est limitée en
arrière par le bord postérieur échancré du corps de l'ilium, qui forme, avec le
bord tranchant du corps de l'ischion, la grande échancrure sciatique, par
laquelle la capacité intérieure du bassin est considérablement augmentée. La
portion postérieure de la face interne de l'ilium se divise également en deux
parties, une antérieure et une postérieure. La première présente une surface
articulaire, *facette auriculaire* (*facies auricularis*) (Fig. 2, 2), destinée à la
jonction de l'os coxal avec le sacrum. La partie postérieure, épaisse et inégale,
est appelée la *tubérosité iliaque ;* elle déborde le sacrum en arrière et sert à
l'insertion de masses tendineuses qui unissent cet os à l'ilium.

§ 4. L'*ischion*, *os ischii* ou *coxendicis*, constitue la partie inférieure de l'os
innominé ; on y distingue la partie la plus épaisse ou corps, la branche descendante et la branche ascendante. Le *corps* est uni aux corps de l'ilium et du
pubis, et présente à sa face externe une dépression articulaire, qui forme la
partie inférieure de la cavité cotyloïde (§ 2). La face interne est lisse et se
continue avec la partie pelvienne de l'ilium ; son bord postérieur est tranchant
et, comme nous l'avons dit plus haut, forme, avec le bord postérieur du corps
de l'ilium, la *grande échancrure sciatique*, qui est limitée en haut par l'épine
iliaque postérieure et inférieure, et en bas par une saillie pointue, un peu
tournée en dedans, l'*épine sciatique* (Fig. 2, 5). La *branche descendante* se
dirige, à partir du corps, presque directement en bas, en devenant peu à peu
plus étroite ; puis son extrémité inférieure se recourbe en haut et un peu en
avant et forme ainsi la *branche ascendante*, qui s'unit à la branche descendante
du pubis. Au bord postérieur de l'ischion, au-dessous de l'épine, se trouve la *petite échancrure sciatique ;* à l'extrémité inférieure de la branche descendante,
et en partie à l'extrémité inférieure de la branche ascendante, l'os s'épaissit et
forme une tubérosité rugueuse, *tubérosité sciatique*, sur laquelle repose le
poids du corps dans la station assise. La branche ascendante de l'ischion est
plus mince et plus étroite que la branche descendante, sa face interne est lisse
et légèrement concave, et son bord inférieur un peu recourbé en dehors.

§ 5. Le *pubis* constitue la partie antérieure de l'os innominé. Sa portion la plus épaisse, *corps du pubis*, est soudée aux corps de l'ilium et de l'ischion, et présente comme ceux-ci à sa face externe une dépression articulaire, qui forme la partie antérieure de la cavité cotyloïde ; il s'amincit peu à peu et se continue avec la branche horizontale, à laquelle fait suite la branche descendante. A la face supérieure de la *branche horizontale* se trouve, vers le côté interne, un rebord élevé, assez tranchant, prolongement de la ligne innominée de l'ilium qu'on appelle la *crête*, *crista* ou *pecten ossis pubis*. En avant se trouve également un bord plus ou moins tranchant, l'*épine du pubis*, qui converge avec le premier en se dirigeant obliquement de dedans en dehors. Là où ces deux bords se rencontrent, se trouve une saillie, *tubérosité du pubis* (Fig. 1, 4). La face supérieure du corps et de la branche horizontale se continue avec la face interne de l'ilium ; la face postérieure, lisse et un peu convexe, se continue avec la partie pelvienne de l'ilium et de l'ischion.

A l'endroit où le corps du pubis se continue avec celui de l'ilium, se trouve parfois, non pas constamment, à la face supérieure, une éminence aplatie, qu'on appelle *éminence iléo-pectinée*. La ligne formée par la ligne innominée de l'ilium et par la crête du pubis est appelée par quelques auteurs *ligne iléo-pectinée*.

La *branche descendante* du pubis est mince ; on y distingue une partie supérieure et une inférieure. La partie supérieure est beaucoup plus large que l'inférieure, descend directement en bas et présente à son bord interne, au point le plus rapproché du pubis de l'autre côté, une surface articulaire destinée à son union avec cet os.

La partie inférieure de la branche descendante est plus étroite, se dirige en dehors et en bas et se continue avec la branche ascendante de l'ischion. Le bord inférieur de la branche descendante est recourbé en dehors ; la face externe de l'os est rugueuse ; l'interne est lisse et légèrement concave de haut en bas.

§ 6. Les deux os innominés présentent encore à considérer :

1° L'*arcade pubienne*, formée par les branches ascendantes des deux ischions, par la partie inférieure des branches descendantes des pubis, et, en haut au milieu, par le bord inférieur du cartilage interpubien. La partie la plus élevée de l'arcade s'appelle le *sommet*, les deux côtés sont nommés les *branches* de l'arcade pubienne ; les deux branches forment, en divergeant de haut en bas, un angle (*angle sous-pubien*) qui est habituellement de 90° à 100°.

2° Le *trou ovale*, *trou obturateur* ou *sous-pubien*, ouverture résultant, de chaque côté, de l'intervalle que laissent entre eux les corps et les branches du pubis et de l'ischion ; sa forme est celle d'un triangle à angles arrondis. A l'état frais, le trou ovale est fermé par une membrane tendineuse, *ligament obturateur*, et recouvert de muscles à l'intérieur et à l'extérieur. Il n'y existe qu'une ouverture, à l'angle supérieur externe ; elle donne passage à des vaisseaux et à des nerfs.

3° L'*échancrure sacro-sciatique* (§ 3), limitant des deux côtés avec le sa-

crum un espace dépourvu d'os, que l'on peut regarder comme une ouverture
fermée par des parties molles, située vis-à-vis du trou ovale du côté opposé.

4° La *cavité cotyloïde, acetabulum pelvis* (§ 2), à l'union de la partie
externe et de la partie antérieure de la face externe de chacun des os innominés. La partie supérieure externe de cette cavité articulaire est formée par le
corps de l'ilium ; la partie inférieure, la plus grande, par le corps de l'ischion ;
et la partie supérieure interne, la plus petite, par le corps du pubis. On y distingue le bord, qui en limite le pourtour, *sourcil cotyloïdien*, et qui présente
à son côté inférieur et interne une échancrure considérable, lisse, *incisura
acetabuli ;* la partie moyenne, la plus profonde, fosse, *fovea*, qui se continue
avec l'échancrure, et qui est rugueuse et inégale, tandis que le reste de la cavité articulaire est encroûté de cartilages. Dans la région de la fosse, l'os est
aminci, le plus souvent transparent, et à la partie de la face interne de l'ischion
qui correspond à cet endroit, on trouve habituellement une surface plane, plus
ou moins marquée, dirigée en avant et en bas, que Burns appelle *planum ossis
ischii*, quoique l'ilium prenne aussi part à sa formation.

5° La hauteur de l'os innominé est de 20 centimètres.

§ 7. Le *sacrum* (Fig. 3 et 4), situé en arrière et en haut entre les deux os
innominés, forme la plus grande partie de la paroi postérieure du bassin ; il
est constitué chez les enfants par cinq vertèbres (rarement 6 ou 4), qui plus
tard, après la dixième année, sont soudées de façon à ne former qu'un os ;
elles sont appelées *fausses vertèbres, vertebræ spuriæ ossis sacri.*

Sa forme est triangulaire ; en haut
il présente son épaisseur et sa largeur
la plus considérable et devient plus
mince et plus étroit vers le bas. Tout
l'os est modérément recourbé de haut
en bas, convexe en arrière, concave
en avant. La face supérieure ou *base*
(Fig. 3, 1) présente à sa partie moyenne
une surface articulaire allongée, à direction transversale, qui sert à l'union
du sacrum avec la dernière vertèbre
lombaire par l'intermédiaire d'un disque intervertébral beaucoup plus épais
en avant qu'en arrière. Le bord antérieur, convexe, de cette surface est
très-proéminent et forme avec la dernière vertèbre lombaire la saillie considérable qu'on appelle *promontoire*

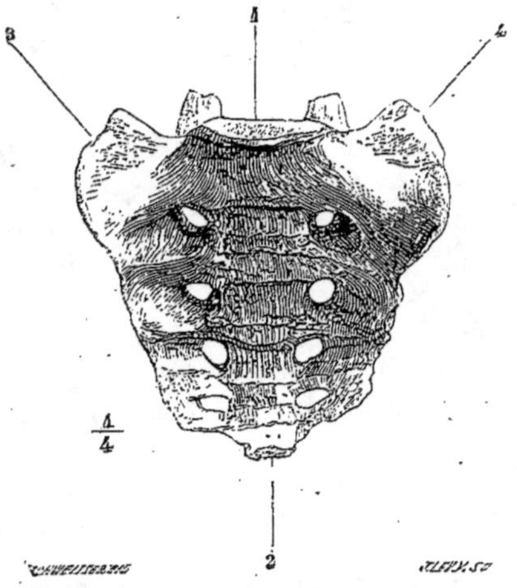

Fig. 3. — *Sacrum, vu par sa face antérieure* (*).

ou *angle sacro-vertébral*. Les parties latérales de la base du sacrum ou *ailes*
(Fig. 3, 3 et 4) (apophyses transverses de la première vertèbre sacrée) présentent une surface large, inclinée en avant ; à l'endroit où cette surface se

(*) 1) Base du sacrum. — 2) Pointe du sacrum. — 3, 4) Ailes du sacrum.

continue avec la face antérieure de l'os, on remarque un bord lisse, peu saillant, dirigé de dedans en dehors et qui prolonge la ligne innominée de l'ilium.

La *face antérieure* du sacrum (Fig. 3) est fortement concave dans le sens de la longueur, surtout à la moitié inférieure ; tandis que la moitié supérieure est presque plane, abstraction faite d'une légère concavité dans le sens transversal. Du reste, cette face antérieure est généralement lisse ; seulement des lignes transversales, plus ou moins saillantes, indiquent les points de soudure des vertèbres sacrés. Des deux côtés de ces lignes se trouvent quatre paires de trous arrondis (au nombre de cinq quand il y a six fausses vertèbres), *trous sacrés antérieurs*, dirigés obliquement en dehors, qui communiquent en arrière avec le canal sacré et les trous sacrés postérieurs, et donnent issue aux nerfs sacrés.

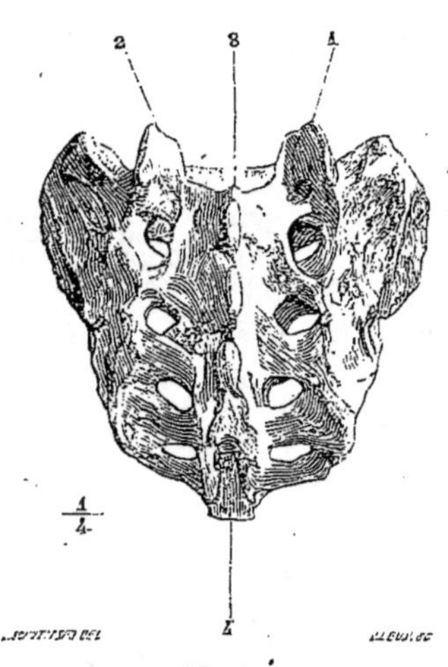

Fig. 4.

Sacrum, vu par sa face postérieure (*).

La *face postérieure* (Fig. 4), convexe, est bosselée et rugueuse. On y remarque le canal sacré (Fig. 4, 3 et 4), qui traverse l'os dans le sens de la longueur et se termine en bas par deux éminences arrondies (cornes du sacrum) ; deux fortes apophyses articulaires (Fig. 4, 1 et 2), faisant partie de la première vertèbre sacrée, et qui s'articulent avec les apophyses correspondantes de la dernière vertèbre lombaire ; et des saillies disposées de haut en bas et qui représentent les apophyses épineuses, articulaires et transverses des vertèbres sacrées. On y trouve encore la même quantité d'orifices qu'à la face antérieure, donnant également issue à des nerfs, *trous sacrés postérieurs*, et des deux côtés, au-dessous des apophyses transverses supérieures, deux excavations rugueuses donnant insertion à une masse tendineuse, qui unit le sacrum aux os iliaques.

Les faces latérales de la moitié supérieure du sacrum présentent une surface articulaire allongée, inégale, *facette auriculaire*, pour l'union du sacrum avec les os innominés. Vers en bas, les faces latérales se continuent avec les bords latéraux de l'os, étroits et tranchants (libres), qui convergent et se réunissent vers la pointe mousse du sacrum, *apex ossis sacri*. Cette dernière a une surface articulaire petite, aplatie, pour l'union du sacrum avec le coccyx.

§ 8. Les *dimensions* du sacrum sont les suivantes : A. Largeur à la base, 11 à 11 1/2 centimètres. B. Hauteur (en tirant une ligne droite du milieu du promontoire à la pointe), 9 1/2 à 11 centimètres. C. Longueur, 11 à 12 centimètres. D. Plus grande largeur, 117 millimètres. E. Épaisseur d'avant en arrière à la base, 6 1/2 centimètres. F. Largeur de la pointe, 1 1/2 à 2 centimètres.

(*) 1, 2) Apophyses articulaires. — 3, 4) Canal sacré.

Nous faisons remarquer du reste que le sacrum, duquel dépend principalement la forme du bassin, présente des variations plus fréquentes et plus considérables que tous les autres os du squelette.

§ 9. Le *coccyx*, qu'on peut regarder comme un prolongement de la pointe du sacrum, ressemble à un triangle allongé. Sa face antérieure est légèrement concave, la postérieure, un peu convexe; il est généralement composé de quatre, rarement de trois ou de cinq, petites pièces appelées *fausses vertèbres*. La première de ces pièces est la plus grande, elle présente des deux côtés une apophyse transverse, courte, dirigée obliquement en haut, et à sa face postérieure deux apophyses dirigées en haut (*cornes du coccyx*). Sa surface articulaire supérieure correspond à la surface articulaire de la pointe du sacrum; l'inférieure plus petite s'articule avec celle de la deuxième pièce. Les pièces suivantes, qui ont à peu près la forme de pyramides tronquées, sont de plus en plus petites, la dernière

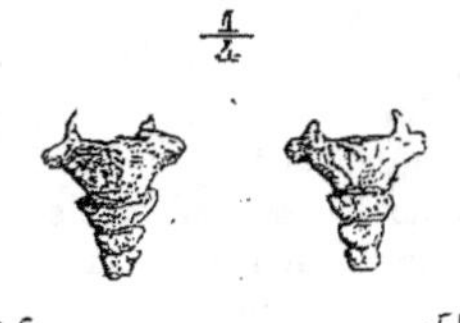

Fig. 5.
Coccyx, vu par sa face antérieure.

Fig. 6.
Coccyx, vu par sa face postérieure.

est le plus souvent un petit osselet arrondi; toutes sont réunies entre elles par des surfaces articulaires et de minces cartilages intervertébraux. Ces articulations conservent en général un peu de mobilité chez la femme pendant la période de son existence où elle est apte à la procréation.

II. *Union des os du bassin.*

§ 10. Les os du bassin sont réunis d'une part par des articulations et par les ligaments qui les renforcent, d'autre part par des liens fibreux, indépendants de ces derniers, qui servent comme de complément à la paroi osseuse du bassin. Les articulations, à l'exception de celles du sacrum avec le coccyx, ne sont pas susceptibles de permettre des mouvements appréciables; leur rôle est plutôt de donner au bassin une certaine résistance élastique contre les chocs et les ébranlements. Les jointures du bassin, communément appelées *symphyses*, sont les suivantes :

1° La *symphyse pubienne* (Fig. 7), formée par un fibro-cartilage haut de 2 centimètres, situé entre les deux

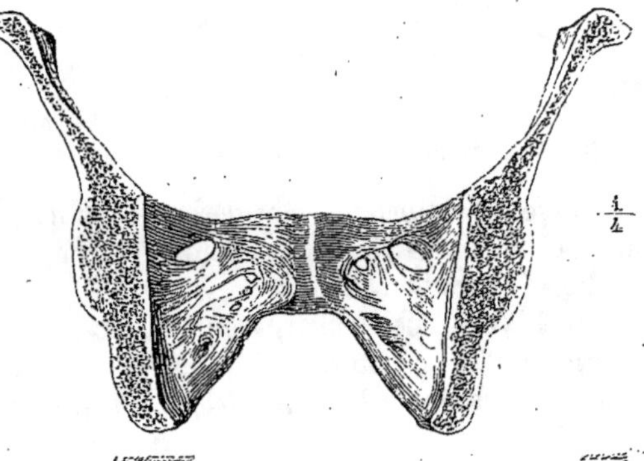

Fig. 7. — *Coupe transversale; moitié antérieure du bassin. Symphyse pubienne.*

surfaces articulaires que présentent les branches descendantes des deux os pubis, et par des masses ligamenteuses. Les faces latérales de ce cartilage sont solidement unies aux pubis ; il est plus large en avant qu'en arrière, parce que les surfaces articulaires sont légèrement obliques en avant et en dehors.

En dehors la jointure est fortifiée par un lien tendineux, dont les fibres vont d'un pubis à l'autre ; en dedans se trouve un ligament semblable, mais plus faible. Au bord inférieur de la symphyse, un ligament épais, appelé *triangulaire* ou *sous-pubien*, contribue puissamment à la solidité de cette réunion.

La substance du cartilage interpubien a de l'analogie avec celle des disques intervertébraux ; en effet, sa masse est plus molle intérieurement et il contient souvent dans son milieu, et un peu en arrière, un noyau gélatineux ou une petite cavité, qui est même revêtue d'une membrane synoviale. Cette disposition est surtout facile à reconnaître chez des femmes mortes dans les derniers temps de la grossesse ou peu après l'accouchement. Chez l'enfant nouveau-né, le cartilage pubien est composé de deux moitiés, dont chacune fait corps avec la partie non encore ossifiée du pubis et qui sont unies par des fibres tendineuses.

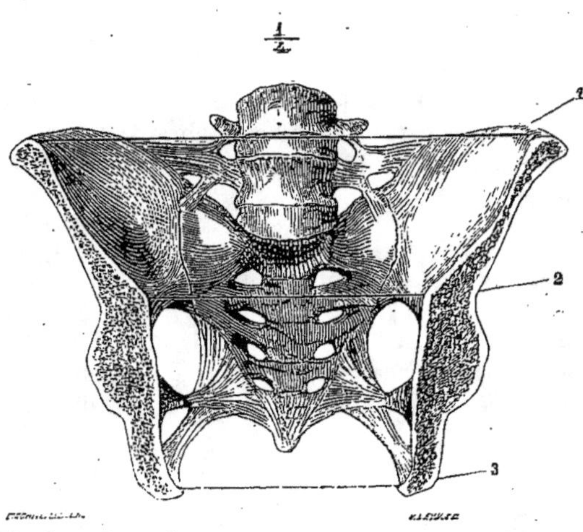

Fig 8. — *Coupe transversale, moitié postérieure du bassin. Symphyse sacro-iliaque. Ligaments sacro-sciatiques* (*).

§ 11. 2° La *symphyse sacro-iliaque* (Fig. 8). L'union du sacrum avec l'os coxal de chaque côté est également constituée par des couches de fibro-cartilages qui revêtent les facettes auriculaires de ces os, et par de nombreux faisceaux ligamenteux, qui sont surtout très-forts à la partie postérieure de la symphyse. Le cartilage qui revêt la surface articulaire du sacrum est le plus épais ; entre les cartilages se trouve une cavité revêtue d'une membrane synoviale ; de sorte que la symphyse sacro-iliaque, considérée au point de vue purement anatomique et morphologique, constitue, comme la symphyse pubienne, une véritable articulation (arthrodie).

Dans la cavité pelvienne, une membrane tendineuse mince s'étend de la face antérieure du sacrum à la face interne de l'os coxal. Les autres ligaments sont : les *ligaments latéraux* (*ligamenta vaga postica*) ; les *ligaments iléolombaires* (*ligamenta antica superiora et inferiora*) ; les *ligaments iléosacrés* (*ligamenta postica longa et brevia*).

Creve, Osiander et d'autres auteurs admettent que le sacrum est enfoncé comme un coin entre les os innominés et qu'il faut le considérer comme une espèce de clef de voûte ;

(*) 1) Diamètre transverse du grand bassin. — 2) Diamètre transverse du détroit supérieur. — 3) Diamètre transverse du détroit inférieur.

ils pensent que cette disposition ressort nécessairement de la destination du sacrum, qui consiste à supporter le poids du corps dans la station verticale; mais ce point de vue n'est pas admissible, parce que l'extrémité la plus étroite de cet os est dirigée en haut, tandis que la base du coin se trouve à la partie inférieure. Le sacrum ne doit sa position solide entre les os innominés qu'au riche appareil ligamenteux dont nous venons de parler.

§ 12. *L'union du sacrum avec le coccyx, articulation sacro-coccygienne,* est constituée par un disque fibro-cartilagineux et par des ligaments. En avant et en arrière, le périoste du sacrum, fortifié par des fibres tendineuses, se prolonge sur la face antérieure et postérieure du coccyx, *ligament sacro-coccygien antérieur et postérieur.* Les cornes du coccyx sont unies aux cornes du sacrum par des ligaments particuliers, *petits ligaments sacro-coccygiens postérieurs.*

L'articulation sacro-coccygienne est mobile. Pendant l'accouchement le coccyx peut être porté en arrière de 1, 2 centimètres et plus ; ce qui élargit la sortie du bassin, et par conséquent facilite l'expulsion du fœtus.

§ 13. Parmi les ligaments qui servent d'une part à consolider l'union des os du bassin, d'autre part à compléter les parois de la cavité pelvienne, nous avons encore à considérer ici les *ligaments sacro-sciatiques* (Fig. 8), puisqu'il a déjà été question du *ligament obturateur* (§ 6).

Le *grand ligament sacro-sciatique*, très-fort, naît du bord interne de la tubérosité sciatique et de la branche ascendante de l'ischion, se porte obliquement en arrière, en devenant, peu à peu, plus étroit et plus épais, et s'élargit de nouveau pour s'insérer à la partie postérieure de la crête iliaque et au bord libre du sacrum et du coccyx.

Le *petit ligament sacro-sciatique*, également fort, naît de l'épine sciatique et s'étend en s'élargissant pour s'insérer au bord latéral de la dernière vertèbre sacrée et de la première pièce du coccyx. Non loin de son origine., ses fibres croisent celle du ligament précédent et y adhèrent par leur face externe.

Ces ligaments changent la grande échancrure sciatique en un trou à peu près ovale, et la petite échancrure sciatique en une plus petite ouverture triangulaire.

III. *Capacité et dimensions du bassin.*

§ 14. Comme le bassin est grand et large en haut, plus petit et plus étroit en bas, on l'a divisé en *grand bassin* ou *bassin supérieur*, et *petit bassin* ou *bassin inférieur*. Quand on dit simplement *bassin*, sans ajouter aucun qualificatif, on entend habituellement par là le petit bassin.

La limite entre le grand et le petit bassin est formée par la *ligne innominée*, qui est constituée par le promontoire, par le bord antérieur de la base du sacrum, par les deux lignes innominées des os iliaques et par les deux crêtes des pubis.

§ 15. Le *grand* bassin est borné en arrière par les dernières vertèbres lombaires, latéralement par les ailes iliaques, et en avant par les téguments mous du ventre. Il forme une cavité presque *infundibuliforme*, élargie en haut, se rétrécissant inférieurement, et a pour usage principal de servir de soutien aux viscères et à l'utérus gravide.

Le *petit* bassin est limité en arrière par le sacrum et le coccyx, et par les ligaments sciatiques ; des deux côtés par la partie pelvienne des os iliaques et par les ischions, et en avant par les pubis.

§ 16. Au petit bassin on distingue l'*ouverture supérieure*, *entrée* ou *détroit supérieur* ; l'*ouverture inférieure*, *sortie* ou *détroit inférieur*, et l'espace qui se trouve entre l'entrée et la sortie, *cavité pelvienne*.

L'*entrée du bassin* est formée en arrière par le promontoire du sacrum et le bord mousse qui se trouve des deux côtés de la partie supérieure de cet os ; latéralement par la ligne innominée des os iliaques, et en avant par la crête des pubis et le bord supérieur du cartilage interpubien.

La *sortie du bassin* est limitée en arrière par la pointe du coccyx et par les petits ligaments sacro-sciatiques ; latéralement en partie par les mêmes ligaments et par les tubérosités sciatiques ; en avant par l'arcade pubienne.

La *cavité pelvienne* est limitee en arrière par le sacrum et par les ischions, des deux côtés par la partie inférieure des os iliaques et par les ischions, et en avant par les pubis.

§ 17. Le petit bassin doit être considéré comme un canal formé en grande partie par des parois osseuses, à travers lequel le fœtus est expulsé lors de l'accouchement. Quand ce canal est régulièrement conformé, il n'a pas partout la même *ampleur* ; c'est de sa configuration que dépend principalement la manière dont le fœtus se meut en le traversant, et sa conformation vicieuse peut avoir une influence très-importante sur la marche du travail. Dès lors il est clair qu'une connaissance exacte de la conformation normale, de l'ampleur variable de ce canal, selon les différentes régions etc., est indispensable à l'accoucheur, non-seulement pour l'intelligence du mécanisme de l'accouchement, mais encore parce que c'est à cette seule condition qu'il est capable de reconnaître s'il existe des modifications de la forme normale.

§ 18. C'est dans ce but qu'on a mesuré les dimensions du bassin en différentes directions et nommé *diamètres du bassin* les lignes que l'on suppose tirées de certains points à d'autres placés vis-à-vis. Les mesures suivantes sont des moyennes, résultant de la mensuration du bassin d'un grand nombre de femmes bien conformées. Plus les mesures trouvées dans un cas particulier se rapprochent de ces mesures moyennes, plus on est autorisé à regarder un bassin comme normal.

§ 19. On ne considère en général que *deux* dimensions du *grand bassin* (qu'on appelle aussi parfois *diamètres*), savoir :

1° La distance d'une épine iliaque antéro-supérieure à l'autre (diamètre transverse antérieur du grand bassin) ; elle mesure habituellement 23 centimètres.

2° La distance entre les deux crêtes iliaques, au point où elles sont le plus éloignées l'une de l'autre (diamètre transverse postérieur du grand bassin), elle est de 26 centimètres.

Ces mesures représentent des moyennes résultant de la mensuration de 100 bassins de femmes bien conformées.

§ 20. Pour se faire une idée exacte du *petit* bassin, il est nécessaire d'y considérer plusieurs dimensions et d'admettre *quatre* diamètres à son entrée, et autant à sa sortie, ainsi que dans sa cavité. (Pour des raisons que nous indiquerons tout à l'heure, on prend ces mesures à deux hauteurs différentes de la cavité pelvienne.)

§ 21. Les diamètres du *détroit supérieur* (Fig. 9) sont :

1° Le petit diamètre ou diamètre droit, diamètre *antéro-postérieur* ou *conjugué*, ou *sacro-pubien* (Fig. 9, 1), qui s'étend du milieu du promontoire au bord supérieur de la symphyse pubienne, et mesure de 11 à 11 1/2 centimères.

2° Le diamètre *transverse, bi-iliaque* ou *grand diamètre* (Fig. 9, 2), qui s'étend du milieu de la ligne innominée de l'os des îles au même point du côté opposé, et mesure 13 1/2 centimètres.

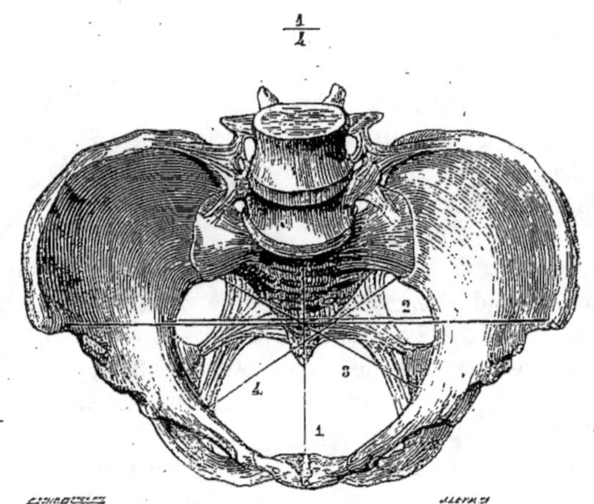

Fig. 9. — *Détroit supérieur du bassin* (*).

3° et 4° Les *deux diamètres obliques*, qui s'étendent de l'endroit où le corps du pubis se continue avec la branche horizontale de cet os, d'un côté, à la symphyse sacro-iliaque du côté opposé, et dont chacun mesure 12 centimètres.

Celui de ces diamètres qui va de gauche en avant, à droite en arrière, est appelé le diamètre oblique *gauche ;* l'autre est le diamètre oblique *droit* (Fig. 9, 4) ; la même règle s'applique aux diamètres obliques de l'excavation et du détroit inférieur. Le diamètre gauche est aussi appelé habituellement le *premier*, et le droit, le *second* diamètre oblique.

§ 22. Pour se faire une idée nette de la forme du détroit supérieur, il est utile de prendre en considération, outre les diamètres mentionnés, la distance entre le promontoire et la région qui se trouve au-dessus de la cavité cotyloïde de l'un et de l'autre côté, *distance sacro-cotyloïdienne*, qui mesure d'ordinaire un peu moins de 9 centimètres.

§ 23. Dans la *cavité pelvienne* on distingue deux régions, l'une supérieure, plus large ; l'autre inférieure, plus étroite.

(*) 1) Diamètre antéro-postérieur. — 2) Diamètre transverse. — 4) Diamètre oblique droit.

La *plus grande largeur* de la cavité pelvienne existe à peu près dans la région limitée par une ligne fictive, qui, partant en arrière du point de jonction de la deuxième et de la troisième vertèbre sacrée, passe de chaque côté devant la partie supérieure de la grande échancrure sciatique et la partie inférieure de la région cotyloïdienne, et se termine, en avant, au milieu de la symphyse pubienne.

La *région la plus étroite* du bassin est limitée par une ligne fictive tracée de la pointe du sacrum aux épines sciatiques et de là au bord inférieur de la symphyse pubienne.

§ 24. Les diamètres de la partie la plus large de la cavité pelvienne sont les suivants :

1º Le diamètre *antéro-postérieur*, qui s'étend de la jonction de la deuxième ou de la troisième vertèbre sacrée au milieu de la symphyse pubienne; il mesure 122 à 128 millimètres.

2º Le diamètre *transverse*, qui s'étend de la partie postérieure et inférieure de la région cotyloïdienne d'un côté au même point du côté opposé, et mesure 115 à 122 millimètres.

3º et 4º Les deux diamètres *obliques*, qui s'étendent de la partie supérieure de la grande échancrure sciatique d'un côté au trou ovale du côté opposé, et mesurent 13 1/2 centimètres. Pourtant, pendant l'accouchement, la capacité du bassin est susceptible, dans cette direction, d'un élargissement de 7 à 14 millimètres, parce que ses parois sont formées en cet endroit par des parties molles et extensibles.

Les diamètres de la *partie la plus étroite* sont les suivants :

1º Le *diamètre antéro-postérieur*, qui s'étend de la pointe du sacrum au bord inférieur de la symphyse pubienne, et mesure 108 à 115 millimètres.

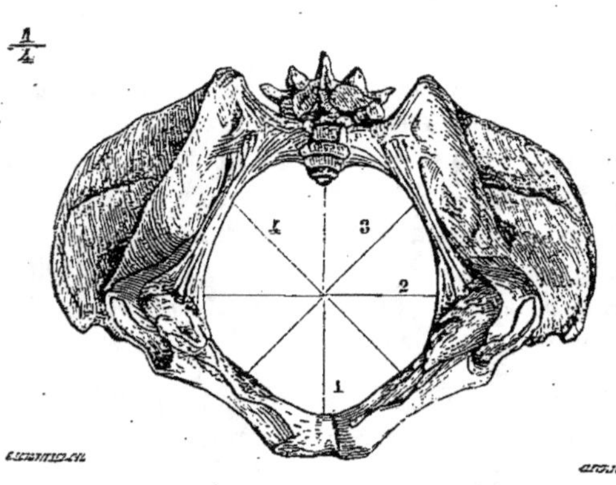

Fig. 10. — *Détroit inférieur du bassin.* (*)

2º Le diamètre *transverse*, d'une épine sciatique à l'autre, qui mesure 11 centimètres.

3º et 4º Les deux diamètres *obliques*, du milieu du petit ligament sacro-sciatique d'un côté à la partie inférieure du trou ovale de l'autre côté. Ils ont 11 centimètres de longueur. Néanmoins les parties molles qui limitent la cavité pelvienne dans cette direction, permettent également un allongement de ce diamètre, qui peut se porter à 12 centimètres.

§ 25. Les diamètres du *détroit inférieur* sont les suivants (Fig. 10) :

1º Le diamètre *antéro-postérieur* (Fig. 10, 1), qui s'étend de la pointe du

(*) 1) Diamètre antéro-postérieur. — 2) Diamètre transverse. — 3, 4) Diamètres obliques.

coccyx au sommet de l'arcade pelvienne, et mesure 9 1/2 centimètres, mais peut gagner 1, 2 et près de 3 centimètres, grâce à la mobilité du coccyx.

2º Le diamètre *transverse* (Fig. 10, 2), qui s'étend entre les bords internes des deux tubérosités sciatiques, à l'endroit où ils sont le plus écartés l'un de l'autre, et mesure de 10 à 11 centimètres.

3º et 4º Les deux diamètres *obliques* (Fig. 10, 3 et 4), qui s'étendent du milieu du bord inférieur du grand ligament sacro-sciatique d'un côté, à l'union de la branche descendante du pubis et ascendante de l'ischion du côté opposé, et mesurent 11 centimètres ; longueur qui peut augmenter, lors de l'accouchement, de près d'un centimètre, parce que l'extrémité postérieure de ces diamètres est formée par des parties molles.

§ 26. Il ressort de la comparaison de ces dimensions entre elles, que le détroit supérieur du bassin a plus d'étendue dans le sens transversal que d'avant en arrière, tandis que l'inverse a lieu dans l'excavation et au détroit inférieur ; de plus, ce qui est particulièrement important au point de vue obstétrical, on constate que le petit bassin, limité obliquement par des parties molles, et le détroit inférieur, qui présente au moins en partie la même disposition, offrent, à un corps qui les traverse, un plus grand espace dans le sens de leurs diamètres *obliques* que dans toute autre direction.

§ 27. La *hauteur* ou la *profondeur* du bassin est très-inégale à cause de la hauteur variable de ses parois (Fig. 11). En arrière, du promontoire à la pointe du coccyx, elle est de 12 à 13 1/2 centimètres ; latéralement, de la ligne innominée de l'os des îles à la tubérosité sciatique, de 9 1/2 à 10 centimètres, et en avant, du bord supérieur au bord inférieur de la symphyse pubienne, de 4 centimètres.

Le bassin est donc trois fois plus haut en arrière qu'en avant, et les deux détroits sont bien plus éloignés l'un de l'autre postérieurement qu'antérieurement.

§ 28. Outre les dimensions indiquées jusqu'à présent, il faut encore tenir compte de celles que nous allons énumérer, et dont la connaissance est surtout utile pour la mensuration du bassin chez la femme vivante :

1º Du milieu du promontoire au sommet de l'arcade pubienne (diamètre *conjugué diagonal*) = 122 à 126 millimètres.

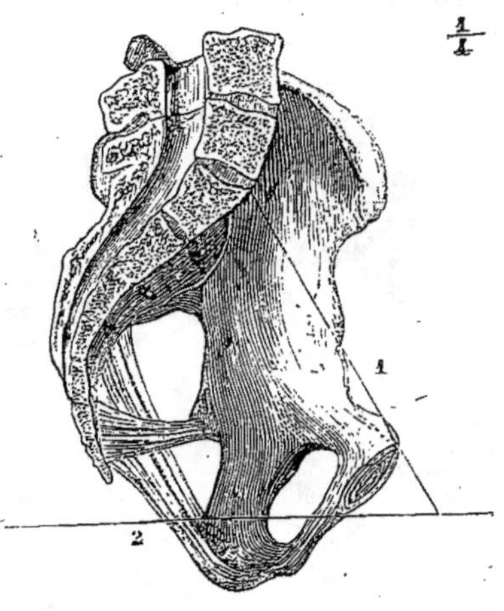

Fig. 11. — *Coupe antéro-postérieure. Hauteur du bassin. Inclinaison* (*).

2º De l'apophyse épineuse de la dernière vertèbre lombaire au bord supé-

(*) 1) Plan du détroit supérieur. — 2) Ligne horizontale.

rieur de la symphyse pubienne (*diamètre conjugué externe*) = 19 à 20 centimètres.

3º De la tubérosité sciatique d'un côté à l'épine iliaque postérieure et supérieure du côté opposé = 17 1/2 centimètres.

4º De l'épine iliaque antéro-supérieure d'un côté, à l'épine iliaque postéro-supérieure du côté opposé = 207 à 212 millimètres.

5º De l'apophyse épineuse de la dernière vertèbre lombaire à l'épine iliaque antérieure et supérieure de l'un et de l'autre côté = 18 centimètres.

6º Du grand trochanter d'un côté à l'épine iliaque postéro-supérieure = 22 centimètres.

7º Du milieu du bord inférieur de la symphyse pubienne à l'épine postéro-supérieure de l'un et de l'autre os iliaque = 17 à 17 1/2 centimètres.

8º D'un grand trochanter à l'autre = 31 centimètres.

IV. *Inclinaison du bassin et courbure de sa cavité.*

§ 29. La connaissance de l'inclinaison du bassin et de la courbure de sa cavité est très-importante pour l'accoucheur, ainsi que nous aurons lieu de le démontrer plus d'une fois dans la suite, tant au point de vue physiologique (mécanisme du travail) qu'au point de vue technique (assistance mécanique, direction des tractions dans les opérations, position à donner à la parturiente etc.).

§ 30. L'*inclinaison du bassin* ou la *direction* des plans qui passent par ses ouvertures, quand la femme se tient debout, est telle que l'entrée du bassin regarde fortement en avant et que sa sortie est dirigée dans le même sens, mais d'une manière peu prononcée.

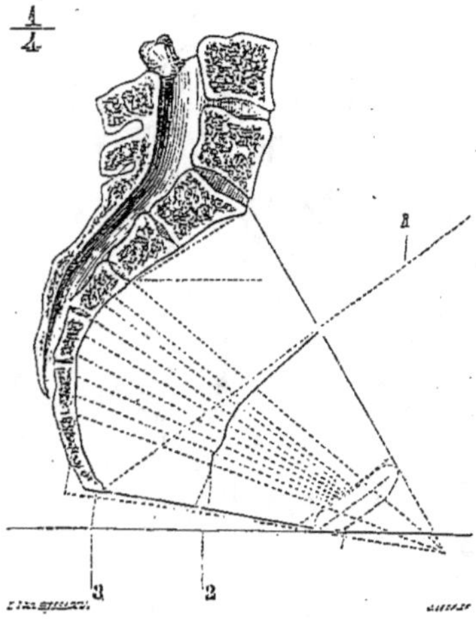

Des recherches de F. C. Nægele sur cet objet, il résulte :

1º Que l'angle formé par le plan incliné (fictif) du détroit supérieur, avec une surface horizontale sur laquelle se tient debout une femme bien conformée, mesure habituellement près de 60 degrés; que, par suite, le promontoire du sacrum est de 9 à 10 centimètres plus élevé que le bord supérieur du cartilage interpubien, et qu'une ligne horizontale, tirée de ce dernier point à travers le bassin, rencontre le coccyx non loin de la jonction de la seconde avec la troisième de ses fausses vertèbres.

2º Que l'angle formé avec l'horizontale, par le diamètre antéro-postérieur du détroit inférieur, est habituellement de 10 à 11 degrés; que la pointe du coccyx est plus élevée que le sommet de l'arcade pubienne de 16 à 18 millimètres (moyenne résultant de nombreuses mensurations faites sur des femmes vivantes), et que,

Fig. 12. — *Inclinaison et axe du bassin.*

le bassin et le reste du squelette étant bien conformé d'ailleurs, l'inclinaison du détroit inférieur est soumise à des variations beaucoup plus fréquentes et plus étendues que celle de l'entrée du bassin.

La coupe ci-jointe (Fig. 12) est une copie réduite du bassin représenté planche II de l'ouvrage de Naegele. Il provient d'une femme de taille moyenne, remarquablement bien conformée, qui mourut de pneumonie vingt-trois jours après une couche des plus normales. De son vivant, on avait mesuré la distance qui séparait chez elle la pointe du coccyx et le bord inférieur du cartilage pubien d'avec le plan horizontal sur lequel elle se tenait debout. Après sa mort, on divisa le bassin dans le sens antéro-postérieur, on donna à la moitié gauche l'inclinaison qui résultait des mensurations faites pendant la vie, et on la dessina dans cette position. Ce dessin a été choisi parmi beaucoup d'autres qui représentent des coupes faites de la même façon sur des bassins bien conformés, parce que l'inclinaison du diamètre coccy-pubien se rapproche le plus de la moyenne et que la structure du bassin est généralement normale. Sans aucun doute, le procédé indiqué est le seul pour reconnaître l'inclinaison du détroit inférieur. Rien n'est moins sûr que de déduire cette inclinaison de celle du détroit supérieur, parce que la courbure de la moitié inférieure du sacrum et la direction du coccyx varient infiniment. A longueur égale du diamètre coccy-pubien, la pointe du coccyx peut être plus élevée que d'ordinaire, et l'angle que forme le diamètre sacro-pubien avec l'horizontale peut être pourtant plus aigu qu'en moyenne, et réciproquement.

On peut admettre que le détroit supérieur affecte une direction *horizontale*, sur un bassin normalement incliné, quand une femme est couchée un peu plus bas que dans la position qui tient le milieu entre le décubitus dorsal et la station assise. Du reste, l'inclinaison du détroit supérieur est considérablement modifiée par l'attitude de la femme, c'est-à-dire selon qu'elle est assise, courbée etc., et diminue en général notablement quand cette dernière s'accroupit en fléchissant fortement les cuisses sur le tronc, ce qui abaisse le promontoire et élève la paroi antérieure du bassin.

D'après W. et E. Weber, on donne à un bassin de démonstration la position normale quand on le tient de telle façon que l'échancrure de la cavité cotyloïde est tournée directement en bas, surtout par sa partie postérieure.

Pendant l'accouchement, quand la pointe du coccyx se porte en arrière, les rapports indiqués plus haut sont naturellement modifiés ; la pointe du coccyx est alors plus basse, et l'angle que le diamètre coccy-pubien forme avec l'horizontale se trouve diminué et même réduit à zéro.

§ 31. La direction de la cavité pelvienne, d'une de ses ouvertures à l'autre, la *courbure* du canal pelvien, est indiquée par une ligne fictive qui serait également éloignée des parois latérales et des parois antérieure et postérieure, et qui passerait par conséquent par tous les points centraux. On nomme cette ligne, *ligne centrale*, *ligne de direction*, *axe du bassin* (Fig. 12, 1).

§ 32. A cause de la mobilité du coccyx, on ne peut pas admettre pour toute la hauteur du bassin, c'est-à-dire depuis son entrée jusqu'à sa sortie, une ligne centrale constante, mais seulement pour la portion de cette cavité qui est limitée par les parois latérales, par la paroi antérieure et par la paroi postérieure, en tant que cette dernière est formée par le sacrum. La direction de l'axe dans la partie de l'excavation pelvienne que le sacrum ne concourt pas à former, varie naturellement avec la direction du coccyx.

Sur les bassins bien conformés il n'y a pas de différence notable entre la distance qui sépare le promontoire de l'union de la seconde et de la troisième vertèbre sacrée d'une part, et l'intervalle qui existe entre ce dernier point et la pointe du sacrum d'autre part, de plus la partie supérieure de la paroi postérieure de l'excavation et la paroi antérieure dans toute sa hauteur peuvent être regardées comme droites; par suite on peut admettre que l'axe de la partie immuable du bassin est composé d'*une ligne droite* et d'*une ligne courbe*. Elle est *droite* pour la partie de l'excavation limitée en arrière et en haut par les deux premières vertèbres sacrées, et en avant et en bas par la partie correspondante de la paroi antérieure, c'est-à-dire pour à peu près la moitié supérieure de la cavité pelvienne; elle est *courbe* dans l'espace compris entre les trois dernières vertèbres lombaires et la moitié inférieure de la paroi antérieure du bassin (Fig. 12, 1, 2).

Dans le bassin bien conformé, la surface interne du corps des deux premières vertèbres sacrées et la surface interne de la paroi antérieure du bassin font, de part et d'autre, avec le plan fictif du détroit supérieur, un angle qui, ordinairement, équivaut à peu de chose près à un angle droit, et peut être pris comme tel dans l'étude du mécanisme du travail; par conséquent, si l'on prolonge sur un bassin normal l'axe du détroit supérieur jusqu'à environ la moitié de la partie immuable de l'excavation, il diffère si peu de la ligne centrale, qu'au point de vue obstétrical on peut le confondre avec elle. Il va sans dire que cela n'est pas mathématiquement exact.

H. van Deventer a le premier attiré l'attention sur l'importance du sujet dont nous venons de parler. Son exposition de la direction de la cavité pelvienne est pratique et conforme à la nature [1].

J. J. Müller est le premier qui ait appliqué la notion de l'axe à la détermination exacte de l'inclinaison du bassin; il s'est efforcé d'établir la direction du détroit inférieur par rapport à l'horizon dans la station debout, et a fixé à 45° l'inclinaison du détroit supérieur [2].

On trouve la même indication de l'inclinaison du détroit supérieur dans Smellie, qui donne aussi exactement la direction de l'excavation; dans De Fremery, C. C. Creve et d'autres. Rœderer, le premier, a pris des mesures sur des femmes vivantes, et fixé l'angle d'inclinaison du détroit inférieur à 18° [3].

Levret admit 35° pour l'angle d'inclinaison du détroit supérieur; son principal mérite, dans cette question, est d'avoir donné une bonne idée de la direction du canal pelvien, auquel il croyait nécessaire d'attribuer trois axes [4].

B. Camper, qui estima l'angle d'inclinaison du diamètre sacro-pubien à 75°, a, le premier, fait passer un arc de cercle à travers la cavité pelvienne pour en indiquer la courbure.

M. Saxtorph et J. Bang ont admis trois axes différents de ceux de Levret, et Bang a évalué l'inclinaison des deux détroits plus exactement que tous ses devanciers et que presque tous ses successeurs, savoir: l'inclinaison du détroit supérieur à 55°, celle du détroit inférieur à 3 1/2°. Il donne implicitement cette dernière mesure en disant qu'une

[1] H. van Deventer, chap. III du *Novum lumen* etc. Lugduni Batavorum 1701, in-4°, p. 21.
[2] J. J. Müller, *Dissert. sistens casum rarissimum uteri in partu rupti.* Basileæ 1745, in-4°.
[3] Rœderer, *De axi pelvis* etc. Gœttingen 1751, in-4°.
[4] Levret, *L'art des accouchements.* Paris 1753, in-8°, § 24.

ligne, tirée de la pointe du sacrum au bord inférieur du cartilage pubien, fait avec l'horizon un angle de 18° [1].

Les opinions de Stein, de Baudelocque et de leurs nombreux successeurs se rapprochent des différents points de la doctrine de Saxtorph. F. C. Nægele avait d'abord (1810) fixé à 55° l'angle d'inclinaison du détroit supérieur, d'après un nombre de mensurations peu considérable. Nous avons indiqué, dans un paragraphe précédent, les résultats de ses recherches ultérieures. D'après les mensurations de Meyer, le minimum d'inclinaison reste de quelques degrés au-dessous de la valeur qu'on admet comme normale depuis Nægele [2].

V. Différences du bassin, selon le sexe, l'individualité et la race.

§ 33. Aucune partie du squelette ne présente de *différences* aussi frappantes entre les deux *sexes* que le bassin. Nous mentionnerons brièvement ces différences à cause de leurs rapports intimes avec les phénomènes de la grossesse et de l'accouchement.

1° Abstraction faite d'une structure plus grêle des os, les caractères généraux du bassin de la femme sont l'ampleur et le peu de hauteur, tandis que celui de l'homme est étroit et élevé.

2° Les os iliaques sont plus aplatis chez la femme, font un angle plus aigu avec l'horizon (de 46°-60° chez l'homme), sont moins profondément excavés et beaucoup plus larges d'arrière en avant que sur le bassin mâle.

3° Le sacrum est plus large, plus court, et se porte plus en arrière à partir du promontoire.

4° Les branches descendantes de l'ischion sont légèrement dirigées en dehors.

5° Les branches ascendantes de l'ischion forment, avec les branches ascendantes du pubis, un angle obtus (90° à 100°); ce qui rend l'arcade pubienne plus large et moins élevée (cet angle est aigu chez l'homme — de 70° à 75°). Un caractère essentiel du bassin de la femme est la torsion en dehors du bord inférieur des branches de l'arcade pubienne.

6° Le coccyx est plus mobile et s'avance moins dans le détroit inférieur que chez l'homme.

7° L'entrée et la sortie du bassin sont beaucoup plus larges.

8° Le cartilage pubien est plus court et plus large.

9° Tous les cartilages et tous les ligaments sont plus mous et moins résistants.

10° Les cavités cotyloïdes sont plus petites, moins profondes, plus écartées et dirigées plus en avant que sur le bassin mâle.

§ 34. Les différences individuelles du bassin sont très-frappantes. Nous avons dit plus haut que l'on constate sur le sacrum des déviations de la forme normale plus fréquentes et plus considérables que sur tous les autres os. Cette observation s'applique au bassin en général, si on le compare aux autres parties du squelette humain. Il est même rare de rencontrer ce que l'on appelle de

---

[1] Saxtorph, *Erfahrungen die vollständige Geburt betreffend* etc. Kopenhagen 1766, in-8°, p. 29. — Bang, *Tentamen medicum de mechanismo partus perfecti*. Havniæ 1774, in-8°.
[2] Hermann Meyer, à Zurich, *Archiv für Anatomie und Physiologie*. 1861, p. 137-17

beaux bassins, c'est-à-dire des bassins tout à fait réguliers. Souvent un bassin paraît parfaitement normal à première vue, tandis qu'un examen plus attentif y fait aussitôt reconnaître de petites irrégularités, par exemple un manque de symétrie entre les deux côtés.

La structure des os du bassin présente, d'un individu à l'autre, des différences notables. Chez les personnes dont tout l'*habitus* porte le cachet du type féminin accompli, on trouve les os grêles, élancés ; les arêtes, les crêtes, en général toutes les éminences, arrondies, fines ; toutes les courbures adoucies etc., tandis que d'autres femmes, dont la conformation paraît normale et qui ont accouché sans plus de difficulté que les premières, présentent des os plus épais, avec des courbures moins douces, plus droites et plus anguleuses, et des saillies plus fortement accusées.

Les bassins diffèrent encore entre eux au point de vue de leur volume général, ce qui permet de les diviser en bassins moyens (auxquels se rapportent les mesures indiquées plus haut) et en bassins *grands* et *petits*, c'est-à-dire qui présentent des dimensions au-dessus ou au-dessous de la moyenne.

La configuration du bassin, considéré isolément, varie suivant le volume et la direction des os iliaques, suivant la hauteur et le degré de courbure des os qui constituent le petit bassin, particulièrement suivant la forme du sacrum, le niveau du promontoire etc.

§ 35. Les variétés que présente la configuration du détroit supérieur frappent tout d'abord le regard ; elles sont toujours liées, il est vrai, à une forme particulière de tout le bassin ; seulement cette particularité est surtout nettement exprimée au détroit supérieur, parce que toutes les parties essentielles qui composent le bassin concourent à former ce dernier.

On peut distinguer les formes suivantes du détroit supérieur :

1º Il ressemble à une ellipse dont le *grand axe est dirigé de droite à gauche*, et qui présente en arrière une échancrure résultant de la saillie du promontoire. On a comparé généralement cette forme (depuis Levret) à un cœur de carte à jouer à pointe émoussée ; c'est à elle que se rapportent les diamètres et les autres dimensions que nous avons indiqués §§ 35-40 ; c'est elle aussi qu'on trouve le plus souvent chez la femme européenne ; elle paraît d'autant plus pure, plus agréable à l'œil, que le sacrum est plus large à sa base, moins excavé dans le sens transversal, et que la courbure de la ligne iléo-pectinée est plus arrondie ; mais ces conditions se rencontrent déjà plus rarement. A cette catégorie se rattachent des bassins qui présentent des modifications du rapport des diamètres du détroit supérieur. Ainsi quelquefois le diamètre transverse est plus court, soit isolément, soit en même temps que le diamètre antéro-postérieur. Ce dernier diamètre est plus long ; les diamètres obliques sont un peu diminués etc.

2º L'entrée du bassin a une forme *arrondie ;* les bassins très-larges rentrent assez souvent dans cette catégorie.

3º La forme du détroit supérieur se rapproche de celle d'une *ellipse* dont le *grand axe est dirigé d'avant en arrière ;* cette variété est la plus rare chez la femme européenne.

Smellie connaissait déjà les variétés de configuration du détroit supérieur et les différences qui en résultent pour la position de la tête au début de l'accouchement. Mais c'est Stein, le jeune, qui a le premier décrit les formes que nous venons d'indiquer et apprécié leur influence sur le mécanisme du travail. Après lui, M. J. Weber s'est livré à des investigations à ce sujet.

§ 36. Pour ce qui concerne les variétés de la forme du bassin, selon les différentes *races humaines*, il existe, il est vrai, des observations estimables, mais encore trop peu nombreuses pour permettre d'indiquer des différences caractéristiques. Toutes les formes individuelles indiquées plus haut peuvent se rencontrer ; pourtant l'une d'entre elle paraît exister plus fréquemment que l'autre dans une race donnée.

VI. *Du bassin à l'état frais.*

§ 37. Pour avoir une idée exacte de la conformation des voies génitales, et afin de connaître beaucoup d'autres dimensions importantes pour l'accoucheur, il est nécessaire de ne pas considérer ces voies comme un simple canal osseux, mais de tenir également compte des parties molles situées dans et sur le bassin. Outre les parties génitales internes, dont il sera plus longuement question dans le chapitre qui va suivre, nous avons donc à considérer les différents muscles qui se trouvent dans le bassin, les aponévroses, les vaisseaux, les nerfs, la vessie et le rectum.

Comme une simple description des parties molles qui revêtent le bassin ne peut jamais donner qu'une idée insuffisante des voies génitales à l'état frais, il est très-important pour les débutants de profiter de toutes les autopsies de femmes pour examiner ces parties ; mais il ne faut pas perdre de vue qu'elles se comportent autrement pendant la vie, quant à la forme, au volume etc., que sur le cadavre, où elles sont affaissées et flasques, quelquefois déplacées par la préparation etc.

§ 38. Au *grand* bassin, dont la capacité n'est pas notablement diminuée par les parties molles qui s'y trouvent, nous avons à mentionner particulièrement, en fait de muscles, les iliaques et les psoas ; les premiers remplissent complétement les fosses iliaques internes et forment un coussinet sur lequel reposent les intestins ; ceux-ci, de même que l'utérus gravide, sont protégés par ces muscles contre les influences mécaniques, auxquelles ils sont exposés quand la femme marche, se tient debout, en un mot quand elle fait des efforts. On pense que les muscles psoas servent aussi, jusqu'à un certain point, de soutien à la matrice gravide.

Nous devons encore mentionner les muscles abdominaux qui limitent la capacité du grand bassin en avant et de côté, et soutiennent l'utérus pendant la grossesse, et le diaphragme, qui joue, concurremment avec ces muscles, un rôle très-important pendant le travail.

§ 39. La capacité du *petit* bassin est notablement diminuée par les parties molles, surtout à sa sortie. L'*entrée du bassin* subit peu de modifications ; les os ne sont recouverts que par le fascia pelvien et par le péritoine ; l'artère sacrée moyenne descend dans l'excavation en passant sur le milieu du promontoire ; devant la symphyse sacro-iliaque, de chaque côté, se trouvent l'artère hypogastrique et l'uretère ; le rectum traverse le détroit supérieur à gauche du promontoire. Toutes ces parties molles ne peuvent rétrécir l'entrée du bassin que d'une façon insignifiante.

Les muscles psoas recouvrent les échancrures qui se trouvent sur les côtés de l'angle sacro-vertébral et se dirigent obliquement en dehors, le long des bords latéraux du détroit supérieur ; à leur côté interne se trouvent les vaisseaux cruraux. Par suite, l'entrée du petit bassin prend la forme d'un ovale dont l'extrémité mousse est dirigée en avant. Mais la région du bassin osseux qu'on appelle le *détroit supérieur*, n'est pas modifiée par les parties molles, parce qu'elles sont situées au-dessus de lui.

§ 40. Dans l'*excavation pelvienne* nous distinguons les parties molles qui contribuent à sa formation et celles qui y sont contenues.

Les parties molles qui concourent à la formation de l'excavation pelvienne sont :

1º A l'intérieur du canal osseux.

a) A la paroi postérieure : les muscles piriformes ; insérés de chaque côté sur la partie latérale de la face antérieure du sacrum, ils sortent de l'excavation par la grande échancrure sciatique, et contribuent ainsi à fermer le bassin en arrière ; au-dessus d'eux sont les vaisseaux iliaques-postérieurs ; en avant et au-dessous, les vaisseaux sciatiques et le nerf-sciatique formé par les quatre branches principales du plexus sacré.

b) A la paroi antérieure : le muscle obturateur interne, qui concourt de chaque côté à l'occlusion du trou ovale et sort du bassin avec les vaisseaux et nerfs honteux-internes, à travers la petite échancrure sacro-sciatique, entre les ligaments sacro-sciatiques, en comblant une partie de l'espace compris entre ces ligaments.

2º En dehors du canal osseux.

a) Les trois muscles fessiers et les deux jumeaux prennent part à la formation de la paroi postérieure et de la paroi latérale de l'excavation pelvienne.

b) En avant, de chaque côté, le muscle obturateur externe ferme le trou ovale, à l'exception du canal qui se trouve à l'angle supérieur externe, et qui donne passage aux vaisseaux et au nerf obturateurs.

§ 41. Les parties molles contenues dans l'excavation pelvienne ont la situation suivante. Tout à fait en arrière se trouve le rectum (Fig. 13, B), qui, entré dans le petit bassin à gauche du promontoire, est situé d'abord un peu à droite, puis à la partie médiane du sacrum. La matrice (C) occupe le milieu de la partie supérieure du pelvis ; à ses côtés se trouvent les ovaires et les trompes, contenus dans les ligaments larges ; au-dessous d'elle, le vagin (D) affecte une direction légèrement courbe en avant. Dans la partie antérieure, entre les pubis et la matrice, et au-dessus du vagin, se trouve la vessie (A), appliquée exactement, par sa face antérieure, contre les pubis et, en partie, contre la paroi abdominale. Le canal de l'urèthre (K), presque parallèle au vagin, se dirige, en quittant la vessie, en bas et un peu en avant. Pour recouvrir ces parties, le péritoine passe de la paroi musculaire du ventre sur le fond et la face postérieure de la ves- sie, se rend de là, en formant le plancher de l'excavation vésico-utérine (O), à la matrice, dont il recouvre le corps et le fond, en donnant naissance, des deux

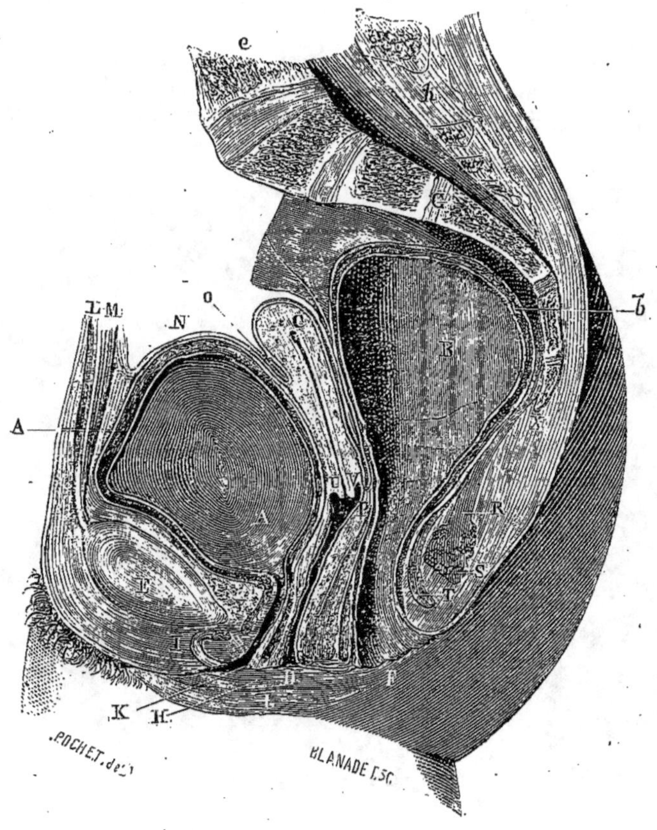

Fig. 13. — *Coupe du bassin* (d'après E. Q. Legendre). (*)

côtés, aux ligaments larges de l'utérus, et, après avoir constitué l'excavation recto-utérine (P), remonte sur la face antérieure du rectum. Par suite, le fond et le corps de la matrice s'élèvent librement dans la cavité du sac péritonéal et sont séparés de la vessie et du rectum par les excavations vésico-utérine et

(*) A. Vessie. — B. Rectum distendu par les matières fécales. — C. Corps de l'utérus. — D. Ouverture du vagin. — E. Symphyse du pubis. — F. Anus. — G. Sacrum. — H. Petite lèvre droite. — I. Clitoris, racine du corps caverneux coupée. — J. Grande lèvre droite. — K. Méat de l'urèthre. — L. Muscle pyramidal. — M. Grand droit de l'abdomen. — N. Péritoine. — O. Cul-de-sac utéro-vésical. — P. Cul-de-sac recto-utérin. — R. Releveur de l'anus. - S. Sphincter externe de l'anus. — T. Sphincter interne. — U. Lèvre antérieure du col de l'utérus. — V. Lèvre postérieure. — X. Coccyx. — Y. Plexus veineux de Santorini. — Z. Plexus vei- neux du vagin. — a) Tunique musculeuse de la vessie et de l'urèthre. — b) Tunique musculeuse du rectum. — e) Cinquième vertèbre lombaire. - h) Canal rachidien.

recto-utérine et par les circonvolutions de l'iléon qui s'enfoncent dans ces culs-de-sac. Les vaisseaux et nerfs de la cavité pelvienne, que nous avons énumérés en partie, et dont le reste sera pris en considération à propos de la description des organes sexuels, ont une influence trop insignifiante sur la capacité du bassin pour qu'il soit nécessaire de décrire spécialement leur position.

§ 42. La *sortie du bassin* exigeait l'appareil le plus considérable et le plus compliqué de parties molles ; il fallait à cet endroit un ensemble de tissus mobiles, extensibles et pourtant résistants, pour livrer, lors de l'accouchement,

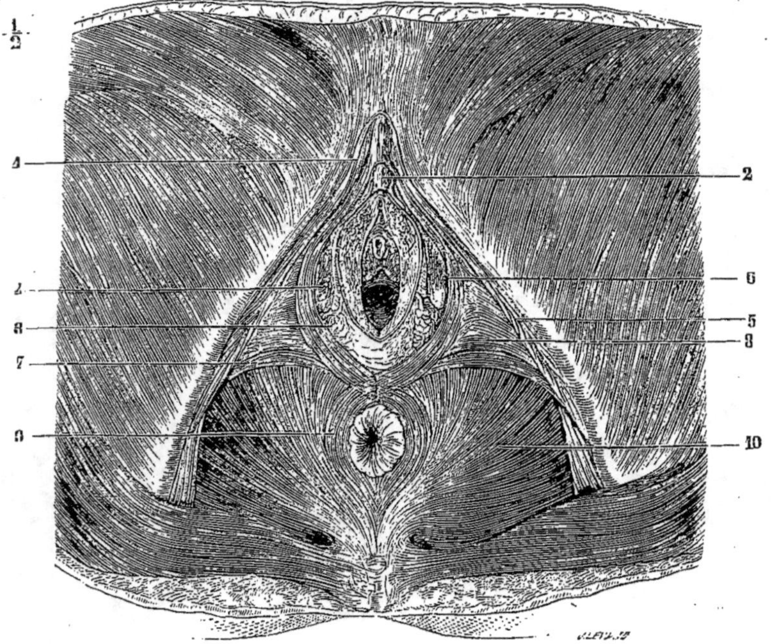

Fig. 14. — *Muscles du périnée.* (*)

un passage suffisant au fœtus et pour fermer sûrement, en dehors de cet acte, la partie inférieure de la cavité abdominale et pelvienne, en ne laissant que les ouvertures nécessaires pour l'urèthre, le vagin et le rectum. L'aponévrose pelvienne descend de la paroi antérieure du bassin, le long de la symphyse pubienne, forme d'abord les ligaments vésico-pubiens latéraux, qui unissent le col de la vessie aux pubis, et les arcades tendineuses qui s'étendent de ces ligaments aux épines sciatiques (*arcus tendinosi fasciæ pelvis*), puis se porte plus bas en s'amincissant et ferme la sortie du bassin, à l'exception des trois

(*) 1) Racines du clitoris. — 2) Gland du clitoris. — 3) Glands de Bartholin. — 4) Bulbe du vagin. — 5) Ischio-caverneux. — 6) Constricteur du vagin. — 7) Transverse du périnée. — 8) Aponévrose périnéale. — 9) Sphincter externe de l'anus. — 10) Releveur de l'anus. (Beaunis et Bouchard.)

orifices dont nous avons parlé, après avoir envoyé des prolongements fibreux au col de la vessie, au vagin et au rectum. Au-dessous d'elle on trouve, d'avant en arrière, les muscles *coccygiens*, qui suivent la direction des petits ligaments sacro-sciatiques, auxquels ils adhèrent le plus souvent; les *releveurs de l'anus* (Fig. 14, 10), embrassant dans leur intervalle l'anus qui s'ouvre en bas et en arrière, et ses deux sphincters interne et externe, le vagin et le col de la vessie; entre l'anus et la commissure postérieure des parties génitales externes, placées au-dessous et au devant du vagin, sont disposés les autres muscles du périnée. Le releveur de l'anus, qui forme la partie essentielle du plancher périnéal, naît de chaque côté des branches descendantes des pubis, des tubérosités et des épines sciatiques, des arcades tendineuses de l'aponévrose pelvienne et de la face interne du coccyx, se porte en bas et en dedans, en laissant en avant un intervalle libre triangulaire, adhère intimement au vagin et s'insère à la tunique musculaire de l'anus. Au-dessous de lui est situé, à la partie postérieure, le *sphincter externe de l'anus* (9), qui forme un anneau autour de l'orifice anal. Entre ce dernier et les tubérosités et les branches ascendantes de l'ischion se trouve, de chaque côté, la fosse du périnée (triangle ischio-rectal), triangulaire, remplie de tissu cellulo-adipeux et tapissée inférieurement par le *fascia superficialis* et la peau. A la partie antérieure de cette excavation est situé le muscle *transverse du périnée* (7), qui, naissant des deux côtés de la face interne de la tubérosité et de la branche ascendante de l'ischion, se confond au milieu du périnée avec son congénère, avec l'extrémité antérieure du sphincter anal et l'extrémité postérieure du constricteur de la vulve. La partie postérieure de la sortie du bassin est ainsi complétement fermée par ces deux couches de muscles. Dans le triangle que laissent entre eux les bords internes des releveurs de l'anus, on rencontre le *constricteur de la vulve* (6), dont une partie des fibres se continuent avec celles du sphincter de l'anus, tandis que les autres naissent de la face interne de la branche ascendante de l'ischion, et qui, après avoir entouré l'orifice du vagin, se termine en avant par deux faisceaux grêles à la face inférieure des branches du clitoris, (1 et 2), derrière l'insertion du muscle suivant; l'*ischio-caverneux* (5), muscle pair qui prend naissance à la face interne de la tubérosité et de la branche ascendante de l'ischion, se porte en haut, en suivant la direction de cette dernière, et s'insère à la partie latérale supérieure du clitoris. La barrière résistante de cette partie de la sortie du bassin, que les releveurs de l'anus ne concourent pas à fermer, est constituée par l'*aponévrose périnéale* (8). Elle naît du grand ligament sacro-sciatique, de la tubérosité et de la branche ascendante de l'ischion, tapisse tout l'appareil musculaire que nous venons de décrire, en se divisant en deux feuillets dans une partie de son parcours, et se termine à l'arcade pubienne en formant le ligament triangulaire de l'urèthre que traverse ce canal. Le *fascia superficialis* peut être regardé comme un prolongement en arrière du fascia pelvien; il recouvre les muscles transverses du périnée, s'insère au sphincter externe de l'anus et se rend ensuite à la face interne des cuisses et des fesses. Il est à peine nécessaire de dire que dans tout le bassin, comme dans le reste du corps, chaque lacune est remplie par du tissu cellulaire, qui prend toutes les formes et s'insinue dans tous les interstices. L'appareil de muscles, d'aponévroses, de tissu cellulaire et de peau, que nous venons de décrire, constitue le *périnée*, situé entre l'anus et la commissure postérieure de la vulve, et dont la largeur et la profondeur est déterminée par les tubérosités et les branches ascendantes des ischions. La peau du *périnée* est, en général, de couleur foncée, pourvue de nombreux follicules sébacés, et jouit d'une extensibilité remarquable; elle se continue en avant avec la muqueuse des parties génitales. Sur la ligne médiane se trouve le raphé du périnée, bande saillante qui ressemble à une cicatrice.

La *glande coccygienne*, qui est également propre aux deux sexes et appartient normalement à tous les âges, et dont l'existence et les caractères ont d'abord été signalés par Luschka (¹), est située immédiatement au devant de la pointe du coccyx, où elle est enveloppée de plus ou moins de graisse. D'ordinaire elle est enfoncée en partie dans une lacune arrondie, que présente en cet endroit le tendon aponévrotique du releveur de l'anus, et est recouverte immédiatement par l'extrémité postérieure du sphincter externe de l'anus, qui s'insère à la face postérieure de la pointe du coccyx. En général, elle est grande comme une lentille, mais présente aussi parfois le volume d'un petit pois. La physiologie n'a encore tiré aucune utilité de la découverte de la glande coccygienne, mais cette glande présente un intérêt assez grand pour l'explication de certains états pathologiques.

§ 43. Si l'on tient compte des parties molles qui prennent part à la formation du canal pelvien, on reconnaît sans peine que la sortie du bassin n'est pas dirigée en bas et un peu en arrière, comme sur le bassin osseux, mais bien *en bas et en avant*. Par conséquent, la partie supérieure du canal que traverse le fœtus lors de l'accouchement, est dirigée de haut en bas et d'avant en arrière, et la partie inférieure de haut en bas et d'arrière en avant.

VII. *Propriétés et caractères d'un bon bassin.*

§ 44. On peut bien se représenter, par une vue de l'esprit, des bassins beaux, c'est-à-dire tout à fait réguliers; mais en réalité ils comptent, ainsi que nous l'avons déjà dit, parmi les choses les plus rares. Le plus souvent, les bassins de femmes parfaitement conformées en apparence, présentent de petites irrégularités de structure, des anomalies de l'un ou l'autre diamètre, de l'asymétrie etc., sans que pour cela on puisse les regarder comme vicieux. Au contraire, un bassin peut être regardé comme *bon*, au point de vue obstétrical, quand il se laisse traverser, lors de l'accouchement, par un fœtus à terme et bien développé, sans préjudice ni danger pour la mère ou pour l'enfant. Par conséquent, si une femme a déjà accouché une ou plusieurs fois, heureusement, à terme, d'un enfant bien développé, la conformation suffisante du bassin est très-clairement démontrée, à moins qu'il ne se soit déclaré, depuis, une de ces maladies qui exercent une influence nuisible sur la forme du pelvis. Dans les cas où cette preuve expérimentale fait défaut à l'accoucheur, les moyens suivants sont à sa disposition pour reconnaître la structure du bassin : une enquête sur l'état de santé antérieure de la femme, l'examen du développement extérieur et

______
(¹) Luschka, *Der Hirnanhang und die Steissdrüsse des Menschen.* Berlin 1860.

de la forme du corps, enfin une exploration, faite selon les règles de l'art, du bassin lui-même. Cette dernière donne, en général, les renseignements les plus exacts, quoiqu'elle ne permette pas d'ordinaire de constater des anomalies peu prononcées. Nous parlerons plus loin de la manière dont il faut y procéder. Les renseignements qu'il obtient sur les antécédents de la femme déterminent souvent l'accoucheur à examiner très-soigneusement le bassin lui-même. Quand le sujet est né de parents sains, s'est bien porté pendant son enfance, s'est livré, durant sa jeunesse, à des occupations hygiéniques, et que ses fonctions sexuelles se sont établies d'une façon normale et s'accomplissent régulièrement, il est probable qu'il n'existe pas de difformité pelvienne.

Enfin, les signes d'un bassin normal qui résultent de l'examen général du corps, sont les suivants : bonne conformation du corps, taille bien prise, direc- rection normale du tronc et des cuisses, démarche naturelle, largeur suffisante des hanches, dépression modérée à la partie inférieure de la région lombaire, voussure normale des régions pubienne et sacrée, situation régulière de la vulve. Pourtant nous ferons remarquer, dès à présent, que parfois le bassin peut être parfaitement apte à remplir sa destination malgré une difformité mar- quée du reste du squelette ; et que, d'autre part, il peut être vicié à un haut degré alors que la conformation du corps paraît tout à fait régulière.

BIBLIOGRAPHIE.

Hunter, W. Remarks on the symphysis of the ossa pubis (Medical observat. and in- quiries, t. II. London 1762, in-8º).

Sandifort, Ed. Diss. in. de pelvi ejusque in partu dilatatione. Lugd. Batav. 1763.

Ripping. Diss. sist. quasdam de pelvi animadversiones. Lugd. Batav. 1766, in-4º.

Bonn. Verhandel. over het maaksel etc., der been-vereenigingen van het bekken etc. (Verhandel. van het Bataafsch Genootschap, etc., te Roterd. 3 deel. Roterd. 1777, in-4º.)

Schreger. Pelvis animant. brutorum cum humano comparatio. Lips. 1787.

Ackermann, J. F. Ueber die körperliche Verschiedenheit des Mannes vom Weibe aus- ser den Geschlechtstheilen. Koblentz 1788, in-8º.

De Fremery, Nic. Corn. Diss. m. i. de mutationib. figuræ pelvis etc. Lugd. Bat. 1793, in-4º.

Creve. C. C. Vom Bau des weiblichen Beckens. Leipzig 1794, in-4º, av. planches.

Tenon. Examen de l'articulation des os pubis (Mémoires de l'Institut des sciences, t. IV. Paris 1806, in-4º).

Blumenbach, J. F. Geschichte und Beschreibung der Knochen des menschl. Körpers, 2e édit. Göttingen 1807, in-8.

Froriep, V. Ueber die Lage der Eingeweide im Becken 1815, in-4º.

Weber. Ueber die Conformität des Kopfes und Beckens (Græfe's und Walter's Journal der Chirurgie, t. IV, p. 594. 1822).

Guillemot, P. Du bassin, considéré sous le rapport des accouch. Paris 1824, in-4º.

Nægele, F. C. Das weibl. Becken, betrachtet in Beziehung auf seine Stellung und die Richtung seiner Höhle, nebst Beiträgen zur Geschichte der Lehre von den Becken- axen. Carlsruhe 1825, in-4º, avec 3 planches.

Stein. Ueber den in Art und Grad verschied. Geschlechtscharacter des männl. Beckens, in gewöhnl. Bezieh. zu dem weibl. (Neue Zeitsch. für Geburtsk., ch. XII, p. 345).

Vrolik, G. Considérations sur la diversité des bassins de différentes races humaines. Amsterd. 1826, in-8º, avec 8 planches in-fol.

Cohn, S. D. De varia pelvis feminæ forma. Kœnigsberg 1827.

Weber, M. J. Die Lehre von den Ur- und Raçenformen der Schädel und Becken des Menschen. Düsseldorf 1830, in-4º.

Bach, *J.* Considérations anatomiques et physiologiques sur les symphyses du bassin (Dissertation sur les ruptures des symphyses. Strasbourg 1832, in-4º).

Desormeaux. Dictionnaire de médecine en 30 volumes, article Bassin.

Jarjavay. Des aponévroses pelviennes chez la femme. Paris 1846.

Lenoir. Sur quelques variétés de forme et quelques vices de conformation du bassin (Bulletin de l'Académie de médecine, juin 1851).

Lenoir. Mémoire sur les articulations de la femme adulte (Bulletin de l'Académie de médecine, Paris 1852).

Kohlrausch, *O.* Zur Anatomie und Physiologie der Beckenorgane, avec 3 planches in-fol. Leipzig 1854.

Spiegelberg, *O.* Die mechanische Bedeutung des Beckens, besonders des Kreuzbeines (Monatsschrift für Geburtskunde, t. XII, 1858, p. 140).

Aeby, *Ch.* Ueber die Symphysis oss. pub. des Menschen, nebst Beiträgen zur Lehre vom hyalinen Knorpel und seiner Verknöcherung (Henle's und Pfeufer's Zeitschrift für rationnelle Medicin, 3ᵉ série, t. IV, liv. I, p. 1).

Schwegel, *Fr. A.* Die Gelenkverbindungen der Beckenknochen und deren Verhalten bei der Geburt (Monatssch. für Geburtsk., t. III, 1859, p. 123).

Devilliers. Recherches sur les variétés de dimension et de forme du bassin normal chez la femme (Recueil de mémoires et d'observations sur les accouchements et les maladies des femmes, avec planches, t. I. Paris 1862, in-8º).

Luschka, *H.* Die Anatomie des menschlichen Beckens. Tübingen 1861.

Bœr, *J.* Studien über das menschliche Becken (Prager medizinische Wochenschrift, 1864, vol. VI, VIII, X).

Joulin. Mémoire sur le bassin, considéré dans les races humaines (Bulletin de l'Acad. de méd., t. XXIX, p. 843, et Arch. gén. de méd., 1864).

Joulin. Mémoire sur l'anatomie et la physiologie comparées du bassin des mammifères (Bulletin de l'Acad. de méd. Paris 1863-1864, t. XXIX, p. 243).

Bailly, *E.* Nouveau Dictionnaire de médecine et de chirurgie pratiques. Paris 1866, t. IV, article Bassin.

Depaul. Dictionnaire encyclopédique des sciences médic. Paris 1868, article Bassin.

CHAPITRE II.

DES PARTIES SEXUELLES DE LA FEMME.

§ 45. On appelle *parties sexuelles de la femme* les organes qui servent aux fonctions particulières de la femme : la conception, la grossesse, la parturition et l'allaitement. On les divise en *externes* et *internes*. Aux premières appartiennent les *mamelles* et les parties molles situées extérieurement à la région antérieure et inférieure du bassin, et qu'on appelle communément les *parties honteuses de la femme* ou la *vulve*. Les parties internes sont le *vagin*, la *matrice*, les *trompes* et les *ovaires*. Celles de ces parties qui jouent un rôle direct dans l'enfantement sont aussi appelées *parties génitales* (matrice, vagin et vulve).

I. *Des parties sexuelles externes.*

A. MAMELLES.

§ 46. Les *mamelles* sont situées sur le muscle grand pectoral, à la face antérieure et supérieure du thorax, et forment, à l'époque de la maturité sexuelle, deux éminences hémisphériques, dont le volume, très-variable, est bien loin de se trouver toujours en rapport avec le volume et le développement général du

corps. La peau qui recouvre les mamelles est blanche; chez les jeunes personnes elle est lisse et si fine qu'elle laisse voir, par transparence, les veines
situées au-dessous d'elle. Au milieu de la mamelle, et dirigé un peu en dehors
(parce que les axes des deux mamelles divergent légèrement dans ce sens),
s'élève le mamelon, *papilla mammæ*, éminence arrondie, un peu amincie et
tronquée en avant, recouverte d'une peau rougeâtre, délicate, présentant de
petites rides, surtout vers le sommet, très-riche en vaisseaux et en nerfs. Le
mamelon est très-sensible et doit au tissu érectile qu'il contient, d'entrer en
érection et de devenir ainsi plus proéminent et plus lisse quand il s'y fait un
afflux considérable de sucs (par exemple quand on le frotte légèrement, quand
l'enfant prend le sein). Hors ce cas, il n'est que peu saillant et dépasse à
deine, chez certaines femmes, la surface de la mamelle.

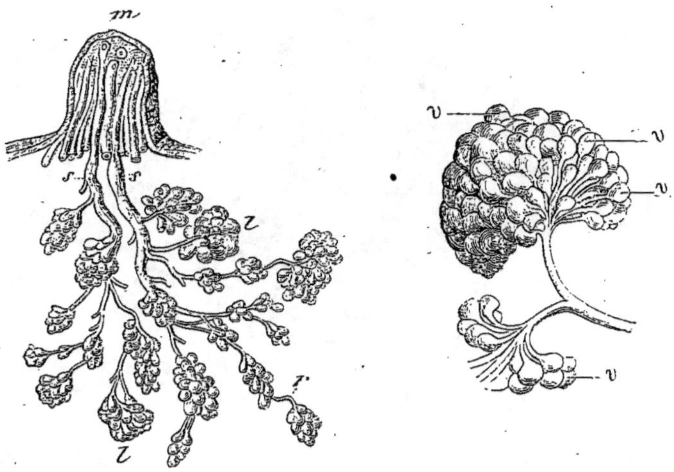

Fig. 15 et 16. — *Structure de la mamelle.* (*)

Autour du mamelon se trouve un cercle d'environ 3 centimètres de diamètre, qui se distingue par sa couleur du reste de la peau, *aréole de la mamelle*. La peau de cette partie est rosée chez les personnes blondes et jeunes,
plus foncée chez les brunes et chez celles qui ont eu des enfants. Quelquefois
cette coloration est très-peu marquée et l'aréole a plutôt un aspect comme fané.
La surface est rendue inégale par une grande quantité de petites bosselures;
ces bosselures ou ces petits tubercules sont tantôt de simples glandes cutanées,
dont le produit de sécrétion lubréfie le mamelon, surtout pendant la période de
lactation, et le garantit en quelque sorte de l'irritation qu'y produit la succion
de l'enfant; tantôt ce sont les orifices des canaux excréteurs de petites glandes
situées au-dessous de l'aréole et qui sont en rapport avec la glande mammaire.
En effet, on en a vu suinter un liquide lactescent chez des femmes enceintes,
et des goutelettes de lait véritable chez des nourrices.

(*) *l*) Lobules. — *m*) Mamelon. — *r*) Canalicules. — *s*) Sinus des canaux galactophores.— *v*) Vésicules ou acini.
(Cloquet.)

§ 47. Au-dessous de la peau se trouve la *glande mammaire* (Fig. 15, 16, 17), de forme arrondie, un peu aplatie, enveloppée de tissu cellulaire et de plus ou moins de graisse. C'est une glande formée par l'agglomération d'un grand nombre de lobules isolés (Fig. 15, *l*), blanchâtres, qui se composent eux-mêmes de petits grains, *acini* (Fig. 16, *v*), réunis par du tissu cellulaire et entourés d'une couche épaisse du même tissu. Entre les lobules isolés est également disposé du tissu adipeux. Des canalicules étroits (Fig. 15, *r*), venant de toutes les parties de la glande, dont ils charrient le produit de sécrétion, convergent vers le mamelon (Fig. 15, *m*) et y forment les *conduits lactifères* ou *galactophores* (Fig. 17, *a*), au nombre de huit à quinze et au delà. Peu avant leur entrée dans le mamelon, ces canaux présentent chacun une petite

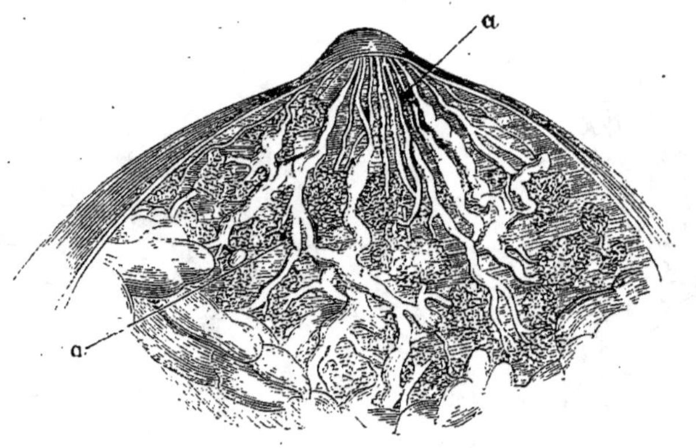

Fig. 17. — *Structure de la mamelle.* (*)

dilatation, sinus (*sacculi seu sinus lactei*) (Fig. 15, *s*), puis, se rétrécissant de nouveau, ils se portent, en se juxtaposant, vers l'extrémité du mamelon, où ils s'ouvrent par des orifices étroits. Quelquefois deux ou trois de ces conduits ont un méat commun.

B. VULVE.

§ 48. La *vulve*, *pudendum muliebre*, est composée du mont de Vénus, des grandes et des petites lèvres, du clitoris et du vestibule, dans lequel se trouve l'orifice de l'urèthre et du vagin.

§ 49. Le *mont de Vénus* ou *pénil* (Fig. 18, 1) est l'éminence triangulaire située à la face antérieure du pubis et formée par la peau, par un coussinet épais de graisse et par le *fascia superficialis*. Il est habituellement couvert de poils nombreux, légèrement crépus et épais, *pubes*.

§ 50. Les *grandes lèvres* ou *lèvres externes* (2) sont deux replis cutanés épais, très-extensibles, contenant un tissu cellulaire lâche et un peu de graisse, qui commencent au mont de Vénus, et s'étendent en bas, en s'amincissant, jus-

(*) *a*) Conduits galactophores. (Verheyen.)

qu'au périnée, avec lequel elles se continuent. Chaque lèvre est composée de deux feuillets, l'un externe, qui a tous les caractères de la peau, et est ombragé de poils courts, et un autre interne, délicat, rougeâtre, très-sensible, muni de beaucoup de glandes sébacées, et appliqué exactement contre celui du côté opposé. Chez les femmes qui ont eu de nombreux rapports sexuels, ou qui ont accouché, les grandes lèvres ne se rapprochent pas si exactement et sont flasques. L'intervalle qui les sépare est appelé la *fente vulvaire*. A l'extrémité supérieure de cette fente, la jonction des deux lèvres forme la *commissure antérieure*. En les écartant, on constate qu'elles s'unissent plus tôt en dedans qu'en dehors, de sorte que la fente se prolonge plus haut à la surface que

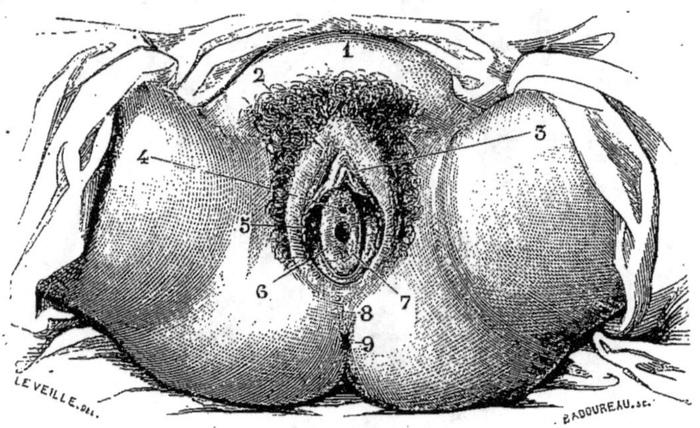

Fig. 18. — *Vulve.* (*)

dans la profondeur. A la partie postérieure de la fente, à environ 1 1/2 centimètre du point où les lèvres forment la *commissure postérieure* et se continuent avec le périnée, se trouve un repli cutané délicat, qui s'étend transversalement entre les feuillets internes des deux lèvres, et qu'on appelle la *fourchette, frenulum vulvæ*. Cette bandelette subit une tension par l'écartement de la partie postérieure des lèvres, ce qui fait qu'elle est fréquemment déchirée lors de la première couche. Entre son bord antérieur et la commissure postérieure se trouve une fossette aplatie, *fosse naviculaire*.

- § 51. Le *clitoris* ou *verge femelle* (Fig. 18 ; 3, et Fig. 19 et 20) est un corps cylindrique long de 7 millimètres, épais de 4-7 millimètres, situé entre les grandes lèvres, derrière la commissure antérieure. Il est formé, comme le membre viril, de *deux corps caverneux*, qui naissent des branches ascendantes de l'ischion, s'élèvent en convergeant et se réunissent au-dessous de la symphyse pubienne, à laquelle le clitoris est fixé par un ligament propre, *ligament suspenseur*. Son extrémité antérieure, conoïde, est appelée le *gland du clitoris*. Celui-ci est recouvert, mais seulement en haut et sur les deux

(*) 1) Pénil. — 2) Grandes lèvres. — 3) Clitoris. — 4) Méat urinaire. — 5) Petites lèvres. — 6) Orifice du vagin. — 7) Hymen. — 8) Périnée. — 9) Anus.

côtés, par le *prépuce du clitoris*, prolongement du feuillet interne des grandes lèvres. La face interne de ce prépuce se comporte sur le clitoris comme le prépuce de l'homme sur le gland du pénis. La disposition analogue des vaisseaux sanguins sur la verge de la femme la rend, comme celle de l'homme, susceptible d'érection, quoique à un faible degré.

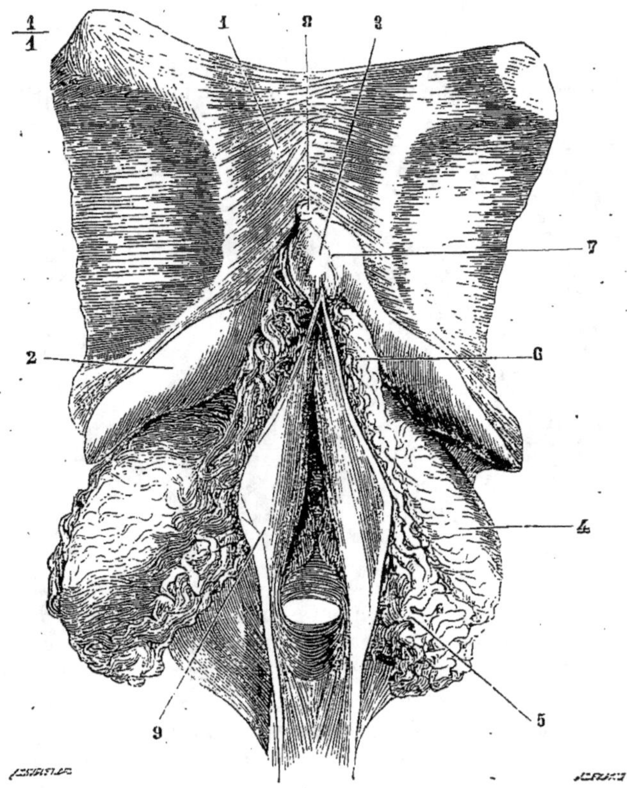

Fig. 19. — *Organes érectiles.* (*)

§ 52. Les *petites lèvres*, *lèvres internes* ou *nymphes* (5), sont deux replis cutanés très-riches en vaisseaux et en nerfs, situés à la partie interne et supérieure des grandes lèvres, mais plus petits, plus minces et plus délicats que celles-ci.

La peau qui les tapisse est une continuation du feuillet interne des grandes lèvres. En haut et en avant, elles se réunissent en se continuant avec le prépuce du clitoris, plus bas elles s'insèrent au gland de ce petit organe et constituent

(*) 1) Symphyse du pubis. — 2) Racines du clitoris. — 3) Gland du clitoris. — 4) Bulbe du vagin. — 5) Veines émergentes. — 6) Extrémité supérieure du bulbe se rendant vers le clitoris pour s'anastomoser avec le bulbe du côté opposé. — 7) Veinule séparant le gland du corps du clitoris et allant rejoindre 8) la veine dorsale du clitoris. — 9) Petites lèvres. (Beaunis et Bouchard.)

le *frein du clitoris*. En arrière, elles s'éloignent l'une de l'autre et se continuent avec le feuillet interne des grandes lèvres, sans atteindre leur commissure postérieure.

Chacune des petites lèvres est constituée par un feuillet externe et un feuillet interne, entre lesquels se trouve une couche de tissu-cellulaire lâche, vasculaire ; le feuillet externe regarde en dehors ; les feuillets internes sont tournés l'un vers l'autre et possèdent de nombreuses glandes sébacées, dont le produit les rend humides et glissants. Dans l'état virginal, les nymphes ne de-

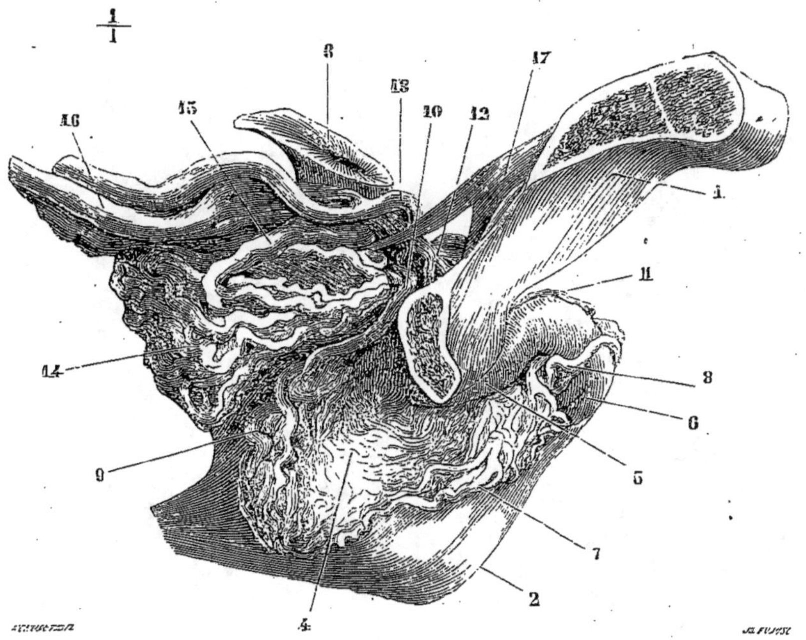

Fig. 20. — *Organes érectiles, vue latérale.* (*)

viennent visibles que lorsqu'on écarte les grandes lèvres. Au contraire, chez les femmes qui ont eu plusieurs enfants, elles dépassent quelquefois la fente vulvaire, et sont flasques et d'une couleur rougeâtre ou gris foncé (*nymphæ pendulæ*).

§ 53. L'espace limité en avant par les petites lèvres, en haut par le clitoris, et en arrière par l'orifice du vagin, s'appelle le *vestibule*. Il n'est pas ridé comme le vagin, mais lisse. A sa partie supérieure (environ à la largeur du pouce au-dessous et en arrière du clitoris, au-dessus et en avant d'un pli épais, qu'on re-

(*) 1) Pubis. — 2) Petites lèvres. — 3) Vessie. — 4) Bulbe du vagin. — 5) Racines du clitoris. — 6) Gland du clitoris. — 7) Veines allant du bulbe du vagin vers le clitoris. — 8) Veine allant à la veine dorsale du clitoris. — 9) Veines émergentes de la partie postérieure du bulbe. — 10) Veine qui en provient. — 11) Veine dorsale du clitoris. — 12) Le même, se réunissant à des veines postérieures du bulbe, pour se jeter dans 13) une veine vésicale. — 14) Plexus vésical. — 15) Veine émergente de ce plexus. — 16) Veines vésicales. (Beaunis et Bouchard.)

connaît en général facilement à la paroi antérieure de l'entrée du vagin) se trouve l'*orifice de l'urèthre, méat urinaire* (4), petite ouverture arrondie, très-sensible, entourée d'un rebord assez épais. On voit, de plus, à l'orifice du vagin, au·devant des branches ischio-pubiennes, une paire d'éminences allongées, avec une extrémité renflée et arrondie, tournée vers en bas, et une autre plus étroite dirigée vers le clitoris : ce sont les *bulbes du vestibule* (Fig. 19 et 20), constitués

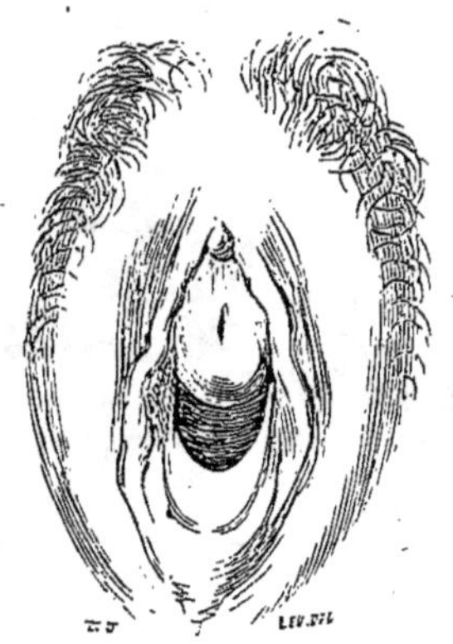

Fig. 21.
Hymen semi-lunaire.

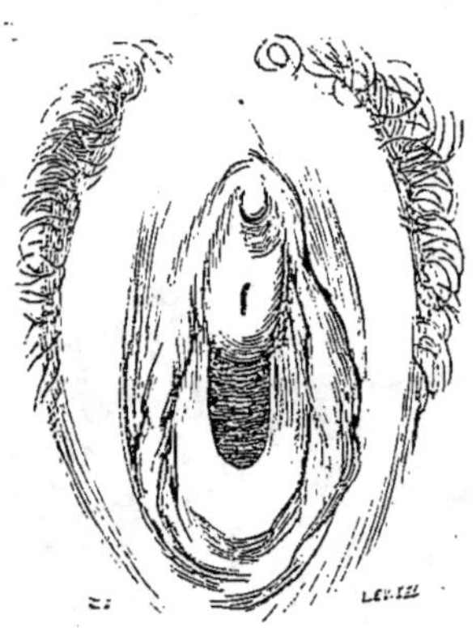

Fig. 22.
Hymen en fer à cheval.

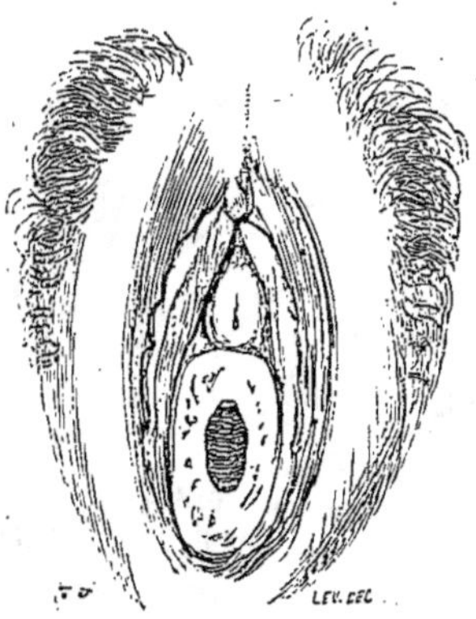

Fig. 23.
Hymen annulaire.

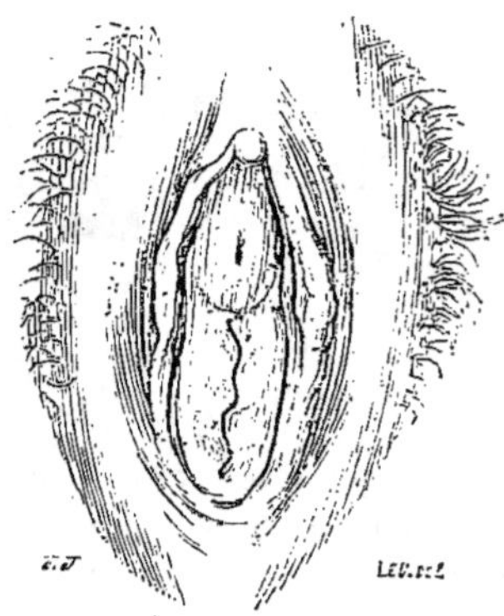

Fig. 24.
Hymen bilabié. (¹)

par une agglomération de veines enveloppées d'une membrane propre. [Ces éminences, que l'on désigne communément sous le nom de *bulbe du vagin*, constituent avec le clitoris les organes érectiles de la femme.]

L'*orifice* ou l'*entrée du vagin* (Fig. 18, 6), dont le pourtour antérieur se continue avec le vestibule, est bordé latéralement par l'extrémité des petites

(¹) Les Fig. 21, 22, 23, 24 ont été dessinées d'après la thèse de M. Rose, *De l'hymen* (Thèse de Strasbourg, 1865).

lèvres, et touche en arrière à la fosse naviculaire. A l'état virginal, il est fermé
en partie par la *membrane hymen* ou *valvule vaginale* (Fig. 18, 7; Fig. 21
à 24); constitué par deux feuillets résultant de l'accolement de la muqueuse
vaginale, l'hymen est ordinairement mince, de forme et d'étendue variables.
Le plus souvent il est plissé et semi-lunaire (Fig. 21); dans ce cas, son bord
concave se dirige en avant, en laissant libre une ouverture d'environ 1 1/2
centimètre de diamètre, pour l'écoulement du sang menstruel. [Plus rarement
on observe l'hymen en fer-à-cheval (Fig. 22), annulaire (Fig. 23), bilabié
(Fig. 24) etc.] En général, il est déchiré lors des premiers rapports sexuels.
A sa place restent, d'après l'opinion communément admise, de petites saillies
verruqueuses, au nombre de 2 à 4, rarement de 5, appelées les *caroncules
myrtiformes*. Après la déchirure de l'hymen, l'orifice du vagin est limité directement en arrière par la commissure postérieure des lèvres.

Le vestibule, l'orifice du vagin et de l'urèthre sont tapissés par la muqueuse
génito-urinaire, revêtue, dans cette région, d'un épithélium pavimenteux et
munie de nombreuses glandes sébacées et sudoripares, d'un volume variable.
Beaucoup d'entre elles s'ouvrent par des orifices isolés; pourtant il existe d'ordinaire, à la partie inférieure du vestibule, quelques dépressions assez profondes, auxquelles plusieurs de ces glandes aboutissent à la fois : *lacunœ vestibuli vaginœ inferiores ;* des cavités analogues se trouvent en avant dans la
région du méat urinaire et un peu au-dessous de lui : *lacunœ vestibuli vaginœ
superiores;* d'ordinaire deux d'entre elles siégent tout à fait à côté du méat,
sinus vulvœ urethrales. Le produit de sécrétion de cet appareil glandulaire
sert à lubréfier le vestibule.

Notons encore que les canaux excréteurs des glandes de Bartholin (§ 58)
s'ouvrent dans le vestibule des deux côtés de l'orifice vaginal.

Il est pour le moins douteux que les petites verrues rougeâtres qui se trouvent à l'orifice vaginal soient en réalité les restes de l'hymen, car on les a observées dans des cas
où la membrane virginale était intacte. Probablement ce sont les terminaisons des colonnes du vagin.

§ 54. Les artères de la vulve naissent des honteuses internes et externes. Les
veines, qui ont le même nom que les artères et se comportent comme elles,
forment, dans le tissu cellulaire des lèvres, un lacis qui est susceptible de dilatations variqueuses considérables. Les nerfs proviennent du plexus sacré.

II. *Parties sexuelles internes.*

§ 55. Sous le nom de *parties sexuelles internes* on comprend le vagin, la
matrice, les trompes et les ovaires.

A. VAGIN.

§ 56. Le *vagin* (Fig. 26, *l*) est un canal membraneux qui commence à l'endroit où se trouve (ou bien se trouvait) la membrane hymen, s'élève, en se
recourbant, dans la direction de la cavité pelvienne et s'insère à la partie inférieure de la matrice. Il n'est pas cylindrique, mais aplati d'avant en arrière,

de sorte qu'on y distingue une paroi antérieure et une paroi postérieure, qui sont d'ordinaire en contact. Sa plus grande étroitesse est à l'orifice, sa plus

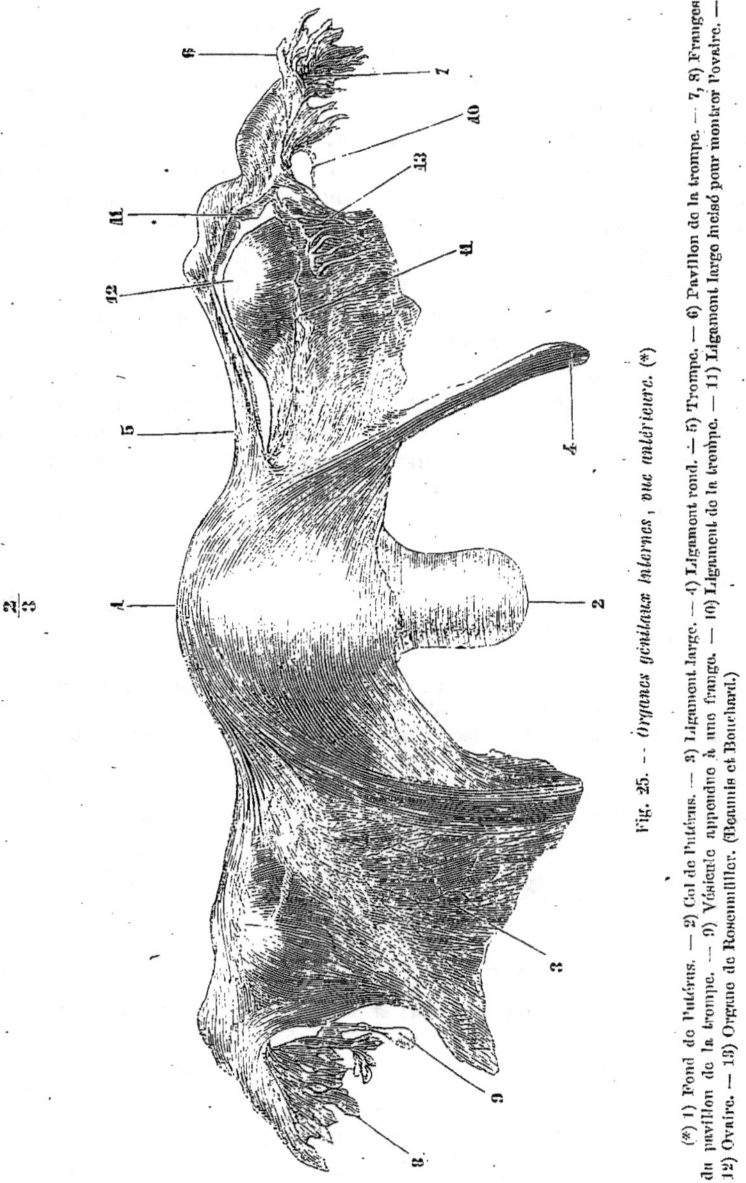

Fig. 25. — *Organes génitaux internes, vue antérieure.* (*)

(*) 1) Fond de l'utérus. — 2) Col de l'utérus. — 3) Ligament large. — 4) Ligament rond. — 5) Trompe. — 6) Pavillon de la trompe. — 7, 8) Franges du pavillon de la trompe. — 9) Vésicule appendue à une frange. — 10) Ligament de la trompe. — 11) Ligament large incisé pour montrer l'ovaire. — 12) Ovaire. — 13) Organe de Rosenmüller. (Beaunis et Bouchard.)

grande largeur à l'extrémité supérieure. Sa longueur mesure, quand il est en place, environ 8 centimètres, sa largeur, 27 millimètres, mais il est très-dilatable, et dans certaines circonstances il est susceptible d'une distension considérable.

Le vagin est constitué par une tunique externe, très-dense, très-épaisse, très-vasculaire, paraissant formée d'une trame fibreuse, entremêlée de fibres musculaires pâles, qui se confond intimement à son extrémité supérieure avec le tissu propre de la matrice, et par une tunique interne, muqueuse, rougeâtre, continuation de la muqueuse de la vulve, et qui se continue elle-même avec la tunique interne de l'utérus. La muqueuse est revêtue d'un épithélium pavimenteux et contient de nombreuses papilles.

§ 57. On considère au vagin : 1º l'*orifice*, dont nous avons parlé § 53 ; 2º l'*extrémité supérieure*, qui se réfléchit sur le col de la matrice et en revêt la portion inférieure, *cul-de-sac, fond* ou *voûte du vagin ;* 3º la *paroi antérieure* et la *paroi postérieure*. Cette dernière est beaucoup plus longue que l'autre (d'environ 2/5), principalement parce que le vagin s'insère plus haut sur le col utérin en arrière qu'en avant.

La surface interne du vagin présente beaucoup de rides et de plis transversaux, surtout dans sa partie inférieure. On distingue une *colonne de plis antérieure* et une *postérieure*, dont la première est la plus forte. Sur les côtés, à la jonction des deux parois, les plis sont moins nombreux et plus minces. La partie supérieure du vagin est lisse, ou ne présente que des plis isolés et peu saillants. C'est grâce à cette disposition que le vagin peut s'allonger pendant la grossesse, et subir la distension nécessaire lors de l'accouchement. A l'état sain, le mucus sécrété par la muqueuse vaginale est incolore et sans âcreté.

§ 58. La surface externe du vagin est unie en avant, par du tissu cellulaire, à la vessie et au canal de l'urèthre : *cloison vésico-* et *uréthro-vaginale ;* en arrière, le péritoine n'en recouvre qu'une petite partie (environ le cinquième supérieur), en descendant de la paroi postérieure de la matrice pour se rendre ensuite à la paroi antérieure du rectum ; le reste de la face postérieure est uni très-intimement, par du tissu cellulaire, à la face antérieure du rectum, *cloison recto-vaginale ;* pourtant la partie la plus inférieure de cette face s'éloigne de l'intestin ; il en résulte entre ce dernier, le vagin et le périnée, un espace triangulaire rempli par du tissu cellulaire.

L'extrémité inférieure du vagin est entourée, des deux côtés, de fibres musculaires, *muscles constricteurs du vagin*, formés par le prolongement de quelques fibres du sphincter de l'anus. Ils peuvent rétrécir l'entrée du vagin.

Des deux côtés de l'extrémité inférieure du vagin, et au-dessous des deux muscles que nous venons de nommer, se trouvent les *glandes de Bartholin*, qui présentent tant d'analogie avec les glandes de Cowper de l'homme. Elles sécrètent un liquide consistant, gris blanc, analogue au liquide prostatique. Chacune de ces glandes donne naissance à un *canal excréteur*, qui s'ouvre dans le vestibule sur les côtés de l'orifice du vagin.

§ 59. Le vagin possède beaucoup de *vaisseaux sanguins* d'un assez gros calibre ; ils sont surtout nombreux à sa partie inférieure, où ils constituent le plexus rétiforme. L'accumulation du sang peut mettre le vagin dans un état de turgescence.

Les *artères* du vagin proviennent des hypogastriques, et naissent directement des artères utérines, hémorrhoïdales moyennes, honteuses internes et vésicales. D'ordinaire il existe encore de chaque côté une artère vaginale propre.

Les *veines* forment de chaque côté un plexus, *plexus venosus vaginæ*, dont les troncs terminaux aboutissent aux veines hypogastriques. Les *lymphatiques*, également très-abondants, se rendent aux plexus iliaques. Les *nerfs* viennent des nerfs sacrés et du plexus hypogastrique.

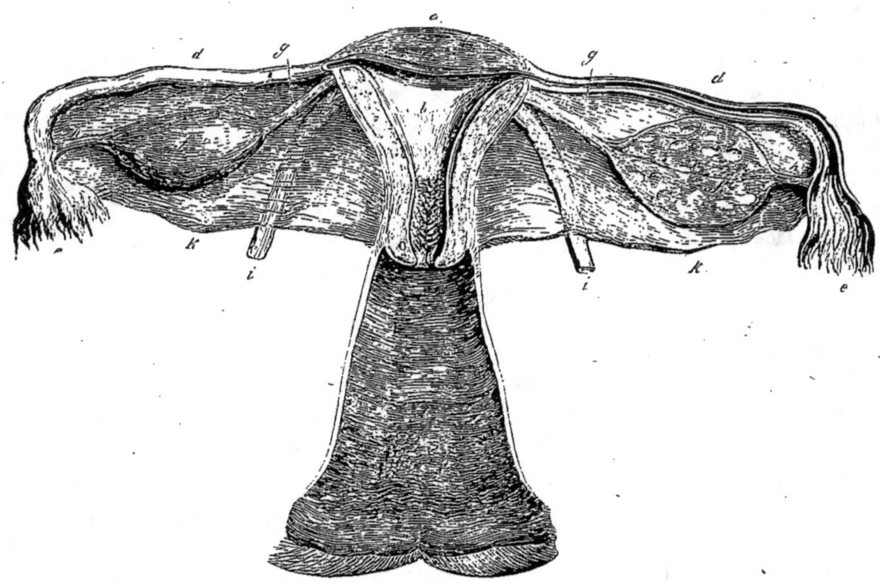

Fig. 26. — *Organes génitaux internes.* (*)

B. MATRICE (Fig. 25, 26, 28).

§ 60. La *matrice*, *utérus*, partie beaucoup plus importante, au point de vue obstétrical, que les autres organes sexuels internes, est un corps musculeux, creux, situé à la région supérieure de l'excavation pelvienne, destiné à la réception de l'œuf, au développement du fœtus et à son expulsion lors de l'accouchement.

Chez la jeune fille nubile, mais vierge, la matrice a une forme allongée, arrondie, est plus large et plus épaisse en haut, plus étroite et plus mince en bas; on l'a comparée, assez justement, à une poire aplatie d'avant en arrière, dont la pointe est tournée en bas. Elle a deux faces, l'une antérieure, légèrement

(*) L'utérus et le vagin sont ouverts; l'ovaire est fendu d'un côté ainsi que la trompe. — *a*) Fond de l'utérus. — *b*) Cavité de l'utérus. — *c*) Cavité du col. — *d*) Trompe utérine. — *e*) Pavillon de la trompe. — *f, f'*) Ovaire. — *g*) Ligament de l'ovaire. — *h*) Ligament de la trompe. — *i*) Ligament rond. — *k*) Ligaments larges. — *l*) Vagin.

convexe, l'autre postérieure, plus fortement bombée, un bord supérieur convexe, et deux bords latéraux, dont la moitié supérieure est convexe et l'inférieure plutôt concave. Aux points où les bords latéraux rencontrent le bord supérieur, ils forment avec lui deux angles mousses.

§ 61. On distingue à la matrice *le fond, le corps* et *le col*.

On désigne sous le nom de *fond* (Fig. 25, 1 ; Fig. 26, *a*) la partie supérieure de la matrice, depuis son bord supérieur jusqu'à l'endroit où elle est le plus large, et qui correspond à l'insertion des trompes; on appelle *col* (Fig. 25, 2) la partie inférieure, plus étroite, et *corps* (Fig. 26, *b*) la partie comprise entre le fond et le col.

Une ligne fictive passant par le milieu de la matrice, depuis le fond jusqu'à l'extrémité inférieure du col, *axe de la matrice*, mesure environ 8 centimètres; une ligne tirée en travers dans le sens de la plus grande largeur, *diamètre transverse*, a 4 1/2 centimètres.

La plus grande épaisseur d'arrière en avant est de 2 centimètres. Le col utérin a environ 27 millimètres de largeur, 22-27 millimètres de longueur, 11-14 millimètres d'épaisseur; il est un peu moins large et moins épais à l'endroit où il se continue avec le corps. Toutes ces dimensions sont augmentées d'environ 7 millimètres chez les femmes qui ont eu des enfants.

Le poids de l'utérus est de 29-36 grammes chez les vierges, et de 87-116 grammes chez les femmes qui ont accouché.

§ 62. La partie inférieure du col proémine dans le vagin; elle est tapissée par les parois de celui-ci, qui se réfléchissent sur lui à leur extrémité supérieure. Cette partie de la matrice s'appelle *la portion vaginale;* chez les vierges nubiles elle donne la sensation d'un cône allongé proéminant librement dans le vagin, et terminé inférieurement par deux *lèvres*, une *antérieure* et une *postérieure*. La lèvre antérieure est un peu plus épaisse et plus longue que la postérieure; entres les deux lèvres se trouve une fente transversale qui communique avec le canal du col utérin et qu'on appelle *l'orifice externe de la matrice* ou simplement *l'orifice utérin* (*museau de tanche* de quelques auteurs). Les deux lèvres sont lisses, fermes et appliquées exactement l'une contre l'autre.

. Chez les femmes qui ont eu des enfants, les lèvres de l'orifice utérin sont moins fermes, moins rapprochées, plus épaisses et plus larges, et présentent souvent des inégalités et de petites échancrures, surtout du côté gauche.

§ 63. La *cavite* de l'utérus est allongée, irrégulière et étroite, surtout d'avant en arrière où les deux parois sont presque en contact. On distingue la partie supérieure de la cavité utérine, *cavité du corps de la matrice*, et la partie inférieure, *cavité* ou *canal du col*.

La cavité du corps (fig. 26, *b*) est triangulaire et mesure à peine, chez la jeune fille, 22 millimètres dans le sens transversal et de 2 à 4 millimètres d'avant en arrière. Son bord supérieur, limité par le fond de la matrice, est convexe en haut; les deux bords latéraux convergent de haut en bas, et sont convexes en dedans chez les vierges, en dehors chez les femmes qui ont eu des enfants. Les bords latéraux rencontrent les extrémités du bord supérieur en formant avec elles des angles aigus, angles de la cavité utérine; c'est à cet endroit qu'un orifice très-étroit conduit, de chaque côté, dans la trompe correspondante. Inférieurement, la cavité du corps se continue avec le canal cervical; leur point de jonction s'appelle *orifice interne, isthme de la matrice;* c'est la partie la plus rétrécie de la cavité utérine.

Le canal cervical (Fig. 26, *c*) est élargi au milieu et se rétrécit vers ses deux orifices. Sur chacune de ses faces, la membrane qui le tapisse présente un ou plusieurs plis longitudinaux, d'où partent d'autres petits plis dirigés obliquement en haut et en dehors, *arbre de vie, palmæ plicatæ;* cette disposition est surtout bien marquée dans l'utérus vierge. Dans les sillons qui séparent ces plis se trouvent de nombreuses glandes muqueuses; on y rencontre parfois une ou plusieurs petites vésicules arrondies, remplies d'un mucus transparent, connues sous le nom d'*œufs de Naboth*, et qui ne sont peut-être que des follicules muqueux oblitérés. La cavité du corps de la matrice est constamment humectée par un liquide séro-muqueux; la cavité cervicale contient un mucus vitreux, visqueux et transparent.

§ 64. La matrice est placée dans la cavité pelvienne, de telle façon que le fond est dirigé en haut et un peu en avant, et le col en bas et en arrière, vers la face interne du sacrum; par suite, l'axe de la matrice se confond à peu près avec la ligne centrale de la partie supérieure de l'excavation. Les parties qui, d'après l'opinion généralement admise, maintiennent l'utérus dans cette position, sont, d'abord les ligaments larges et les ligaments ronds de la matrice, puis l'extrémité supérieure du vagin, qui adhère intimement au col utérin, et qui est fixée elle-même par le *fascia pelvia* et par les releveurs de l'anus; enfin les replis, fortifiés par de véritables ligaments, que forme le péritoine en passant de la vessie à la matrice, *ligaments vésico-utérins*, et du rectum à la partie postérieure du vagin et de la matrice, *ligaments recto-utérins, replis semilunaires de Douglas.*

§ 65. Les *ligaments larges* de la matrice sont des replis du péritoine formés de la façon suivante : Cette membrane passe de la paroi postérieure de la vessie à la paroi antérieure de l'utérus, qu'elle suit en se réfléchissant sur elle de bas en haut; puis, après avoir recouvert le fond de l'organe, elle descend le long de sa face postérieure, se prolonge sur la partie supérieure de la face postérieure du vagin et de là se rend au rectum; elle forme ainsi à la partie supérieure du bassin un pli transversal constitué par deux feuillets, un antérieur et un postérieur. La portion médiane de ce pli renferme l'utérus; les deux portions latérales, dont les feuillets sont de part et d'autre unis par du tissu cellulaire, s'appellent les *ligaments larges* (Fig. 25, 3; Fig. 26, *k*). Ainsi chacun de ces ligaments s'étend du bord latéral de l'utérus vers l'os iliaque correspondant; là les deux feuillets se séparent de nouveau et se continuent avec le péritoine qui revêt la cavité pelvienne.

Les trompes se trouvent des deux côtés de la matrice dans la partie supérieure de ce repli (Fig. 25, 5; Fig. 26, *d*); les ovaires sont renfermés dans un repli secondaire formé par le feuillet postérieur des ligaments larges (Fig. 25, 12; Fig. 26, *ff'*). On nomme la partie de ces ligaments comprise entre la trompe et l'ovaire : *aile de chauve-souris*, *ala vespertilionis.*

§ 66. Les *ligaments ronds de la matrice* (Fig. 25, 4; Fig. 26, *i*) sont deux cordons ronds et grêles, qui prennent naissance des deux côtés du fond de la matrice, un peu au-dessous de la trompe, se dirigent obliquement en dehors et en avant entre les feuillets du ligament large, gagnent le canal inguinal, le traversent, et se terminent dans le tissu cellulaire du pénil, des grandes lèvres et de la région inguinale. Si l'on examine ces cordons chez des femmes mortes pendant la grossesse ou peu de temps après l'accouchement, on constate qu'ils sont formés par un prolongement du tissu propre de la matrice; ils contiennent de plus du tissu cellulaire, des vaisseaux sanguins, des lymphatiques et des nerfs.

Ils servent probablement à empêcher la rétroversion de la matrice par la vessie distendue, et à maintenir le fond de l'utérus incliné en avant dans la première moitié de la grossesse.

On trouve parfois deux ligaments antérieurs qui naissent des côtés du col utérin, et se rendent aux parties latérales du col de la vessie. Leur structure paraît analogue à celle des ligaments ronds, du moins ils contiennent souvent des fibres musculaires. Enfin, Petit et Mme Boivin décrivent encore deux ligaments postérieurs et inférieurs ou sacrés, qui appartiennent probablement à l'aponévrose hypogastrique et s'étendent du col de la matrice aux parties latérales du rectum et du sacrum. Tous ces ligaments n'empêchent pas la matrice de pouvoir être déplacée facilement en haut, en bas et vers les côtés. Cette mobilité favorise singulièrement les différentes anomalies de position de l'organe.

§ 67. La matrice est constituée en grande partie par un tissu propre, puis par une membrane externe et une membrane interne, par un grand nombre de vaisseaux et de nerfs et par le tissu cellulaire qui unit ces différentes parties.

La *membrane externe* est fournie par le péritoine, qui recouvre toute la paroi postérieure et le fond de l'utérus, mais ne revêt la face antérieure que jusqu'au niveau du col. Cette tunique séreuse est unie intimement au tissu propre de la matrice par un tissu cellulaire élastique, dur et résistant. La membrane externe de la face antérieure du col utérin n'est constituée que par une couche analogue de tissu cellulaire et n'est pas recouverte par le péritoine.

La *membrane interne* se continue avec la muqueuse du vagin, et est unie si intimement avec le tissu propre de la matrice, qu'on ne peut l'en séparer ni par le scalpel ni par la macération, ni l'en distinguer par l'inspection. Dans la cavité du corps elle

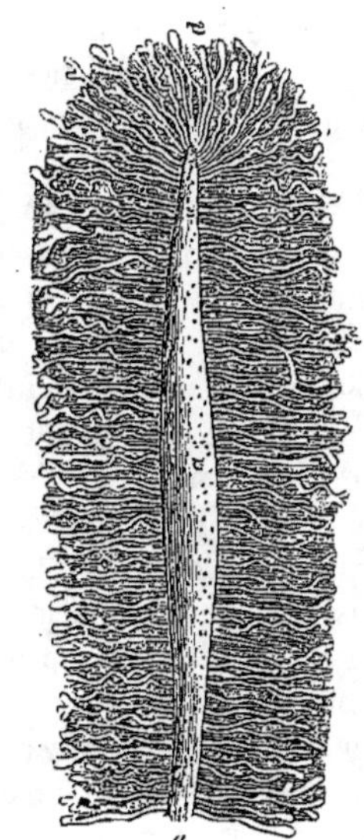

Fig. 27.
Glandes de l'utérus, d'après
E. H. Weber. (*)

(*) *a*) Surface de la muqueuse utérine. — *d*) Culs-de-sac glandulaires.

est mince, délicate, lisse, munie de beaucoup de petites touffes analogues aux villosités de l'intestin grêle, et revêtue d'un épithélium vibratile, dont les cils se meuvent dans la direction des orifices tubaires et qui s'étend à la moitié supérieure du col utérin. D'après des recherches récentes, elle contient une quantité innombrable de glandes en tubes, *glandulæ utriculares*.

Sa couleur est blanchâtre ou d'un blanc rougeâtre. Dans le canal cervical, elle est plus épaisse, plus lâche, d'une nuance plus claire; à l'orifice externe, elle contient de nombreuses papilles nerveuses, et se continue en cet endroit avec la muqueuse du vagin. Dans la moitié inférieure du canal cervical, elle est revêtue d'un epithélium pavimenteux.

Des opinions très-diverses ont régné et règnent encore en partie sur la tunique interne de la matrice. Son existence est complétement niée par Bœrhaave, Mery, Morgagni etc., parmi les auteurs anciens, et parmi les modernes, par Chaussier, Moreau, Ribes, Breschet, Béclard etc. La nature muqueuse de la membrane interne de l'utérus ressort et de ses caractères anatomiques et de ses propriétés vitales, tout à fait semblables à celles des autres muqueuses (sécrétion de mucus à l'état physiologique, de matière purulente à l'état pathologique, production de polypes, exsudation de sang, comme par exemple lors de la menstruation etc.). Pour ce qui concerne ses glandes, qui ne paraissent exister qu'à l'état rudimentaire en dehors de la grossesse, voy. *Bibliographie*, p. 46 et 65.

§ 68. Le *tissu propre* de la matrice (*tunique moyenne, charnue ou musculeuse*) très-dense et très-ferme, épais de 7-9 millimètres, d'une couleur gris rougeâtre, constitue la partie essentielle, le parenchyme de l'organe. Ce tissu consiste principalement en fibres nombreuses entre-croisées et intimement enchevêtrées, regardées par quelques auteurs comme simplement élastiques, ou bien comme contractiles, quoique différentes des fibres charnues; tandis que d'autres, surtout la plupart des anatomistes modernes, admettent que ce sont de véritables fibres musculaires. Il est sans doute difficile de reconnaître clairement la nature de ces fibres dans l'utérus à l'état de vacuité. Pourtant l'exploration et l'inspection de la matrice gravide, et surtout son examen microscopique démontrent indubitablement que ce sont des fibres musculaires. Sans tenir compte de l'analyse chimique, qui révèle pour le moins l'existence d'une quantité considérable de fibrine dans la substance utérine, nous mentionnerons comme venant encore à l'appui de cette manière de voir : l'activité fonctionnelle de la matrice au moment du travail, qui se manifeste par des contractions énergiques, parfois spasmodiques, telles que des fibres charnues sont seules capables d'en produire; de plus, l'excitation de cette activité par des agents stimulants, qui provoquent d'ordinaire la contraction musculaire (excitation mécanique, galvanisme etc.); enfin les données fournies par l'embryologie et par l'anatomie comparée. En effet, la matrice de quelques grands mammifères présente des fibres musculaires parfaitement reconnaissables, même à l'état de vacuité.

Les anatomistes et les médecins les plus distingués se sont livrés à de nombreuses recherches sur la structure du tissu propre de l'utérus; parmi ceux qui admettent sa nature musculaire, nous citerons Vésale, Fr. Ruysch, Weitbrecht, Haller, Rœderer,

Wrisberg, W. Hunter, puis Lobstein, Calza, Ch. Bell, Velpeau, Kölliker etc. Au contraire, l'existence de fibres charnues dans la matrice a été niée par Smellie, Denman, J. G. Walther, G. R. Bœhmer, Blumenbach, C. Wenzel, Ramsbotham etc.

§ 69. La matrice humaine se distingue particulièrement de celle des autres mammifères par l'épaisseur de son tissu propre; cette épaisseur est surtout considérable au fond de l'organe, diminue au corps, et est moindre encore au col, qui présente d'autre part une plus grande densité, surtout dans la région de l'orifice interne.

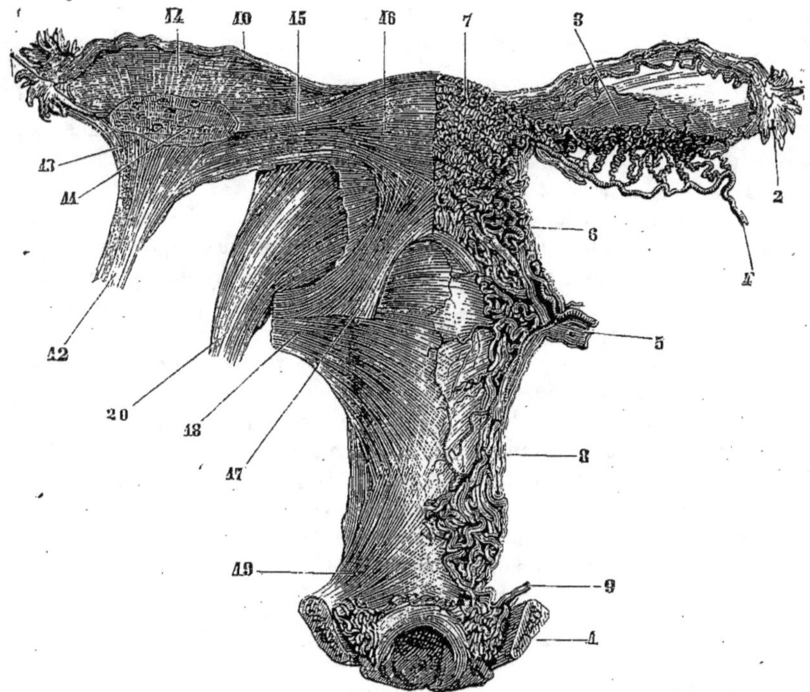

Fig. 28. — *Appareils musculaire et érectile des organes génitaux internes,* d'après Rouget. (*)

§ 70. La matrice est très-riche en vaisseaux sanguins et lymphatiques. Les *artères* sont : 1° les *artères spermatiques internes* ou *utérines aortiques* (Luschka), qui émergent de l'artère aorte ou de l'artère rénale, se portent en bas en décrivant de nombreuses sinuosités, arrivent au ligament large de la

(*) L'appareil vasculaire est représenté d'un côté ; l'appareil musculaire de l'autre. — 1) Pubis. — 2) Pavillon de la trompe. — 3) Ovaire. — 4) Artère ovarique. — 5) Artères et veines utérines. — 6) Plexus utérins. — 7) Plexus du corps de l'utérus ou corps spongieux de l'utérus. — 8) Plexus vaginaux. — 9) Veines vaginales. — 10) Trompe. — 11) Ovaire. — 12 Ligament rond supérieur ou lombaire qui enveloppe les vaisseaux ovariques. — 13) Ses faisceaux allant dans la frange ovarique. — 14) Ses faisceaux se prolongeant jusqu'à la trompe. — 15) Fibres lisses du ligament de l'ovaire. — 16) Fibres musculaires superficielles de l'utérus. — 17) Faisceaux recto-utérins. — 18) Faisceaux se rendant au sacrum. — 19) Faisceaux allant au pubis. — 20) Ligament rond pubien. (Les organes sont vus par leur face postérieure.)

matrice, où elles fournissent des branches aux trompes et aux ovaires, et se rendent de là à la partie supérieure de la face latérale de l'utérus; 2° les *artères spermatiques externes*, qui naissent des artères épigastriques et arrivent, en suivant le ligament rond, à la partie supérieure de la matrice, où elles s'anastomosent avec les spermatiques internes; 3° les *artères utérines* proviennent des hypogastriques, se rendent, de chaque côté, à la partie inférieure de la matrice, et donnent des branches au col utérin, aux parois antérieures et postétérieures de l'utérus et à la partie supérieure du vagin. Les branches artérielles d'un côté présentent de nombreuses anastomoses entre elles, avec celles du côté opposé et avec les spermatiques; dans la substance propre de la matrice, ces artères ont un cours sinueux et communiquent fréquemment entre elles.

Les *veines* de l'utérus portent le même nom que les artères dont elles suivent la direction, elles sont dépourvues de valvules dans la substance de la matrice, présentent de nombreuses anastomoses, et se jettent dans la veine cave inférieure, dans l'épigastrique et dans l'hypogastrique.

Les *vaisseaux lymphatiques* sont surtout nombreux à la face externe de la matrice, au-dessous de la tunique séreuse, et se rendent aux plexus lymphatiques, situés dans le bassin et au devant des vertèbres lombaires; quelques-uns d'entre eux traversent le canal inguinal avec le ligament rond, et vont s'anastomoser avec les lymphatiques épigastriques et inguinaux.

Les *nerfs* de la matrice proviennent, en grande partie, du grand sympathique, par l'intermédiaire du plexus hypogastrique latéral; ils gagnent les côtés de l'organe entre les feuillets du ligament large, où ils forment une espèce de réseau; le col reçoit aussi des filets de la branche antérieure de plusieurs nerfs sacrés, particulièrement du troisième et du quatrième. La portion cervicale est en général plus riche en nerfs que le fond et le corps de l'utérus; les filets nerveux sont minces, blancs et rougeâtres, et ne peuvent plus être poursuivis peu après leur entrée dans la substance utérine.

C. TROMPES ET OVAIRES.

§ 71. Les *trompes de Fallope*, *trompes utérines*, *oviductes* (Fig. 25, 5; Fig. 26, *d*) sont deux canaux membraneux, étroits, longs de 9 à 10 centimètres, situés à la partie supérieure des ligaments larges; chacune d'elles naît d'un des angles supérieurs de l'utérus, se dirige, en décrivant des flexuosités, sur le côté du bassin, et se termine par une ouverture ovale inclinée en bas vers l'ovaire. A l'endroit où la trompe s'ouvre dans la *cavité utérine*, *orifice utérin*, elle est très-étroite puisqu'elle n'a guère plus d'un millimètre de lumière. A partir de ce point, son canal s'élargit peu à peu (de façon à présenter jusqu'à 7-9 millimètres dans sa plus grande largeur) et se rétrécit de nouveau au devant de l'ouverture libre, *orifice abdominal*. Le bord de ce dernier orifice, *pavillon* de la trompe (Fig. 26, 6; Fig. 26, *e*), est profondément découpé en un certain nombre de *languettes* ou *franges*, dont l'une, un peu plus longue que les autres, adhère à l'extrémité externe de l'ovaire.

La structure des oviductes est analogue à celle de l'utérus; la tunique externe est formée par le péritoine; l'interne, qui se continue avec la muqueuse utérine, présente de petits plis longitudinaux , et est revêtue d'un épithélium vibratile, dont les cils se meuvent de façon à favoriser la descente de l'œuf vers l'utérus. Entre ces deux tuniques s'en trouve une autre, intermédiaire, mince, très-vasculaire, qui contient des fibres charnues, circulaires et longitudinales. C'est par la trompe que le sperme arrive à l'ovaire, et que l'œuf fécondé descend dans la cavité utérine.

§ 72. Les *ovaires* (Fig. 25, 26; Fig. 29), dans lesquels se développe le germe, sont deux organes en forme d'ovale aplati, longs de 41-54 millimètres, larges de 14-27, situés chacun en arrière et au-dessous de la trompe correspondante, au milieu du feuillet postérieur du ligament large, dans un repli transversal, qui lui est propre et dont le bord supérieur est incliné en arrière. On

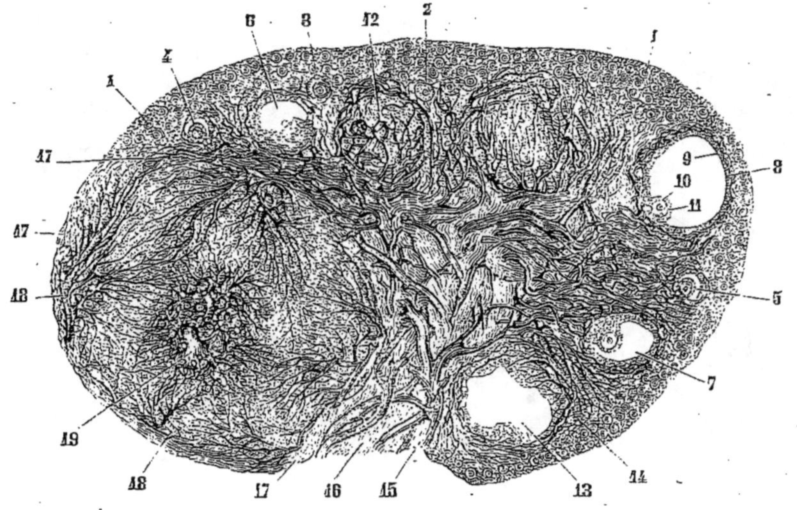

Fig. 29. — *Coupe de l'ovaire*, d'après Schrœn. (*)

distingue à l'ovaire (dont le grand axe est transversal) une face supérieure et une inférieure, toutes deux légèrement bombées; un bord postérieur libre et convexe; un bord antérieur, droit, adhérent au ligament large, et qui présente un sillon transversal, *hile de l'ovaire*, par où entrent et sortent les vaisseaux sanguins; enfin, deux extrémités mousses, dont l'une, externe, touche aux franges de la trompe, et dont l'autre, dirigée vers l'utérus, est unie à cet

1) Vésicules corticales. — 2) Vésicules plus volumineuses. — 3) Vésicules entourées de la membrane granuleuse. — 4 , 5, 6, 7; 8) Follicules à des degrés divers de développement. — 9) Membrane granuleuse. — 10) Ovule. — 11) Cumus proligère. — 12) Follicule qui n'a pas été ouvert, entouré par un réseau vasculaire. — 13) Follicule dont le contenu s'est échappé en partie. — 14) Stroma de la zone corticale. — 15) Vaisseaux pénétrant par le hile de la glande. — 16) Stroma du hile. — 17) Membrane externe d'un corps jaune. — 18) Artères du corps jaune. — 19) Sa veine centrale.

organe par un lien épais, cellulo-fibreux, *ligament de l'ovaire*, qui prend naissance à la partie supérieure du bord latéral de la matrice, au-dessous de l'insertion de la trompe.

La tunique externe de l'ovaire est fournie par le péritoine ; au-dessous d'elle se trouve une membrane très-forte et très-résistante, *tunique albuginée* ou *propre*, qui est un épanouissement du ligament de l'ovaire ; elle envoie de nombreux prolongements vers la profondeur, et forme ainsi beaucoup de petites loges, dans lesquelles est contenu le *stroma*, substance propre de l'ovaire ; cette dernière, d'une coloration gris rougeâtre, est constituée par un tissu cellulaire très-épais et très-ferme, que parcourent de nombreux vaisseaux, et par 12 à 15 petites vésicules, *vésicules* ou *follicules de Graaf* (d'après quelques auteurs, leur nombre s'élèverait jusqu'à 30 et bien au delà). Ces follicules, de grosseur variable (de 1 à 6 millimètres de diamètre), ont une enveloppe celluleuse, *theca,* qui présente un point aminci, *stigma*, sur celles qui sont rapprochées de la surface et plus développées. La face interne, très-vasculaire, de la théca est tapissée par une couche anhiste, *membrane granuleuse*, dans laquelle se trouve un liquide d'un jaune clair, *liquide de la vésicule*, contenant *l'ovule* entouré d'un disque composé de cellules épithéliales, *disque* ou *cumulus proligère*.

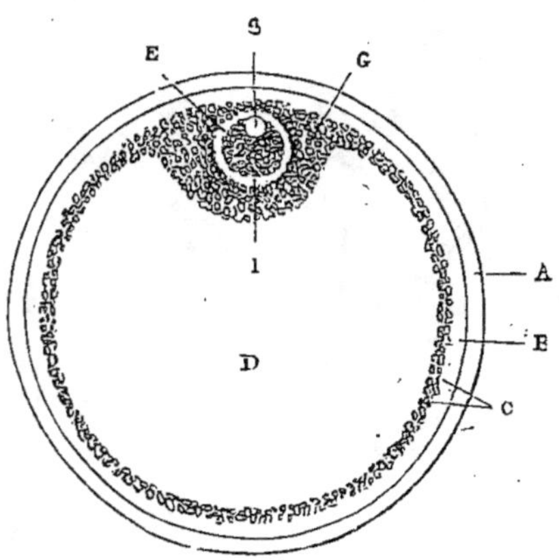

Fig. 30.
Follicule de Graaf. (*)

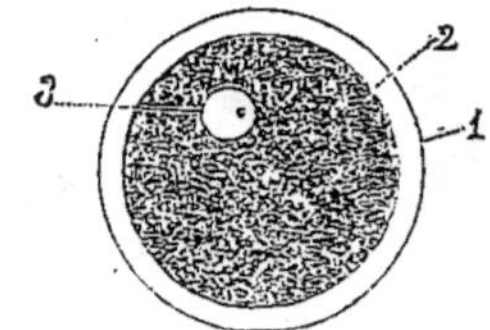

Fig. 31.
Ovule (Kœlliker). (**)

L'œuf lui-même, vésicule sphérique de 0^{mm},2 de diamètre, est constitué par une enveloppe, *zona pellucida*, *membrane vitelline*, qui contient un liquide visqueux, riche en granulations élémentaires, *vitellus*. Le vitellus renferme un noyau à siége excentrique, *vésicule germinative*, dans lequel on remarque une tache blanchâtre qui touche les parois de la vésicule, *tache germinative*.

Les recherches de différents auteurs, surtout de Bischoff, ont démontré que les œufs qui se forment dans les ovaires des mammifères et de la femme, subissent une maturation périodique, indépendante de l'influence du sperme, et que ces ovules mûrs se dé-

(*) A. Membrane externe du follicule. — B. Sa couche interne. — C. Membrane granuleuse. — D. Cavité du follicule. — E. Ovule. — G. Cumulus proligère. — 1) Membrane vitelline. — 2) Vitellus. — 3) Vésicule germinative.

(**) 1) Zone pellucide. — 2) Sa limite interne et contour externe du vitellus. — 3) Vésicule germinative avec la tache germinative (gross. 250).

tachent de l'ovaire et sont expulsés à l'époque du rut chez les animaux, et au moment de la menstruation chez la femme. Probablement le coït n'est fécondant que pendant cette période, dont la durée est sans doute variable selon les différentes espèces animales. L'ovule (ou les ovules) se détache de l'ovaire, même s'il n'a pas été fécondé, et descend dans la trompe, où il périt. Dans ce cas, il se forme aussi un corps jaune à l'endroit qu'occupait l'ovule (1).

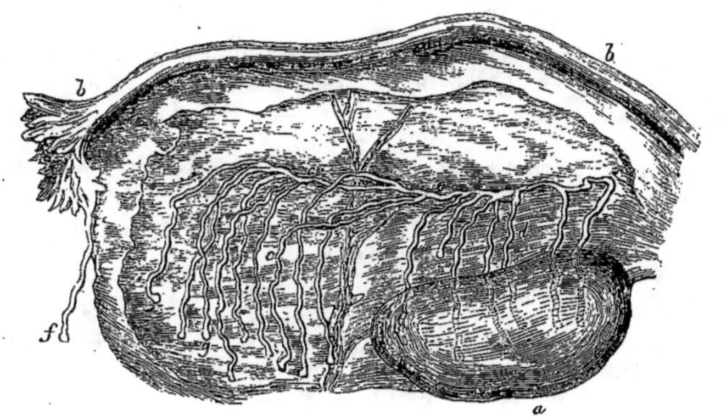

Fig. 32. — *Organe de Rosenmüller*, d'après E. Follin. (*)

D'après Kobelt on découvre chez la femme pubère, entre les feuillets de l'*ala vesper-tilionis*, surtout quand on l'examine par transparence, un organe que l'on a peut-être pris antérieurement pour des vaisseaux sanguins et qu'il appelle *par-ovarium*. Sa base est tournée vers la trompe et sa pointe vers le hile de l'ovaire; le tout constitue une glande tubulée piriforme, composée de canalicules flexueux, et large d'environ 3 centimètres. Luschka et d'autres anatomistes ont confirmé l'existence du *par-ovarium* [que l'on désigne communément en France sous le nom d'*organe de Rosenmüller*].

BIBLIOGRAPHIE.

Parties sexuelles en général.

De Graaf, Regn., De mulierum organis generationi inservientibus tractatus novus etc. Lugd. Batav. 1672, in-8º.

Palfyn, Jean, Description anatomique des parties de la femme qui servent à la génération etc. Leide 1708, in-4º.

Walter, Joh. Gottl., Betrachtungen über die Geburtstheile des weiblichen Geschlechts, mit Kupfern. Berl. 1793, in-4º (1re édit. 1776).

Bock, A. C., Darstellung der weiblichen Geburtsorgane, sowohl im unbeschwängerten, als beschwängerten Zustande, mit Kupfern. Leipzig 1825, in-8º.

Kobelt, G. L., Die männlichen und weiblichen Wollustorgane des Menschen etc. Freiburg 1844, in-4º.

(1) Bischoff, *Beweis der von der Begattung unabhängigen periodischen Reifung und Lösung der Eier der Säugethiere und des Menschen* etc. Giessen 1844, in-4º.

a) Ovaire. — b) Trompe. — c, d) Canaux du corps de Rosenmüller. — e) Canal commun. — f) Vésicule appendue à la trompe. — g) Culs-de-sac des canaux de l'organe. (Follin, thèse de doctorat.)

Mamelles.

Joannides, Ath., Physiologiæ mammarum muliebr. spec. Acced. tab. æn. c. notis Reilii. Hal. 1821, in-4º.

Landes, Consid. anat., phys. et pathol. sur les mamelles. Montpellier 1815.

Ollivier, Dictionn. de méd. en 30 vol. (article Mamelles).

Montgomery, W. F., An exposition of the signs and symptoms of Pregnancy etc. Lond. 1837, in-8º, p. 61.

Robin, Ch., Structure de la mamelle pendant la grossesse (Comptes rendus des séances et Mémoires de la Société de Biologie. Paris 1849, p. 60, reproduit in *Müller*, Manuel de physiologie, traduction française, nouvelle édition, par E. Littré. Paris 1851, t. I, p. 349-350).

Delmas, Anat. et phys. du mamelon (Union méd. de la Gironde, 1860).

Duval, Joseph, Du mamelon et de son aréole (Thèse de doctorat). Paris 1861.

Vulve. — Vagin.

Osiander, F. B., Denkwürdigkeiten für die Geburtshülfe, t. II. Göttingen 1795, in-8º, p. 1.

Huber, Jo. Jac., Comm. de vaginæ uteri structura rugosa nec non de hymene, c. adj. iconib. Gottingæ 1742, in-4º.

Mende, L., Comm. anat. physiol. de hymene s. valvula vaginali c. tab. æn. Gotting. 1827, in-4º.

Mænch, G., De vaginæ anatomia, physiologia et pathologia. Hal. 1828, in-8º.

Tiedemann, F. Von den Duverney'schen, Bartholin'schen oder Cowper'schen Drüsen des Weibs und der schiefen Gestaltung und Lage der Gebärmutter. Mit 4 Taf. Heidelb. und Leipz. 1840, kl. fol., p. 7.

Mands, C., Zur Anatomie der weibl. Scheide (Henle's und Pfeufer's Zeitschrift, t. VII 1849, p. 1).

Ledru, De la membrane appelée *hymen* (Thèse). Paris 1855.

Roze. De l'hymen (Thèse). Strasbourg 1855.

Matrice.

Swammerdam, Jo., Miraculum naturæ sive uteri muliebris fabrica, notis etc. illustrata et tabulis etc. adumbrata. Lugd. B. 1672, in-4º.

Rœderer, J. G., Icones uteri humani observationibus illustratæ. Gotting. 1759, in-fol.

Lobstein, J. F., Fragment d'anatomie physiologique sur l'organisation de la matrice dans l'espèce humaine. Paris 1803, in-8º.

Jærg, J. Ch. G., Ueber das Gebärorgan des Menschen und der Säugethiere im schwangeren und nichtschwangeren Zustande, mit Kupfern, Heft 1. Leipzig 1808, in-fol.

Tiedemann, F., Tabulæ nervorum uteri. Heidelbergæ 1822, imp. in-fol.

Kasper, De struct. uteri non gravidi fibrosa. Vratislaviæ 1840, in-8º.

Lee, Rob., The anatomy of the nerves of the uterus. London 1841.

Snow-Beck, Th., On the nerves of the uterus (Philosophical Transactions, t. II, 1846).

Robin, Charles, Mémoire pour servir à l'histoire anatomique et pathologique de la membrane muqueuse utérine etc. (Archiv. génér. de méd., 1848. Juillet-Octobre).

Ovaires et trompes.

Wrisberg, H. A., Experimenta et observationes anatom. de utero gravido, tubis, ovariis etc. Gottingæ 1782, in-4º.

Motz, G. D., Diss. de struct., usu et morb. ovariorum. Jen. 1789, in-4º.

White, P., Diss. quædam de ovario complectens. Edinburgi 1815, in-8º.

Négrier, Rech. anat. et physiol. sur les ovaires dans l'espèce humaine. Paris 1840.

Courty, De l'œuf et de son développement dans l'espèce humaine. Montpellier 1845.

Pouchet, F. A., Théorie positive de l'ovulation spontanée et de la fécondation dans l'espèce humaine et des mammifères. Paris 1847, in-4°, et atlas in-4° de 20 planches.

Kobelt, G. L., Der Neben-Eierstock des Weibes, das längst vermisste Seitenstück des Neben-Hoden des Mannes etc. Heidelberg 1847.

Robin, Ch., Mémoires sur les modifications de la muqueuse utérine pendant et après la grossesse (Mémoire de l'Académie de médecine, 1861, t. XXV, p. 81 et suiv., in-4° avec planches).

Schrœn, Beitrag zur Kentniss der Anatomie und Physiologie des Eierstockes. Leipzig 1863, 3 planches. (Zeitschrift für wissenschaftliche Zoologie, t. XII).

Grohe, Ueber den Bau und das Wachsthum des menschlichen Eierstockes etc. (Virchow's Archiv für pathologische Anatomie, t. XXVI, 1863, p. 271-305).

DEUXIÈME SECTION.

De l'œuf humain.

§ 73. L'œuf humain est constitué à partir de la fin du troisième mois de la grossesse par le fœtus et par ses annexes, savoir : les membranes de l'œuf, le liquide amniotique, le placenta et le cordon ombilical.

CHAPITRE I.

DES PARTIES DE L'ŒUF QUI CONSTITUENT LES ANNEXES DU FŒTUS.

I. *Membranes de l'œuf.*

§ 74. A partir du moment où l'embryon commence à se développer, l'œuf humain normal présente *trois* membranes distinctes, quelle que soit l'époque où on l'examine ; savoir : la membrane caduque, le chorion et l'amnios. A proprement parler, les deux dernières seules appartiennent à l'œuf et à l'embryon. La membrane caduque fait partie de l'utérus, et ce n'est qu'improprement qu'on la compte parmi les membranes de l'œuf.

A. MEMBRANE CADUQUE (Fig. 33, G).

§ 75. Par suite de la surexcitation de l'activité vitale de la matrice résultant de la conception, la muqueuse utérine subit, même avant l'arrivée de l'œuf, une métamorphose importante. Elle devient molle, boursouflée, et atteint peu à peu une épaisseur de 7 millimètres. Cette modification est due principalement au développement considérable des glandes utriculaires et des réseaux sanguins qui les entourent et parmi lesquels on distingue surtout de larges sinus veineux. Mais il paraît qu'en même temps il se fait une exsudation de lymphe plastique à la surface interne de l'utérus. Les glandes, en augmentant de volume, s'enfoncent dans cet exsudat et forment avec lui la *membrane caduque, membrána decidua* ou *caduca Hunteri*, qui se trouve ainsi constituée en partie par un produit de nouvelle formation, mais qui résulte principalement de l'évolution de tissus préexistants (les glandes utriculaires peu développées avant la conception) et n'est autre chose que la muqueuse utérine hypertro-

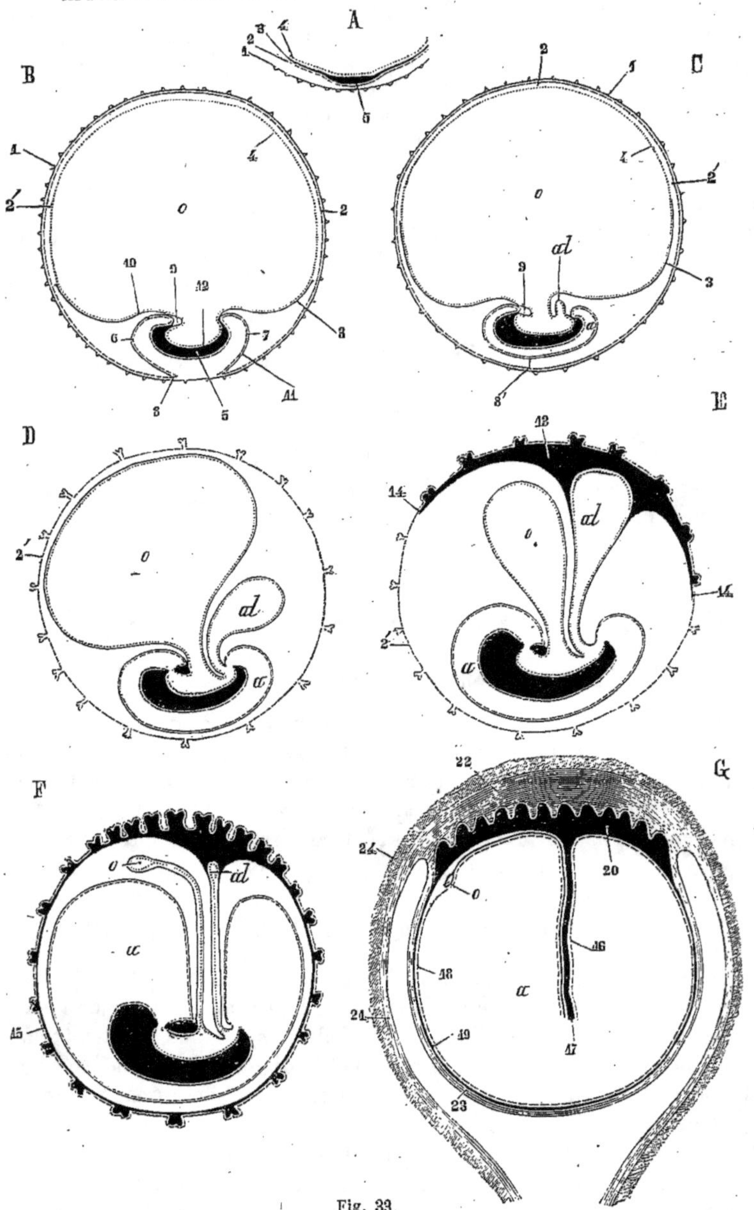

Fig. 33.

Développement des membranes de l'œuf; coupes antéro-postérieures (figures schématiques). (*)

(*) A. Portion de l'œuf avec la membrane vitelline et l'aire embryonnaire. — B, C, D, E, F. Stades diver
de développement. — G. Œuf dans l'utérus et formation des caduques. — *o*) Vésicule ombilicale. — *al*) Allantoïde. — *a*) Cavité amniotique. — 1) Membrane vitelline. — 2) Feuillet externe du blastoderme. — 2') Vésicule séreuse. — 3) Feuillet moyen du blastoderme. — 4) Son feuillet interne. — 5) Ébauche de l'embryon
futur. — 6) Capuchon céphalique de l'amnios. — 7) Capuchon caudal. — 8) Endroit où l'amnios se continue
avec la vésicule séreuse. — 8') Ombilic postérieur. — 9) Cavité cardiaque. — 10) Feuillet externe fibreux de
la vésicule ombilicale. — 11) Feuillet externe fibreux de l'amnios. — 12) Feuillet interne du blastoderme qui

phiée. La membrane caduque existe dès le début de la grossesse et persiste pendant toute la durée de celle-ci; elle commence à s'atrophier à partir du quatrième mois de la gestation, de façon à ne plus présenter que 1-3 millimètres d'épaisseur, mais elle reste toujours très-vasculaire, et n'est expulsée qu'après l'accouchement, ce qui lui a fait donner son nom.

La matrice est donc réellement dépouillée de sa membrane interne, lors de l'accouchement; pourtant il est probable que les culs-de-sac terminaux des glandes utriculaires restent adhérents à la face interne de l'organe. — L'œuf reçoit de la caduque une double enveloppe; en effet, aussitôt qu'on l'aperçoit dans l'utérus, il est suspendu dans un repli de cette membrane; aussi distingue-t-on une *caduque vraie*, *utérine* ou *pariétale*, et une *caduque ovulaire* ou *réfléchie*, ainsi nommée parce qu'on se la représentait comme formée par une réflexion ou une intussusception de la caduque utérine. Dans ces derniers temps on a abandonné l'hypothèse de la réflexion, et on admet que la caduque ovulaire est constituée par un repli circulaire de la muqueuse utérine, dont les bords se soudent après avoir recouvert l'ovule.

Les glandes utérines, telles qu'elles se présentent dans leur état de développement complet pendant la grossesse, sont constituées par des tubes flexueux, longs de 4-7 millimètres, qui s'insèrent par des extrémités borgnes sur le tissu fibreux de l'utérus, et se rendent perpendiculairement à la surface interne de la muqueuse, où ils se rétrécissent et s'ouvrent par une grande quantité d'orifices très-fins, qui donnent à la caduque un aspect criblé.

Avant d'avoir reconnu la part que les glandes utérines prennent à la formation de la membrane caduque, on expliquait de deux façons différentes comment elle pouvait se produire aux dépens de la lymphe plastique exsudée à la face interne de la matrice. 1° On admettait que l'exsudat revêt toute la surface interne de l'utérus, y compris l'orifice des trompes, et que l'ovule, arrivé en ce dernier point, à mesure qu'il se développe et augmente de volume, refoule devant lui la couche coagulée, la décolle de l'utérus et la réfléchit en dedans. 2° Ou bien l'on supposait que l'exsudat ne ferme pas l'orifice des trompes, et que l'œuf, arrivé dans l'utérus, s'enfonce immédiatement dans cette masse en voie de coagulation, et est aussitôt recouvert par elle; dans cette hypothèse, l'œuf distend la couche de lymphe coagulée dont il est recouvert, et ainsi se produit un repli qui proémine dans la cavité utérine et qui tient l'œuf comme suspendu à la paroi de la matrice; *membrane caduque réfléchie* ou *interne* (par opposition à la caduque vraie ou externe). Ceux qui se rangeaient à la première hypothèse admettaient qu'à l'endroit où la lymphe plastique est décollée de l'utérus par l'ovule, il se forme une nouvelle couche, caduque sérotine (Bojanus). Il est vrai que cette manière de voir n'était pas fondée sur la constatation de l'absence de la caduque utérine à l'endroit où la caduque ovulaire se réfléchit, mais bien au contraire, ainsi que le fait remarquer Weber, sur le fait même de sa présence, alors qu'on croyait qu'elle devrait être absente. Quoi qu'il en soit, la réflexion ne se ferait jamais d'une façon aussi grossièrement mécanique qu'on pourrait le croire d'après certaines figures, parce que l'ovule, qui mesure à peine 1/20 de millimètre, n'est pas assez lourd pour décoller ou refouler au devant de lui la

formera l'intestin. — 13, 14) Feuillet externe de l'allantoïde, s'étendant à la face interne de la vésicule séreuse. — 15) Le même, appliqué complétement à la face interne de la vésicule séreuse. — 16) Cordon ombilical. — 17) Vaisseaux ombilicaux. — 18) Amnios. — 19) Chorion. — 20) Placenta fœtal. — 21) Muqueuse utérine. — 22) Placenta maternel. — 23) Caduque réfléchie. — 24) Tissu musculaire de l'utérus. — *Nota.* Les lignes ponctuées indiquent les parties qui appartiennent au feuillet interne du blastoderme ; les lignes pleines appartiennent au feuillet moyen ; les lignes à traits interrompus au feuillet externe.

caduque utérine. Du reste, la théorie ancienne est justifiée par les dispositions que l'on constate quand toutes les parties sont plus développées, et par la structure identique des caduques pariétale et réfléchie. Mais depuis que Weber et Sharpey ont démontré que la caduque réfléchie est constituée principalement par les glandes utérines très-développées, l'exactitude de cette hypothèse est devenue douteuse.. Sharpey regarde comme probable que l'œuf, arrivé dans l'utérus, s'enfonce dans la caduque ramollie, *qui l'entoure d'un bourrelet circulaire et l'emprisonne bientôt complétement*. Weber pense qu'au moment où l'œuf entre dans la matrice, la couche la plus superficielle de la caduque s'en détache et forme la caduque réfléchie. Du reste, toutes ces parties sont tellement petites et délicates qu'il est assez indifférent d'admettre l'explication de Sharpey ou de Weber, ou bien celle des partisans de la réflexion. — Comme l'ovule est d'abord beaucoup trop petit pour remplir la cavité de l'utérus, il reste entre les faces correspondantes des caduques pariétale et réfléchie un intervalle qui contient une substance albumineuse claire ou rougeâtre. A mesure que l'œuf se développe, cet intervalle diminue de plus en plus et disparaît enfin complétement vers le troisième mois; à partir de ce moment, les deux caduques sont en contact et ne constituent bientôt qu'une seule membrane.

§ 76. La caduque réfléchie est opaque, molle, friable, d'un tissu vaguement fibrillaire, comme réticulé; elle est épaisse d'environ 2 millimètres et présente sa plus grande épaisseur dans le voisinage du placenta. Sa face externe, utérine, est lisse; l'interne est rugueuse et unie au chorion par de nombreux filaments qui partent de ce dernier et pénètrent dans la caduque (villosités choriales). Les vaisseaux sanguins que possède la caduque réfléchie dans les premiers temps disparaissent bientôt complétement. A partir du quatrième mois de la grossesse, elle se distingue de la caduque utérine en ce qu'elle est complétement privée de vaisseaux et n'offre plus qu'un millimètre d'épaisseur. A la fin de la grossesse, les deux caduques se soudent ensemble, et s'amincissent en même temps à un tel point qu'elles ne constituent plus, d'ordinaire, qu'une seule membrane très-mince, peu vasculaire, qui se présente sur le délivre comme un feuillet continu revêtant le chorion, ou du moins sous forme de grands lambeaux qu'on peut détacher de ce dernier. La caduque fixe l'œuf dans la matrice et paraît aussi lui fournir, par imbibition, ses premiers éléments de nutrition.

B. CHORION (Fig. 33, G, 19).

§ 77. Le *chorion* est la deuxième membrane que l'on constate sur le délivre quand on l'examine de dehors en dedans. Il résulte de la fusion d'un feuillet qui existe originairement sur l'ovule, et d'un autre qui se développe dès les premiers temps de la formation de l'embryon et constitue la *tunique interne de l'enveloppe propre de l'œuf*, peu après l'entrée de celui-ci dans la matrice.

Sa face externe est recouverte par la caduque réfléchie; en dedans il est en rapport avec l'amnios. C'est une membrane fine et transparente, d'une structure homogène, analogue à celle des séreuses, mais qui ne possède ni nerfs ni vaisseaux apparents. La face externe du chorion est garnie de nombreuses touffes ou villosités ramifiées : ce sont des prolongements en forme de gaînes, dans lesquelles se divisent les vaisseaux ombilicaux, *chorion chevelu, chorion frondosum*. Plus l'œuf est jeune, plus ses villosités répandues sur presque tout le chorion sont nombreuses et serrées ; plus tard, au troisième mois, quand le placenta commence à se former distinctement, les villosités de la partie du chorion recouverte par la caduque réfléchie cessent de se développer, s'atrophient *(chorion læve, chorion lisse)*, s'écartent de plus en plus les unes des autres à mesure que l'œuf augmente de volume, et se présentent enfin sous forme de filaments isolés, blanchâtres, qu'on observe surtout dans le voisinage des bords du placenta. Au contraire, sur la partie de l'œuf qui est appliquée contre l'utérus, les villosités deviennent plus nombreuses, plus serrées, plus rapprochées, émettent des ramifications multiples et forment le placenta en se confondant avec la caduque.

G. AMNIOS (Fig. 33, G, 18).

§ 78. La *membrane interne, amnios,* est un sac fermé qui contient le liquide amniotique et le fœtus. L'amnios est mince, mais assez ferme, transparent et lisse ; sa texture est simple et uniforme comme celle du chorion ; mais il est beaucoup plus résistant que le chorion et la caduque réunis ; non plus que la première de ces membranes, il ne possède ni vaisseaux sanguins, ni lympâthiques, ni nerfs.

§ 79. La face externe de l'amnios est en rapport avec le chorion, mais s'en détache en général assez facilement, de sorte qu'il n'est pas rare de voir sur le délivre ces deux membranes complétement séparées l'une de l'autre.

Au terme de la grossesse il existe encore entre le chorion et l'amnios une membrane extrêmement mince, transparente et délicate, d'un tissu gélatineux entremêlé de fibres : la *membrane moyenne, membrana media.*

Pour comprendre la formation de la membrane moyenne (dont l'existence a été démontrée par Bischoff de la façon la plus convaincante), il est nécessaire de remarquer qu'il existe dans l'origine, entre le chorion et l'amnios, un intervalle qui contient une substance analogue à du blanc d'œuf, parcourue par des fibres fines. Cet intervalle, dont la grandeur absolue est variable, est d'autant plus étendu, relativement, que l'œuf est plus jeune. L'amnios, en se développant plus rapidement que le chorion, se rapproche de plus en plus de ce dernier, et comprime graduellement cette substance intermédiaire, qui finit par ne plus former qu'une membrane très-fine, située entre ces deux enveloppes au moment où elles arrivent en contact, c'est-à-dire vers la fin du troisième mois (Bischoff).

§ 80. L'amnios forme encore l'enveloppe extérieure du cordon ombilical, qui fait communiquer le fœtus avec le placenta. En effet, à l'endroit où le cordon arrive sur le chorion, la membrane amniotique, au lieu de s'ouvrir pour lui livrer passage, se réfléchit sur lui, constitue la gaîne des vaisseaux ombilicaux, et, arrivée au nombril, se continue avec la peau du fœtus.

Au terme de la grossesse on trouve, sur l'arrière-faix, entre le chorion et l'amnios, et le plus souvent dans le voisinage du cordon ombilical, une petite *vésicule* blanchâtre de la grosseur d'un pois, d'où part un filament qui se rend le long du cordon jusqu'à l'embryon ; c'est ce qui reste de la *vésicule ombilicale* (Fig. 33, *o*), qui joue, dans les premières semaines de la vie fœtale, un rôle si important pour le développement et la nutrition de l'embryon ; le filament qui se rend de la vésicule au cordon, représente le *conduit omphalo-mésentérique.* L'embryologie nous apprend que la vésicule ombilicale communique dans l'origine avec un canal, d'abord largement ouvert, et qui se ferme plus tard, c'est le canal omphalo-mésentérique, qui reçoit les ramifications de deux vaisseaux sanguins, l'artère et la veine du même nom. Plus tard, cette vésicule s'atrophie, mais, ainsi que nous venons de le dire, elle reste visible jusqu'à la fin de la vie intra-utérine.

L'*allantoïde* (Fig. 33, *a l*), qui est destinée à porter sur le chorion les vaisseaux ombilicaux de l'embryon, ne manque pas dans l'œuf humain, ainsi que l'ont démontré les recherches embryologiques récentes; mais elle n'y atteint qu'un développement très-restreint et disparaît dès qu'elle a dirigé les vaisseaux ombilicaux sur le point du chorion où se développe le placenta. La vessie urinaire et l'ouraque, cordon fibreux qui s'étend du fond de la vessie à l'ombilic, sont des restes de cet organe.

II. *Liquide amniotique.*

§ 81. Le *liquide amniotique* est contenu dans la cavité de l'amnios (Fig. 33, *a*) et entoure immédiatement le fœtus; tout à fait limpide au commencement de la grossesse, il est souvent, vers la moitié ou la fin de celle-ci, d'une couleur jaunâtre ou verdâtre, ou bien trouble et lactescent, et contient des flocons blanchâtres (résultant d'une desquamation épidermique de la surface du fœtus) et de petits poils blancs (poils soyeux du fœtus). Elle a une odeur et un goût fade, *sui generis*, une réaction fortement alcaline, et contient, d'après différentes analyses, sur cent parties, 96 à 98 parties d'eau, et 2 à 4 parties d'albumine et de sels (phosphate, sulfate, carbonate de soude, sulfate et phosphate de chaux, traces de sels de potasse).

Quelquefois le liquide amniotique présente une coloration foncée verte ou brune, par le mélange d'une certaine quantité de méconium. Parfois il exhale une odeur désagréable, sans que ces modifications révèlent, chaque fois, un état pathologique, ou entraînent des suites fâcheuses pour le fœtus. D'autres fois il est tout à fait normal, quoique le fœtus ait succombé depuis longtemps.

On ne sait pas encore si le liquide amniotique sert ou non à la nutrition du fœtus; il est certain que sa composition n'est pas la même à toutes les périodes de la grossesse; mais on n'a pas encore d'analyses suffisantes de ce liquide dans les premiers mois de la gestation. Les opinions sont aussi partagées sur l'origine des eaux de l'amnios: probablement elles sont sécrétées par les vaisseaux maternels à la face interne de la matrice, et transsudent à travers les membranes délicates, non vasculaires, de l'œuf.

§ 82. Le liquide amniotique occupe plus d'espace que le fœtus dans les premiers temps de la gestation (jusqu'au troisième mois). Vers la fin de la grossesse, au contraire, le poids du fœtus dépasse de beaucoup celui du liquide, quoique la quantité absolue de ce dernier ait toujours continué à augmenter.

Au moment de l'accouchement, les eaux pèsent habituellement de 500 grammes à 1 kilogramme; pourtant on constate à cet égard des différences très-notables; quelquefois la quantité du liquide est bien moindre que d'ordinaire, d'autres fois plus grande, de sorte qu'elle peut atteindre de 6 à 8 kilogrammes et plus. D'après quelques auteurs, on en aurait vu quelquefois des quantités très-minimes (à peine une cuillerée à bouche, Osiander); il aurait même parfois manqué complétement. Il est probable que ceux qui rapportent ces derniers faits ont été le jouet d'une illusion.

Quand il s'écoule très-peu d'eau pendant le travail, on dit communément que l'accouchement se fait à sec (*partus siccus*), ce qui est une locution très-impropre. On observe beaucoup plus fréquemment une surabondance de liquide (*hydramnios*); dans ce cas, le fœtus est assez souvent chétif et peu développé.

§ 83. Pendant la grossesse, le liquide amniotique maintient les membranes de l'œuf ainsi que la matrice dans un état de distension suffisante, et donne ainsi à l'enfant l'espace qui lui est nécessaire pour se développer et se mouvoir; il empêche le fœtus et le cordon d'être comprimés et les protége contre des violences extérieures peu fortes; il rend, d'autre part, les mouvements de l'enfant moins fatigants pour la mère. Pendant le travail, il refoule les membranes distendues sous forme de poche vers l'orifice utérin, les y engage et facilite ainsi la dilatation égale et progressive de l'orifice. Enfin, en s'écoulant, il contribue à rendre glissantes les voies génitales.

Morlanne cite une observation qui devrait faire admettre que le liquide amniotique sert encore à empêcher l'adhérence des parties du fœtus appliquées l'une contre l'autre. Une femme arrivée au quatrième mois de sa grossesse perdit, par le vagin, une quantité considérable de liquide. Dans le courant du sixième mois, 40 ou 50 jours plus tard, le travail se déclara. La grossesse était double. Le premier enfant vint par les pieds; son expulsion fut précédée de l'écoulement d'environ une pinte de liquide amniotique. Le second se présenta par la tête, mais il ne se forma pas de poche et il ne s'écoula pas une goutte de liquide. Cet enfant offrait des adhérences entre les bras et la paroi antérieure du thorax, et entre les cuisses et le ventre (voy. *Journal d'accouchements* de Morlanne, 1805, t. II, p. 16, note).

§ 84. Parfois il s'écoule de l'eau par le vagin quelques jours ou quelques mois avant l'accouchement, ou bien au début du travail, plus rarement dans les premiers mois de la grossesse; et néanmoins, pendant l'accouchement, la poche se forme de la façon habituelle. On nomme ce liquide *les fausses eaux*, pour le distinguer de celui qui est contenu dans la cavité amniotique et que l'on appelle *les vraies eaux*. Dans quelques cas, cet écoulement se renouvelle plusieurs fois et n'est d'ordinaire accompagné d'aucun phénomène morbide; rarement il se déclare en même temps des douleurs analogues à celles que provoquent les contractions utérines. Le liquide a le plus souvent une couleur jaunâtre, et présente l'odeur particulière du liquide amniotique. Beaucoup d'auteurs croient, mais à tort, que les fausses eaux sont placées entre l'amnios et le chorion et s'écoulent par une ouverture accidentelle de ce dernier. En général elles proviennent d'une accumulation de liquide entre la matrice et l'œuf, et dans les cas de ce genre, non-seulement on observe que la poche se forme comme à l'ordinaire au moment de l'accouchement, mais encore, en examinant le délivre, on constate habituellement que le chorion et l'amnios sont partout adhérents et ne laissent entre eux aucune cavité où aurait pu se faire une accumulation de liquide quelquefois très-considérable. L'écoulement de fausses eaux peu avant ou durant le travail n'amène aucune suite fâcheuse. Il est également sans inconvénient à une période moins avancée de la grossesse, quand il ne se répète pas trop souvent, et qu'il ne se fait pas une évacuation subite d'une trop grande quantité de liquide. Dans ce dernier cas, on a vu le travail se déclarer prématurément. Il est rare, dans ces circonstances, de voir naître des enfants mal nourris, chétifs ou morts.

[L'écoulement du liquide accumulé entre l'œuf et la matrice est, sans contredit, la cause la plus habituelle du phénomène auquel on a donné le nom d'*hydrorrhée* (*Hydrorrhea gravidarum*). — Parmi les auteurs qui admettent, contrairement à l'opinion de Nægele, que les fausses eaux sont dues *quelquefois* à l'écoulement d'un liquide placé entre les membranes chorion et amnios, nous mentionnerons Stoltz, qui a eu l'occasion, dans un certain nombre de cas, de constater les faits suivants : la poche ayant été rompue artificiellement, il s'en forme une *nouvelle*, et si, plus tard, on examine attentivement le délivre, on reconnaît que les deux membranes sont séparées par un intervalle qui contient encore du liquide infiltré dans la membrane moyenne dont il a été question § 79].

III. Placenta (Fig. 34 et 35).

§ 85. Le *placenta* constitue le lien le plus solide entre l'œuf et la matrice; c'est principalement par son intermédiaire que des rapports vitaux intimes existent entre l'enfant et l'organisme maternel, et que le fœtus reçoit les matériaux de sa nutrition.

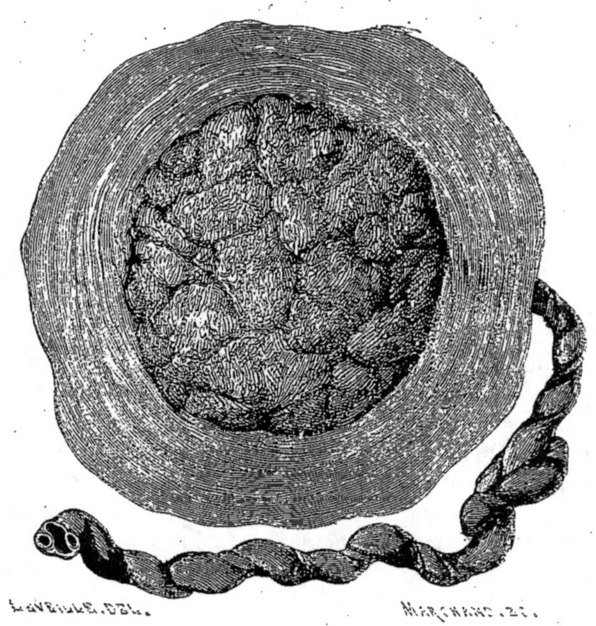

Fig. 34. — *Placenta (face externe)*.

Au terme de la grossesse, il est constitué par un corps ovale aplati, spongieux, qui occupe environ le quart de la surface de l'œuf; il est plus large au milieu que vers les bords ; il est long d'environ 16 à 19 centimètres, large de

13 1/2 à 16 centimètres, et présente à son milieu une épaisseur d'environ 3 centimètres; il pèse de 500 à 600 grammes.

On y distingue une *face externe* convexe et une *face interne* concave. La face externe, qui est tournée vers la matrice, ce qui lui fait aussi donner le nom de *face utérine*, est inégale et parcourue par un nombre plus ou moins grand de sillons profonds, de façon qu'il paraît composé de plusieurs pièces ou lobes, *cotylédons*. La face interne, tournée vers le fœtus, *face fœtale* du placenta, est lisse, parce qu'elle est recouverte des membranes de l'œuf; on y remarque les vaisseaux ombilicaux, qui se répandent dans toutes les directions; d'ordinaire une artère et une veine cheminent parallèlement.

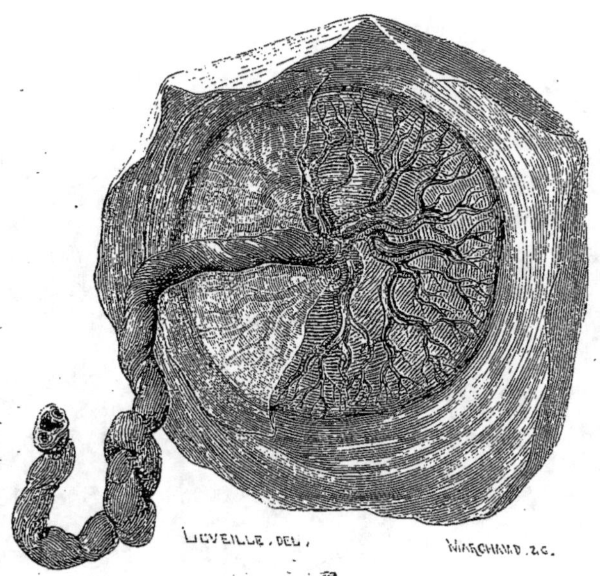

Fig. 35. — *Placenta (face interne).*

Le placenta présente de grandes variétés sous le rapport de sa forme, de son étendue, de son poids. Il est d'ordinaire ovale, quelquefois presque rond, rarement cordiforme ou réniforme; il constitue presque toujours une masse continue; pourtant il est parfois divisé, et dans ce cas il est composé habituellement d'une portion plus grande et d'une autre plus petite, réunies par une espèce de pont étroit. La partie la plus petite est appelée *placenta secondaire* (*placenta succenturiata*). Dans des cas rares, tout le placenta est formé de plusieurs petites pièces isolées. L'étendue, l'épaisseur et le poids de l'organe sont tout aussi variables; sa longueur et sa largeur sont quelquefois moindres, d'autres fois plus considérables qu'à l'état normal, et peuvent aller jusqu'à 27 centimètres et au delà. Quand le placenta recouvre une très-grande surface, il est le plus souvent moins épais.

§ 86. Le placenta commence à devenir distinct dans le courant du troisième mois; à cette époque, les vaisseaux ombilicaux et les villosités du chorion prennent plus de développement et s'unissent très-intimement, à l'endroit où l'œuf est adhérent à l'utérus, avec la membrane caduque, dont les vaisseaux prennent également un accroissement notable. On peut donc regarder le placenta comme composé d'une partie maternelle et d'une partie fœtale, quoiqu'il soit impossible de les séparer l'une de l'autre par le scalpel.

D'après E. H. Weber, la *partie maternelle* n'est autre chose que la portion de la caduque correspondante à l'insertion du placenta (Fig. 36, *g, g*), dans laquelle ont pénétré des artères (*i p*) et des veines très-nombreuses et très-volumineuses, qui se continuent directement avec les vaisseaux de l'utérus. Les parois de ces vaisseaux ne sont formées que par la tunique vasculaire interne, très-fine; elles sont de plus revêtues d'une couche que leur fournit la substance molle de la caduque. Après s'être divisées en plusieurs branches dans l'épaisseur de la caduque, ces artères et ces veines pénètrent

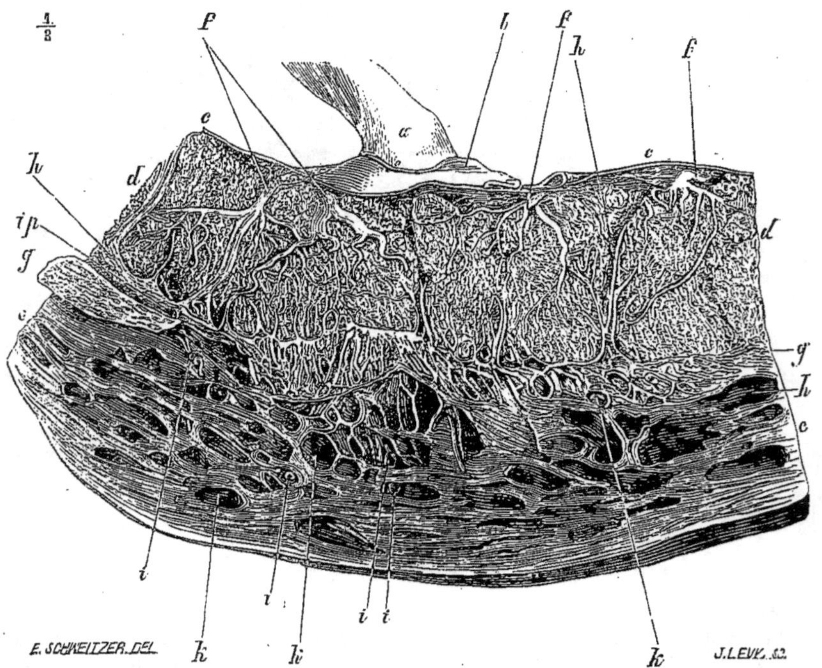

Fig. 36. — *Coupe de la matrice et du placenta, sur le cadavre d'une femme morte par accident, à la trentième semaine de la grossesse.* (*)

dans la substance spongieuse du placenta où les premières communiquent avec les secondes par l'intermédiaire d'un réseau de canaux très-volumineux. Ce «réseau capillaire colossal» (Weber), à parois très-minces, s'insinue dans tous les intervalles qui séparent les cotylédons, et entre les ramifications les plus ténues des villosités choriales, qu'il revêt et qu'il réunit entre elles.

(*) *a*) Cordon ombilical. — *b*) Amnios. — *c*) Chorion. — *d d*) Partie fœtale du placenta. — *e e*) Paroi utérine —*f f*) Ramifications arborescentes qui constituent la trame du placenta. — *g g*) Membrane caduque (portion maternelle du placenta). — *h h*) Prolongements de la membrane caduque pénétrant dans le placenta fœtal. — *i i*) Artères utérines contournées en spirale ou en tire-bouchon. — *i p*) Rameau artériel pénétrant dans le placenta. — *k k*) Sinus veineux de la matrice. (A. Ecker.)

La *partie fœtale* est formée de la façon suivante : les artères ombilicales se répandent dans toutes les directions, sur la face lisse du placenta, et pénètrent dans son intérieur, enveloppées par une gaîne que leur fournit le chorion. Dans le placenta elles forment des ramifications arborescentes de plus en plus petites, ainsi que les villosités qui les contiennent (Fig. 36, *f f*), et se continuent avec les veines vers les extrémités cæcales de ces villosités (Fig. 37 et 38). Les veines se réunissent à leur tour en branches de plus en plus volumineuses, et finissent par aboutir au tronc de la veine ombilicale. Chacun de ces bouquets formés par le chorion et les

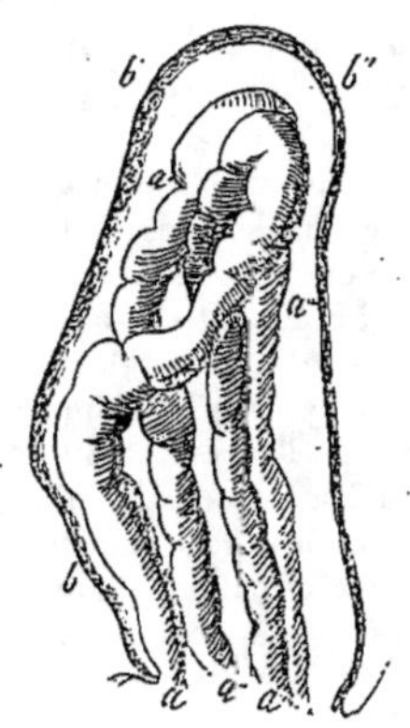

Fig. 38.
Extrémité d'une villosité du placenta, à un grossissement de deux cents diamètres. (**)

vaisseaux ombilicaux constitue un lobe ou lobule du placenta, revêtu extérieurement par le réseau vasculaire maternel. Ainsi les vaisseaux fœtaux n'ont aucune communication directe avec ceux de la mère (dont ils sont séparés et par leurs tuniques propres et par la gaîne que leur fournit le chorion) ; mais les deux courants circula-

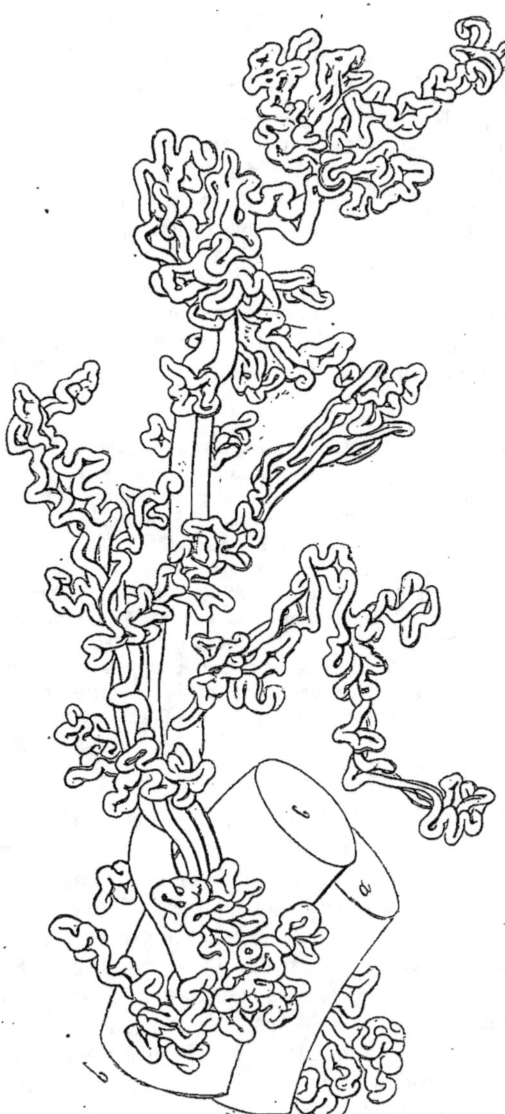

Fig. 37. — *Villosités de la portion fœtale du placenta, à un grossissement de cent diamètres.* (*)

(*) *a a*) Artère. — *b b*) Veine (les vaisseaux capillaires sont injectés). (E. H. Weber, *Handbuch der Anatomie des Menschen*. Braunschweig 1832, Bd. IV.)

(**) *a a*) Vaisseaux pleins de sang. — *a' a'*) Vaisseau vide. — *b b*) Bord de la villosité. (E. H. Weber.

toires, appartenant à la mère et au fœtus, passent et repassent l'un à côté de l'autre sans s'entraver réciproquement, et entrent, grâce à cette disposition, dans un contact médiat des plus intimes.

§ 87. Il ressort du paragraphe précédent que le parenchyme du placenta est constitué principalement par les vaisseaux ombilicaux ramifiés à l'infini (Fig. 36, *ff*). Il contient de plus une petite quantité d'un tissu cellulaire particulier, non vasculaire, analogue au tissu muqueux. Il se peut que quelques fins rameaux nerveux y pénètrent avec les vaisseaux sanguins. On croyait y avoir découvert des lymphatiques, mais il est certain qu'il n'y en existe pas.

Le réseau de filaments blanchâtres qu'on observe assez souvent sur les deux faces du placenta au terme de la grossesse, paraît être constitué par des vaisseaux qui s'oblitèrent vers la fin de la gestation.

§ 88. Le placenta peut se développer dans toutes les régions de la cavité utérine; pourtant il paraît s'insérer d'ordinaire à l'un ou à l'autre côté de la moitié supérieure de la matrice, et probablement plus souvent en arrière qu'à la face antérieure.

D'après l'opinion générale, le placenta s'insère habituellement au fond et à droite. Pourtant son insertion a lieu, d'ordinaire, plus bas, très-probablement vers la région moyenne de la matrice, qui est la plus vasculaire. On peut s'en convaincre facilement en examinant sur le délivre l'endroit où s'est faite la déchirure des membranes, et qui, d'un côté, n'est éloigné du bord du placenta que de 6 à 8 centimètres, tandis que la distance qui l'en sépare de l'autre côté est quatre ou cinq fois plus grande. Les résultats de l'auscultation, qui ne sont pas, il est vrai, tout à fait certains sous ce rapport, confirment cette manière de voir. Ils semblent aussi démontrer que le placenta siége plus souvent à gauche qu'à droite. Quelques auteurs admettent qu'il affecte surtout la forme circulaire quand il est élevé, et qu'il s'allonge d'autant plus qu'il s'insère plus bas; ce rapport est loin d'être constant: le gâteau placentaire est habituellement ovale, et on le trouve parfois rond, quoiqu'il avoisinât incontestablement l'orifice.

IV. *Cordon ombilical.*

§ 89. Le *cordon ombilical, funiculus umbilicalis*, se présente habituellement à la fin de la grossesse, sous forme d'un cordon long de 48 à 54 centimètres, de l'épaisseur du doigt, qui s'étend de l'anneau ombilical du fœtus au placenta, dans lequel il pénètre à distance à peu près égale de son bord et de son milieu. A l'époque où le placenta est formé, le cordon est constitué par les vaisseaux ombilicaux (deux artères et une veine), réunis par des fibres de tissu cellulaire, entourés d'une substance gélatineuse et renfermés dans une gaîne fournie par la membrane amnios; il contient de plus des vaisseaux lymphatiques et des nerfs. En général il est contourné sur lui-même, et c'est précisément pour cette raison qu'on lui a donné le nom de cordon. Le plus souvent la spirale qu'il forme, considérée à partir de l'ombilic, se dirige de la face antérieure du cordon vers sa face latérale gauche, puis passe en arrière, puis à droite, et ainsi de suite jusqu'au placenta (*cordon tordu à gauche*); plus rarement la spirale se dirige dans le sens opposé (*cordon tordu à droite*).

Le nombre de tours du spire est très-variable. On ne constate parfois que 3, 2 ou 1 seul, même 1/2, 1/4 de tour; souvent on en compte beaucoup plus, jusqu'à 20, 30, 40 et au delà. D'après Neugebauer, cette torsion résulte de la pression du sang dans les vaisseaux ombilicaux, qui tend plus fortement les parois de la veine que celles des artères, parce que la première est plus volumineuse. La veine est donc sollicitée à se distendre plus fortement que les artères, en proportion de la pression plus considérable que subissent ses parois. Mais comme elle adhère assez solidement à ces vaisseaux et à la gaîne du cordon, elle est tordue, et force ainsi à se tordre avec elle et les artères et les autres parties constituantes du cordon.

Neugebauer a examiné attentivement 160 cordons ombilicaux au point de vue de leur torsion. Sur ce nombre, 114 étaient tordus à gauche, 39 à droite; les 7 autres ne l'étaient dans aucun sens. Neugebauer croit que la cause de la fréquence de la torsion à gauche réside uniquement dans la *force inégale des deux artères ombilicales*. En effet, il a constaté (contrairement aux résultats de Hyrtl) que l'artère droite est habituellement un peu plus forte que la gauche. Cette prééminence, peu marquée, du premier de ces vaisseaux, qui existe dès son origine et s'efface fréquemment dans son trajet à travers le cordon, suffirait, d'après l'auteur que nous citons, pour amener l'artère à dévier de la ligne médiane. Il en résulte que l'artère gauche et la veine ombilicale prennent aussitôt une direction analogue, ce qui entraîne la torsion de tout le cordon à gauche.

§ 90. Les *artères ombilicales*, prolongements des artères hypogastriques du fœtus, plus longues et plus étroites que la veine, gagnent le cordon par l'anneau ombilical et arrivent, en suivant une direction spiriforme, à la face interne du placenta; là elles communiquent d'ordinaire par une branche qui va obliquement de l'une à l'autre, pénètrent ensuite dans le placenta sans autre anastomose, s'y divisent et s'y subdivisent à l'infini, et se continuent avec les racines de la veine ombilicale dans les extrémités borgnes des villosités. Elles ne possèdent qu'une tunique artérielle interne, de sorte que le sang n'y progresse que sous l'influence de la pression du cœur du fœtus.

La *veine ombilicale*, dépourvue de valvules, formée par la réunion de toutes les veines du placenta à la face fœtale de ce dernier, a un calibre plus grand que les deux artères réunies, traverse le cordon en affectant une disposition également spiriforme, arrive par l'ombilic au foie et s'y réunit avec la veine porte (voy. § 93).

Les vaisseaux ombilicaux sont entourés par la *gélatine de Wharton*, substance transparente, incolore, gélatiniforme, dont l'origine est encore problématique.

Dans des cas rares il existe deux veines ombilicales ou une seule artère.

§ 91. Le cordon ombilical présente des anomalies nombreuses. On l'a vu quelquefois beaucoup plus court qu'il n'est dit § 89, ne mesurant par exemple que de 16 à 20 centimètres, et même seulement 7 centimètres. D'autres fois il est bien plus long et mesure de 80 à 110, jusqu'à 160 centimètres et au delà. La longueur anormale du cordon en favorise l'enroulement autour de différentes parties du corps du fœtus. Son épaisseur est également variable et dépend de la quantité plus ou moins considérable de gélatine qu'il contient; c'est ce qui fait distinguer des cordons gras et des cordons maigres. Nous mentionnerons encore brièvement les *nœuds* du cordon, qu'on divise en *vrais* et en *faux nœuds ;* ces derniers (*nodi spurii*) sont très-fréquents et sont constitués par des renflements provenant quelquefois d'une accumulation de gélatine dans des points isolés, *nodi gelatinosi*, et dus plus fréquemment à des sinuosités des vaisseaux, surtout des artères, *nodi varicosi* (Fig. 39); ils ne paraissent entraver en rien la circulation. Les *vrais nœuds* (*nodi veri*), beaucoup plus rares, sont simples ou doubles (nœuds de tisserand), quelquefois encore plus compliqués, et se forment dans le cours du travail ou plus rarement pendant la grossesse.

[Quelquefois la veine présente des bosselures variqueuses (Fig. 40, B). Il n'est pas rare de trouver sur le trajet des artères de petits renflements qui paraissent formés par une dilatation de l'artère, une véritable varice artérielle (Fig. 40, A) (¹).]

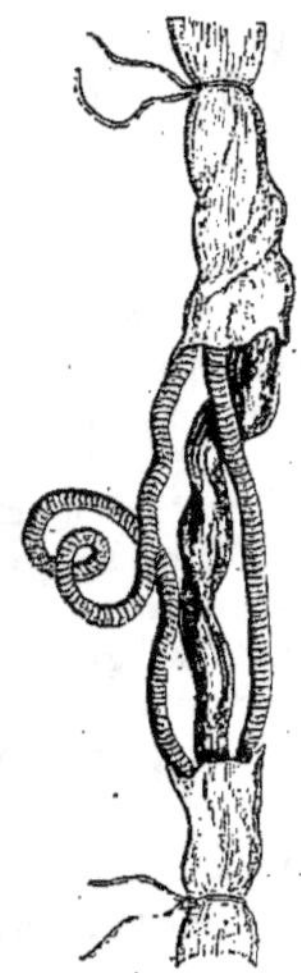

Fig. 39.
Entortillement d'une artère ombilicale.

On reconnaît qu'un vrai nœud est formé depuis quelque temps quand on trouve la gélatine refoulée vers les côtés et le cordon aplati aux endroits où les anses sont en contact, et quand il reprend de lui-même sa première forme après qu'on l'a relâché. Si l'on défait complétement un pareil nœud, on reconnaît la place où il se trouvait par les dépressions qui persistent sur le cordon, tandis que les nœuds récents ne laissent pas de semblables traces. Il est facile de comprendre comment ils se forment pendant l'accouchement (nous avons été nous-même quelquefois témoin de ce fait). Mais leur formation pendant la grossesse est très-énigmatique, et certaines circonstances, telles que la longueur trop grande du cordon, la présence de beaucoup de liquide amniotique, l'enroulement du cordon autour du cou ou d'autres parties, les mouvements violents du fœtus ou de la femme enceinte, ne suffisent pas, même en les supposant réunies, pour l'explication de ce phénomène (comp. § 674). Quant à l'influence des vrais nœuds sur la circulation du sang dans le cordon, les opinions sont très-partagées sur ce point. Nous en parlerons encore dans la deuxième partie.

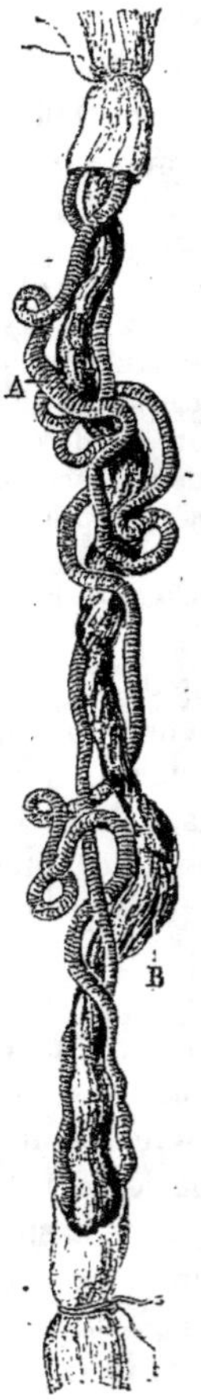

Fig. 40.
Entortillement des artères ombilicales. — Renflement d'une artère et de la veine. (*)

§ 92. L'on constate aussi de nombreuses variétés quant à l'endroit par où le cordon pénètre dans le placenta.

L'insertion centrale, que beaucoup d'auteurs regardent à tort comme constituant la règle, est relativement rare. Plus fréquemment le cordon se rapproche encore plus du bord qu'il n'est dit § 89.

(¹) Tarnier, *Nouveau dictionnaire de médecine et de chirurgie pratiques.* Paris 1869 (article *Cordon ombilical*, t. IX).

(*) A. Renflement de l'artère. — B. Bosselure variqueuse de la veine. (Tarnier.)

Quelquefois il s'insère au bord même, *insertion marginale.* Dans des cas rares il n'arrive pas même jusqu'au bord, mais pénètre entre les membranes à une distance plus ou moins grande de ce dernier, *insertio velamentosa ;* à partir de ce point, les vaisseaux du cordon se rendent au bord du placenta, soit en cheminant ensemble, soit en s'écartant l'un de l'autre, en forme de fourche ou de patte d'oie, *insertio furcalis* (Fig. 41).

Toutes ces modifications ne peuvent dépendre que de la manière dont l'allantoïde se met originairement en rapport avec la région du chorion appliquée sur l'utérus. Car c'est toujours en cet endroit que se forme le placenta, et c'est de ce côté que se dirigent les vaisseaux ombilicaux, quand même ils auraient dû se développer dans une autre direction.

Levret croyait qu'il y a un rapport constant entre le siége du placenta et l'insertion du cordon; d'après lui, le cordon s'insère d'autant plus bas que l'implantation du placenta est moins élevée; quand le bord du placenta descend jusqu'à l'orifice utérin, l'insertion du cordon a lieu sur l'endroit de ce bord qui correspond à l'orifice etc. Quoique cette prétendue loi de la nature souffre de nombreuses exceptions, il faut dire que l'implantation profonde du placenta et l'insertion marginale du cordon coexistent fréquemment. Schweighæuser a essayé de donner de ce fait une explication qui n'est pas suffisante, parce qu'il n'est pas rare de voir le cordon s'insérer, nonseulement à l'endroit habituel, mais quelquefois même au bord supérieur du placenta, quoique ce dernier soit implanté dans le voisinage de l'orifice.

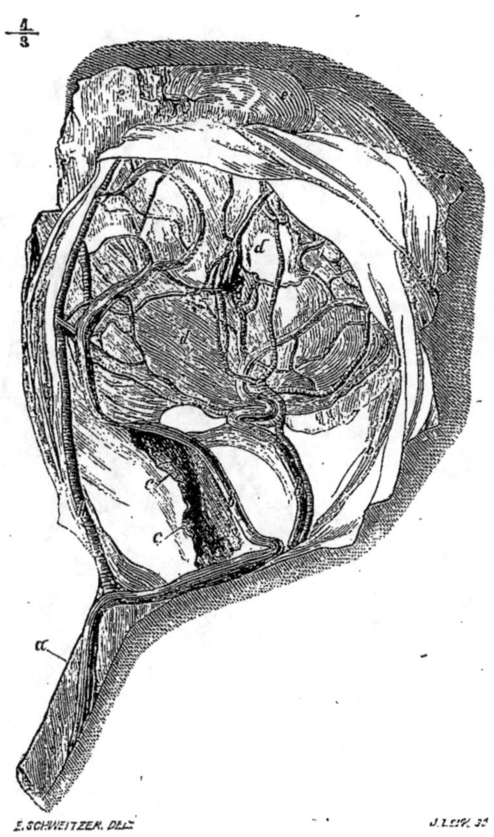

Fig. 41. — *Insertion du cordon en forme de fourche*
(insertio velamentosa furcalis). (*)

§ 93. Le placenta et le cordon servent d'intermédiaire aux rapports très-intimes qui existent entre le fœtus et la mère. C'est dans le placenta que le sang fœtal, réparti dans une quantité innombrable de canalicules ténus, passe à côté du sang maternel circulant dans des canaux très-larges à parois amincies,

(*) *a*) Cordon. — *b b*) Vaisseaux du cordon cheminant isolément sur les membranes. — *c c*) Déchirure des membranes ayant livré passage au fœtus. — *d d*) Face interne du placenta. — *e e*) Bord externe du placenta. Martin, *Atlas.*)

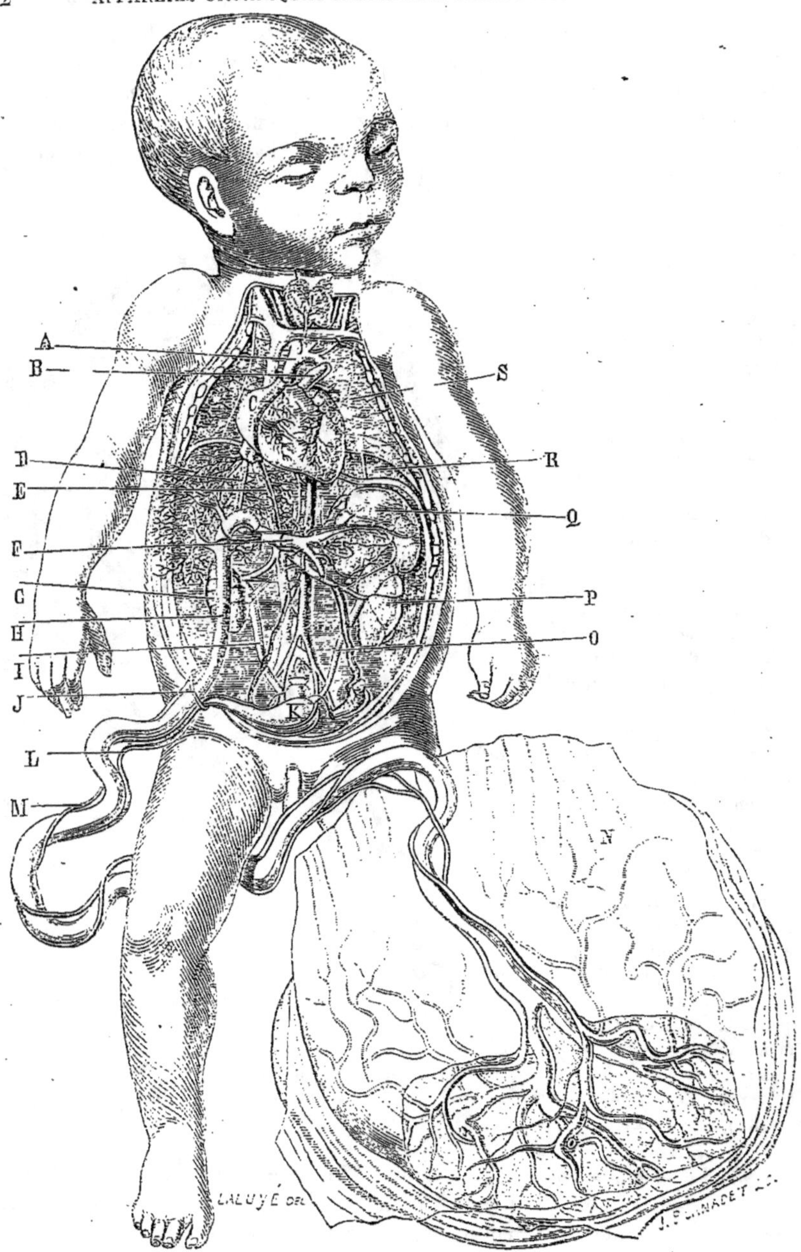

Fig. 42. — *Système vasculaire d'un fœtus à terme.* (*)

(*) A. Aorte. — B. Artère pulmonaire. — D. Terminaison de la veine ombilicale dans les veines sus-hépatiques. — E. Veine cave inférieure. — F. Veine porte. — G. Rein droit. — H. Veine ombilicale. — I. Uretère droit. — J. Anneau ombilical. — K. Vessie. — L. Artère ombilicale gauche. — M. Artère ombilicale droite. — N. Placenta. — O. Uretère gauche. — P. Rein gauche. — Q. Rate. — R. Partie gauche du diaphragme. — S. Nerf phrénique gauche. (Martin Saint-Ange.)

et que les deux courants sanguins, séparés seulement par des membranes exsessivement minces, font entre eux un échange de matériaux ; de cette façon non-seulement le sang fœtal est purifié, mais encore il extrait du sang maternel les éléments nécessaires à la nutrition du fœtus. Vers la fin de la grossesse, le placenta semble prendre une certaine part au travail régressif de la caduque, de sorte que son union, originairement très-intime, avec la matrice, se relâche un peu et que l'échange de matériaux devient un peu moins actif entre lui et cet organe. Le décollement ultérieur du placenta se trouve ainsi jusqu'à un certain point préparé d'avance.

D'après ce que nous venons de dire, le placenta sert principalement à la *nutrition du fœtus* ; de plus il constitue, en quelque sorte, *un organe respiratoire*, en ce sens que le sang fœtal, pendant qu'il le traverse, paraît subir des modifications analogues à celles qu'il éprouve plus tard dans les poumons, quand ceux-ci commencent à respirer. Ainsi, le fœtus reçoit par la veine ombilicale le sang nécessaire à sa nutrition, tandis que les artères ombilicales entraînent celui qui a servi à le nourrir ; malgré cela on n'est pas encore parvenu à démontrer dans les veines et dans les artères ombilicales, non plus que dans les autres vaisseaux du fœtus, une différence de composition du sang, telle qu'elle s'observe entre le sang veineux et le sang artériel, quand les fonctions respiratoires ont commencé. Aussi la *circulation du sang, chez le fœtus*, diffère-t-elle notablement de la circulation après la naissance. Quand la veine ombilicale (Fig. 42, H) a pénétré par l'anneau ombilical (J) dans l'abdomen du fœtus, elle se rend, en suivant la face interne de la paroi abdominale, au sillon longitudinal gauche du foie, donne des branches à ce viscère et se réunit à la branche gauche de la veine porte (F), puis elle envoie de nouveau des branches au lobe gauche du foie, et communique, par le *canal veineux d'Arantius*, avec la veine cave inférieure (E), à l'endroit où cette dernière traverse le diaphragme ; de cette façon le sang de la veine ombilicale se répand en majeure partie dans le foie, et ce n'est que sa plus petite portion qui arrive par le canal d'Arantius dans la veine cave inférieure, et par cette dernière dans l'oreillette droite du cœur. Là le sang est dirigé immédiatement, par la valvule d'Eustache, dans l'oreillette gauche, à travers le *trou ovale*, qui se trouve dans la cloison des oreillettes. De l'oreillette il est chassé dans le ventricule gauche, et de là dans l'aorte (A). Le sang qui arrive par la veine cave supérieure dans l'oreillette droite, passe, au contraire, devant la valvule d'Eustache et arrive dans le ventricule droit, et de là dans l'artère pulmonaire (B) ; de cette dernière il se rend par le *canal artériel de Botal* dans la crosse de l'aorte, tandis que les poumons ne reçoivent que la petite quantité de sang qui est nécessaire à leur nutrition. Le canal artériel et le canal veineux, le trou ovale, la veine et les artères ombilicales s'oblitèrent peu à peu après la naissance.

§ 94. Dans la *grossesse gémellaire*, les annexes fœtales se comportent d'une manière variable. En général, les deux œufs sont enveloppés par une caduque commune, mais chaque fœtus a son chorion, son amnios, sont placenta et son cordon. A l'endroit où les deux œufs sont en contact, leurs membranes s'unissent plus ou moins intimement. Les placentas restent aussi rarement séparés ; ils se réunissent, mais sans qu'il s'établisse aucune communication entre leurs vaisseaux (voy. Fig. 43). — Plus rarement on trouve les deux œufs complétement distincts, ayant chacun sa caduque, son chorion, son amnios et son placenta. Là où les œufs se touchent, la caduque est toujours très-peu développée.

Il paraît être fort rare que les deux fœtus ne possèdent qu'une caduque et qu'un chorion. Les deux placentas sont alors réunis en une masse unique. Baudelocque niait l'existence de cette disposition, tandis qu'elle a été observée par Levret, Stein et, depuis, par quelques auteurs modernes. C'est précisément dans les cas de ce genre qu'il peut se faire que les vaisseaux des deux placentas communiquent entre eux, le plus souvent par l'entremise de grandes branches anostomotiques, qui se trouvent à la face fœtale du placenta. Smellie, Levret, Sultzer, Desormeaux, Moreau et d'autres en citent des observations.

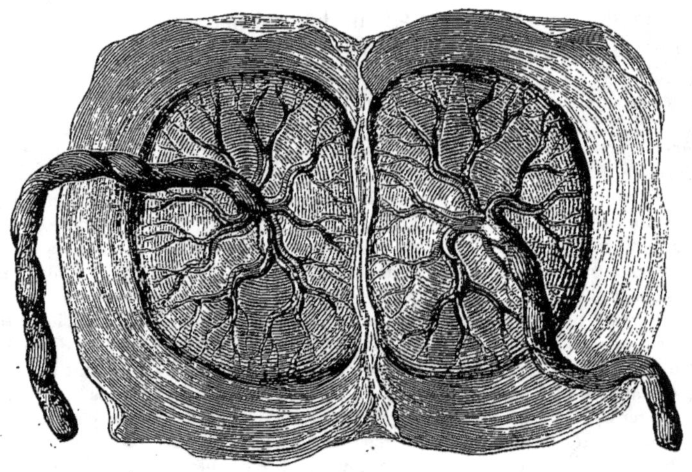

Fig. 43. — *Disposition habituelle des annexes fœtales dans la grossesse gémellaire.*

Dans les cas excessivement rares où les deux fœtus se trouvent dans un seul œuf, il faut admettre que la cloison formée par les membranes a été déchirée et résorbée. C'est donc là un vice de conformation de l'œuf gémellaire, qui peut facilement donner lieu à l'entortillement des cordons et à l'adhérence des fœtus entre eux.

BIBLIOGRAPHIE.

Traités généraux. — Embryologie. — Membranes de l'œuf en général.

Hunter, Anatomia uteri humani gravidi. Birmingh. 1774, avec planches.

Krummacher, C. G., Diss. sist. observationes quasd. anatom. circa velamenta ovi hum. Duisb. 1790, in-4º.

Sömmering, Icones embryon. human. Francofurti 1799.

Lobstein, J. F., Essai sur la nutrition du fœtus. Strasbourg 1802, in-4º.

Béclard, T., Embryologie ou Essai anatom. sur le fœtus humain (Thèse). Paris 1820.

Prévost et Dumas, De là génération dans les mammifères et des premiers indices du développement de l'embryon (Ann. des sc. naturelles, 1824).

Breschet, Études anatomiques et pathologiques de l'œuf dans l'espèce humaine (Rép. génér. d'anatomie et de physiologie, 1828).

Weber, Handbuch der Anatomie von Hildebrand, t. IV. Braunschweig 1832.

Velpeau, Embryologie ou ovologie humaine. Paris 1833, in-fol. avec planches.

Delpech et Coste, Recherches sur la génération des mammifères etc. Paris 1834.

Bischoff, Th. L. W., Beiträge zur Lehre von den Eyhüllen des menschlichen Fœtus. Bonn 1834, in-8º.

Desormeaux et Dubois, Diction. en 30 volumes, article Œuf humain.

Valentin, Handbuch der Entwicklungsgeschichte des Menschen. Berlin 1835.

Coste, Embryologie comparée. Paris 1837, in-8º et atlas.

Burdach, Physiologie, 2e édit., traduction française par A. J. L. Jourdan. 1837, t. II.

Bischoff, *T. L. G.*, Traité du développement de l'homme et des mammifères, trad. de l'allemand, par A. J. L. Jourdan. Paris 1843, in-8º, avec atlas de 16 pl. in-4º.

Wagner, Icones physiologicæ. Leipzig 1839, in-fol.

Dumeril, L'évolution du fœtus. Paris 1846.

Coste, Histoire générale et particulière du développement des corps organisés. Paris 1847-1859, in-4º avec planches in-fol.

Ecker, Icones physiologicæ. Leipzig 1859, in-4º avec planches.

Serres, Principes d'embryogénie etc. Paris 1859, in-4º avec planches. — Notes sur le développ. des premiers rudiments de l'embryon etc. (Comptes rendus des séances de l'Acad. des sciences, 1860).

Kölliker, *A.*, Entwicklungsgeschichte des Menschen etc. Leipzig 1861, in-8º.

Beaunis et *Bouchard*, Nouveaux éléments d'anatomie descriptive et d'embryologie. Paris 1868, in-8º.

Caduque.

Hunter, *G.*, Anatomical description of the human gravid uterus (1794, in-4º), 2e édit by Rigby. Lond. 1843.

Moreau, *F. G.*, Essai sur la disposit. de la memb. caduque etc. (thèse). Paris 1814, in-4º.

Wagner, *Rud.*, Ueber die hinfällige Haut etc. (Meckel's Archiv. für Anat. und Phys., 1830, p. 73).

Breschet, Du périone ou membrane caduque, de l'hydropérione ou liquide contenu dans cette membrane, et de la nutrition du fœtus etc. (Archiv. gén. de méd., 1832).

Bouisson, Anatomie et physiologie des annexes du fœtus. Paris 1834.

Moreau, *F. G.*, Traité des accouch. Paris 1838, in-8º, p. 310.

Coste, Origine de la caduque (Comptes rendus de l'Acad. des sciences, 4 et 25 juillet 1842. — Formation de la caduque (Comptes rendus de l'Acad. des sciences, 1847 et 1856).

Robin, *Ch.*, Mém. pour servir à l'histoire anatom. et patholog. de la membrane muqueuse utérine, de son mucus et des œufs ou mieux glandes de Naboth (Archives générales de médecine, 1848, t. XVII).

Cayeux, Preuve à l'appui de la nouvelle doctrine sur la formation de la caduque (Comptes rendus des séances et Mémoires de la Société de biolog., 1850).

Kribs, *G. D.*, Disquisitiones historico-physiologicæ de membrana quæ dicitur Decidua Hunteri. Lugd. Bat. 1852.

Robin, *Ch.*, Note sur l'épith. du corps de l'utérus pendant la grossesse (Comptes rendus des séances et Mémoires de la Société de biolog., 1855).

Helie, Observ. de gross. tubaire, suivie de considérat. sur la caduque dans des gross. extra-utérines (Journ. de la Société méd. de Nantes, 1860).

Robin, *Ch.*, Mém. sur la modificat. de la muqueuse utérine pendant et après la grossesse (Mémoires de l'Acad. imp. de méd., 1861, t. XXV, avec planches in-4º).

Chorion.

Seiler, *B. W.*, Die Gebärmutter und das Ei des Menschen in den ersten Schwangerschaftsmonaten, n. d. N. dargest. Dresden 1832.

Bourgery, Les annexes du fœtus et leur développement. Paris 1846.

Robin, *Ch.*, Recherches sur les modifications graduelles des villosités du chorion et du placenta (Comptes rendus des séances et Mémoires de la Société de biologie. Paris 1854, in-8º, p. 63; et Archives générales de médecine. Paris 1854, in-8º, t. III).

Joulin, Recherches anatomiques sur la membrane lamineuse, l'état du chorion et la circulation dans le placenta à terme. Paris 1865.

Amnios et liquide amniotique.

Tiedemann, *Fried.*, Zwei Beobachtungen über Knoten und Verschlingungen der Nabelschnüre bei Zwillingsgeburten (Lucina, Leipzig u. Marburg, t. III, 1806, p. 19).

Nœgele, F. C., De hydrorrhœa uteri gravidarum. Heidelbergæ 1822, in-8º.

Serres, Rapports de l'embryon et de l'amnios dans les premiers mois de la gestation (Comptes rendus de l'Acad. des sciences, 1838).

Lassaigne, Analyse du liquide amniotique (Journ. de chimie médicale, 1840).

Blatin, Des enveloppes du fœtus et des eaux de l'amnios. Paris 1840.

Coste, Sur le développement de l'homme, formation de l'amnios (Comptes rendus de l'Acad. des sciences, 1843, in-4º).

Regnault, J., Sur le liquide amniotique de la femme (Comptes rendus de l'Acad. des sciences, 1850, in-4º).

Stas, Composition chim. des liquides de l'allantoïde et de l'amnios (Comptes rendus de l'Acad. des sciences, 1850, in-4º).

Buniva et *Vauquelin*, Expériences sur les eaux de l'amnios (Mém. de la Société d'émulation, 3e année).

Placenta et cordon ombilical.

Lobstein, Notice sur une distrib. particul. des vaisseaux du cordon ombilical (Schweighäuser, Archives de l'art des accouch., t. I. Strasbourg 1801, p. 320).

Dugès, Sur les accouchements multipares ou gémellaires (Rev. méd., mars 1826, p. 351).

Niemeyer, W. H., Zwillingsfrüchte mit verschlungenen Nabelschnüren in einem Ei (Zeitschr. für Geburtsk., t. I. Halle 1828, p. 189 et tabl. IV).

Benckiser, Rob., De hæmorrhagia inter partum orta ex rupto venæ umbilicalis ramo. Heidelb. 1831, in-4º, c. tab.

Fohmann, V., Mémoires sur les communications des vaisseaux lymphatiques avec les veines, et sur les vaisseaux absorbans du placenta et du cordon ombilical. Liége 1832, in-fol., av. 1 pl.

Guillemot, P., De la gestation des jumeaux (Archiv. gén. de méd., 2e série, t. I, 1833, p. 55 et suiv.).

Coste, Formation du placenta dans l'espèce humaine (Comptes rendus de l'Acad. des sciences, 1835).

Breschet, Le système lymphatique etc. Paris 1836, in-8º, p. 180.

Flourens, Sur la circulat. utéro-placent. (Comptes rendus de l'Acad. des scienc., 1836).

Bonamy, Recherches sur les vaisseaux utéro-placentaires (Gazette médicale 1840).

Brazier, Placenta offrant cinq à six petits lobes surnuméraires (Comptes rendus de l'Acad. des sciences, sept. 1842, in-4º).

Villeneuve, Mém. sur l'indépendance absolue de la circulation fœtale d'avec celle de la mère (Gazette médicale, 1842).

Ritgen, Ueber den tiefen Sitz des Mutterkuchens (Monatsschrift für Geburtskunde, t. II, 1855, p. 266).

Robin, Ch., Notes sur les connexions anatom. et physiol. du placenta avec l'utérus (Comptes rendus des séances et Mémoires de la Soc. de biolog., 1857).

Neugebauer, Ludw. Ad., Morphologie der menschlichen Nabelschnur. Mit zwei Tafeln Abbildungen. Breslau 1858, p. 19, 26, 34.

Bernard, Cl., Sur une nouvelle fonction du placenta (glycogénie) (Comptes rendus de l'Acad. des sciences, janv. 1859).

Spæth, Studien über Zwillinge (Zeitschrift der Gesellschaft der Ærzte zu Wien, nos 15 et 16, 1860).

Nivet, Lettre à Courty sur les fonctions du placenta (Gazette hebdomadaire de méd. et de chirurgie, 1861).

Robin, Ch., Note sur quelques particularités de la structure du cordon vers l'ombilic et des phénomènes dont il est le siége à la naissance (Comptes rendus des séances et Mémoires de la Société de biolog., 1860).

Gusserow, Ueber den tiefen Sitz des Mutterkuchens (Monatsschrift für Geburtskunde, t. XXVII, 1866, p. 90).

Tarnier, S., Nouveau Dictionnaire de méd. et de chirurg. pratiques. Paris 1869, t. IX, article Cordon.

CHAPITRE II.

DU FŒTUS HUMAIN.

§ 95. Jusqu'au moment de sa naissance, l'être humain est désigné sous le nom de *fœtus* ou *fruit*. On réserve quelquefois le nom de *fœtus* pour les six derniers mois de la grossesse, et on appelle le fruit, *embryon*, pendant les trois premiers mois. Ce n'est qu'après la naissance qu'il prend le nom d'*enfant*, *infans*.

Quoique l'histoire du développement du fruit humain ait une grande importance pour le médecin et l'accoucheur, l'étude approfondie de cette partie de la physiologie n'entre aucunement dans le cadre d'un traité pratique d'accouchements, où il s'agit surtout de considérer l'enfant complétement développé ([1]). Pourtant nous donnerons dans les paragraphes suivants un résumé succinct des modifications essentielles que présente le fœtus aux différentes périodes de la grossesse, parce qu'elles servent à déterminer l'âge du produit, qu'il est parfois très-important, pour l'accoucheur, de connaître aussi exactement que possible.

I. *Du fœtus considéré aux différentes époques de la grossesse.*

§ 96. *Premier mois de la grossesse.* Les plus petits œufs pouvant être regardés comme normaux qu'on ait observés à la suite d'avortements ou dans la matrice, étaient âgés d'à peu près trois semaines (Fig. 44). Ils mesurent environ 16 millimètres, et l'embryon qu'ils contiennent est long de 5 à 8 millimètres. Ce dernier est recourbé et présente, dans son aspect extérieur ainsi que dans la forme de ses organes internes, la plus grande analogie avec les embryons d'autres mammifères.

La tête et la colonne vertébrale sont d'une pièce ;

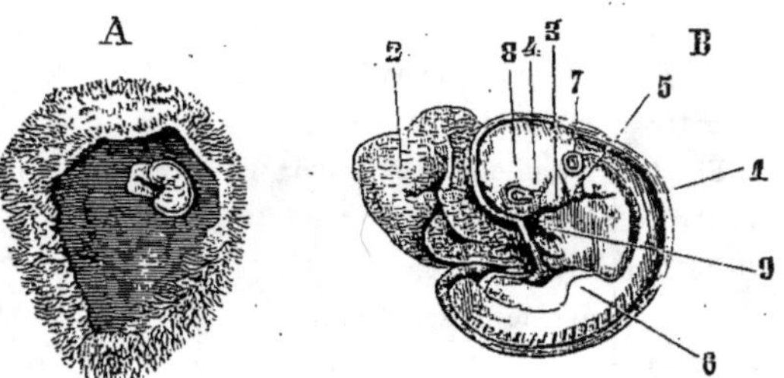

Fig. 44. — *Œuf humain de la fin de la troisième semaine et du commencement de la quatrième.* (*)

la première est séparée de la poitrine par une fente ; les intersections vertébrales sont parfaitement reconnaissables. Les centres nerveux et circulatoires existent ; ils constituent, avec le foie et les corps de Wolff, les viscères les plus volumineux de l'embryon. L'intestin proémine sous forme d'une anse pointue hors du bas-ventre, qui présente une fente longitudinale.

L'œuf atteint la grosseur d'un œuf de pigeon.

([1]) Voy. Beaunis et Bouchard, 1868.

(*) A. L'œuf de grandeur naturelle. — B. L'embryon de cet œuf grossi. — 1) Amnios. — 2) Vésicule ombilicale. — 3) Premier arc pharyngien. — 4) Bourgeon maxillaire supérieur de cet arc. — 5) Deuxième arc pharyngien, derrière lequel deux autres plus petits sont encore visibles. — 6) Ébauche des extrémités antérieures. — 7) Vésicule auditive. — 8) Œil. — 9) Cœur. (Thomson.)

Explication des figures 45, 46, 47 (1).

Fig. 45. — Œuf humain de 36 jours environ, grandeur naturelle.

Fig. 46. — Même œuf, ouvert pour laisser voir l'embryon A, l'amnios B, le chorion D, D, D, la vésicule ombilicale C.

Fig. 47. — Embryon A de la fig. 24, grossi : les parois de la poitrine et celles de
l'abdomen ont été enlevées pour laisser voir les viscères; le cordon ombilical a été
ouvert aussi pour mettre en évidence les communications qui existent entre l'embryon
et ses annexes.

a) Extrémité caudale ou coccyx.

b) Un des membres supérieurs.

c) Un des membres inférieurs.

d) Chorion et ses villosités.

e) Amnios ouvert pour faire voir comment cette membrane se replie sur le cordon
ombilical, en lui formant une gaîne (C), qui se continue directement avec les parois
abdominales de l'embryon (D).

f) Pédicule de la vessie ombilicale.

g) Jonction de ce pédicule avec l'intestin qui fait saillie jusque dans le cordon.

h) Ouraque qui se continue avec le chorion par une de ses extrémités (*g*), et par
l'autre (*f*) communique avec le rectum.

i) Artères ombilicales.

j) Point de l'oreillette droite, d'où naît la veine ombilicale.

k) Face inférieure du foie.

l) Veine cave inférieure.

m) Veine omphalo-mésentérique.

n) Point où cette veine va se rendre dans la veine ombilicale.

o) Artère omphalo-mésentérique.

p) Cœur.

q) Crosse de l'aorte.

r) Artère pulmonaire.

s) Corps de Wolff.

t) Poumon du côté droit.

u) Mâchoire inférieure.

v) Fente branchiale qui se convertit en oreille externe.

x) Mandibule supérieure du côté droit.

y) Narine du côté droit.

z) Canal nasal s'étendant depuis l'œil jusqu'à la narine.

(1) Ces figures sont dues, ainsi que le texte explicatif, à l'obligeance de M. Coste.

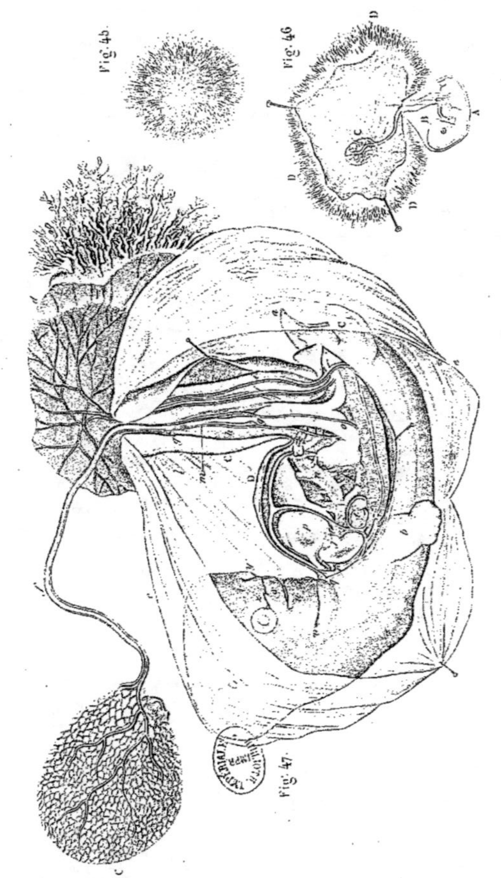

Fig. 45.
Fig. 46
Fig. 47.

§ 97. *Second mois* (Fig. 45, 46 et 47). L'accroissement de l'embryon est très-rapide. Au commencement de cette période il a 11 à 14 millimètres ; à la huitième semaine il mesure 23 à 27 millimètres et pèse 4 grammes. Les yeux sont représentés par des points foncés, dirigés de côté, avec des rudiments de paupières. Fente buccale très-grande (Fig. 47, *u*, *x*). Ouvertures auriculaires et nasale ; le nez forme une petite éminence (*y*). Les extrémités apparaissent sous forme de petits tubercules (*b*, *c*). La division du membre supérieur en bras et avant-bras, et même les doigts, sont indiqués par des sillons superficiels. Le ventre est fermé, sauf l'ouverture ombilicale à travers laquelle l'intestin (*g*) remonte encore assez haut dans le cordon, qui est parfois déjà plus long que l'embryon. La partie inférieure de la colonne vertébrale apparaît sous forme d'un petit appendice caudal fortement recourbé en avant ; à la place qu'occuperont les parties génitales se trouve un petit mamelon. Premiers points d'ossification (septième semaine) dans la clavicule et dans la mâchoire inférieure.

La disposition de tous les organes indique déjà les formes qu'ils auront plus tard. — L'œuf atteint le volume d'un œuf de poule.

§ 98. *Troisième mois*. L'embryon atteint une longueur de 65 à 80 millimètres et pèse de 30 à 35 grammes. Développement du pavillon de l'oreille et des paupières. Membrane pupillaire distincte. Formation des lèvres de la bouche. La tête se sépare nettement du tronc ; la région abdominale se développe plus complétement. Le cordon ombilical n'est plus si rapproché de l'anus, et se contourne en spirale ; l'ombilic, plus étroit, ne livre plus passage à l'intestin. La plupart des os sont peu à peu envahis par l'ossification. Les téguments sont encore minces et transparents, mais moins pâles. On distingue nettement aux extrémités les orteils et les doigts et même les endroits où se forment les ongles. Les parties génitales sont représentées par le clitoris ou le pénis très-proéminent ; inférieurement se trouve une gouttière qui se ferme sur la verge dans le courant du mois et constitue le canal de l'urèthre. Le périnée se développe et isole l'orifice anal. Tous les organes internes sont distincts. — L'œuf atteint le volume d'un œuf d'oie.

§ 99. *Quatrième mois*. Le fœtus atteint une longueur de 11 à 13 1/2 centimètres et un poids de 145 grammes.

Les bords des paupières se soudent. Le clitoris cesse de s'accroître ; la gouttière qui existe au-dessous de lui se transforme en petites lèvres ; à côté d'elles apparaissent les grandes lèvres, plus épaisses. Le scrotum est encore fendu. Les caractères sexuels sont nettement tranchés. Les téguments sont plus consistants et d'une coloration rougeâtre. — Si l'avortement à lieu vers la fin de ce mois, le fœtus est rarement expulsé avec les membranes intactes. On prétend avoir parfois constaté dans ce cas des tressaillements dans les membres du fœtus.

§ 100. *Cinquième mois*. Longueur du fœtus 25 à 32 centimètres ; poids 145 à 260 grammes. Le système musculaire se développe davantage ; les muscles prennent une coloration plus foncée, ainsi que la peau. Les ongles, visibles depuis longtemps, commencent à prendre une consistance cornée ; les cheveux apparaissent et tout le corps se couvre de poils soyeux, *lanugo*. Formation du tissu adipeux.

§ 101. *Sixième mois.* Longueur du fœtus, 30-38 centimètres ; poids, 750 grammes à 1 kilogramme. La tête est encore très-volumineuse et occupe le quart de la longueur totale du corps. Le cœur, les poumons et les gros vaisseaux sont complétement développés. La vésicule biliaire contient un liquide séro-muqueux, déjà un peu coloré. L'intestin renferme du mucus analogue au méconium. Les testicules se rapprochent de l'anneau inguinal. Au commencement de ce mois, ou plutôt dans la seconde moitié du mois précédent, les mouvements du fœtus sont perçus distinctement par la mère comme de légers tressaillements. Quand le fœtus est expulsé à cette période, il peut donner pendant quelque temps des signes de vie, faire même de faibles essais de respiration, mais il est incapable de continuer à vivre.

§ 102. *Septième mois.* Longueur du fœtus, 43 centimètres ; poids, 1000 à 1500 grammes.

La tête paraît toujours très-volumineuse relativement au reste du corps ; les os du crâne sont mous et mobiles. Les paupières sont séparées ; l'oreille externe, encore très-molle, est appliquée contre la tête. Les membres sont chétifs, maigres et grêles. La peau est rouge et recouverte d'un enduit caséeux ; elle est ridée, parce que le tissu sous-cutané contient peu de graisse, ce qui donne surtout à la face un aspect vieillot ; les testicules sont dans l'anneau inguinal ; les nymphes font saillie entre les grandes lèvres. La plus grande partie de l'intestin grêle contient du méconium. — L'on prétend qu'à partir du milieu de ce mois le fœtus peut continuer à vivre hors du sein de la mère. Mais ce n'est, à coup sûr, qu'un cas extrêmement rare, et l'on s'est probablement trompé très-souvent sur l'âge de pareils fœtus en les croyant plus jeunes qu'ils n'étaient, à cause de leur petitesse et de leur maigreur. En général, chez les fœtus de sept mois, l'activité des organes de la respiration et de la circulation est encore très-faible ; leur cri n'est qu'un léger vagissement ; ils sont incapables de téter, et leur vie s'éteint au bout de quelques heures.

§ 103. *Huitième mois.* Longueur du fœtus, 46 centimètres ; poids, 1750 à 2000 grammes. La membrane pupillaire disparaît. La mâchoire inférieure devient plus saillante. Les cheveux sont d'ordinaire de couleur blonde. La peau est plus épaisse, mais encore rouge, particulièrement aux parties génitales. Les ongles n'atteignent pas encore l'extrémité des doigts et des orteils. Les enfants qui naissent à cette époque peuvent souvent être conservés s'ils se trouvent dans de bonnes conditions, et s'ils reçoivent des soins assidus.

§ 104. *Neuvième mois.* La longueur du fœtus atteint 48 centimètres ; son poids varie de 2 à 3 kilogrammes. Toutes les parties du corps sont bien proportionnées. L'augmentation du tissu adipeux et le développement plus marqué des muscles rend les formes extérieures plus arrondies ; on remarque surtout la disparition des rides du visage, qui prend un aspect plus juvénil, un air plus avenant ; la face est aussi moins petite en proportion du crâne. Les os du crâne se rapprochent ; les fontanelles deviennent plus petites. Les cheveux s'épaississent ; les poils soyeux disparaissent peu à peu. Les testicules achèvent leur mouvement de descente dans le scrotum (quelquefois cette descente a lieu dans le mois précédent). Les enfants de neuf mois ressemblent beaucoup à ceux qui viennent à terme par la manière dont s'accomplissent leurs fonctions ; pourtant ils montrent une bien plus grande tendance au sommeil. Le fœtus ne subit plus de modifications très-frappantes à partir de ce moment *jusqu'à la fin du dixième mois* (quarantième semaine) où il atteint sa maturité.

Le *poids de l'œuf* entier, au terme de la grossesse, est en moyenne de 5760 grammes, dont 3280 pour le fœtus, 1880 pour le liquide amniotique et 600 pour le délivre.

Les indications des auteurs, sur la longueur et surtout sur le poids du fœtus aux différents mois de la grossesse, concordent très-peu entre elles, ce qui provient principalement de la différence des poids et des mesures usités dans chaque pays. Hecker a donc fait une chose très-méritoire en se livrant, dans ces derniers temps, à de nouvelles recherches sur ce sujet et en indiquant les dimensions et le poids des fœtus aux différents mois de la grossesse, d'après le système métrique français ; mais il dit lui-même qu'il faut opérer sur de bien plus grandes quantités pour obtenir des moyennes certaines. Les poids qu'il indique sont presque tous un peu plus faibles que ceux que nous avons donnés (¹).

II. Fœtus à terme.

§ 105. Au point de vue obstétrical, le *fœtus à terme* (*fœtus maturus*) mérite surtout d'être étudié avec soin. S'il est nécessaire de connaître exactement les voies génitales, pour se faire une idée juste de la marche normale du travail, il est tout aussi indispensable de se rendre un compte exact de la conformation du fœtus en général, et en particulier de ses dimensions, du rapport de son volume avec la largeur de l'espace qu'il doit traverser pour être mis au monde.

§ 106. Les caractères d'un enfant mûr ou à terme sont les suivants : habituellement il est long de 48 1/2 à 51 centimètres, et pèse 3 à 3 1/2 kilogr. ; la tête est assez dure et présente des dimensions normales (voy. § 109) ; elle est couverte de cheveux fins, longs de 28 à 40 millimètres, ordinairement foncés ; les oreilles sont tout à fait développées, cartilagineuses ; toutes les parties sont fermes, pleines et arrondies. La largeur des épaules mesure 12 centimètres, celle des hanches 9 1/2-11 centimètres ; le diamètre antéro-postérieur du thorax est de 9 1/2 centimètres. — Les mamelles proéminent un peu et contiennent souvent, chez les deux sexes, un liquide lactescent ; le bas-ventre est bombé, surtout dans la région ombilicale ; le cordon s'insère un peu au-dessous de l'axe longitudinal du corps. La peau du scrotum, qui contient d'ordinaire les deux testicules, est épaisse, ridée, et a cessé d'être d'un rouge vif ; les nymphes sont d'ordinaire tout à fait recouvertes par les grandes lèvres ; les membres sont arrondis à cause du développement des muscles et de la présence d'une plus grande quantité de tissu adipeux sous-cutané. Les cuisses sont ordinairement moins développées et un peu plus courtes que les bras. L'épiphyse inférieure du fémur contient le plus souvent un noyau d'ossification de 7 millimètres de diamètre ; les ongles ont la dureté de la corne et dépassent l'extrémité des

(¹) [Ambroise Tardieu (*Étude médico-légale sur l'infanticide.* Paris 1868, p. 29) donne le poids de 4104 enfants nés à terme à la *Maternité* de Paris ; 2142 enfants pesaient de 3 kilogr. à 3^{kil},500.]

doigts, mais non pas celle des orteils; la peau, ferme et lisse, d'une coloration rouge pâle, ne présente plus que sur les épaules des restes de poils soyeux, et se montre le plus souvent recouverte, principalement au dos, à la poitrine et aux plis articulaires, d'un enduit blanc, graisseux, glissant, *enduit sébacé, vernix caseosa*.

Enfin, les enfants à terme, aussitôt qu'ils viennent de naître, se mettent à crier d'une voix forte, ouvrent les yeux et agitent vigoureusement les membres; ils rendent bientôt de l'urine et du méconium, et prennent le sein avec avidité.

Les nouveau-nés présentent souvent des dimensions et un poids exceptionnels. On signale des fœtus qui n'auraient mesuré que 40 à 43 centimètres, d'autres dont la longueur atteignait jusqu'à 62 centimètres et au delà. Le poids est tout aussi variable, de 1250 à 1500 grammes jusqu'à 6 à 6 1/2 kilogrammes et au-dessus. Il n'est guère probable que les premiers de ces enfants aient été à terme (voy. dans la seconde partie des exemples de nouveau-nés extraordinairement volumineux).

Chose remarquable, le poids moyen des nouveau-nés résultant d'*une première couche* est *inférieur* à celui des enfants qui proviennent d'accouchements répétés. Matthews Duncan prétend que cette augmentation progressive du poids des enfants ne tient pas au nombre des couches, mais *dépend uniquement de l'âge de la mère*, et ne continue que pendant un certain temps, en atteignant son maximum chez les femmes de 25 à 29 ans (*Edinburgh medical Journal*, décembre 1864). D'après Hecker, 1º l'augmentation en longueur et en poids du fœtus est, comme le croit Duncan, en raison directe de l'âge de la mère; 2º il n'est pas vrai que cette augmentation cesse d'avoir lieu à aucun moment de la période de reproduction (elle continue au contraire en général tant que la femme reste féconde); 3º l'âge n'est pas la seule cause de cette augmentation, comme le prétend Duncan, mais il faut encore accorder une certaine influence au nombre des accouchements.

On a inventé, pour la mensuration et le pesage des enfants nouveau-nés, un certain nombre d'instruments particuliers, dont les plus connus sont : 1º le *baromacromètre* de Stein l'ancien: une balance munie d'un ressort qui indique sur une échelle le poids du fœtus (βαρος) et d'une règle graduée appliquée sur le plateau, qui sert à en déterminer la longueur (μακρος) (1); 2º un instrument analogue d'Osiander, constitué par un trébuchet, muni d'un quart de cercle (2); 3º Le *pædiomètre* de Siebold (3), modification du baromacromètre de Stein, muni d'un appareil qui permet de déterminer commodément les diamètres de la tête, des épaules et des hanches. 4º. Le *mécomètre* (μηκος, longueur), dont on se sert de préférence à la Maternité de Paris pour mesurer la longueur du fœtus (4). 5º Le *céphalomètre* de Stein, compas d'épaisseur qui sert à prendre facilement les diamètres de la tête (5). Les instruments que nous venons de citer sont représentés dans l'Atlas de Busch (6).

[L'instrument de Odier et Bache, pour peser les nouveau-nés, est une balance romaine de petite dimension, qui permet d'apprécier une différence de 10 grammes. Le levier se sépare en trois parties égales, de manière à placer le tout dans une petite boîte qui se met facilement dans la poche.]

(1) Stein, Georg W., *Kleine Werke zur praktischen Geburtshülfe*. Mit Kupfern. Marburg 1798, p. 124.

(2) Osiander, F. B., *De homine, quomodo fiat* etc., *cum descriptione stateræ portatilis ad examinandum infantum neonatorum pondus nuper inventæ*. Gœttingen, 1816.

(3) Siebold, A. E. de, *De pædiometro commentarius*. Berolinæ 1818, in-4º. *Cum tabulis æneis*.

(4) Voy. Mᵐᵉ Boivin, *Mémorial de l'art des accouchements*.

(5) Stein, G. W., ouvrage cité, p. 130.

(6) Busch, W. A., *Atlas der in 50 lithographischen Tafeln bestehenden Abbildungen zur theoretischen und praktischen Geburtskunde*, Berlin 1838. Table XXXIX.

Chaussier admettait que chez le fœtus à terme, le cordon s'insère exactement à égale distance du vertex et de la plante des pieds. D'Outrepont regardait aussi l'insertion du cordon sur le milieu du corps comme un caractère indubitable de maturité (¹). Moreau enseigne au contraire que ce n'est là qu'un fait exceptionnel (un cas sur 23 1/2), tandis qu'en général l'insertion se trouve à environ 23 millimètres au-dessous du milieu de l'axe longitudinal; il prétend, de plus, qu'on ne peut baser aucune conclusion rigoureuse sur ce caractère unique (²). C. Devilliers a trouvé l'ombilic à 4 ou 5 centimètres au-dessous du milieu du corps sur 100 nouveau-nés (50 garçons et 50 filles). Chez les filles, l'insertion est un peu plus élevée, la longueur du corps étant admise comme égale dans les deux sexes (³).

La constatation d'un *noyau d'ossification* dans l'épiphyse inférieure du fémur est une découverte des plus importantes pour la médecine légale, due à Béclard, et sur laquelle Ollivier, Mildner et Casper ont publié des travaux (⁴). Cependant, d'après les recherches de Hecker, le point d'ossification manquerait assez souvent, même chez des enfants à terme (⁵).

L'*enduit sébacé* est composé de petites squames épidermiques et du produit de sécrétion des glandes cutanées du fœtus.

§ 107. Comme la tête du fœtus est à la fois plus volumineuse et plus résistante que toutes les autres parties du corps, il lui faut un plus grand espace pour traverser les voies génitales; il est donc nécessaire d'étudier sa conformation avec un soin tout particulier.

La tête du fœtus a une forme ovalaire; on y distingue le sinciput, l'occiput et le vertex (qui se trouve entre ces deux parties), et on la divise en six régions ou faces, qui sont : la région supérieure ou du vertex, l'antérieure ou faciale, l'inférieure ou basilaire, les deux régions latérales, et la postérieure ou occipitale.

Le crâne, qui nous intéresse principalement parce que la face est toujours encore moins développée, est formé en avant par l'os frontal, composé de deux pièces symétriques, en arrière par l'occipital, des deux côtés par les pariétaux et les temporaux, et en bas par le sphénoïde. L'union des os de la voûte crânienne n'est pas fixe et immobile comme chez

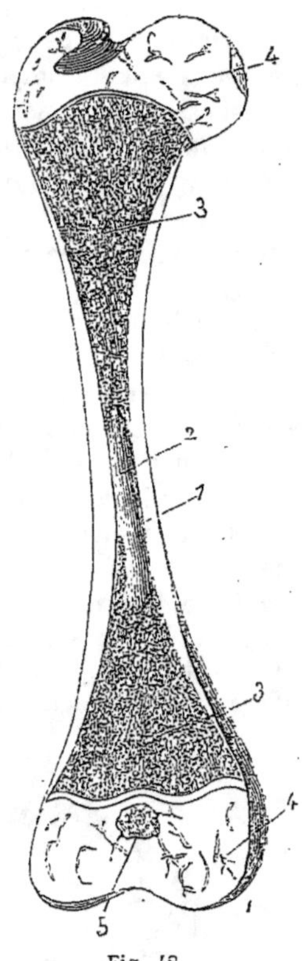

Fig. 48
Fémur d'un enfant de deux semaines. (⁎)

(¹) D'Outrepont (*Gemeine deutsche Zeitschrift für Geburtskunde*, t. VI, 1829, p. 559).

(²) Moreau, *Traité pratique des accouchements*, p. 394.

(³) C. Devilliers. *Détermination de l'âge du fœtus à l'aide de la hauteur d'insertion du cordon ombilical*, dans son *Recueil de mémoires et d'observations sur les accouchements et les maladies des femmes*, t. I, Paris 1862, p. 269.

(⁴) Voy. le *Traité de médecine légale* de Casper, traduit en français. Paris 1863.

(⁵) Hecker et Buhl, *Klinik der Geburtskunde*, p. 49).

(⁎) 1) Substance compacte de la diaphyse. — 2) Canal médullaire. — 3) Substance spongieuse de la diaphyse. — Épiphyse cartilagineuse avec ses vaisseaux. — 5) Point d'ossification de l'épiphyse.

l'adulte, mais jouit d'une certaine mobilité à cause des intervalles nombreux qui se trouvent entre les bords et les angles par lesquels ces os sont en rapport. Ces intervalles sont étroits entre les bords des os, et s'appellent *sutures*, ils sont plus grands aux endroits où les sutures se réunissent, et portent le nom de *fontanelles (fonticuli)*.

§ 108. On distingue les sutures suivantes : 1º la *suture frontale* entre les deux os frontaux ; 2º la *suture coronale*, qui unit les deux os frontaux aux deux pariétaux ; 3º la *suture sagittale* entre les deux pariétaux ; 4º la *suture lambdoïde*, qui unit les deux pariétaux à l'occipital ; cette dernière, comme la suture frontale, est composée de deux branches, une gauche et une droite. Les fontanelles qu'il est nécessaire de connaître, sont les suivantes : 1º la *grande fontanelle* ou *fontanelle antérieure*, espace membraneux quadrangulaire, situé entre les pariétaux et les frontaux, au point de rencontre des sutures frontale, sagittale et des deux branches de la suture coronale ; elle est de forme trapézoïde ; son angle supérieur, légèrement obtus, est dirigé en arrière ; l'inférieur, un peu aigu, regarde en avant ; elle présente d'ordinaire une surface assez grande pour recevoir l'extrémité de deux doigts ; 2º la *petite fontanelle* ou *fontanelle postérieure*, située entre les pariétaux et l'occipital, au point de rencontre de la suture sagittale et des deux branches de la suture lambdoïde. Chez les enfants à terme et bien conformés il n'existe pas, en général, d'intervalle membraneux en cet endroit, tandis qu'on le rencontre habituellement chez les fœtus expulsés avant terme ou hydrocéphaliques ; 3º parmi les *fontanelles latérales* il faut surtout tenir compte, au point de vue obstétrical, des deux postérieures, *fontanelles de Cassérius*, situées au point de rencontre des sutures mastoïde et lambdoïde.

On appelle *fausses fontanelles, fonticuli spurii*, les places non ossifiées qui se rencontrent parfois sur l'un ou l'autre des os du crâne.

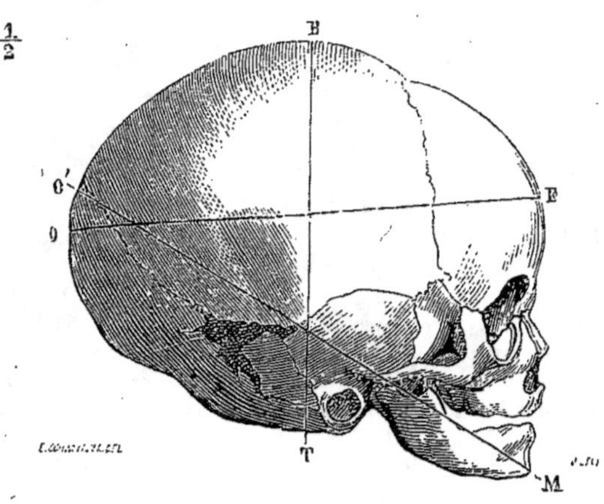

Fig. 49. — *Tête du fœtus à terme (profil* (*)

§ 109. Pour établir les dimensions de la tête, on y admet plusieurs *diamètres* : 1º le *diamètre droit* ou *long, diamètre occipito - frontal* (Fig. 49, O F), qui s'étend de la racine du nez à la partie la plus saillante de l'occiput, et mesure 11 1/2 à 12 centimètres ; 2º le *diamètre transverse* ou *bi - pariétal* (Fig. 50, B P), d'une bosse pariétale à l'autre = 9 1/2 centimètres ;

(*) O F. Diamètre occipito-frontal. — O' M. Diamètre occipito-mentonnier. — B T. Diamètre vertical.

3° le *diamètre vertical* (Fig. 49, B T), c'est-à-dire la distance qui sépare le vertex du trou occipital = 9 1/2 à 10 centimètres; 4° le *diamètre oblique*, ou *occipito-mentonnier* (Fig. 49, O M), de l'extrémité du menton à la petite fontanelle = 13 à 13 1/2 centimètres. Le *diamètre longitudinal de la face* est de 8 centimètres; la largeur de la base du crâne = 61 à 67 millimètres. La *circonférence* de la tête mesure de 38 à 40 1/2 centimètres. On prétend que chez les fœtus mâles elle est plus considérable de 1/28 à 1/30 que chez les fœtus du sexe féminin.

§ 110. Les mesures que nous venons d'indiquer sont des moyennes telles qu'elles résultent de la mensuration de la tête chez des enfants à terme, d'un développement moyen; mais de même que le volume de tout l'enfant est variable, on remarque aussi, en ce qui concerne les dimensions de la tête, que toutes ou quelques-unes d'entre elles mesurent assez souvent quelques millimètres de plus ou de moins. Ces variétés ont une influence très-notable sur la forme et sur le volume de la tête.

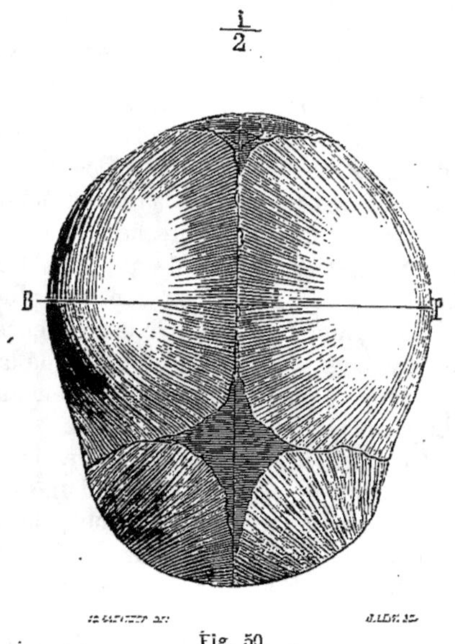

Fig. 50.
Tête du fœtus à terme (sommet). (*)

§ 111. Le crâne possède la propriété très-importante, au point de vue de l'accouchement, de pouvoir subir, lors de son passage à travers le bassin, des modifications de *forme* et de *volume*, correspondantes à la configuration de ce dernier. En effet, comme les os de la voûte crânienne sont unis d'une manière mobile, leurs bords peuvent non-seulement se rapprocher, mais encore glisser l'un par-dessus l'autre (chevaucher). Les avantages de cette disposition se manifestent surtout dans les accouchements rendus difficiles par une disproportion entre la tête et le bassin. Le volume de la tête peut de la sorte être diminué de 1 1/2 à 2 centimètres, surtout dans la direction du diamètre droit ou du diamètre transverse. La base du crâne est seule immuable, parce que les parties osseuses dont elle est formée constituent déjà, avec les cartilages qui les unissent, un ensemble très-solide chez les fœtus à terme. Du reste, l'aptitude de la tête à modifier sa forme (*accommodation*) ne dépend pas seulement de la largeur et de l'extensibilité des sutures, mais encore de la souplesse et de l'élasticité des os eux-mêmes. A ces deux points de vue, les têtes fœtales diffèrent notablement entre elles, de sorte qu'il n'y a rien de plus variable que le degré de réductibilité qui se manifeste dans chaque cas particulier.

(*) B P. Diamètre bi-pariétal.

Souvent une tête très-grosse présente des sutures et des fontanelles fort larges et des os minces, tandis qu'une épaisseur plus marquée et une mobilité moindre des os s'observent précisément sur des têtes de grosseur moyenne, ou même plus petites. D'autre part, il n'est pas rare de voir les os développés en proportion du volume de la tête, c'est-à-dire forts et épais quand celle-ci est volumineuse, petits et minces quand elle présente des dimensions médiocres.

Nous ferons encore remarquer que les deux côtés de la tête du fœtus ne sont pas symétriques, sans que le travail soit pour quelque chose dans cette irrégularité.

§ 112. Enfin, l'union de la tête avec la colonne vertébrale mérite aussi d'attirer notre attention. L'articulation de la tête avec la première vertèbre cervicale lui permet surtout d'exécuter des mouvements de *flexion* et d'*extension*; mais comme les facettes articulaires du côté de la tête ne se trouvent pas au milieu de sa base et sont plus rapprochées de l'occiput, le grand diamètre de la tête représente un levier à bras inégaux, dont le plus long est en avant, et le plus court en arrière. Cette disposition explique plusieurs particularités de l'accouchement physiologique, par exemple la fréquence beaucoup plus grande des présentations du crâne en comparaison de celles de la face, la position particulière de la tête par rapport au tronc dans les présentations du crâne aussi bien que dans celles du pelvis etc.

La *rotation* de la tête autour de son axe vertical s'exécute aussi très-facilement, mais ne peut pas dépasser un quart de cercle sans danger pour le fœtus; si elle s'étend un peu plus loin, de façon que le menton dépasse l'épaule et se porte en arrière, le fœtus périt à cause des lésions de la moelle qui en résultent.

§ 113. Ce que nous avons dit plus haut du changement de volume de la tête pendant le travail, s'applique au tronc, dont les différentes parties s'adaptent plus facilement et dans une bien plus forte mesure à la capacité des voies génitales; ainsi, par exemple, la largeur des épaules peut être diminuée de 3 centimètres et au delà.

§ 114. Il nous reste encore à considérer l'*attitude*, la *présentation* et la *position* du fœtus.

L'*attitude du fœtus*, *habitus fœtus*, c'est-à-dire les rapports de ses différentes parties entre elles, est telle qu'il occupe le moins de place possible dans la cavité utérine (Fig. 51). Le tronc est un peu courbé en avant, le menton rapproché de la poitrine, les avant-bras sont croisés ou placés l'un à côté de l'autre sur la poitrine; les mains, fermées et renfermant les pouces fléchis dans la face palmaire, sont rapprochées du visage. Les cuisses sont fléchies sur le tronc, les jambes sur les cuisses; souvent les pieds sont croisés; les talons sont rapprochés des fesses et se trouvent placés plus bas que le reste des pieds, dont le dos est attiré vers la face antérieure des tibia.

Dans cette attitude, le fœtus représente un corps ovoïde long de 27 à 32 centimètres, dont l'extrémité pointue est formée par la tête, et l'extrémité mousse par le bassin, à cause des pieds qui se trouvent dans le voisinage des fesses.

Quoique la tête, le tronc et les membres du fœtus soient fléchis dès les premiers temps de la grossesse, cette flexion, surtout celle des membres, ne devient bien complète et telle que nous venons de la décrire que dans les derniers mois de la gestation. Ce qui oblige principalement le fœtus à prendre cette attitude, c'est le *rétrécissement progressif de la cavité qui le contient*, relativement à son volume. Pourtant Simpson prétend, avec raison, que des *causes vitales* concourent à produire ce résultat. Dès que le fœtus essaie d'étendre un peu ses extrémités, il rencontre les parois utérines, qui provoquent un mouvement réflexe par lequel les membres sont vivement ramenés vers le tronc; c'est pour cette raison que les mouvements fœtaux ont quelque chose de particulièrement brusque et donnent la sensation de tressaillements, de chocs, de soubresauts.

En se tenant ainsi pelotonné avec les extrémités serrées contre le corps, un fœtus dont le développement est assez avancé, risque moins de se mettre en contact avec les parois utérines, et se trouve par conséquent aussi commodément placé, aussi peu gêné que possible. S'il vient à périr, cette attitude n'a plus sa principale raison d'être, et se modifie facilement, si elle n'est pas maintenue par l'étroitesse relative de la capacité utérine.

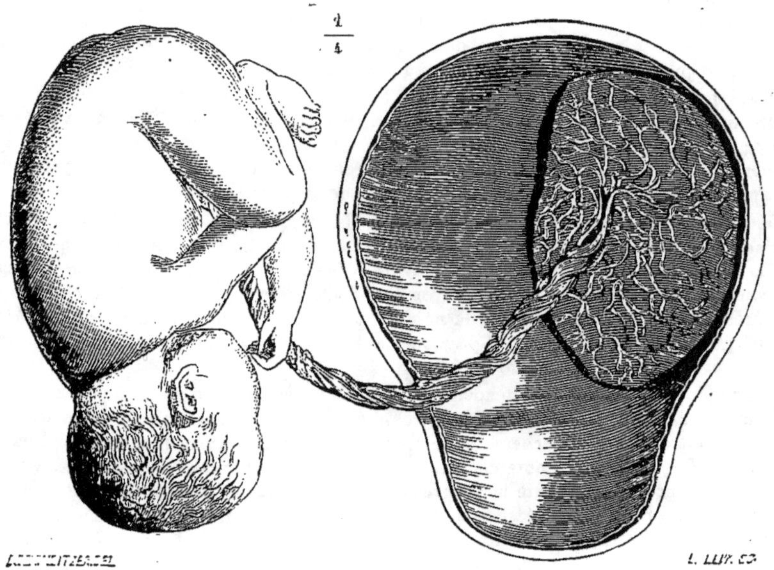

Fig. 51. — *Attitude du fœtus. Insertion du placenta* (d'après Schultze).

§ 115. La *présentation* du fœtus, *situs fœtus*, c'est-à-dire le rapport de son axe longitudinal avec celui de la matrice, est en général telle que ces deux axes se confondent — ce qui constitue une *présentation longitudinale* — et que l'extrémité céphalique de l'enfant est dirigée en bas. Vers la fin de la grossesse, la *position* la plus ordinaire du fœtus est celle où sa face postérieure, savoir l'occiput, la nuque et le dos, est tournée à gauche et un peu en avant; pourtant on rencontre souvent une position diamétralement opposée à celle-ci, et dans laquelle le plan postérieur est dirigé à droite et un peu en arrière. Du reste, dans un grand nombre de cas, le fœtus ne persiste pas, pendant toute la grossesse, dans une présentation et dans une position déterminées; au contraire, jusqu'au moment du travail, et même pendant l'accouchement, il exécute fréquemment des mouvements de rotation autour de son axe soit longitudinal, soit transversal, ou bien à la fois autour de l'un et de l'autre.

On croyait jadis que, dans les premiers temps de la grossesse, le fœtus est placé dans la matrice, les fesses en bas, la tête en haut, et le dos tourné vers la colonne vertébrale de la mère, et que plus tard, vers le septième mois, il exécute, brusquement ou graduellement, un mouvement de *culbute*, qui le met dans la présentation et la position la plus habituelle. Cette opinion, qui remonte à Hippocrate et à Aristote, et qui a compté, depuis, des partisans illustres (Mauriceau, Fielding Ould, Levret, Stein l'ancien), a été réfutée par les observations de Realdus Columbus, Lamotte, Smellie, Solayres de Renhac etc. [1]

La tête occupe la partie la plus déclive de l'utérus dès les premiers mois de la grossesse; non-seulement ce fait paraît très-probable si l'on réfléchit *aux rapports anatomiques du fœtus et de la matrice* et à l'influence de la *pesanteur* (car la tête a toujours le plus grand poids spécifique), mais encore il est démontré par l'observation directe.

Des autopsies, pratiquées à toutes les époques de la gestation, ont permis de constater que la tête avoisine habituellement l'orifice utérin, et il résulte de la pratique des accoucheurs les plus occupés que dans les avortements et les accouchements prématurés c'est presque toujours cette partie qui est expulsée la première [2].

Dans les derniers mois de la grossesse, la tête est principalement maintenue dans cette situation déclive par la forme de la cavité utérine. En effet, l'utérus représente un *ovoïde* dont l'extrémité élargie est dirigée en haut, et, comme le fœtus constitue également un corps ovale, dont la plus grosse extrémité correspond à la région pelvienne, cette partie est forcée à se rapprocher du fond de la matrice.

P. Dubois a cherché à démontrer, dans ces derniers temps, que la fréquence de la présentation céphalique ne dépend pas de l'influence de la pesanteur, mais qu'elle résulte d'un *acte instinctif* du fœtus; Paré avait déjà émis une opinion analogue [3]. Simpson admet, avec Dubois, que les mouvements du fœtus sont la cause déterminante de sa présentation; cependant il voit là non pas un acte psychique, mais *un simple phénomène réflexe, c'est-à-dire purement physique*, analogue aux autres mouvements réflexes, dont il présente tous les caractères [4].

Crede [5] et Kristeller [6] prétendent que l'*activité utérine* exerce une influence prépondérante, pendant le cours même de la grossesse, sur la présentation et la position du fœtus. D'autre part, les recherches de Hecker l'ont amené à partager une opinion de Scanzoni [7], qui s'éloigne notablement des idées reçues. D'après lui, dans les derniers temps de la grossesse, la tête ne se présente pas aussi souvent qu'on le croit habituellement; quelle que soit la présentation, elle subit assez fréquemment des modifications que, jusqu'à présent, la plupart des auteurs croyaient incompatibles avec les dimensions et les propriétés physiologiques de l'enveloppe musculaire qui entoure le fœtus, et que l'on prenait pour des exceptions extrêmement rares, si parfois on arrivait à les constater d'une façon indubitable; enfin, ces modifications peuvent être assez étendues pour qu'au moment de l'accouchement la tête soit expulsée la première, quand, plus ou moins longtemps auparavant, l'extrémité pelvienne était au détroit supérieur, et réciproquement.

(1) Voy. Feist, Fr. L., *Ueber die Lehre von dem Stürzen des Kindes in den letzten Monaten der Schwangerschaft* (*Monatsschr. für Geburtsk.* 1854, t. III, p. 172).

(2) Voy. S. Duncan, M., *The Statics of pregnancy*, dans l'*Edinburgh medical and surgical Journal*, janvier 1865. — F. Battlehner, *Warum stellt sich die Frucht so unverhältnissmässig oft mit dem Kopfe voraus zur Geburt?* (*Monatsschrift für Geburtskunde*, t. VI, p. 941, 1854.)

(3) Voy. *Mémoires de l'Académie impériale de médecine*, t. II, p. 265, 1832).

(4) J. Y. Simpson, dans l'*Edinburgh Monthly Journal*, janvier et avril 1849).

(5) Crede, *Klinische Vorträge über Geburtshülfe*, p. 487.

(6) Kristeller, *Zur Ætiologie der normalen Kindeslage*, *Monatsschrift für Geburtskunde*, t. V, p. 40, 1855).

(7) Scanzoni, *Lehrbuch der Geburtshülfe*, t. I, p. 105, 1849.

BIBLIOGRAPHIE.

Développement et situation du fœtus.

Camper, *P.*, Natürliche Lage des ganzen Kindes in der Gebärm. (Betracht. über einige Gegenst. aus d. Geburtsh. [1759.] Leipzig 1777, in-8°, p. 44, et tab. I, fig. 6).

Virey, Remarques sur les positions du fœtus dans l'utérus (Académie de méd., 1825).

Capuron, Mém. sur la situation du fœtus pendant la grossesse (Journ. hebd. de méd , 1833).

Dubois, *Paul*, Mém. sur la cause des présentations de la tête pendant l'accouchement (Mém. de l'Acad. de méd., t. II, 1838, p. 265).

Simpson, L'attitude et les positions natur. et anorm. du fœtus dans la matrice (Edinburgh Month. Journ. of Med. scienc., 1849).

Dubois, *Paul*, Du poids des nouveau-nés au point de vue médico-légal (Gazette des hôpitaux, 1854, p. 57).

Bertillon, Étude statist. sur les nouveau-nés (Bullet. de l'Acad. de méd., 1858, t. XXIII).

v. Siebold, *Ed.*, Ueber die Gewichts- und Längenverhältnisse der neugeborenen Kinder (Monatsschr. für Geburtskunde, t. XV, 1860, p. 337).

Valenta, *Alois*, Ueber den sogenannten Positionswechsel des Fœtus (Monatsschrift für Geburtskunde, t. XXV, p. 172-208, 1861).

Crede, Observationes nonnullæ de fœtus situ inter graviditatem. Lipsiæ 1862.

Gassner, Ueber die Veränderungen des Körpergewichts bei Schwangeren, Gebärenden und Wöchnerinnen (Monatsschrift für Geburtskunde, t. XIX, 1862, p. 20).

Golizinsky, *W.*, Zur Differentialdiagnostik der 7 und 8 monatlichen unausgetragenen Früchte (Petersburg. med. Zeitschrift, V, 1863).

Stadfeld, *A.*, Untersuchungen über den Kindskopf in obstetricischer Beziehung (Monatsschrift für Geburtskunde, t. XXII, p. 461, 1863).

Hecker, *C.*, Klinik der Geburtsk., t. II, p. 22, Leipzig 1864.

Robin, Note sur le point précis où se montre le premier point d'ossification des os longs (Comptes rendus des séances et Mémoires de la Soc. de biolog., 1864, 4e série, t. I).

Crede, Observationum de fœtus situ inter graviditatem series altera. Lipsiæ 1864.

Heyerdahl, *Val.*, Ueber den Positionswechsel des Kindes während der Schwangerschaft (Monatsschrift für Geburtskunde, t. XXIII, p. 456, 1864).

DEUXIÈME DIVISION.

PHYSIOLÓGIE ET HYGIÈNE DE LA GROSSESSE.

PREMIÈRE SECTION.

De la grossesse en général.

§ 116. La grossesse est le processus évolutionnaire provoqué par la conception, par lequel le corps de la femme présente à l'œuf fécondé dans son sein les conditions nécessaires à sa nutrition et à son développement, et se prépare à le décoller et à l'expulser, ainsi qu'à nourrir l'enfant après sa naissance.

La grossesse commence au moment de la conception et dure jusqu'au début du travail.

§ 117. La conception est le résultat d'un coït fécondant. Le sperme pénètre dans la matrice gorgée de sang sous l'influence de l'orgasme vénérien, passe de là dans les trompes, puis arrive peu à peu jusqu'à l'ovaire, et féconde l'ovule (ou les ovules), sorti de la vésicule de Graaf aussitôt qu'il le rencontre sur son parcours, ce qui a lieu le plus souvent dans les oviductes. L'œuf fécondé descend ensuite dans la matrice, où il n'arrive pas, probablement, avant le douzième ou quatorzième jour. Là il se fixe, se nourrit, se développe et atteint enfin sa maturité complète après un laps de temps qui est d'ordinaire de quarante semaines, ce qui équivaut à peu près à neuf mois et huit jours.

On admet généralement que 40 semaines ou 280 jours répondent à 10 mois lunaires; c'est une erreur, car aucun mois lunaire ne compte exactement 28 jours. Pourtant il est commode de diviser la durée ordinaire de la grossesse en dix périodes égales de 28 jours, qu'on appelle alors *mois de la grossesse*.

On ne possède aucune donnée certaine sur la durée réelle de la grossesse. En effet, il est très-difficile d'acquérir à ce sujet des notions précises, parce que nous ne connaissons pas le jour de la conception, c'est-à-dire le moment où le sperme se met en contact avec l'ovule, et que, par conséquent, nous ignorons quand la gestation commence. Ce qui est certain, c'est que, le plus souvent, elle dure environ 280 jours. Mais il n'est pas rare de voir l'accouchement se faire, sans cause connue, de 5 à 10 jours plus tôt, et comme le cours du travail est tout à fait normal et que l'œuf présente tous les caractères de la maturité parfaite, il ne peut pas être question d'accouchement prématuré. Il arrive beaucoup moins souvent que la grossesse dépasse de quelques jours le terme ordinaire et que l'accouchement n'a lieu que le 287e jour ou plus tard encore.

Il ressort des observations de Tessier, Spencer, Krahmer et d'autres que la durée de la gestation présente également des variations notables chez les juments, les vaches, les brebis, les lapins etc.

Les données fournies par la science et par l'observation permettent donc d'admettre que le terme normal de la grossesse, chez la femme, n'arrive pas à jour et à heure fixe, mais subit des oscillations de 10 à 15 jours et au delà[1].

Berthold pose en fait que la durée de la grossesse varie selon les périodes menstruelles et que l'accouchement a lieu, quand tout se passe régulièrement, au moment où l'ovaire se *prépare* pour la dixième menstruation; par conséquent le travail se déclarerait avant l'époque où la femme aurait été réglée pour la dixième fois. [Cette opinion est celle d'un certain nombre d'auteurs, parmi lesquels nous citerons surtout Máttei.]

§ 118. Quand un seul coït a fécondé *un ovule isolé*, la grossesse est dite *simple* (*graviditas simplex*); quand au contraire deux ou plusieurs ovules ont été fécondés ensemble (ou successivement, mais à de très-courts intervalles) la grossesse est *composée, multiple*, gémellaire ou double, triple etc., selon le nombre des fœtus.

On appelle *superfétation* la conception d'un second fœtus pendant le cours d'une grossesse. On la divise en *superfécondation* (ou mieux *superimprégnation*) quand la seconde conception se fait pendant la première période menstruelle (c'est-à-dire *avant* l'époque où la femme aurait été réglée de nouveau si elle n'était pas enceinte), et en *superfétation* proprement dite, qui a lieu plus tard, alors qu'il existe déjà un fœtus dans la matrice. Quelques auteurs regardent cette distinction comme inutile, et se servent indistinctement de l'un ou de l'autre terme, mais à tort, selon nous, parce que la possibilité de la superfécondation est plutôt admissible que celle de la superfétation. En

---

[1] Voy. Ad. Berthold, *Ueber das Gesetz der Schwangerschaftsdauer*. Gœttingen 1844, in-4°.

effet, l'existence de la première est démontrée chez les animaux, et, au point de vue théorique, elle n'est pas tout à fait invraisemblable chez la femme; toutefois on n'en possède aucune observation authentique. Au contraire, la superfétation paraît tout à fait impossible dans le cas de matrice simple, si l'on réfléchit aux modifications physiologiques que subit la face interne de l'utérus gravide, lesquelles s'opposent absolument à la pénétration du sperme et à son arrivée dans la trompe. Les prétendus faits à l'appui de cette hypothèse sont susceptibles d'une autre explication ou n'ont pas un degré suffisant d'authenticité. Dans le cas de matrice double, la possibilité de la superfétation est admissible, mais sans être démontrée par aucune observation indiscutable.

Il est avéré qu'on a déjà vu jusqu'à six fœtus provenant d'une seule gestation. Il n'a pas été recueilli, dans les temps modernes, d'observation authentique de grossesse *septuple*, telles qu'en rapportent quelques auteurs anciens.

§ 119. *Division de la grossesse.* — Si l'œuf fécondé arrive dans la cavité utérine et s'y développe complétement, si la grossesse suit son cours normal, sans qu'il en résulte aucun préjudice ni pour la mère ni pour l'enfant, on lui donne le nom de *grossessse physiologique* ou *régulière (eukyesis)*; mais si elle s'écarte de l'état normal, sous l'un des rapports que nous venons d'indiquer, on l'appelle *vicieuse* ou *irrégulière (dyskyesis)*. Les grossesses *vicieuses* sont : a) la *grossesse extra-utérine*, quand l'œuf fécondé n'arrive pas dans la cavité de la matrice, mais continue de vivre et de se développer en un autre lieu; b) la *grossesse molaire*, quand l'œuf, au lieu de se développer normalement, dégénère, de sorte qu'on n'y trouve pas trace d'embryon; on donne le nom de *mole* à l'œuf ainsi modifié; c) la *grossesse interrompue dans son cours*, quand l'œuf, arrivé dans la matrice, est expulsé avant le terme normal, c'est-à-dire avant la maturité du fruit.

§ 120. La grossesse est appelée *mixte* ou *compliquée (graviditas mixta)*, quand elle est accompagnée de phénomènes morbides.

Quelques auteurs ont étendu, fort improprement, la désignation de *grossesse mixte* aux cas où la matrice contient à la fois un fœtus normal et une mole. Beaucoup de traités d'accouchements divisent encore la grossesse en *vraie* et *fausse* ou *apparente*, en *essentielle* et *accidentelle* etc.; nous abandonnons ces divisions qui sont complétement illogiques.

DEUXIÈME SECTION.

Des modifications que présente le corps de la mère pendant la grossesse physiologique.

CHAPITRE PREMIER.

MODIFICATIONS DES PARTIES SEXUELLES.

§ 121. De toutes les modifications que la grossesse provoque dans les organes sexuels, les plus saillantes et les plus importantes sont celles que présente la matrice.

Nous renvoyons aux traités de physiologie et d'embryologie pour tout ce qui concerne les phénomènes qui se passent dans les ovaires et les trompes : rupture du follicule de Graaf, chute de l'œuf, formation du corps jaune, descente de l'*ovule* à travers les trompes etc.

§ 122. La conception provoque une excitation de l'activité vitale de la matrice, qui se manifeste par un afflux plus grand de sang, et qui a pour suite une hypertrophie de tous les tissus de l'utérus ; tout d'abord, et même avant l'arrivée de l'ovule, se forme la *membrane caduque*, dont nous avons parlé § 89 ; dès que l'œuf sort de la trompe, il se met en contact avec cette membrane et contracte, par son intermédiaire, des rapports intimes avec la matrice. A l'état normal, l'écoulement menstruel cesse pendant la grossesse physiologique, probablement parce que la maturation périodique des ovules dans l'ovaire est suspendue pendant qu'un œuf se développe dans l'utérus. Si, par exception, la menstruation a encore lieu une ou plusieurs fois, le sang des règles est d'ordinaire moins abondant ou plus pâle.

L'orifice utérin des trompes paraît être habituellement fermé par la membrane caduque ; il n'en est pas de même de l'orifice interne de la matrice ; mais, par suite de l'augmentation de la sécrétion des glandes cervicales, il se forme toujours dans la cavité du col, *un bouchon muqueux, gélatiniforme, qui oblitère ce canal.*

§ 123. A mesure que le fruit se développe, grandit et finit par devenir mûr, la matrice se développe également, augmente de volume et mûrit aussi en quelque sorte, c'est-à-dire qu'elle devient capable d'expulser le fœtus parvenu à sa maturité. Par suite, elle subit des modifications qui ne portent pas seulement sur sa texture, mais encore sur son volume, sa forme, sa situation, sur la conformation de sa cavité, et sur ses rapports avec les organes voisins.

§ 124. Pendant le premier mois de la grossesse, la forme de l'utérus n'est pas modifiée d'une manière notable, quoique toutes ses parties augmentent de volume ; pourtant ses contours s'arrondissent, et il paraît moins aplati. A partir de ce moment, le fond se développe davantage, et vers le milieu de la gestation le corps prend également part à cette augmentation de volume, de sorte que ces deux portions de la matrice l'emportent de beaucoup sur le col, et que l'organe devient plus arrondi. Enfin, après le sixième mois, l'utérus tend de plus en plus à prendre la forme ovoïde, et en effet, au terme de la grossesse il est complétement ovale. En même temps, sa masse augmente dans une telle mesure que son poids, qui n'était que de 29 à 36 grammes lors de la conception, atteint de 750 à 1000 grammes au moment de l'accouchement, abstraction faite de l'œuf qu'il contient. Long de 6 1/2 à 8 centimètres à l'état de vacuité, il présente, au terme de la grossesse, 32 à 35 centimètres de longueur, 23 à 24 de largeur et 21 1/2 à 23 centimètres d'épaisseur d'avant en arrière. La cavité, qui est originairement triangulaire, s'arrondit d'abord, et finit par devenir complétement ovale (¹).

(¹) Voy. Ch. Levret, *L'art des accouchements*, 1761, p. 298 (comparaison du volume de la matrice en vacuité, de son vuide et de la totalité de ses solides, avec toutes ces parties à la fin d'une grossesse naturelle).

§ 125. Du troisième au quatrième mois de la grossesse, l'utérus sort de l'excavation pelvienne, dans laquelle il n'a plus assez de place, et s'élève dans le grand bassin et dans la cavité abdominale, en refoulant en haut, en arrière et vers les côtés les intestins qui le recouvrent ; son fond se met en rapport immédiat avec la paroi du ventre, qui est peu à peu fortement distendue, amincie et poussée en en avant. Rarement une anse intestinale est interposée entre la matrice et la paroi abdominale. En même temps, l'utérus s'incline plus fortement en avant, parce qu'il rencontre, dans cette direction, des parties molles extensibles, tandis que la colonne vertébrale rend impossible, après le quatrième mois, son inclinaison en arrière. Habituellement, dans les derniers temps de la grossesse, le fond se porte aussi de côté, le plus fréquemment du côté droit, de sorte que la portion vaginale du col, qui était originairement tournée en arrière, est alors dirigée en arrière et à gauche ; de plus, on constate assez souvent que le bord latéral gauche de la matrice est plus rapproché que le bord opposé de la paroi abdominale antérieure. Les ligaments larges se déplissent à mesure que l'utérus grandit et s'appliquent exactement contre lui à la fin de la grossesse ; par suite, les trompes et les ovaires (qui restent plus turgescents pendant toute la durée de la gestation) sont en rapport avec les bords latéraux de l'organe. Les ligaments ronds deviennent plus vasculaires, s'allongent et se dirigent de haut en bas tout près de la surface de la matrice. Les autres organes voisins de l'utérus subissent également des modifications. La vessie est refoulée en haut, de sorte que le canal de l'urèthre se trouve placé derrière la symphyse pubienne et prend une direction plus verticale ; le rectum est aplati et refoulé à gauche, les vaisseaux sanguins et lymphatiques, de même que les plexus nerveux du bassin, sont comprimés ; il en résulte des varices, du gonflement, de l'œdème des extrémités inférieures, des douleurs, une sensation d'engourdissement et de fourmillement dans les pieds, et de la difficulté de la marche.

§ 126. Quoique l'utérus entier commence à se modifier à partir de la conception, toutes ses parties ne se développent pourtant pas proportionnellement en même temps. L'augmentation de volume se fait surtout aux dépens du fond dans les trois premiers mois, et aux dépens du corps dans les trois mois suivants.

Nous parlerons plus loin des modifications de la partie vaginale du col.

§ 127. L'augmentation de volume de l'utérus n'est pas produite par la pression que l'œuf exerce sur lui en se développant ; elle est le résultat de l'évolution organique de ses tissus, ainsi que le prouve l'étude des modifications que subit la texture de l'utérus pendant la grossesse.

(L'utérus augmente de volume même quand il ne contient pas l'œuf, par exemple dans la grossesse extra-utérine ; il est impossible, dans ce cas, d'invoquer une distension mécanique.)

§ 128. Le tissu propre de la matrice devient moins dense, plus vasculaire et plus gorgé de sang et, par conséquent, plus rouge ; ses fibres se développent davantage et prennent l'aspect caractéristique du tissu musculaire. C'est préci sément à l'état de grossesse qu'on a souvent essayé de déterminer la disposition des fibres utérines. Pourtant les assertions des observateurs sont très-discordantes à cet égard , et c'est peut-être ce qui prouve d'une façon éclatante que l'arrangement si régulier de ces fibres, décrit par plusieurs d'entre eux , n'existe pas réellement , ou bien encore qu'une main exercée à manier le scalpel peut produire artificiellement les apparences d'une disposition quelconque. Il est facile de reconnaître à l'œil nu, à la surface de l'utérus, des fibres longitudinales, transversales et obliques ; mais le reste de la substance utérine est composé de faisceaux musculaires entre-croisés dans toutes les directions, et si intimement enchevêtrés et intriqués , qu'il paraît tout à fait impossible d'y reconnaître une disposition régulière.

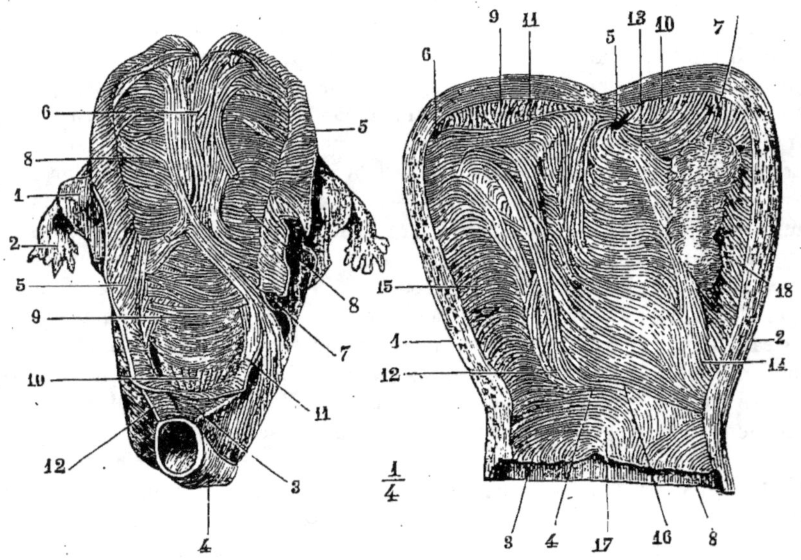

Fig. 52.
*Fibres musculaires de la face postérieure de
l'utérus. (*)*

Fig. 53.
*Fibres musculaires de la face interne de
l'utérus. (**)*

Calza décrit une couche musculaire externe épaisse, et une autre interne plus mince, entre lesquelles se trouve une substance intermédiaire spongieuse et vasculaire. A la face interne de l'utérus il existe, selon lui, des anneaux concentriques de fibres autour des

(*) 1) Ovaire. — 2) Trompe. — 3) Vagin. — 4) Rectum. — 5) Fibres transversales superficielles incisées et renversées en dehors. — 6) Fibres profondes du faisceau ansiforme. — 7) Leur continuation avec les fibres transversales. — 8) Fibres transversales. — 9) Fibres transversales du col. — 10) Partie postérieure du vagin. — 11) Fibres contribuant à former les faisceaux vagino-rectaux. — 12) Faisceaux vagino-rectaux (Hélie, de Nantes).

(**) 1) Coupe de l'utérus suivant son bord droit ; sa paroi postérieure. — 2) Sa paroi antérieure. — 3) Orifice externe du col. — 4) Orifice interne du col. — 5) Orifice utérin de la trompe gauche. — 6) Orifice de la trompe droite. — 7) Insertion du placenta sur la paroi antérieure de la cavité utérine. — 8) Vagin. — 9) Fibres verticales. — 10) Les mêmes, se recourbant sur le fond de l'utérus et sur la face antérieure. — 11) Faisceau transversal allant d'une trompe à l'autre. — 12) Origine du faisceau triangulaire de la paroi postérieure. — 13) Portion du faisceau triangulaire de la paroi antérieure. — 14) Son origine. — 15) Fibres transversales. — 16) Fibres transversales au niveau de l'orifice interne du col. — 18) Sinus veineux. (Hélie, de Nantes.)

orifices des trompes; d'après quelques auteurs, on trouve aussi des fibres circulaires dans le col utérin, tandis que d'autres (Ch. Bell, par exemple) en nient complétement l'existence dans cette région. On admet généralement que la direction des fibres est beaucoup plus variée à la face externe de l'utérus. Mme Boivin décrit une couche étroite de fibres longitudinales, qui, partant du milieu du fond de l'utérus, descendent jusqu'au col, le long de la paroi antérieure et postérieure, et partagent l'organe en deux moitiés symétriques. Des deux côtés de cette bande longitudinale partent des fibres obliques qui se dirigent vers les ligaments ronds, les trompes et les ovaires etc.

[Les recherches récentes d'Hélie, qui confirment en partie et complètent les descriptions de Calza, Bell, Mme Boivin, Deville etc., ont été prises, à juste titre, en très-sérieuse considération. Voici, en peu de mots, ce qui résulte des études de ce savant et consciencieux investigateur:

«Les fibres musculaires de l'utérus gravide se divisent en trois couches: une externe, une moyenne, une interne.

a) La couche externe, superficielle, très-mince, consiste en fibres généralement transversales (Fig. 53, 16), qui vont se continuer dans les différents replis des ligaments larges de la façon décrite plus haut. Ces fibres sont recouvertes sur la ligne médiane par un faisceau, faisceau ansiforme d'Hélie, qui descend du fond de l'utérus sur ses faces antérieure et postérieure; ce faisceau, plus marqué sur le fond de l'utérus, naît au-dessus du col, et par ses parties latérales se continue avec les fibres transversales. Sur la face postérieure, à ces fibres longitudinales superficielles, s'ajoute un faisceau plus profond (Fig. 52, 6). Les fibres du col sont à peu près transversales.

b) La couche moyenne, très-épaisse, se reconnaît facilement sur une coupe aux ouvertures béantes des sinus utérins; elle se continue sans limite bien nette avec la couche externe et acquiert sa plus grande épaisseur au niveau de l'insertion du placenta. Elle est formée par un réseau de fibres entre-croisées dans toutes les directions; ces faisceaux entourent les sinus utérins de façon à former autour d'eux de véritables anneaux contractiles.

c) Couche interne (Fig. 53). Sur chaque paroi existe, sous la muqueuse, un faisceau triangulaire, dont la pointe (12, 14) prend naissance au niveau de l'orifice interne du col et dont la base (11) correspond au fond de l'utérus et est formée par des fibres transversales, qui réunissent les orifices des deux trompes. Le reste des fibres internes de l'utérus a une direction transversale. A l'orifice des trompes les fibres forment des anneaux concentriques de grandeur décroissante, en allant de l'utérus vers la trompe et se prolongeant sur l'utérus jusque vers la ligne médiane. A l'orifice interne du col se trouve habituellement un anneau musculaire distinct soulevant la muqueuse (16).» [1]]

§ 129. Les autres parties constituantes de la matrice subissent, pendant la grossesse, des modifications analogues, et concourent, par leur accroissement, à l'augmentation du volume de l'organe : le tissu cellulaire devient plus lâche et plus gorgé de sucs, les vaisseaux lymphatiques augmentent considérablement en nombre et en étendue, les nerfs eux-mêmes paraissent devenir plus épais. Mais c'est le système vasculaire de l'utérus qui présente les modifications les plus frappantes. Les artères s'allongent, leurs sinuosités se redressent, leurs troncs et leurs branches s'élargissent, surtout au voisinage de l'implantation du placenta ; les veines présentent un développement proportionné, leur calibre atteint, en quelques endroits, celui des veines du bras et de la cuisse ; elles forment de nombreux réseaux et s'unissent par des anastomoses multiples ; elles paraissent aussi communiquer beaucoup plus facilement avec les artères. C'est

[1] Beaunis et Bouchard, *Nouveaux éléments d'anatomie descriptive et d'embryologie*. Paris 1868; p. 838.

principalement à ce réseau vasculaire que les parois utérines doivent leur épaisseur et un certain degré de rigidité rendu nécessaire par la station bipède de la femme.

. Les parois utérines sont plus épaisses pendant la vie qu'après la mort, alors que les vaisseaux se sont en partie affaissés. Du reste, elles varient sous ce rapport selon les différentes régions de l'organe : elles sont amincies au segment inférieur (qui n'a parfois que 2 centimètres d'épaisseur), aussi épaisses qu'à l'état de vacuité au fond et au corps, et beaucoup plus épaisses sur le point où s'insère le placenta. D'après Meckel, les parois augmentent un peu d'épaisseur dans les premiers mois, puis diminuent graduellement jusqu'à la fin de la grossesse. Quand on les mesure sur l'utérus, revenu sur lui-même peu de temps après l'expulsion du fœtus, on les trouve épaisses de près de 3 centimètres.

§ 130. Les propriétés vitales de la matrice se modifient en même temps que sa structure; sa nutrition est plus active et sa température s'élève à mesure qu'il y afflue plus de sang ; sa sensibilité, qui est comme endormie à l'état de vacuité, s'éveille pendant la grossesse, quoiqu'elle n'atteigne pas un degré proportionné à l'accroissement de la substance nerveuse. Enfin, ses propriétés contractiles se manifestent surtout d'une façon frappante quand ses fibres musculaires sont complétement développées.

§131. Les voies génitales molles (*le vagin* et la *vulve*) subissent aussi des modifications qui les préparent à livrer passage au fœtus. Par suite du développement de son tissu propre (analogue à celui de la substance utérine), le vagin est rendu apte à concourir activement à l'expulsion du fœtus et du délivre ; ses parois deviennent plus vasculaires, plus épaisses et plus molles ; le sang, qui y afflue plus abondamment, donne à la muqueuse vaginale une coloration bleuâtre; assez souvent ses papilles sont le siége d'une tuméfaction particulière (hypertrophie papillaire), de sorte qu'au toucher la surface interne du vagin paraît comme parsemée de petites granulations du volume d'un grain de millet ; en même temps il se fait une sécrétion plus abondante de mucus laiteux ou jaunâtre. Les *mamelles* subissent aussi des changements qui les préparent à la fonction qu'elles auront à remplir . après l'accouchement, c'est-à-dire la sécrétion du lait ; nous parlerons plus loin de ces modifications des parties sexuelles externes. Il est certain que le bassin prend également part à ces changements. Pendant longtemps on a cru (peut-être cette manière de voir remonte-t-elle jusqu'à Hippocrate) que les symphyses du bassin cèdent et s'écartent d'ordinaire au moment de l'accouchement ; aujourd'hui l'on admet généralement que cette opinion est erronée; pourtant les observateurs les plus expérimentés s'accordent à reconnaître que les symphyses, gorgées de sucs pendant la grossesse, se ramollissent au moins et se relâchent, et que leurs cartilages et leurs ligaments sont un peu moins résistants que dans l'état de vacuité. En général, *toute la région pelvienne augmente de volume ;* les hanches s'élargissent, la peau de cette partie et celle des lombes est doublée d'une plus grande quantité de tissu adipeux ; il en résulte un épaississement de plus en plus marqué des formes, qui contraste assez souvent, d'une manière frappante, avec l'amaigrissement de la partie supérieure du corps.

Des modifications des parties sexuelles constatées par l'exploration aux différents mois de la grossesse.

§ 132. Nous allons indiquer, dans les paragraphes suivants, les modifications des parties sexuelles constatées par la vue, le toucher et l'ouïe, dans l'ordre où elles se succèdent de mois en mois chez les primipares ; puis nous ferons ressortir les différences que les pluripares présentent sous ce rapport. La connaissance de l'ordre de succession de ces phénomènes est importante pour le diagnostic de la grossesse en général et pour le calcul de l'époque de la gestation.

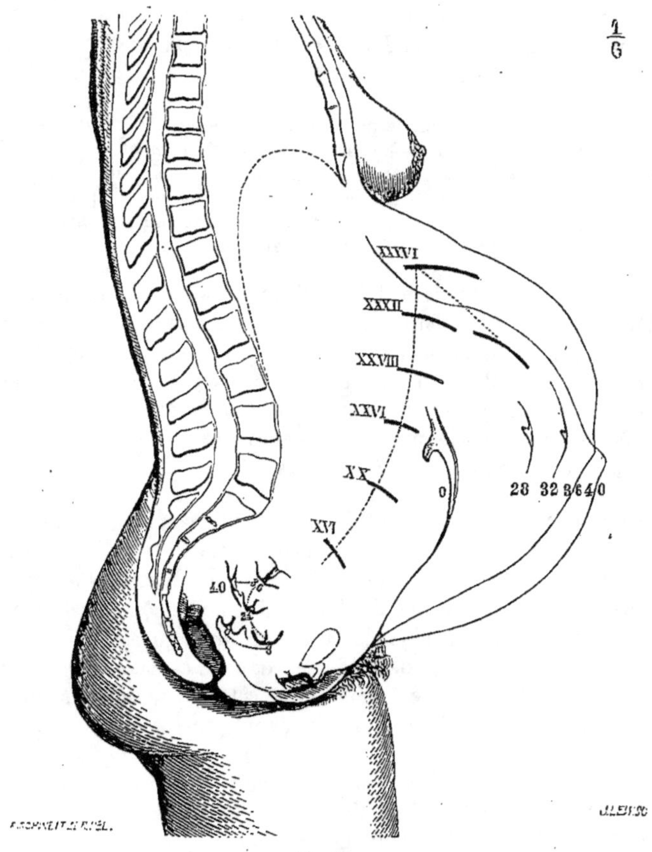

Fig. 54.

Figure schématique indiquant la hauteur du col et du fond de la matrice, et la forme de la paroi abdominale antérieure à différentes époques de la grossesse. (*)

(*) o) Hauteur du col à l'état de vacuité. — 8, 30, 36, 40, hauteur du col à la 8e, 30e, 36e, 40e semaine de la grossesse. — XVI, XX, XXVI, XXVIII, XXXII, XXXVI, fond de la matrice à la 16e, 20, 26e, 28e, 32e, 36e semaine. (La ligne non numérotée au niveau et en avant de la ligne marquée XXXII, indique la hauteur du fond de l'utérus au moment de l'accouchement). — 0) Paroi abdominale antérieure à l'état de vacuité. — 28, 32 36, 40) la même paroi aux semaines correspondantes. (Schultze, *Atlas*).

§ 133. Dans les *deux premiers mois* de la grossesse on ne remarque encore aucune augmentation du volume de l'hypogastre; mais peu de temps après la conception la partie vaginale du col commence à devenir un peu plus molle et plus épaisse, les lèvres du museau de tanche deviennent d'égale longueur et prennent peu à peu la forme circulaire; la fente transversale qui les sépare se change en une petite fossette ovale, infundibuliforme, qui reste fermée du côté du col pendant toute la grossesse. Dans le premier mois, et plus encore dans le deuxième, la portion vaginale se trouve un peu plus bas et en avant, de sorte que le doigt explorateur l'atteint plus facilement qu'à l'état de vacuité. La vulve est légèrement tuméfiée, le vagin est plus mou, plus humide et plus chaud; les mamelles se gonflent et deviennent plus pleines, les mamelons sont plus saillants, l'aréole prend une coloration plus foncée et commence à s'étendre.

Le gonflement du bas-ventre dans le premier mois (analogue à celui qui a lieu lors de la menstruation), dont parlent quelques traités d'accouchement, est un phénomène qui, s'il existe, ne sera guère constaté par l'accoucheur; il en est de même du prétendu applatissement de l'hypogastre au deuxième mois (d'où vient le proverbe français: En ventre plat, enfant il y a), que l'on ne peut également reconnaître ni par le toucher ni par la vue, et qui n'est peut-être qu'un simple dicton.

§ 134. Au *troisième mois*, la matrice s'élève peu à peu, et au quatrième, le fond de l'utérus peut être senti comme une boule assez dure au-dessus du pubis, si les parois abdominales ne sont pas trop épaisses ou trop tendues. Le ventre commence à bomber à partir de l'hypogastre; la partie vaginale du col est plus élevée et dirigée en arrière. Dès le *quatrième* mois, l'auscultation du bas-ventre fait entendre au-dessus du pubis un bruit de souffle dû à la circulation du sang dans la matrice, *souffle utérin*.

§ 135. Au *cinquième* mois, on sent le fond de l'utérus dans le milieu de l'espace qui sépare le pubis de l'ombilic; au *sixième* mois il est à l'ombilic, dont il refoule la fossette en dehors; en général, la matrice n'est pas exactement au milieu, mais son fond est incliné de l'un ou de l'autre côté, ordinairement à droite. La portion vaginale est plus élevée et plus en arrière, elle est également presque toujours déviée de la ligne médiane, et dans ce cas elle se dirige plutôt à gauche qu'à droite. Le vagin se ramollit et se relâche, et ses plis s'effacent peu à peu. Les mamelles se gonflent davantage, sont plus pleines et plus fermes; leurs veines superficielles tranchent en lignes bleuâtres sur la blancheur de la peau qui les recouvre; les mamelons et l'aréole sont plus turgescents, plus mous; les glandules de l'aréole proéminent davantage. Vers la fin du cinquième mois, de la dix-huitième à la vingtième semaine, la femme sent d'ordinaire pour la première fois les *mouvements* de l'enfant, qu'une main exercée, appliquée sur le ventre, peut percevoir comme un léger choc. A partir de ce moment, l'auscultation de l'hypogastre peut faire reconnaître les *battements de cœur* du fœtus.

§ 136. Au *septième* mois, on trouve le fond de l'utérus à deux ou trois travers de doigt au-dessus de l'ombilic, et au *huitième* mois, au milieu de l'intervalle qui sépare l'ombilic du creux épigastrique ; à cette époque, la dépression ombilicale s'aplatit de plus en plus, et finit par disparaître complétement ; « le nombril est effacé. » La portion vaginale se porte toujours plus en haut et en arrière, de sorte que le doigt explorateur l'atteint de plus en plus difficilement. A partir du huitième mois, elle commence à se raccourcir en apparence. Dès la fin du *septième* mois, le doigt, introduit dans le vagin, peut sentir à travers la voûte vaginale, en avant, derrière les pubis, un corps mobile, qui n'est autre que la *tête du fœtus ;* si on la repousse doucement, mais par un mouvement un peu brusque, elle fuit de bas en haut et retombe peu après sur le doigt (*ballottement de la tête de l'enfant*). On peut exprimer des mamelles un liquide aqueux, entremêlé plus tard de stries épaisses, d'un blanc jaunâtre, qui souvent suinte aussi spontanément.

Quand on veut déterminer le niveau du fond de l'utérus, on prend habituellement l'ombilic pour point de repère, et l'on indique, d'après certaines mesures conventionnelles, le plus souvent en largeurs de doigts, à quelle distance la matrice se trouve au-dessous ou au-dessus de lui. Hecker fait observer que ce procédé est sans doute parfaitement suffisant dans la pratique, mais qu'il n'est pas assez exact pour les recherches cliniques, d'autant moins que le niveau du nombril, c'est-à-dire l'intervalle qui le sépare du bord supérieur de la symphyse pubienne, est beaucoup moins constant chez les différents individus qu'on ne le croit généralement. Il recommande, par conséquent, de mesurer directement, avec un ruban gradué, la distance du fond de la matrice au sommet de la symphyse pubienne, et rappelle de plus qu'il est utile d'associer la percussion à la palpation, pour déterminer exactement à quel niveau se trouve le bord supérieur de l'organe.

§ 137. Au *neuvième* mois, le fond de la matrice s'élève jusqu'au creux épigastrique, qui s'efface alors complétement. Le ventre atteint son maximum de distension, l'ombilic devient saillant. La respiration et tous les mouvements un peu forts s'exécutent plus ou moins péniblement. La portion vaginale est encore plus élevée et dirigée tout à fait en arrière, vers la concavité du sacrum, de sorte que le doigt ne l'atteint que difficilement. A travers la voûte vaginale, qui continue à s'amincir, on distingue de plus en plus facilement la tête, et on la trouve moins mobile que dans le mois précédent.

Il résulte irréfutablement d'une série de mensurations faites par Hecker, que le ventre des femmes enceintes augmente de volume d'une façon graduelle et proportionnée jusqu'à la fin de la grossesse, et que l'augmentation est d'environ 3 à 4 centimètres dans le dernier mois, et de 7 à 8 centimètres dans les deux derniers mois réunis.

§ 138. Au *dixième* mois, environ trois à quatre semaines avant l'accouchement, le fond de l'utérus se porte en bas et en avant, presque au milieu de l'intervalle qui sépare le nombril du creux épigastrique. L'épigastre est ainsi dégagé, et la femme se trouve un peu plus légère et plus à son aise. Le nombril forme une saillie conique. La palpation fait percevoir les parties fœtales plus distinctement qu'auparavant. Il ne reste plus, en apparence, qu'un petit rebord de la portion vaginale.

Au toucher vaginal, on sent la tête comme une demi-sphère peu mobile, plongeant profondément dans l'excavation, et coiffée par le segment inférieur considérablement aminci. En arrière de cette tumeur hémisphérique on trouve l'orifice externe, très-élevé et dirigé complétement vers la cavité du sacrum, sous forme d'une petite saillie aplatie, qui présente, à son milieu, une fossette ordinairement ovale.

Le segment inférieur est quelquefois si mince vers la fin du dixième mois qu'il permet de reconnaître distinctement les sutures et les fontanelles de la tête. La vulve, légèrement tuméfiée, est molle, extensible, ainsi que le vagin; ce dernier sécrète un mucus abondant, blanchâtre, sans odeur et sans âcreté.

Contrairement à l'opinion généralement reçue, la longueur de la portion vaginale ne sert en aucune façon à reconnaître la date de la grossesse, ni chez les primipares ni chez les pluripares. La manière dont s'opère le raccourcissement de cette partie n'est pas encore suffisamment élucidée. Pourtant il paraît ressortir d'observations récentes que ce raccourcissement n'est qu'apparent, et que le canal cervical persiste jusqu'au terme de la grossesse. La muqueuse de la *voûte vaginale* s'hypertrophie et se boursoufle considérablement; il en est de même de la muqueuse de l'orifice externe; par suite, les lèvres de celui-ci se renversent en dehors, et il finit par être complétement recouvert par le bourrelet que forment autour de lui les parties avoisinantes. De cette façon la portion vaginale paraît effacée, tandis qu'elle n'est que cachée. Cette disposition a été surtout démontrée par des autopsies de femmes mortes dans les derniers mois de la grossesse.

§ 139. Les modifications que l'on observe chez les pluripares diffèrent sous plusieurs rapports de celles que nous avons indiquées.

Le fond de l'utérus s'élève moins, parce que la paroi abdominale est moins résistante; en revanche, il s'incline plus fortement en avant. Si cette dernière disposition est très-marquée, on la désigne sous le nom de *ventre en besace.*

La portion vaginale et le canal cervical ne paraissent pas se raccourcir vers la fin de la grossesse comme chez les primipares; il est vrai que les lèvres du museau de tanche deviennent plus molles, plus boursouflées et plus épaisses, mais elles gardent en général la forme de lèvres, de sorte que l'orifice utérin n'est pas régulièrement arrondi. La lèvre antérieure est généralement plus tuméfiée que la postérieure; toutes deux (plus souvent la postérieure que l'anté-rieure) présentent fréquemment des inégalités et des échancrures: ce sont des cicatrices résultant de déchirures qui ont eu lieu dans les accouchements anté-cédents, ou bien, ce qui paraît être le cas le plus fréquent, de simples plis de l'orifice utérin. Le museau de tanche est béant, et dans les quatre ou six der-nières semaines, l'orifice interne est habituellement assez ouvert pour qu'on puisse sentir, à travers, la partie fœtale qui se présente, recouverte des mem-branes de l'œuf. Au dernier mois, le segment inférieur de la matrice, avec la tête du fœtus qu'il renferme, plonge beaucoup moins profondément dans l'ex-cavation, et la tête est d'ordinaire plus mobile que chez les primipares.

§ 140. On observe exceptionnellement que l'orifice externe est ouvert chez les primipares dans les derniers mois de la grossesse, de façon à laisser péné-trer l'extrémité du doigt plus profondément et même jusqu'à l'orifice interne, et quelquefois ce dernier lui même est entr'ouvert; d'autre part, il n'est pas rare de constater chez des pluripares la disposition de la portion vaginale et du museau de tanche que nous avons indiquée plus haut comme caractéristique d'une première grossesse. D'après notre expérience , ces cas se rapportent, en général, mais non pas exclusivement, à des femmes dont le dernier accouchement remonte à une époque assez éloignée (trois, huit, dix ans). Non-seulement alors les modifications du col sont tout à fait les mêmes que chez les primipares, mais encore l'orifice a la forme d'un anneau arrondi ou ovale, tout à fait lisse et égal, avec des bords réguliers , sans trace d'échancrure etc.; de plus , il est fermé ou permet à peine l'introduction de l'extrémité du doigt à une profondeur insignifiante.

. Nous ferons remarquer expressément que ces faits ont été observés chez des femmes qui n'avaient pas avorté ou accouché prématurément , mais qui avaient mis au monde des enfants à terme et vigoureux.

Du reste, peu de parties du corps présentent aussi fréquemment des variétés de la conformation normale que la portion vaginale du col, non-seulement au point de vue de sa forme, de sa longueur, de son épaisseur et en général de toute sa structure , mais encore sous le rapport des modifications qu'elle subit pendant la grossesse et , surtout , de l'époque où ces modifications se produisent; c'est précisément pour cette raison que cette conformation ne donne aucun renseignement certain sur la date de la grossesse.

CHAPITRE II.

MODIFICATIONS DE L'ÉTAT GÉNÉRAL DES FEMMES ENCEINTES.

§141. Les modifications fondamentales qui se produisent à la suite de la conception dans les parties sexuelles ne se bornent pas à ces dernières et aux organes avoisinants situés dans les cavités abdominale et pelvienne , mais provoquent bientôt dans le *reste du corps* et dans l'*état général de la femme* une série de phénomènes et de changements importants. C'est ainsi que le *poids même du corps augmente* , et à un degré tel qu'on ne peut pas expliquer ce fait par le développement de l'œuf seul , mais qu'il faut admettre une augmentation des éléments de l'organisme maternel.

Des pesées exactes, pratiquées par Gassner, sous la direction de Hecker, à l'école d'accouchement de Munich, ont fait constater une augmentation moyenne de poids, de 2400 grammes pendant le premier mois, de 1690 grammes pendant le neuvième, et de 1540 grammes pendant le dixième. L'augmentation totale équivaut au treizième du poids du corps (voy. Hecker et Buhl, ouvrage cité, p. 11 , et Gassner, *Monatsschrift für Geburtskunde*, t. XIX , p. 9).

§ 142. L'influence de la grossesse se manifeste d'une façon très-remarquable dans le domaine psychique et nerveux ; l'excitabilité de tout le corps est augmentée , le *sensorium commune* présente assez souvent les troubles les plus divers , la femme se plaint de frissons, de bouffées de chaleur, d'un accablement général, de malaise, de faiblesse ; l'humeur est altérée : tantôt on constate une gaîté inusitée, tantôt une irritabilité extraordinaire , ou bien une tristesse profonde et une disposition aux larmes. Le sommeil est souvent court , interrompu, troublé par des rêves ; quelquefois il y a de l'insomnie, d'autres fois des envies irrésistibles de dormir, qui se déclarent sous forme d'accès périodiques et se terminent par un sommeil court, mais profond ; on observe encore parfois du vertige, la disposition aux syncopes, des crampes, des douleurs telles que la céphalalgie, l'odontalgie (qui présente habituellement une certaine périodicité), des troubles des sens, (amblyopie, héméralopie, dureté de l'ouïe, répugnance pour certaines odeurs etc). Pourtant il faut dire que la grossesse fait quelquefois disparaître certaines affections nerveuses qui existaient depuis longtemps.

§ 143. On observe des modifications non moins importantes dans la *formation*, *la composition* et la *circulation du sang*. La production du sang est plus rapide ; aussi la pléthore compte-t-elle parmi les phénomènes les plus habituels de la grossesse. Souvent il se produit des troubles dans la répartition du sang, des congestions vers la tête, la poitrine, d'où résultent la céphalalgie, les vertiges, les maux de dents, les palpitations, l'oppression, l'anxiété. La composition du sang est également modifiée (depuis longtemps on sait qu'une couenne inflammatoire se forme toujours sur le sang tiré de la veine d'une femme enceinte). Des recherches récentes y ont constaté une diminution des globules sanguins et de l'albumine, et une augmentation de la fibrine et de la graisse, et surtout de l'eau.

§ 144. L'influence de la grossesse se manifeste habituellement, et souvent d'une façon très-pénible, dans le *système digestif ;* les phénomènes les plus fréquents, surtout au commencement de la grossesse, sont : la perte de l'appétit, les malaises, les nausées, les vomissements, surtout le matin, la répugnance pour certains mets ou pour certaines boissons, les envies d'autres substances quelquefois extraordinaires et même dégoûtantes, la salivation, le pyrosis etc. ; néanmoins la chylification se fait habituellement bien ; malgré des vomissements fréquents, qui durent parfois pendant des semaines, et l'absorption d'une petite quantité d'aliments, le corps ne maigrit pas et le fœtus est suffisamment nourri. Les selles sont rarement plus abondantes ; on observe plus souvent une tendance à la constipation.

Les phénomènes que présente le système digestif paraissent dus aux modifications du sang et de l'innervation ; quand des vomissements se déclarent vers la fin de la grossesse, ils résultent probablement de la compression de l'estomac et de quelques circonvolutions intestinales.

§ 145. La *peau* présente aussi des modifications remarquables ; sa coloration est souvent pâle, sale, terreuse, jaunâtre ; les yeux sont cerclés de bleu, les nævi, les éphélides deviennent plus foncés ; ils se déclare souvent de bonne heure sur la figure, la poitrine, les bras, des taches jaunes ou brunâtres qui disparaissent bientôt après l'accouchement, mais reviennent habituellement dans une nouvelle grossesse (*chloasma gravidarum*). Des éruptions apparaissent sur le front, le nez, aux angles de la bouche ; la ligne blanche prend une coloration foncée ; sur la peau du ventre (surtout au-dessus des régions inguinales), des mamelles et de la partie supérieure des cuisses, se produisent des taches et des

lignes comme cicatricielles, à réflets rougeâtres ou blanchâtres, ou bien pigmentées (*vergetures*), qui proviennent de la déchirure du corps de Malpighi
ou de petites dilatations vasculaires. On les constate chez la plupart des femmes
enceintes, très-rarement à la première moitié de la grossesse, souvent seulement dans les deux derniers mois. Dans un assez grand nombre de cas, elles
font totalement défaut, et quelquefois on n'en trouve pas de traces, malgré plusieurs grossesses successives; parfois la peau est plus turgescente, plus chaude,
plus élastique, comme gonflée; quelquefois l'évaporation cutanée paraît aussi
modifiée.

Les taches brunâtres, qui se trouvent surtout au visage des femmes enceintes, ont
tous les caractères du pityriasis versicolor (Willan). Le microscope y fait découvrir des
mycéliums et des spores.

La coloration foncée de la peau de quelques parties du corps est due à des dépôts
de pigment.

Rokitansky a découvert que plus de la moitié des femmes enceintes présentent, à la
face interne du crâne, des dépôts d'une substance analogue à l'os, composée principalement de carbonate et de phosphate de chaux, et qu'il appelle *néoplasme osseux de la
face interne du crâne des femmes enceintes* ou *ostéophytes*. Ils siégent habituellement sur les
frontaux et les pariétaux; pourtant ils se répandent parfois sur toute la surface interne
de la voûte crânienne, le plus souvent sous forme de plaques isolées, entre lesquelles
les parties libres de la table vitrée frappent le regard par leur aspect lisse et leur coloration blanche. Ils tapissent bien plus souvent les impressions digitales que les éminences mamillaires; on dirait que la pression du cerveau empêche le tissu nouveau de
se produire au niveau de ces dernières. En revanche, il est très-abondant le long du
sillon de l'artère méningée moyenne et du sillon falciforme. A l'état frais il présente
une coloration rougeâtre, tirant sur le jaune; plus pâle, d'un blanc rougeâtre ou même
mat, vers les bords. L'épaisseur de la nouvelle couche osseuse varie d'un tiers de millimètre à un millimètre et au delà. Pour ce qui concerne sa texture, on peut y distinguer
trois degrés de développement : 1° exsudat mince, blanc ou d'un rouge tirant sur le
jaune, gélatiniforme, vasculaire, qu'on détache et enlève facilement avec le manche du
scalpel; 2° couche molle, flexible, finement poreuse, cartilagineuse, présentant des
bords d'un blanc grisâtre, extrêmement délicats; 3° couche mi-osseuse, mi-cartilagi-
neuse, toujours plus ou moins molle, flexible, très-adhérente.

Le néoplasme ne se développe pas davantage; jamais on ne le rencontre à l'état d'os
parfait. Il est difficile de savoir exactement pendant combien de temps, après la grossesse, il garde sa forme originaire et ce qu'il finit par devenir [1].

O. B. Kuhn a fait l'analyse chimique d'un ostéophyte et d'un des os du crâne d'où il
provenait; il a constaté qu'ils étaient tous les deux composés des mêmes éléments,
mais en proportions variables; ainsi le premier était plus riche en chaux et en acide
carbonique, plus pauvre en acide phosphorique et en parties animales susceptibles
d'être détruites par la calcination. Le néoplasme contient surtout une très-grande quantité d'acide carbonique [2].

§ 146. D'après les recherches d'Andral et Gavarret, l'*exhalation* d'acide carbonique *par les poumons* augmente pendant toute la durée de la grossesse
exactement comme à l'époque de la ménopause.

[1] Voy. Rokitansky, *Handbuch der pathologischen Anatomie.*
[2] Comp. A. Moreau, *Sur les ostéophytes crâniens développés chez les femmes en couches*
(*Journal de chirurgie* de Malgaigne, p. 248, août 1845).

Enfin la *sécrétion urinaire* est aussi modifiée. On observe fréquemment, pendant les premiers mois, des envies fréquentes d'uriner et de la dysurie. Vers la fin de la grossesse, les mêmes accidents peuvent se produire par suite de la pression que la matrice exerce sur la vessie. Dans ce cas, la toux, le rire etc. peuvent provoquer des émissions involontaires d'urine. Plus rarement il existe une rétention d'urine, amenée par la compression du col de la vessie.

On prétend que l'urine contient moins de phosphate de chaux et plus de phosphate de magnésie; il paraîtrait aussi qu'elle devient plus pâle vers le terme de la grossesse et renferme moins de matières solides. Enfin, l'on a trouvé du sucre dans l'urine des femmes enceintes (Blot, Cl. Bernard et autres).

D'après des mensurations exactes, faites par Dohrn au moyen d'une chaînette articulée nommée *cyrtomètre*, la base du thorax est habituellement plus large pendant les dernières semaines de la grossesse que dans la puerpéralité, tandis que son diamètre antéro-postérieur est plus petit. Il semble donc que pendant la grossesse le thorax gagne en largeur ce qu'il perd en profondeur, ce qui paraissait déjà résulter des expériences spirométriques de Kuchenmeister et Fabius [1].

L'urine des femmes enceintes a été l'objet de nombreuses recherches microscopiques et chimiques depuis l'époque où Nauche a cru y découvrir une substance particulière, qu'il a nommée *kyestéine*, et qu'il regardait comme un signe certain de la grossesse. Nous renvoyons à la bibliographie ci-jointe (p. 96) pour ce qui concerne les opinions peu concordantes des différents observateurs, et nous nous contentons de résumer ici les résultats qu'à obtenu Hœfle dans une série d'expériences comparatives faites en grande partie à la Maternité de Heidelberg. Il s'est servi d'urines recueillies à différents mois de la grossesse, et a en même temps examiné, comparativement, l'urine de plusieurs hommes: toutes les urines étaient acides; en général, celles des femmes enceintes présentèrent d'abord la réaction alcaline; pourtant, dans un cas particulier, l'acidité persista pendant plus de trois semaines; après les six premières heures, presque toutes les urines des deux catégories tenaient en suspension de petits flocons blancs; selon que l'urine devenait plus ou moins vite alcaline, elle perdait plus ou moins tôt sa transparence, et à sa surface se formait une *pellicule irisée* (kyestéine), composée habituellement de cristaux de phosphate amoniaco-magnésien et d'infusoires. Les urines qui restaient longtemps acides présentaient plus souvent des dépôts, et à leur surface nageaient des pellicules toujours extrêmement fines, composées de cristaux d'acide urique et d'urates amorphes; les infusoires ne se formaient que plus tard, mais apparaissaient assez souvent à l'époque où la réaction était encore acide. *Une pellicule blanche, plus épaisse,* n'apparaissait qu'au bout de cinq à six jours, et seulement à la surface des urines devenues alcalines sur les entrefaites; cette pellicule (qui n'était pas constante) se formait indistinctement sur les urines des hommes et sur celles des femmes qui se trouvaient dans les premiers ou dans les derniers mois de leur grossesse; elle se composait d'une quantité innombrable de monades et de vibrions (ces derniers présentaient souvent l'aspect d'une couche épaisse de fils enchevêtrés), de cristaux de phosphate amoniaco-magnésien, et d'une masse amorphe constituée par des substances anorganiques. L'analyse chimique y révélait la présence d'une matière organique azotée (Hœfle pense qu'elle provenait plutôt des corps des infusoires que des éléments constitutifs de l'urine), et d'une substance-soluble dans l'éther (graisse?); la plus grande partie de la pellicule était constituée par des corps anorganiques [2].

§ 147. Quand on considère les modifications importantes que la grossesse provoque dans presque tous les systèmes de l'organisme, on comprend comment

[1] Voy. *Monatschrift für Geburtskunde*, t. XXIV, p. 414.
[2] Voy. M. A. Hœfle, *Chemie und Mikroskopie am Krankenbette*, p. 148. Erlangen 1850

il peut se faire que l'état général des femmes enceintes subisse si souvent des changements notables et même une transformation complète. En effet, voici ce que l'observation journalière constate pendant la grossesse, à partir du quatrième au cinquième mois : des femmes qui mangeaient peu et digéraient difficilement acquièrent un grand appétit et supportent des aliments dont elles étaient obligées de s'abstenir, ou bien c'est précisément l'inverse qui a lieu ; telle qui était grasse et bien portante, maigrit et perd ses couleurs ; telle autre qui était pâle et chétive, prend de l'embonpoint et un air de santé ; celle-ci, de gaie et d'insouciante devient sérieuse et mélancolique ; celle-là, habituellement triste et sombre, étonne par son humeur joyeuse. Du reste, la grossesse altère l'état général beaucoup plus souvent qu'elle ne l'améliore. Aussi longtemps que les accidents qui troublent si souvent la santé de la femme enceinte ne dépassent pas certaines limites, ne deviennent pas trop pénibles et ne menacent pas d'interrompre le cours régulier de la grossesse, il faut les considérer comme des phénomènes naturels de la gestation, qui ne sont justiciables que de l'hygiène : en un mot, la grossesse, ainsi que d'autres processus évolutionnaires, tout en produisant assez souvent, dans le corps, une prédisposition aux maladies, n'est pas elle-même *une maladie*, mais bien un état physiologique. Enfin, il ne faut pas perdre de vue que beaucoup des phénomènes et des accidents qui modifient parfois considérablement l'état de la femme enceinte, ne sont pas *nécessaires* et *essentiels*, de sorte qu'*ils manquent* chez beaucoup de femmes ou du moins existent à un si faible degré que celles-ci ne remarquent aucun changement dans leur état ordinaire. De plus, beaucoup de ces troubles ne sont que *transitoires*.

BIBLIOGRAPHIE.

Modifications des parties génitales.

Albini, Tabulæ septem uteri mulieris gravidæ cum jam parturiret mortuæ. Lugd. Bat. 1748, imp. in-fol.

Sue, Mémoires sur plusieurs muscles et fibres musculaires de la matrice (Mémoires de l'Acad. des sciences, 1753, t. V du Recueil des savants).

Smellie, W., Anatomical tables with explanations etc. London 1754, in-fol.

Rœderer, J. G., Icones uteri humani observationibus illustratæ. Gottingæ 1759, in-fol.

Jenty, Car. Nic., Démonstration de la matrice d'une femme grosse et de son enfant à terme (Ouvrage en 6 planches etc.). Paris 1759, in-fol.

Hunter, Guil., Anatomia uteri humani gravidi tabulis illustrata. Birmingh. 1774.

Sandifort, Ed., De utero gravido (Anatom.-patholog., lib. secund. Lugd. Bat. 1778, in-4°).

Noortwyk, Wilh., Uteri humani gravidi anatome et historia. Lugd. Bat. 1783, in-4°.

Rosenberger, Ott. Frd., De viribus partum efficientibus generatim et de utero speciatim etc. Halæ 1791, in-4° ; c. tab.

Burns, J., The anatomy of the gravid uterus etc. Glasgow 1799, in-8°.

Calza, L., Ueber den Mechanismus der Schwangerschaft (Aus dem Ital. in Reil's und

Stoltz, J. A., Considérations sur quelques points relatifs à l'art des accouchements (Thèse de Strasbourg, 1826).

Autenrieth's Archiv für die Physiologie, t. VII). Halle 1807, p. 341.

Boivin Mme, Mém. sur la structure de l'utérus (Acad. de méd., 1821).

Bach, M. J. A., Diss. sur la rupt. des symph. du bassin dans l'accouch., précédée de considérations anatom. et physiol. sur les articulations. Strasb. 1832, in-4°.

Mme Boivin et *Dugès*, Traité pratique des maladies de l'utérus etc., t. I. Paris 1833, in-8º, p. 11.

Montgomery, An exposition of the signs and symptoms of pregnancy etc. Lond. 1837, in-8º, p. 58.

Jacquemier, Rech. sur l'utérus humain pendant la gestation et sur l'apoplexie utéro-placentaire. Paris 1839.

Jobert (*de Lamballe*), Rech. sur la disposition des nerfs de l'utérus, et application de ces connaissances à la physiol. et à la pathol. de cet organe (Mém. de l'Acad. des sciences, savants étrangers, 1841).

Jobert (*de Lamballe*), Rech. sur la structure de l'utérus (Gaz. méd., 1843).

Cazeaux, Des modifications que subit le corps de l'utérus aux différentes époques de la gestation (Annales de la chir. franç. et étrangère, 1843).

Deville, Des entre-croisements musculaires et de quelques points relatifs à la struct. de l'utérus (Bulletin de la Société anatomique, 1844).

Rœssel, Du col de l'utérus, sous le rapport de l'accouchement. Strasbourg 1847.

Schwartz, *V.*, De decursu musculorum uteri et vaginæ. Dorpat. 1850.

Boulard, Recherches sur les nerfs de l'utérus (Comptes rendus des séances et Mémoires de la Société de biologie, 1851).

Kölliker, A., Handb. der Gewebelehre des Menschen. Leipzig 1852, p. 520.

Boulard, Quelques mots sur l'utérus (Thèse de Paris, 1853).

Wieland, *A.*, Étude sur l'évolution de l'utérus pendant la grossesse et sur son retour à l'état normal (Thèse). Paris 1858.

Huter, *V.*, Der Muttermund der Erstgeschwängerten am Ende der Schwangerschaft (Monatsschrift für Geburtskunde, t. XIV, 1859, p. 33).

Laborie, Sur le rôle des symphyses du bassin dans l'accouchement (Gaz. hebdom. de médecine et de chirurgie, t. XXXIV, 1862).

Hélie, *Th.* (de Nantes), Recherches sur la disposition des fibres musculaires de l'utérus développé par la grossesse, avec atlas de 10 planches. Paris 1864.

Kehrer, *F. A.*, Beitrag zur vergleich. und experimental. Geburtskunde, t. I. Giessen 1864.

Frankenhäuser, *F.*, Die Bewegungsnerven der Gebärmutter (Jenaische Zeitschr. für Med. und Naturwissenschaft, I, 1, 1864, p. 35).

Körner, *Theod.*, Ueber die motorischen Nerven des Uterus (Centralbl. für die med. Wissensch. Berlin 1864, 28 mai).

Spiegelberg, Die Nerven und die Bewegung der Gebärmutter (Monatsschrift für Geburtskunde, t. XXIV, p. 11).

Modifications de l'état général.

Pott, *Laur. Ph. J.*, Comm. de corporis feminæ gravidæ mutationibus iisque cum integra ipsius inter graviditatem valetudine recte conciliandis. Gotting. 1815, in-4º.

Wagner, *Guil.*, Comm. de feminarum in graviditate mutationibus, nec non de causis, quibus fiat, ut integra earum valetudo cum hisce mutationibus consistat. Brunsv. 1816, in-8º.

Richter, *A. J.*, De graviditate, ejus vi morborum et profligandorum et provocandorum, nec non de eorum æstimatione et cura. Confluentibus. 1834, in-8º.

Desormeaux et Dubois, Dictionn. de médecine en 30 vol., article Grossesse.

Jörg, *J. Ch. G.*, Die Zurechnungsfähigkeit der Schwangern und Gebährenden. Leipzig 1837, in-8º, p. 86 etc.

Donné, Composition de l'urine dans la grossesse (Comptes rendus des séances de l'Acad. des sciences, 1841).

Eguisier, Du diagnostic de la grossesse par l'examen de l'urine. Paris 1842.

Kane, Experiments on Kiesteine. Philadelph. 1842, in-8º.

Stark, *J.*, On the signs of pregnancy etc. (Edinb. med. and surg. Journ., vol. 57, 1842, p. 156).

Ducrest, Quelques recherches sur une production osseuse trouvée dans le crâne des femmes en couches (Thèse de Paris, 1844).

Becquerel et Rodier, Recherches sur la composition du sang etc. (Gazette médicale de Paris, 1844, p. 757).

Lehmann, Wagner's Handwörterbuch der Physiologie, t. II, art. Harn, 1844, p. 23.

Moreau, A., Sur les ostéophytes crâniens développés chez les femmes en couches (Malgaigne, Journal de chirurgie, août 1845, p. 248).

Cazeaux, De la nature chlorotique des troubles fonctionnels qui, chez les femmes enceintes, sont généralement attribués à la pléthore (Bulletin de l'Acad. de méd., 1850).

Blot, Hipp., De la glycosurie physiologique (Gaz. hebd. de méd. et de chirurgie, 1856).

Cazeaux, De la fréquence de l'état anémique chez les femmes enceintes (Revue de thérapeutique méd. chir., 1856).

Leconte, Recherches sur les urines des femmes en lactation (Arch. gén. de méd., 1857).

Kirsten, Ueber das Vorkommen von Zucker im Harn der Schwangeren, Gebärenden und Wöchnerinnen (Monatsschr. für Geburtskunde, t. IX, 1857, p. 437).

Crede, Ueber die narbenähnlichen Streifen in der Haut des Bauches, der Brüste und der Oberschenkel bei Schwangeren und Entbundenen (Monatsschrift f. Geburtskunde, t. XIV, 1859, p. 321).

Lecoq, J., Réflexions sur quelques points de la glycosurie (Gaz. hebd. de médecine et de chirurgie, 1863).

CHAPITRE III.

DES SIGNES DE LA GROSSESSE.

I. *Signes de la grossesse simple.*

§ 148. Les modifications du corps de la femme que produit habituellement la gestation sont en même temps des signes de grossesse, en tant que leur présence permet d'admettre avec plus ou moins de certitude que la femme est enceinte.

La valeur, au point de vue du diagnostic, des phénomènes qui signalent le début et le cours de la grossesse, est tout aussi variable que leur nombre est grand. Or il est souvent très-important de savoir exactement si une femme est enceinte ou non; d'autre part, différents états pathologiques peuvent produire des phénomènes et des changements tout à fait analogues à ceux qu'engendre la grossesse; il n'est donc pas douteux que l'étude des signes de la grossesse en général, et en particulier l'appréciation du degré de certitude qu'ils comportent, méritent de fixer au plus haut point l'attention du médecin.

§ 149. Pour la commodité de la démonstration, on peut diviser les signes de la grossesse en deux catégories : dans la première se rangent tous les phénomènes et tous les changements qui se manifestent dans l'état général de la femme, abstraction faite de l'appareil génital ; à la seconde appartiennent tous ceux qui siégent dans les organes sexuels eux-mêmes.

On appelle aussi les signes de la première catégorie, signes *généraux* ou *accidentels;* ceux de la deuxième, signes *particuliers* ou *essentiels.* D'autres distinguent des signes *incertains* (*conjecturaux*), *probables* et *certains.* Les auteurs français admettent des *signes rationnels et sensibles* etc.

§ 150. Tous les phénomènes et accidents appartenant à la *première* catégorie (§ 142 et suiv.) ne doivent être regardés que comme des signes *très-incertains*. Ils peuvent tous être produits par des états morbides, et exister en dehors de la grossesse. D'autre part, ils peuvent ne se présenter qu'isolément, et être si peu marqués que la femme enceinte n'y fait pas attention ; enfin, ils peuvent manquer tout à fait. Ainsi leur présence ne permet pas d'affirmer la grossesse, et l'on n'est pas autorisé à conclure de leur absence qu'une femme n'est pas enceinte.

Néanmoins ils méritent de fixer toute notre attention, car le diagnostic est parfois si difficile dans certains cas obscurs et compliqués, qu'il faut prendre en considération tout phénomène capable de constituer un signe de grossesse, quelque incertain qu'il puisse être, pourvu qu'il contribue à fournir un résultat plus ou moins probable. Tous ces signes prennent une plus grande signification quand on les observe chez des femmes qui étaient parfaitement bien portantes jusqu'alors et qui n'ont subi aucune des influences fâcheuses produisant des phénomènes analogues ; ils ont également plus de valeur quand ils n'existent pas isolés, mais que plusieurs d'entre eux sont réunis, et surtout quand on observe en même temps un des signes de la seconde catégorie.

Il est utile de faire observer que, d'ordinaire, les signes généraux se présentent plus fréquemment, et à un degré plus prononcé, dans le cours d'une première grossesse, et qu'ils sont plus nombreux et plus intenses (surtout ceux fournis par le système nerveux) pendant les trois premiers mois, tandis qu'ils diminuent vers le milieu de la grossesse et disparaissent le plus souvent dans la seconde moitié.

§ 151. Parmi les signes les plus fréquents de la première catégorie on compte les suivants :

1° *Malaise général, frissons* alternant avec des *bouffées de chaleur, lassitude, abattement des membres,* surtout des *cuisses, troubles psychiques, céphalalgie, vertiges, odontalgie périodique* etc. Ces phénomènes et d'autres analogues apparaissent quelquefois peu de temps après la conception, ou dans les deux premiers mois de la gestation ; pourtant il est évident qu'ils sont insuffisants par eux-mêmes pour permettre de poser le diagnostic de grossesse.

Beccaria attache beaucoup d'importance à une douleur aiguë, pulsative, de l'occiput, dont il a décrit longuement les caractères particuliers, et qui, d'après lui, peut faire reconnaître la grossesse même avant le quatrième mois [1]. Il n'est pas nécessaire de démontrer que ce phénomène, s'il est réel, ne sert qu'à augmenter le nombre des signes incertains, de même que le pouls dicrote, auquel Amaga accorde une valeur particulière.

2° *Malaises, dégoûts, nausées, vomissements, surtout le matin, envies bizarres, ptyalisme* etc. Quoique ces phénomènes fassent souvent défaut, les malaises et les vomissements comptent parmi les symptômes *les plus fréquents* de la grossesse, du moins pendant les premiers mois. Mais comme les vomis-

[1] Beccaria, *Sur un nouveau signe indiquant la grossesse avant le quatrième mois* (*Arch. générales de médecine*, 1831, 1re série, t. XXIV, p. 445).

sements peuvent être provoqués par des causes très-diverses, n'ayant aucun rapport avec la gestation, il ne faut en tirer parti pour le diagnostic qu'avec beaucoup de réserve. Si, par exemple, ils surviennent à heure fixe, sans être accompagnés d'autres symptômes pathologiques, si la femme rend les aliments peu de temps après les avoir mangés, quelquefois de bon appétit, et si elle ne tarde pas à se trouver de nouveau bien, ce signe acquiert une plus grande importance. Les envies bizarres ne sont pas rares dans la grossesse; mais, considérées isolément, elles constituent tout aussi peu un signe certain que la salivation plus ou moins abondante qu'on observe quelquefois. La signification de ces symptômes et de quelques autres analogues augmente de beaucoup quand ils se reproduisent chez la même femme dans plusieurs grossesses consécutives. Pourtant il ne faut pas oublier que si, dans un cas douteux, ils viennent à manquer après s'être répétés quelquefois, ce n'est pas une raison suffisante pour se prononcer contre l'existence d'une nouvelle grossesse.

Dewees croyait avoir découvert un signe certain dans l'expectoration d'un crachat visqueux qui forme des taches rondes sur le sol! (*Schillingspitting*).

Les faits que nous avons rapportés § 146, démontrent suffisamment que la membrane décrite sous le nom de *kyestéine* est sans valeur aucune pour le diagnostic de la grossesse. Il en est de même de la composition chimique de l'urine.

§ 152. Signes de la *deuxième* catégorie :

1° *Suspension de la menstruation.* On pense, avec raison, que c'est là un des signes importants de la grossesse, car la menstruation cesse ordinairement après la conception et ne reparaît pas pendant toute la gestation. Aussi a-t-on l'habitude, dans le vulgaire, de calculer la durée de la grossesse d'après la suppression des règles. Pourtant ce n'est pas un signe certain, car d'autres causes que la conception peuvent suspendre l'écoulement caténal, avec ou sans phénomènes morbides concomitants, et, d'un autre côté, le flux menstruel peut reparaître une ou plusieurs fois pendant la grossesse.

Quand une femme jouissant d'une bonne santé et régulièrement menstruée cesse de voir ses règles après qu'elle s'est mise dans le cas de devenir enceinte, tout en restant bien portante ou en présentant quelques signes de la première catégorie, on peut en conclure que la grossesse est du moins probable. Il est utile de faire remarquer que chez des femmes jeunes, récemment mariées, la menstruation est parfois suspendue pendant plusieurs époques caténiales et reparaît au bout de quelques mois avec ses caractères habituels, sans qu'il existe aucun signe d'avortement. En pareil cas, la suppression des règles peut être accompagnée de malaises et de gonflement et de sensibilité des mamelles; le diagnostic doit donc être très-réservé quand il s'agit de femmes qui se trouvent dans ces conditions.

Quelques femmes, chaque fois qu'elles ont conçu, sont encore réglées une fois, mais plus ou moins abondamment que d'ordinaire, et regardent ce fait comme un signe certain de leur position nouvelle; en pareil cas, l'apparition des règles est donc plus significative que leur suspension. Le retour de la menstruation pendant la grossese est assez fréquent jusqu'au troisième mois, plus rare jusqu'à mi-terme, et extrêmement rare jusqu'à la fin de la grossesse.

On a prétendu que, dans ce cas, il ne s'agit pas de véritables règles et que les pertes se distinguent toujours nettement du flux menstruel par leur type et par la quantité de sang qui s'écoule. Sans contredit, de pareilles hémorrhagies n'ont pas la signification physiologique de la menstruation, et pourront être regardées comme le résultat d'une tendance aux flux sanguins périodiques, dépendant d'une espèce d'habitude de l'économie ; mais il est tout aussi démontré qu'elles ne diffèrent parfois des règles véritables ni par leur type, ni par leur durée, ni par la quantité et la qualité du sang qui s'écoule.

§ 153. 2° Les *modifications des mamelles* (§ 130 et suiv.) comptent parmi les signes importants, quoique non certains, parce que des états morbides des organes sexuels peuvent produire des phénomènes analogues.

D'après W. Hunter, A. Hamilton et Montgomery, l'existence de la grossesse est très-probable quand on constate les modifications, signalées plus haut, du mamelon et de l'aréole (coloration, développement des glandules de l'aréole, turgescence des téguments etc.). D'un autre côté, l'observation démontre que ces signes peuvent faire complétement défaut malgré l'état de grossesse.

Dans les cas douteux, et surtout chez les femmes qui ont déjà accouché, la présence du lait dans les mamelles n'a guère de valeur pour le diagnostic. Chacun sait que l'on a constaté la sécrétion du lait dans des circonstances qui n'ont aucun rapport avec la grossesse.

§ 154. 3° *Distension du bas-ventre, aspect particulier de l'ombilic, modifications du volume et de la situation de la matrice, de la forme et de la direction de la portion vaginale du col, du vagin et de la vulve* (§ 133 à 137). Ces signes sont très-importants, plus importants que les deux précédents ; pourtant, pris isolément, ils démontrent aussi peu que ceux-ci l'existence de la grossesse, parce qu'ils peuvent, comme eux, provenir d'une cause pathologique. On se tromperait fort si l'on ne s'en rapportait qu'à la simple distension du bas-ventre. En effet, pendant la grossesse, elle est souvent insignifiante relativeement au temps qui s'est écoulé depuis la conception. D'autre part, l'hydropisie, les maladies des ovaires et des parties avoisinantes, l'accumulation considérable de graisse dans le péritoine ou dans les parois abdominales, ou de simples flatuosités, peuvent produire une distension du ventre qui ressemble tellement à celle qui résulte de la grossesse, que même des médecins expérimentés n'ont pas échappé à l'erreur en pareille occurrence. Il en est autrement quand on peut se convaincre par l'exploration (surtout par la combinaison du toucher avec la palpation abdominale), que le ventre doit son développement à la distension de la matrice, dont on peut sentir nettement les contours vers le quatrième mois, chez les femmes qui ne sont pas trop chargées d'embonpoint. Sans doute, cette distension de l'utérus peut aussi être produite pas des causes morbides, telles que l'hydropisie, les corps fibreux, les polypes, l'accumulation du sang menstruel etc. Pourtant, en tenant compte de la forme, de la consistance et de la situation de la tumeur utérine, ainsi que de tous les autres phénomènes qui, dans un cas particulier, semblent militer pour ou contre l'existence de la grossesse, un observateur habile arrivera le plus souvent à poser un diagnostic exact.

§ 155. Les modifications de forme, de direction et de consistance que présente la *portion vaginale* du col constituent également un signe important; pourtant il faut toujours se rappeler que les mêmes modifications existent d'ordinaire quand la distension de l'utérus est due à une cause pathologique quelconque. L'imminence de la menstruation produit aussi des changements analogues; si, d'autre part, dans un cas douteux, la portion vaginale offrait les caractères de l'état de vacuité, alors que la grossesse supposée daterait de quelques mois, l'absence même de ces modifications rendrait très-invraisemblable l'existence de la grossesse. En général, les signes fournis par le col utérin sont surtout nettement marqués chez les femmes qui n'ont pas encore eu d'enfants, ce qui leur donne surtout de la valeur pour les cas de cette espèce.

Stein prétend que la forme circulaire que prend le museau de tanche est le plus certain de tous les signes de la grossesse, et pense qu'il existe aussi chez les pluripares, quoique chez elles il apparaisse plus tard et soit moins marqué que chez les primipares [1]. Il a été réfuté par J. Chr. Loder.

Plus récemment, Jacquemin et Kluge ont fait connaître un nouveau signe de la grossesse, qui, d'après eux, serait tout à fait certain; il consiste dans une coloration bleuâtre ou lie de vin de la muqueuse vaginale, qui se déclarerait avant la quatrième semaine, augmenterait jusqu'à l'accouchement, et disparaîtrait avec l'écoulement lochial [2]. Mais il résulte d'observations nombreuses que cette coloration est souvent limitée à un point restreint et variable du col de la matrice; qu'elle n'apparaît parfois que tard, aux environs du septième mois, et que dans bon nombre de cas la muqueuse vaginale garde sa couleur normale, ou ne présente, sous ce rapport, que des modifications insignifiantes pendant tout le cours de la grossesse; d'un autre côté, on observe souvent une coloration bleuâtre de la membrane interne du vagin en dehors de la grossesse, soit pendant la menstruation, soit à la suite de congestions pathologiques; il est donc évident que ce signe nouveau ne peut pas être rangé dans la catégorie des signes certains; s'il possédait même la valeur qui lui a été attribuée, il est facile de comprendre qu'on ne pourrait en faire qu'un usage très-restreint dans la pratique.

§ 156. 4° Les *bruits du cœur du fœtus*. Ce signe, qui est révélé par l'auscultation, met l'existence de la grossesse hors de doute quand il est constaté par une personne exercée. Il ne peut être ni simulé ni dissimulé, et une oreille exercée perçoit les battements redoublés du cœur fœtal chez toute femme enceinte bien portante qui porte un enfant vivant; il est vrai que d'ordinaire cette constatation ne peut pas se faire avant le commencement de la seconde moitié de la grossesse. Nous disons, *toute femme enceinte* BIEN PORTANTE, et nous insistons sur cette condition, parce qu'il nous est arrivé de ne pas entendre les bruits du cœur d'un fœtus peu développé chez une femme hydropique enceinte de huit mois.

On peut prendre les bruits du cœur de la mère, quand ils retentissent jusqu'à la région abdominale, pour les battements redoublés du fœtus (voy. sur cette cause d'erreur, le livre de Nægele [3]).

[1] Stein, *Theoretische Anleitung zur Geburtshülfe*, 3e édit., § 169.
[2] Voy. Parent-Duchâtelet, *De la prostitution dans la ville de Paris*, 3e édit., t. I, p. 217-218. Paris 1863.
[3] Nægele, H. Fr., *Ueber die geburtshülfliche Auscultation*, p. 71, 1838.

Le *bruit de souffle utérin*, qu'on entend en général à une époque où les battements redoublés ne sont pas encore perceptibles, est rangé par quelques auteurs parmi les signes certains. Sans compter qu'il fait parfois défaut, quoique la grossesse existe, il a moins de valeur que les bruits du cœur du fœtus, principalement parce qu'on a déjà observé un bruit tout à fait analogue dans certains cas de développement pathologique de l'utérus et des ovaires. Nous pensons que ces cas sont assez rares; pour notre compte, quoique nous ayons lieu d'ausculter souvent des femmes atteintes de tumeurs abdominales, il ne nous est arrivé qu'une fois d'entendre un *bruit de soufflet* identique à celui de l'utérus gravide, en examinant une distension considérable de la matrice, produite probablement par des corps fibreux. Des médecins français et anglais ont observé plusieurs cas de ce genre (¹). Pourtant ces observations n'enlèvent pas au bruit utérin toute valeur diagnostique; il s'agit seulement de faire de ce signe un usage judicieux. Quand rien ne peut faire soupçonner une affection utérine ou ovarique, la constatation du bruit de souffle rend la grossesse très-vraisemblable. — Évidemment ce bruit prend surtout de l'importance quand, dans un cas douteux, on n'entend pas les battements redoublés à une époque où on les perçoit d'ordinaire. Jointe à d'autres signes, qui rendraient probables et la grossesse et la mort du fœtus, la présence du souffle utérin serait très-utile pour le diagnostic.

§ 157. 5° La *perception des mouvements du fœtus.*

Ordinairement les femmes enceintes sentent pour la première fois les mouvements du fœtus de la dix-huitième à la vingtième semaine; ils deviennent plus tard d'autant plus sensibles que le terme de la grossesse est moins éloigné. Quelques femmes les perçoivent même quelques semaines avant cette époque, et d'autres beaucoup plus tard, par exemple peu de temps avant l'accouchement. Enfin, il est positif que la mère peut ne sentir aucun mouvement pendant toute la durée de sa grossesse, tout en finissant par mettre au monde un enfant vivant et vigoureux. Mais les faits de ce genre sont rares. En général, il faut bien se garder de prendre comme un signe certain de grossesse l'assertion d'une femme qui prétend sentir des mouvements, car l'expérience démontre que des femmes qui désirent être enceintes, surtout quand elles ne l'ont jamais été, ou qu'il s'est écoulé un temps assez long depuis leur dernière grossesse, se laissent induire en erreur, avec une facilité extraordinaire, par des flatuosités, des spasmes intestinaux, des contractions spasmodiques des muscles de l'abdomen, des battements de l'aorte, des tumeurs abdominales, des hydatides, des hydropisies enkystées etc.

Des mouvements qui ont lieu dans le bas-ventre ne constituent un signe certain de grossesse que quand une main exercée reconnaît distinctement qu'ils proviennent d'un fœtus. Mais nous ferons remarquer à ce propos qu'habituellement les mouvements du fœtus ne peuvent être nettement perçus par l'accoucheur que dans le courant du sixième et même du septième mois, et qu'il peut arriver pendant longtemps qu'on ne constate aucun mouvement, malgré des explorations répétées, parce que le fœtus occupe une position défavorable, ou parce qu'il se meut très-peu en général. Ce signe peut donc manquer complétement, quand même la matrice renferme un fœtus vivant.

Il est arrivé plus d'une fois à des médecins expérimentés de croire sentir les

____

(¹) Voy. Depaul, *De l'auscultation obstétricale* etc., thèse. Paris 1839, p. 29 (Observations de Paul Dubois et d'autres). — Montgomery, ouvr. cité, p. 123.

mouvements du fœtus chez des femmes qui n'étaient pas enceintes; il suffit de se rappeler ces exemples pour ne procéder qu'avec la plus grande attention à la recherche de ce signe.

Nous avons fait ressortir (§ 135) l'utilité de l'auscultation pour la recherche des mouvements du fœtus; souvent nous avons pu percevoir, à une période peu avancée de la grossesse (avant l'époque indiquée plus haut), une succession de petits chocs, revenant à intervalles à peu près réguliers et se répétant pendant quelque temps sans interruption.

§ 158. 6° La *constatation de la présence de parties fœtales* par la palpation du ventre ou par l'exploration interne, pratiquée, soit à travers la voûte vaginale, soit, chez les pluripares, à la fin de la grossesse, à travers l'orifice utérin et les membranes de l'œuf.

Ce signe, qui d'ordinaire n'est également à notre disposition que dans les quatre derniers mois, donne la certitude complète de l'existence de la grossesse quand il est reconnu distinctement par une personne exercée et compétente. Pourtant l'expérience démontre qu'il peut faire défaut malgré la présence d'un fœtus suffisamment développé.

En effet, la constatation de la présence des parties fœtales par l'exploration externe peut être rendue difficile et même impossible par une épaisseur et une rigidité prononcée des parois abdominales, par une tension considérable de la matrice (par exemple s'il y a beaucoup d'eaux), par une sensibilité exagérée du ventre etc.

On peut surtout reconnaître distinctement la partie du fœtus qui se présente au détroit supérieur, quand cette partie est la tête. Si la présentation est pelvienne ou transversale, ou bien si le placenta est implanté sur l'orifice etc., il peut être difficile ou impossible de distinguer une partie fœtale dans le segment inférieur, à l'époque de la grossesse que nous avons indiquée plus haut, et même jusqu'au moment de l'accouchement. On rencontre assez souvent cette difficulté chez les pluripares, surtout chez celles qui ont eu beaucoup d'enfants, même quand c'est la tête qui se présente.

§ 159. Il ressort de ce qui précède que les phénomènes mentionnés n°s 4, 5 et 6 sont des signes *certains* de grossesse, mais qu'on ne peut les constater, en général, que dans la *seconde* moitié de la gestation; il n'existe donc pas un signe certain qui nous permette de reconnaître la grossesse pendant toute sa durée.

Les autres signes de la seconde catégorie, et tous ceux de la première, peuvent bien rendre la grossesse plus ou moins probable, mais sans jamais permettre de l'affirmer, même dans le cas où plusieurs d'entre eux se trouvent réunis; néanmoins il faut en tenir compte avec le plus grand soin, parce que le jugement du médecin ne peut être basé que sur leur présence dans la première moitié de la grossesse. En général, un accoucheur qui en est à ses débuts ne saurait être trop réservé quand on le prie de formuler son opinion dans un cas de grossesse douteuse, surtout si des intérêts importants sont en jeu. La pratique des accoucheurs de tous les temps confirme la vérité des paroles de Van

Swieten : «*Nunquam fere magis periclitatur fama medici, quam ubi agitur de graviditate determinanda.*»

Assez souvent les médecins d'une expérience consommée se sont trompés dans la solution de ce problème, et tous les'jours la pratique médicale nous offre des exemples de pareilles erreurs.

Du diagnostic différentiel de la grossesse et des états morbides qui sont facilement confondus avec elle.

§ 160. Comme il a été question dans les paragraphes précédents de maladies qui présentent des symptômes analogues à ceux provenant de la grossesse, nous énumérerons quelques-uns des signes distinctifs qui servent à établir le diagnostic, quoiqu'ils soient loin de suffire dans tous les cas pour émettre un jugement certain et éviter toute erreur.

§ 161. Les *tumeurs* qui siégent dans la cavité de l'utérus ou dans l'épaisseur de ses parois ou sur sa face externe, et les dégénérescences des ovaires, amènent une distension du bas-ventre qui se fait de haut en bas comme dans la grossesse, mais en général beaucoup plus lentement. D'ordinaire, la menstruation n'est pas suspendue ; le plus souvent elle est irrégulière et dégénère parfois en métrorrhagies. En général, les mamelles ne subissent pas de modifications ; souvent aussi l'ombilic garde sa forme normale. Naturellement on n'entend pas de bruits provenant du fœtus, on ne sent pas de mouvements, et le toucher ne fait reconnaître aucune partie fœtale au détroit supérieur.

Quand de pareilles tumeurs, présentant un volume considérable, sont compliquées de grossesse, le diagnostic peut devenir excessivement difficile. Comme dans les cas de ce genre il est souvent malaisé, sinon impossible, de percevoir les signes fournis par la palpation et par le toucher, le problème ne peut être parfois résolu que par l'auscultation.

§ 162. L'*hydropisie de la matrice* et les *hydatides utérines* se comportent à peu près comme les tumeurs, avec cette différence que la menstruation est habituellement suspendue, et que la matrice se distend plus rapidement et d'une façon plus uniforme ; on remarque surtout que le segment inférieur prend part au développement du reste de l'organe. Souvent aussi le volume de l'utérus diminue et augmente alternativement. Dans l'hydromètre, l'introduction de la sonde utérine, pratiquée avec précaution, révèle l'occlusion du canal cervical.

§ 163. Dans l'*hydropisie ascite*, qui a été souvent confondue avec la grossesse, le gonflement porte sur toute la circonférence de l'abdomen, et l'on peut constater la fluctuation du liquide. La forme du ventre est variable ; dans le décubitus dorsal il est à peu près également distendu dans tous les sens ; quand la femme est debout, la tumeur se porte vers les régions inférieures, et dans le décubitus latéral, vers le côté déclive, tandis que chez la femme enceinte le ventre garde sa forme particulière dans toutes les attitudes. - Dans l'hydropisie, les troubles généraux augmentent avec le développement de l'abdomen, tandis qu'ils diminuent ou cessent tout à fait à mesure que la grossesse approche de son terme. L'hydropisie débute habituellement par un œdème des pieds, qui s'étend peu à peu de bas en haut; dans la grossesse, le gonflement des extrémités inférieures est consécutif à celui du ventre. Les phénomènes caractéristiques qui précèdent et accompagnent l'hydropisie, les troubles digestifs, la soif ardente, la diminution de la sécrétion urinaire etc., et particulièrement l'absence de modifications des mamelles et de la partie vaginale du col utérin, l'impossibilité de sentir les mouvements du fœtus et de constater la présence d'une partie fœtale, toutes ces circonstances servent à éclairer le diagnostic dans les cas douteux. Mais le signe le meilleur et le seul certain est fourni par la percussion, que l'on pratique en faisant prendre successivement à la malade des positions différentes. Dans ce cas, on constate toujours de la matité à la partie déclive de la cavité abdominale et un son intestinal dans la région la plus élevée; si, par exemple, la malade est couchée du côté gauche, celui-ci est mat, tandis que le côté droit est sonore. Si on la fait changer de côté, la matité se trouve à droite et le son intestinal s'entend à gauche. Cependant l'hydropisie peut exister *en même temps* que la grossesse, ce qui rend parfois le diagnostic infiniment plus difficile, surtout quand la maladie était déclarée avant le commencement de la gestation. D'abord les femmes hydropiques sentent les mouvements du fœtus plus tard, et souvent moins distinctement, ensuite la tension considérable des parois abdominales rend fréquemment impossible, même pour une main exercée, de sentir les contours de la matrice et les mouvements du fœtus; l'auscultation elle-même ne rend pas toujours les services habituels. Montgomery (ouvr. cité, p. 81) raconte un cas de ce genre, où l'on ne put entendre ni battements redoublés, ni souffle utérin, au septième mois de la grossesse. Nous avons observé nous-mêmes une femme enceinte de huit mois, et portant un fœtus vivant, chez laquelle nous n'avons perçu qu'un faible bruit de souffle sur un point limité de la région inguinale gauche, sans parvenir à entendre les battements redoublés. Probablement la couche de liquide interposée entre l'utérus et la paroi abdominale gêne la transmission des bruits. En pareille circonstance, il faut accorder une attention particulière aux résultats de l'exploration interne, à l'état des mamelles etc.

Les erreurs de traitement les plus regrettables ont été commises dans des cas de ce genre, où la grossesse avait été méconnue.

§ 164. S'il existe dans la cavité utérine une *accumulation de sang*, résultant de l'occlusion de l'orifice utérin ou du vagin, ou bien (ce qui est le cas le plus fréquent) de l'imperforation de l'hymen, l'augmentation de volume de la matrice et le développement du bas-ventre se font beaucoup plus lentement que dans la grossesse; les règles manquent complétement, et n'ont du reste jamais paru si l'hymen n'a pas d'ouverture; en même temps l'attention est attirée par une série d'accidents particuliers: difficulté de la défécation, miction difficile ou impossible, douleurs dans le bas-ventre, à la région sacrée et à la région lombaire, revenant de quatre en quatre semaines et devenant de plus en plus violentes et parfois insupportables, sensation de pesanteur et de pression vers l'anus et la région pubienne, vomissements, endolorissement des mamelles.

On constate facilement par le toucher l'occlusion du vagin ou l'imperforation de l'hymen; la sonde utérine, maniée avec précaution, fait reconnaître l'atrésie du col; quand il y a lieu de soupçonner l'existence de la grossesse, la sonde ne doit pas être employée pour des raisons qu'il est inutile de formuler.

§ 165. Enfin, nous dirons encore quelques mots d'un état tout à fait extraordinaire de l'organisme féminin, dont l'origine et la disparition sont également énigmatiques; nous voulons parler de ce qu'on a appelé *grossesse imaginaire* (*grossesse nerveuse*). Les cas qui rentrent dans cette catégorie ont été observés surtout chez des femmes chargées d'embonpoint qui désiraient être enceintes et qui étaient peu éloignées de l'âge critique. Le bas-ventre s'élève peu à peu; la menstruation est suspendue, ou, si elle continue, elle devient le plus souvent irrégulière; on voit apparaître dans le système nerveux et circulatoire, et dans les organes digestifs, tous les phénomènes qui caractérisent d'ordinaire la vraie grossesse; les mamelons se tuméfient et contiennent du lait; les femmes croient sentir les mouvements du fœtus; il se déclare même, à la fin de la grossesse imaginaire, des douleurs analogues à celles de la parturition; tous ces accidents commencent à disparaître dès que la femme est convaincue qu'elle était le jouet d'une illusion.

En pareille circonstance, le diagnostic ne peut être établi qu'après une exploration obstétricale des plus minutieuses, et le médecin doit formuler son avis avec la plus grande réserve, avant l'époque où des signes certains peuvent faire constater la présence d'un fœtus.

II. *Signes de la grossesse multiple.*

§ 166. Parmi les signes regardés comme caractéristiques de la grossesse *gémellaire*, on cite principalement les suivants :

1° Distension plus rapide et plus considérable du bas-ventre, qui paraît en même temps notablement élargi ;

2° Le ventre est partagé en deux moitiés saillantes par un sillon longitudinal ou oblique ;

3° Les mouvements fœtaux sont ressentis des deux côtés; ils sont particulièrement vifs et douloureux quand la femme se met dans le décubitus latéral ;

4° Tous les accidents de la grossesse sont plus prononcés que d'ordinaire ;

5° Le segment inférieur est plus élevé, de sorte qu'on n'y sent pas facilement une partie fœtale ;

6° L'accouchement a lieu avant terme etc.

Tous ces signes sont trompeurs et peuvent être produits par la surabondance du liquide amniotique, le volume excessif du fœtus, une présentation vicieuse, par l'hydropisie et d'autres maladies compliquant la grossesse; quelquefois ces signes sont tous réunis et un seul fœtus est expulsé, et, d'un autre côté, l'on voit parfois naître des jumeaux, dont on ne soupçonnait aucunement la présence. Il n'existe que deux signes *certains* de la grossesse gémellaire : 1° la perception distincte des bruits du cœur de *deux* fœtus, quand on les entend en deux points éloignés de la matrice, séparés par un intervalle dans lequel on ne constate aucun bruit, surtout quand les battements des deux cœurs n'ont pas la même fréquence; 2° quand la palpation et la percussion du ventre, combinées avec l'exploration interne, permettent de reconnaître *deux* têtes situées, par exemple, l'une en haut, l'autre en bas, *deux* dos en deux points opposés, beaucoup de petites parties etc.

§ 167. Il n'y a pas de signe certain de la grossesse *triple, quadruple* etc. Une distension plus considérable du ventre, des mouvements plus multiples, des accidents encore plus prononcés etc. ne pourraient jamais donner lieu qu'à des suppositions.

Il est douteux que l'auscultation permette de reconnaître avec certitude la présence de trijumeaux. Dans un cas observé·par nous, nous n'avons porté avant l'accouchement que le diagnostic de grossesse gémellaire; la grossesse triple ne fut reconnue qu'àprès la naissance du premier enfant, quand on entendit encore les battements de deux cœurs fœtaux.

Les signes de la primiparité et de la pluriparité ressortent du contenu des §§ 134-141.

Nous parlerons des signes de la grossesse vicieuse dans la seconde partie, où nous en décrirons les différentes espèces.

III. *Signes de la vie ou de la mort du fœtus pendant la grossesse.*

§ 168. Il est probable que *le fœtus continue à vivre* dans la matrice : 1° quand la femme n'a été soumise à aucune influence de nature à mettre l'existence de l'enfant en danger, telles que violences extérieures, efforts excessifs, émotions vives, médicaments énergiques, maladies antécédentes graves, pertes de sang etc.; 2° quand tous les phénomènes de la grossesse, surtout ceux que présentent les mamelles, le ventre et la matrice, apparaissent avec leurs caractères ordinaires et deviennent de plus en plus prononcés.

Mais il n'existe que deux signes *certains* de la vie du fœtus : 1° les mouvements de l'enfant perçus par une main exercée; 2° les battements redoublés du cœur, entendus distinctement.

§ 169. Les circonstances suivantes peuvent faire admettre avec plus ou moins de certitude que *l'enfant est mort* dans le sein de la mère : 1° la mère a subi des influences fâcheuses dans le genre de celles que nous avons indiquées au n° 1 du paragraphe précédent; à ce propos nous devons faire observer que le fœtus peut aussi mourir sans cause connue; 2° on ne sent plus les mouvements du fœtus qu'on avait constatés antérieurement; 3° on n'entend plus de battements redoublés; 4° le bas-ventre, au lieu de continuer à se développer, diminue de volume et s'affaisse; la matrice est moins tendue, moins dure et plus mobile; 5° la femme éprouve dans le ventre une sensation de froid et de pesanteur, et il lui semble, quand elle change de place, qu'un corps lourd se porte d'un côté à l'autre; 6° les mamelles deviennent molles et flasques, il s'en écoule un liquide analogue à du petit lait; 7° il se déclare des symptômes morbides, tels que frissons, lassitude, abattement des membres, perte de l'appétit, mauvais goût à la bouche, haleine fétide, face terreuse, souvent légèrement tuméfiée, quelquefois gonflement de tout le corps.

Parmi tous ces signes, un seul est *certain* : c'est quand les battements re-doublés ont été d'abord nettement perçus par une oreille exercée, et que plus tard on ne *parvient plus à les entendre*, malgré une exploration attentive, répétée plusieurs fois, et en faisant prendre à la femme les positions les plus variées.

Nous trouvons superflu de parler ici des prétendus signes qui servent à indiquer le sexe du fœtus encore contenu dans le sein de sa mère, et nous renvoyons ceux de nos lecteurs qui désirent connaître ce qui a été dit à ce sujet dans les temps anciens et mo-dernes, à l'ouvrage de Hohl : *Die geburtshülfliche Exploration.* Halle 1834, t. II, p. 28.

Frankenhäuser prétend que l'on peut reconnaîre le sexe du fœtus par l'auscultation, par ce que les battements du cœur sont plus fréquents chez les filles que chez les gar-çons ; cette assertion a été complétement refutée par les observations de Breslau, Hen-nig, Haake, Schürig etc. (1)

IV. *Manière de calculer l'époque de la grossesse.*

§ 170. On calcule la *durée* de la grossesse ou l'époque de l'accouchement de plusieurs manières différentes, savoir : 1° d'après l'époque de la *conception*. L'accoucheur ne peut que rarement faire usage de cette manière de calculer, parce qu'il n'existe aucun signe certain qui puisse faire connaître le jour auquel la conception a eu lieu, à moins qu'il n'y ait eu qu'un seul rapprochement sexuel. Si même il est vrai que certaines femmes qui ont déjà eu plusieurs enfants peuvent indiquer avec quelque certitude le moment où elles ont conçu, on n'obtient qu'une évaluation approximative en comptant quarante semaines à partir de cette date ; car l'accouchement se règle sans contredit beaucoup plus souvent d'après la dernière période menstruelle que d'après le jour de la con-ception, c'est-à-dire qu'il a lieu à la dixième époque cataméniale, après que les règles ont manqué neuf fois.

2° On calcule le plus communément d'après la *cessation des règles*. Il résulte de l'expérience de tous les temps que la femme conçoit le plus facile-ment immédiatement après la menstruation, et que l'on peut regarder comme un fait exceptionnel la conception survenue dans le dernier tiers ou vers le milieu de l'intervalle qui sépare deux époques cataméniales. Pour calculer facilement l'époque de la grossesse sans l'aide du calendrier, on retranche les trois mois qui ont précédé le premier jour de la dernière époque menstruelle, puis on ajoute sept jours ; le jour obtenu par ce calcul est celui où l'on peut s'attendre à l'accouchement.

3° On compte à partir du jour où la femme a senti pour la première fois distinctement les *mouvements de l'enfant*, si elle n'a pas été réglée du tout antérieurement ou si elle l'a été d'une façon irrégulière, ou bien encore si l'écoulement menstruel s'est montré plusieurs fois pendant la grossesse. Comme le terme où les mouvements commencent à être sentis tombent habituellement de la dix-huitième à la vingtième semaine, il faut encore compter de vingt à vingt-deux semaines à partir de cette époque.

(1) Voy. *Verhandlungen der Gesellschaft für Geburtshülfe in Berlin (Monatsschrift für Geburtskunde,* t. XIV, p. 161, 1859).

4⁰ Si l'on ne peut pas non plus obtenir de renseignements certains sur l'époque où la femme a senti pour la première fois les mouvements, il faut baser son calcul sur les *modifications* que présentent le bas-ventre, la matrice et la portion vaginale du col, et dont nous avons indiqué la succession §§ 133 et suiv. Dans ce but il est nécessaire de *procéder très-minutieusement à l'exploration externe et interne.*

Tous ces modes d'évaluation ne permettent pas de prédire le jour de l'accouchement, tout à fait exactement mais seulement d'une façon approximative, et il peut arriver à l'accoucheur le plus expérimenté de se tromper plus ou moins dans son calcul. Nous avons obtenu les résultats les plus exacts en nous servant de la manière de compter, si simple, indiquée n⁰ 2.

Lorsque l'on tient à préciser autant que possible l'époque de la grossesse, il n'y a rien de mieux à faire que d'employer à la fois les différents procédés qui sont décrits n⁰s 2, 3 et 4. Si l'on arrive ainsi à des résultats concordant exactement entre eux, la date obtenue par ce calcul est très-probablement celle du terme de la gestation.

BIBLIOGRAPHIE.

Signes de la grossesse.

Wigand, Von den Zeichen der Schwangerschaft in den 2 bis 3 ersten Monaten (Hamb. Mag. für die Geburtsh., p. 24. 1807).

Hamilton, J., Evidences or signs of human pregnancy (Practical observations etc.)· Edinb. 1836; in-8⁰, P. I, p. 133.

Montgomery, W. F., An Exposition of the signs and symptoms of pregnancy etc. London 1837, in-8⁰; 2e éd. Lond. 1856.

Martin, Ed., Ueber einige Gestalt- und Lageveränderungen der schw. Gebärmutter, als Zeichen der Schwangerschaft in den ersten Monaten (Jenaische Annalen für Physiol. u. Medicin. Iena 1849, t. I, p. 23).

Fausses grossesses.

Kœhler, G. A., De diagnosi morborum gravidit. uterinam simulant. Berlin 1822, in-4⁰.

Gooch, R., The mode of distinguishing pregnancy from the diseases which resemble it (Account of some of the most import. diseases peculiar to women. Lond. 1829, in-8⁰, p.198).

Schmitt, W. J., Recueil d'observations sur des cas de grossesses douteuses etc. (trad. de Stoltz). Strasbourg 1829.

Ingleby, J. T., On the signs and symptoms of pregnancy, their complication with disease etc. (Facts and cases in obstetric medicine). Lond. (1836), in-8⁰.

Dubois, P., Des fausses grossesses (Gaz. des hôpit.). 1841.

Tessier, De l'hydropisie et de la tympanite utérines hors de la gestation (Gaz. médic. de Paris, 1844).

Tardieu, A., Recherches pour servir à l'histoire des grossesses fausses ou simulées (Annales d'hyg. et de médec. légale, 1846). Reproduit in Étude médico-légale sur l'avortement; 3e édit., 1868.)

Martin, Ed., Ueber die Eierstockswassersuchten, ins besondere deren Erkenntniss u. Heilung etc. Iena 1852, p. 61.

Kiwisch, Fr. A. Ritter von Rotterau, Klinische Vorträge über specielle Pathologie der Krankheiten des weiblichen Geschlechts, 2e part., 2e édit. Prag 1852, p. 298.

Delsol, Du diagnostic des fausses grossesses. Thèse de Paris. 1860.

Signes de la vie ou de la mort du fœtus.

Cattin, N. D. A., Des signes de la mort du fœtus pendant la grossesse et pendant l'accouchement. Strasbourg 1836, in-4⁰, thèse.

TROISIÈME SECTION.

De l'exploration obstétricale.

§ 171. On appelle *exploration obstétricale*, l'examen de la femme-enceinte au point de vue de la grossesse, de l'accouchement et de la puerpéralité, pratiqué d'après certaines règles, au moyen de la vue, du toucher et de l'ouïe.

§ 172. L'exploration peut avoir pour but :

1° De s'assurer de la conformation des mamelles, du bas-ventre, du bassin, des parties sexuelles externes et internes ;

2° De reconnaître si la grossesse existe, à quelle époque elle est arrivée, et si les organes qui jouent un rôle direct dans la gestation sont sains ou malades, régulièrement conformés ou d'une structure anormale;

3° De savoir si le travail a commencé, à quel point il se trouve, s'il suit un cours normal ou bien s'il présente une déviation de la règle, s'il y a quelque danger à craindre, quelles dispositions il faut prendre, si l'intervention de l'art est nécessaire etc. ;

4° De constater, après l'expulsion du fœtus, l'état du délivre, de la matrice et des autres parties de la génération.

§ 173. L'exploration se divise en *externe* et *interne*.

L'*exploration externe* comprend l'examen des mamelles, du bas-ventre et de son contenu, du périmètre du bassin, de la vulve et des membres inférieurs, à l'aide du *toucher* et, en partie aussi, de la *vue*. De plus, on perçoit à l'aide de l'*ouïe* les bruits caractéristiques de la grossesse qui sont produits dans la matrice et dans le fœtus.

L'*exploration interne*, ou simplement l'*exploration*, qu'on désigne aussi sous le nom de *toucher*, parce qu'on la pratique avec la main, a pour but de reconnaître l'état des parties sexuelles internes, du vagin, de la portion vaginale du col, de l'orifice utérin, du segment inférieur en général, quelquefois de la cavité utérine, du bassin ; la présentation et la position du fœtus, ainsi que les caractères physiques de ce dernier.

On désigne sous le nom d'*exploration instrumentale* (par opposition avec l'exploration manuelle) l'emploi de certains instruments qui servent à mesurer le bassin.

Quand on emploie en même temps l'exploration externe et interne, on fait ce qu'on appelle l'exploration *complète* (*exploratio perfecta*).

§ 174. Règles *générales* de l'exploration :

1° Il faut que l'accoucheur ménage, autant qu'il est en son pouvoir, la pudeur de la personne qu'il examine ; qu'il ne découvre jamais sans nécessité aucune partie du corps et qu'il s'abstienne en général de se servir de la vue là où le toucher seul est suffisant. En examinant, il doit procéder avec gravité et convenance, et prendre soin de ne pas causer de douleurs inutiles.

2° Il est bon qu'un des parents de la femme assiste à l'exploration, mais il faut éloigner tous les témoins inutiles. Il va de soi que l'accoucheur doit être discret et ne communiquer le résultat de son exploration qu'aux personnes qui ont le droit de le connaître. S'il découvre quelque chose d'inattendu ou de grave, qu'il se garde bien d'effrayer la femme en le lui faisant deviner par ses propos ou par l'expression de son visage.

3° L'accoucheur doit procéder à l'examen avec l'attention, le soin et la conscience qu'exige l'importance de cette opération. Il doit s'attacher à faire tout d'abord les constatations les plus importantes pour que son exploration ne soit pas trop longue. Chez les femmes craintives et timides, comme le sont fréquemment celles qui n'ont jamais été examinées, il faut éviter, à moins que le cas ne soit urgent, de trop faire durer une première exploration, quand même elle ne donnerait pas d'abord un résultat complet. Autrement la femme ne se déciderait qu'avec peine à se laisser examiner de nouveau. On cherchera alors à rendre un examen ultérieur aussi complet que possible. Il est quelquefois utile, dans des cas de ce genre, de combiner une partie de l'interrogatoire avec l'exploration. En toute circonstance, il faut que l'accoucheur ne se prononce qu'avec la plus grande réserve et ne formule son avis d'une façon positive que s'il ne lui reste pas le moindre doute.

4° Il faut que l'accoucheur soigne ses mains avec la plus grande sollicitude, et s'efforce d'en entretenir la délicatesse et la sensibilité, et de les préserver de la moindre lésion. Les ongles doivent être coupés assez courts et arrondis. Il est inutile de dire que l'exploration doit être faite aussi proprement que possible, et qu'il faut toujours faire préparer à l'avance de l'eau, du savon et une serviette propre.

5° Il est bon d'explorer les différentes parties dans un ordre méthodique, afin de ne négliger ou de n'oublier aucun point important.

§ 175. L'*attitude* et la *position* que l'on donne à la femme pour l'examiner, varie selon l'état dans lequel elle se trouve et selon le but de l'exploration.

Les femmes enceintes bien portantes, surtout celles qui se trouvent aux derniers mois de la grossesse, et les parturiantes au commencement du travail peuvent être examinées debout, sans point d'appui, ou adossées contre un mur. Cette attitude convient surtout pour explorer les extrémités inférieures, le pourtour du bassin, l'inclinaison pelvienne, la position des hanches, la situation et la direction de la matrice, la portion vaginale du col, le segment inférieur, la partie du fœtus qui se présente etc.

Dans cette posture, les parties qu'on examine par le toucher se rapprochent du doigt explorateur. Pour toucher de la main droite, l'accoucheur met le genou gauche en terre et applique la main gauche sur la région sacrée ou sur le ventre de la femme, suivant la circonstance. Nous croyons qu'il vaut mieux de procéder ainsi que de mettre en terre le genou droit quand on veut toucher de la main droite, comme le prescrivent quelques auteurs.

§ 176. Quand on veut examiner le développement et le degré de tension du bas-ventre, l'état du nombril, la forme, le volume etc. de la matrice, ainsi que le contenu de cette dernière en tant qu'il peut être reconnu par la palpation, il est nécessaire que les parois abdominales ne soient pas tendues, mais qu'elles soient au contraire aussi relachées que possible ; pour cette raison, *on fait coucher la femme sur le dos, les cuisses fléchies sur le bassin.* On examine aussi dans cette position les malades, les accouchées et les femmes en travail dont l'accouchement est assez avancé ; du reste, le *décubitus dorsal* est recommandé par beaucoup d'auteurs pour toutes les circonstances.

L'explorateur se tient debout au côté droit du lit, quand il veut examiner de la main droite, et applique sa main gauche sur le bas-ventre vers le fond de la matrice ; l'inverse a lieu quand il examine de la main gauche ; il peut aussi s'asseoir sur le bord du lit ; quand la femme préfère le décubitus latéral, on lui fait fléchir à demi les cuisses, entre lesquelles on place un coussin, et l'accoucheur se tient debout au côté du lit vers lequel est tourné le dos de la femme. Dans quelques cas particuliers et rares, par exemple quand une maladie ne permet à la femme ni de se tenir debout ni de se coucher horizontalement sur le dos, on l'examine dans la position demi-couchée, demi-assise, ce qui peut s'effectuer sur le bord d'un lit recouvert d'un coussin résistant.

CHAPITRE I.

DE L'EXPLORATION EXTERNE.

I. *Exploration externe par la vue.*

§ 177. L'accoucheur se sert de la vue pour se rendre compte de la constitution individuelle, de la taille, de la structure de tout le corps, du développement de l'habitus féminin, de la position des hanches, de l'attitude, de la démarche, de la forme et de la distension du ventre etc., et à ce point de vue, aucun mode d'exploration n'est mis en usage aussi souvent que celui qui nous occupe ; au contraire, l'inspection des parties génitales est restreinte à peu de cas, notamment à l'examen des mamelles au point de vue de leur volume et de leur turgescence, du développement des mamelons, de l'état de la peau qui les recouvre, de la coloration de l'aréole etc., ou à la constatation de quelques phénomènes morbides, tels que : les éruptions, les ulcères, les tumeurs des parties génitales etc.

Quand il s'agit d'examiner la coloration de la muqueuse vaginale, ou des ulcérations du vagin et du museau de tanche, il faut se servir du spéculum.

II. *De l'exploration externe par le toucher.*

§ 178. L'exploration externe par le toucher se pratique avec une ou deux mains, la femme étant couchée sur le dos. On la fait habituellement avant l'exploration interne, quand on a l'intention de procéder aussi à cette dernière ; quelquefois on combine les deux modes d'exploration ; c'est un point sur lequel nous reviendrons plus loin. Il n'est pas toujours nécessaire d'étendre la palpation à toutes les parties dont il a été question § 173, on se règle naturellement d'après le but qu'on poursuit ; nous n'indiquerons ici que quelques points essentiels concernant ce mode d'exploration, attendu qu'une description détaillée des différentes manœuvres prendrait trop de place, et peut être parfaitement remplacée par l'enseignement clinique. Il est utile de faire l'examen en suivant un ordre méthodique, en constatant d'abord le *volume*, la *forme*, la *tension* et la *mollesse* ou la *dureté du ventre*, puis l'état du *nombril*, puis le *volume*, la *forme*, la *dureté* et la *mobilité de la matrice*, ensuite la *présentation*, la *position*, le *développement*, les *mouvements* et la *mobilité du fœtus*, dont on cherche à reconnaître les différentes parties. On passe alors à l'exploration des *parties extérieures du bassin*, en glissant d'abord les deux mains des deux côtés vers la région sacrée de la femme, qui se penche un peu sur le côté pour faciliter cette manœuvre, on examine la *dépression* qui correspond à la dernière vertèbre lombaire, ainsi que la *voussure* et la *largeur du sacrum* et la *direction* et la *mobilité du coccyx*, qu'on poursuit jusqu'à sa pointe. On fait de nouveau coucher la femme sur le dos, les cuisses étendues, puis les mains remontent le long des crêtes iliaques jusqu'aux épines iliaques antérieures et supérieures, dont elles apprécient l'écartement. Ensuite on se rend compte de la *largeur*, de la *voussure* et de la *direction des pubis* et, en terminant, on palpe les *cuisses*, pour savoir si elles sont droites ou incurvées, œdématiées ou variqueuses etc. Enfin, pour examiner les *jambes*, on peut se servir en même temps de la vue. Il est commode et pratique de faire suivre la palpation de *l'exploration par l'ouïe*.

§ 179. On se sert de manœuvres diverses pour explorer le *bassin* à l'extérieur ; par exemple, pour mesurer la longueur du diamètre antéro-postérieur, on applique une main sur la région supérieure du sacrum, l'autre sur le pénil, et l'on constate la distance qui les sépare et qui est ordinairement d'environ 19 centimètres chez les femmes bien conformées. On se rendra d'autant plus facilement compte des modifications de ce diamètre qu'on se sera plus souvent exercé à le mesurer à l'état normal. En appliquant le plat des deux mains sur les os iliaques, on peut évaluer approximativement leur écartement et par suite la largeur du bassin dans le sens transversal. On constate en même temps si les deux hanches se trouvent ou non au même niveau ; on apprécie de la même façon la distance qui sépare les deux trochanters. Il est vrai que les renseignements que cette exploration nous donne sur la capacité du bassin ne sont pas très-précis ; pourtant ils suffisent souvent pour nous décider à appliquer les autres méthodes qui promettent des résultats plus exacts.

On peut aussi se faire une idée de l'ampleur du détroit supérieur en mesurant la périphérie du bassin ; dans ce but on applique un ruban sur l'apophyse épineuse de la dernière vertèbre lombaire, on le fait passer latéralement à trois travers de doigt au-dessous de la crête iliaque, et on le mène en avant le long du bord supérieur de la branche horizontale du pubis (Krause).

On peut se servir aussi, pour l'exploration externe du bassin, du *pelvimètre* de Baudelocque ; c'est un grand *compas d'épaisseur* muni d'une échelle graduée. Baudelocque le recommandait pour mesurer le bassin d'avant en arrière, en appliquant l'un des boutons sur le bord supérieur de la symphyse pubienne, et l'autre un peu au-dessous de l'apophyse épineuse de la dernière vertèbre lombaire ; on peut aussi l'employer pour mesurer les distances 3-8 § 28. (Nous parlerons plus en détail, dans la seconde partie, de cet instrument, ainsi que des autres pelvimètres.)

§ 180. L'exploration externe peut encore avoir pour but de déterminer *l'inclinaison du bassin*. Si, par exemple, en faisant glisser les doigts appliqués à plat, de haut en bas le long de la colonne vertébrale, on constate que l'incurvation qui correspond aux vertèbres lombaires est particulièrement prononcée, surtout dans sa partie inférieure, et que le sacrum est fortement déjeté en arrière, tandis que la courbure de cet os et la direction du coccyx sont normales, si, de plus, la fente vulvaire regarde directement en bas, ou même en arrière, on peut conclure de cette disposition que l'inclinaison du bassin est plus marquée qu'à l'ordinaire. Au contraire, on est autorisé à admettre qu'il est peu incliné quand l'incurvation de la région lombaire est insignifiante, quand le sacrum est peu saillant en arrière, et quand la vulve est fortement dirigée en avant.

Sous le nom de *cliséomètres*, Stein l'ancien, F. B. Osiander et Kluge ont inventé des instruments particuliers destinés à déterminer l'inclinaison du bassin, mais qui ne remplissent en aucune façon ce but. Il est impossible de mesurer l'inclinaison du détroit supérieur, sur le vivant, au moyen d'un instrument; on ne peut arriver à s'en faire une certaine idée qu'à l'aide de l'exploration manuelle, externe et interne, attentive et réitérée. Pour mesurer l'inclinaison du détroit inférieur (qui ne permet aucunement de conclure d'une façon certaine à celle de l'entrée du bassin), le meilleur procédé et celui de Rœderer, employé aussi par Nægele, et décrit par ce dernier dans son ouvrage intitulé : *Das weibliche Becken* etc., où l'on trouve également une appréciation des autres modes de mensuration.

§ 181. Pour l'exploration externe du *bas-ventre*, on se sert des deux mains appliquées à plat et préalablement chauffées. La femme est placée sur le dos, les cuisses à demi fléchies; le ventre ne doit être couvert que de la chemise ou d'un linge fin, de sorte qu'il faut d'abord défaire les vêtements et les repousser vers les extrémités inférieures.

On examine en premier lieu les parois abdominales, la forme et la direction du nombril, l'état de la vessie etc., puis on cherche à reconnaître par la palpation, en exerçant une pression modérée et réitérée, le volume, la forme et la situation de la matrice, sa dureté ou sa mollesse, les mouvements, la présentation, la position, le volume et les parties du fœtus etc.

Un très-bon procédé pour découvrir par la palpation la tête du fœtus consiste à appliquer le plat de la main sur le ventre et à déprimer la paroi utérine par des mouvements brusques, saccadés et réitérés, de l'extrémité des doigts; on reconnaît la tête à sa dureté et à sa forme sphérique. Le dos du fœtus donne la sensation d'un corps cylindrique d'une certaine étendue.

Pour pouvoir sentir le fond de la matrice à une époque relativement peu avancée de la grossesse, on place une main en travers entre le pubis et l'ombilic, on fait faire à la femme plusieurs inspirations profondes, et pendant l'expiration on déprime les parois abdominales en dedans et en bas; on atteint ainsi le fond de l'utérus, s'il s'est déjà un peu élevé au-dessus du détroit supérieur.

Rœderer, le premier, a accordé une importance particulière à l'exploration externe comme moyen de diagnostiquer la grossesse; il a donné une description exacte de son procédé dans le § 143 de ses *Elementa*, édit. de 1753 (§ 150 de la 2e édit.). Plus tard

Baudelocque, W. J. Schmitt, Wigand et autres, ont perfectionnée l'exploration abdominale. *Ce mode d'investigation a une grande valeur et ne saurait être assez recommandé;* quand on le pratique avec une habileté suffisante, il permet d'établir un diagnostic très-exact, surtout si on le combine avec l'auscultation et la percussion.

§ 182. S'il s'agit de percevoir distinctement les *mouvements du fœtus*, on exerce en différents points du ventre une pression modérée et de peu de durée, ou bien on combine l'exploration externe et interne, ainsi que nous le dirons plus amplement § 195.

Un procédé particulier pour reconnaître les mouvements de l'enfant a été indiqué par Wrisberg dans son édition des *Elementa* de Rœderer, § 150, note 63. « Je me suis quelquefois servi, avec succès, d'un autre procédé pour diagnostiquer la grossesse. J'appliquais les joues et toute la face sur l'abdomen nu; les sensations tactiles étant de cette façon beaucoup plus vives, je pouvais reconnaître plus facilement les moindres saillies et les mouvements de l'embryon. » Si Wrisberg avait répété souvent cette expérience, ou si d'autres l'avaient prise en considération et imitée, nous serions peut-être redevables au siècle dernier de l'emploi de l'auscultation en obstétricie. Nous avons déjà fait remarquer plus haut (§ 135) que l'ouïe perçoit quelquefois les mouvements du fœtus quelques semaines avant les battements redoublés.

III. *Exploration externe par l'ouïe.*

§ 183. L'exploration du bas-ventre au moyen de l'ouïe, ou *auscultation*, est pratiquée sur la femme enceinte et en travail, pour percevoir les bruits qui proviennent de la matrice ou du fœtus.

§ 184. On pratique l'exploration avec l'oreille nue, *auscultation immédiate*, ou à l'aide du stéthoscope, *auscultation médiate;* cette dernière est préférable, parce que le stéthoscope seul permet d'examiner toutes les régions du ventre distendu par la grossesse, et d'exercer, s'il y a lieu, une pression appropriée sur les parois abdominales; parce qu'il donne des résultats plus exacts en isolant et en limitant plus nettement le champ de l'observation; et enfin, parce qu'il rend l'exploration plus commode pour le médecin et moins désagréable pour la femme. Avant de procéder à l'exploration, il faut faire en sorte que le calme et le silence règnent autour de la femme; la position la plus appropriée pour cette dernière est le décubitus dorsal sur un lit ordinaire; il n'est jamais nécessaire d'ausculter le ventre nu; pourtant cette partie ne doit être recouverte que d'un tissu peu épais. La position de l'explorateur dépend de la hauteur de la couche sur laquelle se trouve la femme; si le lit est bas, il doit de préférence s'agenouiller à côté, sur un coussin.

§ 185. On entend dans le ventre des femmes enceintes les bruits suivants: 1° ceux qui appartiennent à la *mère*, savoir: *a*) le bruit qui provient du mouvement du sang dans l'utérus gravide, bruit utérin, et *b*) quelques bruits qu'on perçoit quelquefois en dehors de l'état de grossesse, par exemple les battements du cœur de la mère, les pulsations de l'aorte et de l'artère iliaque, les bruits intestinaux etc.; 2° ceux qui proviennent de l'*enfant*, savoir: *a*) les bruits du cœur du fœtus; *b*) le bruit résultant de ses mouvements, et *c*) celui qui se passe dans le cordon ombilical.

§ 186. Le *bruit utérin*, appelé autrefois à tort *bruit placentaire*, est un bruit de souffle simple, isochrone au pouls radial, qui a une grande analogie avec le souffle de l'anévrysme variqueux. Alternativement plus fort et plus faible, il disparaît souvent à un endroit pour apparaître à un autre où on ne l'entendait pas peu d'instants auparavant. Il est rare qu'il fasse complétement défaut. Habituellement on l'entend à l'une ou aux deux régions inguinales, d'où il s'étend (presque toujours d'un seul côté) en haut ou en avant, sur un espace plus ou moins étendu qui n'est pas nettement limité. Quelquefois on le perçoit sur des points très-éloignés les uns des autres; parfois il s'étend sur tout l'utérus; plus rarement il est restreint à une partie très-circonscrite. Habituellement il devient perceptible vers le quatrième mois, et disparaît pendant l'accouchement lors du décollement du placenta; il paraît être particulièrement intense dans les régions de la matrice qui contiennent les vaisseaux les plus volumineux.

En général, sa force n'est pas modifiée pendant l'accouchement; parfois il devient plus sonore : il disparaît ou du moins s'affaiblit au moment où la contraction atteint un summum d'intensité, et à mesure qu'elle décroît, il reprend ses caractères primitifs.

§ 187. Le bruit produit par le *cœur du fœtus* consiste en battements redoublés, réguliers, courts, précipités, analogues aux bruits du cœur de l'enfant nouveau-né. Son intensité, chez un même fœtus, est aussi variable que sa fréquence, qui oscille d'ordinaire entre 130 et 140 battements par minute, mais peut monter jusqu'à 180 pulsations et descendre à 90. Habituellement ces modifications ne sont que transitoires; ordinairement la fréquence augmente quand le fœtus se remue. Le plus souvent on entend les bruits du cœur dans la région inférieure ou moyenne du ventre, de l'un ou de l'autre côté, plus fréquemment à gauche qu'à droite. De l'endroit où l'on constate leur maximum d'intensité, ils s'étendent, en s'affaiblissant, en haut et vers les deux côtés. Habituellement on les entend pour la première fois de la dix-huitième à la vingtième semaine de la grossesse; il est rare qu'ils ne deviennent perceptibles qu'au sixième mois.

Dans l'accouchement normal, ils ne présentent pas de modifications notables pendant la période de dilatation. Quand les contractions sont fortes et durables après la rupture des membranes, on remarque que durant la douleur ils deviennent plus faibles ou disparaissent tout à fait pendant quelque temps. Si la matrice se contracte très-énergiquement, ils se ralentissent aussi un peu, pour reprendre bientôt leur fréquence primitive à mesure que la douleur décroît.

On continue de les entendre jusqu'au moment où la tête s'engage à la vulve; une fois qu'elle est expulsée, ils cessent d'être perçus.

Nous avons parlé § 157 du bruit produit par les mouvements des membres du fœtus.

§ 188. On entend parfois un bruit provenant du *cordon ombilical*, c'est un souffle intermittent *simple*, isochrone au premier battement du cœur du fœtus. Alternativement fort ou faible, grave ou aigu, il devient quelquefois tout à fait sibilant. On le perçoit d'ordinaire, sur une étendue variable, du côté où le dos du fœtus s'applique contre la paroi utérine. Souvent, quand on l'a entendu pendant le travail, on constate après la naissance que le cordon est entortillé autour du cou ou autour d'une autre partie de l'enfant. Ce qui prouve bien qu'il n'est pas produit par le cœur du fœtus, c'est qu'on peut constater souvent, au-dessus ou au-dessous du lieu où on le perçoit, les battements redoublés, très-purs et très-nets, sans mélange d'aucun autre bruit ; du reste il est plus aigu et plus fort que ne pourrait être un bruit du cœur. Ce caractère sert à distinguer le bruit funiculaire du souffle doux et faible qui accompagne parfois les battements redoublés, ou bien remplace l'un d'entre eux ou tous les deux.

E. Kennedy a prétendu, le premier, que les pulsations du cordon ombilical sont perceptibles par l'oreille. Nous n'avons pas pu nous procurer son travail, mais nous en trouvons la citation suivante dans un autre ouvrage anglais : «Le docteur Kennedy rapporte que dans quelques cas où les parois de l'utérus et de l'abdomen étaient extrêmement minces, il a été à même de distinguer le cordon ombilical par la palpation externe, et l'a senti rouler sous son doigt ; en appliquant alors le stéthoscope, il en a perçu les pulsations remarquablement fortes… ; il pouvait produire le souffle en comprimant doucement le cordon avec le bord du stéthoscope. » Ce serait là, sans contredit, la preuve la plus certaine de l'existence (souvent contestée) du bruit funiculaire. Mais sans tenir compte de l'observation de Kennedy (que nous n'avons jamais eu l'occasion de confirmer), nous avons acquis la conviction que le bruit qui présente les caractères indiqués plus haut ne peut provenir que du cordon ombilical. L'on a prétendu qu'il est « physiquement impossible » que le cordon produise un bruit perceptible ; cette objection n'a aucune valeur.

Lumpe a également entendu plusieurs fois très-distinctement le bruit funiculaire, et déclare qu'il ne peut pas admettre l'explication de Kiwisch, d'après qui ce ne seraient que les bruits du cœur, perçus à une certaine distance de cet organe [1]. Dans ces derniers temps, le bruit funiculaire a eu pour principaux défenseurs Devilliers, Martin et Hecker.

§ 189. La *percussion* rend parfois des services dans la grossesse et pendant le travail ; pour la pratiquer, on place la femme sur le dos, comme s'il s'agissait de l'ausculter, et on se sert de préférence du plessimètre. Il faut que le rectum et la vessie soient préalablement vides. Ce mode d'investigation est surtout précieux quand la palpation abdominale ne suffit pas pour reconnaître distinctement la position, la forme et le contenu de la matrice, par exemple lorsque les parois de l'abdomen sont très-tendues ou très-épaisses. C'est le moyen le plus sûr pour définir les contours de la matrice, quand cet organe est particulièrement flasque et dépressible. En effet, la percussion donne un son mat dans toute la partie de la paroi abdominale contre laquelle est appliqué l'utérus, tandis qu'au delà on perçoit immédiatement le son clair de l'intestin. Dans certains cas de tuméfaction du ventre, qui peuvent faire croire à l'existence de la grossesse, la percussion permet quelquefois de poser sur-le-champ un diagnostic auquel on ne serait arrivé que difficilement par d'autres moyens. Par exemple,

[1] Lumpe, *Compendium der praktischen Geburtskunde*, 1854, p. 30.

lorsque la sonorité intestinale s'étend de l'ombilic jusqu'au pubis, la grossesse, si elle existe, n'a du moins pas dépassé le troisième mois. — Pendant la percussion, une main exercée peut reconnaître, à la simple résistance des parties, si la distension de l'abdomen est due à l'accumulation de gaz dans les intestins ou d'un liquide dans la cavité péritonéale.

Sur l'utilité de la percussion, voy. Michaelis, *in Pfaff's Mittheilungen aus dem Gebiete der Medicin* etc., 1838, p. 93 ; voy. aussi un article d'Andrieux dans les *Annales d'obstétrique*, vol. III, p. 163, où il est dit que Piorry a diagnostiqué une présentation des pieds, par la percussion, à la fin de la grossesse.

CHAPITRE II.

DE L'EXPLORATION INTERNE.

§ 190. L'exploration interne par la vue, très-utile pour la constatation de certaines affections des organes sexuels internes, peut être regardée comme superflue au point de vue obstétrical ; l'auscultation interne (proposée par Nauche) présente encore beaucoup moins d'avantages ; en conséquence, nous ne traiterons ici que de l'exploration interne par le *toucher* en général.

§ 191. On fait d'ordinaire l'exploration interne par le vagin, et exceptionnellement par le rectum.

En dehors de la gestation, dans la grossesse et pendant le travail, *un seul doigt*, l'indicateur, suffit le plus souvent pour le toucher. Si l'index n'arrive pas assez haut, on peut introduire en même temps le médius, mais seulement pendant le travail et à titre d'exception. Enfin le toucher avec les quatre derniers doigts, qui est très-douloureux, ne doit être également pratiqué que durant l'accouchement, quand il faut mesurer l'amplitude du détroit inférieur et de l'excavation.

§ 192. On chauffe préalablement et on enduit de beurre frais non salé, d'axonge, d'huile, ou d'un corps gras analogue, le doigt ou la main dont on veut se servir pour faire l'exploration. Cette précaution facilite l'introduction du doigt, rend le toucher moins douloureux pour la femme et diminue les risques d'infection que court l'accoucheur quand il examine une femme atteinte d'une maladie contagieuse.

§ 193. Avant de commencer l'exploration, il est bon de vider la vessie et le rectum. Pour introduire le doigt à travers les lèvres de la vulve, on le fait glisser, d'arrière en avant, sur la commissure antérieure du périnée. Le pouce, écarté autant que possible de l'index, est placé sur le côté du pénil, les trois derniers doigts sont fléchis dans la main ou étendus sur le périnée. Quand on veut examiner la portion vaginale du col, l'index, une fois qu'il est introduit dans le vagin, remonte peu à peu en suivant la direction de l'excavation du sacrum et en restant toujours à proximité de cet os. Lorsque le col est bas et l'orifice utérin fortement dirigé en arrière, on ne l'atteint souvent qu'en appliquant les trois derniers doigts obliquement en arrière sur le périnée (Fig. 55). Quand, au contraire, le museau de tanche est élevé, il vaut mieux fléchir ces doigts dans la main (Fig. 56). S'il s'agit de toucher la partie du fœtus qui se présente et de pratiquer le ballotement (§ 136), on porte l'index en avant dans le voisinage du bord supérieur de la symphyse pubienne, où l'on peut atteindre cette partie avec le plus de facilité à cause du peu de hauteur de la paroi antérieure

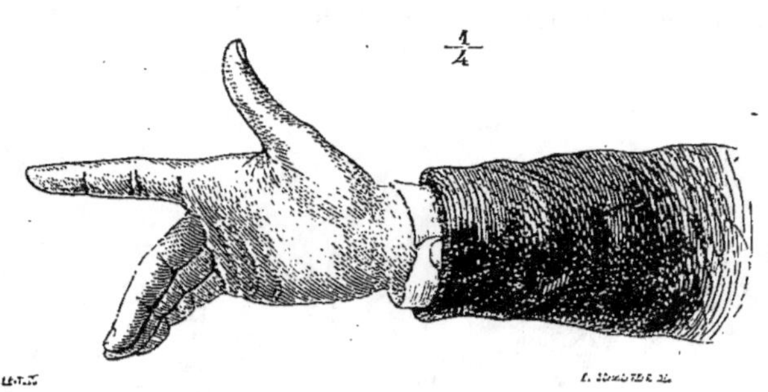

Fig. 55. — *Toucher vaginal. Position de la main pour l'exploration de la partie postérieure du bassin.*

du bassin. En même temps on applique le pouce sur le côté du pénil, on fléchit les trois derniers doigts dans la main et on abaisse le coude autant que possible. [Cette dernière condition indique suffisamment que le toucher qu'on pratique en donnant à la main la position que nous venons de décrire (Fig. 56), est plus facile et donne des résultats plus précis lorsque la femme est debout (Fig. 57). Les avantages de la station verticale, quand il s'agit d'exercer le ballottement, ressortent de ce qui a été dit plus haut, § 189.]

L'exploration terminée, on retire le doigt dans la direction qu'on a suivie pour l'introduire dans le vagin.

§ 194. Lorsqu'on veut explorer *avec toute la main*, on réunit les doigts en cône, on les enduit de graisse, on les introduit lentement et en leur imprimant des mouvements de rotation, à travers la fente vulvaire, dont on a eu soin d'écarter les lèvres, puis on les porte peu à peu plus haut en suivant l'axe de l'excavation pelvienne et en tournant le dos de la main vers la courbure du sacrum. Ce mode d'exploration est rarement nécessaire, et ne doit être mis en usage que quand le travail est déjà assez avancé, par exemple quand on suppose qu'il existe une présentation vicieuse, et qu'on ne parvient pas à la diagnostiquer avec *un* ou *deux* doigts.

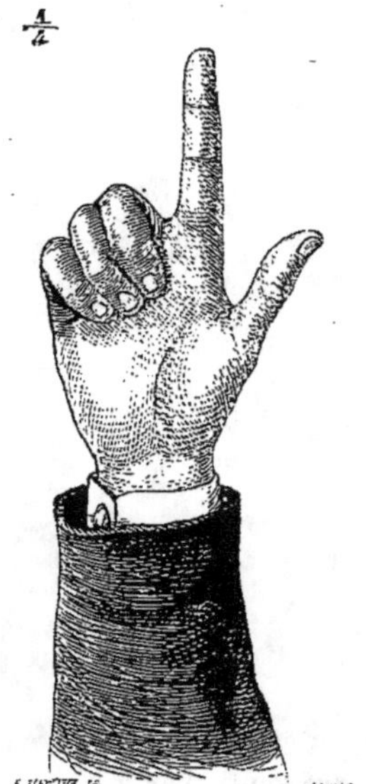

Fig. 56.
Position de la main pour l'exploration de la partie antérieure du bassin.

§ 195. Pour arriver au diagnostic de la grossesse, il est quelquefois utile de pratiquer en même temps l'exploration interne et externe. Si, par exemple, on veut s'assurer de bonne heure, dès le troisième ou le quatrième mois, que la tumeur qu'on sent au-dessus du pubis est réellement la matrice augmentée de volume, et si l'on désire se rendre un compte exact du degré de développement de l'organe, on fait coucher la femme sur le dos, les cuisses à demi fléchies, on introduit l'index dans le vagin et on l'applique sur le segment inférieur, tandis que l'autre main est placée sur la tumeur qui déborde le pubis. Si une

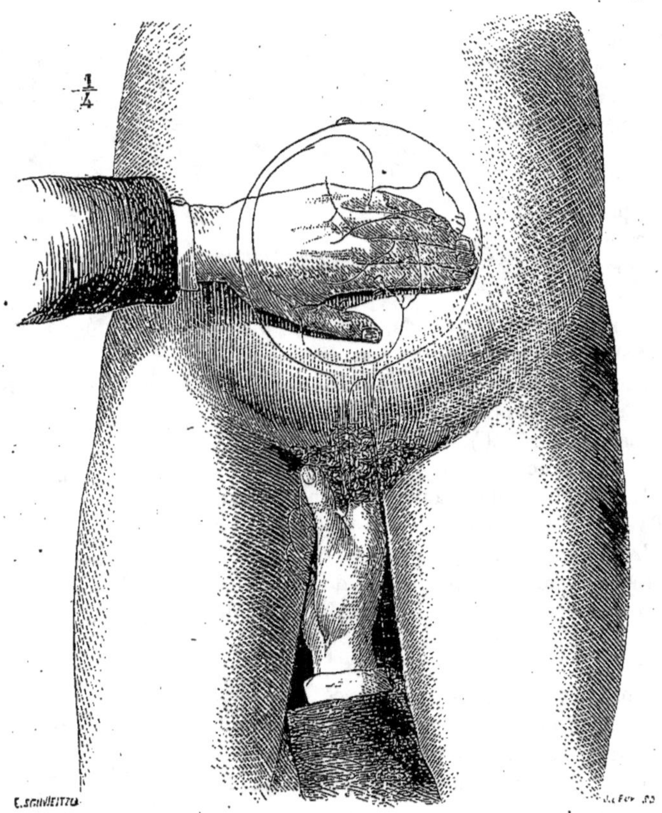

Fig. 57. — *Toucher vaginal, la femme étant debout (manière de pratiquer le ballottement).*

pression modérée, exercée de haut en bas par la main appliquée sur le ventre, est ressentie par le doigt explorateur, et si réciproquement un mouvement d'élévation, communiqué au segment inférieur par l'index, est perçu par la main placée extérieurement, il en ressort pour le moins, d'une façon certaine, que la tumeur qu'on déplace ainsi entre les deux mains est la matrice augmentée de volume.

. Quelques auteurs prétendent que dès le troisième et le quatrième mois (ou seulement à partir du cinquième, selon certains autres) on peut produire par cette manœuvre le ballottement, c'est-à-dire les mouvements passifs du fœtus, ou exciter ce dernier à remuer ses membres avec plus de vivacité ; seulement, si l'on veut atteindre ce but, il faut que le doigt placé dans le vagin soulève la matrice par un mouvement assez brusque et non pas par une pression modérée.

La combinaison de l'exploration externe et interne, pour le diagnostic de la grossesse, a déjà été recommandée par Levret [1] et Puzos ; le premier dit : « On doit aussi placer l'autre main sur la région hypogastrique, afin de pousser tout doucement la matrice vers le doigt qui est dans le vagin, pendant que celui-ci repousse légèrement le col de l'utérus vers la main qui est placée sur le ventre ; par cette alternative de mouvement, on se met en état de juger plus distinctement du volume de la matrice etc. » Puzos [2], qui a décrit encore plus exactement cette manœuvre, prétend avoir reconnu la grossesse par ce moyen dès le troisième mois, principalement sur des femmes maigres.

Solayrès de Renhac [3] recommande le même procédé pour provoquer les mouvements du fœtus. « Si par ce moyen il n'excite pas le fœtus à se mouvoir, il produira cet effet en introduisant le doigt jusqu'à la matrice, et avec l'autre main, appliquée sur le ventre, il s'apercevra si l'enfant est agité de quelque mouvement indépendant de la pression qu'exerce le doigt sur lui ou sur la partie de la matrice qui répond à l'ouverture du bassin. »

Nous avons déjà fait remarquer que l'exploration par le rectum n'est pratiquée qu'exceptionnellement dans un but obstétrical ; elle peut devenir nécessaire dans quelques cas rares, tels que : une atrésie complète ou un rétrécissement pathologique du vagin, la rétroflexion de la matrice pendant la grossesse, les tumeurs de l'excavation, surtout quand elles naissent sur la paroi postérieure du bassin, ou bien encore quand on soupçonne l'existence d'une grossesse extra-utérine. Ce mode d'exploration est surtout utile dans les maladies de l'utérus et des parties voisines. On pratique le toucher anal avec l'index enduit de graisse, la femme se trouvant dans le décubitus latéral ; il faut préalablement nettoyer le rectum au moyen de lavements.

§ 197. L'art de l'exploration n'a été apprécié à sa juste valeur qu'à partir de l'époque de Mauriceau, de Deventer et de Lamotte ; depuis lors les accoucheurs les plus distingués se sont appliqués à le perfectionner (parmi les plus anciens nous citerons surtout Puzos).

Si la pratique obstétricale fournit des occasions journalières de recourir à l'exploration et d'en reconnaître toute l'utilité, il est très-difficile d'acquérir la dextérité qu'elle exige : l'attention, la patience, la persévérance et un exercice continu sont des conditions indispensables pour y parvenir. « *Præcipua artis obstetriciæ praxis circa explorationem versatur, cujus quidem frequens exercitatio satis commendari nequit.* » Ces paroles de Rœderer ne sauraient être assez méditées par les jeunes accoucheurs, qui ne doivent pas oublier qu'il ne peut être question de pratiquer notre art avec succès si l'on n'est pas capable de procéder habilement et sûrement à l'exploration obstétricale.

Nous indiquerons plus loin, à propos de chaque cas particulier, les règles de l'exploration qui s'y rapportent.

[1] Levret, *L'art des accouchements*, 1753, § 449.
[2] Puzos, *Traité des accouchements*, 1759, chap. V.
[3] Solayrès de Renhac, *Dissertatio de partu etc.*, 1771, p. 10. — Traduction d'Andrieux de Brioude. Paris 1842, p. 27.

BIBLIOGRAPHIE.

Exploration obstétricale.

Dod, J. R., Du toucher considéré sous le rapport des accouchements. Strasbourg 1803, in-4°.

Gardien, Du toucher (thèse de concours). Paris 1811.

Schnaubert, G., Die Lehre von der geburtshülflichen Untersuchung, von Neuem bearbeitet. Eisenberg 1813, in-8°.

Schmitt, *Wilh. Jos.*, Samml. zweifelh. Schwangerschaftsfälle nebst einer kritischen Einleitung über die Methode des Untersuchens, zum Gebrauche für angehende Geburtshelfer. Wien 1818, in-8° (traduit par Stoltz, Strasbourg 1829).

Mayor (de Genève), Auscultation des bruits du cœur fœtal (Biblioth. univers. de Genève, 1818).

Lejumeau de Kergaradec, J. A., Mémoire sur l'auscultation appliquée à l'étude de la grossesse, ou recherches sur deux nouveaux signes propres à faire reconnaître plusieurs circonstances de l'état de gestation etc. Paris 1822, in-8°.

Ritgen, Ueber die Anwendung des Gehörsinnes zur Erforschung von Schwangerschaft etc. (Mende's Beob. und Bemerk. aus der Geburtsh. etc. Bd. II. Gœtting. 1825, p. 38).

Laënnec, Traité de l'auscultation médiate. 2e édit. Paris 1826, t. II, p. 458; 3e édit., 1831, t. III, p. 370.

Osiander, Joh. Fr., Wie können Geburtshelfer bei Entbindungen sich gegen die Ansteckung und andere schädliche Einwirkungen schützen? (Siebold's Journ., VII, 1827, p. 12.)

Kennedy, Evory (Dublin Hosp. Reports and communicat., vol. V, 1830).

Dubois, P., De l'application de l'auscultation à la pratique des accouchements; Rapport fait à l'Académie de médecine (29 novembre 1831) sur le Mémoire de Bodson (Extrait des Archives générales de médecine).

D'Outrepont, Beob. und Bemerk., XXI (Gemeins. deutsche Zeitschrift für Geburtsk., t. VII, 1832, p. 21).

Hohl, Ant. Fr., Die geburtshülfliche Exploration 2. Th. Halle 1833-1834, in-8°.

Jacquemier, L'auscultation des femmes enceintes (thèse de Paris, décembre 1837).

Montgomery, W. F., An exposition of the signs and symptons of pregnancy, the period of human gestation, and the signs of delivery. London 1837, in-8°, p. 112.

Nægele, Herm. Fr., Die geburtshülfliche Auscultation. Mainz 1838, in-8°, p. 140.

Nagle, Dav. C., Observ. on the use of the stethoscope in the pract. of midwif. (Dubl. Journal, vol. XII, 1838, p. 401.)

Stoltz, Auscultation appliquée à la pratique obstétric. (Dict. des études méd. prat.. t. II. Paris 1838, in-8°, p. 210.)

V. Hæfft, Beobacht. über Auscult. der Schwangern (Zeitsch. für Geburtskunde, t. VI, 1838, p. 1.)

Carrières d'Azerailles, Auscultation obstétricale (thèse de Strasbourg, 1838).

Depaul, De l'auscultation obstétricale étudiée surtout comme moyen de diagnostic des présentations et des positions du fœtus (thèse de Paris, décembre 1839).

Maigne, P., Du toucher considéré sous le rapport des accouchem. Paris 1839, in-8°.

Dubois (d'Amiens), L'auscultation appliquée à l'étude des phénomènes de la grossesse (Expérience, 1839).

Devilliers et *Chailly*, De la valeur des signes fournis par l'auscultation dans le diagnostic des présentations et des positions du fœtus (Revue méd., 1842).

Piorry, Mémoire sur la percussion appliquée à la grossesse (Union médicale, 1846).

Depaul, Traité théorique et pratique de l'auscultation obstétricale. Paris 1847, in-8°.

Caillault, Du signe stéthoscopique du décollement du placenta. Thèse de Paris, 1852.

Maillot, L., Auscultation appliquée à l'étude de la grossesse (Art médical, 1856, et tirage à part).

Martin, *Ed.*, Zur geburtshülfl. Auscultation (Monatsschrift für Geburtsk., t. VII, 1856, p. 161).

Ammon, *Jos.*, Die gynäkologische Untersuchung mit diagnostischen Anhaltspunkten etc München 1861, p. 73.

Hüter, *V.*, Ueber den Fötalpuls (Monatsschrift für Geburtsk., t. XVIII, supplém., 1862, p. 23).

Devilliers, Nouvelles recherches sur l'auscultation chez les femmes enceintes (Recueil de mémoires et d'observations sur les accouchements. Paris 1862, in-8°).

Charrier, *A.*, Du souffle ombilical, de sa sémiotique et des moyens de remédier aux accidents qui l'accompagnent (Gazette des hôpitaux, avril 1867, et tirage à part).

Depaul, Dictionnaire encyclopédique des sciences médic. Paris 1867, t. VII, article Auscultation.

QUATRIÈME SECTION.

Hygiène de la grossesse.

§ 198. L'expérience démontre que la grossesse engendre dans le corps une prédisposition particulière aux maladies, de sorte que les femmes enceintes deviennent malades plus facilement et sous l'influence de causes qui n'auraient exercé sur elles aucune action fâcheuse en dehors de l'état de gestation; d'autre part, des troubles graves de la santé deviennent doublement nuisibles en ce qu'ils menacent souvent la santé et la vie du fœtus; il en ressort clairement qu'il est particulièrement nécessaire, pendant la grossesse, d'observer un genre de vie régulier. De plus un régime convenable peut contribuer notablement à combattre les nombreux troubles psychiques et organiques qui accompagnent habituellement la grossesse, sans qu'on puisse les regarder comme de véritables phénomènes morbides.

§ 199. La plus générale et la plus importante des règles à suivre par la femme enceinte est la suivante : maintenir autant que possible le genre de vie auquel elle était habituée et dont elle s'est toujours bien trouvée en dehors de l'état de grossesse; éviter avec soin tout excès. Nous allons examiner de plus près quelques-unes des prescriptions les plus essentielles se rapportant à des points particuliers.

§ 200. La *placidité* et *l'égalité d'humeur* exercent une influence très-favorable sur le cours de la grossesse. Il faut que la femme enceinte, ainsi que tout son entourage, s'efforce constamment d'écarter d'elle tout sujet d'émotion. Les commotions morales et les emportements violents, la colère, la frayeur etc., occasionnent trop souvent des crampes, des convulsions, des hémorrhagies, la mort du fœtus, l'avortement et d'autres accidents. Il faut surtout se rappeler que beaucoup de femmes, principalement les primipares, deviennent tristes et mélancoliques vers la fin de leur grossesse ; elles s'imaginent qu'elles ont eu *un regard*, elles croient qu'elles ne survivront pas à l'accouchement, et quelquefois cette crainte s'empare tout à fait d'elles et empoisonne leur existence. Une occupation appropriée du corps et de l'esprit, les représentations sensées de leur entourage et du médecin parviennent souvent à dissiper ces inquiétudes cuisantes.

§ 201. Un *air pur et frais* et surtout l'*exercice régulier au grand air* est extrêmement bienfaisant pour les femmes enceintes. L'observation démontre que celles qui passent beaucoup de temps assises dans leur chambre souffrent bien plus de la répartition inégale du sang dans les différents organes (§ 143) et ont plus souvent des accouchements long et douloureux. Les femmes enceintes doivent éviter de séjourner longtemps dans les lieux où l'air et vicié par la présence d'un grand nombre de personnes (salles de concerts, théâtres, églises etc.), et où elles sont exposées à des évanouissements et à d'autres accidents analogues. S'il est utile qu'elles continuent à vaquer aux soins de leur ménage et à se livrer à un travail modéré, elles doivent éviter soigneusement tous les mouvements violents et les efforts corporels (danse, promenade en voiture sur des chemins raboteux, équitation, action de porter et de soulever de lourds fardeaux), qui déterminent facilement des hémorrhagies et des avortements. Pour la même raison le coït doit être exercé rarement et avec prudence ; dans les derniers temps il vaut mieux s'en abstenir complétement. Les femmes qui ont déjà eu des fausses-couches ou des accouchements prématurés font bien d'y renoncer pendant toute la durée de la grossesse.

§ 202. Pour ce qui regarde la quantité et la qualité des *aliments*, nous nous en rapportons au principe général exposé § 199. Il faut éviter autant que possible les mets difficiles à digérer, fortement épicés, les liqueurs excitantes. La meilleur boisson est l'eau fraîche. Pourtant il faut tenir compte des habitudes : souvent on ne peut interdire complétement certains aliments, dont l'usage, quoique peu rationnel, est devenu pour les femmes un véritable besoin. Vers la fin de la grossesse, il est utile que le repas du soir soit très-frugal ; cette précaution favorise le sommeil, si salutaire pour la femme enceinte. La moindre surcharge de l'estomac et l'usage de mets difficiles à digérer peuvent avoir une influence fâcheuse, non-seulement sur la grossesse, mais encore sur l'accouchement et les couches. Si la femme a de la répugnance pour quelques aliments, et un vif désir d'en manger certains autres, on peut lui laisser la latitude de faire son choix ; mais il ne faut pas lui permettre de satisfaire toutes ses envies, surtout si elles se portent sur des objets qui peuvent lui être nuisibles. On se trompe tout à fait en pensant qu'un pareil refus peut exercer une influence fâcheuse sur l'enfant.

Il est important que la femme enceinte ait des *selles régulières ;* afin de les faciliter, surtout vers la fin de la grossesse, il faut insister pour qu'elle prenne de l'exercice et suive un régime approprié (en buvant beaucoup d'eau, en mangeant des fruits etc.) ; si ces moyens hygiéniques ne suffisent pas, on peut ordonner des lavements simples, et on ne prescrit de légers laxatifs (huile de ricin, thé de Saint-Germain, électuaire lénitif, sel amer etc.) que si ces derniers ne produisent pas d'effet. La femme doit aussi avoir soin de *vider régulièrement sa vessie,* et surtout ne jamais résister au besoin d'uriner de crainte de se déranger.

S'il est très-avantageux qu'une femme enceinte ait toujours des selles régulières, il serait tout aussi nuisible qu'elle cherchât à augmenter le nombre de ses évacuations par des *laxatifs,* comme le voulait naguère un préjugé assez généralement répandu, et favorisé et entretenu par des médecins renommés. Une femme bien portante n'a pas besoin de purgatifs ni d'aucun autre médicament, tout aussi peu que de la saignée, pratiquée une ou plusieurs fois, qui est encore recommandée aujourd'hui, mais bien à tort, par quelques médecins et par des gens du monde comme un excellent moyen hygiénique dans tous les cas de grossesse.

§ 203. Il faut que les *vêtements* soient disposés de façon à garantir la femme des refroidissements, et à surtout bien recouvrir les mamelles, les parties génitales, le bas-ventre et les pieds ; mais il est indispensable qu'ils ne soient pas assez serrés pour gêner le développement du ventre et des mamelles. Avant tout, il faut interdire l'usage du corset ordinaire, et ne permettre qu'un simple corsage de dessous. Les jupes ne doivent pas être trop lourdes, ni s'attacher au-dessus des hanches ; il faut que leur poids soit supporté par les épaules. Nous recommandons beaucoup, pendant la saison rigoureuse, l'usage de pantalons suffisamment larges qui soustraient les parties génitales à l'influence de l'air froid. Pour maintenir au ventre une température égale, et d'autre part pour le soutenir et pour parer aux incommodités et aux inconvénients qui résultent d'un ventre en besace, il n'y a rien de plus utile que de porter une ceinture convenablement disposée.

§ 204. La *propreté*, toujours si utile au maintien de la santé, est surtout indispensable dans la grossesse. Il faut que les parties génitales soient tenues très-proprement et lavées fréquemment avec de l'eau tiède. Nous recommandons aussi, dans la plupart des cas, excepté au commencement de la grossesse, l'usage fréquent des bains généraux tièdes. Ce moyen prépare très-bien à l'accouchement les parties génitales étroites et rigides, et rend plus supportable la tension parfois si douloureuse des parois abdominales.

§ 205. Enfin les *mamelles* réclament pendant la grossesse des soins tout particuliers. Outre les précautions à prendre pour les maintenir propres et les recouvrir suffisamment, il faut veiller à ce qu'elles ne soient pas trop serrées, et faire en sorte que les mamelons ne subissent ni frottement ni compression de la part des vêtements. Quand la peau des mamelons est mince, délicate et très-sensible, il est utile, pour prévenir les lésions que la succion pourrait y développer, de laver tous les jours, pendant les derniers mois de la grossesse, le mamelon et l'aréole avec de bonne eau-de-vie, de l'eau de Cologne, du rhum, du vin rouge ou autres liquides analogues. Lorsque le mamelon n'est pas assez proéminent, on en favorise la saillie en le titillant fréquemment avec les doigts, ou en appliquant sur le sein des anneaux de corne ou d'ivoire de l'épaisseur du petit doigt et présentant une ouverture suffisante pour admettre facilement le mamelon, ou bien encore en recouvrant ce dernier d'un bout de sein. Enfin, lorsque les mamelons sont renversés, on peut les attirer, dans les dernières semaines de la grossesse, avec une ventouse, une pompe, ou, plus simplement, avec une pipe neuve en terre, et les maintenir relevés au moyen d'un anneau élastique.

Cette espèce de succion, exercée sur le mamelon, doit être faite avec précaution. Commencée trop tôt et continuée trop longtemps, elle a souvent donné lieu, par suite de l'afflux considérable de sang qu'elle détermine, à des gonflements douloureux des mamelles, à des mouvements de fièvre, et même à des contractions prématurées de la matrice.

BIBLIOGRAPHIE.

Hygiène de la grossesse.

Levret, A., Essai sur l'abus des règles générales etc. Paris 1766, in-8º, p. 2 (Du régime de vie des femmes grosses).

Dupuy, C. Franc. Nic., De balneis ante, in et post partum. Argent. 1778, in-4º.

Busch, P. H., Verhaltungsregeln für Schwangere, Gebärende und Wöchnerinnen. Hamburg 1782, in-8º.

Schmittmüller, Grundzüge der Diätetik für Schwangere (Handb., t. I, 1809, p. 235).

Demnelenaere, F., Diss. de regimine gravidarum. Lovan. 1824, in-4º.

Jœrg, Joh. Ch. G., Diätetische Belehrungen für Schwangere, Gebärende und Wöchnerinnen, welche sich als solche wohlbefinden wollen. 3e édit. Leipzig 1826, in-12.

Lederer, Thom., Mutter und Kind, oder Schwangerschaft, Entbindung und Wochenbett etc. Wien 1826, in-12.

Boër, L. J., Ueber die Gesundheit der Schwangern (Sieben Bücher über natürliche Geburtsh. Wien 1834, in-8º, p. 11).

Nœgele, Ortwin, Diätetik der Schwangerschaft. Die wichtigsten Lebensregeln für schwangere Frauen. Düsseldorf 1853.

V. Ammon, Fr. Aug., Die ersten Mutterpflichten und die erste Kindespflege, 12e édit., revue et corrigée, par W. L. Grenser. Leipzig 1865.

Bouchut, E., Hygiène de la première enfance, 5e édit. Paris 1866, liv. III, Des soins à prendre pendant la grossesse, p. 96.

TROISIÈME DIVISION.

DE L'ACCOUCHEMENT PHYSIOLOGIQUE ET DE L'ASSISTANCE QU'IL RÉCLAME.

PREMIÈRE SECTION.

De l'accouchement en général.

CHAPITRE I.

DÉFINITION ET CONDITIONS DE L'ACCOUCHEMENT.

§ 206. On désigne sous le nom d'*accouchement*, *partus*, la fonction physiologique par laquelle le produit de la conception (c'est-à-dire toutes les parties qui composent l'œuf) est expulsé du sein de la mère, à travers les voies naturelles, par les forces de la nature destinées à cet usage. *L'accouchement est artificiel*, quand l'œuf n'est pas mis au jour par la force inhérente à l'organisme maternel, mais exclusivement ou principalement par le secours de l'art.

Quoique l'accouchement soit un acte physiologique, c'est pourtant *la plus difficile de toutes les fonctions*, qui touche souvent de près à la pathologie, du moins chez les femmes des peuples civilisés.

§ 207. L'accouchement se prépare déjà dans le cours de la grossesse, ainsi que nous l'avons fait remarquer § 93 et 116. Pendant l'évolution et la croissance de l'œuf, la matrice croît et se développe également, et des fibres musculaires nouvelles naissent dans sa substance propre. Vers la fin du dixième mois, l'œuf a atteint sa maturité, c'est-à-dire que les organes nécessaires à la vie indépendante du fœtus sont complétement développés, tandis que les partis périphériques de l'œuf commencent à subir un travail régressif, par suite duquel l'union du placenta et des membranes avec les parois utérines devient moins intime. En même temps, la matrice a également terminé son évolution, et c'est alors qu'elle commence à être le siége d'un processus rétrograde. Les échanges de matériaux qui se faisaient entre elle et l'œuf diminuent, et, sa contractilité se trouvant complétement développée, elle réagit contre son contenu et l'expulse. Mais ce n'est là que la première manifestation de ce travail régressif, qui continue encore pendant quelque temps après l'accouchement.

§ 208. La *cause* de l'accouchement réside donc également dans la matrice et dans l'œuf, elle est une conséquence de la loi de périodicité organique. Par suite de la conception, l'activité vitale de l'utérus devient plus grande : pendant toute la grossesse cet organe se distend, s'épaissit, se gorge de sang, et quand il a atteint son maximum de développement, c'est précisément en se contractant, en devenant plus dense et en se débarrassant de la plus grande quantité du sang qui y circule, qu'il revient à l'état dans lequel il se trouvait avant la conception. Même dans la grossesse extra-utérine il se produit, à l'époque ordinaire, des contractions de la matrice qui, tout en ne contenant que le fœtus, s'est néanmoins développée par phénomène sympathique ; la même chose s'observe dans les grossesses prolongées au delà du terme normal : le plus souvent, la tendance de la matrice à mettre fin à la gestation se révèle par des contractions manifestes aux environs de la dixième époque menstruelle.

Le développement complet de l'utérus coïncide, d'après le vœu de la nature, avec la maturité parfaite de l'œuf, de sorte que la diminution des échanges entre ce dernier et la matrice, jointe à la congestion et aux modifications de l'innervation qu'amène la dixième période menstruelle, donne la première impulsion à la réaction commençante de l'organe.

§ 209. La *force* par laquelle est effectuée l'expulsion du fœtus et des autres parties de l'œuf hors du sein de la mère, consiste *d'abord* et principalement dans les *contractions de la matrice,* et en *second lieu* dans les *contractions des muscles abdominaux et du diaphragme.* La réunion des contractions utérines et de l'action des muscles abdominaux et du diaphragme porte le nom de *forces expulsives.* La *résistance* que ces forces sont destinées à vaincre se compose : 1º du *fœtus* et de ses annexes, et 2º des voies à travers lesquelles le fœtus est expulsé lors de l'accouchement.

I. *Des forces expulsives.*

A. DES DOULEURS.

§ 210. Comme les contractions utérines qui effectuent l'expulsion du fœtus sont habituellement accompagnées d'une sensation douloureuse, on leur a donné le nom (impropre) de *douleurs* de l'enfantement (*dolores àd partum*).

L'utérus est l'agent principal de l'expulsion de l'œuf, ainsi que le prouvent les accouchements qui se font nécessairement sans le concours des forces soumises à la volonté, particulièrement dans les cas de prolapsus utérin, de syncope, de mort apparente etc.

§ 211. Les contractions utérines sont régies presque exclusivement par le grand sympathique, et par conséquent *involontaires*, comme celles du cœur, du canal intestinal etc. Ce n'est que par l'action ou l'abstention des muscles abdominaux et du diaphragme que la femme peut quelquefois, dans une certaine mesure, contribuer volontairement à l'accélération ou au ralentissement du travail.

Ce qui prouve que les mouvements de la matrice ne sont pas tout à fait indépendants du système cérébro-spinal, c'est l'influence de l'état psychique sur l'activité utérine; en effet, les contractions peuvent être quelquefois suspendues, ou bien réveillées et fortifiées par des émotions, la colère, la frayeur etc. Mais il est pour le moins invraisemblable que la volonté régisse l'action de la matrice de la même façon que celle des muscles abdominaux; dans les cas rapportés par Baudelocque et Velpeau, qui auraient vu le travail déjà commencé s'arrêter à l'arrivée de nombreux élèves, et reprendre régulièrement son cours aussitôt qu'on avait éloigné ces témoins, il faut attribuer à la pudeur et au saisissement cette suspension des douleurs, que Velpeau semble regarder comme produite par la volonté (1).

§ 212. Les contractions de la matrice sont *rhythmiques* et jusqu'à un certain point *péristaltiques*. L'utérus n'atteint pas son but d'un seul coup. Il faut pour cela des contractions répétées, dans l'intervalle desquelles l'organe se repose chaque fois pendant quelque temps. Pourtant ce repos (*intervalle de douleurs*), pendant lequel l'utérus reprend des forces pour se contracter de nouveau, n'entraîne pas un relâchement de ses parois; celles-ci sont toujours maintenues dans un certain état de tension par la tonicité propre aux fibres musculaires, et par conséquent, même dans les intervalles, elles sont appliquées contre leur contenu, quoique moins fortement.

Qnand les douleurs sont régulières, on observe une certaine gradation dans chaque contraction isolée. Faible à son début, elle augmente peu à peu, et l'utérus devient de plus en plus dur, *période d'augment (stadium incrementi)*, jusqu'à ce qu'il atteigne son maximum de contraction, *période d'état (acme)*, dans lequel il persiste pendant quelque temps pour ensuite se relâcher peu à peu, *période de déclin (stadium decrementi)*. Il se ramollit à mesure, et son contenu, qu'on ne pouvait plus sentir pendant l'accroissement et le maximum de la douleur, à cause de la fermeté et de l'épaisseur du tissu utérin, peut être de nouveau perçu à travers ses parois.

Au commencement du travail, les intervalles sont assez longs, tandis que les contractions sont faibles et courtes. A mesure que l'accouchement avance, les intermittences deviennent peu à peu plus courtes et en même temps les douleurs augmentent progressivement d'intensité et de durée.

Les intervalles servent à ménager et à réparer les forces des parturientes, qui ne pourraient manquer de s'épuiser si la contraction était continue; ils laissent aux voix génitales molles le temps de se préparer peu à peu au passage du

____

(1) Velpeau, 1835, t. I, p. 431.

fœtus; enfin, ils sont aussi nécessaires à ce dernier, dont les rapports avec la matrice sont jusqu'à un certain point entravés dans les dernières périodes du travail et ne reprennent leur activité première que pendant les intervalles des douleurs.

Nous ferons encore observer, à propos de la fréquence des contractions, que celles-ci sont assez souvent remarquablement rares ou même tout à fait suspendues pendant un certain laps de temps. Durant ces pauses prolongées, l'utérus prend de nouvelles forces, et quand les contractions reviennent, elles sont plus fréquentes et plus énergiques qu'auparavant.

§ 213. Lors de chaque douleur régulière, l'utérus se contracte en totalité; aucune de ses parties n'est inactive pendant que le reste est en mouvement, *seulement c'est le fond qui se contracte le plus énergiquement, et la contraction du corps est plus forte que celle du segment inférieur.* C'est ce qui fait que l'orifice utérin s'ouvre, et que le contenu de la matrice est poussé vers lui et finit par être expulsé.

Ce qui prouve bien que l'orifice utérin se comporte d'une façon active et non passive quand il s'ouvre et s'élargit, ce sont les modifications que subit, pendant le travail, la partie de la tête qui est en rapport avec lui. En effet, les bords de l'orifice s'appliquant exactement sur la tête et lui faisant subir une certaine compression, il en résulte des plis du cuir chevelu et un chevauchement des os du crâne. Ce phénomène, qu'on observe dans chaque accouchement normal, ne peut être expliqué d'aucune autre façon qu'en admettant que le segment inférieur se contracte réellement.

Si l'on admet que le tissu musculaire de l'utérus est composé principalement de fibres obliques entre-croisées (ce qui est pour le moins aussi probable que l'existence de fibres longitudinales et circulaires), et que lors des contractions normales toutes ces fibres se contractent en même temps, mais plus fortement au fond que dans le corps, et plus énergiquement dans celui-ci qu'au segment inférieur, on comprend facilement que les bords de l'orifice sont forcés de s'écarter, et que celui-ci s'ouvre par suite d'une véritable contraction; les fibres plus développées du fond et du corps l'emportent sur les fibres plus faibles du segment inférieur. L'élargissement de l'orifice, que l'on attribuait principalement à l'action de la poche des eaux et de la partie fœtale venant s'interposer comme un coin entre ses bords, se rapporte aussi beaucoup plus naturellement à la contraction des fibres musculaires du segment inférieur. La poche et la partie fœtale n'agissent que comme un stimulant de l'utérus qui réagit contre elles en se contractant.

§ 214. La *force* des douleurs, c'est-à-dire l'énergie des contractions utérines, est loin d'être toujours en rapport avec la vigueur du reste du corps. Souvent les contractions sont très-énergiques chez des femmes chétives, et assez faibles chez d'autres qui sont robustes et vigoureuses. La force des contractions dépend plutôt du développement des fibres musculaires de l'utérus, elle est le plus souvent en raison directe de la durée des douleurs. La matrice se contracte surtout énergiquement quand les efforts qu'elle fait pour se débarrasser de son contenu rencontrent des obstacles mécaniques. Dans ce cas, l'on observe parfois que la violence avec laquelle la tête est poussée à travers le bassin rétréci, amène des fractures des os du crâne ou la rupture de l'une ou de l'autre des symphyses du bassin ; en un mot l'utérus est susceptible d'un développement de force tel que n'en présente aucun autre organe. On se rend compte de l'intensité de la contraction en plaçant la main sur le bas-ventre de la femme et en constatant que l'utérus devient dur comme une pierre, ou bien encore en observant son influence sur le fœtus et sur les voies génitales. Quelquefois l'énergie remarquable de ces contractions musculaires se révèle à l'accoucheur de la façon la plus éclatante, quand sa main, se trouvant dans la matrice pendant une douleur, est comprimée de telle sorte qu'elle perd toute sensibilité et devient incapable du moindre mouvement. Au contraire, les plaintes des parturientes ne donnent pas toujours une idée exacte de l'intensité des douleurs.

§ 215. Quand les contractions de la matrice ont atteint un certain degré d'intensité, elles sont accompagnées de *douleur*, parce que les nerfs de l'organe sont plus ou moins comprimés ou tiraillés ; cette douleur a son siége dans la substance utérine et principalement dans la partie qui contient le plus de nerfs, c'est-à-dire dans la région de l'orifice, tandis que le fond est le plus souvent indolent ; elle est en raison directe de la force et de la durée de la contraction et atteint son plus haut degré au moment de la tension maximum de l'utérus. Il est bien rare que la sensation douloureuse manque complétement ou soit presque nulle. Il ne faut pas confondre avec la douleur produite par la contraction celle qui résulte de la compression et de l'extension que subissent, lors du passage du fœtus, les parties molles situées dans le bassin, c'est-à-dire la vessie, le rectum, les origines du nerf sciatique etc., ainsi que le vagin et la vulve. Cette douleur est d'autant plus violente que les parties sont plus résistantes et plus rigides et que le fœtus est plus volumineux, elle persiste dans l'intervalle des contractions, mais à un degré moins prononcé.

La douleur qui accompagne la contraction annonce à la femme l'approche du travail et l'avertit de prendre ses dispositions et de se procurer l'assistance nécessaire pour cet acte important ; assez souvent aussi elle surexcite la parturiente au plus haut point et peut atteindre un tel degré d'exagération morbide qu'elle produit un tremblement de tous les membres, une perte momentanée de l'intelligence et des accès de manie.

Il s'en faut de beaucoup qu'on puisse toujours juger de l'intensité des douleurs d'après les plaintes des parturientes ; en général, des femmes endurcies à la souffrance ou phlegmatiques se plaignent moins pendant l'accouchement que celles qui sont irritables et douillettes. On remarque surtout que les personnes sensées et bien élevées supportent les douleurs de l'enfantement les plus violentes avec beaucoup plus de calme et de résignation que celles qui sont incultes et grossières.

§ 216. Les contractions de la matrice (*dolores ad partum*) *se reconnaissent aux caractères suivants :*

1° Dès leur début, la matrice devient tendue et dure, forme en avant une saillie plus ou moins pointue, se soulève un peu, et persiste dans cet état tant que dure la douleur.

2° La douleur produite par la contraction à une direction particulière ; elle commence dans la région lombo-sacrée, s'étend, en s'accompagnant d'un te- nesme pénible, en avant sur la région inférieure du ventre, traverse le bassin et se fait sentir jusqu'à la vulve et quelquefois jusqu'aux cuisses.

3° Les contractions sont périodiques; chacune d'elle est suivie d'un temps de repos.

4° Chaque douleur présente une certaine gradation et diminue peu à peu après qu'elle a atteint son maximum d'intensité.

5° Les vraies douleurs ont une influence perceptible sur l'orifice utérin et sur les parties de l'œuf qu'il renferme.

6° Une fois qu'elles sont bien établies, aucun moyen ne peut les supprimer complétement.

§ 217. Vers la fin de la grossesse ou pendant le cours du travail, il se déclare quelquefois dans le ventre des douleurs qui ne sont pas produites par des contractions de la matrice, mais qui simulent celles de l'enfantement d'une façon frappante et qu'on a désignées, pour cette raison, sous le nom de *fausses dou- leurs*, afin de les distinguer des douleurs véritables. Il est important de ne pas commettre de confusion sous ce rapport. Les douleurs apparentes ou faussses dou- leurs, *dolores spurii*, siégent habituellement dans les intestins et sont produites par des refroidissements, des indigestions, des flatuosités, par la constipation, quelquefois aussi par des émotions; ce sont des douleurs irrégulières, sans direction déterminée, et qui n'amènent aucune modification de la matrice; ou bien si l'utérus se contracte sympathiquement, on ne constate qu'une tension partielle, intermittente, du fond de l'organe, sans aucune modification de l'orifice. On désigne sous le nom de *douleurs mixtes* la réunion des deux espèces de douleurs vraies et fausses; cet état existe assez souvent, et trouble d'une façon notable la marche du travail.

§ 218. On divise les douleurs en *régulières* et *irrégulières;* elles sont régu- lières quand les contractions de la matrice sont suffisamment fortes et du- rables et séparées par des intervalles assez longs et quand elles s'étendent à tout l'organe d'une façon normale, c'est-à-dire qu'elles présentent leur maxi- mum d'intensité au fond, sont moins fortes au corps, et plus faibles encore au segment inférieur, et enfin quand elles ne sont pas accompagnées d'une souf- france excessive.

§ 219. Les douleurs sont *irrégulières*, quand les contractions dépassent ou n'atteignent pas la mesure ordinaire et sont, par conséquent, trop fortes ou trop faibles, trop prolongées ou trop courtes, trop fréquentes ou trop rares, quand elles ne suivent pas la direction habituelle, et que certaines parties de la matrice se contractent proportionnellement plus que les autres etc., enfin quand la sensation douloureuse est trop violente.

§ 220. Ainsi que nous l'avons indiqué plus haut, le *vagin* se prépare pen- dant la grossesse à livrer passage au fœtus lors de l'accouchement; de plus, il s'y développe des propriétés contractiles, qui le mettent évidemment en état de contribuer à l'expulsion du fœtus et du délivre d'une façon active, quoique dans une bien moindre mesure que l'utérus lui-même. L'intervention du vagin pendant le travail ne devient manifeste que lorsque la partie fœtale qui se présente a traversé l'orifice utérin et se met en contact immédiat avec ses parois. Plus ce canal est turgescent, mou et humide au moment de l'accouchement, et plus sa contractilité paraît être développée.

Les propriétés contractiles du vagin se manifestent dans les circonstances suivantes : 1º vers la fin du travail, l'accoucheur éprouve souvent une résistance très-vive quand il veut introduire une main entre la tête et la paroi vaginale (par exemple pour guider une cuiller du forceps) ; 2º le vagin expulse quelquefois avec force, et sans le concours des muscles abdominaux, un corps étranger qui y est contenu, tels qu'un caillot de sang, le délivre ou un tampon ; 3º souvent, dans les présentations pelviennes, les extrémités inférieures du fœtus, situées dans la courbure du sacrum et complétement soustraites à l'influence de la matrice, sont chassées et comme lancées hors du vagin sans le concours de l'utérus et des muscles abdominaux. Les bras de l'enfant exécutent parfois un mouvement analogue, auquel le reste du corps ne prend aucune part.

§ 221. En même temps que s'éveille l'activité de la matrice et du vagin, les *parties génitales externes* et le périnée se préparent manifestement au travail. Les lèvres de la vulve se gonflent, le périnée devient plus souple et plus extensible, l'anus forme un bourrelet plus épais et plus saillant, et les parties sexuelles sont le siége d'une sécrétion muqueuse abondante.

B. DES FORCES QUI SECONDENT LES DOULEURS.

§ 222. Les muscles abdominaux et le diaphragme joignent leur action à celle de l'utérus, mais contribuent beaucoup moins que lui à l'expulsion de l'enfant, de sorte que l'accouchement peut se faire sans qu'ils y coopèrent en aucune façon (§ 210).

Ces muscles sont soumis à la volonté, par conséquent ils peuvent être mis en action à toutes les périodes de l'accouchement (c'est ce qui constitue le *travail* proprement dit : *labores. ad partum*). Mais vers la fin de la période d'expulsion, quand la partie fœtale qui s'est engagée commence à comprimer et à distendre les parties molles situées à la sortie du bassin, les contractions de ces muscles deviennent aussi involontaires (par phénomène réflexe), elles viennent en aide à l'effort utérin, et, le plus souvent, la femme ne peut pas s'abstenir tout à fait de pousser. Elle cherche un point d'appui pour ses mains et pour ses pieds ; le tronc se trouve ainsi fixé ; en même temps, la respiration est suspendue et la base du thorax est immobilisée par la tension du diaphragme. Alors les muscles abdominaux, se contractant énergiquement, servent de point d'appui à la contraction utérine, et d'autre part, en refoulant la matrice vers en bas, agissent indirectement sur son contenu et favorisent l'expulsion du fœtus et de ses annexes, comme dans d'autres circonstances ils concourent à celle de l'urine et des matières fécales.

II. *De la résistance contre laquelle sont dirigées les forces expulsives.*

§ 223. La résistance que les forces expulsives sont appelées à vaincre est constituée par le *fœtus* et ses annexes et par les *voies* destinées au passage du produit, et qu'on nomme pour cette raison les *voies génitales* ; savoir : l'orifice utérin, le vagin, la vulve, le bassin et les parties molles dont il est revêtu. Le fœtus participe à la résistance par son volume, sa forme, sa présentation, sa position, par la conformation et la texture des tissus qui l'unissent à la mère etc.; les voies génitales, par leur forme, leur ampleur, leur souplesse et leur extensibilité.

Pour que l'accouchement soit *possible*, il faut que la puissance l'emporte sur la résistance. Dans le cas contraire, ou bien quand la résistance est égale à la somme des forces expulsives, l'accouchement peut tout aussi peu se faire que lorsque le corps à expulser se trouve placé en dehors de la sphère d'action de la puissance.

C'est du rapport entre la puissance et la résistance que dépend, avant tout, la manière dont le fœtus est expulsé du sein de la mère, la difficulté plus ou moins grande de cette expulsion, et le temps qui est nécessaire pour l'effectuer, en un mot : la *marche du travail*.

BIBLIOGRAPHIE.

Causes de l'accouchement.

Müller, J. J., Diss. s. casum rariss. uteri in partu rupti. Basil. 1745, in-4º, § 64.

Petit, A., Mémoire sur le mécanisme et la cause de l'accouchement (Recueil de pièces relatives à la question des naissances tardives. Amsterdam et Paris, 1766, in-8º, p. 120).

Reil, Ueber das polarische Auseinanderweichen der ursprünglichen Naturkräfte in der Gebärm. zur Zeit der Schwangersch. und deren Umtauschung z. Z. der Geb. (Reil und Authenrieth, Arch. für die Physiologie, t. VII, 1807, p. 402).

Jœrg, Uber Schwangersch., Geburt und Wochenbett in physiol. Hinsicht (Neuestes Journal der Erfindungen, Theor. und Widersp. in den Natur- und Arznei-Wissenschaften. Gotha 1809).

Hoffmann, *Rich.*, Die Triebfeder der Geb. Landsh. 1825, in-8º.

Reuter, C. F. R., Diss. i de partus causis. Mannh. 1827, in-4º.

Hayn, *Alb.*, Uber die innere Ursache der eintretenden Geburt (Abhandl. aus dem Gebiete der Geburtsh. Bonn 1828, in-8º).

Ritgen, F. A., Ueber die Triebfeder der Geburt (Gem. d. Zeitschrift für Geburtsk., t. IV, 1829, p. 7).

Desormeaux et Dubois, Dictionnaire en 30 volumes, article Accouchement.

Burdach, Physiologie, trad. par A. J. L. Jourdan.

Stoltz, Dictionnaire de méd. et de chirurg. pratiques. Paris 1864. Art. Accouchement.

Depaul, Dictionnaire encyclopédique des sciences médicales, 1865, art. Accouchem.

Forces expulsives.

Keck, *Ern. Henr.*, Diss. i. m. de dolorum præcip. ad partum causis illorumq. cura rationali. Argent. 1740, in-4º, p. 18 etc.

Saxtorph, *Math.*, De doloribus parturientium, signum felicis partus præbentibus. Havn. 1762, in-4º.

Solayrès de Renhac, *Fr. L. Jos.*, Diss. de partu virib. matern. absoluto. Paris 1771, in-4º, p. 4.

Rosenberger, O. Fr., De viribus partum efficientibus generatim et de utero speciatim. Hal. 1791, in-4º.

Vetter, *Gttf.* et J. H. Ch. Fenner, Zwei Abhandl. aus der Geburtsh. über die Wehen vor und nach der Geburt. Leipz. 1796, in-8º.

Torally, A., Dissert. sur l'accouchement après la mort. Paris 1804, in-4º.

Boër, L, J., Von dem Gebärungsdrange oder den Wehen (Abhandl. etc., t. II, 1807).

Jœrg, J. Ch. G., Ueber den Standpunkt der Geburtsh. im J. 1809 in Deutschland (Neu-estes Journal der Erfind. etc., t. I. Gotha 1810, p. 72).

Meli, Dom , Delle proprietà vitali dell' utero gravido e de' parti che avvengono dopo la morte della pregnante. Milano 1821, in-8°.

Mende, L., Beob. und Bemerk. aus der Geburtsh. etc., t. I. Gött. 1824, p. 105.

Maizier, C. G., D. i. de partu post matris mortem spontaneo. Berol. 1834, in-8°.

Eger, Jos., D. i. de partu feminæ, actus pariendi nesciæ. Vratislav. 1837, in-4°.

Tyler Smith, W., A sketch of the relation of the spinal marrow to parturition and pract. midwefery (The Lancet., t. I, 1846, N. X, p. 269).

Beau, De la localisation des douleurs de l'accouchement (Union méd., 1851).

Bertling, Nonnulla experimenta de vi, quam nervi in uteri contractiones exercent. Marburg 1853.

Dubois, P., De la faiblesse et de l'affaiblissement des douleurs du travail (Gaz. des hôpitaux, 1854).

Spiegelberg, O., Experimentelle Untersuchungen über die Nervencentren und die Bewegungen des Uterus (Henle und Pfeuffer's Zeitschrift für rationelle Medizin, 3e édit., t. II. fasc. 1, 1857).

Körner, Th., Vorläufige Mittheil über die motorisch. Nerv. des Uterus (Centralblatt für med. Wissensch., p. 23, 1864).

CHAPITRE II.

PHÉNOMÈNES HABITUELS DE L'ACCOUCHEMENT.

§ 224. Pour mieux embrasser tout l'ensemble du travail, il est utile de le diviser en un certain nombre de *périodes*; on facilite ainsi l'étude et la description des nombreux phénomènes de cet acte merveilleux, quoiqu'ils constituent en réalité un tout continu. On admet généralement cinq périodes (ou temps) de l'accouchement, qui peuvent se réduire aux trois suivantes :

1° *La période de dilatation.*
2° *La période d'expulsion.*
3° *La période de délivrance.*

Quelques accoucheurs n'admettent que *deux* ou *trois* périodes; d'autres, tels que Levret, Stein, Baudelocque et Wigand, en comptent *quatre.* Jœrg en admet *six,* parce qu'il fait rentrer la puerpéralité dans l'accouchement. Somme toute, la chose a moins d'importance que certains auteurs ne lui en ont donné; cependant, pour éviter les malentendus, il serait à désirer qu'on se mît d'accord sur une division uniforme de l'accouchement.

1° *Période de préparation.*

Cette période embrasse le *premier* et le *second* temps (de la plupart des accoucheurs), pendant lesquels la nature ne s'occupe que de la *préparation* à l'expulsion de l'œuf, c'est-à-dire de *l'ouverture des voies génitales molles.* Durant cette période, les douleurs effacent le col de la matrice, ouvrent l'orifice utérin, l'élargissent de façon qu'il permette le passage du fœtus, et assouplissent en même temps le canal vaginal et la vulve.

(PREMIER TEMPS DE L'ACCOUCHEMENT.)

§ 225. Le premier temps, ou temps des *prodrômes* (*temps secret, travail insensible des auteurs français*), commence avec les premières contractions sensibles de la matrice; il dure, chez les primipares, jusqu'au moment où l'orifice utérin commence à s'ouvrir; chez les pluripares il s'étend jusqu'à l'instant où l'orifice, qui est déjà ouvert à la fin de la grossesse, commence à se dilater. Quelques temps auparavant les femmes, surtout les primipares, sentent qu'il se passe en elles quelque chose d'insolite. Elles éprouvent un certain malaise, des inquiétudes, des angoisses passagères, changent souvent de couleur, dorment d'un sommeil agité, perdent l'appétit, et ont des envies fréquentes d'uriner. A ces prodrômes viennent se joindre les premières contractions, *dolores præsagientes*, *mouches*, par lesquelles l'utérus essaie pour ainsi dire ses forces, et qui donnent à la femme la sensation d'une compression uniforme exercée de toutes parts sur l'abdomen. Elles sont caractérisées par la tension et la dureté de la matrice et par un sentiment incommode de tiraillement dans la région pelvienne, surtout vers le sacrum. Elles ne sont réellement douloureuses que pour les femmes très-sensibles ou à la suite de refroidissements, principalement chez les primipares; en général, elles ne font guère souffrir les personnes robustes et bien portantes. Elles précèdent quelquefois, surtout chez les primipares, de douze à vingt-quatre heures, ou même de plusieurs jours, le véritable début du travail; dans ce dernier cas, elles se déclarent habituellement vers le soir et cessent pendant le repos de la nuit. Chez les pluripares, elles ont moins de durée, n'apparaissent parfois que quelques heures avant le commencement du travail, et semblent manquer tout à fait dans un certain nombre de cas.

§ 226. Le ventre tombe encore davantage pendant cette période, et le segment inférieur de la matrice descend plus bas dans la cavité pelvienne, surtout chez les primipares. Malgré cela on atteint difficilement l'orifice chez ces dernières, parce qu'il est élevé et dirigé tout à fait en arrière vers le sacrum. Il est très-petit et se présente souvent sous la forme d'une *fossette lenticulaire, presque plane*. Chez les pluripares, au contraire, l'orifice se trouve plus bas, ses bords sont mous, boursouflés et suffisamment écartés pour qu'on puisse sentir, à travers, les membranes de l'œuf et même la partie du fœtus qui se présente. On constate aussi pendant les contractions que les membranes commencent à se tendre un peu. La vulve et le vagin sont plus mous, plus larges et plus turgescents, et la muqueuse vaginale sécrète en plus grande abondance un mucus incolore, gélatiniforme.

C'est pendant ce premier temps du travail que *le col utérin s'efface* (comp. § 138).

(DEUXIÈME TEMPS DE L'ACCOUCHEMENT.)

§ 227. A partir de ce moment, l'orifice commence à s'ouvrir, et les contractions utérines sont accompagnées de douleurs qui s'étendent des lombes à la région vulvaire, mais qui sont surtout très-intenses vers le sacrum et ne se font quelquefois sentir qu'à cet endroit. La femme devient plus agitée, change souvent de position, se couche, puis se relève et se met à marcher; pendant la contraction elle se cramponne avec les mains, ou bien elle appuie la région sacrée contre un objet résistant pour se procurer quelque soulagement. Souvent il se déclare des malaises, des éructations et des vomissements.

L'orifice utérin s'élargit de plus en plus. Pendant chaque contraction, le liquide amniotique est poussé vers lui, et les membranes ainsi tendues font une saillie hémisphérique hors de l'orifice : *la poche des eaux se forme*. Quand la douleur cesse, la poche s'affaisse, et l'on peut de nouveau sentir la tête du fœtus à travers les membranes. Le segment inférieur et l'orifice, qui étaient tendus pendant la contraction, redeviennent également mous et souples; seulement ce dernier est plus dilaté qu'auparavant.

Si, antérieurement, la tête plongeait profondément dans le segment inférieur, sous forme d'une demi-sphère, — ce qui est le cas plus habituel chez les primipares vers la fin de la grossesse et même au début du travail, — on constate à ce moment qu'elle est un peu plus élevée.

Le mouvement d'ascension de la tête est dû probablement au raccourcissement du diamètre longitudinal de la matrice. C'est peut-être pour la même raison que des tumeurs insérées sur le col, et qui proéminaient plus ou moins bas dans l'excavation, se retirent peu à peu et s'élèvent audessus du détroit supérieur dans le cours du second temps.

§ 228. Les douleurs du second temps sont appelées douleurs *préparantes*, parce qu'elles dilatent l'orifice utérin et le préparent au passage du fœtus. Au début de ce temps, les mucosités abondantes que sécrète le vagin sont mélangées de quelques stries de sang, provenant de la rupture de petits vaisseaux situés entre l'utérus et les membranes ou, selon quelques auteurs, de petites déchirures de l'orifice utérin. On dit alors que la *femme marque;* on donne aussi à cette légère perte de sang le nom de *signa*, parce qu'on la regarde comme un signe de la dilatation de l'orifice et du commencement du travail proprement dit.

Souvent les douleurs préparantes sont celles qui occasionnent aux primipares les souffrances les plus aiguës, à cause du tiraillement que subissent, lors de la dilatation de l'orifice utérin, les nerfs si nombreux de cette région. A ce moment, les femmes se plaignent vivement et sont très-agitées, puis elles se calment dès que la tête du fœtus a traversé complétement l'orifice et que la tension du segment inférieur se trouve ainsi diminuée.

§ 229. Lorsque l'orifice présente une ouverture d'environ 8 centimètres, et que la poche des eaux, développée en proportion, descend profondément dans le vagin et reste tendue de façon à ce qu'on puisse s'attendre à sa rupture pendant la douleur prochaine ou celle qui la suivra, on dit que *la poche est prête à se rompre* (Fig. 58). La déchirure des membranes et l'écoulement du liquide amniotique, qui a lieu souvent avec un bruit perceptible, s'appelle la *rupture de la poche des eaux*, et on donne le nom de *premières eaux* au liquide qui s'écoule et qui se trouvait entre les membranes et la tête. Il ne s'échappe habituellement que cette partie du liquide amniotique; le reste est maintenu dans l'œuf, parce que le segment inférieur et surtout l'orifice interne s'appliquent exactement autour de la partie du fœtus qui se présente. — Quand la dilatation de l'orifice est complète (c'est-à-dire quand il a environ 10 centimètres de diamètre), le troisième temps de l'accouchement commence.

Lorsque les membranes sont plus minces et plus faibles que d'ordinaire, la rupture de la poche a lieu parfois avant que l'orifice ne soit complétement dilaté, ou bien encore les eaux s'écoulent peu à peu lentement; ceci arrive fréquemment chez les primipares, et on observe alors quelquefois que le travail languit et qu'il est plus douloureux. En général, il n'en résulte pas d'autres suites fâcheuses, si l'accouchement ne traîne pas trop en longueur. — Du reste, il ne faut pas confondre l'écoulement des fausses eaux (§ 84) avec celui des vraies eaux. — Quelquefois les membranes sont remarquablement fortes, résistent plus longtemps à l'effet des contractions et n'éclatent que quand elles font saillie au dehors. Parfois elles ne se rompent pas même à ce moment, et la tête est expulsée, recouverte des enveloppes intactes (*caput galeatum*, *l'enfant naît coiffé*).

En général, la rupture des membranes a lieu à la partie la plus déclive de la poche qui est engagée dans l'orifice utérin. Quelquefois elle se fait vers le côté ou même au-dessous de l'orifice; dans ce dernier cas, on sent la tête encore recouverte des membranes après l'écoulement des eaux, et parfois il se forme même encore une petite poche nouvelle.

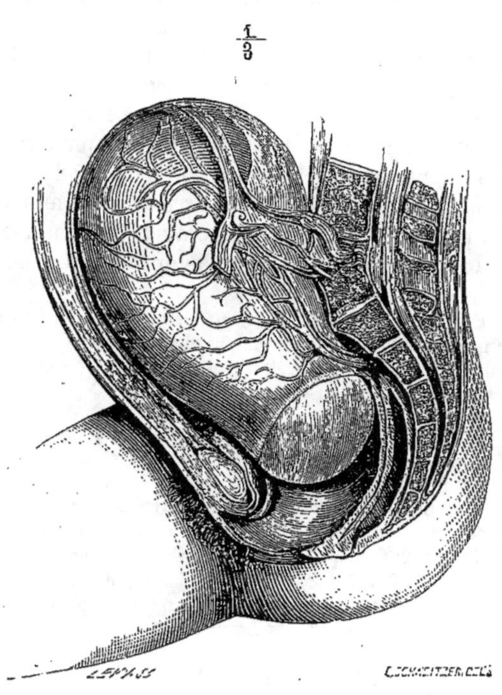

Fig. 58. — *Poche prête à se rompre.*

2° *Période d'expulsion.*

Elle embrasse le second et le troisième temps du travail. Quand la préparation est terminée, la nature se met en devoir de faire progresser le fœtus et en effectue *peu à peu l'expulsion.*

(TROISIÈME TEMPS DE L'ACCOUCHEMENT.)

§ 230. Habituellement la rupture de la poche est suivie d'un intervalle plus long que ceux qui l'ont précédée; mais ensuite les contractions reviennent, plus fréquentes, plus longues et plus durables, et affectent l'organisme entier; on les appelle les *douleurs expulsives (dolores ad partum proprie sic dicti).* L'acte de la parturition ne commence réellement qu'avec la première douleur expulsive. La parturiente ne peut être ni debout ni assise; sa face est rouge et brûlante, ses yeux brillent, tout son corps se couvre d'une sueur abondante, son pouls devient parfois plus fréquent et plus plein; elle éprouve un besoin irrésistible de chercher un point d'appui pour ses mains et ses pieds, et de fixer la région du sacrum, afin de seconder les douleurs en poussant vers en bas. Il se déclare des envies fréquentes d'aller à la selle et d'uriner, et assez souvent des crampes excessivement douloureuses dans les cuisses et dans les mollets. Cependant la tête s'engage de plus en plus dans l'orifice. Comme elle est embrassée étroitement par le segment inférieur, les os du crâne chevauchent les uns sur les autres, et le cuir chevelu forme des plis qui sont peu à peu remplacés par une *tuméfaction sanguine (caput succedaneum)*, sous l'influence de douleurs de plus en plus énergiques, si le travail se prolonge pendant un certain temps. Quand la plus grande circonférence de la tête se trouve en rapport avec les bords de l'orifice, on dit qu'elle est au *couronnement supérieur*. Enfin, elle arrive tout à fait dans le vagin et jusqu'à la sortie du pelvis, de sorte qu'on la sent directement derrière la fente vulvaire.

Ici se termine le troisième temps de l'accouchement.

Pendant le troisième et le quatrième temps de l'accouchement, les femmes éprouvent un besoin plus ou moins violent d'aller à la selle, qui est souvent illusoire, parce que le contenu du rectum a déjà été évacué antérieurement ; ce fait à une assez grande importance en médecine légale.

Martin et Mauer ont étudié l'*influence des contractions de la matrice sur le pouls des femmes en couches;* ils ont constaté que si le nombre des pulsations est de 5 à 6 par 5 secondes, avant le travail et dans l'intervalle des douleurs, il monte à 7 au commencement de la contraction et peut arriver à 8 et 9 ; après s'être maintenu à ce chiffre, en présentant assez souvent quelques oscillations, il tombe de nouveau progressivement. Voici les chiffres qui indiquent la fréquence du pouls de 5 en 5 secondes : 5. 5. 6. 7. 7. 7. 8. 8. 7. 8. 8. 8. 7. 7. 6. 5. — Ils ont observé de plus que lorsque le travail est laborieux et prolongé, le pouls reste aussi plus fréquent pendant l'intervalle des douleurs, jusqu'au moment de l'expulsion du fœtus etc. [1].

Winckel a fait, dans quarante accouchements normaux, des observations très-estimables sur l'*état de la température;* il en résulte que pendant chaque travail régulier la température du corps s'élève un peu; mais cette élévation est faible et n'atteint en moyenne que 0°,18 à 0°,25 C.; pendant la période d'expulsion elle est plus forte de 0°,071 que pendant la période de dilatation [2].

(QUATRIÈME TEMPS DE L'ACCOUCHEMENT.)

§ 231. Le quatrième temps commence lorsque la tête apparaît entre les lèvres de la vulve, et se termine par l'expulsion de l'enfant.

Pendant chaque douleur, la tête écarte les grandes lèvres et l'on en aperçoit une petite partie. Le périnée, refoulé par elle en bas et en avant, forme une saillie hémisphérique, et subit peu à peu dans tous les sens une distension telle que sa longueur, qui n'est habituellement que d'environ 3 centimètres, atteint de 8 à 11 centimètres; en même temps il s'amincit considérablement et menace de se déchirer (Fig. 59). L'anus est également refoulé en avant et fortement distendu, surtout dans le sens transversal, au point qu'une partie de la paroi antérieure du rectum devient visible. Quand la douleur cesse, la tête se retire

---

[1] Voy. Martin, *Ueber die mit jeder Geburtswehe steigende und fallende Pulsfrequenz* (*Archiv. für physiologische Heilkunde*, XIII° année, p. 369; et Mauer, *ibid.*, p. 377).

[2] Winckel, *Temperatur-Studien bei der Geburt und im Wochenbette* (*Monatsschrift für Geburtskunde*, t. XX, p. 420).

en arrière, mais d'ordinaire moins rapidement qu'elle n'avait été poussée en avant par la contraction ; en même temps cessent la dilatation et la tension violente des parties. Au commencement, la tête recule assez pour qu'il n'en reste aucune partie visible dans l'intervalle des douleurs ; pendant ces alternatives de descente et d'ascension, il s'écoule de temps en temps un peu d'eau, le plus souvent au début et à la fin de la douleur, rarement pendant les contractions ou dans leurs intervalles. A mesure que le travail avance, une plus grande partie de la tête devient visible et il arrive un moment où le cercle vulvaire l'embrasse tout près de la plus grande circonférence qu'elle présente au détroit inférieur ;

$$\frac{1}{4}$$

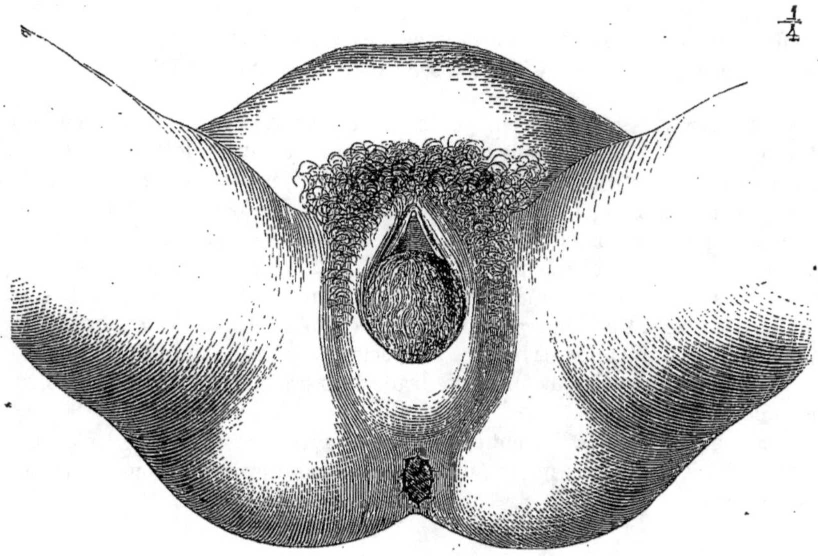

Fig. 59. — *Tête au périnée.*

alors ou bien elle franchit rapidement le passage, ou bien, surtout chez les primipares, elle reste immobile à la fin de la douleur, et ce n'est que pendant la contraction suivante, si celle-ci est assez énergique, qu'elle traverse la vulve distendue au plus haut degré (l'on dit dans ce cas que *la tête est au couronnement inférieur, au passage*). Lorsque chez les primipares, la tête, sur le point d'être expulsée, recule à la fin de la douleur, il s'écoule le plus souvent une petite quantité de sang. Chez les pluripares, la tête traverse habituellement plus vite la sortie du bassin, parce que les parties molles lui opposent une moindre résistance.

§ 232. Les contractions du quatrième temps de l'accouchement sont plus fortes, plus durables, plus fréquentes et beaucoup plus douloureuses que celles du temps précédent. Aux souffrances qu'elles provoquent, vient encore se joindre la douleur cuisante qui résulte de la distension toujours croissante de la vulve et du périnée. Comme le corps de la parturiente est agité de tremblements, on a donné aux contractions de ce temps de l'accouchement le nom de *douleurs conquassantes*; elles sont accompagnées d'un ténesme violent, d'efforts incoërcibles d'expulsion, et assez souvent de vomissements; la face de la femme est en feu et couverte de sueur, comme le reste du corps; ses traits sont décomposés, son regard est fixe et égaré, son agitation et ses terreurs ne font qu'augmenter, elle sanglotte et se lamente, et au moment le plus douloureux du travail, quand la tête arrive au passage, il lui est difficile de ne pas pousser des cris aigus, même quand elle n'est pas particulièrement sensible. Quand les douleurs se suivent très-violentes et très-rapprochées, l'agitation vers la fin du travail prend quelquefois les proportions d'un accès de folie.

§ 233. Après les efforts violents et les souffrances aiguës qui ont accompagné l'expulsion de la tête, les douleurs s'arrêtent un peu et la femme jouit d'un court repos. Au bout de quelques minutes, il survient de nouvelles contractions, incomparablement moins douloureuses, qui engagent et expulsent les épaules et presque immédiatement après le reste du corps, ainsi que les *secondes eaux*, c'est-à-dire la partie du liquide ammiotique qui était encore contenue dans la matrice; en même temps, ou peuaprès, s'écoule un peu de sang liquide; parfois il s'échappe aussi quelques caillots résultant du décollement du placenta. A ce moment, la matrice contractée peut être reconnue par la palpation au-dessus des pubis, comme une boule de la grosseur de la tête d'un enfant âgé de quelques années.

Après la naissance de l'enfant on observe souvent, surtout chez les primipares, un frisson plus ou moins fort et quelquefois un tremblement violent de tout le corps.

III. *Période de délivrance.*

(CINQUIÈME TEMPS DE L'ACCOUCHEMENT.)

§ 234. Le cinquième temps du travail commence au moment où l'enfant vient de naître, et se termine par l'expulsion de l'*arrière-faix* (*délivre, secondines*); on désigne ainsi le placenta avec les membranes et la partie du cordon qui y reste adhérente après qu'on en a fait la section.

Immédiatement après la naissance de l'enfant, on peut habituellement sentir la face fœtale du placenta, qui fait saillie dans l'orifice utérin, ce qui prouve qu'il est déjà séparé de la matrice et devenu libre dans la cavité de cet organe. Assez souvent le détachement du placenta, qui a déjà commencé un peu plus tôt, est achevé par la douleur qui expulse le tronc du fœtus. Le décollement a lieu, parce que les surfaces par lesquelles l'utérus et le placenta sont en contact deviennent de grandeur inégale; en effet, la contraction de la matrice après l'expulsion du fœtus entraîne un retrait notable de ses parois, que ne peut pas suivre le placenta implanté à sa face interne. C'est ainsi que se déchirent tous les vaisseaux utérins qui mettaient les deux organes en rapport. Après un quart d'heure, une demi-heure, ou trois quarts d'heure, souvent plus tôt, rarement plus tard, surviennent de nouvelles contractions qui ne sont pas particulièrement douloureuses et qu'on appélle *dolores ad partum secundinarum*. Elles achève le décollement quand il n'est pas complet, et poussent peu à peu le plàcenta, la face interne en avant, à travers l'orifice utérin, jusque dans le vagin, d'où il est enfin expulsé, au bout d'un temps plus ou moins long, par les contractions du vagin et des muscles abdominaux, en entraînant avec lui les membranes de l'œuf également retournées. Le plus souvent il s'échappe immédiatement après une certaine quantité de sang, moitié liquide, moitié coagulé. L'accouchement est terminé et la puerpéralité commence.

Un écoulement de sang après la naissance de l'enfant indique que le placenta est *décollé*. En effet, aussi longtemps qu'il adhère à la matrice par toute sa surface, il ne peut pas y avoir de perte par le vagin, à moins que l'utérus ou le vagin n'aient subi une lésion, telle que la déchirure du col, la rupture d'une varice vaginale etc. Pourtant cet écoulement de sang ne prouve *en aucune façon* que le décollement est *complet*; on n'en a la certitude que quand on constate par le toucher que le placenta est engagé par sa face lisse dans l'orifice utérin. Lorsqu'on pratique le toucher immédiatement après la sortie du fœtus, en introduisant jusqu'à l'orifice utérin l'index d'une main le long du cordon ombilical, auquel on fait subir une légère tension avec l'autre main, on trouve ordinairement que le cordon remonte entre la partie du placenta qui se présente et la lèvre antérieure du col, et le doigt n'atteint que rarement le point d'insertion du cordon tant que le placenta se trouve en dedans de l'orifice utérin. Ordinairement le doigt n'arrive au point d'insertion que lorsque le placenta a été poussé plus profondément dans le vagin ou bien lorsqu'on a tiré sur le cordon ombilical.

Quelquefois le placenta se décolle plus tard qu'il n'a été dit dans le paragraphe, ou ne se détache que partiellement. Dans ce cas, si l'on touche immédiatement après la naissance de l'enfant, on ne trouve dans l'orifice aucune partie du placenta ou bien l'on n'y rencontre qu'un de ses bords. — D'autres fois, surtout quand la période d'expulsion a duré longtemps, le placenta est expulsé immédiatement après le fœtus.

Il résulte de l'observation de 190 cas, que la femme perd en moyenne, par suite de l'accouchement, 6564 grammes de son *poids*, c'est-à-dire tout près de la neuvième partie du poids d'une femme enceinte qui a atteint le dixième mois de la grossesse (10, 45 p. 100 en moyenne). Ce chiffre représente le poids de l'œuf, du sang qui s'est écoulé pendant la période de délivrance, des excréments expulsés durant le travail et de l'exhalaison cutanée et pulmonaire. Après les accouchements gémellaires, la diminution monte à 13,2 p. 100; elle est moindre chez les primipares que chez les pluripares (¹).

§ 235. La *durée* de tout l'accouchement, et celle de chacune de ses périodes est très-variable, non-seulement chez les différentes femmes, mais encore dans des couches successives d'une même femme. En général, on peut admettre que le travail dure habituellement de six à douze heures; pourtant il arrive très-souvent que la nature termine cet acte beaucoup plus rapidement, dans une demi-heure ou dans un quart-d'heure, de même qu'elle y consacre un temps beaucoup plus long, dix-huit, vingt-quatre, trente-six heures, sans qu'il n'en résulte aucun préjudice.

Si l'on examine la durée de chacune des périodes de l'accouchement, on trouve que la période de préparation (depuis le début effectif du travail jusqu'à

(¹) Gassner, *Ueber die Veränderungen des Körpergewichts bei Schwangeren, Gebärenden und Wöchnerinnen* (*Monatsschrift für Geburtskunde*, 1868, p. 18).

la dilatation complète de l'orifice) est environ trois fois plus longue que la période d'expulsion. Tout le monde sait que les premiers accouchements sont plus longs que les suivants.

§ 236. Pour ce qui concerne le *moment* où les accouchements se font habituellement, l'observation démontre que le travail commence ordinairement dans la soirée pour se terminer de 9 heures du soir à 9 heures du matin, et le plus souvent dans les trois premières heures après minuit.

On prétend, du reste, que non-seulement la plupart des accouchements en général, mais encore presque tous ceux dont la terminaison est favorable, ont lieu pendant la nuit ou dans la matinée.

CHAPITRE III.

DIVISION DES ACCOUCHEMENTS.

§ 237. On peut diviser les accouchements de différentes façons ; la division qui a sans contredit *la plus grande importance* pratique, est celle qui tient compte de l'*influence du travail sur la santé et sur la vie de la mère et de l'enfant;* à ce point de vue l'on distingue l'accouchement *physiologique* et l'accouchement *vicieux*.

L'accouchement est dit *physiologique, eutocia,* quand il est terminé par les seules forces de la nature destinées à cet effet, sans préjudie et sans danger pour la mère et pour l'enfant ; il est *vicieux, distocia,* quand les forces naturelles ne peuvent pas l'effectuer ou du moins quand elles ne l'achèvent pas sans danger et sans préjudice pour la mère ou pour l'enfant, ou pour tous les deux.

§ 238. Quant à la *marche* du travail, les accouchements se divisent en *réguliers* et *irréguliers,* en *faciles* et *difficiles,* en *prompts* et *lents.*

L'accouchement est régulier quand il a lieu de la façon que l'expérience fait connaître comme la plus habituelle, et qui constitue la règle ; il est irrégulier quand il dévie sous un rapport quelconque de la marche ordinaire.

La division des accouchements en faciles et difficiles est peu rationnelle, parce qu'il est à peu près impossible d'établir une limite exacte entre ces deux catégories. Ainsi, parmi les médecins anglais qui suivent cette classification, les uns appellent l'accouchement facile quand il se termine en vingt-quatre heures, tandis que pour d'autres il est difficile quand il dure plus de douze heures etc.

§ 239. Au point de vue de l'*époque de la grossesse* où a lieu l'expulsion du produit, on distingue l'accouchement à terme, l'avortement, l'accouchement prématuré et l'accouchement tardif.

L'accouchement à terme, partus maturus, se fait à la fin de la grossesse régulière, c'est-à-dire aux environs de la 40ᵉ semaine. — On appelle *avortement* ou *fausse-couche, partus immaturus,* l'expulsion du fœtus qui a lieu à une époque de la grossesse ou il n'est pas capable de vivre hors du sein de la mère (*fœtus non viable*), c'est-à-dire dans les sept premiers mois de la gestation ou avant la 28e semaine. — L'*accouchement est prématuré* ou *avant terme* quand il s'effectue entre la 28e et la 38e semaine. Un enfant né à cette époque peut continuer à vivre si les circonstances sont favorables (*fœtus viable*). — On donne le nom d'*accouchements tardifs* ou *après terme* à ceux qui ont lieu au delà du terme régulier de la grossesse, par exemple dans la 41e ou 42e semaine, ou plus tard encore, comme certains auteurs l'admettent.

Il est extrêmement probable que dans la grande majorité des prétendus cas de grossesse prolongée au delà de la 42e semaine, il y a eu des erreurs d'observation. Nous renvoyons ceux de nos lecteurs qui désirent connaître ce qui a été publié sur l'*accouchement tardif*, au traité de médecine légale [de Briand et Chaudé, Paris 1869] et particulièrement à la Bibliographie, p. 144.

§ 240. Sous le rapport du *nombre des enfants*, on divise les accouchements en simples et en multiples. On appelle jumeaux, trijumeaux, quadrijumeaux etc., les fœtus qui naissent ensemble dans un enfantement multiple. Les accouchements sextuples sont excessivement rares, et il n'existe pas d'exemple authentique d'une femme ayant mis au monde plus de six enfants à la fois.

Dans l'antiquité on distinguait l'accouchement *naturel* et *contre-nature*. Dans la première catégorie on rangeait tous les cas où le fœtus s'engageait par la tête; dans la seconde, ceux où il se présentait par une autre partie du corps.

Plus récemment, beaucoup d'auteurs (par exemple Smellie, Baudelocque) admettaient les accouchements *naturels, partus naturales*, qui se terminent par les seules forces de la nature; *laborieux*, qui réclament l'emploi des instruments, et *contre-nature*, qui exigent l'intervention manuelle.

D'autres divisions des accouchements, en heureux ou malheureux, complets ou incomplets etc., n'ont qu'une importance secondaire, et il est inutile que nous nous arrêtions à les définir.

BIBLIOGRAPHIE.

Phénomènes physiologiques du travail.

Saxtorph, Math., Erfahrungen, die vollständige Geburt betreffend etc. Kopenh. 1766 in-8°.

Jœrg, J. Ch. G., Brevis partus humani historia Lips. et Ger. 1806, in-4°.

Schneiders, J. M., D. de partura. Argent. 1815, in-4°.

Lemoine, J. B., Essai sur la parturition. Strasbourg 1816, in-4°.

Merriman, Sam., A synopsis of the various kinds of difficult parturit. etc. 3e édit. Lond. 1820, in-8°, p. 2, 38.

Wigand, J. H., Die Geburt des Menschen etc. Berl. 1820, 2 vol.

Lachapelle, Pratique des accouchements, 1821, t. I, p. 147.

Schweighäuser, J. F., Das Gebären nach der beobachteten Natur etc. Strasb. et Leip. 1825, in-8°.

Desormeaux et *Dubois*, Dictionnaire en 30 vol., article Accouchement, 1832.

Montgomery, F. W., On the occasional occurence of mental incoherence during natural labour (Dubl. Journ. of med. sc., vol. V, 1834, p. 52).

Berlinski, M., De nascentium morientiumq. numero ex lege natur. diversis diei temporibus diverso. Berol. 1834, in-8°.

Collins, R., A pract. treastise on midwifery etc. Lond. 1835, in-8°, p. 21.

Guiette, De l'influence du jour et de la nuit sur les naissances (Bullet. de la Société de méd. de Genève, 1835).

Busch, D. W. H., Das Geschlechtsleben des Weibes etc., t. I. Leipzig 1839, in-8°; p. 391.
Dubois, P., Du mécanisme de l'accouchement naturel (Gaz. des hôpit., 1841).
Hohl, A. Fr., Vorträge über die Geburt des Menschen. Halle 1845, p. 32.
Von Weissbrod, J. B., Leitfaden der geburtsh. Klinik. München 1854, p. 168.
Veit, G., Beiträge zur geburtshülfl. Statistik (Monatsschr. für Geburtsk., t. V).
Dubois, P., De la rupture prématurée des membranes (Courrier médical, 1856).

Accouchements tardifs. — Durée de la grossesse.

Berlin, Consultation sur la légitimité des naissances tardives. Paris 1764.
Louis, A., Mém. contre la légitimité des naissances prétendues tardives. Paris 1764.
Petit, An., Consult. en faveur des naissances tardives. Paris 1764.
Lebas, Peut-on déterminer un terme préfixe pour l'accouchement? Paris 1764.
Lebas, Nouvelles observations sur les naissances tardives. Paris 1765.
Barbeu du Bourg, Recherches sur la durée de la grossesse. Paris 1765.
Tessier, Gestation des animaux (Mém. de l'Acad. des sciences, 1819).
Velpeau, Mém. sur le faux travail de l'enfantement et les naissances tardives (Bibliothèque médicale, 1829).
Berthold, A. A., Ueber das Gesetz der Schwangerschaftsdauer. Gött. 1844, in-4°.
Devilliers, Quelques recherches statistiques sur la durée de la grossesse et le volume de l'enfant (Revue médicale, 1847).
Rainard, Durée de la gestation des animaux. Traité de la partur. des princip. femelles domestiques. Lyon 1850.
Veit, G., Ueber die Dauer der Schwangerschaft (Verhandl. der Ges. für Geburtsh. in Berlin, t. VII, 1853, p. 102).
Duncan, Edinburgh med. Journ. Novbr. 1856.
Elsässer, Henke's Zeitschrift für Staatsarzneikunde, année 1857, p. 37.
Silbert (d'Aix), Des grossesses tardives et des indications qu'elles présentent (Mém. de l'Acad. de méd., 1858).
Feltz, Des grossesses prolongées. Strasbourg 1860.
Mattei, De la durée moyenne de la grossesse chez la femme (Gazette des hôpitaux, 1863, p. 83).
Espagne (de Montpellier), Réflexions obstétricales sur une interprétation récente de l'art. 315 du Code Napoléon (Gazette hebdomadaire de médecine et de chirurgie, 1848, n° 17, p. 258).
Briand et *Chaudé*, Manuel complet de médecine légale, 8e édit. Paris 1869, p. 179.

DEUXIÈME SECTION.

De l'accouchement physiologique en particulier.

CHAPITRE I.

CONDITIONS DE L'ACCOUCHEMENT PHYSIOLOGIQUE.

§ 241. Pour que l'accouchement soit physiologique, c'est-à-dire qu'il s'effectue par les seules forces de la nature, sans préjudice pour la santé de la mère ou de l'enfant, il faut le concours des conditions suivantes :

1° *Action convenable et proportionnée à la constitution de la parturiente, des forces destinées à l'expulsion du produit.*

Il faut que les douleurs soient normales, et que la femme en travail soit en état de les seconder par la contraction des muscles abdominaux. De plus, il faut qu'il n'existe aucun état morbide de l'organisme capable d'entraver la marche régulière de l'accouchement.

§ 242. 2° *Conformation normale, et proportionnée à l'intensité des forces expulsives, du produit de la conception et des voies génitales.*.

A. Conformation normale du *fœtus et de ses annexes.*

Il faut que le fœtus ait une grosseur et une forme normales, surtout en ce qui concerne le volume de la tête, dont les os crâniens doivent être conformés de manière à lui permettre de subir l'accommodation nécessaire. Ensuite il faut que le fœtus soit placé de façon à pouvoir être expulsé, c'est-à-dire qu'il occupe dans la matrice une direction longitudinale. Dans ce cas, c'est ou bien l'extrémité supérieure, céphalique, ou bien l'extrémité inférieure, pelvienne, du fœtus, qui se trouve en rapport avec l'orifice utérin. A côté de la partie qui se présente, il ne doit s'en trouver aucune autre qui pourrait rendre difficile ou dangereux le passage du fœtus à travers les voies génitales. Quand l'enfant se présente par une autre partie que par son extrémité supérieure ou inférieure, on appelle cette présentation *vicieuse*, en opposition avec la position longitudinale, qu'on désigne sous le nom de *bonne* présentation.

Il faut que le cordon ombilical ait sa longueur normale, c'est-à-dire qu'il ne soit pas trop court, ni primitivement, ni par le fait de son enroulement autour d'une partie quelconque du corps du fœtus. Le placenta doit occuper son siége habituel, et adhérer à l'utérus de telle façon qu'il puisse être décollé et expulsé par les contractions en temps opportun. Les membranes doivent avoir le degré voulu d'épaisseur et de résistance pour ne pas se rompre trop tôt, et pour ne pas résister trop longtemps aux efforts de la matrice. Enfin, il faut que la quantité du liquide amniotique ne soit ni trop, ni trop peu abondante.

B. Conformation normale des *voies génitales.*

Le bassin, c'est-à-dire le canal génital osseux, doit avoir une forme et une capacité convenables; les voies génitales molles (orifice utérin, vagin, vulve) doivent être régulièrement conformées, souples et extensibles; les autres organes situés dans le bassin, tels que le rectum, la vessie etc., doivent se trouver dans un état normal.

§ 243. 3° *Il faut qu'il n'existe aucun état morbide de l'organisme sur lequel l'acte de la parturition puisse exercer une influence fâcheuse.*

Quand il existe certaines prédispositions morbides, par exemple une tendance aux troubles de la circulation, aux congestions de la tête ou de la poitrine, aux syncopes, aux crampes, aux convulsions etc., l'accouchement, dont le mécanisme s'exécute du reste normalement, ou peu s'en faut, grâce à la réunion des deux conditions précédemment indiquées, peut néanmoins, par suite des mouvements violents, des efforts et des émotions qu'il provoque, donner lieu au développement de phénomènes pathologiques, à l'aggravation de troubles préexistants et même à des accidents mortels, tels que l'hémoptysie; l'apoplexie etc. L'influence naturelle du travail sur les organes ou sur les systèmes organiques, tels que ceux de la respiration, de la circulation etc., explique l'action fâcheuse qu'il exerce sur eux quand ils sont le siége d'une prédisposition morbide.

CHAPITRE II.

DES VARIÉTÉS DE L'ACCOUCHEMENT PHYSIOLOGIQUE.

§ 244. L'acte de la parturition, indépendamment de son but spécial, se distingue par quelques *particularités* de toutes les autres fonctions de l'organisme. En effet, tandis que ces dernières s'accomplissent, à l'état normal, sans troubler en rien le bien-être de l'individu, l'accouchement, même à l'état de santé parfaite, s'accompagne de douleurs, d'un sentiment de malaise et d'inquiétude, et d'efforts violents. Ainsi, l'une des propriétés qui caractérisent l'état physiologique des autres fonctions, fait complétement défaut dans le travail de l'enfantement. En outre, chez l'homme comme chez les animaux, la nature, pendant l'accouchement, ne paraît pas obéir aussi strictement à des lois immuables, que pour l'accomplissement des autres actes physiologiques. Elle se livre à des écarts plus fréquents et plus considérables, mais qui ne compromettent pas, le plus souvent, le résultat final. *On ne rencontre pas deux accouchements tout à fait semblables*, chacun présente quelque chose de particulier quand on l'observe attentivement. Nous avons dit plus haut (§ 235) combien varie la durée de l'acte de la parturition pris dans son ensemble, ainsi que de chacune de ses périodes. Parfois il n'exige que deux, quatre ou six heures; d'autres fois vingt-quatre, trente-six heures et davantage. Tantôt la première moitié de l'accouchement est courte, et la seconde plus longue, tantôt c'est l'inverse qui a lieu. Les contractions présentent des différences tout aussi notables au point de vue de leur intensité, de leur durée, de leur fréquence, des douleurs qu'elles provoquent et de l'influence qu'elles exercent sur le reste du corps. La quantité du liquide amniotique est également très-variable ; d'ordinaire il pèse de 500 à 1000 grammes, dans certains cas rares, quelques onces seulement ou plusieurs livres, sans que, le plus souvent, il en résulte aucun préjudice.

Enfin, le fœtus se présente habituellement par la région de la tête qui est recouverte du cuir chevelu, mais quelquefois aussi par le siége, et plus rarement par la face. Toutes ces déviations de la marche ordinaire, tant qu'elles n'exercent pas une influence fâcheuse sur la mère et sur l'enfant, ne doivent pas être considérées comme vicieuses ; ce ne sont que des *variétés* de l'état normal, telles qu'on en rencontre aussi dans les autres fonctions, quoique à un moindre degré et d'une manière moins accentuée.

§ 245. Comme la *diversité des positions* du fœtus, selon que sa tête se trouve en haut ou en bas, constitue une des différences les plus saillantes, et comme elle est d'une grande importance au point de vue des soins que réclame l'accouchement, c'est d'après elle qu'on établit avec raison les *variétés* de l'accouchement physiologique.

§ 246. L'accouchement physiologique peut avoir lieu quand, outre le concours des autres conditions mentionnées dans le chapitre précédent, le fœtus se trouve en *présentation longitudinale*, c'est-à-dire quand son axe longitudinal se confond avec celui de la matrice. Cela ne peut se faire que de *deux* façons : ou bien l'extrémité supérieure, *céphalique*, ou bien l'extrémité inférieure, *pelvienne*, du fœtus (dont l'attitude est celle que nous avons décrite plus haut) se trouve en rapport, au début du travail, avec l'orifice de la matrice et l'entrée du bassin.

En conséquence, nous admettons les deux présentations cardinales suivantes :

Présentations céphaliques et *Présentations pelviennes.*

Nous divisons les premières, selon que la tête se présente par le crâne ou par la face, en présentations *crâniennes* et présentations *faciales*. Dans les présentations pelviennes, il peut se faire que les deux pieds, ou l'un d'entre eux, ou bien les genoux descendent avant le siége ; cette circonstance (sans parler de la grande rareté du dernier cas) n'a qu'une importance secondaire, et la division de ces présentations en présentations du siége, des pieds et des genoux, est pour le moins inutile.

§ 247. D'après ce qui précède, nous avons à distinguer les trois variétés suivantes de l'accouchement physiologique :

1º *Présentations crâniennes ;*
2º *Présentations faciales ;*
3º *Présentations pelviennes.*

Dans chacune de ces trois variétés, le mécanisme de l'accouchement diffère selon les rapports qu'affecte avec le détroit supérieur la partie du fœtus qui se présente. Il en résulte qu'il faut distinguer plusieurs *positions* pour chaque présentation.

§ 248. Vers la fin de la grossesse, ou au commencement de l'accouchement, on reconnaît que la présentation du fœtus est bonne, aux caractères suivants : 1º l'exploration externe fait reconnaître que le ventre est distendu d'une manière égale, légèrement pointu en avant, et n'offre pas une largeur inusitée sur les côtés ; 2º la forme de la matrice est ovoïde ; 3º le dos du fœtus affecte une direction longitudinale ; 4º on sent la tête dans la partie inférieure ou dans le fond de la matrice ; 5º à l'auscultation, les battements du cœur du fœtus présentent leur maximum d'intensité dans l'un des côtés du bas-ventre, et ne s'étendent guère au delà de la ligne blanche ; 6º par le toucher, on sent un corps volumineux, arrondi ou sphérique ; enfin 7º la femme déclare qu'elle ne sent les mouvements du fœtus que de l'un ou de l'autre côté du ventre.

§ 249. Quant à la *fréquence* relative des diverses variétés de l'accouchement physiologique, il résulte de l'examen d'un très-grand nombre de cas, que sur 100 accouchements il y a environ 93 ou 94 présentations *crâniennes* et 4 présentations *pelviennes*, tandis que la *face* ne se présente à peu près qu'une fois sur 200.

L'école de Vienne, d'accord avec Simpson et Goodsir, admet que les causes les plus probables de la fréquence de la présentation crânienne chez les fœtus vivants et à terme sont les suivantes : 1º les modifications de la forme de la matrice, notamment la transformation de la cavité utérine, qui de sphérique devient peu à peu ovoïde; 2° *la proportion* qui existe entre les *diamètres de la tête* du fœtus à terme et ceux du *segment inférieur de la matrice*, et d'autre part le *rapport* du volume que présente l'extrémité pelvienne de l'ovoïde fœtal avec la capacité de la cavité utérine dans la région des orifices tubaires; 3° l'activité des *mouvements réflexes du fœtus* et sa grande mobilité, que facilite la pression hydrostatique des eaux de l'amnios, également répartie sur toute la surface de son corps [1].

CHAPITRE III.

DE LA MANIÈRE DONT LE FŒTUS TRAVERSE LE BASSIN DANS L'ACCOUCHEMENT PHYSIOLOGIQUE (MÉCANISME DE L'ACCOUCHEMENT).

§ 250. S'il est intéressant pour l'observateur d'étudier comment le fœtus progresse à travers les voies génitales pendant l'accouchement, la connaissance de ce phénomène est également importante et féconde en applications au point de vue pratique, et on la regarde, avec raison, comme le *fondement* de toute assistance rationnelle dans les accouchements difficiles. La doctrine du mécanisme du travail n'a pris naissance et ne s'est développée que pendant les temps modernes, et c'est probablement à l'absence de notions suffisantes sur ce point essentiel qu'il faut attribuer, en grande partie, l'infériorité frappante où l'art obstétrical s'est trouvé, pendant si longtemps, vis-à-vis des autres branches de l'art de guérir.

Dans les écrits de l'antiquité l'on trouve à peine quelques indications assez vagues sur les différentes présentations du fœtus. Il n'y est pas question du mécanisme du travail. Cela s'explique en partie par le manque de notions anatomiques exactes et par l'insuffisance des procédés d'exploration, tandis que d'un autre côté la tendance des médecins à intervenir artificiellement pendant le travail, le préjugé qui leur faisait regarder comme contre notre nature plusieurs des variétés de l'accouchement normal, les empêchaient d'observer tranquillement le cours naturel des choses. Ce n'est que vers le milieu du siècle dernier qu'on a commencé à étudier systématiquement le mécanisme du travail. Les auteurs qui depuis lors ont surtout fait progresser cette étude sont: Fielding Ould, Smellie, Saxtorph, Bang, Solayrès, Baudelocque, Boër, Nægele.

I. *Présentations crâniennes (partus cranio prævio).*

§ 251. On reconnaît que la partie du fœtus qui se présente est *le crâne*, à la voussure uniforme, à la dureté et à la forme sphérique du corps que rencontre le doigt explorateur, ainsi que par la présence des sutures et des fontanelles. La position du crâne, ou l'espèce de la présentation crânienne, ressort de la direction des sutures et de la situation des fontanelles.

Le diagnostic de la présentation et de la position du crâne peut être rendu *difficile* par différentes circonstances. Nous citerons, parmi les plus fréquentes, l'élévation de la tête et la mobilité qui en dépend habituellement, la présence de beaucoup de liquide amniotique entre la tête et les membranes, la tension persistante de la poche des eaux dans l'intervalle des contractions, le gonflement des téguments du crâne (tuméfaction sanguine), la flexibilité trop grande

[1] Voy. Chiari, Braun et Spæth, *Klinik der Geburtshülfe und Gynäkologie.* Erlangen 1855, p. 25.

des os crâniens, qui cèdent comme du clinquant ou du parchemin à la moindre pression du doigt; d'autres vices de conformation de ces os, l'ossification des sutures, les sutures surnuméraires ou fausses sutures etc.

§ 252. *Habituellement* le fœtus ne se présente par le crâne que de *deux* façons différentes :

1° *Par le pariétal droit, celui-ci étant la partie la plus basse, la petite fontanelle dirigée à gauche et plus ou moins en avant* (première position du crâne).

2° *Par le pariétal gauche, la petite fontanelle dirigée à droite et plus ou moins en arrière* (deuxième position du crâne).

Dans les conditions ordinaires on observe très-rarement, comme positions primitives, d'autres espèces de la présentation crânienne, par exemple celles où la petite fontanelle se trouve directement à droite ou à gauche, à droite et en avant ou à gauche et en arrière. Les deux positions que nous avons indiquées plus haut sont les *seules* qu'on puisse regarder comme *ordinaires*. Quant à leur fréquence relative, la première est à peu près à la seconde comme 2 : 1. — Sur 3491 présentations crâniennes, observées avec soin à la Maternité de Heidelberg de 1827 à 1841, 2262 appartenaient à la première position, et 1217 à la seconde. A la Maternité de Vienne on a constaté 5422 fois la première position, et 2217 fois la seconde, sur 7639 présentations du crâne.

F. Ould, le premier, déclara que la tête se présente dans le diamètre transversal du bassin et non pas dans le diamètre antéro-postérieur, la petite fontanelle se trouvant placée derrière la symphyse pubienne, ainsi qu'on le croyait presque généralement avant lui. Smellie émit la même opinion ; plus tard Saxtorph et Solayrès enseignèrent (les premiers) que le diamètre droit de la tête s'engage habituellement dans le sens de l'un des diamètres obliques du détroit supérieur. En même temps Solayrès, qui admettait encore les positions directes, établit six espèces de la présentation crânienne, que Baudelocque adopta d'après lui. La fig. 60, I, qui représente le détroit supérieur et ses diamètres, sert à donner une idée de la classification de Solayrès; la situation de la petite fontanelle est indiquée par le numéro d'ordre de la position correspondante. Baudelocque se contenta de changer l'ordre des positions (fig. 60, II). — Plus tard on abandonna complétement les positions directes, et aujourd'hui la plupart des précis allemands n'admettent que quatre positions, qui sont désignées habituellement d'après leur fréquence supposée (fig. 60, III).

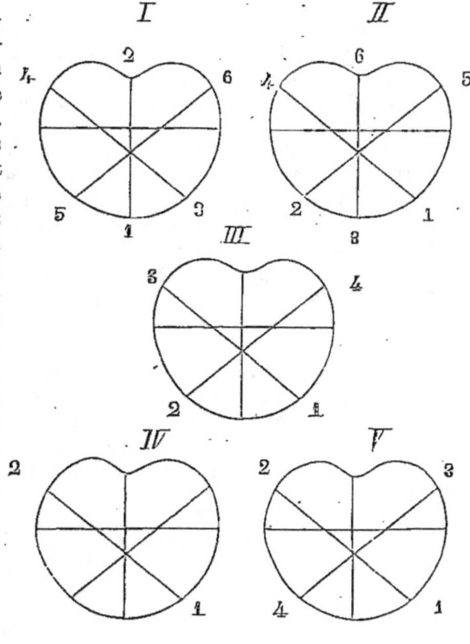

Fig. 60.

Classification des positions crâniennes,
d'après : I, Solayrès; II, Baudelocque; III, la plupart des traités allemands ; IV, Nægele; V, Stoltz.

Fr. C. Nægele, s'appuyant sur de nombreuses observations, enseigna, au contraire, qu'après la première position, celle qu'on appelle la *troisième* est de beaucoup la plus fréquente, que la quatrième est très-rare, et que la prétendue seconde est la plus rare de toutes. En conséquence, il réduisit les espèces de la présentation crânienne que l'on rencontre *habituellement* aux *deux* positions que nous avons indiquées plus haut (Fig. 60, IV).

[Quelques auteurs français attribuent à F. C. Nægele une nomenclature des positions et notamment de celles du crâne, dont on ne trouve pas trace dans ses ouvrages, et qui serait précisément le contre-pied des idées qu'il a professées. C'est ce que démontrent clairement les lignes qui précèdent et les pages qui vont suivre, où l'auteur reproduit presque textuellement les passages essentiels du premier Mémoire de Nægele père, sur le mécanisme de l'accouchement. Loin de diviser le bassin en deux moitiés latérales, droite et gauche, subdivisées à leur tour en régions antérieure, transverse et postérieure, auxquelles correspondraient autant de positions, le professeur de Heidelberg, comme on vient de le voir, rejette toutes les positions autres que celles où l'occiput se trouve à gauche et *en avant*, ou bien à droite et *en arrière*.

Stoltz a adopté en très-grande partie les idées de Nægele ; seulement il pense que cet auteur a poussé la simplification trop loin, et qu'il faut ranger parmi les positions ordinaires celles où l'occiput regarde à gauche et en arrière, et à droite et en avant (positions exceptionnelles de Nægele). Il ne bannit de sa nomenclature que les positions transversales et directes, estimant qu'elles ne s'observent pas, à terme, quand le bassin et la tête ont une conformation normale.

Tableau des positions crâniennes, d'après Stoltz (Fig. 60, V).

Première position. . . . . Occipito-antérieure gauche.
Deuxième position . . . . Occipito-postérieure droite.
Troisième position . . . . Occipito-postérieure gauche.
Quatrième position. . . . .`. Occipito-antérieure droite.

Joulin admet les mêmes quatre positions obliques, mais en intervertissant l'ordre entre les deux dernières, d'après une statistique de P. Dubois, où l'occipito-antérieure droite est notée comme trois fois plus fréquente que la postérieure gauche. Ce dernier résultat est en opposition formelle avec ceux de Nægele et de Stoltz (comp. § 265 et 267).

Flamant, Mme Lachapelle, Moreau, P. Dubois, Pajot etc. admettent, sous diverses dénominations, les quatre positions obliques, les deux transversales et les deux antéropostérieures ou directes.

Cazeaux rejette les positions directes et conserve les six autres.]

D'après Cohen, les positions et les rotations normales de la tête dépendent de la déviation physiologique de la colonne vertébrale, surtout dans la région lombaire [1].

Eichstedt accorde une importance particulière à la façon dont se comportent les épaules, et en général le tronc du fœtus, et propose, en conséquence, de diviser toutes les présentations, selon que la face antérieure du tronc fœtal est dirigée en arrière ou en avant [2].

Comme dans les présentations crâniennes c'est un pariétal qui constitue la partie plus basse, Siebold, Hohl, Hecker et autres les appellent *présentations pariétales*.

[1] Voy. *Prager Vierteljahrsschrift*, année XIV, 1857, t. II.
[2] Eichstedt, *Zeugung, Geburtsmechanismus und einige andere geburtshülfliche Gegenstände nach eigenen Ansichten*. Greifswald 1859.

A. POSITIONS ORDINAIRES DU CRANE.

a) *Première position.*

§ 253. Quand on est sûr que le crâne se présente, alors que le toucher ne donne pas encore de renseignements sur la position de la tête (par exemple parce que la dilatation de l'orifice est trop peu avancée), on peut admettre que l'on a affaire à une première position, si l'on constate les faits suivants : 1° la femme sent les mouvements de l'enfant depuis plus ou moins longtemps, quelquefois seulement depuis le début du travail, dans la région supérieure *droite* du ventre ; 2° on sent les petites parties du fœtus *au même endroit* et le dos du côté *gauche;* 3° les battements redoublés du fœtus s'entendent du côté *gauche* du ventre, et ont habituellement leur maximum d'intensité dans la région hypogastrique gauche. Si, au contraire, l'orifice utérin permet l'introduction du doigt, voici ce que constate le toucher : au commencement du travail, l'extrémité du doigt rencontre une suture dont la direction est presque transversale : c'est la suture *sagittale;* et le point où le doigt est en contact avec elle en est à peu près la partie moyenne. En suivant cette suture de droite à gauche, le doigt arrive à un point où elle se rencontre avec deux autres sutures : ce sont les deux branches de la suture occipitale, et le point de réunion des trois sutures est la *petite fontanelle.* Si, au contraire, on glisse le doigt de gauche à droite, le long de la suture sagittale, on arrive à un espace dépourvu d'os, et qui est le point de rencontre de cette suture avec trois autres : c'est la *grande fontanelle.* Lorsque l'orifice utérin est suffisamment dilaté ou dilatable, le doigt, porté directement en avant, à partir de l'endroit de la suture sagittale qui correspond à l'orifice, rencontre une éminence : la *bosse pariétale droite.*

Si le bord antérieur de l'orifice ne permet pas de porter le doigt aussi en avant, comme par exemple chez les primipares, on peut le plus souvent sentir facilement la bosse pariétale à travers le segment inférieur de la matrice. Assez souvent même le segment inférieur est suffisamment aminci chez les primipares, vers la fin de la grossesse, pour qu'on puisse reconnaître très-distinctement la suture sagittale et même la petite fontanelle à travers les parois de l'utérus.

§ 254. Il résulte de ce qui précède qu'au *début de l'accouchement,* la *tête se trouve placée* de la manière suivante, dans la première position crânienne : le vertex est tourné vers le sacrum, de telle façon que la partie moyenne de la suture sagittale regarde le corps de la première ou de la seconde vertèbre sacrée, selon que la tête est plus ou moins élevée ; la petite fontanelle est à gauche et un peu en avant, la grande à droite et un peu en arrière ; le pariétal droit est la partie la plus basse, et sa tubérosité (bosse pariétale) occupe à peu près le milieu de l'entrée du bassin. Ainsi la tête se présente, au détroit supérieur, dans une direction oblique et dans une attitude inclinée. Plus la tête est élevée, et plus son diamètre droit se rapproche du diamètre transverse du bassin, plus aussi son attitude est inclinée, de sorte que l'on peut le plus souvent, dans ces cas, sentir sans difficulté l'oreille droite derrière les os pubiens.

On admettait communément autrefois que le sommet du crâne se présente parallèlement au plan fictif du détroit supérieur. Fr. C. Nægele a enseigné le premier que dans les présentations crâniennes et faciales la tête est inclinée vers un côté, de sorte qu'un pariétal est plus bas que l'autre (ou bien une moitié de la face dans la présentation faciale).

Une tuméfaction sanguine du crâne se forme quelquefois exceptionnellement dès le commencement du travail; ce fait à lieu, surtout chez des primipares, quand les eaux se sont écoulées lentement, ou quand il y a peu d'eau entre la tête et les membranes, alors que la dilatation de l'orifice est peu avancée (de 1 1/2 à 8 centimètres), en un mot dans les cas où le segment inférieur est fortement appliqué sur la tête. Il se produit alors dans la partie des téguments crâniens qui correspond à l'orifice un *gonflement* qui siége sur le pariétal droit près de son bord supérieur, à peu près à égale distance des deux fontanelles, qui s'étend parfois un peu au delà de la suture sagittale, et occupe d'autres fois exactement le milieu de cette suture; cette tuméfaction disparaît ordinairement par les progrès du travail, lorsque la tête change de place par rapport à l'orifice utérin, et que la position et la direction de ce dernier sont modifiées. Quand l'orifice reste longtemps sans se dilater davantage, la tumeur sanguine devient assez fortement saillante; si, à partir de ce moment, l'accouchement s'achève avec une rapidité inaccoutumée, l'enfant présente en naissant la tuméfaction disposée ainsi que nous venons de dire, ce qui prouve *irréfutablement l'inclinaison* de la tête au détroit supérieur.

§ 255. Pendant que le travail *avance*, et que la tête s'engage dans le détroit supérieur et pénètre peu à peu dans l'excavation, les deux fontanelles restent souvent au même niveau; pourtant, d'ordinaire, la petite est un peu plus basse que la grande; parfois c'est l'inverse qui a lieu, sans qu'il en résulte ni difficulté ni retard pour la marche du travail; on remarque surtout cette rotation de la tête autour de son axe transversal quand elle éprouve une résistance un peu plus grande que de coutume de la part des voies génitales osseuses ou molles. Quand la tête se rapproche du plancher pelvien, on trouve, en général, les deux fontanelles aussi basses l'une que l'autre, la petite tournée vers le trou ovale *gauche*, la grande vers l'échancrure sacro-sciatique *droite*. Grâce à son attitude inclinée, la tête traverse la filière du bassin sans mettre jamais la plus grande largeur du sommet et de la base du crâne en rapport avec les diamètres du détroit supérieur et de l'excavation.

§ 256. Lorsque, au début du quatrième temps de l'accouchement, la tête commence à apparaître, pendant les contractions entre les lèvres de la vulve, la petite fontanelle avance peu à peu, comme par des essais répétés, de gauche à droite, souvent aussi un peu de haut en bas, et l'occipital se porte de dehors en dedans, au-dessous de l'arcade pubienne. [C'est ce mouvement que l'on désigne sous le nom de *rotation de la tête*, voy. Fig. 61.] Mais ce n'est pas la protubérance occipitale qui se dégage d'abord au-dessous de l'arc pubien; la partie de la tête qui s'engage en premier lieu dans la vulve est le *quart postérieur et supérieur du pariétal droit*, et l'on peut constater à ce moment que la branche droite de la suture occipitale est parallèle à la branche descendante du pubis gauche. A mesure que la tête pénètre davantage dans la fente vulvaire et au moment où elle va la franchir, on trouve ordinairement la petite fontanelle toujours encore un peu dirigée à *gauche*.

Ce fait est surtout facile à constater quand la tête met un temps assez long à franchir la vulve, ce qui arrive particulièrement chez les primipares, ou en-

core chez les pluripares dont le périnée n'a pas été endommagé dans les accouchements antécédents; on constate alors que la suture sagittale n'est pas
dirigée en arrière vers la commissure postérieure de la vulve, mais bien de
gauche à droite, de sorte qu'elle croise la grande lèvre droite à quelque distance de l'extrémité postérieure de cette dernière; et l'on voit distinctement que

la bosse pariétale droite apparaît plus tôt que celle du côté
opposé.

Quand le plus grand dia-
mètre que la tête présente à la
vulve a franchi le passage, le
périnée extrêmement distendu
se retire assez rapidement en
passant sur la face, et la tête
se porte vers en haut en exécutant un mouvement de rotation autour de son axe transversal. Aussitôt qu'elle est dégagée de la résistance que les
parties molles opposaient à son
passage, elle reprend sa position oblique, si toutefois elle
ne l'avait pas conservée même
au moment où elle franchissait
la vulve, c'est-à-dire que la
face se tourne vers le côté interne et inférieur de la cuisse
droite de la mère.

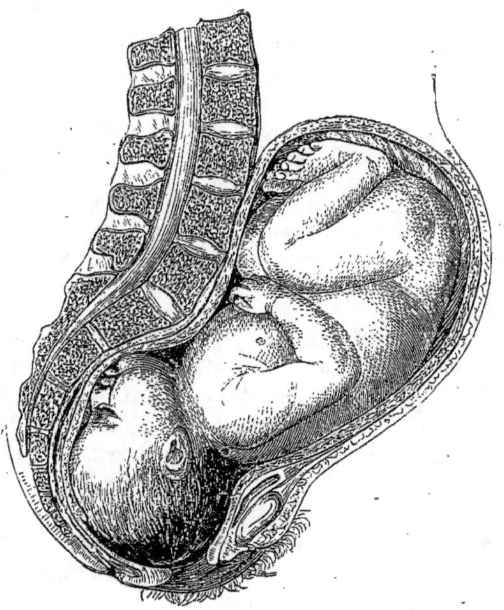

Fig. 61.
*Présentation du crâne en première position. Tête dans
l'excavation (rotation en avant)..*

Saxtorph savait aussi bien que Solayrès que la tête s'engage obliquement au détroit
supérieur; mais ce dernier se rendait mieux compte du reste de la marche du travail et
surtout de la position de la tête à la sortie du bassin. Avant lui, Johnson avait déjà
indiqué que la tête sort du détroit inférieur en position oblique [1].

Le mouvement qui porte en avant et en haut la tête, les épaules et les hanches du
fœtus, à mesure que ces parties franchissent la vulve, est occasionné par le périnée et
par la courbure du canal pelvien dont le périnée forme le prolongement.

§ 257. Quand la marche du travail est lente, pendant que la tête séjourne
dans l'excavation, vers la fin du troisième et au début du quatrième temps, il
se forme un gonflement des téguments à base arrondie sur la partie du crâne
qui est placée vis-à-vis de l'arcade pubienne, c'est-à-dire sur le quart postérieur et supérieur du pariétal droit. C'est la *tuméfaction sanguine*, avec laquelle l'enfant vient au monde. Au moment du travail on peut sentir distinctement, dans l'intervalle des douleurs, la branche droite de la suture occipitale,

[1] Johnson, R. W., *A new system of midwifery* etc. London 1769, in-4°, p. 190.

la partie postérieure de la suture sagittale et la petite fontanelle, attendu que la tumeur ne s'étend pas à ces parties. Si, à partir de ce moment, la tête achève de s'engager et franchit le passage moins lentement que d'ordinaire, le gonflement est limité au point indiqué. Si, au contraire, cette période de l'accouchement s'écoule avec la lenteur habituelle, la tuméfaction s'étend encore un peu au delà des sutures occipitale et sagittale et de la petite fontanelle.

Le siége de la tumeur prouve que la tête reste en position oblique dans la cavité pelvienne et pendant qu'elle sort du bassin.

Dohrn (¹) a attiré l'attention sur une modification particulière de la forme de la tête amenée par le travail : il s'agit d'un *déplacement* ou *glissement latéral* des deux moitiés du crâne, produit par la pression de la paroi pelvienne postérieure, sans qu'il existe aucun vice de conformation du bassin. Il en résulte qu'une des bosses pariétales se trouve plus en avant que l'autre, de $5^{mm},3$ en moyenne dans les premières positions, et de $6^{mm},6$ dans les secondes. En général, le déplacement s'efface quelques heures après la naissance.

§ 258. Les *épaules* s'engagent au détroit supérieur, dans le sens du *diamètre oblique droit*, au moment où la tête commence à écarter la vulve ; et pendant que celle-ci pénètre dans le passage et le franchit, elles descendent dans l'excavation, jusqu'au détroit inférieur. Là elles sont placées de telle façon que l'épaule droite se trouve derrière la branche droite de l'arcade pubienne et que la gauche est dirigée vers le ligament sacro-sciatique gauche. C'est dans cette position oblique que l'épaule tournée en avant apparaît la première, pendant la contraction qui a lieu après l'expulsion de la tête, ou pendant une des douleurs consécutives ; elle est suivie plus ou moins rapidement par l'épaule postérieure ainsi que par le reste du corps : les hanches apparaissent dans la même direction oblique.

[*Résumé.* Pour faciliter l'intelligence du mécanisme du travail et pour mieux fixer dans la mémoire les différents mouvements qui rendent possible l'expulsion du fœtus, on distingue un certain nombre de *temps de l'accouchement*. Il nous paraît utile de récapituler succinctement les phénomènes mécaniques de la première position crânienne, en leur appliquant cette division méthodique.

Nous admettons *six* temps principaux, qui se retrouvent, avec quelques variantes, dans les autres positions.

Premier temps. — a) *Flexion de la tête*, qui substitue au diamètre occipito-frontal primitivement en rapport avec le diamètre oblique gauche, un autre diamètre plus petit (sous-occipito-bregmatique de quelques auteurs). b) *Inclinaison latérale*, d'où résulte que les deux extrémités opposées des diamètres transverses de la tête ne s'engagent pas en même temps.

Deuxième temps. — *Engagement et descente* de la tête.

Troisième temps. — *Rotation intérieure* de la tête, qui porte l'occiput plus ou moins près du milieu de l'arcade pubienne (ou bien tout à fait au-dessous de la symphyse, comme le pensent quelques auteurs, mais à tort d'après Nægele et Stoltz).

Quatrième temps. — *Extension* ou *déflexion*, qui amène le dégagement de la tête.

Cinquième temps. — *Rotation extérieure* ou *restitution*, résultant, d'après Nægele et Stoltz, de ce que la tête, momentanément tordue, reprend ses rapports avec le tronc.

(¹) Dohrn, *Eine durch die Geburt bewirkte Formbesonderheit des Kindeskopfes* (*Monatsschrift für Geburtskunde*, t. XXIV, p. 418).

Sixième temps, — *Expulsion du tronc*, qui se fait, d'après Nægele, les épaules restant toujours placées diagonalement, comme elles l'ont été pendant la descente et le dégagement de la tête. — D'après un certain nombre d'auteurs, le diamètre bi-acromial devient antéro-postérieur pour franchir la vulve; d'autres, enfin, pensent que les épaules exécutent deux mouvements pendant le travail; par le premier, elles se mettraient en travers pour permettre à l'occiput de se placer sous la symphyse pubienne, sans torsion du cou; et par le second, elles prendraient une direction qui croise la première, afin de s'accommoder à la direction de la vulve lors de leur expulsion.]

(b) *Deuxième position.*

§ 259. Quand le crâne se présente, mais qu'on n'en peut reconnaître la position, par exemple parce que l'orifice utérin est encore fermé, ou parce que la tuméfaction sanguine est déjà trop considérable, on est autorisé à admettre une *seconde* position dans les conditions suivantes : 1º la parturiente perçoit les mouvements de l'enfant principalement dans la région supérieure *gauche* du ventre; 2º on sent de petites parties fœtales *du même côté* et le dos du côté *droit ;* 3º les bruits du cœur du fœtus s'entendent du *côté droit* du ventre et sont particulièrement distincts dans la région hypogastrique droite.

Au début du second temps, quelquefois plus tôt chez les pluripares, le doigt explorateur reconnaît que dans cette position, comme dans la première, la tête est originairement *oblique* et *inclinée ;* seulement la grande fontanelle est tournée vers la région cotyloïdienne gauche, la petite, vers la symphyse sacro-iliaque droite, et c'est le pariétal gauche qui se trouve être la partie la plus basse de la tête.

§ 260. Pendant que la tête pénètre à travers le détroit supérieur et arrive peu à peu dans l'excavation, ou bien les deux fontanelles restent à la même hauteur, ou bien, si l'une des deux descend plus bas, c'est bien plus souvent la petite que la grande. Durant tout ce temps la grande fontanelle, de même que la petite dans la première position, reste tournée vers la région cotyloïdienne gauche et est plus facile à atteindre parce qu'elle se trouve dans la moitié antérieure du bassin.

§ 261. Quand la tête est arrivée dans l'excavation — à ce moment les deux fontanelles sont le plus souvent au même niveau — et qu'elle éprouve la résistance que lui oppose la surface oblique formée par la moitié inférieure du sacrum, le coccyx et les ligaments sacro-sciatiques, il se produit habituellement *dans sa position la modification suivante :* le diamètre longitudinal de la tête, qui occupe le diamètre oblique gauche de l'excavation, se dirige peu à peu dans le diamètre transverse et de là dans le diamètre oblique droit, de sorte que la petite fontanelle, qui se trouvait en arrière et à droite, se porte à droite et en avant, derrière le trou ovale : ce mouvement se fait en pas de vis, l'occiput avançant et reculant alternativement.

Pour se faire une idée exacte de cette conversion de la position de la tête, il faut pratiquer le toucher à des moments différents, pendant et après la douleur, et à chacune des périodes de la contraction. Si, par exemple, on constate, lors d'un intervalle, que la petite fontanelle est tournée à droite et en arrière, on la trouve souvent directement à droite au moment du summum d'intensité de la contraction suivante, puis, à mesure que l'utérus se relâche, elle retourne à sa place primitive, mais plus lentement qu'elle ne l'avait quittée.

Si l'on répète souvent l'exploration, ou bien si on laisse pendant longtemps le doigt appliqué sur la tête, on constate, plus tard, que la petite fontanelle se trouve directement à droite pendant que la matrice n'agit pas, qu'elle se porte vers le trou ovale sous l'influence de la contraction, et qu'elle recule un peu dès que celle-ci vient à cesser ; enfin, vers la fin du troisième temps de l'accouchement, cette fontanelle reste tournée vers le trou ovale droit.

Quand le travail est suffisamment lent, on peut souvent observer pendant longtemps ces mouvements de va-et-vient de la tête, tels que nous venons de les décrire; on les constate non-seulement chez les primipares, mais aussi chez des femmes qui ont déjà accouché; mais ils sont en général beaucoup plus marqués chez les premières. Quelquefois la rotation est opérée par une seule contraction chez les pluripares.

§ 262. Lorsque la tête s'est rapprochée davantage de la sortie du bassin, c'est le *quart postérieur et supérieur du pariétal gauche* qui se trouve vis-à-vis de l'arcade pubienne et qui s'engage d'abord. De même que dans la première position la petite fontanelle reste habituellement tournée vers le côté gauche pendant que la tête franchit le passage, elle reste le plus souvent un peu à droite dans la seconde position. La tête conserve toujours une direction légèrement *oblique* s'il n'y a pas disproportion entre elle et le bassin. Quand elle a franchi le détroit inférieur, on trouve la figure tournée vers le côté interne et postérieur de la cuisse gauche de la mère.

§ 263. Dans la seconde position, la tumeur sanguine se trouve sur le quart postérieur et supérieur du pariétal *gauche;* ses limites peuvent varier comme dans la première position et par les mêmes raisons (voy. § 257). Immédiatement après la naissance, la moitié gauche du crâne est plus saillante, le pariétal gauche est plus élevé que le droit, tandis que dans la première position c'est l'inverse qui a lieu. Cette différence de configuration de la tête, qui frappe au premier coup d'œil, et le siége de la tuméfaction sanguine, sont des faits tellement caractéristiques qu'ils suffiraient pour décider si la tête s'est présentée en première ou en seconde position, quand même on n'aurait pas pratiqué le toucher pendant le travail.

§ 264. De même que dans la première position, les épaules se présentent à la sortie du bassin dans une direction oblique, et c'est ainsi qu'elle franchissent la fente vulvaire; seulement l'épaule gauche tournée en avant et à gauche apparaît la première ; elle est suivie plus ou moins rapidement par l'épaule droite, placée dans une direction opposée, et par le reste du corps.

§ 265. *Pronostic.* De toutes les présentations, celles du crâne sont les plus favorables, c'est ce qui ressortira suffisamment de l'étude que nous ferons du pronostic des présentations faciales et pelviennes. — Que, du reste, la tête se présente en première ou en seconde position, le pronostic est le même dans les deux cas pour la mère et pour l'enfant, si toutes les autres conditions sont égales d'ailleurs. L'accouchement n'offre pas plus de difficultés dans la seconde position que dans la première, et n'exige ni des contractions plus énergiques, ni de plus grands efforts de la part de la mère, ni des proportions plus favorables entre le fœtus et le bassin.

Ainsi que nous l'avons indiqué § 252, c'est Fr. C. Nægele qui a démontré, le premier, qu'après la première position du crâne, la plus fréquente est celle qu'on appelle la *troisième* dans les traités allemands (quatrième de Baudelocque), tandis que la prétendue *seconde* est la plus rare de toutes comme position primitive. De plus, il a montré que la marche du travail, que l'on regardait comme la règle dans la troisième position des auteurs, ne s'observe qu'à titre d'exception, tandis que ce que l'on prenait pour une déviation du mécanisme normal constitue en réalité la règle, de sorte que l'accouchement se termine aussi heureusement dans cette position que dans la première.

Si l'on est resté si longtemps *sans remarquer* la *fréquence* de la troisième position (ancienne) et sa conversion habituelle en seconde pendant le cours du travail, cela tient au concours de plusieurs circonstances. Indépendamment des difficultés diverses qu'offre le diagnostic des présentations crâniennes en général, c'est principalement dans cette position qu'il arrive facilement qu'on confonde la suture frontale et la suture coronale avec les deux branches de la suture occipitale. En outre, le frontal gauche est souvent déprimé, ou bien même ses bords ont passé sous ceux des os voisins, ce qui lui donne de la ressemblance avec l'occipital. C'est pour ces raisons que des accoucheurs habiles ont été amenés à prendre la troisième position pour la première. Pour éviter une pareille erreur, il faut glisser le doigt au delà du point qui paraît être la petite fontanelle, afin de sentir si réellement trois sutures se rencontrent en cet endroit; ou bien, si l'on ne peut pas porter le doigt aussi haut, il faut suivre la suture sagittale dans une direction opposée, et aller à la recherche de l'autre fontanelle qui se trouve en arrière et à droite. En outre, ce qui a surtout contribué à faire méconnaître la fréquence de la troisième position, c'est qu'on pratiquait le toucher à de trop grands intervalles, et généralement trop tard, c'est-à-dire à une époque où la position primitive s'était déjà convertie en une autre. Enfin il n'est que trop certain que des raisons de tout autre nature que celles que nous venons d'indiquer ont empêché pendant longtemps la vérité d'être généralement reconnue. — Nægele a fait connaître en 1819, dans les *Archives* de Meckel, ses recherches sur la fréquence des différentes espèces de la présentation crânienne et sur le mécanisme du travail. Tous les points essentiels de sa doctrine sont confirmés par les observations de Mme Lachapelle, et ont été admis depuis par Stoltz, P. Dubois, Rigby, v. Siebold, Scanzoni, Braun, Spæth, Hohl, Martin, Krause, Spiegelberg et beaucoup d'autres.

B. VARIÉTÉS EXCEPTIONNELLES DE LA PRÉSENTATION CRANIENNE.

§ 266. Le mécanisme du passage du fœtus à travers le bassin, dans les présentations du crâne, tel que nous venons de le décrire, doit être considéré comme la *règle*, parce que c'est lui que la nature emploie le plus fréquemment. En conséquence, il n'y a que *deux* positions *ordinaires* du crâne. Toutes les autres positions que les traités d'accouchements donnent comme ordinaires, mais qui en réalité ne s'observent que très-rarement, doivent être regardées comme des *variétés exceptionnelles de la présentation crânienne.*

§ 267. Nous nous sommes déjà expliqué (§ 265) sur la fréquence de la position où la petite fontanelle est *en avant* et à *droite* (seconde des auteurs).

Comme position *primitive*, c'est la plus rare de toutes. Sur 3491 présentations crâniennes, nous ne l'avons observée que quatre fois.

§ 268. La position où la *grande* fontanelle se trouve *en avant* et *à droite* (quatrième des auteurs) est également très-rare. Nous l'avons vue 8 fois sur 3491 présentations crâniennes. En général, il se fait, dans cette variété, une conversion analogue à celle qu'on observe dans la seconde position, seulement elle a lieu en sens opposé : la petite fontanelle, qui est primitivement à gauche et en arrière, se tourne d'abord directement à gauche, et arrive peu à peu à gauche et en avant ; puis la tête traverse la sortie du bassin comme dans la première position.

Dans beaucoup d'ouvrages on prétend que la conversion de la quatrième position (ancienne) en première a lieu plus souvent que celle de la troisième en seconde, attendu que la présence du rectum facilite ce mouvement pour la première de ces positions, et le rend plus difficile pour l'autre ; c'est là une erreur complète.

§ 269. Quelques auteurs rangent parmi les positions ordinaires les positions *transversales* de la tête, dans lesquelles la suture sagittale correspond au diamètre transverse du détroit supérieur, la petite fontanelle étant tournée directement à gauche ou à droite : or, quand la tête s'engage profondément dans l'entrée et dans l'excavation du bassin, en gardant une direction transversale, c'est presque toujours parce qu'il existe une difformité pelvienne. Nous aussi, nous avons eu l'occasion de voir la tête, dirigée tout à fait transversalement, traverser le bassin sans difficulté notable, dans des circonstances particulières et exceptionnelles ; néanmoins nous ne nous croyons pas autorisé, par ces faits, à compter les positions transversales au nombre des variétés régulières, mais nous les considérons également comme de rares exceptions.

C. ANOMALIES DU MÉCANISME DU TRAVAIL DANS LES PRÉSENTATIONS CRANIENNES.

§ 270. Dans quelques circonstances particulières, qu'un observateur attentif parvient le plus souvent à indiquer sans peine, la marche du travail s'écarte parfois de la règle, sans que du reste il en résulte aucun inconvénient notable.

Ainsi l'on observe quelquefois que dans la seconde position crânienne le travail s'achève sans que la tête exécute sa conversion habituelle. Nous avons constaté cette exception 20 fois sur 1217 cas. En pareille circonstance, la grande fontanelle reste tournée vers le trou ovale, et la petite, qui est presque toujours un peu plus basse, vers le petit ligament sacro-sciatique, jusqu'à ce que la tête soit arrivée au détroit inférieur. A ce moment, la grande fontanelle se porte un peu plus en avant [tandis que l'occiput se rapproche de l'extrémité postérieure du diamètre antéro-postérieur : *rotation en arrière*, voy. Fig. 62]. La partie de la tête qui se présente à la vulve, est le quart supérieur et antérieur du pariétal gauche, accompagné le plus souvent de la partie supérieure du frontal gauche. La tête conserve cette position pendant qu'elle s'engage entre les grandes lèvres. Au moment où elle franchit le passage, la partie antérieure du frontal gauche s'appuie contre l'arcade pubienne, et souvent on trouve plus tard, à cet endroit, une tache rouge produite par la pression. Après la sortie de la tête, la face regarde le côté interne et supérieur (antérieur) de la cuisse gauche de la mère. Quand le travail a été lent, la tuméfaction sanguine siége

principalement sur le quart supérieur et antérieur du pariétal gauche; quelquefois elle s'étend à une partie du frontal gauche. Les épaules apparaissent alors au détroit inférieur, également dans une direction oblique, la gauche derrière la branche descendante du pubis droit, la droite tournée vers le grand ligament sciatique gauche. L'épaule antérieure sort d'abord, elle est suivie par l'autre et ensuite par le reste du corps.

La même déviation du mécanisme habituel a quelquefois lieu dans la position où la grande fontanelle est tournée en avant et à droite (§ 268).

Hecker donne le nom de *présentations de la partie antérieure du vertex* aux cas dans lesquels l'occiput se dégage au devant du périnée.

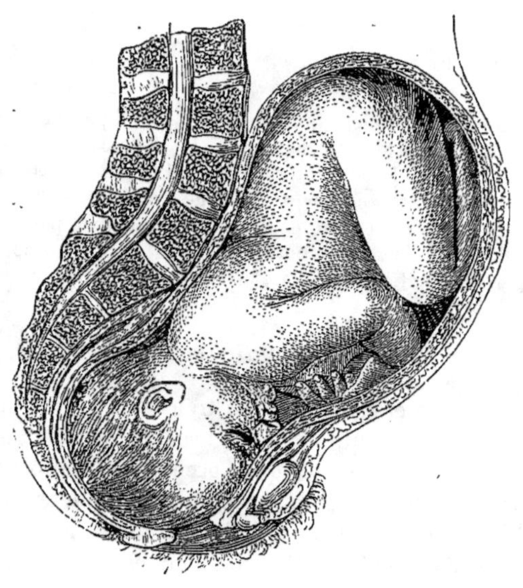

Fig. 62.

Présentation du crâne en position occipito-postérieure.
Tête dans l'excavation (rotation en arrière).

§ 271. Les conditions qui amènent cette anomalie du mécanisme, et qui en même temps permettent de s'en rendre compte très-facilement, sont les suivantes : l'ampleur inusitée de l'entrée et de la sortie du bassin, ou seulement du détroit inférieur ; la flexibilité considérable des os crâniens, qui sont parfois souples comme du parchemin ; d'autres anomalies de structure du crâne, telles que des fausses sutures, des fontanelles très-grandes ; le petit volume du fœtus, l'extensibilité exagérée des parties molles du bassin, et principalement de celles qui en forment la sortie, les déchirures non guéries du périnée, résultant d'accouchements antécédents etc.

§ 272. Quelquefois on observe encore d'autres anomalies dans les mêmes circonstances, ou bien lorsque les douleurs se succèdent avec une rapidité inaccoutumée, lorsqu'elles sont excessivement fortes pendant tout le travail ou dans l'une de ses périodes ; lorsque le bassin est trop ample en général ou dans quelques-unes de ses parties ; trop large ou trop étroit dans l'un ou l'autre de ses diamètres etc. Il peut arriver, en pareil cas, que la tête, après s'être présentée en première ou en seconde position, prenne dans l'excavation une position *directe*, ou telle autre position anomale ; que les épaules traversent la sortie du bassin en présentant leur plus grand diamètre dans le sens transversal etc. C'est aussi dans des cas de ce genre que la tête ne porte parfois, après l'expulsion, aucune trace de tuméfaction sanguine. On conçoit facilement que lorsqu'il existe des circonstances aussi exceptionnelles, la nature n'a pas besoin de ces rotations, de ces mouvements si bien réglés, sans lesquels elle ne peut atteindre son but dans les conditions ordinaires, quand les voies génitales ne présentent que l'espace strictement suffisant pour l'expulsion.

Le passage des épaules se fait aussi parfois d'une façon anomale. Il en résulte — et le cas n'est pas trop rare — que, dans la *première* position, la face du fœtus, au lieu de regarder le côté interne et inférieur de la cuisse droite de la mère (§ 256), se tourne vers la cuisse *gauche*, tandis que dans la *seconde* position elle se dirige vers la cuisse *droite*. Cette anomalie paraît être occasionnée par la position transversale des épaules, par le tiraillement du cordon résultant de son enroulement autour d'une partie du fœtus, par la situation vicieuse d'un des bras de l'enfant etc.

II. *Présentation de la face (Partus facie præversa)*.

§ 273. Lorsque la tête se trouve au détroit supérieur, mais que l'attitude du fœtus est irrégulière, en ce sens que le menton s'éloigne autant que possible de la poitrine, tandis que l'occiput se rapproche de la nuque, c'est la *face* qui se présente. La *cause* de cette anomalie n'est pas encore suffisamment connue. L'on a prétendu, il est vrai, que toutes les présentations faciales sont primitivement des présentations crâniennes, et que la face ne devient la partie la plus déclive que dans le cours du travail. Mais les choses ne se passent pas ainsi, au moins dans la majorité des cas. En effet, l'observation démontre que le plus souvent on peut constater la présentation de la face, par le toucher, dès les premiers moments du travail. Nous avons même reconnu très-distinctement la face, quelque temps avant l'accouchement, chez des primipares, à travers le segment inférieur notablement aminci.

Chiari, Braun et Spæth pensent que les lois formulées par Simpson sur la formation des présentations longitudinales et transversales doivent être étendues aux présentations de la face; d'après eux, ces dernières sont dues *aux mouvements involontaires d'extension que fait la tête du fœtus* (mouvements réflexes) et à la disposition du *segment inférieur, qui embrasse exactement cette partie;* pour qu'elles se produisent, il faut que l'enfant soit vivant et à terme, et que le segment inférieur ne soit ni trop élargi ni rétréci par des obstacles mécaniques. Les présentations faciales constatées avant le travail (ou *primitives*) n'auraient pas d'autre cause. Celles qui se produisent pendant l'accouchement (ou *consécutives*) peuvent résulter en grande partie de la résistance du bassin, ainsi que le prétend Kiwisch. Dans ce cas, le fœtus étant placé obliquement, la tête correspond à l'une des fosses iliaques, et le front se trouve arrêté contre le rebord du détroit supérieur, pendant que la face s'engage peu à peu sous l'influence des contractions. Hohl [1]) et Ed. de Siebold [2]) rejettent, mais à tort, les présentations primitives, et l'hypothèse de l'extension spontanée de la tête du fœtus, soit volontaire (Dubois), soit involontaire, par phénomène réflexe (Simpson). — Hecker, se basant sur une série

[1]) Hohl, *Lehrbuch*, 1862, p. 124.
[2]) Ed. von Siebold, *Zur Lehre von den Gesichtsgeburten* (*Monatsschrift für Geburtsk.*, 1859, p. 318).

de mensurations exactes, signale, à propos de l'étiologie des présentations de la face,
un fait qui nous paraît très-intéressant. Il résulte de ses recherches que, dans ce cas,
le crâne du fœtus a une conformation particulière : la tête est en général moins haute
et présente même une dépression dans la région de la grande fontanelle, tandis que
*l'occiput est plus développé et se prolonge davantage en arrière. Le bras de levier postérieur
se trouve ainsi allongé*, de sorte que la pression exercée par les contractions sur la colonne vertébrale du fœtus et transmise par elle au crâne, détermine l'ascension de l'occiput, pour peu que ce dernier rencontre à la paroi latérale du bassin une résistance
même insignifiante, et qui serait sans action dans toute autre circonstance ; par suite,
le crâne exécute un mouvement de rotation autour de son axe transversal, et la face
s'abaisse. De plus, les recherches récentes de Hecker ont confirmé un fait qui résultait
déjà d'observations antérieures du même auteur, à savoir que les enfants venus en présentation crânienne pèsent en moyenne 100 grammes de plus que les autres [1]. — Nous
ne pouvons pas nous ranger à l'opinion de W. Freund, qui attribue au *rhumatisme utérin une influence sur l'origine de certaines présentations faciales.* D'après lui, la tête est
renversée sur le dos du fœtus par la pression qu'exerce sur l'occiput ou sur le vertex
une contraction de la partie correspondante du segment inférieur, et reste maintenue
dans cette position, soit par la persistance de la contraction, soit parce que la partie
fœtale a plongé dans l'excavation pendant qu'elle présentait cette attitude anomale [2].

A la Maternité de Vienne on a observé dans une année, sur 7835 accouchements,
44 présentations de la face (environ 1 : 178); 29 des mères étaient primipares et 16 pluripares. Scanzoni a constaté 58 fois la présentation de la face sur 8514 accouchements
à Prague et à Würzbourg (environ 1 : 147). A la Maternité de Gœttingen, sur 7104 naissances, on a vu le fœtus se présenter par la face 39 fois (environ 1 : 182) [3].

§ 274. Quand l'orifice est déjà un peu dilaté, que la poche n'est pas tendue
ou s'est rompue depuis peu, et que la tête n'est pas trop élevée, le *diagnostic*
de la présentation est rendu facile par la forme caractéristique des différentes
parties de la face, savoir : le front avec sa suture, les yeux et le rebord osseux
qui les entoure, le nez, la bouche, les rebords alvéolaires, la langue etc. Le *nez*
est l'indice le plus certain pour reconnaître, non-seulement la présentation de
la face, mais encore sa direction par rapport au bassin, c'est-à-dire sa *position*.

Au contraire, le diagnostic est rendu plus ou moins difficile par la tension
de la poche, par l'élévation et la mobilité de la tête : en pareil cas, si l'on ne
sent que le front, on peut croire que l'on a affaire à une présentation du crâne.
Après la rupture de la poche, que la tête soit élevée ou basse, c'est principalement la tuméfaction des téguments qui rend le diagnostic difficile et qui peut
donner lieu à des erreurs singulières (par exemple on confond quelquefois avec
une présentation des fesses).

L'auscultation ne permet pas de distinguer les présentations de la face des
présentations du crâne.

§ 275. La face ne se présente *habituellement* que des *deux* manières suivantes :

1º *Par la moitié droite de la face, celle-ci étant la partie la plus basse,
le front tourné à gauche* (première position).

[1] Hecker, *Klinik*, 1864, t. II, p. 46.
[2] Freund, W. A., *Ueber den Zusammenhang gewisser Gesichtslagen mit rheumatischer
Erkrankung der Gebärmutter* (*Klin. Beiträge zur Gynäcologie von* Betschler. Breslau 1864,
fasc. II, p. 179).
[3] Voy. Ed. von Siebold, Recueil cité, p. 313.

2° *Par la moitié gauche de la face, le front tourné à droite* (seconde position).

De ces deux positions, celle où le front regarde à *gauche* est de beaucoup la plus fréquente; sur 31 accouchements par la face, observés avec soin, nous l'avons constatée 20 fois, les 11 autres fois le front était à droite.

Rœderer admettait trois ou plutôt quatre positions de la face (qui se trouvent déjà indiquées dans J. J. Fried) : première position, front en avant; deuxième, front en arrière; troisième, front à gauche ou à droite. Stein (l'ancien) suivait la même classification, et croyait, ainsi que Plenk, que la première de ces positions est la plus fréquente. Deleurye, au contraire, ne mentionne pas du tout cette position (front en avant). Baudelocque regardait les positions transversales comme plus fréquentes que la première et la deuxième de Rœderer, qu'il cite encore toutefois. La plupart des traités allemands modernes admettent les quatre positions obliques suivantes : 1° front en arrière et à droite; 2° front en arrière et à gauche; 3° front en avant et à gauche; 4° front en avant et à droite. Nægele réduisit à deux le nombre des positions *ordinaires* de la face, et enseigna le premier, en s'appuyant sur les faits, que, contrairement à l'opinion régnante, la position où le front est à gauche est la plus commune, ce qui est confirmé par les observations de Mme Lachapelle.

[Beaucoup d'auteurs prennent pour point de repère ou de dénomination le *menton*, parce que c'est lui qui se dégage au-dessous de l'arcade pubienne, comme l'occiput dans la présentation du crâne. Cette nomenclature peut présenter un avantage mnémotechnique, mais elle est purement artificielle, car elle n'est basée que sur un caractère unique et ne tient aucun compte des rapports généraux qui existent entre les deux espèces de présentations de l'extrémité supérieure. Par exemple la première position du crâne, antérieure gauche, se trouvera, par le seul fait du renversement de la tête, transformée en postérieure droite, si on la dénomme d'après la place qu'occupe le menton. Comme la seule différence qui existe entre les positions de la face et celles du crâne consiste en ce que la tête est renversée, au lieu d'être fléchie, Stoltz admet quatre positions de la face correspondant à celles du sommet; à la place de l'occiput se trouve le front, qui, quoi qu'on ait dit, est l'extrémité la plus déclive du diamètre vertical de la face. C'est donc le front qui doit indiquer la position.

Tableau des positions faciales, d'après Stoltz :

Première position . . . . Fronto-antérieure gauche.
Deuxième position. . . . . Fronto-postérieure droite.
Troisième position. . . . . Fronto-postérieure gauche.
Quatrième position. . . . . Fronto-antérieure droite.

La classification de Joulin ne diffère de celle de Stoltz (comme pour les positions du crâne) que par le numéro d'ordre des deux dernières positions.

Pajot et Cazeaux admettent, le premier, huit, le second, six positions analogues à celles du crâne, en prenant le menton comme point de reconnaissance.]

A. PREMIÈRE POSITION DE LA FACE.

§ 276. Dans la *première* position de la face, au début du travail, le doigt explorateur rencontre ordinairement le *nez*. En glissant de droite à gauche, le long de la face dorsale du nez, il arrive à la suture frontale; de gauche à droite, il atteint les narines; d'arrière en avant, il rencontre l'œil droit. Le diamètre longitudinal de la face est plus ou moins parallèle au diamètre transverse du détroit supérieur, et la moitié *droite* de la face se trouve plus basse que la gauche.

A l'auscultation, l'on perçoit les battements du cœur du fœtus , à l'endroit où on les entend habituellement dans la *seconde* position du crâne.

Il se forme parfois, au *commencement* du travail, une tuméfaction des téguments dans des circonstances tout à fait identiques à celles que nous avons signalées à propos des présentations du crâne (§ 254). Cette tuméfaction est un indice de la position de la face à cette période; en effet, elle siége, dans la première position, sur la partie supérieure de la moitié droite de la face et sur l'œil droit.

La première position de la face paraît dériver d'une première position du crâne, par suite de l'extension de la tête du fœtus ; c'est pour cette raison que le front se trouve le plus souvent *en avant et à gauche*, au moment où la tête est au détroit supérieur.

§ 277. A mesure que le travail fait des progrès et que la tête s'engage plus profondément dans l'excavation , elle tourne peu à peu de telle façon qu'à la fin du troisième temps de l'accouchement le diamètre longitudinal de la face correspond au diamètre oblique *droit* de la cavité pelvienne, de sorte que le menton regarde le trou ovale droit , et que la joue droite est tournée vers l'arcade pubienne.

§ 278. Lorsque la face s'engage à la vulve, la *joue droite* et l'*angle droit de la bouche* apparaissent d'abord entre les grandes lèvres, et le menton fait saillie derrière la branche descendante du pubis droit. Puis la mâchoire inférieure, jusqu'au niveau des angles maxillaires, se dégage au-dessous de l'arcade pubienne et s'arc-boute contre elle, le menton restant toujours un peu dirigé à droite (Fig. 63). Une fois que la plus grande circonférence que la tête présente à la fente vulvaire a franchi le passage, la tête tourne autour de son axe transverse, de bas en haut (ou d'arrière en avant), et la face se redresse (mouvement de *flexion*). Quand la tête est expulsée, la face regarde en haut et à droite.

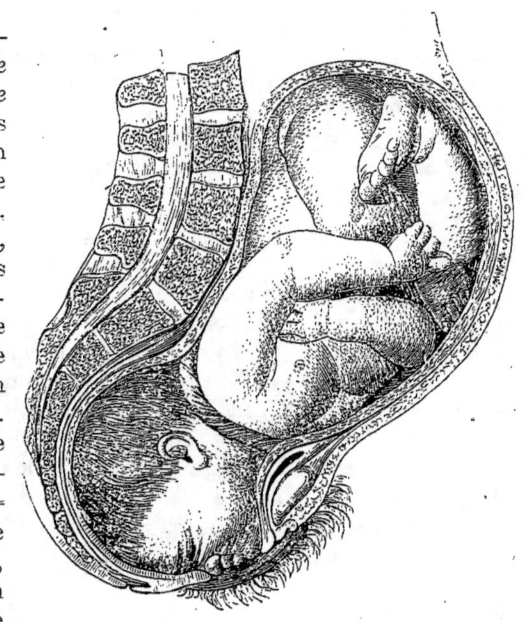

Fig. 63.
Présentation de la face ; tête dans l'excavation (rotation achevée).

Les épaules se présentent à la sortie du bassin dans une direction oblique, la droite est en avant et à gauche, la gauche en arrière et à droite ; elles s'engagent dans la vulve et la traversent de la manière que nous avons décrite à propos des présentations du crâne.

§ 279. Lorsque la marche de l'accouchement a été régulière, on trouve la face de l'enfant plus ou moins tuméfiée et souvent remarquablement déformée. Quand la tête s'engage d'abord lentement dans la vulve, de façon que la joue droite reste longtemps vis-à-vis de l'arcade pubienne, et qu'ensuite elle franchit rapidement le passage, on observe, après la naissance de l'enfant, que la tuméfaction, d'un noir bleuâtre, est limitée à la moitié inférieure du côté droit de la face, à la joue droite et à la moitié droite de la bouche, tandis que la moitié gauche de la bouche en est exempte. La bouche est alors attirée à gauche. Mais quand l'engagement et le dégagement de la tête se font avec une égale lenteur, la tuméfaction s'étend plus ou moins à la moitié gauche de la bouche, et l'orifice buccal ne forme plus une fente transversale, mais affecte une direction verticale.

[*Résumé*. Le mécanisme de l'expulsion peut être divisé, comme celui de la présentation crânienne, en six temps :

Premier temps. *Extension* forcée et *inclinaison* latérale de la tête.
Deuxième temps. *Descente*.
Troisième temps. *Rotation*, qui porte le menton près du milieu de l'arcade pubienne.
Quatrième temps. *Flexion* de la tête, qui en opère le dégagement.
Cinquième temps. *Rotation extérieure* ou *restitution*.
Sixième temps. *Expulsion du tronc*.

Les deux derniers temps ne diffèrent en rien des temps correspondants de la présentation du crâne.]

B. DEUXIÈME POSITION DE LA FACE.

§ 280. Dans la *seconde* position de la face, au début du travail, le doigt explorateur rencontre le nez, comme dans la première ; en glissant le long de la face dorsale du nez, à gauche, il atteint les narines ; à droite, la suture frontale ; en avant, il arrive sur l'œil gauche. A mesure que le travail avance, pendant que la tête descend dans l'excavation, lorsqu'elle s'engage à la vulve et la traverse, ainsi que les épaules, on observe le même mouvement de rotation et la même position que dans la première espèce de la présentation faciale, mais, bien entendu, dans une direction opposée, parce que le front est tourné du côté droit du bassin. Dès lors il est superflu d'exposer en détail le mécanisme du travail dans la seconde position faciale.

§ 281. Assez souvent, dans l'une et dans l'autre position, le front est primitivement dirigé un peu en arrière ou en avant (cette dernière variété est la plus fréquente). Ceci ne modifie en rien le mécanisme du passage de la tête à travers le bassin, tel que nous venons de le décrire. Le menton finit toujours par se tourner en avant et par se rendre au-dessous de l'arcade pubienne, si toutefois il n'existe pas de dispositions vicieuses, telle qu'une disproportion entre le fœtus et le bassin, ou bien si des influences extérieures n'ont pas modifié la position de la tête, comme, par exemple, des tentatives inopportunes pour l'améliorer, pour faire descendre le vertex ou pour opérer un accouchement artificiel.

Jamais encore des accoucheurs d'une expérience reconnue n'ont observé, dans le cours d'un accouchement par la face, quand le fœtus était à terme, la rotation du front en avant et le dégagement de la face dans une direction opposée à celle que nous avons décrite. Sans doute, un fœtus avant terme ou putréfié peut se présenter dans presque toutes les directions imaginables, et modifier quelquefois le mécanisme du travail, ainsi qu'on le comprend aisément. Mais il est tout à fait absurde de vouloir, à l'exemple de quelques traités d'accouchements, ériger en règle des exceptions très-rares et résultant de circonstances extraordinaires qu'il est en général facile de préciser. Dans la présentation de la face, l'expulsion d'un enfant à terme, le front se trouvant en avant, est physiquement impossible.

[Les auteurs qui croient à la possibilité de l'expulsion du fœtus à terme, le front se trouvant en avant, décrivent le mécanisme de cette expulsion de deux façons différentes : ou bien le menton passe en arrière dans la courbure du sacrum (rotation en arrière, Fig. 64), puis il se dégage le premier, en glissant sur le périnée ; ou bien le front s'abaisse graduellement, tandis que le menton se relève, et la présentation faciale se change peu à peu en présentation crânienne dans l'intérieur de l'excavation.

Le dégagement du menton en arrière paraît *impossible*, à cause de la brièveté du cou comparée à la longueur de la paroi postérieure du bassin ; pour que ce mouvement s'exécute, il faut nécessairement que les épaules et une partie de la poitrine s'engagent dans l'excavation, ce qui ne peut avoir lieu à cause de la présence de la tête, à moins que celle-ci ne soit très-petite ou le bassin très-spacieux par rapport au volume du fœtus. D'autre part, pour que le changement de présentation puisse se faire, l'occiput et le menton se trouvant tous les deux dans l'excavation, il faut qu'à un moment donné, le diamètre qui joint ces deux extrémités, et qui est long de 13 1/2 centimètres, corresponde à un des diamètres de l'excavation. Or, dit-

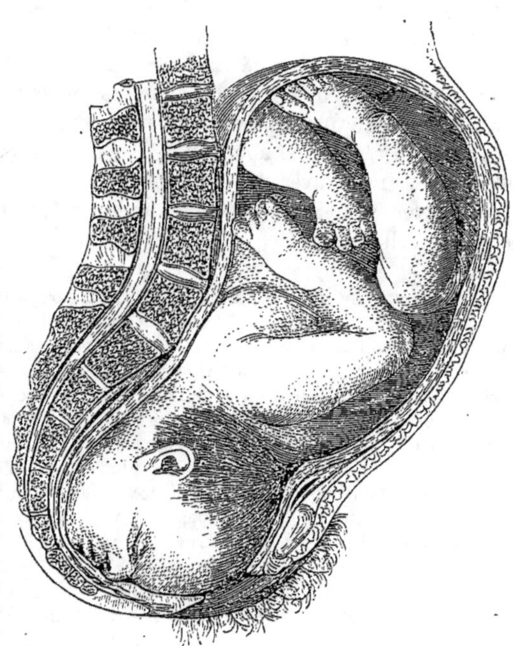

Fig. 64.

Présentation de la face, le menton dans la courbure du sacrum après rotation dans l'excavation.

on, aucun de ces diamètres n'est assez long (et notamment l'antéro-postérieur) pour permettre une pareille évolution. A cette objection l'on a répondu, avec raison, que le *diamètre oblique de la partie la plus large de l'excavation* a 13 1/2 centimètres de longueur, et que, de plus, il peut gagner de 7 à 14 millimètres, grâce à l'élasticité des parties molles qui en constituent les deux extrémités (§ 24). Il n'est donc pas *physiquement impossible*, même à terme, — pourvu que la tête garde une direction oblique et ne soit pas trop basse, — que la conversion dont il s'agit, s'opère dans la cavité pelvienne, seulement l'expérience enseigne qu'elle n'a lieu que d'une façon exceptionnelle, et que dans la plupart des cas, ni les efforts de la nature, ni l'intervention de l'art ne parviennent à la produire.]

§ 282. *Pronostic.* Dans les conditions ordinaires qui constituent l'eutocie, les accouchements par la face se font *sans plus grandes difficultés*, et se terminent aussi heureusement que ceux où le crâne se présente. Pourtant ils sont moins favorables que ces derniers sous un seul rapport, qui concerne l'enfant. En effet, dans les présentations crâniennes, l'accouchement peut être retardé ou entravé jusqu'à un certain point par des circonstances exceptionnelles, telles que l'insuffisance des douleurs ou une disproportion peu marquée entre le produit et les voies génitales, sans qu'il en résulte ni danger ni préjudice pour le fœtus. Quand la face se présente, au contraire, ce même degré de lenteur ou de difficulté du travail peut être dangereux pour l'enfant ou même entraîner sa mort. Si les présentations faciales sont facilement préjudiciables au fœtus (mais seulement dans les circonstances fâcheuses que nous venons d'indiquer), la cause en réside dans la pression prolongée que subissent les vaisseaux de son cou, par suite de la lenteur de son passage à travers les voies génitales. Cette compression entrave le reflux du sang de la tête et détermine une réplétion des vaisseaux du cerveau, d'où résulte la mort apparente ou réelle (par apoplexie). Par ces motifs, et attendu que le travail se fait assez souvent avec une certaine lenteur, surtout chez les primipares, on regarde avec raison les présentations du crâne comme plus favorables en général que celles de la face, mais seulement au point de vue du fœtus.

Jusque vers la fin du dix-huitième siècle, on croyait presque généralement que les accouchements par la face sont très-fâcheux et très-difficiles et nécessitent toujours l'intervention de l'art. C'est pour cette raison que les auteurs anciens ne donnent pour ainsi dire aucun détail sur le mécanisme des présentations de la face. Il est vrai que Portal, et plus tard Deleurye, avaient déjà affirmé très-positivement, en invoquant leur expérience, que ces accouchements peuvent se terminer par les seuls efforts de la nature; mais leur manière de voir n'exerça aucune influence sur la pratique de leurs contemporains et de leurs successeurs immédiats. Les préventions contre l'espèce de présentation qui nous occupe étaient si profondément enracinées, que même un homme tel que Baudelocque ne parvint pas à s'en affranchir jusqu'à la fin de sa carrière. Incontestablement le mérite d'avoir revendiqué les droits de la nature, sur ce point comme sur d'autres, revient à J. L. Boër, qui, le premier, établit d'une façon précise et sans réserves, que les présentations de la face, ne constituant qu'une variété plus rare de l'accouchement physiologique, doivent être abandonnées à la nature. Il décrivit aussi les principales phases du mécanisme du travail, dont Fr. C. Nægele a donné un tableau plus complet. Les opinions de ce dernier auteur ont été confirmées par les observations de Mme Lachapelle, Stoltz, P. Dubois et autres.

Les *présentations du front* dans lesquelles le doit explorateur ne rencontre pas, au début du travail, le nez et les autres parties de la face, mais bien le front et la grande fontanelle, ne sont en général que des présentations intermédiaires et transitoires, qui finissent par se changer en présentations faciales ou bien en présentations crâniennes. Dans ce dernier cas, le front continue à descendre, et le menton se rapproche peu à peu de la poitrine du fœtus. Il est très-rare que la présentation frontale persiste jusqu'à la fin du travail.

III. *Présentations pelviennes (partus clunibus prœviis).*

§ 283. Quand la partie inférieure du tronc se trouve en rapport avec le détroit supérieur, l'attitude du fœtus est tout à fait la même que dans la présentation ordinaire. En effet, primitivement les pieds sont le plus souvent dans le voisinage des fesses, ainsi qu'on peut s'en assurer dans plus d'un cas, par le toucher, au début du travail ; ils s'engagent alors dans le bassin avec le siége et apparaissent en même temps que lui. Pourtant il arrive parfois que l'un des pieds, ou tous les deux, se trouvent dès le commencement un peu plus élevés et plus éloignés du détroit supérieur que le siége ; dans ce cas, pendant que ce dernier s'engage seul, ils se relèvent, s'étendent sur la face antérieure du tronc, et apparaissent plus tard en même temps que la poitrine. Plus souvent c'est l'inverse qui a lieu, c'est-à-dire que les pieds se trouvent un peu plus bas que le siége, et s'engagent avant lui. Il est très-rare que les genoux descendent avant le siége dans le cours du travail, et il n'est pas vraisemblable qu'ils se présentent seuls à l'orifice utérin dès le début de l'accouchement.

Comme ces modifications de l'attitude du fœtus n'entraînent *aucun changement important* dans le mécanisme du travail, il est superflu de diviser les accouchements par l'extrémité pelvienne, ainsi qu'on le fait habituellement, en présentations du siége, des genoux et des pieds, et de décrire séparément chacune de ces variétés, au point de vûe de son mécanisme.

On divise encore les présentations du siége, des genoux et des pieds, en *complètes* et en *incomplètes*. Ainsi la *présentation des pieds est complète*, quand les *deux* pieds descendent avant le siége ; *incomplète*, quand *un seul* pied s'engage (c'est ce que quelques auteurs appellent *demi-présentation du siége*, etc.).

La *cause* des présentations pelviennes n'est pas encore suffisamment connue ; ce qui est certain, c'est qu'on les observe beaucoup plus fréquemment dans les avortements et dans les accouchements prématurés, et qu'elles se produisent assez souvent pendant le travail, alors que la tête se présentait jusqu'à ce moment. De plus, leur fréquence relative est plus grande quand la matrice contient beaucoup d'eau ou des jumeaux, et surtout quand l'enfant est mort, de sorte qu'elles paraissent se produire plus facilement dans les cas où la forme ovoïde de l'utérus est moins marquée, où le fœtus est plus mou et plus mobile, et où il n'exécute plus de mouvements réflexes.

Relativement à la statistique des présentations pelviennes, Hecker indique, d'après ses observations (abstraction faite des accouchements gémellaires), la proportion de 99 : 3472 ou de 1 : 35 (1).

§ 284. Les caractères suivants servent au *diagnostic* de la présentation pelvienne :

1º Ordinairement on peut reconnaître plus ou moins distinctement, *par la palpation*, la tête située au fond de la matrice, et un peu latéralement. Quelquefois aussi on distingue une épaule.

____

(1) Hecker, *Klinik d. Geburtsk.*, t. II, p. 51.

2º Vers la fin de la grossesse, le segment inférieur plonge moins profondément dans le bassin que lorsque la tête se présente, de sorte qu'il est parfois impossible d'y trouver une partie fœtale au début du travail, et même jusqu'au moment de la rupture des membranes. Ce fait, que l'on observe également chez les primipares et chez les pluripares, s'explique par la direction de l'axe longitudinal du fœtus, qui, au lieu de se confondre avec celui de la matrice, comme dans les présentations crâniennes, forme souvent avec lui un angle plus ou moins prononcé. Pourtant, quand le doigt explorateur peut traverser l'orifice interne, il perçoit souvent, si le fœtus vit, les *chocs* caractéristiques produits par les mouvements de ses extrémités inférieures.

3º Quand la poche se rompt, il s'écoule d'ordinaire une plus grande quantité de liquide que dans les présentations crâniennes, et cet écoulement dure plus longtemps; à ce moment les parties qui forment l'extrémité inférieure du tronc du fœtus permettent de diagnostiquer assez facilement la présentation; on reconnaît les fesses, le sillon interfessier, limité en arrière par le coccyx, en avant par les parties génitales, l'anus, qui se présente sous la forme d'une petite ouverture arrondie, contractée si le fœtus est vivant, béante s'il est mort; dans le voisinage, un ou deux pieds, les cuisses et le pli inguinal. Souvent on constate un écoulement de méconium. Quand les parties ont perdu leur forme caractéristique par suite de la tuméfaction des téguments qui se produit après la rupture de la poche, c'est principalement le *coccyx* qui permet de reconnaître non-seulement la présentation, mais encore la position.

4º Parfois, ainsi que nous l'avons fait remarquer, on ne trouve que les pieds, et les fesses sont un peu plus éloignées de l'orifice utérin. Habituellement les deux pieds se présentent, plus rarement un seul. Le diagnostic est plus difficile quand ils sont élevés, et avant la rupture de la poche. Quand un seul pied se présente, on peut confondre avec un coude le talon qui en est la partie la plus basse, et diagnostiquer une présentation de l'épaule. Les caractères suivants servent à reconnaître les pieds : les orteils sont plus courts que les doigts; la ligne qui joint leurs extrémités est presque droite, tandis qu'elle est courbe pour les doigts; le gros orteil, plus long que les autres, est moins mobile qu'eux, tandis que le pouce est plus court, mais plus mobile que les doigts, et peut en être écarté; les doigts sont ordinairement fléchis, ce qui n'est pas le cas pour les orteils etc.; la plante du pied est plus longue et plus étroite que la paume de la main, son bord externe est convexe et mince, son bord interne est concave et épais, tandis que les deux bords de la main présentent une épaisseur à peu près égale; l'on peut confondre la plante des pieds avec l'avant-bras, mais en glissant le doigt le long de la partie qu'on touche, on arrive, soit aux orteils, soit à la main etc. — Dans les présentations des pieds, il peut être difficile de déterminer quelle est la direction du corps du fœtus (position), tant à cause de la mobilité des pieds, s'ils sont encore élevés, qu'à cause de leur croisement habituel. Pour ce qui concerne le premier point, l'observation démontre que quand un seul pied se présente, il a d'ordinaire sa direction naturelle, et que dans la présentation des deux pieds, si les deux talons sont dirigés dans le même sens, il est à peu près certain que le dos se trouve du côté vers lequel ils sont tournés. Même quand les pieds sont croisés, on découvrira quelle est la direction du reste du corps, pourvu qu'on arrive à déterminer à quel côté du fœtus appartient l'un des pieds qui se présente, et qu'on se rappelle que les orteils sont toujours tournés en dedans et jamais en dehors [par rapport à l'axe du corps du fœtus].

5° Dans les cas très-rares où les *genoux* se présentent, on pourrait, si l'on ne touchait qu'un genou, le confondre avec le coude. Voici les caractères distinctifs de ces deux parties : le genou est plus volumineux et présente au toucher deux éminences séparées par une dépression, tandis que le coude est plus mince et offre une saillie pointue entre deux éminences latérales.

6° L'auscultation seule ne permet pas de reconnaître sûrement la présentation pelvienne. Mais quand le diagnostic a été posé à l'aide de l'exploration interne, on peut déterminer, au moyen de l'ouïe, si le dos du fœtus est tourné à droite ou à gauche.

Certains auteurs ont dit que l'on peut poser le diagnostic de présentation pelvienne quand les battements redoublés se font entendre dans la moitié supérieure de la matrice, et celui de présentation crânienne quand on les perçoit dans la moitié inférieure de l'organe. Cette vue théorique est contredite par l'observation; en effet, dans l'une ou dans l'autre de ces présentations les bruits du cœur fœtal ne sont pas exactement limités à la moitié supérieure ou inférieure de l'utérus.

§ 285. Le fœtus se présente habituellement par l'extrémité pelvienne de *deux façons* différentes :

1° *Le dos tourné en avant, vers la partie antérieure de la matrice* (première position pelvienne).

2° *Le dos en arrière* (seconde position pelvienne).

Le plus souvent, dans les deux positions, le dos est en même temps un peu tourné *vers le côté*, au commencement du travail, c'est-à-dire que le diamètre bi-iliaque se confond plus ou moins avec l'un des diamètres obliques du détroit supérieur. Il s'ensuit que le siége se présente dans des directions plus variées que le crâne. Mais comme il n'en résulte aucune modification importante du mécanisme de l'accouchement, il suffit d'admettre les deux espèces principales de la présentation pelvienne que nous venons d'indiquer. Sur 109 présentations pelviennes observées par nous, 72 appartenaient à la première espèce et 37 à la seconde.

Les deux positions que nous avons indiquées étaient déjà connues de Mauriceau; Deventer en admet quatre, selon que le dos est tourné en avant, en arrière ou vers l'un des deux côtés. Ces positions se trouvent aussi dans Deleurye et dans Solayrès. Baudelocque donne la classification suivante : première position, dos à gauche et en avant; deuxième, dos à droite et en avant; troisième, dos directement en avant; quatrième, dos en arrière. La plupart des traités allemands admettent quatre positions obliques, comme pour les présentations crâniennes et faciales.

Hecker (ouvrage cité, p. 69) fait remarquer, avec raison, que la division des présentations pelviennes, telle que nous l'avons donnée, d'après Nægele, n'est pas sans inconvénients. En effet, on y prend pour point de départ les rapports du dos du fœtus avec la paroi antérieure ou postérieure de la matrice, tandis que les présentations crâniennes sont divisées selon que le dos est dirigé à gauche ou à droite. De plus, la division de Nægele n'est pas applicable pendant la grossesse, parce qu'on sent le dos du fœtus de l'un ou de l'autre côté de la matrice, et que l'on ne sait pas, en général, s'il est tourné un peu plus en avant ou en arrière. Il paraît donc plus rationnel, à l'exemple de Hohl, Braun, Spæth, Hecker et autres, de diviser les présentations pelviennes d'après le même principe que les présentations du crâne, et d'admettre deux positions, selon que le dos du fœtus se trouve du côté gauche ou du côté droit de la matrice, sans prendre en considération s'il est tourné un peu en avant ou en arrière. Or, comme dans ces présentations, de même que dans celles du crâne et de la face, le dos est plus souvent à gauche qu'à droite, il est préférable, au point de vue pratique, d'appeler première position celle *où le dos du fœtus est dirigé vers le côté gauche de la mère*, et deuxième position celle *où le dos regarde à droite*.

[Comme dans les présentations du crâne et de la face, Stoltz croit que l'extrémité pelvienne peut affecter quatre positions différentes; il admet, en s'appuyant sur de nombreux relevés statistiques, que les proportions de fréquence entre les positions pelviennes sont les mêmes qu'entre les positions crâniennes.

Tableau des positions pelviennes, d'après Stoltz.

Première position. . . . . Sacro-antérieure gauche.
Deuxième position . . . . Sacro-postérieure droite.
Troisième position. . . . . Sacro-postérieure gauche.
Quatrième position. . . . . Sacro-antérieure droite.

Cazeaux, Pajot et Joulin admettent, pour les présentations pelviennes, une division analogue à celle que chacun d'eux adopte pour les présentations céphaliques.]

A. PREMIÈRE POSITION DE L'EXTRÉMITÉ PELVIENNE.

§ 286. Nous ferons remarquer tout d'abord que le siége a toujours une direction oblique une fois qu'il est profondément engagé dans le détroit supérieur (quand même il aurait été placé transversalement au début du travail), et que la hanche tournée en avant est plus basse que l'autre. C'est dans cette direction oblique et cette attitude inclinée que le siége est poussé à travers l'entrée, la cavité et la sortie du bassin. Dans la *première* position, c'est le plus souvent la *hanche gauche* (58 fois sur 72 d'après nos observations) qui se trouve primitivement en avant, ou se dirige dans ce sens, quand elle s'engage dans le détroit supérieur. En conséquence, le diamètre bi-iliaque occupe le diamètre *oblique droit* de l'entrée du bassin. C'est dans cette direction, et la fesse gauche étant toujours la partie la plus basse, que le siége descend dans l'excavation. C'est cette fesse qui apparaît la première entre les lèvres de la vulve. A mesure que le travail avance, la hanche gauche, dirigée en avant et toujours un peu à droite, fait saillie au-dessous de l'arcade pubienne (Fig. 65), et tandis qu'elle s'arc-boute contre elle, la hanche droite, qui se trouve dans une direction opposée et a parcouru un trajet beaucoup plus long, se dégage en général assez rapidement, au devant du périnée considérablement distendu. Quand les hanches ont franchi le passage, le ventre du fœtus regarde la face interne et postérieure de la cuisse droite de la mère. Le reste du tronc suit dans la même direction. Pendant que la poitrine s'approche de la sortie du bassin, les épaules pénètrent dans le détroit supérieur dans le sens du diamètre oblique droit, et quand la poitrine franchit la vulve, les bras appliqués contre elle apparaissent en même temps, les coudes en avant.

Johnson savait déjà que le siége s'engage dans une attitude inclinée (*New system of Midwif*, p. 225).

§ 287. Tandis que les épaules descendent dans cette direction oblique, la *tête* qui, pendant tout ce temps, se trouve fléchie, le menton appliqué sur la poitrine, s'engage au détroit supérieur, dans la direction du diamètre oblique *gauche* (le front tourné vers la symphyse sacro-iliaque droite), et descend dans l'excavation dans la même direction, ou bien en se rapprochant du diamètre antéro-postérieur. Elle apparaît à la vulve et la franchit de la manière suivante : tandis que l'occiput s'arc-boute derrière les os pubis, la pointe du menton, le reste de la face et, enfin, le crâne se dégagent successivement au devant du périnée, la tête exécutant un mouvement de rotation autour de son axe transversal.

§ 288. Beaucoup moins souvent (14 fois sur 72) c'est la hanche *droite* qui, dans la première position, est tournée primitivement en avant, ou bien qui prend cette direction quand les fesses s'engagent. Dans ce cas, le mécanisme du travail est tout à fait le même que dans le précédent, naturellement avec cette différence que les plans du corps du fœtus ont une autre direction par rapport aux parois du bassin; ainsi la face antérieure, au lieu de regarder à droite, est dirigée vers le côté gauche du bassin, les hanches se trouvent dans le diamètre oblique gauche, et la tête s'engage au détroit supérieur, dans le sens du diamètre oblique droit (le front tourné vers la symphyse sacro-iliaque gauche).

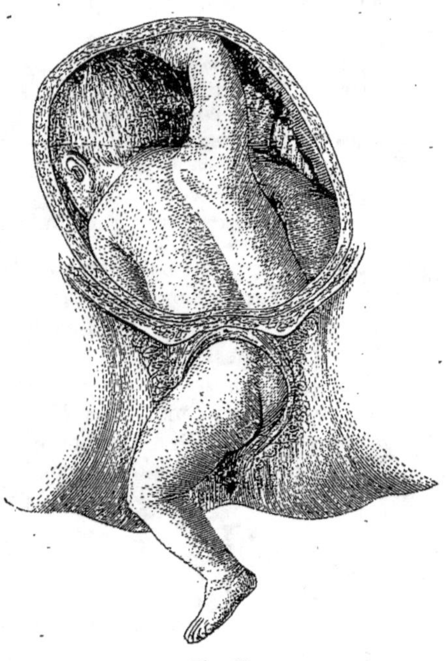

Fig. 65.

Présentation pelvienne. Dos en avant et à gauche. Dégagement de la hanche gauche. Prolapsus du membre inférieur du même côté.

§ 289. Nous avons dit comment, dans les présentations crâniennes et faciales, la tuméfaction des téguments se produit sur le pariétal, ou sur la moitié de la face qui se trouve en avant pendant que la tête traverse le canal génital, et notamment sur la partie qui s'engage d'abord à la vulve. Ici, les choses se passent d'une façon analogue : la tuméfaction, qui est souvent d'un bleu noirâtre, se montre sur la partie qui, se trouvant dirigée en avant, a été la plus basse pendant la descente du siége, et s'est présentée la première à la vulve, c'est-à-dire sur la fesse gauche ou droite; parfois le gonflement s'étend aux parties sexuelles du fœtus, surtout au scrotum.

[En *résumé*, les hanches et les épaules descendent à travers le bassin dans le sens d'un des diamètres obliques, et la tête, dans le sens du diamètre oblique opposé. Cette direction n'est modifiée, dans une certaine mesure, que pendant le *dégagement* de ces parties, dont les grands diamètres se rapprochent, à ce moment, du diamètre antéro-postérieur du détroit périnéal, afin de s'accommoder à la direction de la fente vulvaire.

Pour ce qui concerne les temps de l'expulsion, les auteurs les plus récents en comptent cinq (Pajot) ou six (Tarnier, Joulin). Nous allons donner la division en six temps, en nous bornant à rappeler que l'on constate dans le mécanisme du travail des variétés plus nombreuses et plus fréquentes que pour les présentations du crâne et de la face.

Premier temps. Temps d'*amoindrissement*, de *pelotonnement* du siége.
Deuxième temps. *Engagement, descente.*
Troisième temps. *Rotation* du siége.
Quatrième temps. *Expulsion* du tronc.
Cinquième temps. *Rotation* de la tête.
Sixième temps. *Expulsion* de la tête.]

B. SECONDE POSITION DE L'EXTRÉMITÉ PELVIENNE.

§ 290. Dans cette position, la face antérieure du fœtus regarde la paroi du ventre de la mère, la hanche *gauche* se trouve également tournée en avant plus souvent que la droite, soit qu'elle occupe primitivement cette direction, soit qu'elle la prenne lors de l'engagement du siége. Dans les cas que nous avons observés, les choses se sont passées ainsi 24 fois sur 37. Le diamètre bi-iliaque se trouve alors dans le diamètre oblique *gauche* du détroit supérieur. Le siége conserve cette direction en descendant dans l'excavation et en franchissant la vulve. Après l'expulsion des hanches, le fœtus exécute, soit immédiatement, soit à mesure que le reste du tronc se dégage, un mouvement de *rotation* autour de son axe longitudinal, par lequel son plan antérieur, qui regardait à droite et en *avant*, se tourne à gauche et en arrière. La tête traverse alors le bassin dans le sens du diamètre oblique gauche, de la même manière que dans la première position.

§ 291. On observe moins souvent que la hanche *droite* est dirigée en avant et que le diamètre bi-iliaque se trouve dans le diamètre oblique *droit* (Fig. 66). Le mécanisme du travail est tout à fait le même que dans le cas précédent, seulement la face antérieure du fœtus est tournée en avant et à gauche. Le mouvement de rotation se fait aussi, dans ce cas, ou bien immédiatement après la sortie du siége, ou bien à mesure que le restant du tronc se dégage, avec cette différence que le plan anté-

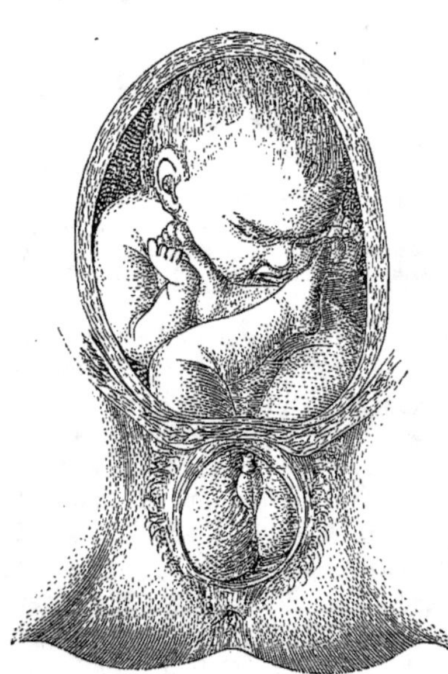

Fig. 66.
Présentation pelvienne. Dos en arrière et à droite.
Fesses au détroit inférieur.

rieur se tourne à gauche et en arrière et que la tête pénétre dans l'excavation dans le sens du diamètre oblique droit, le front au devant de la symphyse sacro-iliaque gauche.

[D'après Stoltz, la conversion des positions sacro-postérieures en sacro-antérieures peut avoir lieu pendant toute la durée de la période d'expulsion ; savoir :

1° Sur le *siége*, pendant qu'il s'engage au détroit supérieur, ou lorsqu'il appuie sur le plancher pelvien, ou bien encore au moment où il traverse la vulve.

2° Sur le *tronc* (seul mécanisme décrit par Nægele).

3° Sur la *tête*. Dans ce cas, la rotation a lieu au moment où la tête doit descendre dans l'excavation.] (1)

§ 292. Dans les cas où les *pieds* quittent leur position primitive dans le voisinage du siége, et descendent avant celui-ci (présentations des pieds), le mécanisme du travail ne présente aucune modification essentielle, ainsi que nous l'avons déjà fait remarquer (§ 283). Ordinairement il s'écoule plus d'eaux lors de la rupture des membranes, et cet écoulement dure encore plus longtemps que dans les présentations du siége proprement dites. La raison en est facile à comprendre : le segment inférieur peut embrasser moins exactement les pieds, qui présentent un volume moindre que les fesses ou la tête. Par suite de l'écoulement d'une plus grande quantité de liquide amniotique, il arrive d'ordinaire que les contractions sont suspendues un peu plus longtemps, sans que cette inaction passagère de la matrice ait une influence fâcheuse sur le travail.

Nous ferons remarquer, en outre, que les pieds changent souvent de direction en traversant le bassin et qu'ils ne prennent une position déterminée que lorsque les hanches se sont engagées au détroit supérieur. Comme le tronc du fœtus offre naturellement moins de résistance, lorsque les pieds le précèdent, que dans les cas où ils traversent le bassin en même temps que le siége et augmentent ainsi le volume de la partie qui se présente, on comprend facilement comment, dans cette variété de la présentation pelvienne, le fœtus est, en général, expulsé plus rapidement jusqu'à la poitrine que dans les accouchements où le siége et les pieds s'engagent ensemble.

C. ANOMALIES DU MÉCANISME DU TRAVAIL DANS LES PRÉSENTATIONS DE L'EXTRÉMITÉ PELVIENNE.

§ 293. Les présentations pelviennes offrent des anomalies du mécanisme du travail semblables à celles qu'on observe dans les présentations du crâne, et se produisant dans des circonstances analogues. Mais il ne faut pas oublier que ce ne sont que des exceptions.

Ainsi, il arrive parfois, dans la seconde position, quand le fœtus est petit, non à terme, ou que c'est un jumeau, que le tronc se dégage jusqu'aux épaules, son plan antérieur étant tourné en avant et à droite, ou en avant et à gauche, et qu'alors il exécute une conversion plus ou moins rapide, souvent sous l'influence d'une seule contraction qui achève de l'expulser ; de sorte que

(1) Voy. Stoltz, *Dictionnaire de médecine et de chirurgie pratiques* (article Accouchement), t. I, p. 262.

la face ventrale, qui était, par exemple, avant la douleur, en avant et à droite, se trouve, immédiatement après, dirigée à gauche et en arrière.

Quelquefois, quand le bassin est très-spacieux, ou bien quand le fœtus est mort ou expulsé avant terme, le siége traverse les voies génitales dans la direction du diamètre antéro-postérieur ou du diamètre transverse.

Enfin, dans quelques cas très-rares, la tête n'est pas fléchie, le menton appliqué sur la poitrine, mais l'occiput est renversé dans la nuque, comme dans les présentations de la face. Le tronc traverse alors le bassin de la manière que nous avons indiquée, mais c'est par l'occiput que la tête s'engage au détroit supérieur, le vertex étant tourné vers l'un ou l'autre des os coxaux; pendant qu'elle entre dans l'excavation et à mesure qu'elle y descend, le vertex

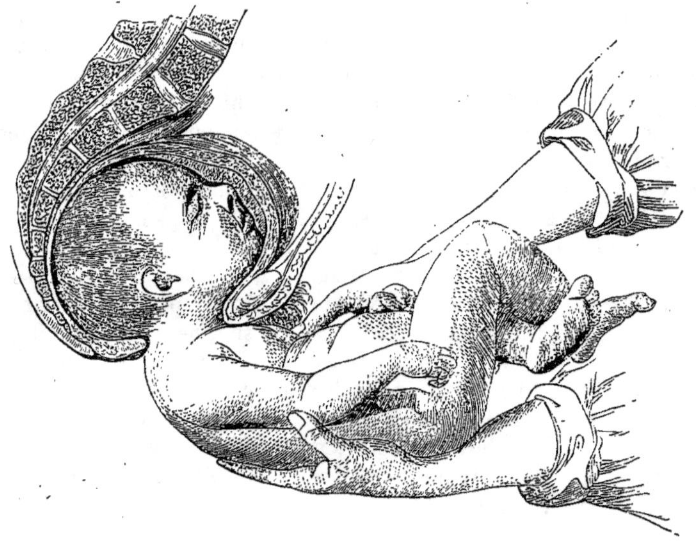

Fig. 67. — *Menton arrêté derrière la symphyse pubienne. Dégagement par l'occiput.*

se porte peu à peu en arrière, de sorte qu'après l'expulsion du tronc la voûte du crâne regarde la courbure du sacrum et du coccyx, et la face inférieure de la mâchoire inférieure est tournée vers la face postérieure de la symphyse pubienne (Fig. 67). Enfin, l'occiput, le vertex, le front et, en dernier lieu, le menton se dégagent successivement au devant du périnée.

§ 294. Au contraire, le mécanisme de l'accouchement s'exécute ordinairement comme nous l'avons décrit dans les §§ 286, 292, lorsque les voies génitales et les douleurs expulsives sont normales et que la nature n'est troublée ni entravée en aucune manière dans son œuvre d'expulsion, notamment quand on ne tire pas sur le fœtus, ou qu'on ne cherche pas à lui imprimer des mouvements de rotation dans le but de lui faire prendre une direction meilleure.

§ 295. *Pronostic*. Lorsque les conditions qui constituent l'eutocie se trouvent réunies, les accouchements avec présentation pelvienne se terminent par les seules forces de la nature, sans préjudice et notamment sans plus grande incommodité pour la mère; souvent même ils la fatiguent moins que ceux qui se font par la tête : c'est, du moins, ce que déclarent habituellement les femmes qui ont déjà accouché des deux façons.

Au point de vue de l'*enfant*, au contraire, ces présentations, de même que les présentations de la face, sont beaucoup moins bonnes que celles du crâne. Certaines circonstances défavorables, dans lesquelles l'accouchement par le sommet se fait encore sans danger pour le fœtus, peuvent lui être très-préjudiciables lorsqu'il s'engage par la région pelvienne. En effet, si, après l'expulsion partielle ou totale du tronc, la tête tarde à se dégager, soit à cause d'une étroitesse relative des voies génitales, soit à cause de l'insuffisance (si fréquente) des forces expulsives, le cordon ombilical subit une compression et la vie du fœtus est compromise. Les enfants qui ont succombé à l'arrêt de la circulation du cordon présentent tous les caractères de la mort par asphyxie.

Le pronostic des présentations du siége est, toute proportion gardée, plus favorable que celui des présentations des pieds. En effet, le siége, avec les cuisses appliquées sur le ventre, traverse le bassin beaucoup plus lentement que les pieds, à cause de son volume plus considérable; il en résulte un double avantage : d'un côté, les voies génitales molles subissent une distension plus forte et plus durable et sont mieux préparées à livrer passage à la tête; d'un autre côté, quand cette dernière arrive au détroit supérieur, la matrice, excitée par la résistance qu'elle vient d'éprouver, se contracte avec toute l'énergie dont elle est capable, et expulse la tête assez rapidement pour que le cordon ne subisse qu'une compression d'assez courte durée et, par conséquent, moins dangereuse.

Les présentations incomplètes des pieds (demi-présentations du siége, § 283) sont presque aussi avantageuses que les présentations du siége, et leur terminaison est en général plus favorable pour le fœtus que celle des présentations complètes, parce que du moins l'une des cuisses est étendue sur le tronc. — D'après les tableaux statistiques de Mme Lachapelle, la proportion des enfants morts-nés dans les présentations pelviennes est comme 1 : 7 (*Pratique des accouchements*, t. II, p. 60). D'après un calcul de P. Dubois (qui a exclu avec soin tous les cas où la mort du fœtus résultait de causes indépendantes de la présentation), cette proportion est comme 1 : 11 (dans les présentations crâniennes elle est comme 1 : 51). Ces chiffres ne se rapportent qu'aux accouchements à terme. Dans les accouchements prématurés, le pronostic est beaucoup plus défavorable pour le fœtus (*Mémoires de l'Académie de médecine*, t. III, p. 450).

Les plus anciens accoucheurs connaissaient les présentations du siége et des pieds (*partus agrippinus*), mais ils les rangeaient presque généralement parmi les accouchements fâcheux et laborieux, qui ne peuvent se terminer que par l'intervention de l'art. Par suite, cette espèce de l'accouchement partagea, sous différents rapports, le sort des présentations de la face; c'est ainsi, notamment, que la connaissance de son évolution spontanée, de même que la fixation de principes plus rationnels pour son traitement, est entièrement due aux recherches de quelques accoucheurs modernes. Solayrès fut le premier qui décrivit exactement le passage de la tête à travers le bassin, tel qu'il a lieu habituellement, ainsi que le mécanisme du travail dans les cas plus rares où le menton s'est séparé de la poitrine, et où l'occiput s'est renversé dans la nuque, comme dans les présentations de la face. Baudelocque compléta la description de son maître, en y ajoutant celle du passage du tronc à travers le bassin. Mais c'est à Boër que revient le mérite de s'être, le premier, prononcé nettement sur la position sacro-postérieure du fœtus, qu'on redoutait si fort avant lui. En effet, il enseigna que la nature elle-même évite les difficultés que l'on regardait comme inhérentes à cette position, en opérant, dans le cours du travail, la rotation du fœtus autour de son axe longitudinal, et en ramenant ainsi le dos en avant. Après lui, la description du mécanisme de ces présentations fut complétée en quelques points et perfectionnée par Lederer, Wigand, Naegele, Mme Lachapelle etc.

IV. *De l'accouchement gémellaire.*

§ 296. On range les accouchements gémellaires parmi les accouchements *normaux*, parce qu'ils se font, en général, par les seules forces de la nature, sans danger ni préjudice pour la mère et pour l'enfant.

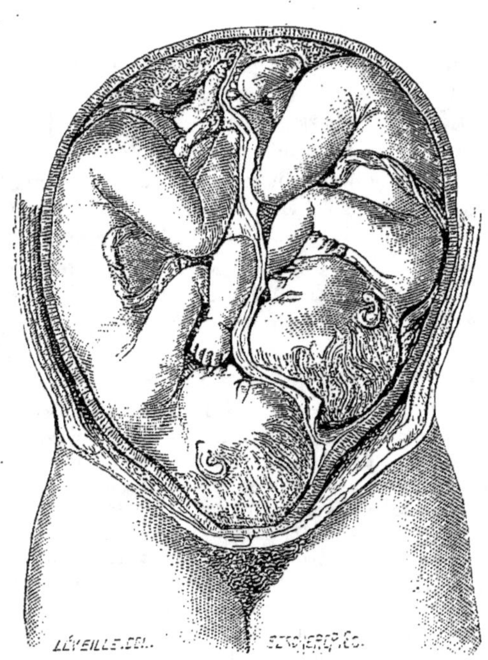

Fig. 68.

Grossesse gémellaire. Les deux fœtus se présentent par le crâne.

Quoiqu'ils ne soient pas rares, en général, ils le sont pourtant comparativement au nombre bien plus considérable des accouchements simples. Sur 70 à 90 accouchements, on en compte un de jumeaux; ceux de trijumeaux sont beaucoup plus rares, et ceux de quadrijumeaux le sont encore bien davantage. Au reste, le nombre des grossesses multiples varie d'une contrée et d'une époque à l'autre.

Sur 152,395 accouchements observés de 1757 à 1846 à la Maternité de Dublin, il n'y en a eu qu'un seul de quadrijumeaux. La proportion des trijumeaux est comme 1 : 5000. — Sur 11,867,848 accouchements collationnés par Meckel, cet auteur en a trouvé 141,715 de jumeaux, 1588 de trijumeaux et 35 de quadrijumeaux [1].

- § 297. Les accouchements gémellaires se font souvent avant le terme régulier de la grossesse; il est rare que des trijumeaux et surtout des quadrijumeaux arrivent à terme et continuent à vivre. Les jumeaux,

[1] H. Meckel, *Ueber die Verhältnisse des Geschlechts, der Lebensfähigkeit und der Eihäute bei einfachen und Mehrgeburten* (*Müller's Archiv für Anatomie* etc., 1850, p. 234).

lors même qu'ils sont expulsés à l'époque normale, sont ordinairement plus petits et plus faibles qu'un enfant unique.

Quelquefois le poids réuni des deux jumeaux est à peine égal à celui d'un seul enfant à terme. Pourtant on a vu des jumeaux qui pesaient ensemble neuf kilogrammes (Baudelocque, Grenser et autres). — Quant à la proportion des sexes dans les naissances doubles, Baillarger a réuni 256 cas d'accouchements gémellaires, qui se décomposent ainsi : 2 garçons, 100 fois; un garçon et une fille, 98 fois, et deux filles, 58 fois. D'après cette statistique, la réunion de deux garçons est presque deux fois aussi fréquente que celle de deux filles, et l'on rencontre presque aussi souvent un garçon et une fille que deux garçons.

§ 298. Nous avons déjà parlé des *signes* de la grossesse gémellaire (§ 166). Quelquefois, pendant l'accouchement, on peut encore reconnaître la présence de jumeaux dans la matrice aux signes suivants : la position de la partie qui se présente ne concorde pas avec l'endroit où les battements redoublés sont entendus le plus distinctement, ou bien cette partie se fixe au détroit supérieur, après la rupture de la poche, tandis que la palpation externe permet de constater que d'autres parties fœtales jouissent d'une grande mobilité. Quand la grossesse gémellaire n'a pas été diagnostiquée, les circonstances suivantes donnent la certitude de la présence d'un *second enfant, après la naissance du premier :* 1° Écoulement d'une petite quantité d'eau et petitesse de l'enfant qui vient de naître comparativement à la distension du ventre ; 2° volume considérable de la matrice, qui est plus ou moins inégale et dure, et dans laquelle on sent des parties fœtales; 3° il se forme une nouvelle poche des eaux, et une partie du fœtus se présente au détroit supérieur ; 4° l'auscultation du ventre fait percevoir des battements redoublés.

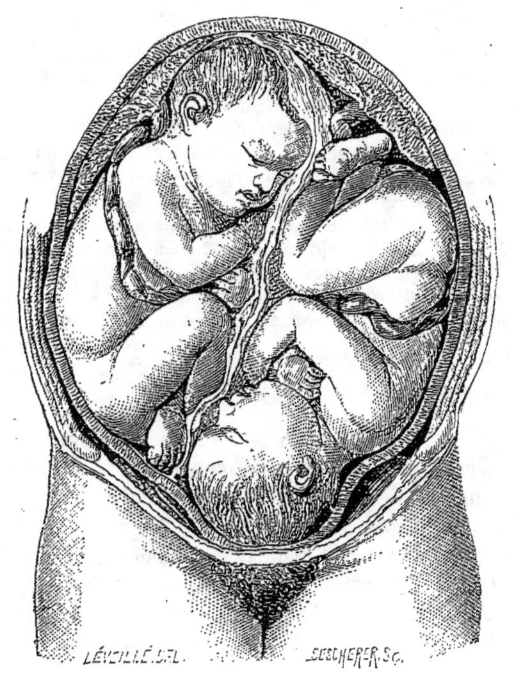

Fig. 69.
Grossesse gémellaire. L'un des fœtus se présente par le crâne et l'autre par le siége.

§ 299. En général, les *deux* jumeaux se présentent par la *tête* (Fig. 68), ou le premier par la tête, et le second par la région inférieure du tronc (Fig. 69).

Quelquefois, c'est le premier qui s'engage par les fesses et le second par la tête, ou bien encore tous les deux viennent par le siége. Parfois, la présentation de l'un des enfants (plus fréquemment du second) est vicieuse ; il est très-rare que tous les deux soient placés transversalement.

§ 300. Quand les deux fœtus se trouvent en présentation longitudinale, le mécanisme de l'accouchement est le même que lorsqu'il n'y a qu'un enfant unique. Quelquefois tout l'acte de la parturition n'exige pas plus de temps que pour l'expulsion d'un seul fœtus. Mais souvent la marche du travail est lente et l'utérus se montre moins actif que dans l'accouchement simple : ce fait s'explique par la distension excessive de l'organe, qui en diminue la contractilité. La naissance du second enfant suit celle du premier, après un intervalle plus ou moins long, le plus souvent au bout d'une demi-heure ou de une à trois heures, parfois seulement après plusieurs jours. — Quand la présentation du second fœtus est bonne, il est expulsé, d'ordinaire, plus rapidement et plus facilement que le premier. Lorsque les jumeaux sont d'un volume différent, c'est habituellement le moins développé qui vient au monde en dernier lieu.

Pour ce qui concerne les cas où le premier fœtus est né au terme normal de la grossesse, tandis que le second n'a été expulsé que quelques jours plus tard, voy.: A. Riecke, *Beiträge zur geburtshülflichen Topographie von Würtemberg.* Tübingen 1827, in-8°, p. 24 (cinq jours d'intervalle); V. Sonderland, *Zeitschrift für Geburtskunde*, t. II, p. 120 (onze jours d'intervalle) etc. Un cas très-intéressant a été publié par W. Jameson dans le *Journal de Dublin*, septembre 1842 : Une femme avait accouché d'un enfant à terme, qu'elle nourrissait depuis sept semaines, quand de nouvelles contractions se déclarèrent et amenèrent l'expulsion d'un enfant mort aux environs du sixième mois de la gestation. La femme ne soupçonnait aucunement qu'elle continuait d'être enceinte. — Il existe de nombreuses observations où l'un des fœtus a été expulsé par un avortement, tandis que l'autre n'est venu au monde que plus tard, et même au terme normal de la grossesse.

§ 301. L'expulsion du délivre ne se fait généralement qu'après la naissance du second enfant, que les placentas soient séparés ou adhérents. Exceptionnellement, le premier fœtus est immédiatement suivi de son arrière-faix. Du reste, la période de délivrance est assez souvent plus longue, parce que la matrice, fatiguée par l'expulsion de deux fœtus, a besoin de plus de temps pour reprendre les forces nécessaires à la terminaison de l'accouchement. C'est pour cette raison qu'on observe plus fréquemment, après les naissances doubles ou triples, des accidents fâcheux, tels que l'inversion utérine, des métrorrhagies etc.

V. *Signes de la vie ou de la mort du fœtus pendant l'accouchement.*

§ 302. La mort de l'enfant, quand elle est récente, n'exerce aucune influence particulière sur le mécanisme et sur la durée du travail. Mais quand elle remonte à une époque assez reculée et que le fœtus se trouve dans un état de macération prononcée, il en résulte des modifications multiples dans la marche de l'accouchement, parce que le corps fœtal, devenu plus souple et plus compressible, n'a pas besoin d'exécuter les mouvements, les rotations etc. qui sont nécessaires dans les conditions habituelles. Souvent aussi, l'état de macération du fœtus paraît diminuer la contractilité utérine et ralentir l'acte de la parturition. Pourtant ce fait est loin d'être aussi général qu'on était disposé à le croire anciennement, surtout quand la mère elle-même est en bonne santé.

§ 303. Bien que la vie ou la mort de l'enfant n'exerce pas d'influence marquée sur la marche de l'accouchement, il est cependant fort important, à divers égards, de savoir si le fœtus est vivant ou mort pendant le travail. Mais c'est ce qu'il est parfois difficile de reconnaître.

§ 304. Les circonstances suivantes permettent d'admettre que le fœtus est *probablement* vivant : 1º la femme a été tout à fait bien portante jusqu'au début du travail ; 2º la marche de l'accouchement est régulière ; 3º il se forme, sur la partie fœtale qui se présente, une tuméfaction ferme et tendue. Ce signe manque naturellement quand le travail est prompt.

Les signes *certains* de la vie du fœtus sont : 1º les *mouvements du fœtus*, reconnus distinctement par une main exercée au commencement et dans le cours du travail ; 2º *les pulsations manifestes du cordon*, dans le cas où il se présente ; 3º *les bruits du cœur du fœtus nettement perçus* par l'auscultation.

Comme les mouvements ne sont quelquefois pas perceptibles, quoique l'enfant vive, et que la chute du cordon est heureusement assez rare, il est évident qu'on ne devrait jamais négliger de pratiquer l'auscultation quand il s'agit de se renseigner sur la vie du fœtus.

§ 305. Les circonstances et les indices qui suivent sont regardés comme les signes de la *mort* du fœtus pendant le travail (outre les signes de la mort du fœtus pendant la grossesse, que nous avons indiqués § 169) : 1º peu de temps avant la fin de la grossesse et pendant le travail, les mouvements du fœtus ne sont perçus ni par la femme ni par les personnes compétentes qui l'examinent ; 2º on n'entend plus les battements redoublés ; 3º lors de la rupture de la poche, les eaux qui s'écoulent sont mêlées de méconium (ce signe a surtout de la valeur quand c'est la tête qui se présente), ou bien le liquide amniotique exhale une mauvaise odeur ; 4º quoique la marche du travail ne soit pas particulièrement rapide, il ne se forme pas de tuméfaction des téguments sur la partie du fœtus qui se présente ; ou bien, si cette tuméfaction avait commencé à se produire, elle perd son élasticité et devient molle et flasque ; 5º les os du crâne sont très-mobiles et la peau qui les recouvre est flasque et pendante ; 6º l'anus est béant ; 7º s'il se présente une petite partie, telle que la main, le pied, elle est molle et flasque au toucher et l'on ne peut y constater ni mouvements ni pulsations ; 8º si le cordon prolabe, il est flasque, sans pulsations et décoloré ; 9º le corps de l'enfant présente des signes de macération ; l'épiderme, notamment, se détache avec facilité ; 10º l'enfant a été exposé à des influences extérieures nuisibles, par exemple on a fait des tentatives violentes ou maladroites pour l'extraire artificiellement.

Toutefois, parmi tous ces signes, il n'en est que *deux* qui donnent la certitude de la mort de l'enfant, savoir : les indices manifestes de *macération* (mobilité très-grande des os du crâne qui chevauchent les uns sur les autres, sous le cuir chevelu, flasque et pendant; détachement de l'épiderme sous forme de lambeaux qui adhèrent au doigt explorateur) et le signe indiqué au n° 2. A propos de ce dernier, nous faisons remarquer formellement que la disparition des bruits du cœur ne peut être regardée comme un signe certain *que lorsque les battements redoublés, entendus antérieurement d'une façon distincte, ne sont plus perçus* par une oreille suffisamment exercée, malgré l'examen le plus attentif, pratiqué à plusieurs reprises, en faisant prendre à la femme des positions diverses.

BIBLIOGRAPHIE.

Présentations et positions. — Mécanisme de l'accouchement.

Boër, Abhandl. und Versuche geburtsh. Inhalts. Wien 1791-1807, in-8°.

Saxtorph, M., Theoria de diverso partu ob diversam capitis ad pelvim relationem mutuam. Havn. et Lips. 1772, in-8° (Gesammelte Schriften. Kopenh. 1803, in-8°, p. 17).

Schmidt, W. J., Geburtsh. Fragmente. Wien 1804, in-8°, p. 31.

Desormeaux, Précis de doctrine sur l'accouchement par les pieds. Paris 1804.

Stœbel, Sur la nomenclature des accouchements et des différ. du travail. Thèse de Strasbourg, 1806.

Clarke, Jos., Abstract of a registry kept for some years in the Lying in Hosp. of Dublin (Transact. of the assoc. of Fellows and Licentiates of the King's and Queen's Coll. of Physic. in Irel., vol. I. Dubl. 1817, in-8°, p. 367).

Merriman, S., A synopsis etc., p. 303. 1820.

Wigand, J. H., Die Geburt des Menschen etc., édit. Fr. Nægele. Berlin 1820.

Lachapelle, Mme, Pratique des accouchements. 1er et 2e Mém., t. I, 1821.

Nœgele, Fr. C., Ueber den Mechanismus der Geburt (Meckel's Arch. für die Physiol., t. V, fasc. 4, 1822).

Boivin, Mme, Mémorial de l'art des accouchements. 3e édit. Paris 1824, in-8°.

Dugès, A., Mémoire sur les accouchem. multipares etc. (Revue médicale, t. I, p. 349, mars 1826).

Stoltz, Considérations sur quelques points relatifs à l'art des accouchements. Thèse de Strasbourg, 1826.

Hoffmann, A., Die unvollkommene Fussgeburt. Berlin 1829.

Velpeau, Mémoire sur les positions vicieuses du fœtus. Paris 1830.

Guillemot, Sur l'accouchement par les fesses (Journal hebdom. univ., t. III, 1831).

Gerdy, Remarques sur l'accouchement par le vertex (Arch. gén. de méd., 1832).

Kürschner, Theoph. And., De gemellis eorumque partu. Gothæ 1833, in-8°.

Capuron, Mémoire sur la situation du fœtus pendant la grossesse (Journ. hebdom. de méd., 1833).

Boër, L. J., Sieben Bücher über natürliche Geburtshülfe etc. 1834.

Dubois, P., Présentations et positions (Journal des connaissances médico-chirurg., 1834).

Velpeau, A., Traité complet de l'art des accouchem. 2e édit., 1835.

Collins, R., Practical Treatise on Midwifery etc. Lond. 1835.

Villeneuve, Mém. sur les positions occipito-postérieures (Revue médicale française et étrangère, 1836).

Guillemot, Remarques sur les accouchements dans les positions occipito-postérieures du sommet (Arch. gén. de méd., 1837).

Nœgele, Herm. Fr., Die Lehre vom Mechanismus der Geburt, nebst Beiträgen zur Geschichte derselben. Mainz 1838, in-8°.

Stoltz, Remarques sur les différents modes de présentations et positions du fœtus (Gazette méd. de Strasb., 1843).

Dumas, Note sur les variétés des mouvements relatifs au temps de rotation dans l'accouchement (Gazette méd., 1844).

Crousse, De l'accouchement par la face. Thèse de Paris, 1844.

Dubreuilh, De la présentation de la face; quels sont les cas où l'art doit intervenir ? (Journal de méd. de Bordeaux, 1850.)

Hubert (de Louvain), Sur la conduite à tenir dans les présentations de la face (Ann. de la Société de méd. d'Anvers, 1850).

Stammler, C., Geschichte und Forschungen über den Geburtsmechanismus von der ersten Zeit bis zur Mitte des 16. Jahrhunderts. Inauguraldiss. Giessen 1854.

Stammler et consorts, Stammler's (Dr. C.) Geschichte der Forsch. über den Geburtsmechanismus etc., fortgesetzt bis zur Mitte des 17. Jahrhunderts von *Gustav Knæs*. Giessen 1854; fortgesetzt von *Fresenius*. Giessen 1855; fortgesetzt von den DD^r. *Brüel*, *Zimmermann*, *Fuchs*, *Schad*., *Benninghof* und *H. Stammler*. Giessen 1856; fortgesetzt von *Brüel*, *Melchior* und *Weissenbach*, 2 t. fasc. 1. Giessen 1859.

Chiari, *Braun* und *Spæth*, Klinik der Geburtsh. und Gynäkologie. Erlangen 1855, p. 23 etc.

Von Siebold, *Ed.*, Zur Lehre von den Gesichtsgeburten (Monatsschrift für Geburtsh., t. XIII, 1859, p. 313).

Spæth, Erfahrungen über Stirnlagen (Œsterr. Zeitsch. für prakt. Heilk., n°s 26, 27. 1859).

Von Helly, Ueber Stirnlagen (Medic. Jahrb., Zeitschrift der Gesellsch. der Ærzte in Wien. 1861, fasc. 5).

Granier, Loi générale du mécanisme des accouchem. Thèse de Paris, 1863.

Volle, Réflexions histor. et synthét. sur le mécanisme de l'accouchem. naturel. Paris 1864.

Pajot, Dictionnaire encyclopédique des sciences médic., article Accouchement, 1865.

Stoltz, Dictionnaire de méd. et de chirurgie pratiques, article Accouchement, 1865.

TROISIÈME SECTION.

Des soins et de l'assistance que réclame l'accouchement physiologique. Hygiène de l'accouchement.

§ 306. Bien que l'accouchemeut s'effectue en général d'une façon spontanée et sans danger ni préjudice pour la mère et pour l'enfant, les particularités de cette fonction justifient suffisamment la présence de personnes compétentes; en effet, même à l'état de santé parfaite, elle s'accompagne de douleurs, d'efforts et de surexcitation organique et psychique, et chaque parturiente, ainsi que son enfant, est exposée à des dangers variés. Par conséquent, *le but* des soins que réclame l'eutocie est *de donner à la femme en travail les conseils, les encouragements et l'assistance nécessaires, et d'écarter tout ce qui peut troubler le cours normal de l'accouchement.*

Pour que ce but soit atteint, il faut, d'une part, que la parturiente tienne une conduite rationnelle, et, d'autre part, que la personne chargée de l'assister s'acquitte de cette tâche selon les règles de l'art.

Avant de passer à l'indication des règles à observer en pareille circonstance, nous parlerons d'abord des préparatifs qu'il convient de faire avant chaque accouchement.

§ 307. Chaque fois que l'accoucheur est appelé pour diriger un accouchement, il doit avoir la précaution d'emporter ses instruments (§ 403), ou du moins ceux dont on se sert le plus souvent, parce qu'il ne peut pas savoir d'avance s'il n'aura pas besoin de l'un ou de l'autre d'entre eux, dans le cours du travail. La sage-femme doit apporter avec elle les *ustensiles* suivants : une seringue d'étain, avec deux canules de rechange, l'une droite, pour les lavements, et l'autre, courbe, pour les injections vaginales; une algalie de femme, des ciseaux pour sectionner le cordon, quelques rubans étroits de fil pour en faire la ligature, une petite brosse etc. De plus, les sages-femmes sont tenues, dans la plupart des États de l'Allemagne, de se munir de teinture de cannelle, d'éther et de vinaigre aromatique, pour que l'accoucheur ait ces médicaments à sa portée, s'il se déclare subitement quelque accident grave. En cas d'urgence, la sage-femme est autorisée à les administrer elle-même. Si l'accoucheur est appelé à la campagne, il fait bien, du reste, d'emporter ces substances, en y joignant du chloroforme, de la teinture d'opium et de l'eau de Rabel; le tout contenu dans une trousse destinée à cet usage.

§ 308. Il est particulièrement important de préparer un *lit de travail* bien approprié. La position la plus commode et la plus sûre pour une femme en travail est le *décubitus*, soit dorsal, soit latéral, et il n'y a pas de meilleur lit de travail que le *lit ordinaire*; c'est celui qui permet le mieux de donner à la femme les soins nécessaires. Il faut que l'accès de ce meuble soit libre de tous côtés, ou du moins doit-il pouvoir être facilement éloigné du mur contre lequel il est placé. Tout lit qui se compose d'une paillasse, d'un matelas de crin (ou seulement de cette première) et d'oreillers, peut être facilement converti en lit de travail. Les lits de plume ne conviennent pas, parce qu'ils ne sont pas suffisamment résistants à l'endroit ou repose le sacrum, parce qu'ils empêchent de bien soutenir le périnée etc.

Pour *disposer* le lit de travail, on place sur le milieu du matelas une pièce carrée de toile cirée ou de taffetas gommé, d'au moins 1 mètre 20 centimètres de côté, ou bien une peau de chevreuil; on étend par-dessus un drap de lit, et sur le milieu de ce drap on met une pièce de laine, ou un linge plié en plusieurs doubles. Il ne faut rien de plus si la femme doit accoucher sur le côté. Si on lui fait prendre le décubitus dorsal, on élève l'endroit où porte la région sacrée, au moyen d'un coussin de crin ou de paille, épais comme la largeur de la main. Un coussin pareil, placé à l'extrémité inférieure du lit, sert de point d'appui aux pieds de la parturiente. Ses mains se cramponnent à deux longues serviettes ou à deux forts rubans (par exemple des sangles) attachés aux colonnes inférieures du lit. On la couvre modérément pour l'empêcher de se refroidir. — Après l'accouchement, ce lit se change facilement en un *lit de couches*. On nettoie d'abord les parties génitales de l'accouchée, puis on enlève avec précaution, et sans qu'elle soit obligée de se soulever, les coussins devenus inutiles et les alèzes mouillées, et l'on glisse à la place de ces dernières des linges propres et suffisamment chauffés. On évite ainsi à la femme le transport, aussi dangereux que pénible, d'un lit à un autre, et on la garantit des refroidissements et des autres accidents qui peuvent en résulter, tels que la syncope, l'hémorrhagie etc.

Il est également facile de se servir d'un pareil lit pour les opérations obstétricales, en faisant mettre la femme en travers (2ᵉ partie, § 403).

. La toile cirée neuve exhale une forte odeur quand elle s'échauffe. Pour la remplacer, on a donné aux sages-femmes du pays de Bade des pièces de toile à voile trempée dans un vernis à l'huile de lin. Ces toiles sont suffisamment élastiques, solides et sans odeur. Comme elles garantissent bien les lits, elles n'ont pas peu contribué à faire bannir les chaises obstétricales, auxquelles les femmes de la campagne avaient de la peine à renoncer, parce qu'en accouchant sur leur lit (souvent unique), il leur arrivait facilement de l'endommager.

Beaucoup d'accoucheurs, tant anciens que modernes, animés du désir très-louable d'alléger autant que possible les maux de l'enfantement, ont inventé des *lits de travail artificiels*. Mais tous ces appareils sont inférieurs au lit ordinaire, qui a réuni, depuis Boër, les suffrages de presque toutes les personnes compétentes. Jadis l'on croyait, en Allemagne, que la position assise était la meilleure, et l'on se servait des *chaises de travail, sellæ obstetriciæ*, dont un grand nombre ont été inventées et décrites depuis Rœsslin jusqu'aux temps les plus modernes. Les plus connues sont celles de Deventer, Fried, Stark, Stein, Osiander, El. v. Siebold etc. — Ces chaises ne facilitent en aucune façon l'accouchement ; au contraire, elles sont incommodes, souvent dangereuses, et dans quelques cas il est impossible de s'en servir. — On a aussi imaginé des appareils destinés à réunir les prétendus avantages des chaises obstétricales et ceux du lit, tels sont : les *lits-chaises de travail* de Solingen, J. Siegemundin, Reuss, Fielitz, Wigand, Faust etc. ; les *tables obstétricales* de W. Hunter, Lowter, Baudelocque, Nissen ; les *lits obstétricaux* de Welsch, Lamotte, Mesnard, Rœderer, Thebesius, Henkel, Stein l'ancien, Lauth, Fried, Reuss, von Siebold, Mai, Mende, Niemeyer, Kluge etc., enfin les *coussins obstétricaux* de Unger, Jœrg, Carus et von Siebold. De semblables appareils, plus ou moins ingénieux et coûteux, peuvent, à la rigueur, trouver leur place dans une Maternité, mais on s'en passe parfaitement dans la pratique privée.

[Les auteurs français décrivent, sous le nom de *lit de misère* ou *de travail*, ou de *petit lit français*, un lit de sangle qui se distingue par la disposition suivante : un premier matelas est étendu sur toute la longueur du lit, un second, plié à l'union du tiers supérieur avec le tiers moyen, est placé sur le premier (le pli en dessous), et remonté jusqu'à la tête du lit, de manière à laisser à découvert le tiers inférieur du premier matelas et à former par son bord un relief sur lequel repose le bassin de la femme. Une barre solide, fixée transversalement à l'extrémité du lit, sert de point d'appui aux pieds. Ce lit n'est usité qu'en France ; du reste plusieurs auteurs récents ne paraissent le décrire que pour ne pas être incomplets, et il semblerait qu'on tend de plus en plus à l'abandonner, tout au moins dans les classes aisées, et à le remplacer par le lit ordinaire.]

CHAPITRE I.

CONDUITE A TENIR DANS L'ACCOUCHEMENT PHYSIOLOGIQUE EN GÉNÉRAL, ET EN PARTICULIER QUAND C'EST LE CRANE QUI SE PRÉSENTE.

Pendant la période de dilatation.

§ 309. Lorsque le médecin est appelé près d'une femme qui est sur le point d'accoucher, il doit, s'il ne la connaît pas encore, s'informer d'abord de tout ce qui a rapport à l'accouchement qui se prépare. Cet interrogatoire doit être exact et complet, sans trop se prolonger, et se faire décemment et posément, avec toute la délicatesse qu'exige la sensibilité de la femme. Il porte sur l'âge de la cliente, sa santé habituelle, le nombre et la marche des accouchements antécédents, l'état de santé pendant la grossesse présente, la durée de la gestation, l'apparition des premières douleurs, les mouvements de l'enfant etc. Ensuite l'accoucheur procède avec soin à l'exploration externe et interne pour reconnaître la conformation du ventre, l'état des parties sexuelles externes et internes et du bassin, la présentation et la position du fœtus, et enfin pour savoir si le travail a déjà commencé ou non. Il est surtout important de diagnostiquer de *bonne heure* quelle est la partie du fœtus qui se trouve au détroit supérieur, afin de prendre à temps les mesures nécessaires, si la présentation est défavorable. — On ne devrait jamais négliger de pratiquer l'auscultation.

Après la première exploration on demande habituellement au médecin de formuler son pronostic. Nous conseillons surtout aux débutants d'être très-circonspects en pareille occurrence et de bien peser leurs paroles. L'expérience de tous les temps enseigne que l'on ne peut jamais compter avec une entière certitude sur une terminaison complètement heureuse, quand bien même toutes les circonstances semblent autoriser à poser le pronostic le plus favorable, « *rien n'étant plus inégal, plus bizarre ni plus trompeur que les accouchemens* » (Lamotte, *Préface*).

§ 310. Lorsque les douleurs sont rares et n'exercent encore aucune influence marquée sur l'orifice utérin, on laisse la femme complétement libre de s'asseoir, de se coucher ou de se promener tour à tour, et on se borne à lui conseiller de s'abstenir de tout effort. Il faut qu'elle ne prenne ni aliment difficile à digérer, ni boisson échauffante, en un mot, qu'elle observe les règles hygiéniques que nous avons indiquées plus haut (§ 198 et suiv.) pour les femmes grosses. La meilleure boisson est l'eau, pure ou légèrement sucrée, ou mélangée de lait. Ce n'est que lorsque la femme a des frissons et éprouve le besoin de boire quelque chose de chaud, qu'on peut lui donner une demi-tasse d'infusion théiforme légère.

§ 311. Quand le travail commence réellement, c'est-à-dire quand l'orifice s'entr'ouvre ou s'élargit, l'accoucheur fait bien de s'assurer si la sage-femme a fait les *préparatifs* nécessaires, et si l'on a sous la main tout ce dont on pourra avoir besoin pendant et après l'accouchement, ou bien en cas d'accident subit. C'est à ce moment qu'on dispose le lit de travail. La sage-femme doit veiller à ce qu'on tienne prêt un vase pour recevoir l'arrière-faix, un flacon de vinaigre et une cuvette pour y mêler, en cas de besoin, les liquides destinés à des injections intra-utérines, une certaine quantité d'eau chaude et froide, une baignoire pour le nouveau-né, le linge nécessaire pour la mère et pour l'enfant, de la graisse pure, telle que du beurre non salé, de l'huile d'olives etc., pour le toucher.

Si la parturiente porte des vêtements lourds ou trop étroits, on les lui fait changer contre d'autres plus légers. Pour éviter autant que possible l'enchevêtrement et la chute des cheveux après l'accouchement, on défait toutes les nattes, on démêle les cheveux avec soin, on les relève mollement et on les recouvre d'un léger bonnet. Il faut veiller à ce que l'air de la chambre soit toujours pur et la température modérée. Il est bon que la femme ne soit entourée que d'un petit nombre de personnes, et de celles dont la présence lui est agréable.

§ 312. S'il a été impossible de reconnaître précédemment quelle est la partie du fœtus qui se présente, il faut que le toucher soit renouvelé après que l'orifice s'est ouvert. On profite, pour cela, d'un intervalle entre deux douleurs, et l'on procède avec ménagement, afin de ne pas rompre les membranes de l'œuf. Quand l'accoucheur a acquis la certitude que c'est la tête qui se présente par le crâne, et qu'il ne se trouve à côté d'elle aucune autre partie, telle que la main ou le cordon, il ne touche plus, à partir de ce moment, qu'autant qu'il est nécessaire de le faire pour surveiller la marche du travail.

§ 313. Quand la femme est bien portante, on lui fait donner, à ce temps du travail, un lavement apéritif. La déplétion du rectum rend le passage de l'enfant à travers le bassin un peu plus facile, exerce assez souvent une influence favorable sur les contractions, est utile pour la propreté, et prévient les coliques flatulentes. L'état de la vessie doit également être surveillé. Il faut recommander à la femme de ne pas résister au besoin d'uriner. Si l'émission des urines est rendue difficile ou impossible par la compression que la tête du fœtus exerce sur le col de la vessie, il suffit souvent de refouler doucement la tête au moyen de deux doigts introduits dans le vagin. Sinon, il faudrait appliquer le cathéter.

§ 314. Tant que la marche du travail reste normale, il faut se garder d'intervenir *en quoi que ce soit* pour l'accélérer. Quelques femmes éprouvent, déjà dans cette période, le besoin de faire des efforts d'expulsion; il faut le leur interdire absolument : ces efforts sont infructueux, ne font qu'échauffer et épuiser la parturiente, et retardent ainsi l'accouchement plutôt qu'ils ne l'accélèrent. L'expérience démontre que, d'ordinaire, les accouchements qui sont d'abord lents, font précisément, par la suite, des progrès d'autant plus rapides et se terminent facilement et heureusement, tandis que ceux dont la marche est prompte et précipitée au début, se ralentissent plus tard et traînent en longueur.

Bien des fautes sont commises, dans cette période, par des sages-femmes ignorantes ou peu consciencieuses. Elles administrent des boissons échauffantes et des médicaments dits *ocitociques*, donnent des bains de vapeur, encouragent sans cesse la parturiente à faire de vigoureux efforts d'expulsion, s'efforcent d'élargir artificiellement l'orifice utérin, d'en refouler les bords au-dessus de la tête, de dilater le vagin et la fente vulvaire ou de les lubrifier par des onctions grasses, de refouler le périnée etc.; toutes ces tentatives sont très-nuisibles et n'ont d'autre résultat que de faire souffrir la femme et d'irriter les parties. Un des abus les plus fâcheux, c'est la facilité avec laquelle elles rompent les membranes de l'œuf. En effet, il est très-désirable que la poche des eaux persiste jusqu'à la dilatation complète de l'orifice, il n'y a même pas d'inconvénient à ce qu'elle descende jusqu'à la vulve avant de se rompre; l'expulsion du fœtus n'en est que plus facile et plus prompte.

Les tentatives de dilatation artificielle de l'orifice utérin ont été recommandées jadis par des accoucheurs estimés; ils s'imaginaient que ces manœuvres facilitent l'accouchement «physiologique,» font gagner du temps, et diminuent la somme des douleurs [1].

§ 315. Un autre soin incombe à l'accoucheur, c'est de soutenir le moral de sa cliente, et cette tâche n'est pas facile à remplir pendant cette période, surtout quand il s'agit d'une primipare. La femme se décourage aisément, parce qu'elle ne peut se rendre compte de l'utilité des douleurs préparantes; en effet, son ventre ne diminue pas de volume malgré les souffrances qu'elle endure, et la douleur reste toujours fixée au même endroit. Les émotions tristes, l'attente anxieuse, l'impatience, le désespoir, ont une influeuce si pernicieuse et si déprimante sur l'activité utérine, que le médecin doit faire tous ses efforts pour tranquilliser la parturiente et pour dissiper ses craintes, en s'armant lui-même de patience, en lui donnant des encouragements affectueux, et surtout en tâchant de la distraire par une conversation habilement dirigée. D'autre part, si on le presse de déclarer quand l'accouchement se terminera, il faut qu'il ne se prononce qu'avec beaucoup de réserve. C'est là toujours un point très-délicat : une erreur de pronostic — et le praticien le plus expérimenté ne se trompe que trop souvent à cet égard — enlève à la femme la confiance, si nécessaire, en son accoucheur, lui inspire des inquiétudes, et augmente son agitation.

Pour alléger les maux de reins, nous recommandons de soutenir la région sacrée en y glissant un coussin mou, ou bien en exerçant avec la main sur le sacrum une pression vigoureuse pendant la douleur. Cette manœuvre est facile quand on se place derrière la femme couchée sur le côté.

Nous rejetons l'emploi des anesthésiques, tels que le chloroforme, l'éther sulfurique etc., qui est actuellement à la mode, même dans l'accouchement *physiologique*, notamment en Écosse et en Angleterre. [Nous renvoyons, pour de plus amples détails, au § 414 et, notamment, au chapitre qui traite de l'anesthésie obstétricale, à la fin de la seconde partie.]

§ 316. Quand l'orifice est dilaté comme une pièce de cinq francs, il est temps que la parturiente se couche sur le lit de travail. Il faut prévenir les primipares que les eaux s'écouleront bientôt, pour qu'elles ne soient pas effrayées par cet incident. Il est bon que la rupture de la poche n'ait lieu que sur le lit, parce que le fœtus est expulsé quelquefois immédiatement après, et que l'écoulement du liquide, quand la femme est debout ou marche, peut entraîner le prolapsus du cordon, la chute de l'enfant sur le sol, ou d'autres accidents désagréables. Pour empêcher que le lit ne soit mouillé, et pour pouvoir se rendre compte de la quantité de liquide qui s'écoule, on fait placer au-devant de la vulve, au moment où l'on s'attend à la rupture de la poche, une grosse

---

[1] Voy. G. W. Stein (l'ancien), *Theoretische Anleitung zur Geburtshülfe*, 7e édit. Marburg 1797, § 664, 667 et suiv. — C. L. Ph. Schehmel, *Dissertatio de novissima æque ac præstantissima ad promovendum partum naturalem encheiresi.* Marburg 1792, in-8º, § 22. « Obstetricator duobus digitis, indice nempe et medio unius manus, oleo illitis, in vaginam usque ad orificium uterinum immissis totum ejus ambitum circumvehit, ita ut dolorum intervallo cautis elevationibus orificium supra partes illud ingressas removere studeat, ingruente autem dolore reactione cohibeat; ne remotum recedat. Agit itaque opera silente natura, reagit illa agente. »

éponge, trempée préalablement dans de l'eau chaude et bien exprimée, ou bien on fait mettre une cuvette entre les cuisses, aussi près que possible des parties génitales.

Il est préférable de faire coucher, dès le début du travail, les femmes faibles, disposées aux syncopes, aux crampes, aux hémorrhagies, celles dont le ventre est fortement pendant, qui sont affligées de prolapsus, de hernies, d'enflure considérable des extrémités inférieures ou des parties génitales; celles pour qui on redoute un accouchement trop prompt, ou chez lesquelles une marche lente du travail semble être particulièrement désirable. On agit de même quand la rupture de la poche est prématurée. Dans ce dernier cas, il faut prescrire à la femme de rester couchée bien tranquillement sur le côté, dans une position presque horizontale. On ne lui permet de se remettre sur le dos que lorsque la dilatation de l'orifice a fait des progrès suffisants.

Conduite à tenir pendant la période d'expulsion.

§ 317. Immédiatement après la rupture de la poche, il faut que l'accoucheur pratique le toucher pour s'assurer si une main ou le cordon ne descend pas à côté de la tête, et pour reconnaître la *position*, s'il n'a pu la diagnostiquer avant l'écoulement des eaux.

Ce qui précède concerne également les sages-femmes; il faut absolument qu'elles ne se contentent pas de savoir que c'est la tête qui se présente, et il est de la plus haute importance d'exiger d'elles qu'elles touchent très-attentivement, dans tous les cas, immédiatement après la rupture de la poche, pour tâcher de reconnaître la position du crâne. Si une sage-femme néglige de le faire et que le médecin, survenant plus tard, juge qu'il est nécessaire d'appliquer le forceps, il peut se trouver souvent dans l'impossibilité de diagnostiquer la position à cause de la tuméfaction considérable du cuir chevelu. Il en résulte que l'opération peut devenir incertaine et difficile, et, par conséquent, dangereuse pour la mère et pour l'enfant.

§ 318. Pendant cette période, on touche de temps en temps, pour s'assurer que la tête avance. Si le travail languit après la rupture de la poche, si les douleurs sont rares et peu efficaces, si la tête progresse à peine, ou reste en place, il n'y a pas d'inconvénient à permettre à la femme de quitter le lit, de s'asseoir ou de se promener dans la chambre. Si elle aime mieux rester couchée, il n'y a pas lieu de lui interdire de changer de position à son gré, dans l'intervalle des douleurs. Pendant les contractions, il faut lui conseiller de rester tranquille sur le dos ou sur le côté, principalement si elle sent des envies de pousser. Le décubitus dorsal paraît préférable pour les cas ordinaires; c'est dans cette attitude que l'on observe habituellement les contractions utérines les plus fréquentes et les plus énergiques. On fait mettre la parturiente sur le côté quand l'ampleur du bassin ou la petitesse du fœtus font pronostiquer un accouchement facile et prompt, ou quand les contractions sont trop violentes dans le décubitus dorsal et que le décubitus latéral procure un soulagement marqué etc. On lui interdit formellement de s'agiter dans son lit en se livrant à des mouvements désordonnés, de soulever le bassin, de renverser fortement la tête en arrière etc.; tous ces efforts l'épuisent sans accélérer le travail; on lui recommande aussi de cesser de pousser dès que la contraction utérine s'arrête.

Les contractions abdominales à cette période accélèrent, sans contredit, la marche du travail, mais elles ne sont pas indispensables, et l'accoucheur doit veiller à ce que la sage-femme ne provoque pas la parturiente à faire des efforts excessifs. Pour mettre cette dernière en état de bien seconder les contractions utérines, dans le décubitus dorsal, on lui glisse un coussin sous les épaules, afin d'élever davantage la partie supérieure du tronc ; on donne à ses pieds un point d'appui à l'extrémité inférieure du lit, tandis que ses cuisses sont écartées l'une de l'autre et fléchies sur le tronc ; et on lui fait saisir les sangles attachées au pied du lit, en l'engageant à tirer sur elles pendant les douleurs et à faire des efforts d'expulsion, comme quand la défécation est difficile.

Si la femme éprouve, pendant les douleurs expulsives, un violent ténesme rectal, ainsi qu'il advient assez fréquemment, et si ce besoin impérieux ne paraît pas illusoire, on peut lui faire donner un bassin, mais on ne doit plus lui permettre l'usage de la chaise percée.

§ 319. La tâche principale de l'accoucheur pendant cette période consiste à *garantir le périnée* des déchirures auxquelles il est exposé pendant que le fœtus franchit la vulve.

Dans ce but, on a soin de faire prendre à la femme une *position* et une *attitude* convenables. La position la plus avantageuse est le décubitus latéral gauche, les cuisses modérément fléchies sur le tronc et les genoux écartés l'un de l'autre par un coussin épais d'une largeur de main. Si l'on préfère le décubitus dorsal, il faut du moins, au moment où la tête est au couronnement inférieur, enlever assez de coussins pour que la parturiente soit couchée presque horizontalement. Ses cuisses ne doivent être qu'à demi fléchies et ses genoux doivent être écartés tout au plus de trente centimètres. Il faut lui recommander expressément de se *retenir autant que possible à ce moment*, et de *ne pas faire d'efforts d'expulsion*, afin que le passage de la tête s'effectue avec lenteur. L'observation de cette règle est d'une importance extrême pour la conservation du périnée. C'est pour cette raison qu'il faut aussi enlever tous les objets qui ont servi de point d'appui à la patiente ; il est bon, du reste, de lui faire prendre le décubitus latéral toutes les fois que les contractions sont très-énergiques et accompagnées d'un ténesme violent ; ce changement de position diminue ordinairement d'une façon frappante l'intensité extrême des douleurs. Enfin, il est indispensable de *soutenir* convenablement le *périnée avec la main*. Le moment opportun pour exécuter cette manœuvre est celui où la tête est sur le point de franchir le passage, c'est-à-dire quand le périnée est déjà considérablement distendu et aminci. Une intervention plus hâtive serait non-seulement inutile, mais nuisible, parce qu'elle entraverait la distension du périnée nécessaire pour le passage de la tête.

Lorsque la femme est couchée *sur le côte gauche* (Fig. 70), on élève le siège en plaçant un coussin au-dessous de lui, et on le fait rapprocher du bord droit du lit, auprès duquel se tient l'accoucheur ou la sage-femme. Quand le moment opportun est arrivé, on place le plat de la main droite (qu'on tenait prête pour cette manœuvre) sur la saillie du périnée, le pouce à côté de la grande lèvre droite, les autres doigts à côté de la lèvre gauche, de façon que le bord de la main compris entre le pouce et l'index soit parallèle au bord antérieur du périnée. Pendant que la plus grande circonférence de la tête arrive peu à peu au niveau de la fente vulvaire, on exerce d'arrière en avant une pression *modérée* sur le périnée, et on fait pour ainsi dire glisser la tête sur le plat de la main. On force ainsi manifestement la tête à s'appliquer bien exactement au-dessous de l'arcade pubienne, et on modère de la sorte la pression qu'elle

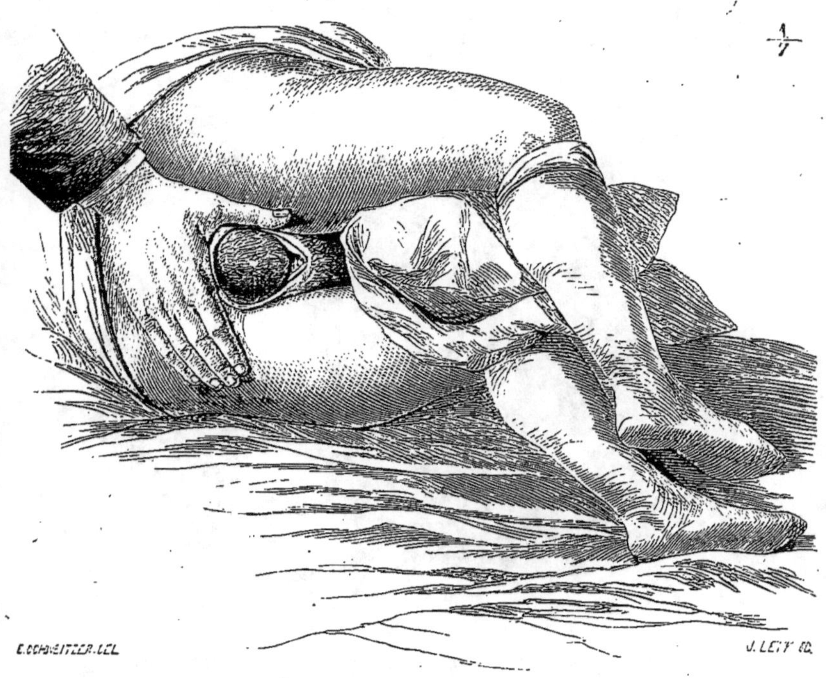

Fig. 70. — *Manière de soutenir le périnée dans le décubitus latéral.*

exerce sur le périnée. On peut aussi, si les circonstances l'exigent, empêcher la progression trop rapide de la tête en augmentant un peu la pression de la main. — Si la femme est *couchée sur le dos* (Fig. 71), on glisse un coussin au-dessous du sacrum et on l'élève suffisamment pour que la région du périnée soit libre; on soutient surtout avec la partie supérieure de la paume de la main, tandis que les doigts sont étendus vers l'anus, de façon que la main représente en quelque sorte le prolongement du coccyx et offre un point d'appui solide aux parties molles, fortement distendues en ce moment, qui ferment la sortie du bassin. Pendant la contraction, on exerce avec la main, d'arrière en avant et de bas en haut, une pression que l'on augmente au moment où la tête franchit le passage.

Après l'expulsion de la tête, la main, au lieu de quitter le périnée, doit continuer à le soutenir tout aussi soigneusement pendant le passage des épaules, car il pourrait encore se déchirer à ce moment, ou bien une petite rupture, produite par la tête, pourrait devenir plus grande.

Pendant qu'une main soutient le périnée, Lumpe conseille de placer l'autre sur le pénil, de telle façon que les doigts dirigés en bas s'appliquent sur la partie fœtale, l'empêchent de sortir trop vite, et de plus, en exerçant sur elle une pression modérée de haut en bas, favorisent le dégagement de la partie saillante située derrière l'arcade pubienne. En effet, l'expulsion se fait dans les meilleures conditions quand cette partie se dégage d'abord, et le plus tôt possible. Ceci s'applique surtout aux présentations

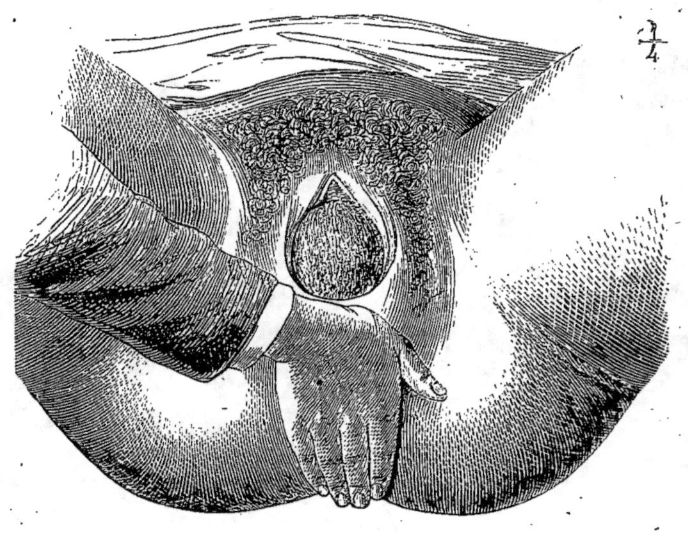

Fig. 71. — *Manière de soutenir le périnée dans le décubitus dorsal.*

crâniennes, quand l'occiput est en avant. Dans les positions occipitales postérieures, il faut agir en sens contraire. Il importe surtout que la tête (ou le siége) franchisse très-lentement la vulve. Pour cette raison, il faut défendre absolument à la femme de faire des efforts d'expulsion quand la partie se trouve au couronnement inférieur, enlever tout ce qui lui sert de point d'appui, et ne laisser avancer la tête que millimètre par millimètre; il vaut encore mieux de la saisir, *dans l'intervalle de deux douleurs*, avec la main restée libre et de l'extraire lentement, en l'élevant peu à peu et en la pressant contre l'arcade pubienne ([1]).

En Angleterre le décubitus latéral est généralement usité pendant l'accouchement, c'est pour cette raison qu'on l'appelle *la position anglaise* (*London method*).

§ 320. Les ruptures étendues du périnée entraînent des conséquences très-fâcheuses, telles que la chute du vagin, l'abaissement de la matrice, le pro-lapsus de la paroi antérieure du rectum, et même, quand le sphincter externe

([1]) Voy. Ed. Lumpe, *Compendium*, 1854, p. 70.

de l'anus a été déchiré, l'incontinence des matières fécales ; or, comme les lésions du périnée se produisent très-facilement quand on néglige les précautions nécessaires, c'est pour l'accoucheur (ou la sage-femme) un devoir impérieux de se conformer exactement aux règles que nous avons indiquées, non-seulement chez les primipares, qui sont principalement exposées à cet accident, mais même chez les femmes qui ont déjà accouché. Sans doute, l'expérience enseigne qu'on ne parvient pas toujours, quelques précautions que l'on prenne, à maintenir l'intégrité parfaite du périnée, mais au moins on réussit, en général, à prévenir les lésions considérables de cette région.

Depuis longtemps on a rejeté, soit comme douloureuses, soit comme réellement nuisibles, différentes autres manœuvres usitées anciennement, dans le but d'empêcher la déchirure du périnée ou de faciliter l'expulsion de la tête ; par exemple : la dilatation de la vulve et du périnée avec le doigt, le refoulement du coccyx (Deventer, von Hoorn, Jacobs) ; l'introduction du doigt ou d'un levier dans le vagin pour favoriser le glissement de la tête (Plenck, Stein, Delcurye, Gehler) ; l'introduction d'un ou de plusieurs doigts dans le rectum (Smellie, Stein, Stark, Hagen etc.). Pourtant les onctions d'huile et de graisse, pratiquées sur le périnée et sur les parties avoisinantes, dont l'usage remonte également à une époque très-reculée (Hippocrate), ont encore de nos jours de chauds partisans ; on recommande, en général, ce procédé chez les femmes à fibres rigides, ou bien quand il existe des cicatrices calleuses à la suite d'une déchirure du périnée etc. ; dans tous ces cas il vaut incontestablement mieux de faire des fomentations locales émollientes, et notamment de prescrire des bains de siége dans le cours même de la grossesse.

L'intervention manuelle, dans le but de soutenir le périnée, paraît avoir été appliquée d'abord par Lamotte et Puzos (¹) ; nous pensons que l'utilité de cette manœuvre est universellement reconnue de nos jours, mais les avis ont été de tout temps très-partagés sur la manière la plus rationnelle de la pratiquer, et ce n'est guère que dans ces derniers temps qu'on s'est entendu à cet égard. Wigand, qui s'est beaucoup occupé de cette question, s'efforce de démontrer, dans son dernier ouvrage, qu'on peut se dispenser d'employer le procédé habituel ; il accorde seulement l'utilité d'une pression tout à fait légère, pour diminuer la douleur qui résulte de la tension du périnée. Mende a même cherché à prouver que l'intervention est non-seulement inutile, mais positivement *nuisible*, et qu'il y a lieu de s'en abstenir, mais sa proposition a trouvé peu d'approbateurs, et les expériences instituées par E. von Siebold, pour la mettre à l'épreuve, ont produit un résultat qui n'engage en aucune façon à faire des tentatives ultérieures du même genre. Aucune proposition n'a reçu un accueil aussi défavorable que celle de G. Pl. Michaëlis (1810) : dans les cas où il paraît impossible de conserver le périnée, cet auteur conseille de l'inciser pour en empêcher la rupture complète. Mursinna, Stein (le jeune), Jœrg et Schmitt s'élevèrent surtout contre ce procédé. Dans le même but, von Ritgen recommande de scarifier le vagin et l'orifice vaginal, et Schultze propose de pratiquer, sur chaque côté de la partie postérieure de la circonférence vulvaire, quatre ou cinq petites incisions, longues tout au plus de 13 millimètres, éloignées autant que possible de la ligne médiane et se dirigeant vers la tubérosité sciatique (²). — De nos jours Scanzoni, Eichelberg et beaucoup d'autres recommandent également de faire de ces petites incisions dans les bords tendus de la vulve pour conserver le périnée (³).

§ 321. Immédiatement après l'expulsion de la tête, on vérifie de la main gauche (la main droite restant appliquée sur le périnée) si le cordon est entor-

(¹) Puzos, 1759, p. 115.
(²) Voy. *Monatsschrift für Geburtskunde*, t. XII, 1858, p. 241.
(³) Voy. Chiari, Braun et Spæth, 1855, p. 235.

tillé autour du cou. Nous dirons plus bas ce qu'il faut faire en pareille circonstance.

Pendant le court repos qui succède habituellement à la sortie de la tête, l'accoucheur (ou la sage-femme) n'a rien à faire qu'à soutenir celle-ci, en cas de besoin, et à tenir libres la bouche et le nez de l'enfant. Souvent, ce dernier commence déjà à respirer et, parfois, il pousse des cris. Si les contractions se font attendre trop longtemps (plus d'une à deux minutes) et si la face de l'enfant prend une coloration plus foncée, on fait de la main gauche des frictions circulaires sur le fond de la matrice, et, si l'on provoque ainsi une douleur, on recommande à la femme de faire des efforts d'expulsion. Si l'on n'obtient pas le résultat désiré, il faut intervenir directement pour accélérer la sortie des épaules, en suivant, autant que possible, le mécanisme naturel. Pour cela, on saisit à pleine main et on refoule en bas la tête de l'enfant, afin que l'épaule située derrière la symphyse pubienne se dégage la première, puis on élève la tête pour que l'épaule postérieure sorte au devant du périnée. Ou bien on agit d'abord sur l'épaule postérieure en glissant au-dessous d'elle et jusque dans l'aisselle correspondante le doigt indicateur recourbé en crochet, et on l'attire avec précaution pour la dégager peu à peu au devant du périnée. On ne doit jamais tirer sur la tête pour accélérer la sortie du tronc.

Pendant le dégagement du tronc, on se borne à le soutenir, à mesure qu'il apparaît. Des tractions sur les parties déjà expulsées (comme les sages-femmes ignorantes ont l'habitude d'en faire) sont non-seulement inutiles, mais peuvent avoir des conséquences fâcheuses.

Lorsque l'enfant est complétement sorti, on le couche sur un linge sec en travers du lit, la face en haut et le ventre près des parties génitales de la mère pour que le cordon ne soit pas tendu. On le couvre légèrement, mais en ayant soin que sa figure reste libre. Si des mucosités, accumulées dans sa bouche, gênaient sa respiration, on les enlèverait avec ménagement au moyen du petit doigt préalablement bien essuyé.

§ 322. Aussitôt que l'enfant est né et respire bien, il faut mettre la main sur le ventre de la mère pour s'assurer si l'utérus est revenu sur lui-même et présente le volume qu'il a d'ordinaire à ce moment, et s'il ne contient pas encore un autre fœtus. On renouvelle *plusieurs fois* cet examen avant de procéder à la ligature du cordon, afin de savoir si la matrice reste suffisamment contractée.

§ 323. Si l'enfant fait des inspirations égales et profondes et pousse des cris vigoureux, on attend, pour *lier et couper le cordon*, que les pulsations cessent de s'y faire sentir (ce qui a lieu d'ordinaire au bout de cinq à dix minutes) ou, du moins, soient devenues plus faibles et plus lentes. Alors on lie le cordon, à environ trois travers de doigt de l'ombilic, avec un petit ruban de fil ; on fait d'un côté un nœud simple, de l'autre côté un nœud double ou un nœud avec une rosette ; on place, du côté de la mère, une seconde ligature semblable, distante de trois à cinq centimètres de la première, puis on coupe le cordon avec des ciseaux entre les deux ligatures, en ayant soin de le tendre et de l'éloigner du corps de l'enfant. Pour cela, on le saisit au niveau de la première ligature entre le pouce et l'annulaire, et au dessus de ce point entre l'index et le médius. Pendant cette opération, il faut se garder de tendre ou de tirailler la partie du cordon qui adhère à l'enfant, parce qu'on risquerait d'occasionner une hernie ombilicale. Quand le cordon contient beaucoup de gélatine de Wharton (cordon gras), il faut que la ligature soit plus serrée que lorsqu'il est maigre, de crainte d'hémorrhagie. Pourtant il ne faut pas oublier qu'en trop serrant le lien, on risque de diviser le cordon. Dans l'accouchement simple, il n'est pas rigoureusement nécessaire de lier le bout placentaire du cordon, mais il est utile d'appliquer deux ligatures pour retenir le sang contenu dans le placenta ; cet organe reste ainsi plus turgescent et plus lourd, et son décollement par les contractions utérines a lieu plus facilement.

La question de la *nécessité* ou de l'inutilité de la ligature du cordon a donné lieu à des discussions savantes, mais aussi à de tristes expériences. Anciennement J. H. Schulze a soutenu que la ligature est inutile ; depuis, Ziermann et Wolfart ont été jusqu'à prétendre qu'elle est nuisible. Cette thèse, dont le véritable auteur est Mesmer, a produit pendant quelque temps une très-vive sensation. L'observation démontre irréfutablement que des enfants peuvent succomber quelques jours après leur naissance à l'hémorrhagie du cordon qu'on a négligé de lier ; ainsi la prudence exige qu'on fasse la ligature dans tous les cas.

§ 324. Très-souvent l'on constate, après l'expulsion de la tête, que *le cordon est enroulé autour du cou.* Quelquefois il fait deux circulaires, rarement davantage. Si l'enroulement est lâche, le cordon se retire de lui-même par-dessus les épaules, à mesure que le tronc progresse, et, par conséquent, il n'agit pas comme obstacle ; ou bien il suffit d'attirer doucement le bout placentaire, qui est moins tendu que l'autre, et de relâcher ainsi la circulaire, qu'on refoule ensuite par-dessus les épaules. Si l'enroulement est trop serré, on coupe le cordon, on extrait aussitôt le fœtus et on applique immédiatement les ligatures.

Les personnes peu expérimentées s'imaginent souvent, à tort, qu'elles ont affaire à un enroulement très-serré du cordon. Il arrive fréquemment, en pareil cas, qu'au moment où l'on est sur le point de relâcher la circulaire pour la refouler par-dessus les épaules, ou même de couper le cordon, une contraction survient qui expulse le tronc du fœtus sans aucune difficulté.

Le cordon est très-souvent entortillé autour d'une des parties du fœtus. D'après un calcul basé sur l'examen d'un grand nombre de cas, on peut admettre qu'il y a un enroulement sur cinq naissances. Le plus souvent, le cordon fait le tour du cou. Sur 685 cas nous en avons observé 594 où l'enroulement siégeait au cou ; ces cas se décomposent ainsi : circulaire simple 482, double 100, triple 10, quadruple 2.

Conduite à tenir dans la période de délivrance.

§ 325. Aussitôt que l'enfant est séparé de la mère, on l'enveloppe dans un linge chaud et on le donne à une aide, qui doit observer s'il respire toujours librement et si le cordon est bien lié, c'est-à-dire s'il ne saigne pas. Quant à l'accoucheur (ou la sage-femme), il doit donner toute son attention à la parturiente et ne la quitter que lorsque la période de délivrance est heureusement terminée.

§ 326. Ordinairement, le placenta se trouve décollé immédiatement après la naissance de l'enfant et repose par sa face lisse sur l'orifice utérin (§ 234). Après un court repos, la matrice se contracte de nouveau et le pousse dans le vagin, d'où il est expulsé définitivement avec les membranes après un temps plus ou moins long. Parfois le décollement du gâteau placentaire n'est pas complet tout d'abord, mais alors il est achevé le plus souvent par les premières douleurs de la période de délivrance. Habituellement, dans l'eutocie, la délivrance est effectuée après un laps de temps qui varie d'un quart d'heure à une heure et demie, et il n'est pas douteux que, dans la majorité des cas, on pourrait l'abandonner entièrement à la nature ; en conséquence, l'accoucheur n'a rien à faire au commencement de cette période qu'à placer la main sur le bas-ventre de la femme, pour s'assurer si l'utérus est suffisamment contracté, sous forme d'une boule assez dure, située au-dessus des os pubis. Il suffit, en général, de *laisser la main à demeure sur le fond de la matrice* et d'exercer une pression modérée, pour maintenir l'utérus suffisamment revenu sur lui-même et provoquer des contractions qui amènent la délivrance ; il faut, du reste, veiller à ce que les alèzes, qui sont placées sous le siége de la parturiente, soient enlevées avec précaution, si elles sont fortement mouillées, et remplacées par des linges propres suffisamment chauffés ; il est également bon de placer devant les parties génitales un linge mou plié en quatre, pour pouvoir se rendre compte de la quantité de sang qui s'écoule. On couvre légèrement la femme, qui doit rester couchée tranquillement sur le dos, les cuisses rapprochées l'une de l'autre ; il va de soi qu'il faut l'observer très-attentivement. Néanmoins l'art se charge habituellement de raccourcir la dernière moitié de la période de délivrance, et cet usage très-utile est généralement suivi de nos jours. En effet, on met ainsi la parturiente en état de jouir du repos qu'elle désire ardemment ; il faut aussi prendre en considération que les femmes sont souvent inquiètes et ne se croient hors de danger que lorsque l'expulsion du délivre est effectuée.

§ 327. Le meilleur procédé *pour hâter la délivrance consiste à faire des pressions sur le ventre* de la façon suivante :

On attend que le décollement spontané du placenta s'annonce par *un écoulement de sang et par un rapetissement considérable de la matrice*, que l'on sent alors entre l'ombilic et le pubis sous la forme d'une boule assez dure, du volume d'une tête d'enfant ; *on laisse passer quelques contractions*, puis on applique, pendant une douleur, les deux mains sur le fond de l'utérus et on exerce sur lui une pression de haut en bas ; au besoin, on renouvelle cette manœuvre au bout de quelque temps, toujours au moment d'une contraction, quand la matrice est bien dure au palper, jusqu'à ce que le placenta apparaisse à la fente vulvaire ou que le délivre soit complétement expulsé.

La méthode qui consiste à amener l'expulsion du placenta, en excitant la matrice à se contracter par une pression extérieure, a été décrite d'abord en 1769 par Rob. Wallace Johnson dans son *A new system of Midwifery*, p. 200. White et Jos. Clarke ont également insisté sur la valeur de ce procédé. Parmi les accoucheurs allemands, c'est Jean

David Busch qui, le premier, l'a pratiqué méthodiquement et enseigné; il dit en effet (1) : «Depuis quelques années je mets en usage des manipulations externes, qui consistent en une pression exercée à pleines mains, de haut en bas et d'avant en arrière, sur le fond de la matrice; je les ai toujours trouvées très-avantageuses et parfaitement appropriées pour accélérer, sans danger, la sortie du délivre. J'attire aussi tout particulièrement, sur ces règles, l'attention de toutes les sages-femmes que j'instruis, parce que je suis fermement convaincu que, grâce à elles, on empêche mainte métrorrhagie et on épargne à la nouvelle accouchée mainte tranchée douloureuse. » Mais ce procédé n'a pas été accueilli en Allemagne jusqu'au moment où Credé l'a examiné de nouveau, l'a érigé en méthode et en a fait apprécier toute la valeur; c'est pour cette raison qu'on le connaît sous le nom de *méthode de Credé*. Cet auteur insiste pour «qu'on essaie d'abord, dans tous les accouchements, de faire opérer par la matrice seule l'expulsion du délivre jusqu'au dehors des parties sexuelles externes, en réservant l'extraction de l'arrière-faix, à l'aide de la main introduite dans les voies génitales, pour les cas extrêmement rares où le premier procédé reste absolument sans effet, et où les circonstances réclament impérieusement la prompte terminaison de la période de délivrance » (2). — Credé a fait connaître son procédé en 1853 (3). Depuis, C. Meyer, Spiegelberg et beaucoup d'autres se sont grandement loués de son emploi, de sorte qu'il est aujourd'hui presque généralement reçu comme le plus rationnel. Grenser a introduit cette méthode à l'École d'accouchement de Dresde, et l'a aussi très-souvent mise en usage dans sa pratique privée; il peut donc la recommander en se basant sur un très-grand nombre d'observations qui lui sont personnelles.

On ne saurait trop blâmer la conduite de quelques sages-femmes qui cherchent à favoriser la sortie du placenta, quand elle tarde à s'effectuer, en engageant la parturiente à faire des efforts d'expulsion, à tousser, à souffler dans ses mains etc., tandis qu'elles-mêmes frictionnent et compriment l'utérus et tiraillent le cordon. — L'incarcération du placenta, les hémorrhagies, et même l'inversion de la matrice, ont été trop souvent la conséquence de ces manœuvres précipitées et irrationnelles. Peu reproche déjà aux sages-femmes de son époque des procédés analogues, et ajoute ces mots: «Dans l'enfantement naturel il n'y a nulle nécessité d'employer ces moiens, cependant c'est dans celui-là même que les sages-femmes en usent le plus souvent, et c'est une erreur qu'il faut par conséquent détruire. »

§ 328. Quand on ne peut pas amener l'expulsion du délivre par le procédé que nous venons d'indiquer, par exemple à cause de la sensibilité des téguments du ventre ou à cause du volume excessif du placenta, ou bien encore parce que ce dernier se trouve tout entier dans le vagin, l'on essaie de l'extraire en *exerçant sur le cordon une traction modérée*. Mais l'on ne doit intervenir de la sorte qu'après le décollement spontané et complet du placenta, et attendre, par conséquent, que la matrice soit réduite au volume d'une tête d'enfant, qu'il s'écoule du sang, et que quelques contractions aient suffisamment engagé le placenta dans l'orifice utérin, *pour que deux doigts puissent atteindre sans grande difficulté le lieu d'insertion du cordon ombilical.*

Pour extraire l'arrière-faix par une traction modérée sur le cordon, on procède de la façon suivante : on roule le cordon autour de deux doigts de la

---

(1) Busch, J. D., *Beschreibung zweier merkwürdigen menschlichen Missgeburten, nebst einigen anderen Beobachtungen aus der praktischen Entbindungskunst.* Marburg 1803, p. 55.

(2) Voy. Credé, *Ueber die zweckmüssigste Methode der Entfernung der Nachgeburt* (*Monatsschrift für Geburtshülfe*, t. XVII, fascicule 4).

(3) Voy. Credé, *Klinische Vorträge über Geburtshülfe*, p. 599 et suiv.

main gauche et on le tend légèrement, on porte sur lui l'index et le médius de la main droite, qui le suivent en remontant jusqu'à son point d'insertion; à l'aide de ces deux doigts on pousse le placenta vers la concavité du sacrum, puis en bas, puis en avant, jusqu'à la fente vulvaire (Fig. 72); on le saisit alors avec les deux mains, on le tord plusieurs fois sur lui-même pour que les membranes s'enroulent en formant une espèce de cordon, qui se déchire moins facilement, et on finit par l'extraire peu à peu (Fig. 73).

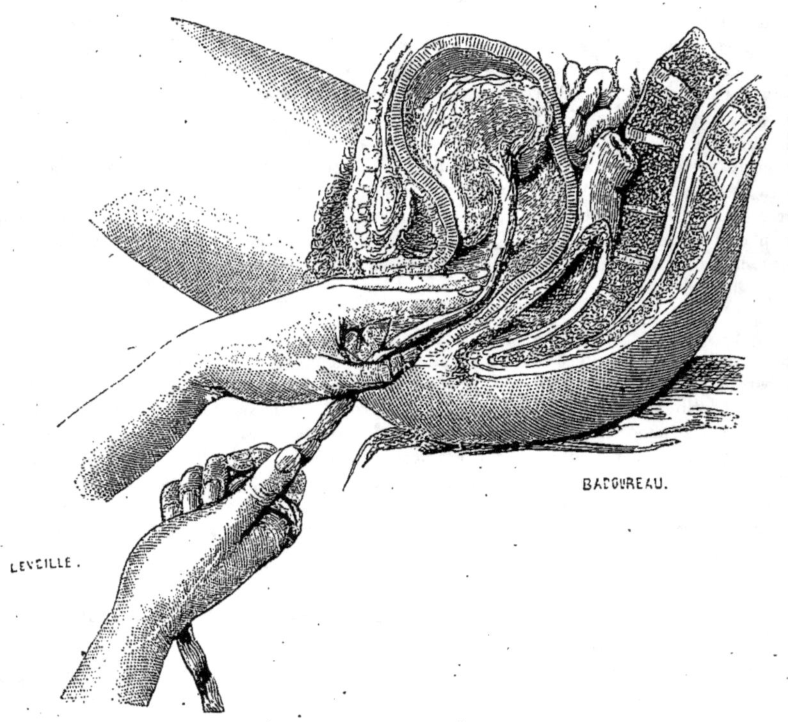

Fig. 72. — *Extraction du délivre (premier temps)*.

§ 329. Après la sortie de l'arrière-faix, on nettoie les parties génitales et les parties avoisinantes et l'on examine attentivement le périnée pour savoir s'il a été déchiré; on *répète* souvent le palper abdominal, afin de s'assurer si l'utérus est convenablement contracté et s'il reste dans cet état; au besoin on change plusieurs fois le linge placé devant les parties génitales pour se faire une idée de la quantité de sang qui s'écoule. Cet examen est *très-important* et ne doit *jamais* être négligé. On examine avec soin le délivre et l'on vérifie attentivement s'il est entier. Les sages-femmes doivent être tenues de le conserver dans tous les cas extraordinaires et quand des accidents se sont produits dans la période de délivrance, afin de pouvoir le montrer au besoin au médecin si celui-ci survient plus tard.

§ 330. Les accidents qui se déclarent pendant et peu après la période de délivrance causent beaucoup plus souvent la mort de la femme, que ceux qui se rattachent à l'expulsion du fœtus. La connaissance de ce fait, qui est démontré par l'expérience, doit engager l'accoucheur *à redoubler de prudence dans cette période de l'accouchement* et à surveiller encore attentivement la femme pendant quelque temps après la sortie du délivre. Cette recommandation s'applique à tous les cas, quelque heureuse qu'ait pu être la marche du travail.

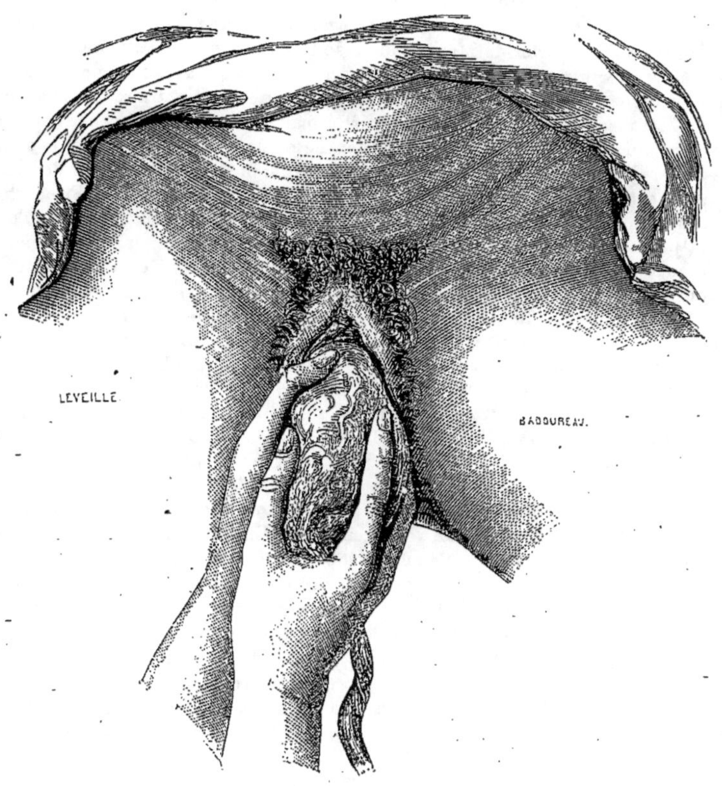

Fig. 73. — *Extraction du délivre (second temps).*

Deux accidents sont surtout à craindre dans cette période : la métrorrhagie et l'inversion utérine. Tous deux se déclarent principalement après les accouchements prompts, ainsi que dans les cas où la matrice a été distendue outre mesure (par la présence de plusieurs fœtus, par une quantité trop abondante de liquide amniotique etc.), ou bien chez les femmes qui ont eu des métrorrhagies dans des accouchements antérieurs. En pareil cas, il est indispensable de procéder avec la plus grande prudence dans la direction de tout l'accouchement, et principalement dans le traitement de la dernière période.

Il sera question, dans la seconde partie, de la délivrance vicieuse et de la conduite de l'accoucheur en présence de cet accident.

Le traitement de la période de délivrance a, de tout temps, excité à un haut degré l'intérêt des médecins, et a suscité, à différentes époques, des discussions très-vives. Anciennement l'on croyait généralement qu'il fallait hâter autant que possible la sortie du placenta. On cherchait à atteindre ce but, soit par des manœuvres externes et internes, soit par l'administration de différents médicaments, l'emploi des sternutatoires etc. Telle fut la pratique d'Hippocrate, Celse, Aetius, Paul d'Egine, Avicenne, Abulkasem, Rœsslin, A. Paré etc. La même méthode a été suivie par ceux qui furent les grands maîtres de l'art, à la fin du dix-septième et au commencement du dix-huitième siècle; nous voulons parler de Mauriceau et de Deventer, qui enseignèrent qu'immédiatement après l'expulsion du fœtus, sans perdre un instant, avant même d'avoir séparé l'enfant de la mère, il faut introduire la main dans l'utérus et extraire le placenta. Cette pratique était inspirée par la crainte de voir la matrice se refermer avant l'expulsion du délivre, ce qui devait entraîner la rétention de ce dernier, et être ainsi la source de toutes sortes d'accidents. Nous la trouvons encore indiquée chez beaucoup de leurs contemporains et de leurs successeurs, tels que Lamotte, Chapman, J. J. Fried etc. L'un des premiers qui s'éleva contre cette extraction précipitée du placenta, dans l'eutocie, fut Peu [1], accoucheur d'une expérience consommée. Ce fut aussi lui qui blâma, le premier, la conduite abusive des sages-femmes de son époque (et des accoucheurs, il est vrai), qui s'efforçaient de faire pousser, tousser, éternuer, vomir les parturientes. Ce n'est que vers le milieu du dix-huitième siècle qu'un procédé plus rationnel prit peu à peu le dessus. Smellie, Levret, Rœderer, Stein l'ancien, Ch. White et autres enseignèrent qu'il ne faut extraire le délivre que lorsqu'il s'est écoulé quelque temps après l'expulsion de l'enfant, et quand il se déclare de nouvelles contractions. Mais aucun accoucheur de cette époque n'a émis des vues aussi pratiques et ne s'est prononcé aussi formellement à ce sujet que Puzos [2]: «Dans la confiance où je suis, dit-il, que l'expulsion du placenta est autant l'ouvrage de la nature, que le travail qui fait venir l'enfant..., mon sentiment est qu'on ne doit *jamais* presser son extraction, *tant qu'il n'y a rien qui oblige à la précipiter...* Pendant qu'on est occupé à faire les ligatures..., la matrice se resserre peu à peu et son resserrement tend à décoller le placenta, s'il ne l'est pas, et s'il l'est, à le chasser du côté de l'orifice et à le mettre à portée d'être senti avec le doigt introduit dans le vagin. Ce progrès, qui s'est fait *sans que l'art s'en soit mêlé*, laisse peu de besogne à faire à la personne chargée de tirer le placenta : on est tout étonné qu'en s'armant du cordon pour le faire revenir, on le trouve *prêt à sortir* au moindre effort, quelquefois même il est chassé pendant cet intervalle par une ou plusieurs tranchées, avant qu'on se soit occupé de son extraction. Voilà l'avantage qu'on retire du délai, que je préférerai toujours à la précipitation, qui peut causer la rupture du cordon, si le placenta n'est pas encore décollé, et la perte de sang, *s'il ne l'est qu'en partie*, quelquefois même le renversement de la matrice...»

Baudelocque et la plupart des accoucheurs du siècle présent suivent les mêmes principes.

<h1 style="text-align:center">CHAPITRE II.</h1>

CONDUITE A TENIR DANS L'ACCOUCHEMENT PHYSIOLOGIQUE, QUAND LA PRÉSENTA
TION N'EST PAS ORDINAIRE, OU QUAND LA GROSSESSE EST MULTIPLE.

I. *Conduite dans la présentation pelvienne.*

§ 331. Les règles que nous avons énoncées dans le chapitree précédent, sur l'assistance qu'il convient de donner dans l'eutocie, s'appliquent également en

---

[1] Peu, *Pratique des accouchements.* Paris 1694, p. 192 et suiv.
[2] Puzos, 1759, p. 141 et suiv.

général, aux présentations pelviennes; pourtant les particularités qu'offre la marche du travail dans ces sortes d'accouchements réclament encore l'observation de quelque règles spéciales qu'il est très-important de connaître.

§ 332. En considérant le pronostic de ces présentations, nous avons dit qu'elles ne sont pas, en général, aussi désirables que celles du crâne, parce que la vie du fœtus court beaucoup plus de dangers — si les circonstances ne sont pas tout à fait favorables — quand il se présente par les fesses ou par les pieds, que lorsqu'il s'engage par le crâne. Nous avons ajouté que le danger résulte de la compression prolongée que subit le cordon, quand la tête tarde à s'engager dans le bassin et à le traverser. Le moment périlleux pour le fœtus est donc celui où, le tronc étant expulsé, la tête doit à son tour franchir le canal génital. Mais il dépend, dans la plupart des cas, de l'efficacité des contractions utérines que la tête traverse le bassin dans un espace de temps suffisamment court.

§ 333. Or, comme l'expérience démontre que l'énergie et l'efficacité des contractions utérines ne font qu'augmenter à mesure que l'accouchement avance, et notamment que les douleurs de la période d'expulsion sont ordinairement d'autant plus fortes que la marche du travail a été moins précipitée dans les stades précédents, il découle naturellement de ce fait une des règles les plus importantes pour la direction des accouchements par les fesses ou par les pieds, à savoir : *que tant que le tronc n'est pas sorti jusqu'à la poitrine, on ne doit rien faire pour accélérer la marche du travail, et qu'il faut, au contraire, écarter avec soin tout ce qui pourrait y contribuer.* Il est bien entendu que cette règle ne s'applique pas aux cas où des accidents, tels que l'hémorrhagie, la chute du cordon, les convulsions etc., nécessitent la prompte terminaison de l'accouchement.

§ 334. Il faut donc chercher à maintenir le plus longtemps possible l'intégrité des membranes de l'œuf, et interdire absolument à la parturiente de pousser pour seconder les douleurs, non-seulement dans la période de dilatation (où les contractions volontaires sont toujours nuisibles), mais encore pendant la période d'expulsion. Il faut insister pour que la femme reste tranquillement couchée sur le dos ou sur le côté.

L'on ne doit jamais, pour des raisons faciles à comprendre, tirer sur les pieds, ou bien les faire descendre quand ce sont les fesses qui se présentent, ou bien encore, lorsqu'un seul pied s'engage, aller à la recherche de l'autre (§ 295). L'on doit tout aussi peu accélérer artificiellement, même par la traction la plus modérée, l'engagement et le dégagement des fesses, ou bien tâcher d'imprimer au siège des mouvements de rotation. Ce sont là des fautes que commettent trop souvent les accoucheurs peu instruits et les sages-femmes ignorantes, et qui ont une influence très-malfaisante, au lieu de rendre les services qu'on en attend.

En effet, si l'on abandonne le travail à la matrice, l'attitude de l'enfant ne change pas, parce qu'il est comprimé de toutes parts par cet organe; le menton reste appliqué contre la poitrine, les bras gardent leur position sur le thorax, les voies génitales molles sont dilatées suffisamment par la progression lente du fœtus, et le passage de la tête, quand elle se présente à la suite du tronc, en est rendu plus facile. Au contraire, si l'on tire sur le fœtus, le menton s'éloigne de la poitrine, les bras se relèvent à côté de la tête, et celle-ci arrive au détroit supérieur dans cette attitude défavorable, accompagnée des bras qui augmentent son volume ; il en résulte évidemment que son engagement et son passage à travers le bassin sont rendus beaucoup plus difficiles. Ce n'est pas le seul inconvénient d'une conduite si peu rationnelle. La contractilité de la matrice est également troublée quand on lui enlève son contenu si subitement et presque tout d'un coup ; de sorte que, précisément au moment décisif, cet organe est incapable d'agir énergiquement et de pousser assez rapidement la tête à travers les voies génitales.

§ 335. Après la rupture de la poche, il faut toucher avec précaution, afin de ne pas léser les parties sexuelles du fœtus. Pendant que le siége traverse la sortie du bassin, on soutient d'une main le périnée et, de l'autre, le tronc de l'enfant. Quand le ventre se dégage, il faut veiller à ce que le cordon ne soit pas tiraillé. Si l'on constate, après l'expulsion des hanches, que *l'enfant est à cheval sur le cordon*, c'est-à-dire que le cordon passe entre ses cuisses, on tire sur le bout qui remonte le long du dos, et on relâche suffisamment l'anse pour pouvoir la faire glisser sur l'une des extrémités inférieures préalablement fléchie.

A mesure que le tronc se dégage, on l'enveloppe dans un linge chaud. Au moment où la tête arrive au couronnement inférieur, il ne faut pas soutenir le périnée avec la main, afin de ne pas retarder le dégagement de cette partie. On cherche plutôt, en élevant le tronc de l'enfant vers le ventre de la mère, à favoriser la sortie de la tête, afin d'éviter, autant que possible, les dangers qu'entraîne la prolongation de ce temps de l'expulsion. C'est, du reste, un fait d'observation que le dégagement de la tête s'accompagne plus rarement de déchirures du périnée dans les présentations pelviennes que dans les présentations céphaliques.

§ 336. Quand le tronc est sorti jusqu'à la poitrine, on engage la parturiente à pousser et on lui donne la position dans laquelle elle peut le faire le plus efficacement. Si les douleurs sont trop rares ou plus faibles que d'ordinaire, on cherche à les éveiller et à les fortifier en faisant des frictions circulaires sur le fond de la matrice. On peut augmenter l'effet de ces frictions en faisant tomber goutte à goutte, sur le ventre, de l'eau-de-vie, de la teinture de mélisse, de l'éther etc. Quand ces moyens ne produisent pas en peu de temps le résultat désiré, il faut procéder sans retard à l'extraction artificielle de la tête, dont il sera question dans la seconde partie.

Dans les cas où l'on a lieu de supposer que les douleurs ne seront pas suffisamment efficaces — particulièrement quand il s'agit de femmes qui ont déjà accouché plus lentement ou plus difficilement que d'ordinaire, soit pour cause d'insuffisance des forces expulsives, soit parce qu'il existait une certaine disproportion entre le volume du fœtus et la capacité du bassin, ou bien encore quand la femme est primipare — il est utile de placer la parturiente *en travers du lit* pendant la période d'expulsion, parce que la position ordinaire sur le lit de travail est moins appropriée pour les manœuvres opératoires qui pourraient devenir nécessaires. Dans les cas que nous venons de spécifier, et, en général, quand il s'agit d'un premier accouchement, où l'on ne peut jamais savoir à l'avance si la marche du travail sera tout à fait normale, il faut absolument que les sages-femmes soient tenues par la loi à appeler un accoucheur.

Nous avons déjà eu lieu de rappeler (§ 295) que jadis on rangeait, presque généralement, les présentations pelviennes parmi les accouchements laborieux et pénibles, qui ne peuvent être achevés que rarement et exceptionnellement par les seules forces de la nature. Par suite, le procédé habituel consistait à extraire artificiellement le fœtus à l'aide de la main seule ou armée d'instruments. Parmi les accoucheurs anciens, ce furent principalement Portal et Deventer, et plus tard Wrisberg et Deleurye, qui établirent de meilleures règles pour le traitement de ces présentations; parmi les modernes, c'est L. J. Boër qui s'éleva le plus formellement contre toute intervention inutile de l'art. Les accoucheurs les plus estimés de notre époque partagent sa manière de voir.

II. *Conduite dans la présentation de la face.*

§ 337. Comme la vie du fœtus peut être compromise, dans les présentations de la face, par les mêmes circonstances que dans celles du siége et des pieds, c'est-à-dire par la lenteur ou la difficulté du passage de la tête à travers le bassin, la tâche principale de l'accoucheur consiste à éviter tout ce qui pourrait accélérer et précipiter la marche du travail pendant la période de dilatation. Il est surtout désirable que les membranes restent intactes le plus longtemps possible, de sorte qu'il faut procéder au toucher avec ménagement et aussi rarement que faire se pourra; il est nécessaire d'ausculter souvent pour reconnaître en temps opportun si la vie du fœtus est menacée par la prolongation du travail. Il faut, dans tous les cas, interdire à la femme de faire des efforts d'expulsion, et lui faire prendre le décubitus latéral si les contractions sont particulièrement fréquentes et énergiques.

§ 338. Après la rupture de la poche, il faut redoubler de précautions en pratiquant le toucher, afin de ménager les parties de la face et surtout les yeux, qu'on lèse si facilement; il faut également procéder avec beaucoup de ménagements en soutenant le périnée, et surtout ne pas commencer trop tôt cette manœuvre, pour que le cou ne soit pas pressé trop fortement contre les os pubiens et pour que l'engagement et le dégagement de la tête, c'est-à-dire le moment le plus périlleux pour le fœtus, ne soit pas artificiellement ralenti.

L'observation démontre que les ruptures du périnée ne sont pas plus à craindre, toutes choses égales d'ailleurs, dans les présentations de la face que dans celles du crâne, et que l'enfant ne garde pas une tendance à renverser la tête dans la nuque, ainsi que le croient quelques personnes, parmi lesquelles on compte même des médecins. Si la face est d'un bleu noirâtre et tout à fait défigurée par la tuméfaction, il faut, avant de montrer l'enfant à la mère, la préparer à cet aspect, afin de ne pas l'effrayer.

Les préventions que les accoucheurs nourrirent, à peu d'exceptions près, jusqu'au commencement du dix-neuvième siècle, contre la possibilité de la terminaison spontanée des présentations de la face, de même que l'idée fausse qu'on se fit plus tard de la marche de ces accouchements, ont donné lieu à une méthode de traitement des plus vicieuses. Ou bien l'on cherchait à améliorer la présentation avec la main, c'est-à-dire à faire descendre le ventre ou l'occiput; ou bien, si l'on n'y réussissait pas (ce qui était probablement le cas le plus fréquent), on procédait, selon les circonstances, à la version, à l'application du forceps, du levier, ou même du perforateur. Les observations de Portal et de Deleurye — qui seuls, parmi les accoucheurs de leur époque, possédaient des notions plus exactes — restèrent sans influence sur leurs contemporains et sur leurs successeurs immédiats; enfin Boër réussit, par son enseignement et par son exemple, à faire reconnaître aux accoucheurs les dangers de la pratique usuelle, et à substituer un traitement naturel des présentations de la face aux manœuvres vicieuses sanctionnées jusqu'alors.

III. *Conduite dans les accouchements gémellaires.*

§ 339. Outre les règles générales, indiquées §§ 309 et suivants, il faut encore observer les règles *particulières* suivantes : quand on s'est assuré, après l'expulsion d'un enfant, qu'il s'en trouve encore un autre dans la matrice, il faut toujours prendre la précaution de lier le bout placentaire du cordon ombilical, parce que le second fœtus pourrait mourir d'hémorrhagie, s'il existait des anastomoses entre les vaisseaux des deux placentas (§ 94).

§ 340. Il ne faut pas informer la femme brusquement de la présence d'un second enfant, afin de ne pas l'effrayer ; en effet, beaucoup de mères ne désirent rien moins que d'avoir deux enfants à la fois, d'autres redoutent les douleurs et surtout les dangers d'un second enfantement; l'on cherche donc à relever le moral de la parturiente, on lui recommande de rester couchée tranquillement et l'on attend l'apparition de nouvelles douleurs. Dans l'intervalle, on cherche à connaître par l'exploration la présentation et la position du second fœtus. S'il ne se déclare pas de nouvelles contractions, même au bout de quelques heures, si la femme se trouve bien et s'il ne se produit aucun accident grave, tel qu'une hémorrhagie, des convulsions etc., l'on ne doit rien faire pour accélérer l'accouchement.

C'est Mauriceau qui a surtout fait admettre ce principe : qu'immédiatement après la naissance du premier enfant il faut hâter celle du second en rompant la poche ; de nos jours, ce procédé est encore préconisé par quelques auteurs, parmi lesquels nous citerons J. Burns ([1]). Lamotte, qui avait d'abord suivi la méthode de Mauriceau, l'abandonna plus tard, et préféra amener chaque fois le second fœtus par la version. Ce procédé trouva de nombreux adhérents, parmi lesquels nous rencontrons des hommes tels que: J. J. Fried, Smellie, Levret, A. Petit, Deleurye, Camper, Saxtorph, Stein etc. — Peu et Rœderer recommandèrent d'abandonner à la nature l'expulsion du second jumeau, s'il se présentait par la tête en bonne position et si les douleurs étaient assez efficaces. Pourtant ils admettaient qu'il est plus sûr de faire la version, en cas de faiblesse de la mère et d'insuffisance de douleurs. Aujourd'hui le traitement indiqué ci-dessus est regardé, presque généralement, comme le plus rationnel et adopté notamment par les accoucheurs allemands.

([1]) Burns, J., *Principles*, 1837, p. 435.

§ 341. La période de délivrance réclame une attention particulière : il importe avant tout de n'accélérer en rien la sortie du délivre, aussi longtemps que la parturiente se trouve bien ; il faut notamment se garder de tirer sur le cordon ou de frictionner le fond de l'utérus, quand même la matrice est plus volumineuse que d'ordinaire après la naissance du second enfant, et que le placenta décollé ne se présente pas immédiatement à l'orifice, pourvu, toutefois, qu'il ne se déclare pas d'hémorrhagie externe ou interne. Quand le moment est arrivé où l'on peut extraire l'arrière-faix du vagin, on en provoque l'expulsion par des pressions extérieures, ainsi que nous l'avons dit § 327. Si ce procédé n'aboutit pas, il ne faut pas, ainsi que cela est conseillé souvent, saisir à la fois les deux cordons et les tirer à soi. On tâche de reconnaître quel est le placenta qui occupe la position la plus déclive et qui cède le plus facilement à une traction modérée, on l'extrait d'abord, et ensuite on fait l'extraction de celui qui reste.

BIBLIOGRAPHIE.

Hygiène de l'accouchement.

Wigand, Ein Wort an Gatinnen und Mütter über das zu schnelle Wegnehmen der Nachgeburt. Hamburg 1801, in-8º.

Nolde, A. F., Erinnerung an die nöthige Unterstützung des Dammes bei der Geburt (Hamb. Magaz. für die Geburtsh., t. II, St. 1, p. 5 (1810).

Mendel, M., Comm. de perinæi cura in partu. Vratisl. 1811, in-4º.

Siebold (El. von), Ueber die Grenzen der Natur und Kunst in Beziehung auf das Nachgeburtsgeschäft. Würzburg 1814.

Van Charante, Gab., Diss. obst. m. i. de cura secundinarum graviditate ad termin. deducta. L. Bat. 1815, in-4º, chap. I et II.

Schmitt, W. J., Ueber obstetr. Kunst und Künstelei (Siebold's Journal, t. II, 1816).

Nothnagel, Car., De auxilio in secundinar. partu ferendo. Marb. 1816. in-8º, chap. I.

Ziermann, J. C. L., Die naturgemässe Geburt des Menschen. Oder Betrachtungen über zu frühe Durchschneidung und über Unterbindung der Nabelschnur des neugebornen Kindes, als Urgrund der häufigsten und gefährlichsten Krankheiten des Menschengeschlechtes. Berlin 1817, in-8º.

Lebaube, Sur la délivrance en général et sur la ligature du cordon ombilical dans le cas de grossesse composée. Thèse. Paris 1817, in-4º.

Jœrg, J. Ch. G., Schriften zur Beförderung der Kenntniss des Weibes und Kindes. Leipzig 1818, in-8º, t. II, p. 269.

Amshoff, G. H.. De omphalotomia neonatorum. Groning 1819, in-8º.

Enault, Dissertation sur la conduite de l'accoucheur pendant le travail de l'enfantement. Paris 1821, in-4º.

Chaussier, Considérations sur les soins qu'il convient de donner aux femmes pendant le travail ordinaire de l'accouchement. Paris 1824, in-8º.

Mende, L., Ueber die Schädlichkeit der Unterstützung des Mittelfleisches (Beobacht. u. Bemerk. aus der Geburtsh. etc., t. I, 1824, p. 27).

Von Siebold, El., Ist es schädlich, das Mittelfleisch bei der Geburt zu unterstützen ? (Siebold's Journal, t. V, 1825, p. 63.)

Lippert, L. B. G., De perinæi ruptura inter parturiendum præcavenda. Lips. 1828, in-8º.

Smith, Will.; On the menagement of collared eases in midwifery, and a safer and easier method proposed (Edinb. med. and sing Journ., vol. XXVIII, 1827, p. 14).

Niemeyer, W. H., Diätetisch-medicinische Grundsätze, nach welchen die Kreissenden etc. behandelt werden (Zeitschr. für Geburtsh., t. I. Halle 1828, in-8º, p. 106).

Weise, L. F., Ueber die Dammunterstützung, sowie über das Einschneiden der hintern Commissur der Geschlechtstheile, behufs der Stützung des Mittelfl. vor Einrissen (Siebold's Journ., t. VII, 1828, p. 897).

Boër, J. L., Bemerkungen über das Unterbinden der Nabelschnur (Sieben Bücher etc., 1834, p. 254).

Stoltz, J. A., De la délivrance. Thèse. Strasbourg 1834, in-4º.

Colombe, De la délivrance (thèse de concours). Paris 1834.

Ritgen, Ueber Scarification der Scheide und des Scheidenmundes zum Schutze gegen Zerreissung bei der Geburt (Neue Zeitschrift für Geburtskunde, t. III, p. 65, 1836).

Von Hœfft, Die Behandlung der vierten Geburtsperiode, mit einer kurzen geschichtlichen Darstellung derselben (Neue Zeitschrift für Geburtsk., t. XI, 1841, p. 38).

Dubois, Paul, Leçons sur les soins que réclame la femme pendant le travail (Gaz. des hôpitaux, 1841).

Mayer. G. A., De circumvolutionibus funiculi umbilicalis etc. Heidelberg 1842, in-8º, p. 6.

Van der Schrœff, H. T., De funiculi umbilic. ligatura, add. observatione anastomoseos inter placentarum vasa apud gemellos. Traj. ad Rh. 1843, in-8º, c. tab.

Chailly, De la rupture prématurée artificielle des membranes pendant le travail (Bulletin général de thérap., 1843).

Pereira et *Lassere*, De l'abus des manœuvres obstétricales et de l'avantage de la temporisation (Arch. gén. de méd., 1843).

Riedel, Geschichtliche Zusammenstellung der haupsächlichen Ansichten, Lehrsätze und Erfahrungen über das Nachgeburtsgeschäft u. seine Behandlung (Verhandl. der Gesellsch. für Geburtsh. in Berlin, 2e année. Berlin 1847, p. 61).

Chailly, Des incisions obliques de la vulve pour prévenir la rupture du périnée (Bulletin génér. de thérap., 1851).

Carpentier, De l'incision de la vulve comme moyen de prévenir la rupture du périnée (Revue méd. et de chirurg., 1854).

Hubert (de Louvain), De la position à donner à la femme pendant le travail (Annales médicales de la Flandre occidentale, 1854). — Cours.

Schultze, B., Ueber Erhaltung und Zerreissung des Dammes bei der Geburt (Monatsschrift für Geburtsk., t. XII, 1858, p. 241).

Winckel, Zur Entfernung der Nachgeburt (Monatsschrift für Geburtsk., t. XXI, p. 365).

Mattei, Combien faut-il attendre de temps pour délivrer une femme? (Revue de thérapeutie méd. chirurg., 1864.)

Stoltz, Dictionnaire de médecine et de chirurgie pratiques, article Accouchement, t. I, 1864, p. 272.

Depaul, Dictionnaire encyclopédique des sciences médicales, article Accouchement (hygiène), t. I, 1865, p. 406.

QUATRIÈME DIVISION.

DE LA PUERPÉRALITÉ PHYSIOLOGIQUE ET DES SOINS QUE RÉCLAMENT LA FEMME EN COUCHES ET LE NOUVEAU-NÉ.

PREMIÈRE SECTION.
Du cours normal des couches.

§ 342. On donne le nom de *couches* ou *puerpéralité, puerperium*, à la periode de quatre à six semaines qui fait suite à l'accouchement. Pendant cette période s'achève le travail rétrograde dont l'enfantement est la première manifestation et qui efface les plus importantes des modifications que la grossesse imprime à l'organisme maternel, tandis que les mamelles accomplissent la fonction qui leur est propre, c'est-à-dire la sécrétion du lait. Si la puerpéralité s'écoule selon le plan de la nature, on lui donne le nom de *physiologique* ou *normale*. L'état de l'organisme féminin, pendant que ces phénomènes s'accomplissent, s'appelle l'*état puerpéral*, et la femme qui se trouve dans cet état est une *femme en couches, puerpera*.

Quoique l'état puerpéral soit un état physiologique, de même que la grossesse et la parturition, les modifications qui ont lieu dans l'organisme féminin pendant cette période et surtout pendant la première semaine qui suit l'accouchement, sont tellement considérables qu'elles déterminent une certaine prédisposition aux maladies. Nous allons examiner de plus près ces modifications, qui portent d'une part sur l'organisme entier et d'autre part sur les parties sexuelles.

CHAPITRE I.

MODIFICATIONS DE L'ÉTAT GÉNÉRAL DE LA FEMME EN COUCHES.

§ 343. Le premier phénomène qui se manifeste dans l'état général de la nouvelle accouchée est la lassitude et le besoin de repos, suite naturelle des efforts qui accompagnent la parturition. Le plus souvent, la femme est prise bientôt d'un sommeil paisible ; une chaleur égale se répand sur tout son corps, elle transpire plus ou moins abondamment, et, à son réveil, elle se trouve singulièrement restaurée. Les jours suivants, la sensation d'épuisement diminue peu à peu, et disparaît d'ordinaire presque entièrement, du sixième au neuvième jour, chez les femmes bien portantes.

Quand le travail a été accompagné d'efforts très-considérables, ou quand la femme est faible et très-irritable, l'excitation qui se déclare vers la fin de l'accouchement ou dès qu'il est achevé, est tellement forte que l'accouchée ne peut pas dormir immédiatement, présente encore pendant quelque temps de l'accélération du pouls, et ne commence à se remettre que beaucoup plus tard.

§ 344. Un autre changement de l'état général résulte de la direction nouvelle que prennent les humeurs, des modifications qui se produisent dans les organes de la circulation, dans les organes digestifs et urinaires et dans le système nerveux. La grande quantité de sang qui affluait à la matrice pendant la grossesse et qui, au moment de l'accouchement, n'a pu s'épancher qu'en partie hors des vaisseaux utérins, reflue dans la circulation générale par suite de la contraction de l'organe. Il en résulte un état de pléthore générale, d'autant plus facilement que la surexcitation de l'activité vitale produite par la grossesse ne tombe pas immédiatement après l'accouchement, mais persiste encore pendant quelque temps en changeant seulement de direction. D'autres organes souffriraient nécessairement par suite de l'afflux du sang, si *la peau et les mamelles, en devenant le siége d'un travail plus actif*, ne fournissaient une dérivation aux humeurs surabondantes ; du reste, l'écoulement lochial contribue aussi pour sa part à ce résultat. C'est ainsi que l'organisme se débarrasse peu à peu, par des *excrétions copieuses*, des matériaux et des humeurs en excès qui s'étaient produits pendant la grossesse, et revient petit à petit à l'état où il se trouvait avant la gestation.

Par suite de ces sécrétions puerpérales profuses, le corps d'une femme en couches subit une diminution notable de son poids dans les huit premiers jours qui suivent l'accouchement. Le changement de direction de la masse des humeurs s'annonce assez souvent par un frisson, qui se déclare peu après l'accouchement, mais qui n'a d'ordinaire qu'une durée très-courte et qui est suivi d'une élévation de la température, avec rougeur de la peau etc.

Hecker, Winckel, v. Grünewald, Schröder et Wolf ont publié des *observations sur la température des femmes en couches.* — Voici le résultat des recherches de Hecker : 1° dans beaucoup de cas, la chaleur du corps augmente immédiatement après l'accouchement d'une façon assez notable, c'est-à-dire que le thermomètre marque de + 37°,3 C. à + 39°,0 C., tandis que la température normale est d'environ + 37°,0 C. Le thermomètre paraît monter d'autant plus haut que les douleurs ont été plus intenses et plus rapprochées. 2° Au commencement de la période puerpérale, il se produit souvent un abaissement de la température, d'autant plus considérable que la chaleur du corps était plus forte immédiatement après l'accouchement ; en moyenne, la température la plus basse s'observe vingt-quatre heures après la délivrance. 3° Fréquemment la température s'élève d'une manière considérable, jusqu'à dépasser la normale de 3 1/2 degrés après les premières vingt-quatre heures d'une puerpéralité tout à fait régulière. 4° En général, cette élévation de température est accompagnée d'une accélération proportionnée du pouls ; pourtant le pouls devient souvent plus fréquent sans que la chaleur augmente en proportion. 5° La température maximum est suivie d'une défervescence analogue à celle qu'on observe dans les maladies qui se jugent par lysis. A partir du neuvième jour environ, le thermomètre tombe parfois au-dessous de la normale, et cet état persiste jusqu'à ce que l'ingestion d'une plus grande quantité d'aliments amène un échange plus actif de matériaux. C'est ce que l'on appelle le *stade d'inanition* (1).

Les résultats obtenus par Hecker sont confirmés, en général, par les observations de Winckel (2), de v. Grünewald (3), de Schröder (4), de Wolf (5). La température s'élève dans les douze premières heures après l'accouchement, et tombe de nouveau dans les douze heures suivantes ; ordinairement les exacerbations ont lieu le soir et les rémissions le matin. La température la plus élevée a été de + 38°,2 C. Dans tous les cas où elle s'est élevée plus haut, une exploration attentive en a fait découvrir la raison. Chez dix-neuf femmes en couches bien portantes, la différence entre la température la plus élevée et la plus basse a été en moyenne de 0°,9, proportion qui ne dépasse pas de beaucoup les oscillations normales. La température la plus élevée, abstraction faite de celle qu'on observe peu de temps après l'accouchement, a été constatée deux fois le second jour, quatre fois le troisième, neuf fois le quatrième, deux fois le cinquième et deux fois le septième ; cette légère augmentation de la température est déterminée par le début de la sécrétion laiteuse.

Hecker a fait aussi, en collaboration avec Gassner, une série de recherches très-intéressantes sur les *modifications du poids du corps* qu'on observe chez les femmes en couches bien portantes ; les femmes ont été pesées avec soin immédiatement après l'accouchement et le huitième jour des couches. Dans cet intervalle, elles avaient perdu en moyenne 4571 grammes de leur poids (6).

---

(1) Voy. Hecker, *Temperaturbeobachtungen bei Wöchnerinnen* (*Annalen der Charité zu Berlin*, V. 2, 1854).

(2) Winckel, *Monatsschrift für Geburtskunde*, t. XXII, p. 321.

(3) V. Grünewald, *Petersburger medizinische Zeitschrift*, 1863, fasc. 7, p. 7.

(4) Schröder, *Monatsschrift für Geburtskunde*, t. XXVII, p. 108.

(5) Wolf, même recueil, t. XXVII, p. 241.

(6) Voy. Hecker und Bühl, *Klinik der Geburtskunde*, 1861, p. 84.

§ 345. La surexcitation de l'activité de l'activité de la peau se manifeste par des *sueurs abondantes* à odeur acide, répandues sur tout le corps, qui, dans les premiers temps, se déclarent plusieurs fois par jour, mais surtout pendant le sommeil, et après lesquelles la femme, au lieu de se sentir fatiguée, se trouve, au contraire, reposée et restaurée. La transpiration profuse cesse habituellement au bout de six à huit jours, mais l'exhalaison cutanée reste plus marquée pendant les premières semaines. Il en résulte que la peau devient très-sensible et disposée à des refroidissements, dont les suites peuvent être de la plus haute gravité. Au cuir chevelu, cette congestion de la peau et l'exsudation dans les follicules pileux qui en résulte, entraînent très-habituellement la chute d'une partie des cheveux.

Les *fonctions respiratoires*, dont l'activité avait diminué pendant la grossesse, s'accomplissent aussi avec une énergie nouvelle, les poumons se dilatent plus librement et reçoivent plus de sang ; dans la majorité des cas, leur capacité est plus grande que pendant la grossesse, et l'exhalaison pulmonaire augmente. Les inspirations sont généralement de plus de vingt à la minute, quelquefois elles descendent jusqu'à douze, rarement elles s'élèvent au-dessus de trente, abstraction faite des premiers instants après l'accouchement. La phthisie pulmonaire, qui était restée comme stationnaire dans le cours de la grossesse, fait des progrès d'autant plus rapides et plus effrayants pendant la puerpéralité.

Les *modifications que présentent les organes circulatoires et le sang* sont en corrélation intime avec l'accroissement de l'activité pulmonaire. Le sang, riche en fibrine, se charge dans les poumons d'une plus grande quantité d'oxygène qu'il n'en pouvait admettre dans les derniers temps de la gestation, et prend ainsi des propriétés plus phlogistiques ; en même temps, il contient parfois plus de graisse ; cet état persiste jusqu'à ce que le sang ait repris peu à peu la composition qu'il présentait avant la grossesse, par suite des exsudations abondantes qui ont lieu pendant la puerpéralité, notamment de la sécrétion laiteuse et de la transpiration. Or un sang riche en fibrine et en même temps fortement oxygéné excite le cœur et les parois artérielles à se contracter énergiquement, d'où vient que, dans les premiers temps, le pouls des femmes en couches paraît habituellement plus plein et parfois un peu dur. D'un autre côté, la gêne de la circulation et les stases sanguines que provoquait la grossesse, notamment dans les veines du bas-ventre, cessent subitement, et les organes thoraciques et abdominaux, qui avaient été déplacés dans les derniers temps de la gestation, reprennent leur position primitive. Il en résulte que, chez les femmes en couches, la circulation du sang a lieu plus librement et avec une certaine énergie. C'est pour la même raison que les œdèmes se dissipent rapidement pendant la puerpéralité, et que les dilatations variqueuses, développées pendant la grossesse, diminuent notablement, si elles ne disparaissent pas tout à fait.

Nous avons souvent constaté l'exactitude de l'observation de Blot, concernant le ralentissement du pouls que l'on observe assez fréquemment chez les femmes en couches bien portantes.

[Ce phénomène important, qui n'avait pas échappé à un certain nombre d'accoucheurs (depuis de longues années Stoltz le signale avec insistance dans son enseignement clinique), a été décrit, pour la première fois, d'une façon détaillée et approfondie, dans un mémoire présenté par H. Blot à l'Académie de médecine (1).

Voici les conclusions de cet intéressant mémoire:

1° Chez les femmes en couche bien portantes on voit généralement survenir un ralentissement du pouls plus ou moins marqué.

2° La fréquence de ce phénomène varie nécessairement avec l'état sanitaire, comme le prouvent les trois séries d'observations faites par nous à la clinique et à l'Hôtel-Dieu.

Dans l'état physiologique le ralentissement du pouls nous paraît un fait général en rapport avec la déplétion utérine. Son degré seul varie. Il ne tient pas à une disposition particulière à quelques femmes qui auraient naturellement le pouls lent. Celles qui font le sujet de mes observations ont été suivies assez longtemps pour que j'aie pu m'assurer que chez elles le pouls avait, en dehors de l'état puerpéral, la fréquence physiologique ordinaire.

3° Le degré du ralentissement peut varier beaucoup; j'ai vu trois fois le pouls tomber à 35 pulsations par minute, le plus communément il oscille entre 44 et 60.

Le régime alimentaire n'exerce pas une influence manifeste, comme le prouvent les vingt et une observations recueillies à l'Hôtel-Dieu.

4° On le trouve plus souvent chez les multipares que chez les primipares; ce qui s'expliquer par la fréquence plus grande des accidents puerpéraux chez les dernières.

5° La durée du ralentissement varie de quelques heures à dix ou quinze jours; elle est en général d'autant plus longue que le ralentissement est plus considérable, pourvu, toutefois, qu'un accident morbide ne tire pas subitement les femmes de l'état physiologique.

6° La marche du ralentissement du pouls est presque toujours la même. Il commence ordinairement dans les vingt-quatre heures qui suivent l'accouchement. Il va en augmentant, reste un certain temps stationnaire, puis disparaît peu à peu.

On le voit souvent persister, même à un degré très-prononcé, pendant la période des couches, qu'on décrit généralement sous la dénomination souvent impropre de *fièvre de lait*.

7° La longueur du travail ne paraît pas exercer une influence notable sur son développement et sur son degré; au contraire, le moindre état pathologique l'empêche de se produire et le fait disparaître. On l'observe après l'avortement, après l'accouchement prématuré, spontané ou artificiel, comme après l'accouchement à terme.

Les tranchées utérines, même intenses, ne le font pas disparaître; il n'en est pas ordinairement de même des hémorrhagies. On peut cependant l'observer quelquefois après celles qui n'ont pas été très-abondantes.

8° Les positions couchée, assise ou debout, le font varier très-notablement.

9° Le ralentissement du pouls est un pronostic très-favorable. On ne le rencontre que chez les femmes très-bien portantes. Dans un service d'hôpital, sa fréquence indique un état sanitaire excellent, sa rareté doit faire craindre l'invasion prochaine des états morbides qu'on voit si souvent régner sous forme épidémique.

10° Quant à sa cause, il ne faut pas la chercher dans une sorte d'épuisement nerveux, comme je l'avais cru tout d'abord...

Les fig. 74 et 75, dit Marey (2), sont des exemples de ralentissement du pouls après l'accouchement. D'après la forme du tracé, ce ralentissement nous semble, aussi bien que celui de l'ictère, produit par une élévation de la tension artérielle. Une pareille rareté des battements du cœur s'accompagnerait de rebondissements multiples et très-prononcés de la pulsation, si la tension artérielle n'était pas très-élevée. Il ne faut donc

(1) H. Blot, *Du ralentissement du pouls dans l'état puerpéral* (*Bulletin de l'Académie de médecine*, t. XXVIII, 28 juillet 1863, p. 925).

(2) E. J. Marey, *Physiologie médicale de la circulation du sang.* Paris 1863.

pas attribuer cette rareté de pouls à une influence primitivement portée sur le cœur, mais à une modification de la circulation périphérique.

Nous avons émis l'hypothèse que l'élévation de la tension artérielle, après l'accouchement, peut tenir à l'oblitération des vaisseaux utérins qui, pendant la grossesse, fournissaient une large voie pour le passage du sang des artères dans les veines. Mais ce n'est là qu'une supposition sur laquelle nous ne nous appesantirons pas.]

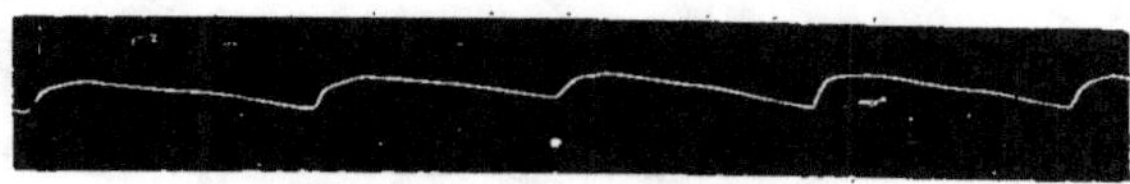

Fig. 76. — *Pouls ralenti après l'accouchement* (Marey).

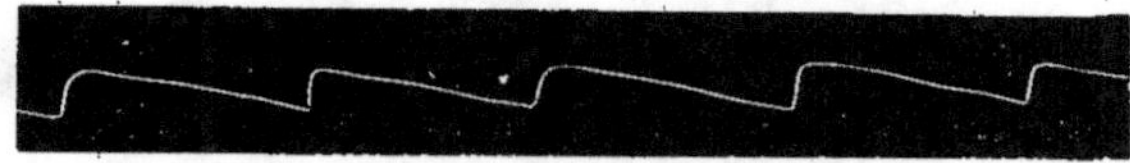

Fig. 77. — *Pouls ralenti après l'accouchement* (Marey).

§ 346. L'*activité des organes digestifs* est diminuée surtout dans les premiers jours des couches ; la femme a peu d'appétit et ne se sent de goût que pour les aliments liquides ; par contre, la soif est augmentée, à cause de la grande quantité de liquides que des sécrétions abondantes soustraient à l'organisme. D'ordinaire, il n'y a pas d'évacuations alvines pendant les trois, quatre premiers jours. Ce fait s'explique d'une part par les connexions nerveuses qui relient le rectum à la matrice placée au devant de lui, et qui font que le premier de ces organes participe, par phénomène sympathique, à l'inertie relative du second, et d'autre part, par les modifications que viennent de subir les parties placées dans le canal pelvien, par l'augmentation de l'activité cutanée, par l'alimentation moins abondante et moins excitante et par la position horizontale de la femme. Peu à peu, surtout quand la sécrétion laiteuse est bien établie, les organes digestifs reprennent leur activité primitive. La *sécrétion urinaire* est également diminuée au début, par suite de l'augmentation de la sécrétion de la peau et de quelques autres organes, et l'urine est plus concentrée et d'une teinte plus foncée.

§ 347. Enfin, la puerpéralité fait disparaître les troubles multiples du système nerveux qui s'étaient manifestés pendant la grossesse. En revanche, la *sensibilité nerveuse est notablement exaltée*, de manière que les impressions sensoriales sont perçues beaucoup plus vivement, et que des influences insignifiantes peuvent exercer une action très-pernicieuse sur l'intelligence et sur le moral de la femme.

CHAPITRE II.

MODIFICATION DES ORGANES SEXUELS ET DES PAROIS ABDOMINALES.

§ 348. Ainsi que nous l'avons dit plus haut, le travail régressif de la matrice commence en même temps que l'accouchement et continue pendant la puerpéralité. A la fin de cette dernière, c'est-à-dire après cinq ou six semaines, l'utérus a repris presque complétement sa structure antérieure. On peut admettre que son involution est terminée (et, par conséquent, la puerpéralité) quand l'écoulement lochial cesse après avoir eu un cours régulier, ce qui, d'ordinaire, est bientôt suivi de la réapparition des règles chez les femmes qui n'allaitent pas.

§ 349. Immédiatement après la sortie du délivre, on sent généralement le fond de l'utérus, entre l'ombilic et la symphyse pubienne. Mais, d'ordinaire, au bout de six, douze, dix-huit heures, on constate que la matrice est un peu plus volumineuse, de manière que son fond se trouve de deux ou trois travers de doigt plus haut qu'auparavant. En même temps, elle est ferme au palper et située généralement sur le côté, plus souvent à droite qu'à gauche ; dans les cas où elle a été très-distendue, par exemple après un accouchement gémellaire, on la trouve souvent très-volumineuse, à l'époque que nous venons d'indiquer, et elle persiste dans cet état après deux, trois, même quatre jours.

Les jours suivants, l'organe diminue peu à peu de volume ; d'ordinaire, on peut le sentir distinctement à travers les parois abdominales, le cinquième, sixième et septième jour, quelquefois beaucoup plus tard, par exemple le quatorzième et même encore le seizième.

Dans les premiers jours après l'accouchement, on trouve l'orifice externe de la matrice épais, flasque et béant ; le canal cervical, large en bas, étroit en haut, présente la forme d'un entonnoir et permet au doigt d'arriver facilement à l'orifice interne, qui est ouvert ; les lèvres du museau de tanche sont boursouflées et présentent des inégalités et parfois des échancrures profondes. Peu à peu la portion vaginale commence à se reformer ; après huit, dix jours, on la trouve longue d'environ 7 à 8 millimètres, et vers la cinquième, sixième semaine, elle a repris à peu près sa longueur primitive ; en même temps, les lèvres de l'orifice se rapprochent et deviennent peu à peu plus dures. Quoique la portion vaginale du col et le museau du tanche permettent généralement de reconnaître, par la suite, que la femme a déjà accouché, il y a pourtant quelques cas rares où ces parties se reforment si complétement qu'elles ne présentent plus la moindre trace d'un accouchement antérieur.

Immédiatement après un accouchement à terme, la matrice pèse au moins un kilogramme ; deux jours plus tard, elle est longue de 19 à 24 centimètres et large de 11 ; elle pèse environ 750 grammes, et ses parois ont de 2 1/2 à 4 centimètres au fond de l'organe. Après la première semaine, son poids est d'un peu plus de 500 grammes, et sa longueur de 13 à 16 centimètres. Après quinze jours, elle ne pèse plus qu'environ 375 grammes, ses parois ont à peine 9 centimètres d'épaisseur, et sa longueur est tout au plus de 5 1/2 centimètres [1]. Nous ferons remarquer toutefois qu'on constate, à cet égard, des variations notables. Hecker a fait des recherches très-exactes sur les dimensions et le poids de l'utérus, pendant sa période d'involution [2].

Au bout de six semaines, l'organe a repris à peu près le volume et le poids qu'il avait avant la grossesse, pourtant il reste toujours un peu plus lourd et plus grand, et offre une cavité plus spacieuse qu'à l'état virginal ; de plus, ses formes ne recouvrent jamais leurs gracilité primitive.

[1] Voy. Spiegelberg, *Lehrbuch der Geburtshülfe*, 1858, p. 129.
[2] Hecker und Bühl, *Klinik*, 1861, p. 85.

§ 350. Le retour de la matrice à son état primitif est déterminé d'une part, et au début, par des contractions musculaires plus ou moins énergiques (tranchées), d'autre part, par la métamorphose et la dissolution de tous les éléments qui s'étaient formés pendant la grossesse et qui sont remplacés par des tissus de nouvelle formation.

La science doit surtout aux investigations minutieuses de Kölliker et de Heschl les notions exactes que nous possédons sur les modifications importantes dont l'utérus est le siége pendant la puerpéralité. D'après le dernier de ces auteurs, la substance propre de la matrice subit une *dégénérescence graisseuse* si complète, qu'il ne reste plus une seule des fibres qui formaient cet organe avant les couches. Cette transformation ne commence pas avant le quatrième ou sixième jour, elle débute à peu près en même temps dans tous les points de l'organe; tout au plus le col persiste-t-il pendant quelques jours de plus dans l'état qu'il présentait immédiatement après l'accouchement; un peu plus tard on constate que la dégénérescence est plus avancée dans les couches internes que dans celles qui se trouvent à l'extérieur. Pendant la quatrième semaine on observe habituellement, dans le corps de la matrice, les premiers rudiments d'une formation nouvelle de substance utérine; on voit apparaître, dans la couche extérieure, des noyaux, puis des cellules, celles-ci s'allongent en fuseaux et prennent peu à peu la forme de fibres musculaires; c'est le tissu utérin nouveau. Pendant que les derniers restes de la tunique musculaire se désagrègent et sont résorbés, la substance nouvelle se développe en beaucoup d'endroits, de sorte que la rénovation est quelquefois achevée à la fin du deuxième mois. Les veines et la majeure partie des capillaires subissent aussi la dégénérescence graisseuse, après avoir probablement cessé depuis longtemps d'être perméables au sang par suite de la contraction de l'utérus. Les modifications de la surface d'implantation du placenta s'opèrent un peu plus lentement; en cet endroit les veines remplies de caillots épais constituent, pendant quelques temps, une éminence de plus en plus saillante, à mesure que le tissu utérin interposé dégénère et est résorbé, de sorte qu'après quatre à six semaines on peut encore souvent reconnaître l'insertion placentaire, sous forme d'une plaque élevée de l'étendue d'une pièce de cinq francs. La muqueuse, qui fait complétement défaut(?) immédiatement après l'accouchement, se régénère peu à peu; les glandes utriculaires apparaissent en dernier lieu [1].

D'après les recherches de Virchow, Duncan [2], Rolleston [3] etc., il est constant que la tunique musculeuse de la matrice n'est jamais complétement à nu, mais qu'elle est toujours tapissée d'un reste de muqueuse, qui donne naissance à la muqueuse nouvelle, par une prolifération de cellules.

[Lors de l'accouchement, dit Ch. Robin [4], il existe déjà une muqueuse de nouvelle génération, mais encore mince, entre la couche musculaire de l'utérus et la muqueuse, qui est devenue caduque; cette nouvelle muqueuse commence à naître à partir du quatrième mois environ, c'est-à-dire à compter de l'époque où la muqueuse utérine cesse d'être aussi vasculaire qu'elle l'était auparavant, et par suite commence à devenir caduque. Mais elle ne se développe pas entre la couche musculaire et la muqueuse utéroplacentaire, en raison de ce que cette dernière n'est pas devenue caduque, est, au contraire, restée très-vasculaire, l'est même devenue de plus en plus au lieu de le devenir de moins en moins. Il en résulte qu'il n'y a de caduc dans la portion utéro-placentaire de la muqueuse que la surface immédiatement adhérente au placenta, qui est entraînée par lui, tandis que la plus grande partie reste fixée à l'utérus; de là vient qu'elle forme

<hr>

[1] Voy. H. Heschl, *Ueber das Verhalten des menschlichen Uterus nach der Geburt* (*Wiener Zeitschrift*, t. VIII, p. 9, 1852).

[2] Voy. *Obstetrical Transactions*, p. 107.

[3] Voy. *Medical Times*, septembre 1863.

[4] Charles Robin, *Mémoire sur les modifications de la muqueuse utérine pendant et après la grossesse.* (*Mémoires de l'Académie de médecine*, t. XXV, p. 136.)

cette plaque circulaire saillante, mamelonnée, que l'on trouve à la face interne de l'utérus, au niveau de la place occupée auparavant par le placenta, et elle est d'autant plus saillante que l'utérus est plus énergiquement revenu sur lui-même, car son épaisseur augmente alors en raison du degré de contraction de la couche musculaire. Enfin la portion *utéro-placentaire* de la muqueuse, qui n'est pas entraînée par le placenta lors de l'accouchement, n'est jamais *caduque*, et c'est à tort qu'on lui donne ce nom, en ajoutant comme épithète les adjectifs *sérotine*, *inter-utéro-placentaire* etc. Elle persiste toujours, et ne fait que diminuer peu à peu d'épaisseur jusqu'à ce que son niveau ait atteint celui de la muqueuse qui se régénère. Il est toutefois des femmes chez lesquelles la muqueuse reste pendant plusieurs années après l'accouchement plus épaisse et plus saillante dans cet endroit qu'ailleurs.]

§ 351. Après l'expulsion du délivre, les contractions rhythmiques de la matrice durent encore pendant quelque temps ; elles rétrécissent de plus en plus la cavité utérine et en expulsent le sang fourni par l'insertion placentaire, qui s'y épanche après l'accouchement et s'y coagule, ainsi que les débris de la partie maternelle du placenta, qui sont restés adhérents au même endroit. Les primipares n'ont pas conscience de ces contractions ou ne les ressentent que faiblement. Chez les pluripares, au contraire, elles se manifestent peu après l'accouchement par des douleurs abdominales intermittentes plus ou moins vives que l'on appelle *tranchées*, *dolores post partum*.

Parfois ces douleurs ne sont ressenties que pendant le *premier* jour ; d'autres fois, elles durent jusqu'au troisième, quatrième, rarement jusqu'au sixième jour après l'accouchement. Intenses et fréquentes au début, elles sont séparées par des intervalles de plus en plus grands et s'affaiblissent insensiblement ; elles sont surtout facilement provoquées par la succion que l'enfant exerce sur le mamelon ; dans ce cas, elles résultent d'un phénomène réflexe, qui est sous la dépendance de la partie supérieure de la moelle rachidienne. Les tranchées sont d'autant plus douloureuses et durent d'autant plus longtemps, que les accouchements ont été plus nombreux et plus rapprochés, que le travail a été plus rapide et a exigé moins d'efforts de la part de la matrice, et que la femme est plus délicate et plus excitable.

Les tranchées ne doivent pas être regardées comme l'expression d'un état pathologique, tant qu'elles ne sont ni excessivement douloureuses ni accompagnées de fièvre, qu'elles présentent des intermittences nettes pendant lesquelles la femme se trouve bien, et que le ventre n'est pas sensible à la pression. Lorsque des tranchées se déclarent chez une primipare, elles ont quelque chose d'extraordinaire et exigent toute l'attention du médecin.

§ 352. L'écoulement de sang et d'humeurs excrétées qui a lieu par les parties génitales après l'accouchement, *écoulement puerpéral, lochies*, présente successivement les caractères suivants : dans une première période, il s'écoule d'abord du sang pur, en partie liquide, en partie sous forme de coagulums, d'un rouge clair au début, plus tard d'une coloration plus foncée ; ce sang est fourni par les orifices veineux béants de la surface placentaire de l'utérus qui a été réellement *blessée* lors du décollement du placenta. Quand cesse l'hémorrhagie proprement dite, elle est remplacée par un liquide muqueux, d'un brun rougeâtre, entremêlé de flocons, qui d'abord n'affecte pas particulièrement l'odorat, mais qui, vers le troisième jour, répand quelquefois une odeur pénétrante et désagréable. Ce liquide contient, outre les parties constituantes du sang, les éléments de l'utérus en voie de dissolution, tels que des débris de la caduque, des plaques épithéliales, des fibres musculaires ayant subi la dégénérescence graisseuse et provenant de la couche interne de la matrice. Cet écoulement, qui dure pendant trois ou quatre jours avec un certain nombre d'interruptions et qui augmente d'ordinaire à chaque tranchée, porte le nom de *lochies rouges* ou *sanguinolentes*. Pendant les quelques jours suivants, à mesure que la matrice se contracte davantage, l'écoulement devient plus pâle et plus liquide et ressemble à de la lavure de chair, *lochies séreuses*, et, du huitième au dixième jour, il est plus consistant, muqueux, d'un blanc laiteux, et répand une odeur *sui generis*, *lochies blanches* ou *laiteuses*. Les lochies blanches durent habituellement, en diminuant peu à peu d'abondance, pendant trois à quatre semaines chez les femmes qui nourrissent, pendant six semaines et souvent au delà chez celles qui ne donnent pas le sein à leur enfant.

Scherer a fait des recherches chimiques et microscopiques sur la composition des lochies. Cet auteur a trouvé que pendant les premiers jours les parties constituantes du sang y prédominent, savoir: l'albumine et les globules (ces derniers sont d'ordinaire très-altérés, en partie dissous, et se résolvent en granulations moléculaires); on n'y découvre point de fibrine; on y rencontre de plus des amas d'épithélium utérin et vaginal, ainsi que des débris de la caduque en voie de décomposition, qui donnent probablement lieu au dégagement considérable d'ammoniaque que l'on constate souvent au troisième, quatrième jour. Après quelques jours, l'épithélium disparaît presque complétement, les globules sanguins sont moins abondants, l'écoulement prend une coloration d'un rose sale, et l'on y rencontre des globules muqueux en grande quantité (cellules épithéliales avortées). L'analyse chimique n'y révèle pas encore de mucine, mais seulement de l'albumine. Peu à peu le produit devient plus visqueux, et en même temps on y voit de nouveau apparaître de l'épithélium plus parfait; il contient alors de la mucine au lieu d'albumine proprement dite.

§ 353. L'écoulement lochial est sujet à de grandes variations individuelles, sous le rapport de la quantité, de la qualité et de la durée. Il est ordinairement plus copieux chez les femmes pléthoriques, qui ont habituellement des règles abondantes, chez celles qui ont un régime excitant, trop nourrissant; d'autre part, chez celles qui sont faibles, qui sont disposées aux écoulements muqueux des voies génitales, quand la matrice ne revient pas suffisamment sur elle-même; enfin, chez celles qui n'allaitent pas: en pareil cas, les lochies rouges durent souvent plus longtemps, ou bien paraissent par intervalles, alors que le produit excrété avait déjà présenté d'autres caractères. D'un autre côté, l'on voit parfois l'écoulement diminuer au bout de huit à dix jours et même disparaître complétement, sans qu'il en résulte aucun préjudice, chez des femmes parfaitement bien portantes, surtout chez les primipares.

§ 354. Les autres sécrétions puerpérales ont une influence très-marquée sur les lochies. Quand les glandes mammaires ou sudoripares fonctionnent très-activement, l'écoulement lochial est peu copieux, et réciproquement, il supplée par son abondance à la diminution des sécrétions sudorale et laiteuse. Cette relation entre l'écoulement lochial et les autres sécrétions puerpérales, l'influence de la constitution de la femme sur la quantité, la durée etc. de ce produit, l'action importante que sa suppression morbide exerce sur la santé générale, tous ces faits démontrent surabondamment que les lochies ne contribuent pas seulement à favoriser l'involution de la matrice, mais encore à diminuer l'état de pléthore générale et à éliminer les substances plastiques que l'organisme contient en excès.

§ 355. Si l'on passe à l'examen des organes du bassin qui avoisinent l'utérus, on constate que les ligaments larges et ronds de la matrice, ainsi que les autres replis du péritoine, sont flasques et distendus, mais qu'ils contiennent en général beaucoup de sang. Les trompes et les ovaires sont également hypérémiés et turgescents dans les premiers jours qui suivent l'accouchement, et ne reprennent que peu à peu leur position et leur structure primitives. Le *vagin* est distendu, flasque, ses plis sont effacés, sa muqueuse présente assez souvent de petites excoriations ou même des lésions plus grandes; il est très-sensible au moindre attouchement. De plus, sa tunique interne est le siége d'une desquamation épithéliale. Il est vrai qu'au bout de 3 à 4 semaines, on le trouve plus rétracté, et que ses plis se sont reproduits dans une certaine mesure; mais jamais il ne recouvre son étroitesse et sa rigidité premières. Dans les premiers temps après l'accouchement, les *grandes lèvres* sont fréquemment un peu tuméfiées, excoriées en différents endroits, et plus ou moins douloureuses, mais bientôt elles perdent leur turgescence et leur sensibilité et deviennent flasques, de sorte que la fente vulvaire ne se ferme plus aussi bien qu'avant l'accouchement, surtout vers sa commissure postérieure. De toutes ces parties, c'est le *périnée* qui revient le plus rapidement sur lui-même, de telle façon que ses déchirures paraissent souvent diminuées de moitié le lendemain de l'accouchement. Les *parois abdominales* sont d'abord très-relâchées; la peau qui les recouvre est plissée et se déplace facilement; le nombril est distendu. Mais après cinq à six semaines, les muscles et la peau sont de nouveau plus rétractés. Pourtant on trouve assez souvent la peau de la région inférieure du ventre, de l'aîne à l'ombilic, couverte d'un réseau d'abondantes petites stries blanchâtres, analogues à des cicatrices (vergetures); parfois aussi, surtout après de nombreux accouchements, cette partie de la peau est très-flasque, élargie en forme de sac et d'une coloration brunâtre. Lorsque l'épiploon se charge, en pareil cas, d'une plus grande quantité de graisse, ainsi qu'il arrive assez souvent, le bas-ventre reste plus volumineux.

§ 356. Enfin les modifications que présentent les *mamelles* comptent parmi les phénomènes les plus importants de la période puerpérale. Ces organes commencent déja pendant la grossesse à se préparer aux fonctions qu'ils sont destinés à remplir après l'accouchement; vers la fin de la gestation, ils contiennent souvent un liquide lactescent. Après la délivrance, les humeurs surabondantes, qui jusqu'à ce moment affluaient à la matrice, se portent principalement vers les mamelles, et c'est ainsi que s'y établit la sécrétion laiteuse, par l'entremise de laquelle des rapports intimes sont entretenus entre la mère et l'enfant, longtemps après la naissance de ce dernier. Chez les femmes bien portantes, la lactation s'établit peu à peu, et ordinairement sans troubler la santé générale, quand l'enfant est mis au sein assez tôt après l'accouchement. Tout au plus si l'on observe parfois, vers le troisième ou quatrième jour, quand la femme est faible et délicate, un frisson léger et de courte durée, sans aucun autre phénomène morbide, suivi d'une transpiration abondante et d'une augmentation de la sécrétion laiteuse.

§ 357. Il n'en est pas de même quand on n'a pas procédé d'une façon rationnelle, particulièrement quand l'enfant a été mis au sein trop tard, quand la femme a commis un écart de régime, ou bien encore quand les mamelles ne sont pas suffisamment préparées à leurs nouvelles fonctions; en pareil cas, l'établissement de la sécrétion laiteuse s'accompagne assez souvent de fièvre (*fièvre de lait*). Si, par exemple, on s'abstient complétement de faire téter l'enfant pendant les premiers jours, les mamelles s'emplissent démesurément, se gonflent, deviennent le siége d'une tension douloureuse, et alors, le troisième, ou plus souvent, le quatrième jour, se déclare d'abord une légère transpiration, qui se change en frisson, puis surviennent les phénomènes suivants: chaleur, soif, pouls plein et fort, respiration accélérée, céphalalgie, anxiété. En même temps, les mamelles sont tendues, gorgées de lait, et l'accouchée y éprouve des douleurs lancinantes qui s'étendent jusqu'aux épaules. L'accés dure habituellement de huit à dix heures et se juge d'ordinaire par une transpiration générale, à odeur acide, et par l'écoulement spontané du lait. Comme on avait anciennement l'habitude de ne pas faire mettre l'enfant au sein avant le troisième ou quatrième jour (parce qu'on croyait que le premier lait est impur et nuisible), on prenait la fièvre de lait, qui ne pouvait guère manquer de se produire sous l'influence d'un traitement si irrationnel, pour un phénomène nécessaire et essentiel de la période puerpérale.

§ 358. A partir de la naissance de l'enfant, et à mesure qu'il grandit, le lait subit des modifications constantes. Le liquide sécrété par les mamelles dans les premiers jours des couches, et qui porte le nom de *colostrum*, a une couleur d'un blanc jaunâtre, un goût sucré, et contient beaucoup de beurre et de sucre. A l'état frais, il a une réaction alcaline, ainsi que le lait parfait. Dans 100 parties de colostrum, Simon en a trouvé 17,20 d'éléments solides, qui contenaient 4 parties de caséine, 7 de sucre et 5 de beurre. Le lait parfait ne donne que 11,23 de résidu solide. Le colostrum convient parfaitement pour la première alimentation de l'enfant et favorise l'expulsion du méconium, sans doute à cause de la grande quantité de sels qu'il contient, et qui monte a 0,316, tandis qu'elle n'est que de 0,233 dans le lait parfait. — Après le troisième ou quatrième jour, la composition du lait se modifie à mesure qu'il devient plus abondant; la caséine augmente, le sucre diminue. Plus tard, les quantités de ces deux substances restent sensiblement les mêmes; celle de la caséine est de 3,5 en moyenne, celle du sucre de 4,7. Le beurre, au contraire, dont le chiffre moyen est de 2,5, constitue un élément très-variable, en rapport surtout avec l'alimentation de la mère. Les privations et la mauvaise qualité de la nourriture diminuent la quantité du lait et du beurre qui y est contenu; d'un autre côté, une alimentation copieuse et substantielle produit une plus grande abondance de lait riche en matières grasses. Dans l'un et l'autre cas, les proportions de caséine et de sucre de lait ne varient pas ou ne présentent que des différences insignifiantes.

Sous le microscope, le lait a l'apparence d'un liquide tenant en suspension des corpuscules divers. D'après les observations de Raspail, Henle, Simon, Donné, il contient une quantité de globules demi-transparents, de grandeur très-variable (de 5/100 à 1/100 de millimètre, Fig. 76), quelques cellules épithéliales isolées et parfois des globules muqueux. Raspail regarde les globules du lait comme composés d'albumine et de graisse. Henle et Simon croient que leur enveloppe est constituée par de la caséine et leur contenu par de la graisse. D'après le premier de ces auteurs, l'acide acétique dissout les enveloppes, et le contenu devient diffluent. Donné et H. Nasse pensent que les globules du lait ne sont formés que par de la graisse. Le colostrum (Fig. 77) contient des glo-

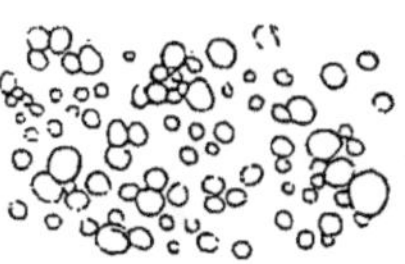

Fig. 76.
Globules laiteux sans mélange.

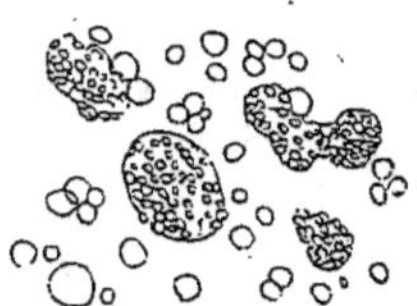

Fig. 77.
Lait altéré par les éléments du colostrum.

bules de graisse (parfois aussi des corpuscules muqueux et des cellules d'épithélium pavimenteux), et de plus, des corpuscules granulés, arrondis, de coloration jaunâtre, plus grands que les globules du lait, qui portent le nom de *corpuscules du colostrum* (*corps granuleux* de Donné, qui les a décrits le premier). On les observe quelques jours avant l'accouchement, ils sont surtout abondants dans les premiers jours des couches, et ne disparaissent complétement qu'au bout de six à dix jours, d'après Donné, ou seulement de quelques semaines, d'après d'autres auteurs.

[D'après Virchow [1] et la plupart des histologistes modernes, la graisse qui représente — tout au moins à la vue — le principal élément du lait, naît à l'intérieur des cellules épithéliales qui tapissent les parois des acini (Fig. 78, A), et qui se détruisent peu à peu en laissant la graisse en liberté. Le corpuscule de colostrum (Fig. 78, C) est le globule encore entier qui résulte de la dégénérescence graisseuse d'une cellule épithéliale; les dernières cellules persistantes ne contiennent d'ordinaire que de très-petits granules graisseux pressés les uns contre les autres: il en résulte qu'elles prennent un aspect brunâtre, quoique la coloration de la graisse ne soit pas très-intense. C'est ce que Donné a désigné sous le nom de *corps granuleux*. Entre la formation du colostrum et celle du lait parfait, la seule différence est que dans

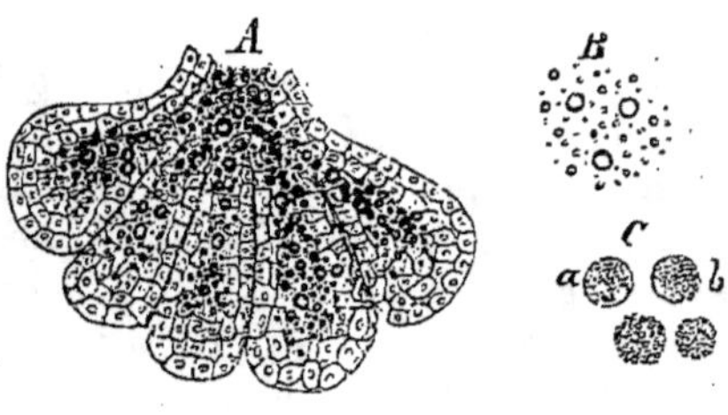

Fig. 78.
Glande mammaire pendant la lactation (*).

(1) R. Virchow, *Pathologie cellulaire*, trad. par P. Picard. Paris 1866.

(*) *A.* Lobule glandulaire avec le lait qui s'en échappe. — *B.* Globules laiteux. — *C.* Colostrum. — *a*) Cellule à granules graisseux bien nets. — *b*) La même, dont le noyau disparaît. Gross. 280 diamètres. (Virchow.)

la première le processus est plus lent et que les cellules se conservent plus longtemps, tandis que dans la sécrétion laiteuse l'évolution est plus rapide et les cellules sont plus promptement détruites. Le colostrum complet contient une grande quantité de corpuscules granuleux, le lait ne renferme qu'un mélange de gouttelettes de graisse plus ou moins volumineuses : ce sont les *corpuscules du lait* (Fig. 112, B), gouttes de graisse entièrement identiques avec celles que nous rencontrons dans l'organisme animal, et entourées d'une fine membrane albuminoïde qu'Ascherson a nommée *membrane haptogène.*]

§ 359. On admet que les signes suivants indiquent que le lait est de *bonne qualité* : 1° coloration blanche, goût sucré, agréable, absence d'odeur ; 2° une goutte du liquide placée sur l'ongle tenu obliquement s'écoule en laissant une trace blanchâtre ; 3° quand on fait tomber le lait goutte à goutte dans un verre d'eau, chaque gouttelette produit un léger nuage qui se dissipe insensiblement ; 4° le liquide a une réaction alcaline et présente sous le microcope une grande quantité de globules laiteux. La meilleure preuve de la bonne qualité du lait de femme est fournie par le nourrisson, quand celui-ci prospère, a des évacuations normales et est tranquille.

Donné, admettant comme démontré que la caséine, le beurre et le sucre augmentent et diminuent dans une proportion constante, et que, par conséquent, la quantité du beurre permet de conclure à celle de la caséine et du sucre, croyait avoir trouvé dans le microscope le meilleur moyen pour reconnaître si le lait et fort et nourissant, ou faible et peu nutritif. Mais les expériences de Simon ont prouvé que le point de départ de Donné est erroné.

§ 360. Pour que la sécrétion laiteuse soit entretenue d'une façon convenable, il est besoin de l'excitation produite par la succion ; si celle-ci fait défaut, les mamelles deviennent de nouveau plus molles vers le sixième jour des couches ; elles perdent leur turgescence et la sécrétion laiteuse tarit peu à peu complétement. Cependant il n'est pas rare de voir une certaine quantité de lait persister, pendant des mois, dans les mamelles de femmes qui n'allaitent pas. Une fois la sécrétion laiteuse bien établie, elle persiste d'abord, si la femme est soumise à un régime convenable, dans une mesure telle qu'elle suffit complétement à l'alimentation du nourrisson. Lors de l'apparition des premières dents, qui a lieu habituellement du septième au huitième mois, quelquefois plus tôt, plus souvent à une époque plus reculée, l'enfant ne se trouve plus si parfaitement rassasié par le lait maternel, il manifeste du goût pour des aliments d'autre nature, notamment pour des aliments solides, et à mesure qu'il prend avec plaisir des mets de consistance molle, pultacée, il recherche moins le sein. En concordance avec ce fait, la quantité de lait sécrétée journellement, qui n'avait pas cessé d'augmenter jusque vers le sixième, septième mois, diminue à partir du huitième. Ce résultat est dû en partie à ce que l'enfant prend le sein plus rarement. Enfin, la sécrétion laiteuse tarit complétement. C'est ainsi que la nature termine l'œuvre de l'allaitement d'une façon graduelle, inoffensive pour la mère et pour l'enfant. La menstruation reparaît alors et signale à la mère la fin de cette série de modifications qui ont été imprimées à l'organisme par la grossesse, ainsi que l'époque où se déclare de nouveau la faculté de concevoir. Du reste, la durée de la sécrétion laiteuse est très-variable. Quelques femmes perdent la faculté d'allaiter au bout de peu de mois ou même après quelques semaines ; chez d'autres, la sécrétion du lait continue pendant plusieurs années. On admet presque généralement que la durée normale de la période d'allaitement est à peu près égale à celle de la grossesse physiologique, c'est-à-dire d'environ neuf mois.

Signes de l'état puerpéral.

§ 361. Les modifications des parties sexuelles et des téguments de l'abdomen, décrites §§ 348 à 356, nous fournissent les signes de l'état puerpéral. Lorsque l'enfantement s'est fait au terme normal de la grossesse ou du moins dans les trois derniers mois, ces signes sont d'ordinaire si nettement exprimés dans les six ou huit premiers jours des couches, qu'il ne peut exister de doute sur l'accouchement qui vient d'avoir lieu. Au contraire, si plusieurs semaines se sont écoulées depuis la parturition, ou s'il n'y a eu qu'un avortement, il n'est pas rare que le travail régressif soit assez avancé pour qu'on ne puisse décider avec certitude si la femme a accouché ou non. Mais quand l'accouchement n'a eu lieu que depuis quelques jours, l'exploration donne habituellement les résultats suivants : 1° les mamelles sont tuméfiées, présentent les modifications propres à la grossesse et contiennent du lait qu'on peut en extraire tout au moins goutte à goutte, soit en les exprimant, soit en pratiquant la succion artificielle ; ces signes ne font défaut que très-rarement ; 2° les téguments du ventre sont flasques, la peau qui les revêt est plissée, très-mobile, couverte le plus souvent de taches et de lignes comme cicatricielles, rougeâtres ou d'un blanc nacré, ou pigmentées ; à la ligne blanche, on constate fréquemment une fente ventrale (éventration) ; pourtant ces taches et ces lignes (vergetures) peuvent manquer, et la peau du ventre reste quelquefois lisse après l'accouchement ; 3° on sent à travers les parois abdominales, au-dessus du pubis, la matrice sous forme d'un corps sphérique assez dur ; il est rare qu'elle soit située plus profondément dès les premiers jours ; 4° les lèvres de la vulve sont flasques, et présentent, surtout en arrière, une ouverture béante ; d'autres fois elles sont tuméfiées, excoriées ou offrent des lésions diverses ; 5° la fourchette est ou déchirée ou distendue ; 6° le périnée est beaucoup plus épais qu'à l'état normal, et inégal, ou bien il présente aussi une déchirure à bords frangés ; 7° l'ouverture du vagin est remarquablement large et souple ; 8° le vagin est flasque, large, très-humide ; ses parois sont déplissées, lisses et molles, parfois très-sensibles, et présentent fréquemment de petites excoriations et des lésions de la muqueuse ; 9° l'orifice externe de l'utérus est souvent flasque et béant dans les premiers jours des couches, et le doigt pénètre jusqu'à l'orifice interne entr'ouvert, à travers le canal cervical qui présente une cavité infundibuliforme rétrécie à sa partie supérieure. Les lèvres du museau de tanche sont boursouflées et offrent des inégalités et parfois des échancrures considérables ; à l'aide du spéculum, on y découvre souvent de petites lésions, des excoriations etc. ; 10° enfin, l'on constate l'écoulement des lochies, c'est-à-dire d'un liquide sanguinolent, floconneux, muqueux, ou bien séreux, peu dense, ou bien encore purulent, lactescent, avec une odeur fade *sui generis*, quelquefois âcre et fétide. Pour ce qui concerne l'examen microscopique des lochies, nous renvoyons au § 352.

BIBLIOGRAPHIE.

Phénomènes de la puerpéralité.

Jœrg, J. Chr. G., Ueber Schwangerschaft, Geburt und Wochenbett in physiologischer Hinsicht (N. Journal der Erfindungen etc. St. XIX. Gotha 1809, p. 5 et suiv.).

Richart, J. B. Fr., Dissertation sur la puerpéralité. Strasbourg 1813, in-4º.

Schübler, Untersuchung über die Milch und ihre nähern Bestandtheile (Meckel's Archiv, t. IV, 1818, p. 557).

Donné, A., Du lait et en particulier de celui des nourrices, considéré sous le rapport de ses bonnes et de ses mauvaises qualités nutritives et de ses altérations. Paris 1837, in-8º. — Cours de microscopie complémentaire des études médicales. Anatomie physiologique et microscopie des fluides de l'économie. Paris 1844, in-8º, et Atlas in-fol. — Conseils aux familles, 1864.

Grenser, Wold. Ludw., Dissert. i. m. de vi puerperii lactandique temporis medicatrice. Lips. 1838, in-8º.

Simon, J. Fr., Die Frauenmilch nach ihrem chemischen und physiologischen Verhalten dargestellt. Berlin 1838, in-8º.

Burdach, C. F., Traité de physiologie considéré comme science d'observation, trad. de l'allemand, par Jourdan. Paris 1839, t. IV.

Busch, D. W. H., Das Geschlechtsleben des Weibes etc., t. I, Leipzig 1839, p. 414.

Scherer, Wagner's physiologisches Handwörterbuch, Artik. Milch, t. II, 1845, p. 449.

Robin, Ch., Mémoire pour servir à l'histoire anatomique et pathologique de la muqueuse utérine (Arch. génér. de méd., 1848).

Marotte, Considérations sur les tranchées utérines (Revue médico-chirurg., 1851).

Moleschott, J., Chem. und mikrosk. Notiz über Milch (Archiv für physiolog. Heilkunde, t. XI, 1852).

Vernois et *Becquerel*, Du lait chez la femme dans l'état de santé et dans l'état de maladie (Annales d'hygiène publique et de médecine légale, 1re série, t. XLIX et L, et tirage à part).

Dubois, P., Des douleurs après l'accouchement (Courrier méd.) 1855.

Raciborski, De l'exfoliation physiologique et pathologique de la membrane interne de l'utérus. Paris 1857 (Moniteur des hôpitaux, et tirage à part).

Robin, Ch., Mémoires sur quelques points de l'anatomie et de la physiologie de la muqueuse et de l'épithél. utérins pendant la grossesse (Journal de physiologie de Brown-Sequard, 1858).

Wieland, Étude sur l'évolution de l'utérus pendant la grossesse et sur son retour à l'état normal. Thèse de doctorat. Paris 1858.

Hoppe, Die Bestandtheile der Milch und ihre nächsten Zersetzungen (Virchow's Archiv für pathologische Anatomie, t. XVII, 1859).

Robin, Ch., Mémoire sur les modifications de la muqueuse utérine pendant et après la grossesse (Mém. de l'Acad. de méd., 1861, t. XXV, et tirage à part).

Reinhard, L., Ueber den Einfluss des Puerperismus auf Thoraceform und Lungencapacität. Inaug. diss. Marburg 1865 (Monatsschr. für Geburtsk., t. XXVII, p. 159).

Churchill, Fleetwood. Traité pratique des maladies des femmes hors l'état de grossesse, pendant la grossesse et après l'accouchement, traduit de l'anglais sur la 5e édit., par Wieland et Dubrisay. Paris 1866.

DEUXIÈME SECTION.

Du régime de l'accouchée et des soins que réclame son état.

§ 362. Les modifications notables et subites que l'accouchement imprime à l'état physique et psychique de la femme expliquent suffisamment pourquoi les accouchées sont particulièrement sujettes à être impressionnées par les influences morbifiques de toute espèce, et pourquoi des causes à peu près insignifiantes en toute autre circonstance produisent assez souvent chez elles les effets les plus désastreux; d'autre part, la santé du nourrisson dépend en grande partie de l'état général de la mère : il résulte de ces considérations que les femmes en couches doivent regarder comme un devoir envers elles-mêmes et envers leur enfant d'observer la plus grande prudence, et que les médecins doivent redoubler de soins et d'attention en dirigeant l'hygiène de cette période.

§ 363. Après l'enlèvement du délivre, la sage-femme nettoie avec précaution la vulve et les parties voisines au moyen d'une éponge trempée dans l'eau tiède. L'accouchée reste encore *pendant quelque temps dans le lit de travail, tranquillement couchée sur le dos*, les cuisses rapprochées l'une de l'autre. Ce n'est qu'après qu'elle s'est remise un peu de ses fatigues et que l'écoulement de sang est devenu modéré, qu'on la porte avec précaution, et sans qu'elle ait besoin de faire de grands mouvements ou de quitter la position horizontale, dans le lit préparé pour les couches. Celui-ci doit être convenablement chauffé et rapproché du lit de misère, si toutefois ce dernier n'a pas été disposé de façon à servir pour les couches, ce qui est préférable (§ 308). Pour empêcher les lochies de pénétrer dans le lit, on se sert, ainsi que nous l'avons dit plus haut, d'une toile cirée ou gommée ou bien d'une peau de chevreuil, avec des alèzes de laine et de toile. On a soin d'enlever tous les objets qui ont été mouillés par la sueur, le sang, le liquide amniotique etc. et qui peuvent refroidir l'accouchée, et on les remplace par des linges propres et chauds. Si l'un ou l'autre des vêtements devenus humides ne peut être immédiatement enlevé sans difficulté, on glisse au-dessous de lui des linges chauds et secs.

On applique sur les mamelles un linge souple ou un morceau de flanelle peu épaisse ; on les soutient aussi modérément par en bas. Souvent les femmes demandent qu'on leur bande le ventre ; nous n'approuvons pas cette pratique, car ou bien le bandage est serré, et alors il nuit par la pression qu'il exerce et empêche de procéder convenablement à l'exploration du bas-ventre qui doit être faite journellement pendant la première semaine des couches, ou bien il n'est appliqué que lâchement, et dans ce cas on n'atteint pas le but qu'on se propose et qui est de ramener le ventre à sa forme primitive. Nous recommandons d'appliquer de préférence sur l'abdomen un grand linge (pas en toile) bien chauffé et plié en plusieurs doubles. Il tient le ventre chaud, favorise par son poids le retrait des parois abdominales relâchées, et diminue le sentiment de vacuité qui est désagréable à beaucoup d'accouchées.

Le linge qui est placé devant les parties sexuelles (§ 327) doit être souvent examiné par la sage-femme, et remplacé par un autre dès qu'il est traversé par l'humidité.

§ 364. Une fois que la femme est couchée commodément, il faut s'occuper avant tout de lui procurer autant que possible la tranquillité du corps et de l'esprit, condition première de l'établissement favorable des fonctions puerpérales. Pour cette raison, il est très-utile qu'elle s'abstienne de faire aucun mouvement et même de parler pendant les premières heures. Il est bon, si faire se peut, de placer l'accouchée dans une chambre éloignée de tout bruit et modérément éclairée. Incontestablement, rien ne la restaure autant qu'un sommeil paisible, auquel elle peut se livrer sans crainte, pourvu que l'on surveille attentivement l'expression du visage, le pouls, la respiration, la température de la peau et surtout l'état de la matrice.

L'on croyait jadis qu'en se livrant au sommeil immédiatement après l'accouchement la femme est exposée à la syncope, à l'hémorrhagie etc.; sous l'empire de cette préoccupation on mettait tout en œuvre pour empêcher les accouchées de dormir. Une observation mieux dirigée a fait reconnaître que cette crainte n'est pas fondée; il est néanmoins indispensable de surveiller attentivement la femme pendant son sommeil.

§ 365. Pendant les huit premiers jours, il faut que la femme reste couchée au lit dans une position presque horizontale, tantôt sur le dos, tantôt sur l'un ou l'autre côté. Cette précaution est tout à fait indispensable, tant pour ne pas troubler la guérison de la plaie que l'utérus présente au lieu d'insertion du placenta et l'involution des organes génitaux internes en général, que pour entretenir une transpiration égale et favoriser l'établissement de la sécrétion laiteuse. Ce terme écoulé, l'accouchée peut se lever pour peu de temps, si elle se porte bien, mais en ne prolongeant que graduellement la durée de son séjour hors du lit. En se levant trop tôt, elle s'expose à l'hémorrhagie, au prolapsus, à l'abaissement de la matrice etc. Il est bon qu'elle ne quitte pas la maison avant trois ou quatre semaines, même avant six semaines en hiver et quand le temps est mauvais. Lorsque les circonstances ne permettent pas de se conformer strictement à cette règle, comme par exemple dans la classe nécessiteuse, il faut du moins conseiller aux femmes d'éviter de se livrer à des travaux pénibles, de porter et de soulever des fardeaux, de monter les escaliers, etc.

Il faut que les personnes qui entourent l'accouchée s'efforcent de lui éviter toute émotion vive et prennent leurs précautions pour écarter d'elle tout ce qui pourrait lui causer du dépit, de la frayeur, du chagrin etc. Les visites de couches, qui sont d'usage dans certaines localités, sont particulièrement fatigantes et nuisibles. La femme ne doit être entourée et soignée, concurremment avec la sage-femme, que par peu de personnes et seulement de celles qui lui sont agréables.

§ 366. La qualité et la quantité des *aliments* exige aussi une attention particulière. Pendant les trois ou quatre premiers jours l'accouchée ne se trouve bien que d'une nourriture peu substantielle, prise en quantité modérée; aussi suffit-il de permettre journellement quelques panades ou des potages au mucilage d'avoine, de gruau, d'orge, de riz etc., la soupe grasse ne convient que pour les femmes délicates. Les boissons, qui ne doivent jamais être trop froides, seront de l'eau pure ou mélangée de lait, de l'eau sucrée, de l'eau panée, de l'infusion de tilleul légère etc. Après quatre ou cinq jours, une femme qui allaite son enfant peut passer à une alimentation plus substantielle, à des bouillons de poulet ou de bœuf, des mets légers de viande ou de farine, des œufs à la coque, et des légumes non flatulents, tels que des pommes de terre, des salsifis, des carottes etc. On peut aussi autoriser, à partir de la seconde semaine, l'usage du café, pourvu qu'il ne soit pas trop fort, du thé au lait, de la bière légère, du cacao etc., ainsi que des fruits cuits.

Au bout de deux à trois semaines, les femmes en couches bien portantes peuvent reprendre le régime dont elles se trouvaient bien auparavant; pourtant il faut éviter rigoureusement, pendant toute la période d'allaitement, tous les aliments difficiles à digérer, venteux et échauffants.

Nous dirons plus bas commeut il faut régler le régime des femmes qui n'allaitent pas.

§ 367. Ainsi que nous l'avons dit, les femmes n'ont ordinairement pas de selles pendant les trois ou quatre premiers jours des couches, sans qu'il en résulte pour elle aucun préjudice ; mais, ce temps écoulé, il est bon, si les évacuations alvines n'ont pas lieu spontanément, de les provoquer à des intervalles réguliers au moyen de lavements apéritifs. Les laxatifs, même les plus doux, tels que l'huile de ricin etc., ne conviennent que pour les cas où la constipation est opiniâtre. En allant à la garde-robe, la femme doit éviter autant que possible de faire des efforts d'expulsion, et pendant les premiers jours il est bon qu'elle se serve d'un bassin plat. — L'état de la vessie urinaire exige une attention pareille. Il faut engager les femmes à uriner chaque fois qu'elles en éprouvent le besoin. S'il y a rétention d'urine, on vide la vessie à l'aide d'un cathéter.

§ 368. Après les émotions et les écarts de régime, ce sont les *refroidissements* qui ont l'influence la plus fâcheuse sur la santé des femmes en couches. Leur peau devient très-sensible, parce qu'elles restent au lit, transpirent beaucoup, et en général parce qu'elles se tiennent pendant assez longtemps à l'abri du grand air. Pour éviter les refroidissements, on prend les précautions suivantes : on entretient dans la chambre une température égale, pas trop élevée (20 centigrades), on ne couvre pas trop chaudement l'accouchée, enfin on prend les plus grandes précautions quand elle urine où qu'elle va à la garde-robe, etc.

Plus une femme est sensible, plus elle a été élevée douillettement, et plus il faut prendre de précautions à cet égard.

Parmi les nombreux préjugés qui existent, même dans les classes élevées de la société, sur les soins que réclament les femmes en couches, il en est peu d'aussi nuisibles, sans contredit, que celui d'après lequel on ne saurait jamais tenir assez chaudement les accouchées. On gorge celles-ci de boissons chaudes, surtout d'infusions de camomille, on leur administre des médicaments sudorifiques, des potions vineuses et aromatiques, on les couvre de pesants lits de plumes, et on entretient dans leur chambre une température excessive; l'on se croit obligé d'agir ainsi pour favoriser la transpiration et prévenir la miliaire ou d'autres accidents, ou bien l'on espère supprimer les tranchées. Beaucoup de femmes ont déjà été victimes de ces pratiques pernicieuses et d'autres analogues. — Nous n'approuvons pas non plus, par des motifs faciles à comprendre, l'usage qui exige, en beaucoup d'endroits, que l'accouchée se rende à l'église dès sa première sortie. L'air, en général assez frais, et les parquets froids des édifices consacrés au culte rendent souvent les refroidissements inévitables. En tout cas la femme ferait bien de prendre d'abord de l'exercice au dehors, afin de s'habituer à l'air et au changement de température.

§ 369. L'un des moyens les plus importants pour conserver l'accouchée en bonne santé, c'est le maintien de la *propreté*, non-seulement de son corps, mais encore de tout ce qui l'entoure. A l'aide d'une propreté rigoureuse, on parvient, sinon à supprimer tout à fait, du moins à diminuer notablement l'odeur particulière qu'exhale une femme en couches (*gravis odor puerperii*), et qui provient des lochies, de la transpiration et du lait qui suinte des mamelles et pénètre le linge. Il faut donc que les parties génitales soient lavées au moins deux fois par jour, ou plus souvent si les lochies sont très-fétides, avec une éponge, et de l'eau chaude, ou une infusion aromatique de serpolet, de marjolaine, de camomille etc. ; et recouvertes ensuite de linges chauds et secs. Le linge de corps, les alèzes, les draps etc. doivent être changés aussi souvent qu'ils sont souillés par les lochies, la sueur ou le lait.

Afin de maintenir pur l'air de la chambre, il faut ouvrir une fenêtre avec précaution, au moins deux fois par jour, et de préférence dans une pièce attenante. Si l'on ouvre une fenêtre dans la pièce où se tient l'accouchée, on cherche à garantir la mère et l'enfant des courants d'air au moyen d'un écran, d'un paravent, et en bien les couvrant. Le lit ne doit pas se trouver trop rapproché de la porte ou de la fenêtre. Il faut tenir loin de la chambre tout ce qui pourrait en vicier l'air, par exemple les réchauds, les chaises percées, les linges souillés etc., ou bien enlever ces objets dès qu'on s'en sera servi. Rien ne convient aussi peu que les fumigations pour purifier l'air.

§ 370. Les tranchées, telles qu'elles se déclarent chez les accouchées qui n'ont pas eu leur premier enfant, n'exigent aucun traitement particulier quand la femme est bien portante. Dans les cas seulement où elles sont plus douloureuses que d'ordinaire, on peut se servir, pour les calmer, d'applications de flanelles chaudes sur le bas-ventre, de lavements d'infusion de camomille, additionnés au besoin de 5 à 10 gouttes de teinture d'opium ; à l'intérieur on peut donner quelques tasses d'infusion légère de camomille etc.

§ 371. Toute mère *bien portante*, dont les mamelles sont propres à l'allaitement, devrait nourrir elle-même son enfant. En agissant ainsi, elle ne fait que se soumettre à une loi manifeste de la nature, et d'autre part elle se met, ainsi que son enfant, dans les meilleures conditions de santé, elle échappe aux dangers plus ou moins grands dont la menace la puerpéralité, et elle prévient des maux qui, tout en ne se développant souvent qu'après des années, n'en sont pas moins pénibles et opiniâtres. Mais il est, sans contredit, des circonstances qui rendent l'allaitement maternel ou impossible ou tout au moins dangereux. A la première catégorie appartiennent les vices de conformation des mamelles; les anomalies de structure des mamelons, telles que leur exiguité, leur applatissement ou leur renversement; le manque de lait etc.; dans la seconde se rangent les états morbides de la mère qui peuvent être aggravés par l'allaitement ou qui sont de nature à nuire à l'enfant par l'entremise du lait, par exemple la phthisie pulmonaire, les éruptions malignes, l'épilepsie, la syphilis, la goutte etc. Il faut aussi détourner de nourrir les femmes qui sont sujettes aux passions vives, et enfin celles qui sont empêchées par leur position sociale d'observer le genre de vie qui convient pendant l'allaitement.

Nous dirons plus bas comment il faut nourrir l'enfant quand la mère ne lui donne pas le sein.

§ 372. Les femmes qui ne nourissent pas ont besoin, dans l'intérêt de leur santé, d'observer attentivement les règles d'une hygiène spéciale, jusqu'à ce que la sécrétion laiteuse soit complétement tarie, et même un peu au delà de cette époque. Pour prévenir l'afflux des humeurs vers les mamelles ou pour remédier à la réplétion de ces organes, il faut que la nourriture des accouchées soit peu abondante et peu substantielle jusqu'à ce que la montée du lait ait diminué. Il faut, de plus, que les femmes restent couchées plus longtemps, se tiennent chaudement, et entretiennent la transpiration par des moyens appropriés. A partir du quatrième jour, on leur procure des selles journalières à l'aide de lavements, comme cela se fait pour celles qui nourissent, et on leur administre des laxatifs doux (huile de ricin) si le cas l'exige. On couvre les mamelles de ouate ou d'étoupe, et on les soutient modérément au moyen d'un corsage. L'écoulement du lait est favorisé par le décubitus latéral.

§ 373. Si l'accouchée peut et veut nourrir, il faut d'abord insister pour que l'enfant soit mis au sein d'assez bonne heure, dès que la mère s'est quelque peu remise, c'est-à-dire huit à douze heures après l'accouchement. Dans les premiers jours, on ne peut pas régler l'allaitement; l'enfant réclame le sein assez souvent, en général chaque fois qu'il se réveille, et alors il manifeste par des cris son besoin de nourriture. Mais au bout de quelques jours, il faut commencer à introduire une certaine régularité dans les repas du nouveau-né, en ne le mettant, par exemple, au sein, que toutes les trois heures et une seule fois pendant la nuit.

§ 374. La position à prendre par la femme pour donner le sein est la suivante : si, par exemple, elle veut présenter la mamelle droite à l'enfant, elle se tourne à moitié sur le côté droit, en s'appuyant un peu sur le coude du bras droit avec lequel elle embrasse le nouveau-né. Elle introduit le mamelon dans la bouche de l'enfant, et écarte doucement la mamelle du nez de ce dernier avec l'index de la main gauche, afin qu'il puisse respirer librement pendant qu'il tète. C'est une des tâches de la sage-femme de donner les indications nécessaires aux primipares, qui souvent ne savent pas bien s'y prendre au début de l'allaitement.

§ 375. Chaque mère nourrice doit prendre de ses mamelles des soins particuliers. Pour les garantir des refroidissements, qui sont à craindre surtout la nuit, on les couvre d'un linge mou, qui doit être changé aussitôt qu'il est devenu humide. Il faut soutenir modérément les mamelles par en bas et ne pas les découvrir plus qu'il n'est nécessaire en y appliquant l'enfant. Celui-ci doit prendre alternativement l'un et l'autre sein. Si les mamelles sont gorgées par la surabondance de lait, il faut que la mère réduise la quantité de ses aliments et de ses boissons, jusqu'à ce que cet état ait cessé. — Lorsque la peau des mamelons est très-délicate, des lotions avec un liquide alcoolique (rhum, vin rouge etc.) ou des applications de petites compresses imbibées d'eau froide, pratiquées chaque fois que l'enfant vient de téter, rendent de très-bons services pendant les premières semaines et préviennent quelquefois les gerçures, qui sont si douloureuses.

TROISIÈME SECTION.

Des soins à donner à l'enfant nouveau-né.

§ 376. Après avoir donné à la nouvelle accouchée les soins immédiats qu'elle réclame, il faut que la sage-femme s'occupe aussi de l'enfant. Mais il est nécessaire que l'accoucheur soit bien au courant de tout ce qui se rapporte aux soins à donner au nouveau-né, afin de pouvoir juger et au besoin corriger les procédés de la sage-femme.

§ 377. On met d'abord le nouveau-né dans un *bain* d'eau tiède à la température de 33 degrés centigrades, et on le nettoie de l'enduit caséeux dont il est couvert, avec une éponge ou avec un linge mou de toile ou de laine. Mais comme l'eau chaude ne suffit pas, même quand elle est additionnée de savon, pour dissoudre et enlever cet enduit, on étend préalablement, sur les endroits où il est accumulé, du beurre non salé, ou mieux encore on les frotte de jaune d'œuf. Après le bain, on enveloppe immédiatement l'enfant dans un linge chaud, on le place sur les genoux de la sage-femme ou sur un matelas., on achève de le nettoyer et on l'essuie. — Pendant qu'on baigne et qu'on nettoie le nouveau-né, il faut l'examiner avec soin, afin de découvrir à temps les vices de conformation dont il pourrait être affecté, ou les lésions qui peuvent s'être produites pendant l'accouchement, telles que des fractures osseuses etc. Si l'on fait quelque découverte de ce genre, il faut, pour le moment, la cacher autant que possible à la mère et n'en informer que les autres membres de la famille.

§ 378. Après le bain, on habille l'enfant et on le met au lit. Son *habillement* doit être simple, léger, suffisamment chauffé, et composé de la manière suivante, qui nous paraît la meilleure : un bonnet; une chemise et une camisole ouvertes par derrière et munies de rubans, et un morceau de flanelle suffisamment grand pour y envelopper le reste du corps. Il faut que ces vêtements n'empêchent pas l'enfant de remuer librement les bras et les jambes. L'emmaillottement serré est tout à fait condamnable, parce qu'il n'entrave pas seulement le développement des membres, mais qu'il produit encore des malaises, de l'agitation, des douleurs et de la gêne respiratoire.

§ 379. En habillant l'enfant, il faut donner une attention particulière à bien garantir *ce qui reste du cordon ombilical*. Après s'être assuré que la ligature est suffisamment serrée, on place le cordon dans un morceau de linge plié en deux, fendu jusqu'au milieu et saupoudré de poudre de riz, on le renverse sur le côté gauche et on le maintient au moyen d'une bande ombilicale large comme la main et modérément serrée. Jusqu'à la chute du cordon, qui a lieu du quatrième au cinquième jour, quelquefois seulement le huitième ou plus tard encore, il faut l'envelopper ainsi journellement en changeant le linge, et bien se garder chaque fois de lui faire subir des tiraillements. Le cordon tombé, on couvre encore pendant plusieurs jours le nombril, tant qu'il reste humide, avec une compresse de toile sèche, et on continue l'usage de la bande ombilicale.

§ 380. La chaleur de la mère est, sans contredit, très-salutaire pour le nouveau-né, qui se trouve fort bien de passer souvent quelques heures de suite dans le lit de l'accouchée ; cependant il n'est pas bon qu'il y reste toujours ; on doit notamment l'enlever la nuit ou quand la femme transpire. En effet, la mère peut, en dormant, le contusionner, l'étouffer ou le pousser hors du lit ; et par sa transpiration elle rend les vêtements de l'enfant trop humides. Par conséquent, il est désirable que l'enfant *ait sa propre couchette*, qui doit être placée près du lit de la mère et garantie des courants d'air, de la chaleur du poêle et d'une lumière trop vive, par un rideau ou par une toile légère, de couleur foncée, placée sur des cerceaux. Il faut le coucher alternativement de l'un et de l'autre côté, le couvrir modérément, et prendre garde de ne pas troubler son sommeil.

Est-il dangereux de bercer les enfants ? Les avis des médecins sont partagés sur cette question. Incontestablement c'est une pratique nuisible quand on l'applique avec exagération, sans compter que l'enfant risque de tomber hors de son berceau quand celui-ci est mal construit ou quand on ne prend pas toutes les précautions nécessaires. D'un autre côté, des milliers de faits démontrent surabondamment qu'un mouvement modéré, dans un berceau bien fait, ne cause aucun préjudice à l'enfant. Cependant il vaut mieux, après tout, ne pas habituer l'enfant à être bercé dans son lit, ou porté et secoué dans les bras d'une garde.

Des exemples d'accidents, occasionnés par le séjour des enfants dans le lit de leur mère, ont été rapportés par Osiander [1]. En général, de pareils accidents seront moins à craindre si l'enfant se trouve près d'une mère qui l'entoure de soins attentifs et affectueux, que s'il est entre les mains d'une nourrice ou d'une garde. L'auteur que nous venons de citer entre dans des détails intéressants sur l'usage de bercer les enfants et sur la construction des berceaux [2]. Saxtorph a publié la description et la figure d'un petit lit destiné à prévenir les accidents qui nous occupent (*Schutzbettchen*) [3].

§ 381. Le maintien rigoureux de la *propreté* constitue une des conditions essentielles du bien-être et de la prospérité du nouveau-né. — Il doit être baigné tous les jours ; chaque fois qu'il s'est sali ou mouillé, il faut le nettoyer avec de l'eau tiède et changer son linge. Les lotions répétées d'eau tiède sont le meilleur moyen pour prévenir les excoriations. — En même temps il faut surveiller attentivement l'émission des urines et les selles. — L'allaitement doit aussi se faire très-proprement ; chaque fois que l'enfant a tété, il faut lui nettoyer la bouche avec un linge trempé dans l'eau pure. Il est bien entendu que les soins de propreté ne concernent pas seulement le corps de l'enfant, mais doivent aussi s'étendre à son lit et à l'air dans lequel il se trouve.

§ 382. La meilleure *nourriture* pour un enfant nouveau-né, c'est le lait de sa mère. Il n'a besoin d'en prendre aucune autre en même temps. Si la mère reste bien portante et si la sécrétion laiteuse n'est pas troublée, le sein suffit à l'enfant

[1] Voy. Osiander, F. B., *Handbuch der Entbindungskunst*, 1821, t. II, § 169.
[2] Voy. Ouvrage cité, § 171.
[3] Saxtorph, M., *Gesammelte Schriften*, 2e série. Kopenhagen 1803, p. 455.

jusqu'au moment où se fait l'éruption des dents et où s'éveille en lui le besoin d'aliments plus solides. Au contraire, si la sécrétion du lait diminue, de telle façon que la femme peut continuer d'allaiter le nourrisson, mais sans satisfaire complétement son appétit, ou bien si l'enfant devenu vigoureux réclame au bout de quelques mois plus de nourriture que la mère ne peut lui en donner, quoique la quantité de lait sécrétée soit normale, on supplée à ce qui manque de la façon que nous indiquerons § 386.

Dans beaucoup de localités on administre indistinctement à tous les enfants, immédiatement après leur naissance, un sirop laxatif (ordinairement du sirop de manne ou de rhubarbe), dans le but de hâter l'expulsion du méconium. Cet usage, recommandé surtout par des sages-femmes ignorantes, est tout à fait blâmable. Le premier lait maternel rend entièrement superflus ces médicaments, qui ne font que gâter l'estomac de l'enfant. En mettant celui-ci immédiatement au sein, et en n'apaisant sa faim d'aucune autre façon (par exemple au moyen de l'infusion de camomille, dont on fait également un abus si fréquent), on entretient son appétit et son aptitude à téter, on favorise la saillie des mamelons et l'établissement normal, c'est-à-dire graduel, de la sécrétion laiteuse; et on évite de la sorte la fièvre de lait. Les suçons qu'on a l'habitude de mettre dans la bouche des enfants, pour les empêcher de crier, doivent être rejetés de la pratique parce qu'ils occasionnent facilement des aphthes, des flatuosités, des coliques etc.

§ 383. Quand les circonstances ne permettent pas à une mère d'allaiter son enfant, il y a deux manières de le nourrir : ou bien au moyen d'une nourrice, ou bien en lui donnant d'autres aliments (allaitement artificiel).

§ 384. Incontestablement rien ne remplace mieux le lait de la mère que celui d'une *nourrice*. Mais si ce mode d'alimentation est préférable à tout autre, il n'est que trop souvent bien difficile de trouver une bonne nourrice.

Une nourrice, pour être parfaitement *bonne*, doit réunir les qualités suivantes : 1º il faut qu'elle soit saine et robuste, de bonne mine, âgée de dix-huit à vingt-six ans, de mœurs honnêtes, et d'un caractère non passionné. 2º L'époque de son accouchement doit être aussi rapprochée que possible de celle de la naissance de l'enfant qu'elle est appelée à nourrir; il ne faut pas qu'il y ait un intervalle de plus de deux mois. 3º Les mamelles doivent être modérément développées, mais pleines; la peau qui les recouvre doit être propre et nette; il ne doit y avoir dans les mamelles ni nodosités ni indurations; les mamelons doivent être régulièrement conformés, sans éruption ni gercures etc. 4º Il faut que son lait possède les qualités indiquées § 359. 5º Elle ne doit pas être menstruée.

Le médecin ne saurait prendre assez de précautions en examinant si ces conditions existent. Par exemple, pour ce qui concerne le premier point, il ne doit pas se contenter de constater la santé actuelle de la femme, mais encore tenir compte des maladies antécédentes, héréditaires ou contagieuses, dont elle a pu être atteinte, et même de l'état de santé de ses parents. Jamais il ne faut négliger de faire l'examen des dents, des gencives, de l'haleine etc.; l'exploration physique des organes thoraciques et des organes sexuels. Pour ce qui regarde la condition mentionnée au nº 4, il est indispensable de voir l'*enfant de la nourrice*. S'il est bien portant, de bonne apparence et proprement tenu, on peut en conclure avec beaucoup de vraisemblance à la bonne santé et aux bonnes qualités de nourrice. En général, les nourrices de la campagne doivent être préférées à celles des grandes villes, pour des motifs qui sautent aux yeux.

§ 385. Quand on a eu le bonheur de trouver une nourrice tout à fait convenable, il faut autant que possible lui faire conserver son genre de vie habituel, sous le rapport des aliments, des boissons, des occupations etc. Tout changement brusque d'habitudes peut avoir une influence fâcheuse sur la santé de la nourrice et sur son aptitude à allaiter.

§ 386. L'*allaitement artificiel*, ou *au biberon*, exige, pour réussir, infiniment de patience et de précautions. Malgré la meilleure volonté et les soins les plus consciencieux, tels que n'en sait donner qu'une mère à qui la conservation de son enfant importe par-dessus tout, malgré le concours le plus favorable de circonstances, l'alimentation artificielle n'échoue que trop souvent.

La plupart des observations faites jusqu'à ce jour démontrent que parmi les aliments nombreux et variés qui ont été proposés, c'est le *lait de vache* qui mérite la préférence. Dans cette méthode d'alimentation il faut suivre les règles suivantes : 1° autant que possible, le lait doit provenir *d'une seule vache* et être donné à l'enfant aussi bon et aussi frais que faire se pourra ; si cette dernière condition ne peut être remplie, s'il faut garder le lait pendant quelque temps avant de l'employer, il est bon de le faire bouillir pour en faciliter la conservation ; 2° pendant les trois ou quatre premières semaines, on donne à l'enfant le lait non écrémé coupé avec deux tiers d'eau ; le deuxième et le troisième mois, on prend des parties égales des deux liquides ; à partir du quatrième mois, on n'ajoute plus qu'un quart d'eau, et plus tard on donne le lait pur. Il est bon d'ajouter toujours au liquide un peu de sucre de lait ; une faible addition de sucre rend le lait de la vache plus semblable à celui de la femme et facilite la digestion et les évacuations alvines. Il ne faut pas donner la boisson froide, mais bien tiède, à la température du lait maternel (environ 35 degrés), et ne pas la chauffer sur le feu, mais au bain-marie, ou en mélangeant du lait froid avec de l'eau chaude. Pour présenter le lait à l'enfant, le meillleur moyen consiste dans l'emploi d'un biberon (¹), flacon cylindrique dont le bouchon en liége est traversé par une embouchure en ivoire ou en os, ou dont l'ouverture est garnie d'une petite éponge taillée en forme de mamelon recouverte de baptiste ou de mousseline, ou encore d'une embouchure en ivoire ramolli, en caoutchouc etc. ; plus tard on peut se servir d'une espèce de tasse allongée, munie d'un bec. Il faut que tous ces appareils soient tenus très-propres, faute de quoi le lait s'aigrirait très-facilement. 4° Au bout de quelques mois (selon que l'enfant vient plus ou moins bien), on donne une fois, puis deux fois, enfin trois fois par jour une bouillie peu épaisse, légèrement sucrée, faite avec de la farine fine de froment ou d'épeautre, ou du biscuit réduit en poudre fine et du lait, — ou bien la soupe de Liebig. La bouillie doit être préparée avec beaucoup de soin, et être chaque fois fraîchement

---

(¹) Voy. *Nouveau Dictionnaire de médecine et de chirurgie pratiques*, article *Biberon*, par Devilliers.

cuite ; elle convient non-seulement pour les enfants qu'on élève au biberon, mais encore pour ceux qui prennent le sein, quand au bout de quelques mois le lait maternel n'est plus suffisant. — L'enfant devient-il plus fort, on lui donne du bouillon de veau, de poulet ; et plus tard de la soupe faite avec du bouillon de bœuf et du pain blanc, du gruau, ou de l'avoine, de l'orge, du riz mondés etc. ; cette soupe doit être passée au tamis de façon à ressembler à une bouillie peu épaisse ; enfin, après l'éruption des dents, on passe à une alimentation plus consistante.

Le lait de vache contient moins d'eau, plus de beurre et de caséine, mais une moindre quantité de sucre que celui de la femme ; pour en faire un aliment qui convienne aux enfants, on y ajoute habituellement un liquide et du sucre. Outre l'eau pure, on emploie, pour étendre le lait de vache, de l'infusion de camomille, de fenouil, du bouillon de veau, de poulet, une émulsion de jaune d'œuf, une décoction de maïs, d'arrow-root etc. Meyer, se fondant sur des observations qui lui sont personnelles, recommande principalement une décoction très-légère d'arrow-root (4 grammes sur 500 grammes d'eau) additionnée de sucre de lait. Il regarde comme un point essentiel d'examiner chaque jour le lait destiné à l'alimentation et de le rendre alcalin s'il présente une réaction acide. Dans ce but il se sert de la poudre d'yeux d'écrevisses (4 grammes pour un litre de lait), qu'on mêle d'abord avec une petite quantité de lait et qu'on verse dans le reste du lait en tournant constamment ; au bout de trois à quatre heures on décante, de sorte que la poudre non dissoute reste au fond du vase. Pendant les quatre premières semaines, on donne aux enfants une partie de lait avec deux parties de décoction d'arrow-root (en ajoutant à chaque tasse de mélange deux cuillerées à café de sucre de lait pendant la première semaine, et plus tard une seule cuillerée) ; à partir de là, jusqu'au quatrième mois, parties égales des deux liquides ; et plus tard, trois parties de lait et une de décoction. Le lait non cuit et froid est chaque fois ajouté à l'eau d'arrow-root chauffée au moyen d'une lampe à alcool ; on verse le tout dans le biberon en le faisant passer à travers un tamis à mailles étroites et on en vérifie la température en l'approchant de l'œil. A partir du neuvième mois, l'auteur fait donner à l'enfant du bouillon léger au milieu de la journée.

La soupe de Liebig contient les éléments du lait et est aussi facilement assimilable que lui. Au moyen d'un mélange habile de farine de froment, de malt et d'une quantité minime de carbonate de potasse, cette composition offre à l'organisme les substances alimentaires les plus importantes : la fécule, la dextrine, des phosphates et des carbonates alcalins. En 1866, Liebig a encore simplifié cette soupe de telle façon que la première cuisinière venue peut la préparer facilement avec de la farine de froment, de la farine de malt additionnée de bicarbonate de potasse, de l'eau et du lait, sans qu'on soit obligé de faire subir aucune préparation préalable à ces ingrédients.

[La bouillie de Liebig a provoqué, à l'Académie de médecine (juillet 1867), une courte discussion, à laquelle ont pris part Guibourt, Depaul, Boudet et Poggiale. Attaquée au double point de vue de la théorie qui a présidé à la rédaction de sa formule et de son application pratique, cette préparation n'a trouvé aucun défenseur, malgré l'autorité de l'éminent chimiste qui l'a imaginée. Voici, en résumé, les raisons qui portent les savants nommés plus haut, et notamment Poggiale, à repousser l'aliment proposé par Liebig : cet aliment diffère du lait de femme et du lait de vache par ses propriétés physiques et par sa composition ; il exige plusieurs opérations, du soin et de l'habileté ; la matière grasse du lait y est remplacée par du glucose, qui ne produit pas dans l'économie les mêmes effets physiologiques ; le lait de vache, à défaut du lait maternel, est un aliment incomparablement meilleur ; enfin, le lait artificiel, comme le reconnaît Liebig lui-même, n'est qu'une grossière imitation du lait naturel, et sa préparation ne repose que sur une seule analyse, dont l'exactitude est très-contestable.]

BIBLIOGRAPHIE.

Soins à l'accouchée et à l'enfant.

Guillemeau, J., De la nourriture et gouvernement des enfants, dès le commencement de leur naissance etc. Paris 1609, in-8°.

Levret, A., Essai sur l'abus des règles générales etc. Paris 1766, in-8°, p. 264.

Leroy, Alph., Médecine maternelle ou l'art d'élever et de conserver les enfants. Paris 1863, in-8°·

Meissner, Fr. L., Ueber die künstliche Auffütterung oder die Ernährung der Kinder ohne Mutterbrust. Leipzig 1822, in-8°.

Gölis, L. A., Vorschläge zur Verbesserung der körperlichen Kindererziehung in den ersten Lebensperioden , 2e édit. Wien 1823, in-8°.

Meissner, Fr. L., Ueber die phys. Erziehung der Kinder in den ersten Lebensjahren. Leipzig 1824, in-8°.

Maigne, P., Choix d'une nourrice, 2e édit. Paris 1836, in-8°.

Hufeland, Chr. Wilh., Conseils sur l'éducation physique des enfants, trad. de l'allemand, par A. J. L. Jourdan. Paris 1838, in-8°.

Desormeaux et *Dubois*, Dictionnaire en 30 volumes, articles Lactation, 1838; Nourrice, 1840; Sevrage, 1844.

Dubois, P., Leçons sur les soins que réclame l'enfant après la naissance (Gazette des hôpitaux, 1841).

Mayer, C., Ueber künstliche Ernährung der neugebornen Kinder (Verhandlungen der Gesellsch. für Geburtsh. in Berlin, 1re année. Berlin, 1846, in-8°, p. 56).

Ebert, Ueber die Bekleidung der Neugeborenen und Säuglinge (Verhandlungen der Gesellsch. für Geburtsh. Berlin , 1re année, 1846, p. 81).

Béclard, Hygiène de la première enfance. Thèse de concours. Paris 1852.

Besser, L., Die Benutzung der ersten Lebenstage des Säuglings zu dessen Eingewöhnung in eine naturgemässe Lebensordnung. Göttingen 1833.

Réveil, Du lait. Thèse de concours. Paris 1856.

Bednar, Al., Kinderdiätetik. Wien 1857.

Wertheimber, Diätetik der Neugebornen und Säuglinge. München 1860.

Von Ammon, Fr. A., Die ersten Mutterpflichten und die erste Kindespflege, 12e édit., revue et augmentée, par M. L. Grenser. Leipzig 1865.

Donné, A., Conseils aux familles sur la manière d'élever les enfants. Paris 1864, in-18.

Bouchut, E., Hygiène de la première enfance, comprenant la naissance, l'allaitement, le sevrage. Paris 1866, in-18..

Nouveau Dictionnaire de médecine et de chirurgie pratiques. Paris 1864, t. I, p. 722, article Allaitement, par *Lorain, Paul;* t. IV, article Biberon, par *Devilliers.*

Chassinat, R., De l'allaitement maternel. Paris 1868, in-18.

Dictionnaire encyclopédique des sciences médicales, article Allaitement, par *Jacquemier.*

Liebig, Sur un nouvel aliment pour nourrissons (la Bouillie Liebig), avec instruction pour sa préparation et son emploi. Paris 1868, brochure in-12.

Guibourt, Boudet, Depaul, Poggiale. Observations sur un lait artificiel, proposé par Liebig, pour la nourriture des enfants nouveau-nés (Bulletin de l'Académie impériale de médecine , 1867, t. XXXII, *passim*).

FIN DE LA PREMIÈRE PARTIE.

DEUXIÈME PARTIE.

Pathologie et thérapeutique de l'accouchement.

PREMIÈRE DIVISION.

DES ACCOUCHEMENTS VICIEUX ET DE LEUR TRAITEMENT EN GÉNÉRAL.

PREMIÈRE SECTION.

Définition, causes et division des accouchements vicieux.

§ 387. On entend par accouchement *vicieux*, *dystocie*, celui qui ne peut être terminé par les forces de la nature destinées à cet usage, ou du moins sans danger pour la mère ou pour l'enfant.

§ 388. Les accouchements peuvent être vicieux tantôt parce que les conditions dont dépend le mécanisme du travail ne sont pas normales, tantôt parce que, la marche du travail étant régulière d'ailleurs, l'acte de la parturition devient une cause de préjudice ou de danger pour la mère ou pour l'enfant, ou pour tous les deux.

Il s'ensuit qu'il existe *deux classes* essentiellement différentes de dystocies :

1° Dystocies par vice d'un des facteurs dont dépend le mécanisme du travail.

2° Dystocies sans entraves à la marche du travail.

§ 389. Dans la *première* classe de dystocies, l'état anormal de la *puissance* (forces expulsives) ou de la *résistance* (produit de la conception et voies génitales) peut, ou bien rendre l'accouchement *difficile* et même *impossible*, ou bien, au contraire, l'*accélérer* outre mesure. En effet, si la puissance est trop faible ou la résistance trop grande, l'accouchement devient difficile, et ne peut même pas être achevé par les forces de la nature dans le cas où la disproportion entre ces deux facteurs atteint un degré élevé. Le contraire a lieu si cette disproportion se manifeste en sens inverse.

Par conséquent, il existe entre les diverses dystocies par difficulté de la marche du travail une différence essentielle, sous le rapport de leurs causes, de leur nature et de leur influence sur la mère et sur l'enfant; et la première classe des dystocies se divise en *deux ordres*, dont l'un comprend les accouchements à terminaison difficile ou impossible, et l'autre ceux dont la marche est trop rapide. Les cas qui rentrent dans ces sous-divisions diffèrent encore entre eux, selon que la cause de la dystocie réside dans un vice de la puissance ou de la résistance; par conséquent, ces deux ordres se divisent en différents genres.

Ainsi l'accouchement peut être *difficile ou impossible par les seuls efforts de la nature,* parce que les *forces* destinées à expulser le produit de la conception sont trop faibles ou n'agissent pas du tout. Ou bien il se peut que les forces expulsives étant suffisamment efficaces, tantôt les *voies génitales,* tantôt le *produit de la conception* opposent à ces forces, par leur conformation vicieuse, un obstacle plus grand qu'à l'ordinaire ou même invincible.

L'accouchement peut être rendu difficile de la part des *voies génitales :* *a)* par la conformation vicieuse du bassin ; *b)* par la conformation vicieuse de la matrice ; *c)* par des anomalies du vagin et de la vulve ; enfin *d)* par la structure anormale des autres parties molles situées au dedans ou au dehors du bassin et qui ont de l'influence sur le passage du produit de la conception.

Le *produit de la conception* peut rendre l'accouchement difficile : *a)* par la position ou l'attitude vicieuse du fœtus ; *b)* par son volume et sa conformation vicieuse ; ou *c)* par une anomalie des annexes fœtales, c'est-à-dire des membranes de l'œuf, du liquide amniotique, du cordon ou du placenta.

L'accouchement trop *prompt* a pour cause principale l'énergie excessive des forces expulsives, et pour causes adjuvantes la petitesse disproportionnée du fœtus ou la largeur et la souplesse inusitées des voies génitales, ou bien la réunion de ces deux conditions.

§ 390. Dans la *seconde classe* de dystocies, le préjudice ou le danger qu'amène l'accouchement ne résulte pas d'un obstacle à la marche du travail, qui peut être irréprochable, mais *d'autres conditions très-diverses,* que l'on divise de la façon la plus rationnelle, selon que la cause du danger réside dans la *mère* ou dans le *produit.* A cette catégorie appartiennent les accouchements qui se compliquent d'hémorrhagies dans les voies génitales ou dans d'autres organes, de spasmes, de syncopes, de convulsions, de déchirures des parties sexuelles etc., ou encore d'accidents provenant du cordon, tels que sa chute à côté de la partie fœtale qui se présente, son enroulement, sa brièveté excessive, sa rupture etc.

S'il est vrai que les accidents que nous venons d'indiquer peuvent se produire sans exercer aucune influence fâcheuse sur la marche du travail, il ne faut pas néanmoins perdre de vue qu'ils la troublent assez souvent. Tantôt alors la difficulté de l'accouchement ne constitue qu'une complication fortuite, tantôt elle est consécutive et résulte de l'influence de l'accident sur les forces expulsives. Souvent les obstacles qui entravent le mécanisme du travail favorisent et renforcent l'action fâcheuse des accidents, de sorte qu'il existe plusieurs sources de préjudice et de danger.

§ 391. Il résulte de ce qui précède qu'il faut distinguer *trois groupes principaux* de dystocies :

A. Dystocies causées par un obstacle à la marche du travail.

B. Dystocies causées par la marche trop prompte du travail.

C. Dystocies causées par des phénomènes morbides ou des accidents qui compliquent l'accouchement (dont la marche est d'ailleurs normale) et qui sont préjudiciables à la mère ou à l'enfant.

Comme la première et la troisième catégorie comprennent plusieurs sous-divisions, tandis que la seconde n'en a qu'une, l'on peut, pour simplifier les classifications, réunir le second et le troisième groupe et diviser toutes les dystocies en *deux classes*, en tenant principalement compte si l'accouchement est *entravé* ou *non*. Voici un tableau de ces classes avec leurs sous-divisions.

PREMIÈRE CLASSE.

Dystocies provenant de la difficulté ou de l'impossibilité de l'accouchement par les forces de la nature (mogostocies ou dysponotocies).

I. Mogostocies causées par l'état vicieux des forces expulsives (*mogostocie dynamique*) ;

II. — par la conformation vicieuse du bassin (*mogostocie pelvienne*) ;

III. — par la conformation vicieuse des parties molles situées au dedans et au dehors du bassin et qui jouent un rôle dans l'accouchement ;

IV. — par la position et l'attitude vicieuse du fœtus ;

V. — par le volume anormal et la conformation vicieuse du fœtus ;

VI. — par la conformation vicieuse des annexes du fœtus.

SECONDE CLASSE.

Dystocies sans obstacles à la marche du travail (dysaponotocies).

I. Dystocies provenant de la marche trop prompte du travail (*ocytocie*) ;

II. — produites par des accidents pathologiques et autres qui rendent l'accouchement dangereux, tels que des hémorrhagies, des convulsions, la chute du cordon etc. (*dystocie par complication, accouchement compliqué* des auteurs anglais).

Les auteurs de l'antiquité ont écrit sur les accouchements vicieux, tels qu'ils les connaissaient, sans observer aucun ordre particulier. Plus tard, quand les notions obstétricales s'étendirent et que les matériaux fournis par l'observation s'accumulèrent de plus en plus, on éprouva aussi le besoin d'embrasser d'un coup d'œil général les diverses formes de dystocie, dont le nombre augmentait chaque jour. Mais on n'est pas parvenu, même à une époque plus rapprochée de nous, à établir une classification complétement rationnelle, ainsi qu'il est facile de s'en assurer par un coup d'œil jeté sur la plupart des traités allemands et étrangers. Un examen critique des classifications de Rœderer, Stein, Plenk, Solayrès de Renhac, Baudelocque, ou de Froriep, Jœrg, Velpeau, Burns etc., nous mènerait trop loin, et serait mieux à sa place dans une exposition orale. — *La division que nous avons donnée plus haut* a été publiée en 1811 par Fr. C. Nægele. Depuis lors on a pu s'assurer qu'elle répond parfaitement à son but; beaucoup d'auteurs en ont fait usage, et pour notre compte nous n'en connaissons aucune qui soit plus logique, plus exacte, plus simple et plus facile à embrasser d'un coup d'œil. Du reste, il est hors de doute qu'une classification systématique des dystocies en facilite l'intelligence et l'étude approfondie, et que dès lors le choix de telle ou telle division n'est rien moins qu'indifférent.

Si nous voulions nous astreindre à suivre l'ordre systématique, qui est surtout de rigueur dans un cours académique, nous devrions maintenant exposer en détail les causes, les symptômes, les suites et les terminaisons des dystocies que nous avons admises. Mais, comme le présent traité est surtout destiné à guider les jeunes praticiens, nous pouvons nous contenter des indications qui précèdent, parce qu'il est plus commode, au point de vue de l'utilité pratique, de trouver les généralités qui se rapportent aux différentes espèces de dystocies, réparties dans les chapitres traitant de chacune d'elle en particulier.

Dans la section qui va suivre, nous exposerons les règles générales du traitement des dystocies et les opérations obstétricales proprement dites, avant de passer à l'étude de la dystocologie spéciale. En procédant ainsi, nous ne faisons que nous conformer au plan que l'on suit habituellement pour les autres branches de l'art de guérir, en étudiant la pathologie générale, et par conséquent la matière médicale, avant de s'occuper de la pathologie spéciale.

DEUXIÈME SECTION.

Généralités sur l'assistance à donner dans les accouchements vicieux et sur les méthodes curatives (opérations) obstétricales proprement dites.

I. *Règles générales.*

§ 392. Quand une fonction quelconque du corps humain subit des troubles morbides, l'éloignement de la cause morbifique doit être regardé comme la première condition de la guérison ; il en est de même quand la fonction de la parturition est troublée. Dans les dystocies, la tâche de l'accoucheur consiste à écarter tout ce qui gêne, retarde ou suspend la marche naturelle de l'accouchement, à amener le retour de l'état normal par les moyens appropriés, ou du moins, s'il n'y réussit pas complétement, à faire en sorte que l'état actuel se rapproche autant que possible de l'état normal.

Or, dans l'accouchement, de même que dans toutes les autres fonctions, si, d'une part, la nature agit toujours, à l'état physiologique, dans le sens le plus conforme au but final qu'elle se propose, d'autre part, quand son action est entravée et troublée, souvent elle remédie spontanément et de la façon la plus efficace à ces conditions défavorables, diminue ou écarte les obstacles, et même quand elle n'arrive pas à ses fins, manifeste néanmoins par ses efforts médicateurs la *finalité* la plus parfaite.

De là découle naturellement, en ce qui concerne l'intervention de l'art dans les dystocies, le *principe fondamental* suivant : l'accoucheur doit s'efforcer de connaître et d'apprécier l'action de la nature dans les troubles de l'accouchement, il doit seconder cette action aussi longtemps qu'elle est suffisante et conforme au but final, en cherchant seulement à éloigner la cause morbide et à prévenir toute perturbation nouvelle. Quand les efforts de la nature cessent d'être efficaces, il doit l'imiter autant que possible et tâcher de n'accomplir que ce qu'elle aurait produit elle-même dans des conditions favorables ; jamais il ne doit s'arroger de vouloir remplacer par son art ce qu'elle est capable de faire elle-même, et sans danger, pour la terminaison de l'accouchement.

En se conformant à ces principes, l'accoucheur apprend non-seulement à connaître et à apprécier les forces de la nature, mais encore à calculer les limites de son activité ; ces notions seules peuvent guider sûrement sa conduite au lit de travail. Aussi bien l'histoire enseigne-t-elle que l'obstétricie n'est sortie de l'humble position qu'elle occupait jadis, pour devenir une des branches de l'art de guérir, qu'après que la justesse de ces principes eut été généralement reconnue.

«*Naturæ solertiam nulla ars, nulla manus, nemo opifex consequi potest imitando*» (Cicéron). — «Les forces de l'art ne sont jamais aussi bien graduées et aussi bien combinées que celles de la nature» (Baudelocque).

§ 393. En combinant son plan de traitement, l'accoucheur, de même que le médecin en général, doit tenir compte, non-seulement de la nature du trouble qu'il s'agit de combattre, mais encore des *moyens* que l'art met à sa disposition pour atteindre ce but thérapeutique. Sans compter que nous manquons encore de notions précises sur l'essence de plus d'un phénomène morbide de l'accouchement, c'est avant tout le défaut ou l'insuffisance des moyens curatifs qui borne notre action médicatrice, et nous empêche de ramener l'état normal par la voie la plus courte. Souvent l'accoucheur, de même que le médecin, doit se contenter de chercher à atteindre ce but par des voies indirectes.

§ 394. Les *règles générales* du *traitement* dans les troubles de l'accouchement, — les dispositions qu'il faut prendre, — les moyens qu'il faut employer pour ramener l'état normal, — varient selon les principales formes de dystocies.

Si l'accouchement est *difficile* ou *impossible* à cause de *l'insuffisance des forces expulsives*, la résistance étant d'ailleurs normale (*première espèce de dystocies*), il faut manifestement, pour rétablir l'équilibre, ramener à l'état physiologique l'intensité de ces forces. Dans ce but, il y a lieu d'employer des moyens soit hygiéniques, soit thérapeutiques, selon les causes que reconnaît le trouble morbide (épuisement général, affections dynamiques ou organiques de l'utérus, maladies des organes respiratoires etc.). Mais l'accoucheur ne peut pas agir sur l'intensité des forces expulsives de la même façon et dans la même mesure que sur la résistance, qu'il est en état de modifier directement; de plus, les circonstances qui diminuent ou entravent l'action de l'utérus ou des muscles abdominaux, ne peuvent souvent pas être écartées du tout, ou pas assez rapidement, ou encore sans qu'il en résulte accessoirement des effets nuisibles; il s'ensuit qu'on est souvent obligé de remplir par une voie indirecte les indications qui se présentent; nous entendons par là qu'il faut augmenter la force d'une façon relative, c'est-à-dire en diminuant la résistance, ou bien combiner les deux manières de procéder.

Si, au contraire, l'accouchement est difficile ou impossible parce que la *résistance* est trop *forte* relativement à la puissance, qui se manifeste d'une façon normale, le rôle de l'art consiste évidemment à détruire la disproportion existante en diminuant la résistance. On ne répondrait pas convenablement à cette indication si l'on voulait triompher de l'obstacle en augmentant artificiellement la puissance, et l'on ne ferait que rompre l'équilibre entre les conditions du mécanisme du travail et les autres fonctions. Les voies et moyens par lesquels le plan de traitement doit être exécuté dans cette espèce de dystocie diffèrent selon les diverses parties qui composent la résistance, selon le degré d'anomalie qu'elles présentent, et selon les ressources de l'art.

S'il existe une *disproportion* entre la capacité du *bassin* et le volume de la *tête du fœtus*, la première indication générale serait sans contredit de ramener à l'état normal celui des deux facteurs, bassin ou tête, qui s'en écarte. Mais comme l'art ne possède aucun moyen sûr pour élargir le bassin et l'adapter à la tête, quand c'est l'angustie pelvienne qui est la cause de la difficulté de l'accouchement, il faut qu'il se borne en général à remplir cette indication d'une manière indirecte par la diminution du volume de la tête (en tant que cette diminution est compatible avec la conservation du fœtus).

Or on observe souvent, quand la disproportion qui nous occupe ne dépasse pas un certain degré, que la nature elle-même termine l'accouchement par des efforts exceptionnels et sans le secours de l'art. L'on trouve alors la tête très-allongée et adaptée d'une façon merveilleuse à la forme du bassin. Mais il est rare que, dans ces conditions, le but de l'accouchement soit complétement atteint, parce que la longueur du travail et les efforts qu'il exige coûtent habituellement la vie à l'enfant et compromettent souvent la santé de la mère ; aussi de tous temps, ceux qui avaient à traiter de semblables cas devaient-ils éprouver le désir d'effectuer d'une manière prompte et inoffensive, au moyen d'une force étrangère appliquée sur la tête du fœtus, ce que la nature produit quelquefois, après un temps très-long, au prix d'efforts excessifs et de dommages plus ou moins considérables. L'art possède un moyen qui lui permet d'atteindre ce but, nous parlons du *forceps,* qui est construit de manière à saisir la tête du fœtus sans la léser et à l'entraîner à travers le canal génital. Cependant il est évident que l'indication du forceps n'existe que jusqu'à un certain degré de disproportion entre la tête et le bassin ; au delà de cette limite, cet instrument serait aussi nuisible pour la mère et l'enfant qu'il est bienfaisant quand il est employé à propos. Lorsque le forceps cesse d'être applicable, il devient nécessaire, au cas où le fœtus est vivant, de créer à celui-ci une *voie artificielle,* c'est-à-dire de faire l'opération césarienne. S'il est mort, il faut qu'on diminue son volume par des instruments vulnérants (*perforation, céphalotripsie, embryotomie*), et quand ces opérations sont inexécutables pour cause d'angustie pelvienne trop prononcée, *l'opération césarienne* reste encore le dernier et seul moyen pour terminer l'accouchement. Cette opération menace au plus haut degré la vie de la mère ; on a cru jadis pouvoir la rendre inutile, grâce à l'élargissement artificiel du bassin, au moyen de la *séparation des pubis,* mais comme la *symphyséotomie* n'a pas répondu aux espérances qu'on fondait sur elle, elle a été de nouveau abandonnée. Plus récemment, elle a été remplacée par un procédé qui est tout à fait de nature à permettre d'éviter l'opération césarienne et la perforation, sinon toujours, du moins dans un grand nombre de cas. Il s'agit de la *provocation artificielle de l'accouchemeut avant le terme naturel de la grossesse,* c'est-à-dire à une époque où le fœtus est bien apte à vivre hors du sein de sa mère, mais présente encore un assez petit volume pour pouvoir être expulsé, sans danger, à travers un bassin rétréci dans une certaine mesure.

Les *anomalies des organes sexuels* et des autres *parties molles* situées dans et sur le bassin : le rétrécissement, l'atrésie du col utérin, du vagin, de la vulve, les tumeurs des parties molles, la réplétion de la vessie, les calculs urinaires, exigent un traitement chirurgical, qui varie selon les circonstances. S'il y a des déplacements de la matrice, il faut remettre l'organe en place, et quelquefois il suffit pour cela de donner à la parturiente une position appropriée.

Si la *présentation du fœtus* est vicieuse, il faut la corriger ; on y arrive parfois en changeant la position de la femme, ou bien en pratiquant des manipulations externes, et plus souvent en introduisant la main pour agir directement sur le corps de l'enfant.

Si la difficulté de l'accouchement a pour cause *un vice de conformation du fœtus* qui entraîne une augmentation de son volume, le traitement varie selon l'espèce particulière de monstruosité ; par exemple, l'hydrocéphalie, l'ascite peuvent rendre la ponction nécessaire. On remédie à l'*épaisseur* et à la *résistance* trop considérable *des membranes* en faisant l'ouverture artificielle de l'œuf. L'union trop intime du *placenta* avec la matrice nécessite, dans certains cas, le décollement artificiel du gâteau placentaire.

§ 395. Parmi les accouchements vicieux de la *seconde classe*, les *ocytocies* réclament l'emploi des moyens propres à ralentir la marche du travail ; si elles ont pour cause une action trop énergique des forces expulsives, ce qui est le cas le cas le plus habituel, il faut déprimer, atténuer ces dernières. Or l'art ne peut faire que peu de chose pour atteindre directement ce résultat, de sorte qu'il faut s'adresser principalement à un autre ordre de moyens : instituer autant que possible, pendant le cours même de la grossesse, un traitement prophylactique convenable, et au moment de l'accouchement prescrire à la femme un repos absolu, lui donner une position appropriée, soutenir convenablement la partie fœtale qui s'engage etc.

Restent enfin les dystocies causées par des *accidents*, tels que l'hémorrhagie, les convulsions, la chute du cordon etc., qui mettent en danger la mère ou l'enfant sans que le mécanisme du travail soit en aucune façon troublé. Ici l'indication consiste naturellement à éloigner ces complications fâcheuses, et l'on peut la remplir par des moyens soit dynamiques, soit mécaniques (par exemple, si le cordon prolabe, on le remet en place avec la main ou avec des instruments) ; en cas de réussite, on abandonne ensuite l'accouchement à la nature.

Mais souvent les moyens qui sont à la disposition de l'accoucheur ne suffisent pas pour remplir directement l'indication, ou bien ils n'agissent pas assez promptement, ou bien encore d'autres obstacles s'opposent à leur emploi ; dans ce cas, pour éloigner les conséquences fâcheuses de ces accidents, on n'a d'autre ressource que de hâter la marche de l'accouchement ou de le terminer artificiellement. Les règles à suivre varient selon les cas particuliers auxquels elles se rapportent ; nous les indiquerons dans la seconde partie, quand nous étudierons en détail ces différentes espèces de dystocies.

II. *Des opérations obstétricales.*

§ 396. Des règles générales que nous venons de formuler, il résulte que le *plan de traitement* dans les dystocies varie selon les différences fondamentales que présentent ces dernières. Il a pour but tantôt de faciliter et de hâter l'accouchement, tantôt de ralentir la marche trop rapide du travail; d'effectuer, dans certains cas, l'extraction artificielle du fœtus; enfin, d'écarter quelquefois des troubles morbides ou d'autres accidents fâcheux dont l'influence sur l'accouchement est dangereuse, ou bien d'annuler ou de diminuer leurs effets pernicieux. Pour exécuter son plan de traitement, l'accoucheur se sert soit de moyens hygiéniques, médicaux ou chirurgicaux, soit de moyens propres à l'obstétricie. L'action et le mode d'administration des moyens de la première catégorie doivent être connus quand on aborde l'étude des accouchements; d'autre part, leur application au traitement de chaque dystocie en particulier fait l'objet de la tokiatrique spéciale; de sorte qu'il est inutile de les considérer à un point de vue général dans un traité d'accouchement. Nous n'avons à examiner ici que les modes de traitement qui sont *particuliers* à l'obstétricie ou les *opérations obstétricales* proprement dites, c'est-à-dire les opérations exclusivement destinées à remplir un but *tocurgique*, qu'on n'exécute jamais (sauf de rares exceptions) que pendant l'acte de la parturition ou la grossesse, et qu'on pratique sur la mère, sur le fœtus ou sur les annexes de ce dernier. Parmi elles, nous examinerons, dans les chapitres qui vont suivre : *le changement artificiel de la présentation du fœtus* ou *version*, *l'extraction du fœtus à l'aide du forceps*, *l'extraction du fœtus à l'aide des mains seules*, *l'accouchement par l'opération césarienne*, *l'application d'instruments vulnérants sur le fœtus* (perforation, céphalotripsie et embryotomie) et la *provocation artificielle de l'accouchement prématuré.* Nous étudierons le but, le mode d'action, le manuel opératoire, de même que les indications et le pronostic en général, de chacune de ces opérations. D'autre part, nous trouvons utile de ne considérer que dans la seconde division *l'ouverture et la dilatation artificielle de l'orifice utérin*, *le percement des membranes*, *le décollement et l'extraction du délivre;* nous examinerons aussi les modifications que les opérations de la première catégorie subissent dans certaines circonstances particulières (*version sur la tête* par manœuvres externes et internes etc.), ainsi que quelques manœuvres et moyens mécaniques (par exemple ce qui se rapporte à la reposition du cordon etc.).

CHAPITRE I.

DU CHANGEMENT ARTIFICIEL DE LA PRÉSENTATION DU FŒTUS, OU DE LA VERSION EN GÉNÉRAL, ET DE LA VERSION SUR LES PIEDS EN PARTICULIER.

Définition, division de la version.

§ 397. On appelle *version*, l'opération par laquelle la présentation du fœtus est changée selon certaines règles de l'art, dans le but, soit de rendre possible ou tout au moins de faciliter l'expulsion spontanée, soit de préparer l'accouchement artificiel, quand celui-ci est indiqué, mais ne peut être exécuté tant que le fœtus reste dans sa situation primitive. La version a donc chaque fois pour but d'améliorer la présentation fœtale, seulement cette amélioration est absolue dans le premier cas, et simplement relative dans le second.

§ 398. Le procédé opératoire varie avec les différentes circonstances qui indiquent la version. Quelquefois on atteint le but de l'opération en changeant simplement la position de la parturiente, d'autres fois en soutenant le bas-ventre d'une certaine façon, et en y pratiquant certaines manœuvres externes ; dans la majorité des cas, le procédé opératoire consiste à introduire la main dans la matrice et à agir directement sur le corps du fœtus pour en changer la présentation.

Ce dernier procédé, *version du fœtus par manœuvres internes*, dont nous allons nous occuper d'abord, peut évidemment être exécuté de deux façons, selon qu'on modifie la présentation primitive du fœtus en amenant au détroit supérieur son *extrémité céphalique*, ou son *extrémité pelvienne* : 1º *version sur la tête ;* 2º *version sur les fesses*, ou *sur un pied*, ou *sur les deux pieds.*

Quelques auteurs n'entendent par *version* que les cas où l'on amène artificiellement les pieds dans l'orifice utérin, c'est-à-dire où l'on tourne le fœtus après l'avoir saisi par les pieds ; d'autres la définissent ainsi : une opération par laquelle on change une présentation vicieuse du fœtus en une bonne présentation. Ces définitions sont trop étroites et ne rendent pas dans toute son étendue le sens de l'expression qui nous occupe. En effet, la première ne comprend qu'*une* des espèces de la version ; la seconde ne tient compte que de *certains* cas de cette opération. D'autres définitions sont au contraire trop larges, comme celles qui font rentrer dans la version les modifications de l'attitude du fœtus, par exemple le changement de la présentation des fesses en présentation des pieds.

La version sur la tête n'est indiquée que par une seule espèce de dystocie, c'est-à-dire quand l'accouchement est rendu difficile par une présentation vicieuse du fœtus, et encore n'est-elle applicable que dans des cas isolés ; il en est de même de la version sur les fesses ; pour cette raison nous croyons utile de ne décrire ces deux opérations que quand nous parlerons du traitement des présentations vicieuses (voy. § 630 et suiv.) ; tandis que nous traiterons ici de l'espèce de version qui est la plus usitée et qui est nécessaire dans plusieurs espèces d'accouchements vicieux, c'est-à-dire de la version sur un ou deux pieds.

Version sur les pieds.

I. DÉFINITIONS, INDICATIONS, CONDITIONS DE LA VERSION SUR LES PIEDS.

§ 399. D'après ce qui précède, voici en quoi consiste cette opération : l'extrémité pelvienne ne se trouvant pas au détroit supérieur, saisir un ou deux pieds, selon les règles de l'art, au moyen de la main introduite dans l'utérus, et les faire descendre à travers l'orifice utérin et le vagin jusqu'à ce que l'axe longitudinal du fœtus corresponde à l'axe de la matrice.

Dans l'antiquité on croyait que les présentations céphaliques sont seules naturelles, et que toutes les autres sont contre nature et exigent absolument l'intervention de l'art ; partant de là, on recommandait d'amener la tête au détroit supérieur toutes les fois qu'elle ne s'y trouvait pas primitivement, et dans ce but on employait parfois les moyens les plus étranges et les plus brutaux (succussion hippocratique), le plus souvent, selon toute probabilité, sans en obtenir le résultat désiré. La première mention de la version sur les pieds (encore ne s'agit-il que d'enfants morts) se trouve dans ce passage de Celse : « Le but du médecin est de diriger l'enfant, avec la main, de manière qu'il présente la tête, ou même les pieds s'il est tourné autrement ; » le même auteur connaissait aussi l'extraction par les pieds, ainsi que le prouve cet autre passage: «Lorsque l'enfant se présente par les pieds, il n'est pas difficile de l'extraire; en le saisissant par ces parties, on l'amène aisément à l'aide des mains.» Philumenos (80e année de l'ère chrétienne) recommandait aussi la version sur les pieds, notamment dans le cas de présentation vicieuse; néanmoins le souvenir de cette opération se perdit complétement dans les siècles suivants, et la version céphalique resta, avec l'embryotomie, la seule ressource des accoucheurs. — La version sur les pieds ne fut arrachée à l'oubli, et pour peu de temps seulement, que vers le milieu du seizième siècle. Un homme d'une expérience consommée, Ambroise Paré, fut le premier qui parla de nouveau de cette opération; il la pratiquait dans les présentations céphaliques, quand l'accouchement ne se faisait pas, et dans les présentations de l'épaule; c'est à lui qu'on doit la première description du manuel opératoire de la version et de l'extraction (1). La rareté de cet écrit explique comment on a pu attribuer, jusque dans ces derniers temps, au chirurgien P. Franco le mérite d'avoir fait revivre la version sur les pieds, tandis que les préceptes obstétricaux de ce dernier ne sont qu'une réimpression textuelle des chapitres de Paré (2). J. Guillemeau, élève et ami de Paré, introduisit plus tard différentes améliorations dans le manuel opératoire; de plus, il fut le premier qui attira l'attention sur les avantages de la version dans les hémorrhagies graves qui surviennent pendant l'accouchement (3). Il est vrai que cet auteur recommande encore la version céphalique dans les présentations vicieuses (p. 288, 294); pourtant il ne paraît pas lui accorder une grande confiance, et conseille, dès que le cas semble difficile, d'aller au plus tôt à la recherche des pieds (p. 289, 290). Du reste, il se passa encore assez de temps avant l'adoption générale de la version podalique. Mauriceau et Lamotte contribuèrent le plus à cette réforme; ils introduisirent des améliorations si importantes dans le manuel opératoire, qu'ils peuvent être regardés comme les véritables créateurs de cette opération bienfaisante. Tous les deux se déclarèrent nettement contre la version céphalique. Même après que l'usage du forceps, en se généralisant peu à peu, eut permis d'avoir moins souvent recours à la version sur les pieds, celle-ci ne cessa pas de recevoir de notables perfectionnements; Levret, Smellie, Deleurye, Stein et Boër ont attaché leurs noms d'une façon durable à l'étude des indications et du manuel opératoire.

§ 400. L'*indication* de la version sur les pieds est fournie par les cas ou l'accouchement naturel est difficile ou impossible à cause de la *présentation vicieuse du fœtus*. Si, dans un cas pareil, la présentation défectueuse constitue l'unique obstacle, si toutes les autres conditions sont favorables à la marche normale du travail, et s'il ne surgit aucun accident qui nécessite l'accélération de l'accouchement, dans ce cas, une fois la version terminée, l'art a complétement satisfait aux exigences de la nature, et la terminaison de l'accouchement peut être abandonnée à celle-ci.

On est encore obligé de faire la version, quand, *dans une présentation autre que celle des pieds* (ainsi, lors même que la tête se présente), *il existe des circonstances qui indiquent une terminaison rapide de l'accouchement* et que cette terminaison ne peut être effectuée ni par le forceps ni par d'autres moyens plus doux. La version n'est alors *qu'un acte préparatoire* destiné à rendre possible une autre opération, l'extraction, que la présentation primitive ne permettait pas d'exécuter. Nous parlerons dans le troisième chapitre des indications de cette dernière opération.

(1) Ambroise Paré, *Briefve collection de l'administration anatomique avec la manière de conjoindre les os et d'extraire les enfants etc. du ventre de leur mère etc.* Paris 1550 (édit. Malgaigne, t. II, p. 628).

(2) Franco, *Traité des hernies etc.* Lyon 1561, p. 355 et suiv..

(3) Guillemeau, *De l'heureux accouchement des femmes.* Paris 1609, p. 224 et suiv.

Jadis le nom de *version* se donnait généralement à l'opération par laquelle on va à la recherche des pieds (qui ne sont pas en présentation), pour les attirer à travers l'orifice utérin et le vagin, et amener le fœtus au dehors les pieds en avant. On réunissait ainsi *deux* manœuvres tout à fait différentes, sous la désignation commune de *version*, parce que l'on avait l'habitude de ne presque jamais exécuter la première de ces manœuvres, savoir: le changement de la présentation primitive en présentation des pieds, sans la faire suivre sur-le-champ de la *seconde*, qui est l'extraction par les pieds. Il est vrai que l'accoucheuse Siegmund, et plus tard Stein l'ancien, Aitken et quelques autres connaissaient très-bien la différence qui existe entre la version et l'extraction; cependant ce n'est que grâce aux enseignements de Deleurye, et principalement de Boër, qu'on commença, dans le courant de ce siècle, à abandonner le procédé ancien, et à se contenter de faire la version dans les présentations vicieuses, quand les autres conditions étaient favorables. Weidmann [1] et surtout Jœrg [2] contribuèrent beaucoup à faire accepter généralement les préceptes de Boër, dont l'observation a donné, pour la version, des résultats beaucoup plus favorables en ce qui concerne la conservation des enfants.

§ 401. Pour que la version puisse être effectuée avec le moins de danger possible pour la mère et pour l'enfant, les *conditions* suivantes sont nécessaires :

1º Avant tout il faut que l'orifice utérin soit suffisamment dilaté, ou du moins assez souple et extensible pour qu'on puisse introduire la main dans l'utérus sans crainte de lésion.

2º Il faut que le corps du fœtus soit mobile, c'est-à-dire que la matrice ne soit pas trop fortement contractée, de telle façon qu'on puisse changer la présentation fœtale sans trop grands efforts. Si la matrice est énergiquement contractée sur le fœtus, comme on l'observe habituellement quand la majeure partie des eaux s'est écoulée depuis assez longtemps, quand on a déjà fait des tentatives infructueuses de version etc., il est ou bien très-difficile ou même impossible, soit d'introduire la main dans l'utérus, soit, si l'on y parvient, de changer la position de l'enfant. En pareil cas on ne doit pas procéder à l'opération tant qu'on n'a pas mis fin, par des moyens appropriés, à la contraction violente de la matrice.

3º Enfin il est nécessaire que le bassin soit suffisamment spacieux ; cela est surtout désirable quand on ne pratique la version que dans le but de faire l'accouchement artificiel.

II. OPÉRATION.

a) Précautions et préparatifs.

§ 402. La détermination du *moment* favorable pour pratiquer la version dépend tout à fait des circonstances. C'est là un point qui exige dans tous les cas les plus mûres réflexions, à cause de son influence sur le résultat de l'opération.

Si l'on entreprend la version pour cause de présentation vicieuse et si l'œuf est encore intact, on attend que l'orifice soit suffisamment dilaté pour laisser passer la main sans difficulté; et si les contractions sont faibles, on temporise jusqu'à ce que la dilatation soit complète, et la poche des eaux sur le point de se rompre. Il est bon de ne pas attendre plus longtemps, parce qu'il est beau-

[1] Weidmann, *Entwurf der Geburtshülfe*, 1808, p. 187.
[2] Jœrg, *Handbuch*, 1833, § 433.

coup plus facile de changer la présentation du fœtus avant l'écoulement des eaux qu'après la rupture de l'œuf. Mais, d'un autre côté, il faut éviter autant que possible d'opérer trop tôt, c'est-à-dire avant la dilatation suffisante de l'orifice. En effet, sans compter les dangers qui peuvent résulter des tentatives de dilatation artificielle, l'on a de bonnes raisons pour craindre, une fois la version faite, que les contractions ne se montrent moins efficaces que si l'on avait, en tardant davantage, laissé à l'utérus le temps de développer sa puissance contractile. Or c'est surtout à ce moment que des douleurs énergiques sont désirables, parce que c'est d'elles que dépend principalement la terminaison favorable du travail.

Si les eaux se sont écoulées prématurément et en grande quantité, ou bien s'il existe des complications dangereuses, telles qu'une hémorrhagie considérable, il ne dépend plus de nous, comme dans le cas que nous venons d'indiquer, de fixer le moment de l'opération, mais il faut que nous procédions sans retard à la version, aussitôt que l'orifice utérin est assez extensible pour permettre, sans risque de rupture, la dilatation artificielle nécessaire à l'introduction de la main.

Dans les cas de présentation vicieuse, quand la poche est rompue et que l'orifice n'est encore ni suffisamment dilaté ni dilatable, il faut nécessairement remettre la version; pour prévenir autant que possible les suites fâcheuses qui peuvent résulter de ce retard (écoulement de tout le liquide amniotique etc.), on donne à la femme une position horizontale, le bassin un peu plus élevé que le reste du corps, on lui recommande la plus grande tranquillité et on lui interdit tout effort d'expulsion.

§ 403. Avant de se préparer à faire la version, on informe la parturiente, avec les plus grands ménagements, de la nécessité de l'opération. La prudence exige qu'on fasse connaître à la famille quelle est la situation et quels dangers l'intervention de l'art peut entraîner pour la mère et pour l'enfant.

On s'occupe alors de la position à donner à la femme ; le plus souvent on la place *en travers d'un lit.* On peut se servir à cet effet d'un lit ordinaire, pourvu qu'il soit assez élevé et placé contre un mur ; on lui donne autant que possible la hauteur d'une table ; la seule condition essentielle, c'est que la partie qui sert de support à la région sacrée, vers le bord libre du lit, soit bien résistante et horizontale. La parturiente, couverte de vêtements légers et commodes, est couchée en travers du lit, le sacrum portant sur le bord antérieur de celui-ci, de telle façon que l'entrée du vagin soit facilement accessible (Fig. 79). Les pieds sont mis sur deux chaises placées au devant du lit, et maintenus par deux femmes qui servent d'aides, ou bien ils reposent sur les genoux des aides, assises l'une vis-à-vis de l'autre sur les chaises. Quelques coussins disposés sur le lit, dans la direction du mur, constituent un dossier commode pour la partie supérieure du corps, qui doit être à peine un peu plus élevée que le reste. Une troisième personne placée à côté de la parturiente ou derrière elle, la soutient sous les bras, tandis qu'une quatrième (de préférence la sage-femme) reçoit les instructions nécessaires pour donner un coup de main à l'accoucheur pendant l'opération. On place par terre, immédiatement au-dessous des parties génitales, un vase destiné à recevoir le liquide amniotique etc. — La position de l'accoucheur dépend de la hauteur du lit. On opère le plus commodément en se mettant debout, et le moins commodément en se tenant assis. Dans le cas où le lit est tellement bas qu'on ne pourrait pas même faire la version en s'agenouillant, on se sert d'une table suffisamment haute et solide, recouverte d'une paillasse.

Avant de commencer l'opération, l'on doit avoir sous la main tout ce qui pourra devenir nécessaire pendant et après la version, qu'il faudra peut-être faire suivre de l'accouchement artificiel; ainsi, il faut préparer de la graisse

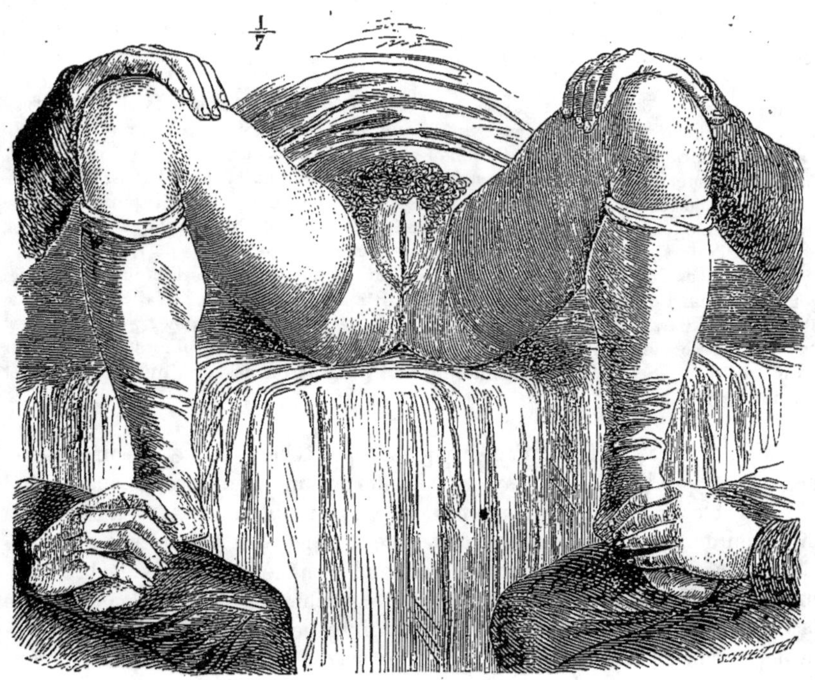

Fig. 79. — *Position de la femme en travers du lit, pour les opérations obstétricales.*

pure ou de l'huile, des serviettes, ce qui peut servir à ranimer le fœtus s'il naît dans un état de mort apparente etc., et, en fait d'instruments, un porte-lacs, des lacs (il est bon d'en avoir deux, en filoselle, de couleurs différentes) et un forceps. — Il est nécessaire de vider la vessie et le rectum, avant la version comme avant toute opération tocurgique.

En général, la position *presque horizontale* facilite la version. Quelquefois le décubitus latéral ou la position sur les genoux et les coudes doivent être adoptés de préférence; nous en parlerons plus bas (§ 415). Si l'on a lieu d'espérer que la version se fera très-facilement, lorsque la poche n'est pas encore rompue, surtout lorsque la femme est si faible qu'il faut lui faire faire aussi peu de mouvements que possible, on peut entreprendre l'opération en laissant la patiente étendue tout du long sur son lit. Mais alors la position de l'accoucheur est toujours incommode.

Celse est le premier auteur qui mentionne la position en travers du lit pour l'accouchement artificiel. On trouve des détails plus circonstanciés sur ce sujet dans Paré, Guillemeau, Lamotte, Chapman, Ph. Ad. Bœhmer etc.

L'*étui tocurgique doit contenir*: deux forceps (un court et un long), un crochet mousse, un perforateur, une pince à os, un crochet demi-mousse, demi-aigu, deux lacs (un porte-lacs), un cathéter femelle en argent et plusieurs cathéters élastiques. Pour la pratique des campagnes, on peut disposer l'étui de telle façon qu'il puisse recevoir encore une trousse de chirurgie, un appareil de tamponnement et quelques médicaments, par exemple de la teinture d'opium et de cannelle, de l'eau de Rabel, du chloroforme etc., le tout renfermé dans des flacons bien bouchés. Dans quelques cas, l'accoucheur peut encore avoir besoin d'un céphalotribe, d'un porte-cordon, d'un instrument destiné à rompre les membranes et d'une pince courbe.

Paré se servait d'un simple ruban pour fixer le pied du fœtus quand il n'amenait d'abord qu'une extrémité inférieure en faisant la version (voy. ouvrage cité, p. 628); Guillemeau faisait usage «d'un petit ruban avec un nœud coulant» (ouvrage cité, p. 228). Différentes espèces de lacs ont été inventées par Walbaum, Stein, Pugh, G. A. Fried, Baudelocque et autres. — Le porte-lacs paraît avoir été imaginé par A. Siegmund; des instruments analogues sont dus à Walbaum, Stein, G. A. Fried, Pugh, O. L. Bang, Gerner, Rosshirt, Trefurt, van Huevel, Hyernaux (de Bruxelles) etc.

Le porte-lacs doit servir à passer un lacs autour du pied, dans l'intérieur des voies génitales, quand on ne peut pas amener la partie saisie au dehors de la vulve. Celui de Trefurt nous paraît très-utile. Le porte-cordon de Braun (de Vienne) peut également être employé comme porte-lacs. Nous rejetons, au contraire, les pinces inventées par Bang, Gröning, Seulen, Nevermann etc., tant pour porter des lacs que pour saisir et amener les pieds.

§ 404. Toutes les fois qu'on le pourra, on tâchera de se procurer, avant l'opération, par l'exploration externe et interne, une connaissance aussi exacte que possible de la *présentation* et de la *position* du fœtus, c'est-à-dire de la direction de la tête, du siége et de la face antérieure et postérieure du corps. C'est du résultat de cet examen que dépend en général le choix de la main à introduire. Si les pieds se trouvent du côté gauche de la mère, l'on se sert de la main droite; s'ils sont à droite, de la main gauche. Lorsque la tête se présente, on choisit la main dont la face palmaire est tournée vers le plan antérieur du fœtus. — Tant que les membranes sont intactes, le choix de la main est en général moins important; dans ce cas, si l'on ne se rend pas bien compte de la position de la partie qui se présente, on fait bien de se servir de la main qui est la plus exercée.

b) *Manuel opératoire.*

§ 405. On peut distinguer deux temps dans l'opération de la version : 1º introduction de la main dans la matrice jusqu'aux pieds; 2º saisie des pieds et version du fœtus en les faisant descendre. — Dans la description du procédé qui va suivre, nous nous occuperons d'abord des cas où la poche est intacte ou bien rompue depuis peu de temps, et où la matrice ne s'est pas encore fortement contractée.

§ 406. *Introduction de la main dans la matrice jusqu'aux pieds* (Fig. 80). On enduit de graisse la moitié inférieure de l'avant-bras et la face dorsale de la main, puis on réunit les doigts en cône, et on les introduit dans le vagin vers la fin d'une douleur, en les faisant glisser sur la commissure postérieure des grandes lèvres, et en leur imprimant de légers mouvements de rotation. Au moment où la partie la plus épaisse de la main traverse la vulve, son bord antérieur regarde les pubis; à mesure qu'elle pénètre plus profondément, sa face dorsale se tourne vers la concavité du sacrum. Si nous prescrivons d'introduire la main pendant une douleur, c'est principalement parce que l'on peut alors

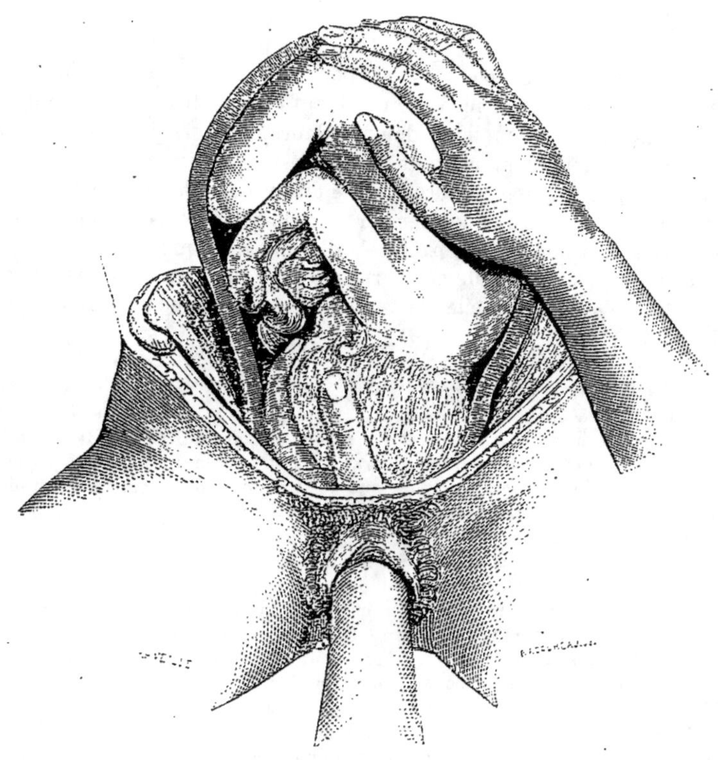

Fig. 80. — *Version podalique (premier temps).*

profiter du temps de repos suivant pour la porter dans l'utérus et pour terminer la version. Pendant qu'une main s'engage dans les voies génitales, l'autre est placée sur le fond de la matrice, et sert autant à fixer cet organe qu'à seconder les efforts de la main qui opère. — La femme doit être invitée à se tenir aussi tranquille que possible et à ne pas faire d'efforts d'expulsion.

Dès que la contraction utérine a complétement cessé, la main, toujours disposée en cône, pénètre à travers l'orifice utérin, en continuant d'exécuter de légers mouvements de rotation; on tâche, en même temps, de se rendre un compte tout à fait exact de la position du fœtus, si on n'a pu y parvenir auparavant. Arrivée dans la cavité utérine, la main est ouverte, sa face dorsale correspondant à la paroi de la matrice et sa face palmaire au plan antérieur du fœtus.

En faisant franchir à la main le détroit supérieur, il ne faut pas la diriger sur la ligne médiane, au devant du promontoire. Il est plus facile et moins douloureux de la faire passer dans le voisinage d'une symphyse sacro-iliaque, à droite ou à gauche de l'angle sacro-vertébral, selon que les pieds sont de l'un ou de l'autre côté. En même temps, l'accoucheur incline un peu plus vers la parturiente l'épaule qui correspond à la main qu'il a introduite.

§ 407. Si la poche est intacte, on ne la perce pas au niveau de l'orifice; mais on glisse la main jusqu'aux pieds, entre l'œuf et la matrice, et on ne déchire les membranes, dans l'intervalle de deux douleurs, que lorsqu'on sent les pieds à travers, ou du moins lorsque toute la main est parvenue *assez haut* dans la cavité utérine. Il est, en général, assez facile d'introduire la main entre l'utérus et les membranes, parce que ces dernières n'adhèrent que faiblement vers la fin de la gestation. Cette manœuvre a cela d'avantageux que l'avant-bras, placé dans le vagin, empêche l'écoulement brusque du liquide ammiotique; de sorte que, le fœtus restant très-mobile, la version s'exécute avec une remarquable facilité.

Le procédé qui consiste à ne rompre l'œuf qu'après que la main est arrivée dans la cavité utérine à été recommandé d'abord, à notre connaissance, par Peu, dans le passage où il traite des hémorrhagies pendant l'accouchement [1]. Pourtant la proposition de cet auteur ne fut guère prise en considération. Lamotte la rejeta même complétement [2]. Levret et Stein ne parlent jamais que de la rupture des membranes au niveau de l'orifice. Smellie, au contraire, recommande expressément la manœuvre qui nous occupe et pense qu'elle trouve notamment son application dans les présentations vicieuses [3]. Elle a été surtout connue grâce aux écrits de Deleurye [4] et de Boër [5]. Depuis elle est presque universellement adoptée.

Lorsque les contractions s'arrêtent au moment où l'orifice est complétement dilaté, si en même temps les membranes sont peu tendues et assez fortes, on réussit quelquefois à faire la version sans les rompre. Récemment Hüter a chaudement préconisé ce procédé. Pourtant les circonstances qui en permettent l'application se trouvent rarement réunies. Nous ne nous rappelons qu'un cas dans lequel nous ayons pu l'exécuter: il s'agit d'un fœtus très-volumineux qui se présentait par l'épaule; la poche des eaux arrivait à la vulve; nous fîmes la version sans rompre les membranes et nous abandonnâmes l'accouchement à la nature.

§ 408. S'il est nécessaire de faire la *dilatation artificielle* de l'orifice pour pouvoir y introduire la main, on procède de la façon suivante : dans l'intervalle de deux douleurs, on introduit, suivant le degré de dilatation de l'orifice, deux doigts, puis le troisième, puis le quatrième, tout en faisant de légers mouvements de rotation, et l'on écarte graduellement les doigts, jusqu'à ce qu'on

[1] Peu, *Pratique des accouchements*, 1694, p. 277.
[2] Lamotte, *Traité etc.*, 1721, obs. 281, *réflexion*.
[3] Smellie, *Treatise*, 1752, p. 331, 334.
[4] Deleurye, *Traité des accouchements*, 1770, § 691.
[5] Boër, *Sieben Bücher*, 1834, p. 280, note et *passim*.

sente que l'orifice est suffisamment préparé pour le passage du reste de la main. Il faut exécuter cette manœuvre avec beaucoup de précautions et de ménagements, et n'y recourir, en général, ainsi que nous l'avons dit, que dans un cas d'urgence, c'est-à-dire quand les dangers qui résultent de la dilatation artificielle pèsent moins dans la balance que les circonstances graves et pressantes qui indiquent la version avant que le col soit suffisamment dilaté ou dilatable. Lorsqu'une partie volumineuse de l'enfant, comme la tête, se trouve au détroit supérieur et gêne l'introduction de la main dans l'orifice, on la repousse, avec précaution et sans violence, vers le côté opposé à celui par lequel pénètre la main; en même temps, la main appliquée sur le ventre comprime doucement la matrice en sens contraire, pour la garantir des effets de la pression à laquelle l'expose le refoulement de la partie fœtale (Fig. 80).

Pour faire la dilatation artificielle de l'orifice, dans les cas difficiles, Osiander (1) se servait, au lieu des doigts, de son dilatateur en acier. Carus, Busch etc. ont imaginé de semblables dilatateurs. Mais aujourd'hui l'usage de ces instruments est rejeté avec raison (2).

§ 409. Pendant que la main chemine dans la direction des pieds, il faut avoir soin de ménager, autant que possible, la matrice, et se garder, en même temps, d'exercer une pression trop forte sur le ventre du fœtus et sur le cordon. S'il survient une douleur pendant qu'on est à la recherche des pieds, il faut que la main reste au repos jusqu'à ce que la contraction ait cessé; mais on ne doit pas la retirer, parce qu'on sacrifierait ainsi un avantage acquis. Il est inutile de dire que la patiente ne doit pas faire d'efforts d'expulsion. On peut arriver aux pieds par deux procédés différents. Ou bien on fait passer la main sur le plan antérieur du fœtus, ou bien on la glisse successivement le long du plan latéral, des fesses, des cuisses, et l'on atteint enfin les pieds. Si la poche n'est pas rompue et si l'on connaît la position du fœtus, on choisit le premier procédé, qui mène au but par le chemin le plus court, est moins douloureux pour la femme, empêche mieux l'écoulement du liquide amniotique, et permet de saisir plus facilement les deux pieds. Au contraire, on se sert du second procédé, quoiqu'il soit plus compliqué, quand les eaux se sont écoulées et que la position du fœtus est douteuse. Toutefois il n'est applicable que lorsque l'utérus n'est que modérément contracté.

§ 410. *Saisie des pieds et version du fœtus en les faisant descendre* (Fig. 81). Si l'on a atteint les pieds, la meilleure manière de les saisir consiste à placer le médius entre eux, au-dessus des malléoles, et à les embrasser avec les autres doigts. Mais on ne réussit à le faire que quand il y a assez de place dans la matrice; après l'écoulement des eaux, il faut bien se contenter de saisir les pieds, ou même *un seul pied*, n'importe de quelle façon. Une pression exercée avec la main qui est placée sur le ventre, rapproche les pieds

(1) Osiander, F. B., *Handbuch*, t. II, 1821, p. 310, 336, n° 22.
(2) Voy. Stein (neveu), *Lehre der Geburtshülfe*, t. II, 1827, p. 231. — F. G. Potthoff, *De orificio uteri in versione fœtus vi mechanica non nisi scite cautèque dilatando*. Marburg 1812, in-8°

de la main qui opère et peut, de la sorte, en faciliter la saisie dans les cas difficiles. En saisissant les pieds, il faut se garder de prendre, en même temps, le cordon ou les membranes, et de confondre les mains avec les pieds.

On fait descendre avec précaution le pied saisi (ou les deux pieds) le long de la face antérieure du fœtus (Fig. 81), puis à travers l'orifice utérin et le vagin, jusqu'au devant des parties génitales externes. Le changement de présentation qu'on avait en vue n'est effectué que lorsque les hanches se trouvent à l'entrée du bassin.

Souvent il est avantageux de saisir, au lieu du pied, la *cuisse* ou la *région du genou*.

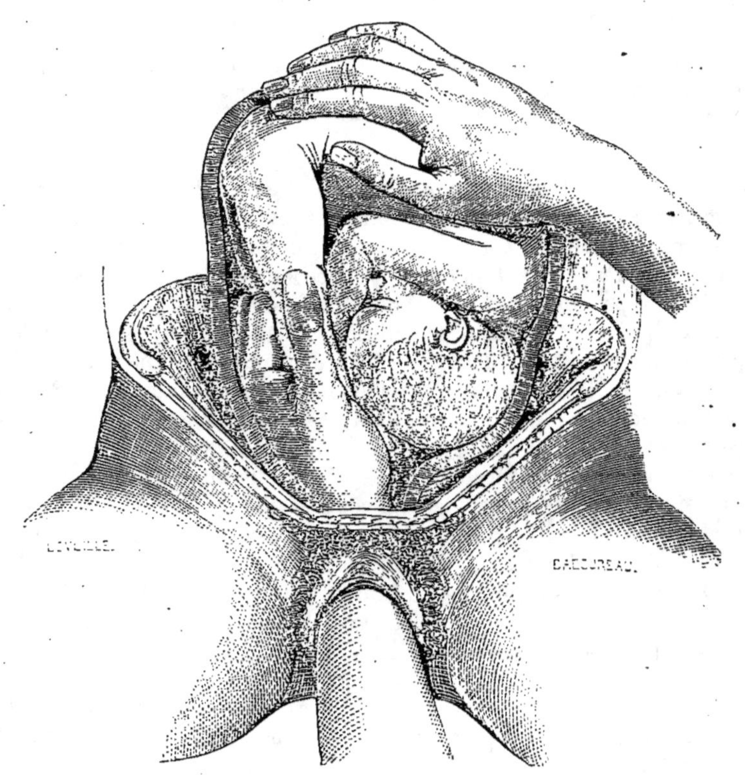

Fig. 81. — *Version podalique (second temps)*.

§ 411. Si l'on fait la version à cause d'un accident grave qui nécessite l'extraction rapide du fœtus, on cherche, autant que possible, à saisir les deux pieds. On y réussit plutôt avant l'écoulement des eaux qu'après la rupture de la poche, surtout si elle a eu lieu depuis assez longtemps. En pareil cas, s'il est trop difficile de saisir les deux pieds, on fait mieux de chercher à pratiquer la version en n'en amenant qu'*un seul*.

Au contraire, lorsque l'opération n'est faite que dans le but d'améliorer une présentation vicieuse, il est bon de ne faire descendre qu'*un* pied, quand bien même on pourrait les saisir tous les deux, pourvu toutefois que toutes les autres conditions soient normales. En effet, si *un* membre inférieur reste appliqué sur le ventre du fœtus, le volume de l'extrémité pelvienne en est augmenté; il s'ensuit que cette partie traverse plus lentement les voies génitales et prépare d'autant mieux le dégagement rapide de la tête (comp. § 295).

Dans l'un et l'autre cas, si la version du fœtus *ne s'effectue pas*, c'est-à-dire si le pied, après avoir commencé à descendre, cesse d'obéir à la traction qu'on exerce sur lui (par exemple parce que l'autre pied le croise), il faut placer sur lui un lacs, introduire la main le long de la face interne du membre inférieur correspondant et chercher à dégager l'autre pied. Quelquefois il suffit de modifier la position de la jambe restée dans la matrice. Pourtant ce n'est pas toujours un obstacle mécanique qui entrave la version du fœtus; fréquemment la difficulté provient d'une contraction vicieuse de la matrice, qui est provoquée par les manœuvres, et qui cesse souvent pour peu qu'on suspende l'opération.

C'est Portal qui a démontré le premier, contrairement à l'opinion universellement répandue à son époque, que l'on peut faire la version en ne tirant que sur un pied. Il rejette l'introduction répétée de la main, dans le but de dégager le second pied, comme une pratique douloureuse pour la mère et dangereuse pour l'enfant [1]. Lamotte dit aussi qu'il a réussi à pratiquer la version par un pied, dans la grande majorité des cas où il a essayé de le faire, pourtant il ajoute: «Loin de donner ce procédé pour règle, quoiqu'il m'ait bien réussi, je ne le fais jamais que quand j'y suis absolument forcé;» il engage aussi notamment les accoucheurs qui débutent, à dégager autant que possible les deux pieds [2]. — C'est Puzos [3] qui, le premier, a conseillé, sans aucune restriction, de ne jamais faire descendre qu'un pied, en exposant parfaitement les motifs qui militent en faveur de son procédé. Les avantages que la présentation dite *incomplète des pieds* (demi-présentation des fesses de quelques auteurs) offre, en comparaison de la présentation dite *complète des pieds*, au point de vue de la conservation de l'enfant, ont décidé un grand nombre d'accoucheurs renommés à établir de nouveau comme règle le précepte de Puzos. Parmi eux nous citerons surtout Jœrg, Wigand, Hoffmann, Rosshirt, Trefurt, en Allemagne; Th. Radford et Simpson, en Angleterre. Hoffmann, notamment, a publié un excellent écrit, dans lequel il cherche à démontrer, en se basant sur des observations nombreuses, que dans tous les cas de version et d'extraction, soit qu'on ait lieu d'exécuter l'une ou l'autre de ces opérations isolément, soit que la seconde doive suivre la première, il est toujours préférable de rechercher et de saisir *un seul* pied, et de s'en servir pour amener le fœtus au dehors. Il prétend que ce procédé est dans tous les cas, et sans restriction aucune, d'une exécution *plus facile* et *plus rapide*, bien *moins douloureux* pour la mère, *plus en rapport avec la conformation des voies génitales*, et surtout bien *moins dangereux pour la vie de l'enfant*, que celui qui consiste à saisir les deux pieds et à s'en servir pour faire l'extraction [4]. Trefurt, qui a traité cette question avec beaucoup de développements, s'exprime ainsi: «Soit qu'on ne fasse la version que pour corriger une présentation vicieuse, soit qu'elle ait pour but de préparer l'extraction, il faudrait toujours poser comme règle générale de se contenter d'*un*

[1] Portal, *Pratique des accouchements*, 1685, p. 33, 59.
[2] De Lamotte, 1741, p. 519 et *passim*.
[3] Puzos, 1753, p. 185.
[4] A. Hoffmann, *Die unvollkommene Fussgeburt, eine praktische geburtshülfliche Abhandlung*. Berlin 1829.

seul pied, et de ne se décider à rechercher l'autre que quand on ne peut pas retourner le fœtus en tirant sur celui qu'on a amené d'abord [1]. — La plupart des accoucheurs modernes sont d'accord sur ce point, mais cet accord cesse quand il s'agit de décider s'il faut saisir le pied le plus rapproché, c'est-à-dire celui qui est situé plus bas, ou bien le pied supérieur, qui est le plus éloigné des deux. Quelques auteurs, tels que Rœderer, Jœrg etc., enseignent qu'il faut saisir le pied supérieur, parce que ce serait le meilleur moyen de produire la rotation complète du fœtus autour de son axe, et Simpson va jusqu'à prétendre que c'est là le secret pour faire la version aisément et rapidement dans les cas difficiles. D'autres, au contraire, tels que J. de Hoorn, Deleurye, Betschler, Kilian, Trefurt, Lumpe, Scanzoni, Martin, conseillent de saisir et d'attirer le pied le plus rapproché. Nous nous rangeons à cette dernière opinion : «Nous faisons observer expressément, dit Kilian, que lorsqu'on saisit dans la cavité utérine le pied *inférieur*, qui est, du reste, en général le plus facile à prendre, non-seulement on fait plus aisément la version, mais encore on a le plus souvent ce grand avantage qu'au moment de l'extraction ce pied devient *antérieur*, c'est-à-dire qu'il se place derrière la symphyse pubienne [2]. Dans ce cas, l'extraction est beaucoup plus facile que quand l'extrémité sur laquelle on tire est celle qui se trouve en arrière, c'est-à-dire quand elle s'est dégagée au devant du périnée.» — Nous ajouterons que lorsque la jambe antérieure est descendue, la marche du travail est plus conforme au mécanisme naturel, puisqu'alors la hanche antérieure du fœtus est la plus basse, et que les hanches traversent le canal génital dans une attitude inclinée et dans une direction oblique.

§ 412. Le changement de la présentation primitive en présentation des pieds se fait, toutes choses égales d'ailleurs, d'autant plus facilement qu'il reste plus de liquide amniotique et que la matrice est moins disposée à se contracter. Il suffit alors de tirer sur les pieds pour produire le changement de la présentation (version brusquée des auteurs français). Mais cette opération n'est si facile à exécuter que lorsqu'on l'entreprend au moment favorable. Il en est tout autrement, en général, si l'on ne peut y procéder que quelque temps après que la majeure partie des eaux s'est écoulée, quand la matrice se trouve dans un état de contraction énergique et continue, et que la partie qui se présente est fortement pressée contre l'entrée du bassin etc., en un mot, dans les cas de version difficile auxquels se rapportent les règles de traitement que nous allons énoncer.

Les cas de version dite *difficile* ou *négligée* ne se présentent que rarement dans les Maternités, où l'on peut, en général, observer soigneusement les accouchements dès le début; ils sont d'autant plus fréquents dans la pratique privée, notamment à la campagne. Dans les cas de ce genre, au moment de procéder à la version, on trouve presque toujours les eaux écoulées, ou bien parce que la sage-femme n'a pas reconnu assez tôt la nécessité de l'opération, ou bien parce qu'elle s'est trop fiée à la nature ou à sa propre habileté, ou bien encore parce que l'accoucheur, qui demeure trop loin, n'a pas pu se trouver assez tôt sur les lieux. Alors l'opération est souvent très-difficile, quand bien même le cas n'a pas encore été aggravé par des manœuvres mal entendues, comme il n'arrive que trop souvent.

[1] Trefurt, *Abhandlungen und Erfahrungen aus dem Gebiete der Geburtshülfe etc.* Göttingen 1844.
[2] Kilian, *Operative Geburtshülfe*, 1849, t. II, p. 356.

c) Manière de procéder dans les cas où la version rencontre des difficultés particulières.

§ 413. Après la rupture de la poche, la matrice se contracte sur le fœtus à mesure que les eaux s'écoulent, et l'embrasse de plus en plus en se moulant sur lui pour ainsi dire. Cette application intime de la matrice sur le corps du fœtus est la conséquence naturelle de l'effort qu'elle fait pour se débarrasser de son contenu, par des contractions régulières qui agissent dans le sens de son axe longitudinal. A mesure qu'augmente cette contraction, qu'il ne faut pas confondre avec la stricture pathologique de l'utérus dont il sera question tout à l'heure, il devient de plus en plus difficile de terminer la version d'une façon favorable. Les antispasmodiques ne rendent aucun service contre cet état; il faut plutôt chercher à arriver au but en usant de patience et en n'agissant que lentement et graduellement; bref, il ne faut pas vouloir forcer l'obstacle tout d'un coup par un effort violent. « Les matrices et les femmes ne doivent pas être prises d'assaut, » dit fort bien un accoucheur expérimenté, Blundell; souvent, en faisant mettre la femme sur le côté, l'on pourra encore réussir à exécuter ce qui paraissait impossible tant qu'elle était couchée sur le dos. Si la version n'est pas praticable malgré ce changement de position, il faut faire des injections émollientes dans le vagin et dans la matrice, donner un bain chaud, et ouvrir la veine quand la femme est pléthorique.

Denman sait très-bien distinguer d'avec la contraction pathologique ou spasmodique de la matrice cette sorte de contraction permanente qui se déclare après la rupture de la poche des eaux et qui persiste dans l'intervalle des douleurs. Il la regarde comme tout à fait physiologique et comme résultant « de cette disposition inhérente à la matrice, par laquelle elle fait des efforts pour reprendre sa forme et sa situation primitives, quand une cause quelconque de distension est enlevée (¹). »

Les injections émollientes peuvent être faites avec de l'eau chaude, du lait, de la décoction de graine de lin, de gruau d'avoine etc.; on les pratique en introduisant l'extrémité olivaire de la canule aussi haut que possible à côté de la partie fœtale; pour empêcher que le liquide injecté ne s'écoule aussitôt de la cavité utérine, il faut faire soulever la région sacrée et abaisser la partie supérieure du corps, à l'exception de la tête.

§ 414. La version rencontre des difficultés bien plus considérables quand le resserrement de la matrice autour du fœtus est dû à *l'inflammation* ou au *spasme* de cet organe; cet état se développe notamment dans les présentations vicieuses, quand on a laissé passer le moment favorable pour intervenir, ou quand on a institué un traitement tout à fait contraire. En pareil cas l'on ne peut songer à opérer avant d'avoir mis fin à la constriction pathologique de l'utérus. Les moyens à employer dans ce but sont indiqués par l'état général de la femme et par les résultats de l'exploration. — Le plus souvent il existe une *irritation inflammatoire* caractérisée par l'agitation et les terreurs de la femme, qui demande instamment qu'on la soulage, la rougeur de la face, la sécheresse et la chaleur de la peau, l'accélération, la dureté et la petitesse du

____

(¹) Denman, *Introduction to the practice of Midwifery*, vol. II, 4ᵉ édit., p. 242 et suiv.

pouls, une soif ardente ; en même temps, la matrice est sensible à la moindre pression dans toute son étendue, ou seulement à certains endroits ; les bords de l'orifice sont tuméfiés et douloureux, le vagin est chaud et sec, et la partie fœtale est le plus souvent fortement serrée contre l'entrée du bassin ; — en pareille circonstance, une copieuse saignée et en général un traitement antiphlogistique énergique constituent la meilleure médication. Dans les cas les plus difficiles, quand toutes les tentatives antérieures de version sont restées infructueuses, on ne parvient souvent à exécuter l'opération qu'au moment où la saignée a déterminé une syncope.

D'autres fois la contraction excessive de la matrice est due à un état *spasmodique* ; alors ou bien l'organe embrasse étroitement de toutes parts le corps du fœtus (tétanos utérin), ou bien il ne se resserre sur lui qu'en un seul point, le plus souvent au niveau de l'orifice interne (stricture utérine) ; ces cas sont plus rares, mais encore plus graves que les précédents. D'ordinaire la parturiente est pâle, la peau est sèche et froide, le pouls concentré, petit et irrégulier ; l'utérus, tout en s'appliquant si exactement sur le fœtus qu'on peut reconnaître distinctement par la palpation les contours de ce dernier, est pourtant moins douloureux à la pression que dans le cas précédent ; le vagin est sec, l'orifice utérin est contracté, tendu et douloureux ; habituellement, la partie fœtale n'est pas aussi solidement fixée au détroit supérieur. On combat cet état par les bains chauds, les fomentations chaudes sur le bas-ventre, et par les antispasmodiques, parmi lesquels aucun n'est aussi efficace que l'opium administré en quelques doses assez fortes à intervalles rapprochés. On tire encore de bons effets des lavements de camomille ou de valériane additionnés de teinture d'opium. On a recommandé en outre la valériane, la liqueur de corne de cerf succinée, le castoreum, la teinture d'ambre au musc (dont l'action serait spécifique, d'après Busch) et les onctions d'onguent de belladone sur l'abdomen (1 gramme d'extrait sur 30 grammes de graisse) etc. ; tout récemment on a vanté par-dessus tout les *inhalations de chloroforme jusqu'à effet narcotique*. Quand le spasme est compliqué d'irritation inflammatoire, la saignée est quelquefois indispensable. On fait des injections vaginales avec de l'huile ou avec des médicaments mucilagineux ou antispasmodiques, ou bien on introduit dans le vagin une éponge imbibée d'un de ces liquides. Pendant qu'on emploie ces moyens avec énergie et persévérance, on explore de temps en temps, pour pratiquer la version sans délai, dès que le spasme vient à céder.

Il appartient à des observations ultérieures de décider si le narcotisme produit par les inhalations d'éther ou de chloroforme est d'une grande utilité dans les cas de versions *difficiles*, et notamment si les avantages que l'opérateur peut en retirer ne sont pas contrebalancés par les dangers que l'anesthésie artificielle peut entraîner pour la parturiente dans les circonstances qui nous occupent, c'est-à-dire après un travail prolongé, quand il existe une constriction inflammatoire ou spasmodique de l'utérus etc. Avant tout, il nous paraît indispensable qu'on se décide à livrer à la publicité non-seulement les résultats heureux, mais encore ceux qui sont douteux ou défavorables. — Il faut dire que dans ces derniers temps les observations favorables s'accumulent de plus en plus, si bien que Lumpe (1) déclare que le sommeil chloroformique est, dans les cas de

(1) Lumpe, *Compendium*, 1854, p. 181.

ce genre, un remède souverain, dont les effets seraient tellement prompts, sûrs et décisifs, qu'il faudrait ériger en règle rigoureuse l'emploi (prudent) des inhalations de chloroforme dans le tétanos utérin. De même Chiari, Braun et Spæth [1] trouvent que le sommeil chloroformique rend des services si signalés, à de rares exceptions près, contre le tétanos utérin, qu'il devient tout à fait inutile de faire usage d'aucun autre remède. Au contraire, Chailly-Honoré, qui d'ailleurs recommande les inhalations de chloroforme dans plus d'une circonstance, déclare que l'on ne peut pas compter sur l'anesthésie pour faciliter la version, quand celle-ci est entravée par la contraction de la matrice [2]. Credé et d'autres ont également observé, pendant le sommeil chloroformique le plus profond, des contractions énergiques de l'utérus, fortifiées encore par des efforts d'expulsion de sorte que l'exécution de la version rencontrait les plus grandes difficultés [3].

§ 415. Pour ce qui regarde le manuel opératoire lui-même, nous ferons remarquer d'abord que *la position sur les genoux et sur les coudes* présente de grands avantages sur le décubitus dorsal, dans tous les cas où les eaux se sont écoulées depuis longtemps, où la partie fœtale est fortement engagée dans le détroit supérieur et où les pieds appliqués contre la paroi antérieure de la matrice sont, pour cette raison, difficiles à saisir. Voici comment l'on procède : on étend sur le plancher un tapis ou un matelas ; la parturiente s'y agenouille, le haut du corps appuyé sur les coudes ; ou bien elle se met à genoux sur deux chaises placées devant le lit et rapprochées l'une de l'autre, et appuie ses coudes sur le lit. Dans le premier cas, l'accoucheur se met à genoux pour faire la version ; dans le second, il se tient debout à côté de la patiente, sa main libre est appliquée sur le ventre pour y exercer les pressions appropriées. Lorsque le changement de la présentation fœtale est effectué, on fait reprendre à la femme la position ordinaire (comp § 636). — Dans les cas difficiles où le ventre est fortement en besace, où les pieds du fœtus sont dirigés vers la paroi antérieure de la matrice etc., *le décubitus sur l'un ou l'autre côté* offre des avantages analogues à ceux de la position sur les genoux et les coudes ; il est même préférable en ce sens qu'il est supporté par les femmes les plus débilitées. On place la parturiente sur le côté où se trouvent les pieds ; on rapproche ses fesses autant que possible du bord libre du lit, on lui fait pencher le haut du corps en avant, les jambes fléchies sur les cuisses et celles-ci sur le tronc ; un coussin est interposé entre les genoux ; elle est facilement maintenue dans cette attitude par une aide qui lui fixe les genoux. Le choix de la main qui doit faire la version dépend du côté sur lequel est couchée la femme. Si elle se trouve dans le décubitus latéral gauche, l'opérateur se tient debout du côté droit du lit, introduit la main droite et soutient le ventre de la main gauche ; l'inverse a lieu si la femme est couchée du côté opposé. Si l'on est exercé à explorer les femmes en travail dans le décubitus latéral, on s'orientera d'autant plus facilement pour pratiquer la version dans cette position (comp. § 637).

[1] Chiari, Braun et Spæth, *Klinik der Geburtshülfe*, 1852, liv. 1, p. 64.
[2] Chailly-Honoré, *Des cas où les inspirations d'éther et de chloroforme peuvent être employées dans l'art des accouchements et de ceux qui s'opposent à leur usage* (*Bulletin de thérapeutique*. Paris 1853, t. XLIV, p. 359).
[3] Voy. Credé, *Bericht etc.* (*Annalen der Charité*. Berlin, 7e année, fasc. 3.)

La position sur les genoux et les coudes est recommandée pour les cas dont nous avons parlé, par Peu [1], von Hoorn [2], Deventer [3], Smellie [4], Levret [5], et par la plupart des auteurs modernes [6]. Le décubitus latéral, dans les cas où les pieds sont tournés vers la paroi antérieure de la matrice, est préconisé, d'abord par les auteurs anglais, ensuite par Saxtorph, et surtout par Weidmann. Ce dernier pense que cette position peut complétement remplacer la position sur les genoux et sur les coudes; tout récemment Martin [7] a soutenu la même opinion d'une façon très-convaincante. Dans presque tous les cas où cet accoucheur a été appelé par d'autres médecins pour pratiquer l'embryotomie après des tentatives infructueuses de version, il a réussi à retourner le fœtus sur un pied, et il attribue ce résultat à l'emploi du *décubitus latéral aidé des inhalations de chloroforme* [8].

§ 416. Mais il ne suffit pas, à beaucoup près, de donner cette position à la parturiente pour vaincre toutes les difficultés de l'opération ; il est souvent encore très-difficile de trouver et d'amener les pieds. D'abord il est impossible de déterminer toujours à l'avance si la main qu'on a choisie, en se réglant sur la position de la partie qui se présente, est réellement celle qui conviendra pour l'opération. En effet, il peut arriver, tantôt sous l'influence de contractions énergiques et répétées, tantôt par suite de tentatives maladroites pour faire la version, que la direction du corps du fœtus ne corresponde plus à celle de la partie qui se présente, et notamment que les membres soient refoulés loin de la place qu'ils occupent naturellement (confusion des membres). Dans ce cas, si même l'on ne constate qu'après l'introduction de toute la main qu'elle a beaucoup de peine à trouver les pieds, on fait bien de renoncer bientôt à des tentatives qui menacent de rester infructueuses, et de se décider à introduire l'autre main. — Il peut encore arriver que la main d'abord introduite soit tellement comprimée par l'utérus qu'elle se paralyse et qu'il faille la retirer. Avant tout *l'on doit se garder*, en recherchant les pieds, *d'employer la violence*. En usant de patience et de persévérance, on réussit souvent à glisser la main jusqu'aux pieds, dans des cas où cela paraissait d'abord presque impossible, et à saisir, sinon les deux pieds, au moins l'un d'entre eux, sur lequel on peut tirer pour essayer de retourner le fœtus. Si l'on ne parvient pas jusqu'aux pieds, mais que la main arrive à un genou, sans toutefois pouvoir le saisir, on peut se servir avec avantage d'un crochet appliqué dans le creux du jarret, pour amener le pied correspondant à la portée de la main qui opère.

[1] Peu, *Pratique des accouchements*, 1694, p. 108, 344.

[2] Von Hoorn, *Die zwo Wehmütter etc.*, 1726, t. XIX, observat., p. 252 et suiv.

[3] Deventer, *Novum lumen*, p. 178, 218.

[4] Smellie, *Treatise*, p. 204.

[5] Levret, *L'art des accouchements*, § 744.

[6] Voy. W. L. Grenser, *Corporis positionem in genibus ulnisque in praxi obstetriciæ non esse negligendam etc.* Lipsiæ 1843.

[7] Martin, *Ueber einige Modificationen in der Technik der geburtshülflichen Wendung* (*Monatsschr. für Geburtsk.*, t. XXVI, p. 428).

[8] Voy. aussi : Busch, *Lehrbuch der Geburtskunde*, §§ 933, 945. — Ramsbotham, *The principles and practice of obstetrical medicine and surgery etc.* London 1841; 5th edition, 1857. Ce dernier ouvrage contient des remarques très-intéressantes sur les versions difficiles, fruit de la longue expérience de l'auteur (voy. § 637).

L'emploi du crochet mousse dans le but que nous venons d'indiquer a été recommandé par plusieurs auteurs, parmi lesquels nous citerons Osiander [1] et Champion [2]. Wasseige a fait connaître un nouveau crochet mousse, dont la partie courbe est composée de plusieurs pièces articulées, et peut être, grâce à cette disposition, redressée ou recourbée à volonté, ce qui en faciliterait l'application [3].

Plusieurs accoucheurs conseillent, quand on a atteint les pieds, de saisir celui des deux dont le dégagement opère la version du fœtus, de telle façon que sa face antérieure regarde en arrière, vers le sacrum. Par exemple, quand les pieds sont placés à droite, c'est toujours le pied droit qu'il faudrait faire descendre, et le pied gauche, quand ils sont du côté gauche de la matrice. L'on peut bien se conformer à cette règle dans les cas faciles; mais quand il se présente des difficultés, il est rare que l'on soit libre de choisir; alors on se contente volontiers de tirer sur le pied qu'on rencontre d'abord, quand même il serait préférable de saisir l'autre.

§ 417. Si l'on constate, pendant que l'on cherche à faire descendre les pieds (ou le pied), que la partie qui se présente, c'est-à-dire la tête ou l'épaule, ne se déplace pas, on peut essayer de la repousser en haut et sur le côté, à mesure qu'on attire les pieds, avec le pouce et la paume de la main qui opère. Si l'on n'y parvient pas, mais qu'on réussisse à faire franchir aux pieds l'orifice utérin, c'est le cas d'appliquer ce que l'on a appelé la *double manœuvre* (Fig. 82). Voici en quoi elle consiste : on applique un lacs sur chacun des pieds (ou sur l'un d'eux) et, pendant qu'on tire sur les lacs, on cherche, avec l'autre main introduite dans la matrice, à refouler la partie qui se présente, en haut et vers le côté opposé aux pieds. Il est bien entendu qu'il faut éviter d'agir d'une manière trop brusque et trop violente.

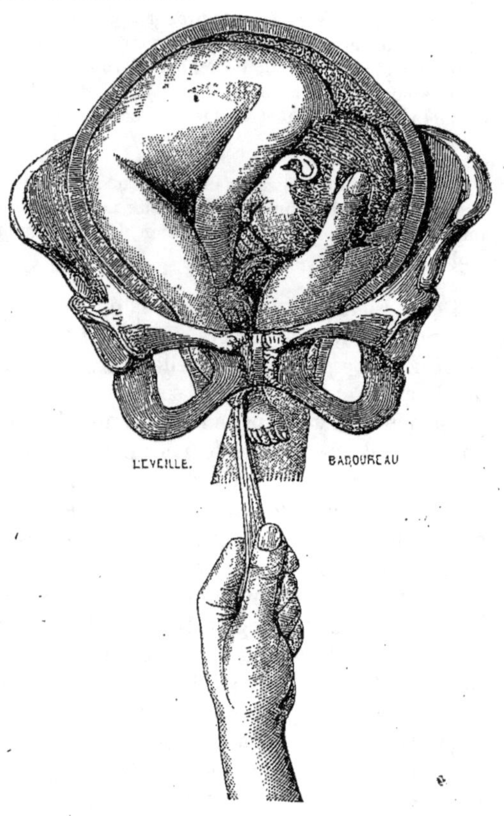

Fig. 82. — *Double manœuvre.*

Aussi longtemps que les deux mains de l'opérateur sont occupées à cette manœuvre, un aide est chargé de soutenir la matrice. L'action de la main appli-

[1] F. B. Osiander, *Handbuch etc.*, 1821, t. II, p. 302 et 340.
[2] Champion, *Lettre sur les accouchements avec présentation du bras etc.*, p. 61, 116.
[3] Voy. *Bulletin de l'Acad. de méd. de Belgique*, t. VII, 1864.

quée sur le ventre facilite la rotation du fœtus autour de son axe transversal et dispense l'accoucheur de tirer sur les pieds avec trop de force, ce qui pourrait facilement amener l'évolution trop rapide du fœtus et avoir pour conséquence une rupture de la matrice.

La *double manœuvre* a été exécutée d'abord par la Siegmund, qui s'aidait, pour la pratiquer, des lacs et d'une tige destinée à repousser la partie fœtale (*Wendungsstäbchen*). Depuis elle a été mise en usage et recommandée par les praticiens les plus éprouvés.

Lorsque l'on est obligé de faire la version dans les cas de présentation céphalique, on ne parvient pas quelquefois (ainsi que l'a très-bien fait remarquer Mme Lachapelle) à retourner complétement le fœtus, surtout si l'on n'a pu amener qu'*un seul* pied. Voici pourquoi : les fesses, en s'approchant de l'entrée du bassin, y poussent la tête devant elles, ce qui les empêche naturellement de s'y engager. Si l'on réussit à faire descendre le second pied, la version s'achève d'ordinaire facilement. Quelquefois l'on est obligé, pour terminer l'opération, de tirer sur le pied avec une énergie qui n'exclut pas la prudence (au besoin on met un lacs sur ce pied) et d'exercer en même temps sur la tête une pression vigoureuse (1).

On a imaginé des instruments spéciaux pour le refoulement de la partie fœtale ; mais ils sont tout à fait superflus. Parmi eux nous citerons : le repoussoir de Maygrier, la béquille de Burton, l'impellens d'Aitken, le réducteur d'Otto, l'élévateur de Pfeffer, la béquille à version de Melicher etc.

§ 418. Sous le nom de *méthode de Deutsch*, il existe un procédé également destiné pour les cas de version difficile et qui diffère de celui que nous venons de décrire. Ce procédé est réellement, dans ses parties essentielles, plus ancien que l'auteur qui y a attaché son nom, et qui n'a fait que le modifier avantageusement. On y distingue *deux* temps : 1º rotation du fœtus autour de son axe longitudinal ; 2º dégagement des pieds. Pour le choix de la main, on suit la règle que nous avons indiquée § 404. Si, par exemple, il s'agit d'une présentation de l'épaule, *le dos de l'enfant* regardant *en avant*, on applique le plat de la main sur la partie antérieure du thorax ou de l'épaule, et par une pression dirigée d'arrière en avant et de bas en haut, on fait exécuter au fœtus un mouvement de rotation autour de son axe longitudinal, de telle sorte que sa face antérieure, qui regardait d'abord en arrière, est tournée en bas, et que son thorax est en même temps fortement élevé. Souvent il faut s'y reprendre à plusieurs fois avant que cette manœuvre réussisse ; on passe ensuite au second temps, c'est-à-dire au dégagement méthodique des pieds. Pour cela, on maintient, avec le pouce, le fœtus dans sa nouvelle position, et on tourne la main de telle façon que sa face dorsale, qui était dirigée en bas et en arrière, se trouve placée en haut et en avant, puis on éloigne les quatre derniers doigts du pouce, qui continue de soutenir le thorax, et on les porte, en passant sur le dos et sur les fesses, jusqu'aux cuisses. On presse sur celles-ci pour les appliquer sur l'abdomen, on tire sur les genoux pour les abaisser un peu et ensuite on les porte fortement dans la direction de la symphyse sacro-iliaque, qui se trouve du côté opposé aux pieds ; il en résulte que les jambes tombent d'elles-mêmes dans la main de l'opérateur. — Quand le *plan ventral* du fœtus re-

(1) Voy. Mme Lachapelle, *Pratique des accouchements*, t. I, 1821, p. 93, 102, 343.

garde *en avant*, le procédé est modifié en ce sens que la main appliquée contre le thorax ou l'épaule exerce une pression d'*avant en arrière* et de bas en haut, afin de faire tourner le corps du fœtus autour de son axe longitudinal et d'élever son dos.

D'après Deutsch, ce procédé présenterait les avantages suivants : il irrite moins la face interne de la matrice que la méthode ordinaire, parce qu'il n'exige pas que la main soit introduite aussi loin que lorsqu'on suit celle-ci; le fœtus prend dans l'utérus même la position la plus favorable pour son passage à travers le bassin; les membres inférieurs risquent moins d'être luxés ou fracturés; enfin, toute la manœuvre est plus facile à exécuter que celle de la version par la méthode ordinaire, dans laquelle l'évolution du fœtus est principalement effectuée par les tractions exercées sur les pieds.

Ces avantages se réaliseront sans doute dans tous les cas où l'état de l'utérus permet d'exécuter la rotation du fœtus autour de son axe longitudinal et l'élévation du thorax, sans déployer une force trop considérable. Mais dans toutes les versions réellement difficiles, l'on ne peut guère espérer que ce procédé se montre préférable, sous le rapport de la *facilité* de l'exécution, à celui qu'on suit habituellement; bien plus, l'expérience a déjà démontré que l'on arrive quelquefois au but par la voie ordinaire, après avoir employé sans succès la méthode de Deutsch.

Le soulèvement, d'après certaines règles, de la partie qui se présente, constitue principalement ce que Levret recommande sous le nom de *préparation* à la version après l'écoulement des eaux (1). Quelques contemporains de cet accoucheur accordaient une grande importance à cette manœuvre, que Stein l'ancien introduisit en Allemagne (2). Mais avant la publication du traité de Stein, Saxtorph avait déjà critiqué la méthode de Levret avec la profondeur qui le caractérise, et démontré qu'elle est inutile quand elle est exécutable, et que, lorsqu'elle est nécessaire, elle est impraticable ou du moins très-dangereuse, à cause des efforts violents qu'elle exige dans ce cas. «On a, dit-il, imaginé pour cette préparation des règles variées qui, à première vue, semblent très-bonnes sous le rapport mécanique, mais j'ai parfaitement observé qu'elles sont plutôt applicables sur le mannequin que sur le vivant» (3). Les accoucheurs les plus expérimentés partagent sa manière de voir.

§ 419. En usant de précaution, de patience et de persévérance, l'accoucheur atteint le plus souvent son but, même dans les cas de version difficile, pourvu qu'il ne cherche pas à exécuter l'opération avant d'avoir écarté autant que possible les obstacles, soit par l'emploi des moyens dynamiques, soit en donnant à la femme une position appropriée etc. Malheureusement il se présente des cas où l'intervention de l'art est tellement tardive, que la contraction morbide de l'utérus se trouve portée au plus haut degré, et que cet organe étreint le fœtus aussi étroitement que le ferait un gant très-juste appliqué sur la main; alors toutes les tentatives de version échouent malgré l'emploi des moyens les plus rationnels. En pareil cas, si l'enfant est mort, il faut terminer l'accou-

---

(1) Levret, *Art des accouchements*, 1761, §§ 756, 767 à 768.
(2) Voy. la description détaillée qu'il en donne dans sa *Praktische Anleitung*, 5e édit, §§ 429 à 448 et 451 à 459.
(3) Saxtorph, *Theoria de diverso partu*. Havniæ 1772, p. 141 et suiv.

chement par le procédé qui permet le mieux de ménager la mère, c’est-à-dire en diminuant le volume du fœtus à l’aide d’instruments vulnérants (embryotomie); nous parlerons plus loin de cette opération.

III. PRONOSTIC.

§ 420. La version sur le pied, soit qu’on l’exécute pour elle-même, soit qu’on la fasse suivre de l’extraction, est une des opérations obstétricales les plus importantes et constitue souvent l’unique moyen de salut pour la mère et pour l’enfant. Le pronostic, en général, n’est pas aussi favorable que celui de l’application du forceps, surtout en ce qui concerne le fœtus; il découle, d’une part, des causes qui nécessitent l’intervention de l’art; d’autre part, des difficultés plus ou moins grandes que rencontre l’exécution de l’opération. Il suit de là que le pronostic est meilleur lorsque la version peut être entreprise en temps opportun, quand les voies génitales sont suffisamment préparées, quand le bassin est spacieux, avant la rupture de la poche des eaux etc. Parmi les circonstances qui entravent l’opération et qui, par conséquent, en aggravent le pronostic, on compte en première ligne : les contractions énergiques, la stricture morbide de l’utérus, l’engagement profond de la partie qui se présente au détroit supérieur, la résistance de l’orifice utérin, l’angustie pelvienne et le volume excessif du fœtus. Des tentatives antérieures de version et des erreurs quelconques de traitement peuvent aussi contribuer beaucoup à augmenter le danger. Les manœuvres opératoires, entreprises dans de pareilles conditions, peuvent entraîner, pour la mère, l’inflammation de la matrice ou même la rupture de cet organe et du vagin. L’enfant est exposé aux conséquences de la pression que la main de l’opérateur exerce sur l’abdomen et sur le cordon, et de l’allongement souvent inévitable que la moelle subit pendant la version proprement dite; enfin, dans les versions difficiles, il y a lieu de craindre les fractures et les luxations des membres : en effet, il existe bien des exemples de ce genre d’accidents, et souvent on peut en attribuer la faute à l’accoucheur.

En somme, la version, même quand on l’entreprend dans des conditions favorables en apparence, n’est jamais tout à fait exempte de péril pour la mère, et peut surtout devenir facilement dangereuse pour l’enfant; il faut donc se garder, dans tous les cas, d’émettre un pronostic trop favorable. Du reste, l’opération réussit souvent, entre des mains exercées, là où un accoucheur moins habile s’est épuisé en efforts superflus. Pour cette raison, nous conseillons aux médecins qui débutent dans la pratique des accouchements, de ne pas trop insister sur de pareilles tentatives et de faire appeler à temps un confrère plus exercé qu’eux.

[Nous ne croyons pas pouvoir mieux *résumer* ce chapitre qu’en reproduisant le tableau synoptique de la version pelvienne, d’après le professeur Pajot. Pour tout commentaire, nous ferons remarquer que l’*extraction* manuelle, qui ne sera étudiée que plus tard dans le corps de l’ouvrage, est mentionnée, dans ce tableau, comme le *troisième temps* de la version pelvienne, selon l’usage généralement suivi dans les traités d’accouchements français. Ajoutons encore que Stoltz décrit depuis longtemps, dans ses cours, la version et l’extraction comme deux opérations distinctes, en s’appuyant sur les raisons qui sont exposées § 400.]

TABLEAU SYNOPTIQUE DE LA VERSION PELVIENNE (d'après le professeur Pajot).

Pour qu'on puisse songer à pratiquer la version, il est indispensable : 1° *Que l'orifice soit dilaté ou dilatable ;* 2° *que la partie fœtale (surtout si c'est la tête) n'ait jamais franchi l'orifice.* — Il est favorable que les membranes soient intactes.

La version est indiquée toutes les fois qu'un accident grave menaçant la vie de la mère ou de l'enfant, le danger peut disparaître par la prompte terminaison de l'accouchement, les conditions précédentes (1° et 2°) *existant.* — Quand les circonstances permettent le choix entre la version et le forceps (la tête engagée dans le détroit supérieur), sauf exception, *on donne la préférence au forceps.*

Soins préparatoires (on doit supposer préparé tout ce qui est nécessaire dans un accouchement ; on y ajoutera pour la version : *lacs, tube, laryngien, vinaigre, plume*). — Faire placer la femme en travers d'un lit *élevé, le siège débordant.* — **Quatre aides.** — Vider la vessie et le rectum. — Reconnaître la présentation et la position. — **Choix de la main** (pour les extrémités céphaliques et pelvienne, *la main dont la face palmaire regarde le plan antérieur du fœtus ;* pour l'épaule, le choix de la main est moins important). — *Oter l'habit.* — Graisser la face **dorsale** de la main choisie et l'avant-bras entier. — *Placer la main qui n'opère pas, ou celle d'un aide, sur le fond de l'utérus.* — *Attendre l'absence de contraction.*

La version se divise en :

COMPLICATIONS ET DIFFICULTÉS DE LA VERSION.

1er TEMPS. INTRODUCTION ET RECHERCHE.
Il ne doit s'exécuter que pendant l'intervalle des douleurs. — La main doit s'arrêter et se mettre à plat pendant les contractions (A).

Introduire doucement la main en cône dans le vagin — à l'orifice **utérin**, *si les membranes sont intactes*, les décoller le plus haut possible *sans les rompre*, ou les rompre en bas et entrer dans l'œuf. — Pénétrer **avec douceur** dans l'orifice utérin, *mais* **sans tâtonner** (P. Dubois). — *Suivre le chemin* **le plus court** pour aller aux pieds (la position est supposée connue). Saisir **solidement** le pied *qu'on trouve* (si l'on pouvait les prendre tous les deux, on le ferait, mais la version se fait souvent bien avec un seul pied).

Complications : 1° **La position est inconnue.** — On introduit la main droite ; si elle ne convient pas à la position du fœtus, on la retire et on se sert de l'autre. — 2° **Étroitesse de la vulve.** — Peu sérieux (doigt à doigt). — 3° **Bras dans le vagin** (dans l'épaule). *Ne jamais amputer*, à moins qu'on ne veuille pratiquer l'embryotomie, même alors le bras serait utile pour les tractions. — Combattre la rétraction par saignée debout, lavements opiacés, tartre stibié, chloroforme. — *Si la version devient possible*, un lacs sur le poignet du fœtus (pour empêcher le bras de se relever sur les côtés de la tête) après avoir constaté par la main du fœtus quelle épaule se présente et parfois la position. — *Si la version est impossible*, embryotomie. — 4° **La partie fœtale gêne l'introduction de la main** au-dessus de l'orifice. — La repousser lentement dans la direction où tendra à l'entraîner le mouvement d'évolution. — 5° **On ne trouve pas les pieds.** On cherchera à suivre le plan latéral et postérieur de l'enfant. *Si cela est impossible*, porter hardiment, mais avec prudence, la main **jusqu'au fond de la matrice** et là *s'orienter* (P. Dubois).

2° TEMPS. ÉVOLUTION, MUTATION (Velpeau). PELOTONNEMENT (P. Dubois).
Même remarque qu'en (A).

Déplier lentement le membre saisi. — Attirer le pied vers la vulve en imprimant au fœtus un mouvement dans le sens de *sa flexion naturelle*, de manière à faire tourner l'extrémité céphalique de l'enfant vers le fond de l'utérus, et à tourner le dos vers une des cavités cotyloïdes.

Complications : Les difficultés que présente ce temps ne tiennent guère qu'à la *rétraction utérine.* Généralement ce temps se fait bien s'il y a encore du liquide dans l'œuf. — *Si la tête tendait à s'engager avec le ou les pieds*, un lacs sur les pieds et refouler doucement la tête avec une main, tout en tirant lentement sur le lacs au dehors.

3° TEMPS. EXTRACTION OU DÉGAGEMENT.
Ce temps ne s'exécute que pendant la contraction, sauf le cas d'inertie ou d'accident pressant (hémorrhagie grave etc.).

Entourer le pied ou *les pieds* d'un linge chaud. — Exercer des **tractions** et des mouvements de latéralité **suivant les axes**, d'abord EN BAS. Saisir **largement** les parties. — Les mains de l'accoucheur *toujours près de la vulve*, tant que le bassin du fœtus n'est pas dégagé. — *Faire avec les mains des attelles aux articulations.* — Veiller au cordon ombilical ; *s'il est tendu, faire une anse.* — Laisser se dégager presque seul le reste du tronc, *si rien ne presse et si les contractions sont suffisantes.* — Si les bras se dégagent **seuls**, se contenter de soulever le tronc *en engageant la femme à pousser* pour le dégagement de la tête. (Il faut supposer l'occiput sous la symphyse des pubis, ce qui est la règle.)

Complications : 1° **Si, par des tractions modérées, il est impossible d'achever la version avec un seul pied,** un lacs sur le pied saisi et aller chercher l'autre. — 2° **Dans la version avec un seul pied,** *si l'autre membre pelvien se relève au-devant du tronc, un doigt en crochet dans l'aine, mais ne pas dégager ce membre* (son volume est utile pour la sortie de la tête). — 3° **Quand le dos tourne en arrière,** léger mouvement de spirale *allongée*, on tâtonne pour apprécier de quel côté le dos a le plus de tendance à tourner. — 4° **Redressement des bras sur le côté de la tête.** Il faut les dégager. Commencer par le bras postérieur *ou le plus facile*. Relever le tronc diagonalement *pour le bras postérieur*, l'abaisser *pour le bras antérieur*, puis l'indicateur et le médius de la main *la plus commode* sont glissés *aussi loin que possible* sur la face externe et antérieure du bras, le pouce dans l'aisselle (l'autre main soutient le tronc). Ramener toujours le membre vers la face antérieure du fœtus (voy. pour les autres accidents causés par les bras : *Des lésions traumatiques du fœtus.* Pajot, Thèse de concours). — 5° **La tête n'a pas exécuté sa rotation.** Introduire l'indicateur et le médius de la main dont la paume embrasse le mieux l'occiput, les faire glisser sur la joue inférieure du fœtus, et de là dans la bouche, ramener l'occiput derrière le pubis. — 6° **L'occiput est dans la concavité du sacrum.** *Tête fléchie.* Porter le dos du fœtus vers le dos de la femme. *Tête défléchie,* renverser le ventre du fœtus vers le ventre de la mère. *Si le dégagement était impossible*, **forceps.** — 7° **La tête est plus ou moins défléchie dans l'excavation ou aux détroits.** Tenter de refouler doucement le tronc, puis introduire deux doigts *dans la bouche*, deux doigts de l'autre main en fourche sur la nuque et renverser le dos du fœtus vers le ventre de la femme en l'engageant à pousser. Si le dégagement est impossible, *forceps ou crâniotomie*, suivant le cas.

BIBLIOGRAPHIE.

Version podalique.

Deleurye, Observations sur l'opér. césar. etc. Paris 1779, in-8°, p. 83 etc.

Laporte, Conr., Diss. versionis fœtus in utero partusq. pedib. præv. recentissimam conditionem ac statum, et, quam late patet, ambitum exp. Marb. 1811, in-8°.

Bang, Ol. Lundt, Comm. de fœtus in partu versione. Havn. 1813, in-8°.

Weiss, Al. Ad., Neues Regulativ zur Wendung. Wien 1824.

Busch, D. W. H., Geburtsh. Betrachtungen über die Wendung (Geburth. Abhandl. Marburg 1826, in-8°, p. 1).

De Deutsch, C. F. G. L., De versione fœtus in partu. Dorp. Livon. 1826, in-8°.

Boër, Sieben Bücher etc. 1834, p. 269.

Horn, J. Phil., Die Wendung u. ihre verschied. Arten im 19. Jahrh. etc. Wien 1838, p. 1.

Ramsbotham, Fradcis H., The princip. and practic. of obstetric medicine and surgery etc. London 1841; 5th edition, 1867.

Trefurt, J. H. Ch., Abhandl. und Erfahr. aus dem Gebiet der Geburtsh. Göttingen 1844, p. 1.

Kuhn, De la version du fœtus par un seul pied, et de la généralisation de cette méthode. (Gaz. méd. de Paris, 1853.)

Maunoury, De l'efficacité du chloroforme dans la version (Gaz. méd., de Paris 1855).

CHAPITRE II.

DE L'EXTRACTION DU FŒTUS AU MOYEN DU FORCEPS.

I. *Définition de l'opération. Propriétés et mode d'action du forceps; conditions nécessaires à son emploi; indications.*

§ 421. Cette opération consiste à exercer un effort sur la tête du fœtus, selon les règles de l'art, au moyen d'un instrument nommé *forceps*, afin de seconder ou de remplacer les forces de la nature destinées à produire la progression de la tête, d'une manière inoffensive pour la mère et pour l'enfant.

L'emploi du forceps a pour but d'agir sur la tête une fois qu'elle est engagée en partie ou en totalité dans le bassin, afin de la mouvoir à travers ce canal comme l'aurait fait la nature si ses forces avaient suffi à cet office, ou si les circonstances avaient permis de lui abandonner la terminaison de l'accouchement.

§ 422. L'observation des accouchements laborieux et de la manière dont ils se terminent parfois, sinon sans préjudice, du moins par les seuls efforts de la nature — ainsi que des cas compliqués par des troubles morbides ou par des accidents graves, — devait faire naître le désir de saisir et d'attirer avec les deux mains la tête du fœtus, et, comme cette manœuvre est inexécutable, de remplacer les mains par un instrument de forme analogue. Or le forceps, dans sa simplicité primitive, ne représente pas autre chose qu'une paire de mains de fer, légèrement excavées, avec lesquelles on peut attirer la tête. L'idée de cette opération était si naturelle, que la manœuvre dont nous venons de parler a été recommandée, dans les temps les plus reculés, par Hippocrate; pourtant il s'écoula des siècles avant qu'on en arrivât à inventer le forceps, ce qui ne peut s'expliquer que par les destinées particulièrement malheureuses de l'obstétricie, qui ne se développa que si tardivement en comparaison des autres branches de l'art de guérir.

A l'invention du forceps se rattache une période importante de l'histoire de l'art obstétrical, qui subit, grâce à la vulgarisation de cet instrument, une grande et salutaire révolution. D'une part, on ne fut plus obligé, dans la majorité des cas de présentation crânienne où l'accouchement artificiel était indiqué, d'avoir recours à la version et à l'extraction par les pieds, qui coûtaient la vie à plus de la moitié des enfants; d'autre part, l'embryotomie, qui comptait auparavant parmi les opérations obstétricales les plus usitées, se trouva restreinte a un très-petit nombre de cas. Enfin le forceps constituait un moyen approprié et inoffensif pour faire l'extraction de la tête après la sortie du tronc, dans les cas difficiles qu'on ne pouvait souvent terminer, jadis, qu'en sacrifiant le fœtus. « *Erat olim mos laniatos fœtus uncinis excutiendi, sequebatur alius qui in pedes eosdem convertit, cessit hic forcipi, pulcerrimo instrumentorum generi.* » Ces belles et judicieuses paroles de Rœderer, l'un des accoucheurs les plus distingués du siècle dernier, sont comme un résumé de toute l'histoire de l'obstétricie ([1]).

Dans le but d'extraire les enfants morts du sein de leur mère, on se servait, dès les temps les plus reculés, de différents instruments, qui tous exerçaient une action plus ou moins *destructive* sur la partie du fœtus où ils étaient appliqués. Dans cette catégorie rentrent les pinces à os d'Hippocrate, Aetius, Paul d'Égine, Abulcasem, Paré, Rueff etc. L'invention du forceps a eu lieu à une époque beaucoup plus récente, et comme on l'a d'abord tenue secrète, elle reste couverte d'une obscurité qu'il est à peu près impossible de dissiper. Ce que les recherches les plus exactes sont parvenues à établir, c'est que cet instrument se trouvait vers le milieu du dix-septième siècle entre les mains d'une famille anglaise du nom de Chamberlen. Mais il est probable qu'on ne pourra jamais décider qui en a été l'inventeur, si c'est Hugh Chamberlen, comme on l'admet généralelement, ou son père, ou bien ses frères, qui tous pratiquaient les accouchements à Londres. (D'après Churchill, Pierre Chamberlen, frère de Hugh, parle dans une brochure, qu'il a publiée en 1647, d'un moyen inventé par son père Paul Chamberlen, "pour sauver la vie de l'enfant," qui pourrait bien être l'application du forceps, de sorte qu'il faudrait admettre que c'est Paul Chamberlen père qui a imaginé cet instrument, et faire remonter l'époque de son invention avant l'année 1647.) Hugh Chamberlen, qui jouissait, comme accoucheur, d'une grande réputation, se rendit à Paris au commencement de l'année 1670, avec son moyen secret, qu'il espérait y vendre à grand prix. Pourtant son espoir ne se réalisa pas, et il ne réussit pas non plus à accoucher une femme atteinte d'angustie pelvienne, sur laquelle Mauriceau s'était livré à des tentatives infructueuses ([2]). Il retourna bientôt à Londres et y publia, en 1672, une traduction de l'ouvrage de Mauriceau, où il fait pour la première fois allusion à son secret dans les termes suivants : "Mon père, mes frères et moi-même (et nul autre en Europe, à ma connaissance), nous avons, par la grâce de Dieu et par notre industrie, imaginé et mis depuis longtemps en pratique un moyen pour accoucher les femmes dans ce cas, sans aucun préjudice pour elles ni pour leurs enfants, tandis que tous les autres (étant obligés, à défaut d'un pareil expédient, de se servir des moyens ordinaires) sont forcés de mettre en danger, sinon de détruire, l'un ou l'autre, ou tous les deux, avec des crochets. » A propos du chap. XVII, il dit : "Ce chapitre serait tout à fait inutile si chaque praticien possédait le moyen dont le traducteur parle dans sa lettre, pour extraire un enfant, quand il se présente bien, sans faire usage des crochets ou de la version." Il s'excuse ainsi de ne pas publier son secret : "Comme mon père et mes deux frères vivent encore et met-

([1]) J. G. Rœderer, *Opuscula medica.* Gœttingen 1793, p. 199.
([2]) Voy. Mauriceau, *Observations sur la grossesse etc.* Paris 1695, obs. 26.

tent ce moyen en usage, j'estime qu'il ne m'appartient pas d'en disposer ni de le publier sans leur faire du tort. » — En 1688, Hugh Chamberlen fut obligé de quitter de nouveau sa patrie, comme partisan de Jacques II. Il se rendit à Amsterdam, et au bout de quelques années, il y vendit, moyennant un prix élevé, à Roger Roonhuysen, son secret, qui passa successivement, toujours à prix d'argent, entre les mains de Cornelius Bœckelmann, de Fréderic Ruysch et de quelques autres accoucheurs. Il fut tenu caché jusqu'en 1753, époque où il fut enfin publié sous le nom de *levier de Roonhuysen*, par Jacob de Vischer et Hugo van de Poll (qui l'avaient acheté dans cette intention à la fille de Jean de Bruin (¹). Il est possible que Roonhuysen ne se soit servi parfois que de l'*une* des branches du forceps, et que lui-même ou ses successeurs n'aient fait connaître qu'*une* branche en vendant leur secret. Mais il est très-invraisemblable que le moyen secret de Chamberlen n'ait été que le levier, d'autant plus que l'on sait positivement

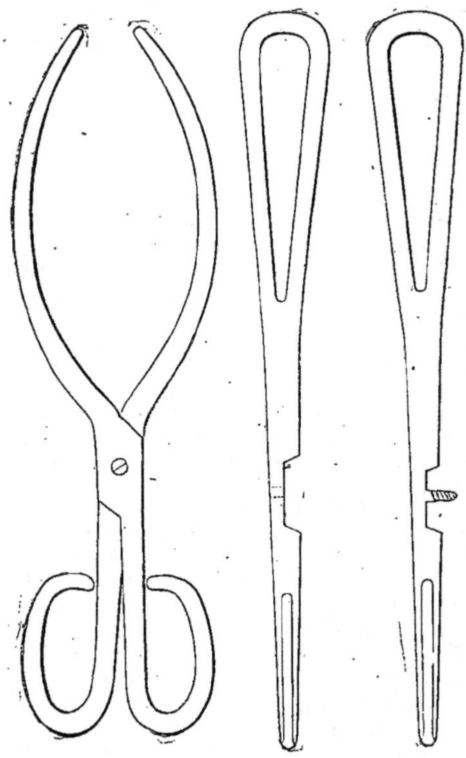

Fig. 83.
*Forceps de Chamberlen
articulé.*

Fig. 84.
Branche femelle.

Fig. 85.
Branche mâle.

que Roonhuysen se servait d'un instrument composé de deux branches, et que l'instrument cédé en 1747 à Rathlaw par van der Swan, élève de Roonhuysen, consistait en deux branches, destinées à être appliquées des deux côtés de la tête, et articulées au moyen d'une charnière placée à leur extrémité inférieure (²). De plus, cet instrument est conforme à celui que Schlichting avait reçu d'un élève de Ruysch (³). Enfin, quelques accoucheurs anglais, entre autres Chapman (1733), en parlant de l'instrument de Chamberlen, le désignent toujours comme une *pince*. Mais ce qui paraît de nature à dissiper tous les doutes, c'est une trouvaille qui a été faite dans une maison du comté d'Essex, ayant appartenu jadis (de 1683 à 1715) à Pierre Chamberlen et à sa famille. On y a découvert, en 1815, dans une armoire secrète, outre quelques lettres de Chamberlen à sa famille, différents forceps et leviers obstétricaux, dont Édouard Rigby a publié la description et le dessin (Fig. 83 à 85) (⁴). Les branches des forceps sont fenêtrées, croisées et articulées au moyen d'un pivot qui s'introduit dans une mortaise, comme sur des ciseaux. Elles se distinguent de plus par une courbure céphalique très-convenable.

(¹ Voy. *Het ondekt Ronnhuisiaansch Geheim in de Vrœdkunde.* Te Leyden 1753, in-8⁰·
(²) Voy. *Het berugte Geheim in der Vrœdkunde van R. Roonhuysen ondekt en uitgegeven op hooge order door Jan Pieter Rathlauw.* Amsterdam 1747, in-8⁰.
(³) Voy. *Embryulcia nova detecta etc. door J. D. Schlichting.* Amsterdam 1747.
(⁴) Rigby, *Description of the Midwif. Instruments of Dr Chamberlen, found at Woodh., Mortimar-Hall, near Maldon,* Essex 1818 (*Edinburgh med. and surg. Journal,* vol. XL, 1833, p. 339. *London med. and surg. Journal,* vol. VII, 1835).

On peut regarder ces instruments comme les dernières et les meilleures modifications que les Chamberlen ont fait subir à leur moyen secret. — En Angleterre, Drinckwater (mort en 1728), Giffard et Chapman furent les premiers, après les Chamberlen, qui possédèrent le forceps. Smellie va même jusqu'à prétendre que c'est le dernier de ces accoucheurs qui a d'abord fait connaître l'instrument de Chamberlen.

Guidé par ses propres réflexions et par les investigations auxquelles il se livra touchant le fameux moyen secret, sur les lieux mêmes où on le mettait en usage, c'est-à-dire à Amsterdam et à Londres, Jean Palfyn, chirurgien et anatomiste à Gand, parvint, dans le premier quart du dix-huitième siècle, à construire un instrument destiné à extraire, d'une manière inoffensive, la tête enclavée dans le bassin. Il présenta cet instrument à l'Académie des sciences pendant le séjour qu'il fit à Paris en 1723. Il ne le décrivit pas lui-même, mais il le communiqua à d'autres, qui le firent connaître et en publièrent des figures sous le nom de *tire-tête* ou de *mains de Palfyn*. Quoique ces descriptions (de Heister, J. L. Petit, P. de Wind) ne soient pas tout à fait concordantes, il en ressort pourtant suffisamment que le forceps de Palfyn était composé de deux branches d'acier courbes sur le plat, à cuillers pleines, munies de manches en bois, non croisées, mais placées parallèlement et assemblées de différentes façons (par une bande, une chaînette, un crochet). Levret conjecture que le *crochet en cuiller*, de Paré, et le *crochet mousse*, de Mauriceau, ont donné à Palfyn la première idée de son instrument. Quelque incomplet que soit celui-ci, il n'en attira pas moins, à un haut degré, l'attention des gens de l'art, à l'époque où il fut publié. Bientôt on lui fit subir des modifications variées : on allongea les branches, on les croisa pour les articuler, on les réunit par une vis (Dussé 1733), on fenêtra les cuillers, on articula les branches au moyen d'un pivot et d'une mortaise (Grégoire fils) etc. C'est la publication de ces corrections du tire-tête de Palfyn qui paraît avoir décidé les Anglais à faire peu à peu connaître leurs forceps (Chapman publia d'abord le sien en 1735).

Pourtant il s'en fallait encore de beaucoup que le forceps fût entré dans le domaine public de l'obstétricie. Il ne se répandit qu'après la première moitié du dix-huitième siècle, lorsque les deux plus grands accoucheurs de France et d'Angleterre, Levret et Smellie, lui eurent appliqué, presque en même temps (en 1752 et 1753), des améliorations multiples, dont la principale consistait dans la courbure des branches selon l'axe du bassin (courbure pelvienne, *nouvelle courbure* de Levret). Ces modifications ont donné à l'instrument une utilité pratique infiniment plus grande ; mais elles ne constituent pas l'unique mérite des deux auteurs que nous venons de nommer. Ils indiquèrent aussi la manière dont il faut l'appliquer, déterminèrent exactement dans quelles conditions on doit en faire usage et communiquèrent leurs principes à de nombreux élèves, par leur enseignement oral et par leurs écrits. Alors seulement le forceps devint d'un usage général parmi les accoucheurs. En Allemagne, Bœhmer, Saxtorph et Fried le firent connaître, mais c'est G. W. Stein qui l'introduisit réellement dans la pratique.

§ 423. Les *qualités* essentielles du forceps se déduisent naturellement de la destination de cet instrument (§ 331). En effet, en le construisant, on doit prendre en considération : 1° le volume et la forme de la tête et le degré d'accommodation dont cette partie est susceptible, sans danger pour le fœtus ; 2° le conformation de l'espace à travers lequel est entraînée la tête ; enfin, 3° le degré de résistance qu'il est destiné à vaincre et l'intensité de la force qu'on doit déployer à cet effet. De plus, il est nécessaire que l'instrument puisse être manœuvré aussi facilement et aussi sûrement que possible.

§ 424. Le forceps est constitué par deux *branches*, qui ne sont autre chose que deux leviers du premier genre. Toutes deux se servent mutuellement de point d'appui, et sont unies à l'endroit où elles se croisent, de telle façon qu'on puisse facilement les disjoindre et les réunir de nouveau.

Il va de soi que le forceps doit être fait de bon acier bien trempé et travaillé avec soin ; il est surtout nécessaire que les cuillers soient convenablement arrondies pour ne blesser ni la tête du fœtus ni les parties de la mère. Il ne faut pas non plus que l'instrument soit trop lourd. Celui dont nous nous servons pèse 666 grammes.

[Le forceps dont se sert le professeur Stoltz depuis 1839 (Fig. 89 à 91) est un peu moins long que les forceps français en usage à Paris, et un peu plus que ceux généralement usités en Allemagne. Il a 42 centimètres de longueur.

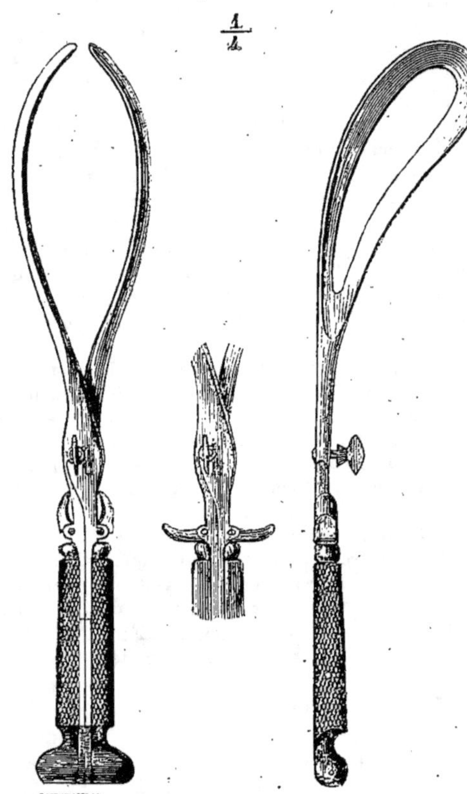

$\frac{1}{4}$

Il mesure du point de jonction à l'extrémité des cuillers, 22 centimètres, et du point de jonction à l'extrémité des manches, 20 centimètres. Les cuillers sont fenêtrées dans l'étendue de 13 centimètres, 5 millimètres. La plus grande largeur des fenêtres existe à la jonction du tiers supérieur avec le tiers moyen ; elle est de 2 centimètres ; le bord ou encadrement a 12 millimètres de largeur. Le plus grand écartement des cuillers, qui se trouve au tiers supérieur de l'ellipsoïde, est de 7 centimètres. Cet écartement ne commence qu'à 4 centimètres du point de jonction, et l'ellipsoïde ne commence qu'à 10 centimètres de ce point.

A leur extrémité, les cuillers laissent un intervalle d'un centimètre. Ce n'est qu'à partir de l'endroit où se forme l'ellipsoïde que commence la courbure sur le bord. Les cuillers sont concaves et présentent un coup de meule à vif ; la surface externe est convexe ; la plus grande épaisseur de l'encadrement (la plus grande force des cuillers) se trouve au

Fig. 89.
Forceps de Stoltz articulé.

Fig. 90.
Articulation de ce forceps, crochets mobiles abaissés.

Fig. 91.
Branche mâle.

bord interne ; l'externe est mousse. Il résulte de cette conformation et de cette disposition des cuillers :

1º Qu'elles sont plus larges qu'on ne les rencontre d'ordinaire sur les autres forceps ; 2º que les fenêtres sont plus ouvertes ; 3º que la courbure sur le plat est plus prononcée; 4° que leur écartement le plus grand dépasse celui de la plupart des forceps connus ; 5° que l'ellipsoïde est rapproché de l'extrémité des cuillers.

Le point de jonction est celui à encochure et pivot mobile. Les deux branches, aplaties horizontalement à l'endroit de leur réunion , reposent l'une sur l'autre. L'inférieure présente un écrou à tête placé transversalement et à forme ellipsoïde ; la supérieure est munie d'une encochure par laquelle le pivot est exactement embrassé. En serrant l'écrou, on fixe solidement une branche sur l'autre. Immédiatement au-dessus du point de jonction , dans la partie qui se transforme insensiblement en cuiller, la branche présente le plus de force de résistance.

Les manches sont garnis de bois rayé, qui forme inférieurement deux saillies latérales, précédées d'une profonde rainure. Cette disposition donne un point d'appui à la main , placée à la partie inférieure du manche, permet , au besoin , d'appliquer un lien d'une manière solide, et enfin contribue à l'élégance de cette partie de l'instrument.

Ayant eu l'occasion de regretter, en opérant avec le forceps, de n'avoir pas de point d'appui à l'extrémité supérieure des manches, Stoltz a voulu profiter de la disposition des manches du forceps de Busch , qui présente des appendices ou saillies en crochets, pour y appliquer l'index et le doigt du milieu , ou l'annulaire pendant l'extraction. Mais s'apercevant que ces saillies gênent pendant l'introduction des branches, et nuisent même à l'élégance de l'instrument, il a songé à les rendre mobiles, de manière à pouvoir être couchées contre les branches et à former une légère saillie, qui continuât celle de la garniture en bois.

Charrière, qui a fabriqué le premier forceps de Stoltz, a parfaitement compris l'intention du praticien. Deux oreilles ou crochets mobiles sont réunis à la partie supérieure des manches par une charnière solide, et de manière à ce que ces crochets relevés forment la continuation du manche ; abaissés, ils présentent deux saillies larges et légèrement concaves, à bords très-arrondis, sur lesquels peuvent reposer les doigts d'une des mains, et exercer non-seulement une grande force de traction, mais encore imprimer facilement une direction convenable à l'instrument et à la tête, sans fatiguer la main.

Tel est l'instrument dont le professeur Stoltz se sert depuis vingt-neuf ans, et qui est entre les mains de beaucoup de praticiens qui ne font que s'en louer.] (¹)

Outre la courbure pelvienne, quelques accoucheurs en ont imaginé une autre, destinée à prévenir la compression du périnée pendant l'opération. Cette courbure, dite *périnéale*, a été appliquée d'abord par S. W. Johnson (²); elle est rendue tout à fait superflue par la courbure sur le bord qui répond à l'indication que nous venons de mentionner; aussi Johnson n'a-t-il trouvé que peu d'imitateurs. Les appareils qu'on a inventés sous le nom de *régulateur de pression* (*Druckregulatoren*), pour empêcher le trop grand rapprochement des branches, et les *labimètres* (³) destinés à mesurer la distance

(¹) Thèse de Sonntag, p. 22 et suiv. (voy. la Bibliographie).
(²) Johnson, *New System of Midwifery etc.* 1769, pl. VI.
(³) Voy. G. W. Stein, *Kurze Beschreibung eines Labimeters.* Cassel 1782.

des branches, et par là le volume de la tête, sont également inutiles et ne se trouvent sur aucun des forceps généralement usités. On a aussi renoncé à garnir de cuir, soit tout l'instrument, soit seulement les cuillers, parce que cette disposition, entre autres inconvénients, rend plus difficile le maniement du forceps.

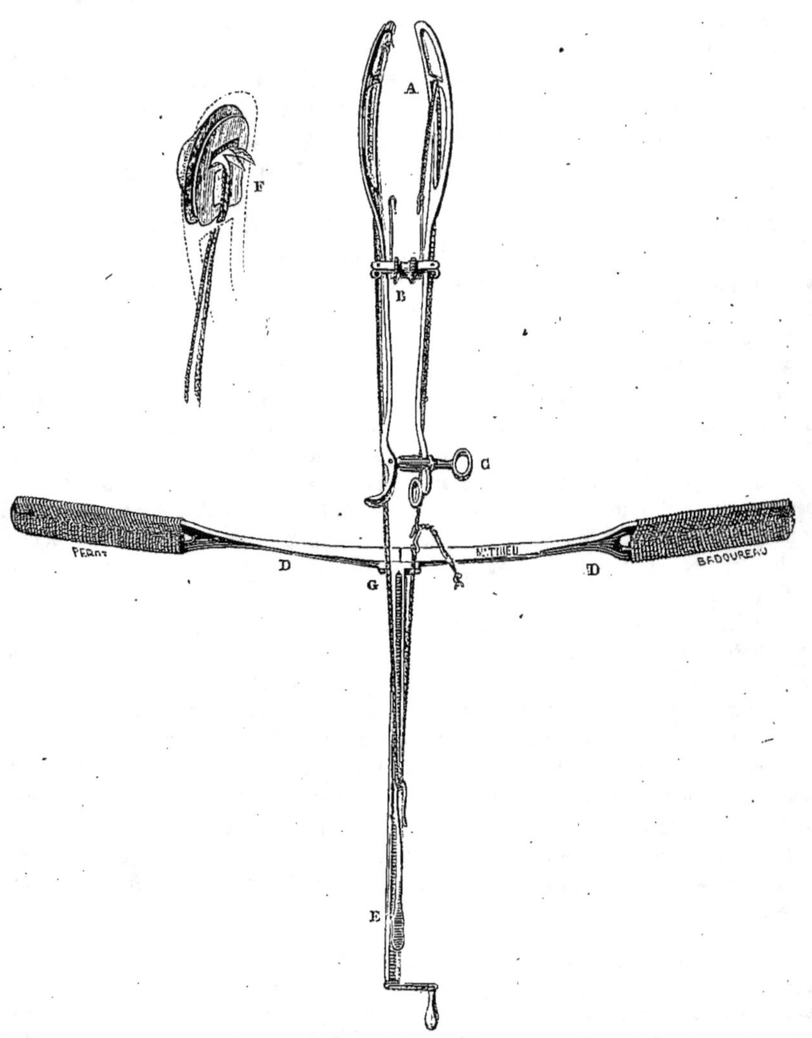

Fig. 92. — *Forceps a tractions soutenues* (Dr Chassagny, de Lyon). (*)

(*) A. Traverse percée d'un trou qui donne passage au cordon. — B. Double anneau coulant où s'insèrent les extrémités supérieures des cordons. — C. Articulation au moyen d'une tige faisant charnière avec l'une des branches et entrant dans une encoche pratiquée à la branche opposée. — D. Arc métallique qui s'applique sur les genoux. — E. Canule à pas de vis portant un crochet où s'attachent les extrémités inférieures des cordons. — F. Crochets cachés et apparents à volonté, pouvant s'appliquer à chaque branche pour saisir la tête après la crâniotomie. — G. Insertion de la canule sur l'arc métallique.

Smellie pensait que le forceps garni de cuir a une prise plus solide et ménage mieux la tête [1].

Kristeller a décrit récemment un *appareil dynamométrique* qu'il a appliqué à un forceps de son invention, pour mesurer la force développée par les tractions [2].

[Dans ces dernières années, Chassagny, de Lyon, et Joulin, professeur agrégé à la Faculté de Paris, ont fait connaître des *machines à traction continue et progressive*, destinées à remplacer l'emploi de la force manuelle pour l'extraction du fœtus au moyen du forceps.

Chassagny (Fig. 92) fait usage d'un *forceps particulier*, composé de deux branches *parallèles*, longues et flexibles, sur lesquelles glisse un double anneau coulant (B), qui peut remonter jusque dans l'intérieur de la vulve. Deux cordons de soie ou de chanvre s'attachent à des crochets fixés à l'anneau ; chacun d'eux va se réfléchir en passant par un trou percé dans une traverse (A), qui occupe la partie moyenne de la cuiller correspondante; puis ils redescendent pour aller s'insérer à un crochet supporté par une tige en pas de vis qui se meut dans une canule (E). Cette canule est fixée (G) à la partie moyenne d'un arc métallique, s'appliquant par chacune de ses extrémités sur les *génoux* de la femme convenablement écartés. Le crochet monte

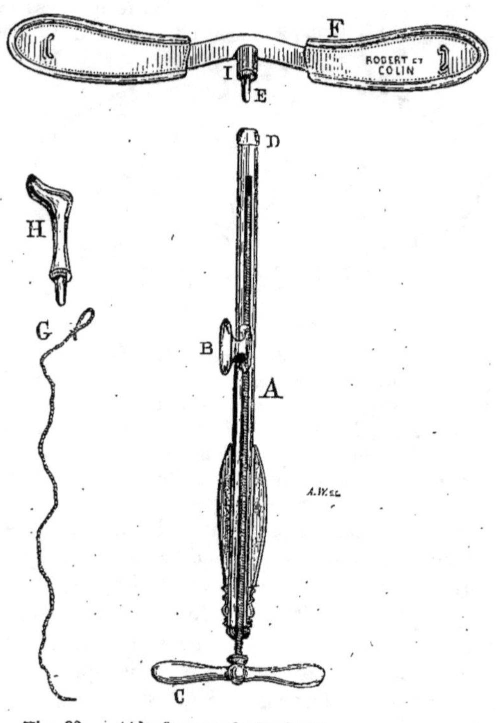

Fig. 93. — *Aide-forceps de Joulin* [*].

ou descend selon le sens dans lequel on fait tourner la tige en pas de vis ; en descendant, il attire les cordons, fait d'abord remonter l'anneau (qui comprime plus ou moins les branches selon la traction exercée) et finit par amener au dehors le forceps et l'enfant.

L'*aide-forceps* de Joulin (fig. 93) se compose : 1° d'une canule (A) en acier, de 34 centimètres de longueur, ayant, comme axe, une tige taraudée en pas de vis, munie d'un taquet-écrou mobile (B), qui monte ou descend lorsqu'on tourne la poignée (C) de la tige; 2° d'un point d'appui (F), pièce métallique rembourrée sur les points qui doivent se trouver en contact avec la patiente. Le bord inférieur (I) est mousse et forme une poulie de réflexion, sur laquelle glissera le lacs, de manière à ce que les tractions se fassent

[1] Smellie, *A set of anatomic tables*. 1754, pl. XXXVII.
[2] Voy. *Monatsschrift etc.*, t. XVII. 1861, p. 166.

[*] A. Canule. — B. Taquet-écrou. — C. Poignée de la tige en pas de vis. — D. Extrémité supérieure de la canule s'adaptant en E. — F. Pièce métallique servant de point d'appui. — G. Lacs. — H. Bec d'écraseur qu'il suffit d'articuler avec la canule pour avoir un écraseur linéaire. — I. Bord inférieur de la pièce métallique formant une poulie de réflexion.

dans l'axe des détroits sans froisser la vulve et le vagin ; 3° d'un lacs en corde (G), de 5 millimètres de diamètre ; 4° d'un petit dynamomètre de Robert et Collin (Fig. 94), qui donne la mesure de la force employée. — Le forceps, *quel que soit son modèle*, étant appliqué sur la tête du fœtus, on passe le lacs dans les deux fenêtres de ses cuillers. Le point d'appui étant articulé avec la canule, on le met en rapport avec les *tubérosités ischiatiques* de la malade, sur le sillon fémoro-fessier. Les cuisses sont ensuite étendues pour empêcher le déplacement du point d'appui. On joint les deux extrémités du lacs, qu'on passe dans le dynamomètre, puis on accroche ce dernier au taquet-écrou, qui est mis en mouvement lorsqu'on tourne la poignée de la canule (1).

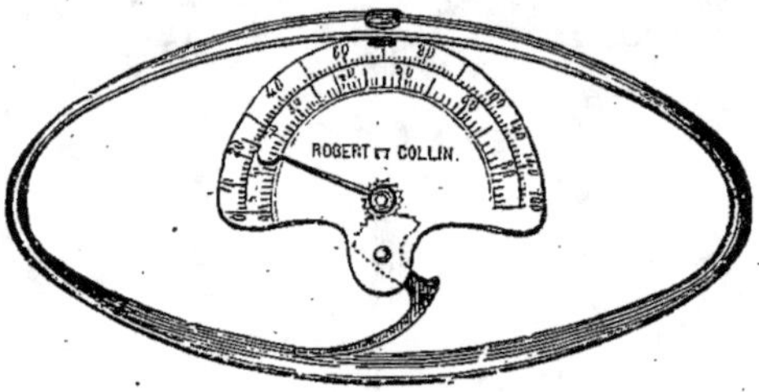

Fig. 94. — *Dynamomètre.*

L'appareil de Chassagny a subi des modifications nombreuses depuis sa première apparition. Le modèle que nous reproduisons est celui qui se trouve dans le *Catalogue* de Mathieu de 1867. Nous devons ajouter que Joulin réclame hautement la priorité de certaines dispositions qui sont communes aux deux appareils (canule ; corde passée dans les cuillers). — Les machines que nous venons de décrire ont été très-diversement appréciées. Peu de praticiens semblent les admettre sans réserves ; quelques-uns des plus autorisés les rejettent complétement. Peut-être ces derniers vont-ils trop loin en condamnant sans appel une méthode qui vient de naître, et qui est encore en voie d'expérimentation et de perfectionnement.]

§ 428. Depuis la publication des instruments de Levret et de Smellie, on a fait subir au forceps des modifications multiples, dont peu méritent d'être regardées comme des améliorations importantes. Les forceps décrits jusqu'à ce jour dépassent déjà le nombre de deux cents. Quelques-uns d'entre eux présentent des dispositions étranges et bizarres, et ne peuvent être d'aucune utilité ; mais il en est beaucoup qui remplissent plus ou moins parfaitement leur but, tel que le forceps de Seyfert, usité à Prague ; celui de Simpson, d'Édimbourg, qu'on emploie beaucoup à Vienne ; ceux de Busch et d'Ed. Martin, qui sont très-répandus dans le royaume de Prusse etc. Il est impossible d'établir lequel de ces instruments est le meilleur ; aussi ne réussira-t-on jamais à introduire l'usage universel d'un seul forceps. Une main exercée est capable d'opérer avec chacun des forceps généralement usités ; et il est hors de doute que les inconvénients légers d'un instrument sont neutralisés par l'habileté qu'on acquiert en s'en servant habituellement.

Afin de faciliter l'étude systématique des forceps, qui existent actuellement en nombre excessif, on les a divisés de différentes façons, en prenant le plus souvent pour base l'absence ou la présence de la courbure pelvienne ou périnéale, ou bien des fenêtres ; le croisement ou l'assemblage des branches etc. On pourrait très-bien les classer encore selon leur mode d'articulation, leur longueur etc. Comme ce n'est pas ici le lieu de faire la description de tous ces instruments, nous renvoyons aux écrits de Danz, Mulder, Ed. v. Siebold, Lunsingh Kimmel, Kilian [Rist, Sonntag] etc., et nous nous contenterons d'indiquer les traits fondamentaux des forceps de Levret et de Smellie, dont on retrouve le type dans presque toutes les modifications ultérieures.

(1) Joulin, *Sur l'emploi de la force en obstétrique*, 1867, p. 8.

Levret introduisit peu à peu au forceps différents perfectionnements : *a*) son premier
instrument, dont il publia la description dans les *Observations* etc., p. 92, a 486 millimètres de longueur, dont 175 pour les manches ; les cuillers sont fenêtrées et la face
interne de leur bord est creusée en gouttière. Au point de jonction des deux branches,
chacune d'elles présente un entablement, qui est percé de trois trous situés à des distances égales. La jonction s'opère par un axe mobile et des plaques en coulisse (jonction à axe ambulant). Les manches sont en métal et se terminent par des crochets
mousses recourbés en dehors. La courbure céphalique est modérément forte ; le sinus,

formé par les cuillers, mesure 61
millimètres à sa plus grande largeur ; les extrémités des cuillers
sont distantes de 7 millimètres ;
b) la deuxième correction du forceps a été publiée dans la suite
des *Observations*, 1751, p. 165.
L'instrument a sa nouvelle courbure ; les extrémités des cuillers
s'élèvent de 87 millimètres au-
dessus de la ligne horizontale,
quand le forceps est couché ; sa
longueur est de 483 millimètres,
dont 182 pour les branches ; la
plus grande largeur du sinus des
cuillers mesure 67 millimètres.
L'articulation se fait au moyen
d'un axe fixe (en champignon),
situé dans l'entablement de la
branche inférieure (mâle), qui
correspond à une ouverture placée dans l'entablement de la branche supérieure (femelle) et a une
plaque en coulisse adaptée en ce
point ; *c*) en 1760, Levret mit la
dernière main au perfectionnement de son instrument favori.
Son élève Stein a publié la description de ce forceps [1]. Il n'a
que 418 millimètres de longueur ;
sa courbure pelvienne n'est que
de 61 millimètres ; le plus grand
écartement des cuillers n'est que
de 54 millimètres ; leurs extrémités sont presque en contact.
Les fenêtres sont prolongées dans
la direction de l'articulation, afin
qu'on puisse y passer un ruban.

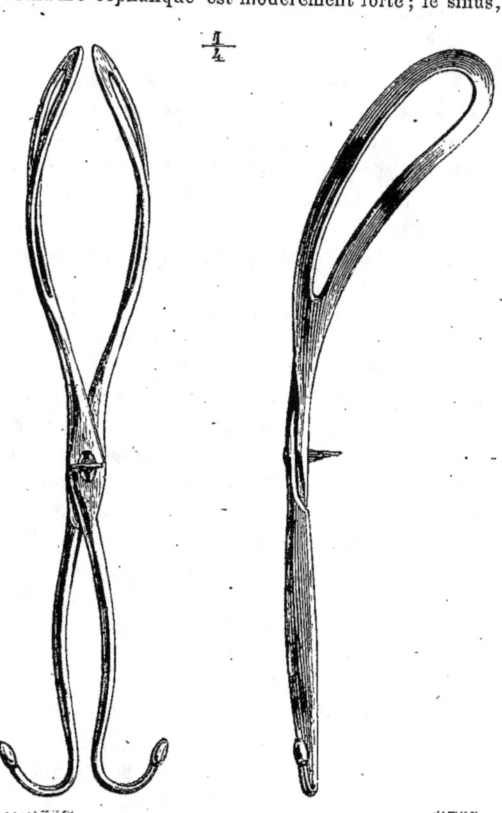

Fig. 95.   Fig. 96.
Forceps français,   *Forceps français,*
vu par sa face antérieure.   *vu de côté.*

La jonction se fait par un axe tournant et une plaque en coulisse ; on fait pivoter l'axe
au moyen d'une clef. [Le forceps généralement employé en France (Fig. 95, 96) n'est
autre que celui de Levret très-légèrement modifié.]

Smellie fit mention de deux forceps dans son *Treatise of Midwifery*, 1752 (p. 251-260),
mais n'en donna la description et la figure qu'en 1754, dans son *Set of tables* (pl. XXXVII,
21-26). *a*) Le plus petit des deux, dépourvu de courbure pelvienne (*the straight short
forceps*), n'a que 297 millimètres de longueur, dont 122 pour les manches ; les cuillers

---

[1] Stein, *Programma de mechanismo et præstantia forcipis Levretiani*. Cassel 1767.

sont fenêtrées, la plus grande largeur de leur sinus est de 54 millimètres, leurs extrémités se touchent; les manches sont en métal garni de bois, et se terminent par des
extrémités renflées, au-dessus desquelles se trouve une gouttière destinée à recevoir un
ruban. A leur point de jonction, les branches présentent chacune une excavation profonde, limitée par un rebord saillant, de sorte qu'elles s'unissent par emboîtement latéral (*par encochure*). Tout le forceps est muni d'une garniture de cuir, qui entoure l'encadrement des fenêtres par des tours circulaires. b) Le long forceps mesure 337 millimètres, dont 128 pour les manches, et présente une courbure pelvienne dont la hauteur
n'est que de 47 millimètres.

§ 429. L'action du forceps est à la fois mécanique et dynamique. L'effet *mécanique* est principalement produit par l'effort de *traction*. L'instrument ne
doit comprimer la tête qu'autant que cela est nécessaire pour qu'il la saisisse bien
et ne puisse pas glisser. Il faut que le degré de compression et l'effort de traction soient dans un rapport bien proportionné; plus la compression est forte,
plus la traction doit être énergique, et réciproquement. De même, la compression doit être d'autant plus forte que la courbure céphalique du forceps est
moins prononcée.

L'observation des accouchements laborieux où la tête est expulsée après
avoir subi un allongement considérable, a conduit quelques accoucheurs anciens à cette conclusion erronée, que la compression exercée au moyen du
forceps peut tout aussi bien produire l'accommodation de la tête. Évidemment
l'on ne tenait pas compte de la différence des moyens que la nature, d'une
part, et l'art, d'autre part, emploient pour diminuer le volume de l'extrémité
céphalique. Ce que la nature obtient sans aucun danger par une force agissant
de tous côtés sur la tête, et graduellement accrue, le forceps essaierait en
vain de l'imiter, parce qu'il ne porte son effort que sur certaines parties de la
même surface; bien plus, un pareil emploi de l'instrument entraînerait nécessairement pour l'enfant les suites les plus fâcheuses. Au contraire, en comprimant la tête aussi peu que possible, on lui permet de s'adapter et de se mouler
entre les cuillers, d'après la configuration du bassin. Ce n'est pas la compression exercée par le forceps, mais bien la résistance des parois du bassin qui
produit, pendant les tractions, l'accommodation de la tête. Les difficultés et
les dangers de l'accouchement artificiel sont notablement diminués quand cette
accommodation est obtenue ainsi par l'imitation des procédés de la nature.

Lorsque le rétrécissement du bassin se trouve, comme d'habitude, au détroit
supérieur et dans le sens du diamètre antéro-postérieur, la tête s'engage, d'ordinaire, par son long diamètre, dans le diamètre transverse du pelvis; dans ce
cas, le forceps ne peut pas même agir sur le diamètre, dont la réduction serait
désirable, parce qu'il est impossible de l'appliquer d'avant en arrière. Il se
trouve situé sur les côtés du bassin et agit, par conséquent, sur le long diamètre de la tête. Il ressort évidemment de ce qui précède que, même dans
l'angustie pelvienne, où l'on serait surtout fondé à croire que le forceps agit en
comprimant la tête, il intervient principalement comme agent de traction, et
que toute tentative pour lui donner le rôle de compresseur serait inutile, sans
parler du danger qui en résulterait. Il ne peut être question de réduire le
volume de la tête, par le forceps, que dans le cas de rétrécissement transversal.

L'opinion que le forceps agit par compression a été principalement répandue par Ph. Ad. Bœhmer, Rœderer, Saxtorph, Stein, Boër, Starck, et, en général, par la plupart de ceux qui professaient les accouchements à leur époque. Parmi eux, Saxtorph surtout s'est exprimé très-explicitement à cet égard, en exigeant d'un bon forceps qu'il soit capable de comprimer la tête et d'en changer la forme, de telle façon que la disproportion qui existe entre elle et le bassin se trouve annulée. Pourtant, quelques années plus tard, ce médecin expérimenté, modifiant jusqu'à un certain point sa manière de voir, a reconnu que le forceps agit principalement par la traction, et a dit expressément qu'il ne faut comprimer la tête que très-rarement et avec beaucoup de précaution et de prudence [1]. Baudelocque, qui se livra à un examen approfondi des inconvénients de la compression, et les démontra par des expériences, enseigne que dans les circonstances ordinaires il ne faut comprimer la tête qu'autant que cela est nécessaire pour empêcher l'instrument de glisser; il ajoute que lorsqu'il existe une disproportion entre la partie fœtale et les voies génitales, et, en général, quand la traction doit être plus énergique, il faut aussi que la compression soit plus forte, au point qu'il devient quelquefois nécessaire de placer un lien sur les branches. — Parmi les auteurs allemands, Brunninghausen et Weidmann ont, les premiers, clairement compris l'effet mécanique du forceps et enseigné que cet effet résulte surtout de la traction.

§ 430. Il faut, de plus, tenir compte de l'action du forceps *comme levier*. En imprimant à la tête des mouvements de latéralité et de rotation, on l'ébranle et on la met à flot, pour ainsi dire; puis on la fait avancer en la mettant successivement en contact avec d'autres points du bassin. C'est à une variété de ce mode d'action qu'on rapporte la manœuvre par laquelle on ferait à volonté tourner la tête au moyen du forceps, notamment pour changer sa position primitive en une autre plus favorable. Nous pensons que cette rotation de la tête au gré de l'opérateur n'existe, en général, que dans l'imagination de ceux qui pensent la produire. Dans les cas faciles, de pareilles tentatives sont complétement superflues, car la tête opère même entre les cuillers, sous la simple influence des tractions, les rotations qu'elle fait habituellement pendant sa progression spontanée à travers le bassin. D'un autre côté, dans les cas difficiles, ou bien cette manœuvre est inexécutable parce que le forceps tourne seul autour de la tête sans entraîner celle-ci, ou bien, si on emploie la violence pour l'exécuter, elle est très-dangereuse.

Smellie avait déjà recommandé de tourner la tête au moyen du forceps (pl. XXI du *Set of tables*). Baudelocque prescrit d'appliquer toujours l'instrument sur les faces latérales de la tête; dans les cas où cette dernière est en position oblique ou transversale, il insiste beaucoup pour qu'on ramène l'occiput ou le front en avant, avant de procéder à l'extraction; il ajoute que les cas «où on ne peut pas absolument rouler la tête de cette manière sont excessivement rares [2].» La plupart des accoucheurs français se rangent à sa manière de voir. — Parmi les auteurs allemands, Weidman a démontré d'une manière péremptoire le défaut de cette manœuvre (qui a été de nouveau vantée et recommandée tout récemment de différents côtés). Ed. Martin, Credé et d'autres sont du même avis.

§ 431. L'action *dynamique* du forceps, dont on n'a commencé à tenir compte qu'à une époque assez récente, se manifeste par l'augmentation des douleurs existantes et par la provocation des contractions suspendues depuis un temps

[1] Voy. Saxtorph, *De usu forcipis*, 1774; et *Gesammelte Schriften*, p. 207.
[2] Baudelocque, *L'art des accouchements*, 5e édit., §§ 1791, 1794, 1798, 1800 et 1792.

plus ou moins long. Elle est souvent très-frappante dans les accouchements retardés par la faiblesse des douleurs; ainsi, par exemple, il suffit parfois d'appliquer une seule cuiller du forceps pour réveiller soudain des contractions énergiques, accompagnées de ténesme, et qui expulsent en très-peu de temps la tête avec la branche introduite. Il est vrai que, d'autres fois, cette influence ocytocique fait complétement défaut; nous avons même constaté assez souvent que les douleurs, déjà très-rares avant l'application de l'instrument, se ralentissaient encore ou cessaient complétement une fois qu'il était introduit. Des observations ultérieures sont nécessaires pour bien élucider cette question intéressante.

Plusieurs des partisans du levier regardaient comme un point incontestable que cet instrument possède la propriété de réveiller et d'augmenter, à un haut degré, la force expulsive de l'utérus. C'est précisément à cette circonstance que Baudelocque attribuait les résultats remarquables dont se vantent les proneurs du levier [1]. A notre connaissance, F. Lobstein a dit, le premier, d'une manière positive, que le forceps possède une action analogue. Mais ce point a été surtout établi par Stein neveu, dont c'est un des thèmes favoris. Du reste, les vues de ce dernier auteur sur l'influence dynamique du forceps, à laquelle il attribua l'action principale de l'instrument, renferment plus d'une exagération au milieu de très-bonnes choses.

Pour fortifier l'action dynamique de l'instrument qui nous occupe, Kilian a imaginé un forceps galvanique, qui n'a pas donné les résultats qu'en attendait l'auteur [2].

§ 432. En employant le forceps, on se propose d'extraire le fœtus sans nuire à ce dernier; pour atteindre ce but aussi sûrement que possible, les *conditions* suivantes sont nécessaires :

1º Il faut que l'orifice utérin soit complétement dilaté, ou du moins assez dilatable pour que les cuillers du forceps puissent le traverser facilement et sans risquer de le léser.

2º Il faut que les membranes de l'œuf soient déchirées et retirées au-dessus de la tête, afin qu'elles ne soient pas saisies par les cuillers, ce qui pourrait donner lieu à leur tiraillement et par là au décollement du placenta.

3º Il faut que la tête soit placée de telle façon que le forceps puisse la saisir sûrement. Cela n'est pas possible tant qu'elle séjourne libre et mobile au-dessus du détroit supérieur; il est nécessaire qu'elle soit engagée dans l'entrée du bassin, ou du moins qu'elle y soit solidement fixée.

4º Il faut que le volume de la tête soit en rapport avec la structure de l'instrument. Le forceps n'est pas construit pour saisir une tête d'un développement monstrueux, ou ramollie par la putréfaction, ou violemment broyée; ou bien celle d'un avorton.

5º Le bassin ne doit pas être trop étroit. Les avantages de l'opération ne sont jamais aussi brillants que lorsque la disproportion entre la tête et le canal osseux est nulle ou peu prononcée. Dès qu'elle atteint un degré élevé, le forceps cesse d'être un moyen d'accoucher inoffensif; il est alors plus ou moins pernicieux pour la mère et pour l'enfant.

On admet habituellement que le forceps ne doit pas être employé quand le

---

[1] Baudelocque, *L'art des accouchements*, 3ᵉ édit., § 1648, et notamment § 1665.
[2] Voy. H. Fr. Kilian, *Die Geburtslehre etc.* Francfort a. M. 1850, t. II, p. 204.

rétrécissement du diamètre sacro-pubien mesure moins de *huit* centimètres; mais cette limite n'a de valeur qu'autant que la tête qu'il s'agit d'extraire présente un volume moyen et une compressibilité ordinaire. Toute évaluation de ce genre, qui tient compte du bassin seulement (selon l'usage d'abord généralement adopté), ne donne aucune garantie, parce que l'on observe de très-grandes différences individuelles en ce qui concerne le volume de la tête et surtout son aptitude à subir une modification de sa forme, sans préjudice pour l'enfant. Même avec un rétrécissement moindre que celui que nous venons de mentionner, le forceps peut être contre-indiqué par la grosseur ou la dureté exceptionnelle de la tête; et, par contre, il ne manque pas d'exemples où des enfants même à terme ont été expulsés vivants par les efforts de la nature, à travers un diamètre sacro-pubien de 74 millimètres, grâce à la petitesse de la tête, à la souplesse exceptionnelle de ses os etc. Or il n'est pas médiocrement difficile de diagnostiquer les rétrécissements peu marqués du bassin, ainsi que d'apprécier, avant l'expulsion ou l'extraction de la tête, quel est le volume ou le degré de compressibilité de cette partie; aussi un accoucheur prudent s'avisera-t-il parfois de s'arrêter au milieu de l'opération, soit pour y renoncer tout à fait, soit pour ne la recommencer que plus tard. Pourtant l'on peut et l'on doit toujours faire une tentative avec le forceps, dans les cas douteux; c'est alors au médecin, qui doit pouvoir mesurer la force de ses tractions, à ne pas dépasser sans nécessité la limite des efforts permis. Il est inutile de dire que l'expérience seule peut faire acquérir peu à peu le tact nécessaire pour se guider dans ces circonstances, et qu'il est impossible de donner à cet égard des règles générales.

§ 433. Étant donné que les conditions indiquées dans le paragraphe précédent se trouvent réunies, les *indications* générales de l'emploi du forceps sont les suivantes :.

1° La difficulté ou l'impossibilité de l'accouchement par les efforts de la nature, reconnaissant pour cause le *manque* ou *l'insuffisance des forces expulsives*, ou bien une *disproportion entre le volume de la tête et la capacité du bassin*, ou encore l'attitude vicieuse du fœtus, par exemple, le prolapsus du bras à côté de la tête déjà engagée.

2° *Les accidents qui rendent l'accouchement périlleux pour la mère ou pour l'enfant et qui sont de telle nature que le danger peut être écarté ou diminué par la terminaison du travail.* Dans cette catégorie rentrent les métrorrhagies, les syncopes, la faiblesse excessive, les congestions vers des organes essentiels à la vie, les prodromes ou les attaques d'apoplexie, l'éclampsie, les menaces d'asphyxie dans les maladies des organes respiratoires, les vomissements incoercibles, les douleurs violentes chez les femmes très-sensibles, les hernies, les rétentions d'urine, la rupture accomplie ou imminente des veines variqueuses, les déchirures de l'utérus ou du vagin; le prolapsus du cordon ombilical à côté de la tête, l'enroulement du cordon après l'expulsion du tronc, la rupture du cordon, l'impossibilité de dégager assez vite la tête avec les doigts dans les présentations pelviennes; la mort subite de la parturiente etc.

II. *Exécution de l'opération.*

A. PRÉCAUTIONS ET PRÉPARATIFS.

§ 434. Pour ce qui concerne d'abord le moment *convenable* pour faire l'opération, c'est là un point qui dépend des circonstances. Il est de règle d'attendre
la dilatation complète de l'orifice utérin (§ 432, 1°). Mais si la prolongation du
travail devait entraîner un danger évident et pressant, il faut procéder à l'opération aussitôt que l'orifice est assez dilaté ou dilatable pour permettre l'application du forceps et l'extraction, sans risque de le léser. — Quand l'accouchement est entravé et retardé par une disproportion entre le fœtus et les voies
génitales, il est très-important de n'opérer ni trop tôt ni trop tard. *Il faut bien
se garder d'intervenir trop vite* aussi longtemps que les contractions sont
efficaces et qu'il n'existe aucune complication menaçante. Plus on attend, plus
on permet à la tête de s'engager profondément dans le bassin et de *s'adapter*
graduellement, et de la façon la plus convenable, à la forme de cette cavité; et
si l'on finit par procéder à l'opération, celle-ci est d'autant *moins difficile* et
partant *moins dangereuse* pour la mère et pour l'enfant. Au point de vue de
la conservation du fœtus, nous possédons dans le stéthoscope, s'il est bien
employé, un moyen excellent pour connaître le moment précis où il est nécessaire d'intervenir. Pour ce qui regarde la mère, il ne faut évidemment pas
attendre, avant d'appliquer le forceps, que la puissance contractile de la matrice soit complétement épuisée, que la parturiente se trouve incapable de faire
le moindre effort d'expulsion, ou bien que les voies génitales molles aient
commencé à s'enflammer sous la pression de la tête séjournant trop longtemps
dans le bassin. A coup sûr, il vaut mieux opérer un peu trop tôt que trop
tard. Il serait tout à fait irrationnel de vouloir se guïder d'après le nombre
d'heures et de minutes qui se sont écoulées depuis la rupture de la poche des
eaux. L'expérience et le tact pratique que celle-ci fait acquérir, une appréciation judicieuse et réfléchie de toutes les circonstances essentielles que présente
chaque cas spécial, voilà les seuls éléments qui nous permettent de choisir en
toute occurrence le moment opportun. Il est de règle, en pratique, d'attendre,
autant que possible, avant d'appliquer le forceps, que les douleurs aient été
expulsives durant quelque temps et que la femme éprouve, pendant les contractions, *le besoin d'aller à la selle.*

§ 435. Une fois qu'on s'est décidé à pratiquer l'opération, on en prévient
avec les précautions voulues la parturiente et sa famille, et on fait immédiatement les préparatifs nécessaires, sans éclat et sans appareil.

Dans tous les cas où la tête est élevée, et, en général, quand on s'attend à
une opération difficile, il n'y a pas de meilleure position pour la femme que
celle *en travers du lit.* Nous avons indiqué plus haut comment il faut disposer
le lit et placer la patiente (§ 403); nous ajouterons seulement que cette dernière,
aussi longtemps que la tête du fœtus est au détroit supérieur, doit avoir le haut
du corps un peu plus relevé, de façon à tenir une position intermédiaire entre
la station assise et le décubitus, les jambes fléchies sur les cuisses et les cuisses

appliquées contre le ventre, afin de diminuer, autant que possible, l'inclinaison du bassin. Dans les cas faciles, la tête se trouvant dans l'excavation ou au détroit inférieur, il est préférable de laisser la femme *couchée sur le dos* dans le lit de misère. Cette position présente des avantages marqués en cas d'hémorrhagie, de faiblesse excessive, de convulsions etc. Seulement il faut avoir soin d'élever un peu la région sacrée, en glissant un coussin au-dessous d'elle, et de rendre le lit accessible des deux côtés, si faire se peut.

Si la femme est placée en travers, la position de l'accoucheur dépend de la hauteur du lit; on doit tâcher, de préférence, d'opérer debout ou assis; si le lit est trop bas pour qu'on se tienne debout, on met un genou à terre ou bien on s'assied sur un tabouret. Lorsque la parturiente reste couchée tout du long sur son dos, l'accoucheur se tient debout à côté du lit.

Avant l'opération, on chauffe suffisamment le forceps, par exemple en le trempant dans de l'eau tiède, puis, après l'avoir essuyé, on enduit de graisse la face externe des cuillers et le point de jonction. Après que la parturiente a été placée en travers, on explore encore une fois minutieusement, avant l'application de l'instrument, afin de s'assurer de la position de la tête, qui peut s'être modifiée pendant les préparatifs de l'opération. Pour apaiser les inquiétudes de la femme, il suffit de se montrer calme et de lui donner quelques encouragements affectueux, sans qu'il soit nécessaire de lui faire voir l'instrument et de lui démontrer son innocuité.

B. RÈGLES POUR L'ÉXÉCUTION DE L'OPÉRATION.

1° *Règles générales.*

§ 436. En général, les cuillers ne doivent être introduites dans le bassin que pendant l'*intervalle des douleurs* et sous la *direction des doigts*. Quand la tête est basse, il suffit d'engager, aussi loin que possible, entre elles et le vagin, deux doigts de la main conductrice. Dans ce cas, on fait saillir un peu le médius au-dessus de l'index et on forme ainsi une ornière dans laquelle le bord convexe de la cuiller glisse sans risquer de s'écarter. Lorsque la tête n'a pas encore franchi l'orifice utérin, il faut que les extrémités des doigts conducteurs soient introduites jusque *dans la matrice* pour que la cuiller glisse le long de la tête, sans l'abandonner, et pour que son extrémité n'aille pas léser le fond du vagin, ou saisi le bord de l'orifice. Quand la tête est élevée, il est nécessaire, pour la même raison, d'introduire quatre doigts et même la main entière.

§ 437. Question importante : où faut-il appliquer le forceps? D'après la forme de sa courbure céphalique, il est destiné à saisir la tête par les faces latérales de celle-ci; mais si l'on tient compte de sa structure générale, il n'est pas facile de l'appliquer autrement que sur les côtés du bassin, car ce n'est qu'ainsi que sa courbure pelvienne correspond à la direction de l'excavation. Or, vu la position ordinaire de la tête, il est évidemment impossible de remplir complétement ces deux indications, c'est-à-dire de donner à la fois à l'instrument la meilleure direction par rapport à la tête et par rapport au bassin. Il faut donc que l'opérateur s'efforce d'adapter, autant que possible, les cuillers aux faces latérales de la tête ; c'est un résultat dont on se rapproche en introduisant et en fixant le forceps vers les extrémités de l'un ou de l'autre des diamètres obliques, dans le cas où la tête se trouve dans l'excavation, puisqu'alors la suture sagittale affecte habituellement une direction oblique. Du reste, quand il n'existe pas de disproportion entre la partie fœtale et le bassin, il suffit souvent d'introduire la première branche pour imprimer à la tête un mouvement de rotation qui la place, à peu de chose près, dans le sens du diamètre antéro-postérieur; ou bien ce mouvement a lieu lors de l'articulation des branches et au début des tractions.

Au contraire, quand la tête est encore élevée, l'application du forceps dans le diamètre oblique ne réussit pas habituellement, et l'on doit le plus souvent se contenter de le placer aux extrémités du diamètre transverse; il en résulte que la partie fœtale est saisie dans le sens le plus défavorable, car plus elle est élevée, plus aussi la direction de la suture sagittale se rapproche de celle du diamètre transverse. Le même fait se produit quand la tête, tout en étant plus basse, reste placée en travers, ce qui résulte le plus souvent d'une disproportion entre elle et le bassin. Enfin, il faut procéder de la même façon quand on est obligé d'appliquer l'instrument sans avoir pu reconnaître exactement la position de la tête, par exemple à cause du volume de la tumeur sanguine.

Lorsqu'on applique le forceps aux extrémités d'un diamètre oblique, il ne faut pas perdre de vue que la concavité de la courbure pelvienne doit regarder le côté de la tête qui, d'après les lois du mécanisme du travail, se dégage habituellement au-dessous de l'arcade pubienne. Pourtant cette règle souffre certaines exceptions dont il sera question plus bas.

Levret, Smellie, G. A. Fried, Solayrès, Baudelocque, et la plupart des compatriotes de ce dernier (Maygrier, Capuron, Gardien, Mme Boivin) admettent en principe que le forceps ne doit être appliqué que sur les faces latérales de la tête, de façon que dans certains cas il correspondrait à la direction du diamètre antéro-postérieur. Stein l'ancien [1], et surtout Saxtorph [2], et après eux Weidmann [3], se prononcèrent contre ce procédé, qu'ils regardaient, à juste titre, comme inexécutable et dangereux.

§ 438. Quelle est celle des deux branches qu'il faut appliquer la première? Cela dépend de la position de la tête et de la région du bassin où le forceps doit être placé. Si on veut l'appliquer aux extrémités du diamètre transverse du pelvis, *il est de règle d'introduire d'abord la branche gauche.* La branche droite étant ensuite placée au-dessus de la branche gauche, les surfaces articulaires correspondent l'une à l'autre et l'articulation se fait de la façon la plus facile.

Lorsque le forceps doit être appliqué dans un diamètre oblique, il est de règle d'introduire d'abord la branche dont l'application rencontrera les plus grandes difficultés. C'est habituellement celle qui doit se trouver placée en avant, parce que le bassin est moins spacieux dans cette direction. S'il y a lieu, conformément à cette règle, d'appliquer d'abord la branche droite et qu'ensuite l'on soit obligé, comme il arrive souvent, d'introduire la branche gauche au-dessus de la première, il en résulte que les parties articulaires ne sont pas tournées l'une vers l'autre. Il faut alors, pour pouvoir fermer le forceps, saisir

---

[1] Stein, G. W., *Praktische Anleitung*, 5e édit., 1797, §§ 756, 767-769.
[2] Saxtorph, *Gesammelte Schriften*, 1803, p. 204.
[3] Weidmann, *Entwurf der Geburtshülfe*, 1808, p. 212.

les deux manches (celui de la branche gauche avec la main droite et celui de
la branche droite avec la main gauche) et les faire passer doucement l'un à
côté de l'autre, de façon à ramener la branche droite au-dessus de la branche
gauche. Cette manœuvre est souvent difficile et douloureuse, de sorte qu'il
vaut mieux l'éviter autant que possible.

[Presque tous les auteurs admettent qu'il est très-difficile d'introduire la seconde branche
au-dessous de la première; c'est pour cette raison que beaucoup d'entre eux prescrivent
d'appliquer le plus souvent, ou même toujours, *la branche gauche la première*, parce
qu'elle occupera sa position naturelle une fois qu'on aura placé au-dessus d'elle la
branche droite. C'est cette opinion qui donne lieu à la nécessité du décroisement des
branches, quand après avoir placé d'abord, par exception, la branche droite, on s'est
cru obligé d'introduire la branche gauche au-dessus d'elle. Stoltz est d'un avis diamétralement opposé; il affirme qu'il est toujours facile de soulever la première branche et
de glisser la seconde au-dessous d'elle, et que cette manœuvre s'exécute plus aisément
que celle qui est généralement usitée. *Quelle que soit la position de la tête, il applique
d'abord la branche droite*, puis il relève le manche, qui a été plus ou moins abaissé, en
attirant légèrement la cuiller, et introduit au-dessous, où il existe toujours plus d'espace,
la branche gauche. Celle-ci amenée au point qu'elle doit occuper, il saisit de la main
droite le manche de la branche droite et l'abaisse vers celui de la branche gauche, en
faisant de nouveau pénétrer plus profondément la cuiller droite.]

§ 439. Pour ce qui concerne la région du bassin où il faut introduire les
branches du forceps, celles-ci peuvent être quelquefois engagées immédiatement dans la direction qu'elles devront occuper plus tard, ainsi, par exemple,
sur les côtés du pelvis quand l'instrument doit être appliqué aux extrémités du
diamètre transverse. Ce procédé est surtout praticable dans les cas où il n'y a
pas de disproportion entre le fœtus et les voies génitales. Souvent, au contraire, on ne réussit à introduire les branches que *latéralement et un peu en
arrière*, au devant du ligament sacro-sciatique.

Lorsqu'il s'agit d'appliquer le forceps dans un des diamètres obliques du bassin, on commence par la cuiller, qui doit se trouver placée en avant et on l'introduit sur le côté ou au devant du ligament sacro-sciatique. Puis, avec l'assistance des doigts introduits dans le vagin, on la ramène en avant en abaissant
plus que d'ordinaire le manche, à mesure que la cuiller pénètre plus profondément. La seconde branche est ensuite introduite dans la direction de la symphyse sacro-iliaque, devant laquelle elle reste placée.

Rosshirt recommande de faire pénétrer assez loin, au devant de la symphyse sacro-
iliaque, la cuiller destinée à devenir antérieure, puis d'appliquer au-dessous du point
de jonction l'index et le médius de la main conductrice, et de s'en servir comme d'un
point d'appui pour porter la cuiller en avant par un mouvement de levier [1].
Levret [2] prescrivait d'introduire les deux branches du côté du bassin où il y a le plus
de place. Ainsi, en supposant que ce soit le côté gauche, il faudrait introduire de ce
côté la branche droite, le bord convexe dirigé en haut, et la ramener du côté opposé,
en la faisant passer au-dessous de la tête etc. Baudelocque [3] a suffisamment démontré
le défaut de cette manœuvre.

[1] Voy. Rosshirt, *Die geburtshülflichen Operationen.* Erlangen 1842, p. 214.
[2] Levret, *Observations*, 1747, p. 95; suite des *Observations*, 1751, p. 162, 166.
[3] Baudelocque, *L'art des accouchements*, 1815, § 1763.

2° Règles pour l'exécution de l'opération quand la tête se trouve dans l'excavation et en position ordinaire.

§ 440. L'opération au moyen du forceps se divise en deux temps : 1° application de l'instrument ; 2° extraction de la tête.

§ 441. *Introduction et application du forceps.* (Fig. 97.) La femme étant mise en travers du lit, l'instrument, préparé comme nous l'avons dit, l'accoucheur, placé entre les cuisses de la parturiente, saisit la branche gauche (si

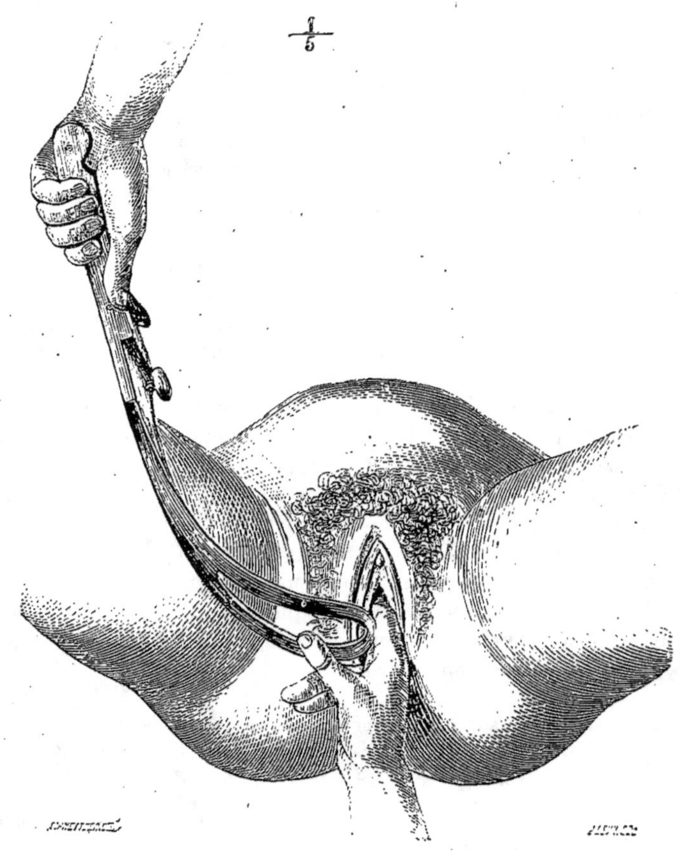

Fig. 97. — *Introduction de la première branche.*

c'est elle qu'il faut introduire d'abord, ce qui est le cas le plus ordinaire) en tenant le manche comme une plume à écrire (voy. Fig. 98), ou bien en plaçant le pouce sur la face interne du manche, vers le point de jonction, et les autres doigts sur la partie externe de la garniture de bois (voy. Fig. 97). L'index et le médius de la main droite, enduits de graisse, sont d'abord introduits *assez haut* au côté gauche du bassin, puis, la branche du forceps, tenue presque verticalement, — l'extrémité de la cuiller en bas et à gauche, le manche en haut et un peu à droite, — est engagée à travers la fente vulvaire ; l'extrémité de la cuiller est placée dans l'ornière formée par les doigts conducteurs et ajustée à la tête avec l'aide de ceux-ci. Cela fait, on glisse la cuiller plus profondément en contournant la tête par un mouvement mesuré, sans précipitation,

$$\frac{1}{6}$$

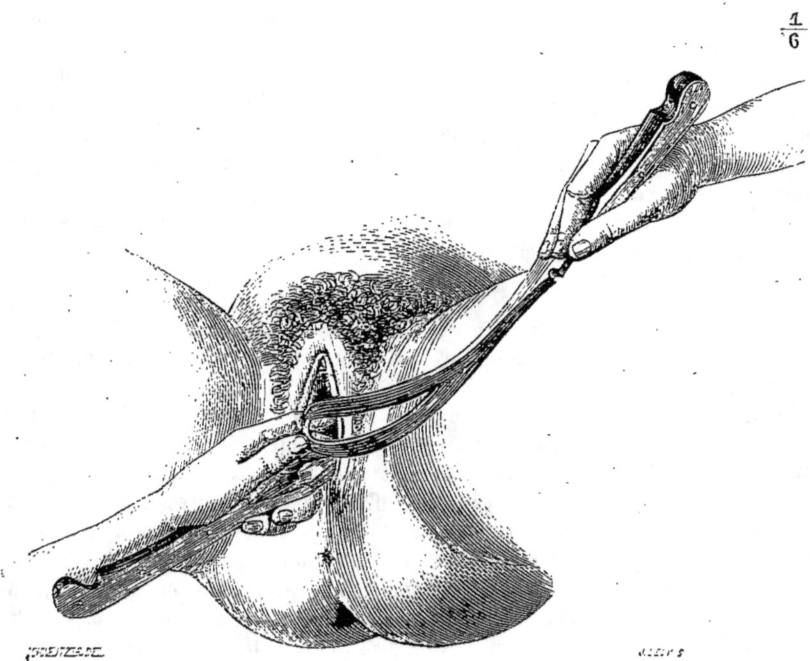

Fig. 98. — *Introduction de la seconde branche.*

pour ainsi dire en sondant ; en même temps, le manche est abaissé tout aussi graduellement et porté de droite à gauche jusqu'à ce qu'il se trouve entre les cuisses de la femme. Pendant que ce dernier mouvement s'exécute, la main gauche glisse peu à peu depuis le point de jonction jusque vers l'extrémité du manche. Enfin, l'on enfonce encore un peu plus la cuiller, et en même temps l'on abaisse le manche autant qu'il est nécessaire pour adapter complétement la courbure céphalique à la tête.

Dans le cas dont nous nous occupons, c'est-à-dire quand la tête est dans l'excavation, les doigts introduits pour guider la cuiller et pour protéger les parties molles n'atteignent pas le bord de l'orifice utérin, aussi faut-il bien veiller à ce que l'extrémité de la cuiller glisse toujours bien exactement le long de la tête.

La sensation perçue par la main qui tient l'instrument suffit pour avertir l'accoucheur que la cuiller est bien appliquée ; il s'en assure de plus en tirant doucement sur le manche: si la cuiller reste en place, c'est une preuve qu'elle embrasse bien la tête.

On fait alors tenir le manche de la branche introduite par la sage-femme, qui passe, à cet effet, la main au-dessous de la cuisse gauche de la parturiente.

§ 442. L'opérateur essuie sa main droite et procède à l'application de la seconde branche (Fig. 98). L'index et le médius de la main gauche, engagés dans le vagin, servent de guide à cette branche, qui est introduite et adaptée à la tête avec la main droite, d'après les règles que nous venons d'énoncer. Après s'être assuré que la cuiller est bien appliquée et que les parties articulaires des deux branches se correspondent, on passe à *l'articulation* du forceps. A cette fin, chaque main saisit la branche du même nom, le pouce placé en haut sur la saillie latérale située au-dessous du point de jonction, l'index et le médius à la face inférieure du manche. Les surfaces articulaires sont ensuite emboîtées lentement, ce qui est beaucoup facilité par un mode de jonction aussi simple que celui du forceps de Brunninghausen. En fermant l'instrument, il faut s'assurer avec soin, par le toucher, qu'on ne saisit aucune des parties de la mère.

§ 443. Pendant l'application du forceps, il faut que la femme se tienne particulièrement tranquille. S'il se déclare une contraction, on suspend l'opération jusqu'à ce qu'elle ait cessé.

D'une manière générale, on doit bien se garder de chercher à surmonter par la force les obstacles qui s'opposent à l'introduction des cuillers et à l'articulation des branches. Lorsque la cuiller n'avance pas, c'est habituellement parce qu'elle heurte contre la tête, par suite d'une mauvaise direction donnée au manche, par exemple quand on abaisse trop tôt celui-ci, ou bien quand on se hâte trop de le porter de dehors en dedans. Pour écarter l'obstacle, il faut changer la direction du manche, en sondant, pour ainsi dire [en tâtonnant], en l'abaissant ou en l'élevant, en le rapprochant ou en l'éloignant du corps de la femme. Du reste, l'opérateur qui ne perd pas de vue les différentes courbures de l'instrument, la forme et la direction de la cavité pelvienne et la position de la tête, rencontrera bien moins de difficultés en appliquant le forceps que celui qui n'accorde pas à ces points une attention suffisante. La progression de la cuiller peut encore être empêchée par ce qu'elle heurte contre un pli du cuir chevelu ou contre le bord saillant d'un des os du crâne, ou encore contre une des lèvres du col utérin. Dans ce cas, il faut porter plus haut les doigts conducteurs et s'en servir pour effacer les inégalités etc.

L'articulation de l'instrument peut être rendue difficile par ce que les surfaces articulaires ne sont pas parallèles, l'une des branches s'étant renversée de telle façon que sa face supérieure est tournée trop vers le côté. L'on peut essayer d'abord de rétablir le parallélisme des branches en exerçant une pression modérée sur les saillies latérales placées à la partie supérieure des manches; si l'on n'y réussit pas, il faut retirer tout à fait la branche qui cause le plus de difficultés, afin de l'appliquer de nouveau et plus convenablement. On ne parvient pas non plus à fermer le forceps quand les cuillers n'ont pas été introduites assez haut, ou quand on élève les manches en les rapprochant.

Dans ce cas, il faut que l'accoucheur abaisse les manches vers le périnée et pousse en même temps les cuillers un peu plus haut.

§ 444. *Extraction de la tête.* On s'assure de la bonne application de l'instrument par le toucher et par une *traction d'essai* exercée sur les manches, qui sert de plus à bien adapter les cuillers à la tête ; alors commence le second temps de l'opération : l'extraction.

L'accoucheur saisit le forceps, en plaçant l'index et le médius d'une main sur les saillies latérales, et l'autre main à l'extrémité inférieure des manches (Fig. 99).

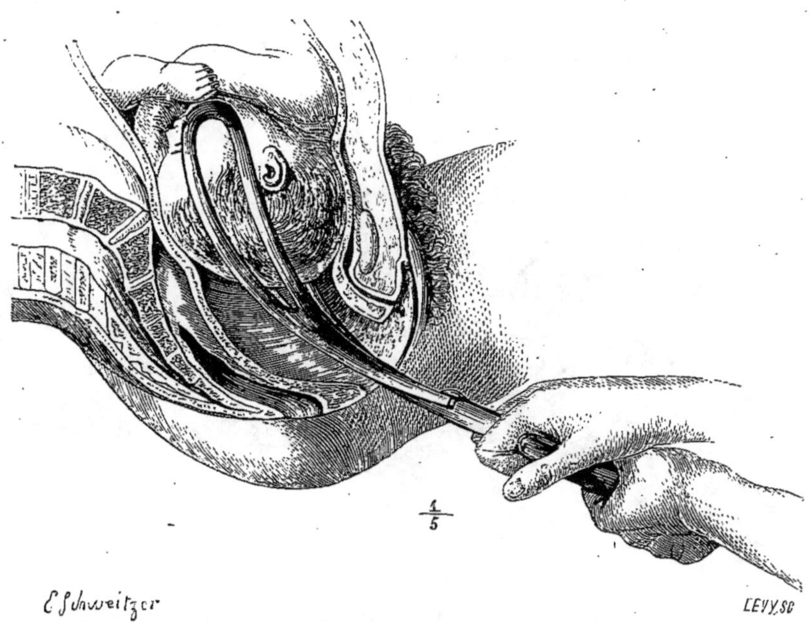

Fig. 99. — *Première position du forceps.*

Il tient ses coudes rapprochés de la poitrine. La tête du fœtus est mise en mouvement par une traction qu'on exerce sur le forceps, en imprimant en même temps aux manches des mouvements alternatifs d'un côté à l'autre (mouvements de pendule), ou en leur faisant décrire de petits cercles (rotations). La main placée à l'extrémité inférieure des manches, les serre plus ou moins fortement dans la mesure de l'effort qu'exige la traction, et de la distance qui sépare les manches (§ 429). Plus les cercles des rotations sont petits ou plus les mouvements de latéralité sont limités, et moins les voies génitales molles sont exposées à souffrir. Il est donc nécessaire de procéder avec ménagement, et de donner toujours une aussi petite étendue que possible aux rotations et, notamment, aux mouvements de pendule.

[La plupart des auteurs français ne parlent des mouvements de rotation que pour les condamner, ou n'en font pas du tout mention ; ils sont loin d'être d'accord sur la valeur des mouvements de latéralité et sur l'étendue qu'il convient de leur donner. Stoltz admet les mouvements de latéralité et rejette les rotations.]

Quand il y a des contractions, on les utilise pour l'effet opératoire : on commence à tirer au début de la douleur et on s'arrête quand elle cesse, en ayant soin de tirer plus fort à mesure que la contraction augmente, et plus faiblement à mesure qu'elle diminue. Les tractions rotatoires que l'on fait pendant la durée d'une douleur et qui sont, par exemple, au nombre de six à huit, s'appellent une *traction*. Même lorsque l'on est obligé d'opérer sans douleurs, les tractions ne doivent être faites que par intervalles, afin d'imiter autant que possible la manière dont la nature agit dans l'accouchement. Dans les cas qui exigent une terminaison rapide du travail, les pauses seront naturellement plus courtes. Quand on veut suspendre la traction, il faut que chaque fois la pression exercée par la main sur les manches cesse peu à peu pour reprendre tout aussi graduellement à la douleur suivante.

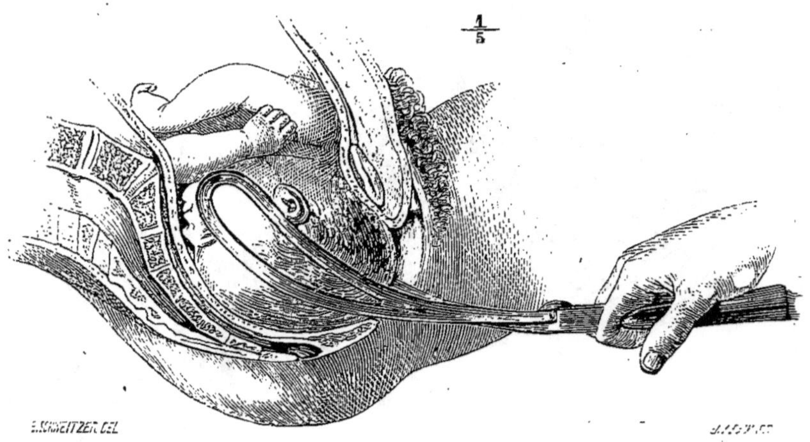

Fig. 100. — *Deuxième position du forceps.*

La direction des tractions varie selon l'élévation de la tête, et se trouve suffisamment indiquée par la direction des manches, quand les cuillers sont bien appliquées. Lorsque la tête est dans l'excavation, il faut peut-être tirer d'abord un peu vers en bas (Fig. 99), puis, bientôt, dans une direction horizontale (Fig. 100); peu à peu de plus en plus vers en haut; et enfin, quand la tête franchit la vulve, les manches du forceps sont dirigés verticalement en haut (Fig. 101), ou même se rapprochent de l'une ou de l'autre région inguinale.

L'opérateur utilise les pauses entre les tractions pour reconnaître, par le toucher, le degré d'élévation et la position de la tête, et pour s'assurer si l'instrument est toujours bien appliqué.

La force des tractions se règle d'après leurs résultats. A mesure que la tête progresse, notamment quand elle vient de franchir un obstacle, on tire moins vigoureusement et on fait durer moins longtemps chaque *traction*.

Lorsque la tête du fœtus se trouve dans l'entrée de l'excavation, et que les manches du forceps sont dirigés *obliquement en bas*, l'instrument, selon l'expression de quelques auteurs, se trouve en *première position* (Fig. 99). Cette direction est maintenue, pendant les tractions, jusqu'à ce que la tête soit descendue dans la cavité pelvienne, et que les manches aient pris d'eux-mêmes la *direction horizontale*; c'est alors ce qu'on appelle la *deuxième position* (Fig. 100). Lorsque l'occiput apparaît sous l'arcade pubienne, et que le périnée est distendu par la tête, les tractions sont dirigées de plus en plus vers en haut, jusqu'à ce qu'enfin l'instrument soit placé *perpendiculairement* (*troisième position*) (Fig. 101).

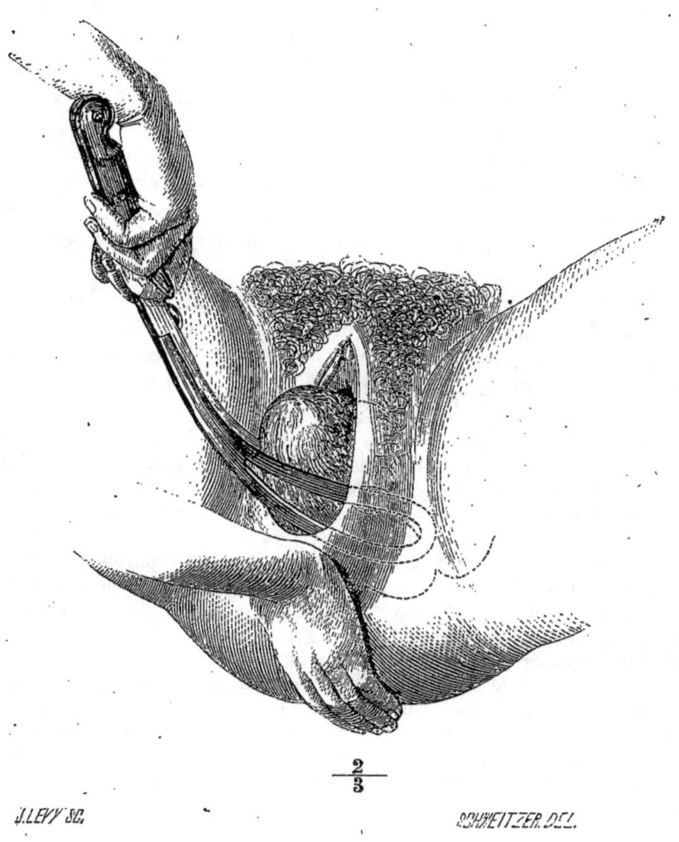

Fig. 101. — *Troisième position du forceps (la main gauche soutient le périnée).*

§ 445. Lorsque la tête, entraînée par le forceps, commence à distendre la vulve, la protection du périnée exige des précautions tout à fait particulières. Sans parler de la direction convenable des tractions de bas en haut, dont il vient d'être question, les mouvements de latéralité sont certainement préférables, en ce moment, aux rotations, et il faut avoir soin de les faire bien lentement, en leur donnant une très-petite étendue et en employant aussi peu de force que possible. Bien plus, s'il y a des contractions et si elles sont accompagnées d'efforts involontaires d'expulsion, ainsi qu'il arrive d'ordinaire quand la tête est engagée dans la vulve, il vaut mieux de ne pas tirer du tout sur le forceps, mais bien de laisser expulser, par les efforts de la nature, la tête et l'instrument. S'il est indispensable d'exercer une légère traction, on ne tient le forceps que d'une main (par exemple de la main gauche), qui saisit les manches par leur milieu (la face dorsale de la main regardant en haut), tandis que l'autre main soutient le périnée de la manière ordinaire. L'accoucheur peut faire soutenir le périnéé par la sage-femme, s'il la sait assez habile; il est obligé de lui confier cette manœuvre dans les cas où il a besoin de ses deux mains, au moment décisif, pour manier l'instrument. Si l'on procède avec les précautions convenables, il est inutile d'enlever le forceps avant l'extraction complète de la tête, ainsi que quelques auteurs le recommandent dans le but d'éviter la rupture du périnée. Au contraire, quand les douleurs sont très-fortes et très-rapprochées, on peut contribuer très-efficacement à préserver cette région en modérant, avec le forceps, la progression trop rapide de la tête, et en *extrayant celle-ci très-lentement dans l'intervalle de deux contractions.*

Une fois la tête extraite, on-désarticule le forceps et on l'enlève. L'expulsion du tronc est abandonnée à la nature, ou bien elle est opérée artificiellement si les circonstances l'exigent (§ 321). On remet ensuite la femme, le plus doucement possible, sur le lit de travail, dans le décubitus dorsal.

Parmi les auteurs allemands, Boër, et, après lui, Jœrg, Carus et autres, ont recommandé d'enlever le forceps aussitôt que la tête est engagée à la vulve, s'il n'existe aucune circonstance qui indique la terminaison immédiate de l'accouchement. Cette manière de voir est partagée par Mme Lachapelle, qui justifie son procédé par des raisons dignes d'être prises en sérieuse considération, comme tout ce que cette femme expérimentée rapporte sur l'emploi du forceps. Sans doute, il est parfois désirable d'éviter l'augmentation minime du volume de la tête produite par la présence des cuillers, par exemple quand la vulve est très-étroite, le périnée peu préparé, la tête volumineuse etc.; cependant, sauf les cas de ce genre, le procédé en question paraît peu recommandable d'une manière générale, ne fût-ce qu'à cause du découragement profond qui s'empare nécessairement de la plupart des femmes quand l'opération, qui devait mettre fin à leurs douleurs, semble rester inachevée. [Au lieu d'enlever complétement le forceps, Stoltz se contente de le *désarticuler*, afin de permettre aux branches de se croiser sur un point plus rapproché de la tête. Il remédie ainsi à l'écartement des cuillers *au devant* de la partie fœtale, tout en continuant à se servir de l'instrument pour l'extraction.]

§ 446. Comme nous traitons en ce moment de l'emploi du forceps *quand la tête est peu élevée,* nous mentionnerons ici l'accouchement artificiel opéré *dans la position ordinaire* (la femme étant couchée sur le dos dans le lit de travail), qui n'est exécutable que dans cette situation de la tête. Nous avons déjà parlé, § 435, de la préparation du lit. Si ce dernier est accessible des deux côtés, l'opérateur se tient debout du côté droit pour introduire la branche gauche; la sage-femme passe sa main sous la cuisse droite de la parturiente pour maintenir cette branche. L'accoucheur passe du côté gauche pour appliquer la branche droite et pour articuler le forceps, puis il reprend sa première position, au côté droit du lit, pour faire l'extraction. Dans ce cas, il manœuvre l'instrument de la main gauche, tandis qu'il soutient le périnée, quand le moment en est venu, avec la main droite; parfois il est plus avantageux de laisser ce soin à la sage-femme. — En se gênant un peu, l'accoucheur peut aussi appliquer le forceps des deux côtés du bassin, sans se déplacer.

L'application du forceps sur le lit ordinaire fut d'abord recommandée par W. J. Schmitt en l'année 1804 ; plus tard le même auteur exposa plus longuement les avantages de cette méthode, et spécifia les cas qui en permettent l'emploi (¹). Lorsque le lit n'est accessible que d'un côté, et qu'on ne veut pas déplacer la femme, Stein, le jeune, propose d'introduire les deux branches *du même côté du bassin* (²).

Dans les cas faciles, quand la tête est basse, on peut se servir d'un forceps plus petit et plus léger, tel que celui de Boër, modifié par Jœrg (³). Ainsi, les deux forceps que doit contenir la trousse obstétricale (§ 403), peuvent être, l'un, celui de Nægele, l'autre, celui de Jœrg.

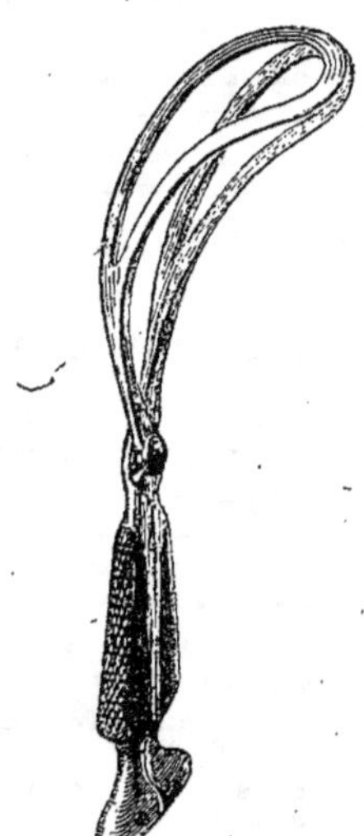

Fig. 102.
Forceps de Pajot,
à clou latéral et à manche,
pour le détroit inférieur.

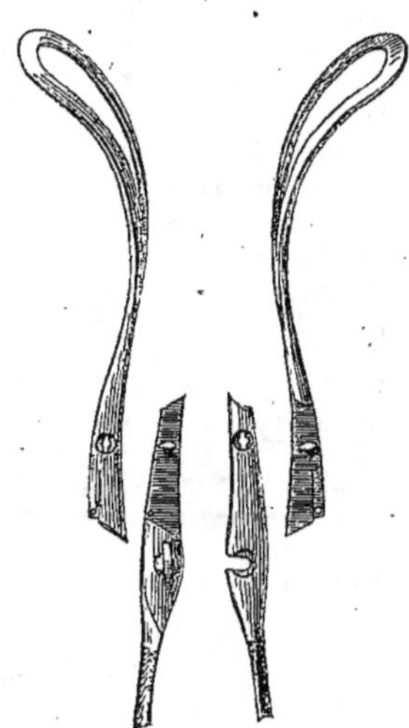

Fig. 103.
Forceps brisé de Pajot.

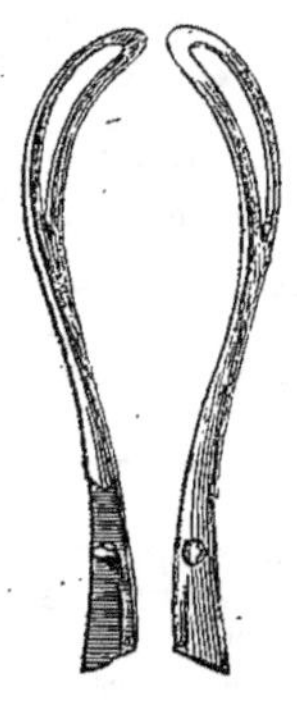

Fig. 104.
Deux petites cuillers s'adap-
tant aux branches du forceps
précédent, pour constituer
un second forceps droit ou
courbe, à volonté.

[Le professeur Pajot conseille l'emploi de deux forceps. Le petit (Fig. 102), pour les cas ordinaires, la tête étant profondément engagée dans l'excavation ou à la vulve. Le grand forceps (Fig. 103), dans les cas où la tête est élevée, ou bien lorsqu'il est probable que des tractions énergiques seront nécessaires, comme dans les rétrécissements du bassin par exemple. Le petit forceps n'a que 32 centimètres de longueur, tandis que le grand en a 44. Inutile de dire, qu'à la rigueur, le grand forceps peut suffire à tous les besoins. Le petit, pour les applications faciles, est seulement plus commode et de beaucoup préférable à toutes les nouvelles machines inventées dans ces derniers temps] (⁴).

(¹) Schmitt, W. J., *Gesammelte obstetrische Schriften*, 1820, p. 294 et suiv.
(²) Stein, G. W., *Lehre der Geburtshülfe*, 1827, §§ 654, 661.
(³) Voy. la description exacte et la figure de cet instrument dans *Jœrg's Handbuch der Geburtsh.*, 3e édit. Leipzig 1833, p. 545, fig. 1.
(⁴) Communication écrite du professeur Pajot.

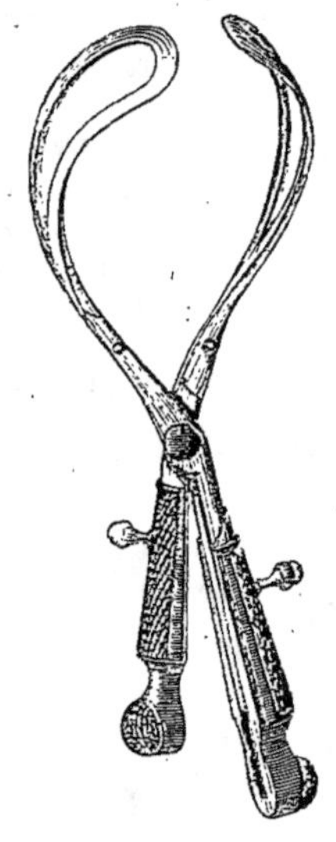

Fig. 105.
Forceps de Campbell.

[Le docteur Campbell, de Paris, a eu l'idée de réunir en un seul instrument (Fig. 105), par l'allongement ou le raccourcissement des manches à la volonté de l'accoucheur, soit un long forceps à cuillers courbes sur les bords, un peu plus fines et moins larges que celles du forceps de la Maternité de Paris, et analogues, sauf la courbure, à celles du petit forceps droit de Dublin ; soit un petit forceps courbe, un peu plus léger aussi que ceux dont on s'était jusqu'alors servi en France. Il communiqua cette idée à Charrière, qui s'empressa de la soumettre aux conditions de résistance nécessaires et très-difficiles à obtenir avec un système d'emboîtement et de glissement ménagé dans les manches mêmes de l'instrument. Charrière y réussit pourtant, et, plus tard, il adapta au forceps de Campbell son système de lames de rechange, de sorte qu'un praticien peut avoir sous la main avec les manches à allongement et les cuillers de rechange :

1° Un forceps long, courbe sur les bords, ayant 41 centimètres de longueur, c'est-à-dire 5 centimètres de moins que le forceps de la Maternité.

2° Un forceps court et courbé sur les bords , de 34 centimètres de longueur.

3° Un forceps long et droit.

4° Un forceps court et droit, fort semblable à celui de Dublin.](1)

Dimensions comparatives des trois forceps (1).		
1. DE LA MATERNITÉ DE PARIS.	2. DE DUBLIN (PETIT ET DROIT).	3. DU DOCTEUR CAMPBELL.
		A. *Forceps allongé.*
Long. totale de l'instrum., 0m,46.	Longueur totale, 0m,30.	Longueur totale, 0m,41.
Longueur de l'extrémité des cuillers au pivot, 0m,245	Longueur de l'extrémité des cuillers à l'articulation , 0m,19.	Longueur de l'extrémité des cuillers au pivot, 0m,20.
Longueur du pivot à l'extrémité des manches, 0m,215	Longueur de l'articulation à l'extrémité des branches, 0m,11.	Longueur du pivot à l'extrémité des manches, 0m,21.
Distance entre le plan incliné sur lequel repose l'instrument et le point le plus élevé de l'extrémité des cuillers, 0m,09.	Ce forceps étant droit et touchant par tous ses points le plan horizontal, cette mesure et la mesure suivante sont identiques.	Distance du plan horizontal sur lequel il repose, au bord antérieur et supérieur des cuillers, 0m,085.
Maximum de largeur des cuillers, à 0m,03 de leur extrémité, 0m,05.	Maximum de largeur des cuillers à 0m,03 à leur extrémité, 0m,035.	Maximum de largeur des cuillers à 0m,03 de l'extrémité, 0m,04.
Largeur des bords de la fenêtre, 0m,01.	Largeur des bords d'une fenêtre, 0m,005.	Largeur des bords d'une fenêtre, 0m,0075.
Maximum de largeur de la fenêtre, à 0m,03 de l'extrémité, 0m,03.	Maximum de largeur de la fenêtre, 0m,0233.	Maximum de largeur d'une fenêtre, 0m,025.
Long. courbe d'une fenêtre, 0m,16.	Long. courbe d'une fenêtre, 0m,08.	Long. courbe d'une fenêtre, 0m,12.
Écartement des deux extrémités des cuillers rapprochées, 0m,01.	Écartement des extrémités des cuillers rapprochées, 0m,0266.	Écartement de l'extrémité des cuillers fermées, 0m,01.
Largeur de l'écartement des branches au repos, 0m,065.	Largeur de l'écartement des branches au repos ou fermées, à 0m,055 de l'extrémité, 0m,0825.	Longueur de l'écartement des branches fermées, à 0m,07 de l'extrémité des cuillers, 0m.075.
	Longueur du manche, 0m,11.	Longueur du manche fixe, 0m,125.
		B. *Forceps raccourci* (#).
		Longueur totale, 0m,34.

(#) N. B. La tige cannelée d'une cuiller rentre dans la rainure du manche correspondant d'une longueur de *sept centimètres* environ au delà du point où, pendant l'allongement, elle est solidement fixée par une vis qui, elle-même, se trouve à près de 0m,04 de l'extrémité antérieure de la rainure.

(1) Extrait d'une communication manuscrite du docteur Campbell.

3° *Règles pour l'exécution de l'opération dans quelques cas particuliers.*

A. QUAND LA TÊTE EST ÉLEVÉE.

§ 447. Nous venons de parler de la variété la plus simple et la moins difficile de l'opération qui nous occupe, c'est-à-dire de l'extraction par le forceps quand la tête est peu élevée; il nous reste à considérer le manuel opératoire dans les cas où la plus grande circonférence de la tête se trouve dans l'entrée du bassin ou même au-dessus du détroit supérieur. Dans ces conditions, l'application de l'instrument aussi bien que l'extraction rencontrent assez souvent de grandes difficultés.

L'application du forceps sur la tête mobile *au-dessus* du détroit supérieur paraît avoir été entreprise d'abord par des accoucheurs français (Solayrès de Renhac, Deleurye, Coutouly) [1]. Baudelocque donne des règles détaillées pour l'exécution de ce procédé, sans dissimuler toutefois les difficultés qu'elle rencontre [2]. De nos jours, beaucoup de ses compatriotes s'efforcent encore d'exécuter cette opération avec leur long forceps; par contre, elle n'a jamais été bien goûtée en Allemagne, et nous la *rejetons* complètement. Mme Lachapelle en a parfaitement décrit les difficultés et les dangers [3].

Ficker, de Paderborn [4], recommande de placer la femme sur les genoux et les coudes, et prétend avoir appliqué le forceps avec succès, même sur la tête encore mobile au-dessus du détroit supérieur. Une fois la partie fœtale engagée, il prescrit de remettre la patiente sur le dos et d'achever l'accouchement dans cette position. L'opération aurait été terminée en un quart d'heure dans les deux cas qu'il rapporte (angustie pelvienne). Willibald [5] conseille la même position pour l'application du forceps, lorsque le bassin est trop fortement incliné et que le ventre est en besace, mais il ne paraît pas que ce conseil ait été suivi par personne.

Jonas [6] a proposé d'appliquer l'instrument, la femme étant couchée sur le côté. Cette proposition a été reproduite par Winkel [7] dans la section gynæcologique de la réunion des naturalistes de Giessen. Ce dernier recommande surtout le décubitus latéral, lorsque la paroi antérieure du bassin est déjetée vers en haut (ostéomalacie), et lorsque la tête est élevée et résiste aux tractions opérées dans la position ordinaire.

§ 448. Ainsi que nous l'avons déjà fait observer (§ 437), il est, en général, impossible, *quand la tête est élevée,* d'appliquer le forceps autrement que sur les côtés du bassin; si même l'on réussit à guider l'une des branches à l'extrémité d'un diamètre oblique, on ne parvient pas, d'ordinaire, à en faire autant de la seconde; la réunion des branches est impossible, ou bien, pendant qu'on les articule, elles finissent pourtant par se tourner vers les côtés du bassin. L'instrument saisit alors la tête, du front à l'occiput, si la suture sagittale est

[1] Voy. Deleurye, *Observations... sur l'usage du forceps, la tête arrêtée au détroit supérieur.* Paris 1779, p. 86 et suiv. — Coutouly, *Mémoires et observ. sur divers sujets relatifs à l'art des accouchem.*, p. 97. — Flamant, *Mémoire sur le forceps*, 1816, p. 49, 53 etc.

[2] Baudelocque, *L'art des accouchements*, 1815, § 1803.

[3] Mme Lachapelle, t. I, p. 72. 1821.

[4] Ficker, *Einige Beobachtungen über den Nutzen der Baudelocq. Zange, wenn der Kopf noch über dem Eingang steht* (*Loder's Journal für die Chirurg. etc.*, t. I, 1797, p. 303).

[5] Voy. *Mittheil. der Bad. ärtzl. Ver.*, 1852 sept.

[6] Voy. *Verhandl. der Gesellsch. für Geburtsh. in Berlin*, fasc. 5, 1852, p. 9.

[7] Voy. *Monatsschr. für Geburtsk.*, t. XXIV, p. 424.

placée transversalement, et, si elle est oblique, d'un os frontal à la région mastoïdienne du côté opposé. La cuiller ne peut se trouver appliquée sur la face que dans le cas exceptionnel où le menton s'est éloigné de la poitrine.

Pour exécuter l'opération, il est indispensable de placer la femme en travers du lit ; on se trouve très-bien, dans le cas qui nous occupe, d'élever la partie supérieure du corps de la patiente un peu plus que nous n'avons dit, de façon que sa position tienne exactement le milieu entre le décubitus dorsal et la station assise, les jambes fléchies sur les cuisses et celles-ci sur le ventre, afin de diminuer autant que possible l'inclinaison du bassin ; il est utile que l'accoucheur opère, autant que faire se peut, en se tenant debout, afin de ménager ses forces ; il faut introduire au moins quatre doigts pour diriger l'instrument et pour garantir l'orifice utérin. Il importe, par-dessus tout, d'enfoncer les cuillers assez haut ; c'est pourquoi les manches doivent être, en proportion, fortement abaissés, sinon la tête n'est pas complétement embrassée par le sinus des cuillers, ce qui favorise le glissement du forceps. Aussi faut-il, en articulant, abaisser les manches autant que le permet la présence du périnée. L'écartement considérable des manches indique suffisamment que la tête est bien saisie.

L'application convenable des cuillers, quand la tête est élevée, ne réussit souvent qu'après des tentatives réitérées, qu'il ne faut exécuter qu'avec les plus grands ménagements. Si l'introduction de la seconde cuiller offre de trop grandes difficultés, l'on peut être obligé de retirer la première branche, quoiqu'elle soit bien placée, et d'appliquer d'abord la seconde. Souvent les difficultés proviennent de ce que les cuillers n'ont pas été introduites assez haut et dans une bonne direction, par exemple quand une tuméfaction considérable du cuir chevelu a induit le médecin en erreur sur l'élévation et sur la position de la tête.

§ 449. Lors de l'extraction, il importe beaucoup qu'une bonne direction soit donnée aux tractions. Au début elles doivent être faites directement en bas, jusqu'à ce que la tête ait franchi le détroit supérieur. Ceci exige parfois des efforts considérables et, par suite, un redoublement de précautions. Quand il existe une disproportion entre la tête et le bassin, l'on a recommandé (Osiander) d'appliquer la main droite, en étendant le bras, sur le point de jonction, et d'y exercer de haut en bas une pression graduellement plus forte, pendant que la main gauche fait exécuter aux manches des mouvements de latéralité ou de rotation.

De peur que l'instrument ne glisse, il ne faut pas trop prolonger les tractions, mais bien s'arrêter souvent et s'assurer de la position du forceps. Lorsque la tête est descendue dans l'excavation, il se peut qu'elle n'ait pas tourné spontanément dans l'intervalle des cuillers, ou bien qu'elle se soit bien rapprochée de la direction oblique, mais en entraînant le forceps avec elle, de façon que la petite courbure de celui-ci est fortement dirigée vers le côté ; dans ce cas, il est préférable de retirer l'instrument, et si l'expulsion de la tête ne peut pas être abandonnée à la nature, de l'appliquer de nouveau en tenant compte du changement de position de la partie fœtale. On doit enlever le forceps avec précaution, en retirant isolément chaque branche dans la direction qu'on a suivie pour l'introduire.

Dans les cas où la tête du fœtus ne se trouve fixée que par un petit segment au détroit supérieur, et où l'opération du forceps exige qu'on emploie une grande force, nous proposons le procédé suivant, au lieu de celui d'Osiander. Après avoir fermé convenablement le forceps (de Nægele), on applique autour du point de jonction un lacs ordinaire, fait d'une sangle solide, large d'un pouce, qu'on entortille, d'autre part, autour d'une main, placée immédiatement au-dessous de l'articulation, et on tire vigoureusement sur ce point, directement en bas, tandis que l'autre main, placée en pronation, saisit, comme d'ordinaire, avec l'index et le médius, les saillies latérales de l'instrument et imprime des mouvements de rotation aux manches ; on continue jusqu'à ce que la tête ait franchi le détroit supérieur rétréci et soit arrivée dans l'excavation.

§ 450. Un des accidents les plus graves qui puissent arriver pendant l'opération est le *glissement* du forceps. Cet accident est beaucoup plus fréquent, sans conteste, quand la tête est élevée. Il a pour cause habituelle l'application vicieuse de l'instrument et la direction mauvaise des tractions. Le forceps peut glisser sur la tête dans deux sens différents, dans le sens *vertical* et dans le sens *horizontal* (Mme Lachapelle). Le glissement dans le sens *vertical* arrive toutes les fois que les cuillers n'ont pas été introduites assez haut le long de la tête, ou que celle-ci a remonté pendant l'application. Ainsi il peut se produire lorsqu'on applique le forceps sur la tête mobile au-dessus du détroit supérieur (circonstance qui contre-indique, en général, l'emploi de l'instrument, § 432), ou bien quand l'accoucheur, trompé par la tuméfaction sanguine, a cru la tête plus basse qu'elle n'était réellement. Il est aussi favorisé par la mollesse et la flaccidité de la tête résultant de la putréfaction. Le glissement dans le sens *horizontal* a lieu principalement dans l'angustie pelvienne, quand le manque d'espace contrarie le placement des cuillers aux endroits convenables, et l'articulation du forceps. La tête n'est pas embrassée alors par toute la surface des cuillers ; elle fuit devant ou derrière elles, de façon à n'être saisie que par leur bord convexe ou concave, ce qui est indiqué par le peu d'écartement des manches.

Les suites très-pernicieuses du glissement se manifestent surtout quand le forceps, vigoureusement attiré, abandonne subitement la tête et s'échappe même quelquefois avec violence des parties génitales. L'orifice utérin, le vagin et la vulve sont alors menacés de déchirures considérables ; la tête du fœtus est également exposée à des lésions, qui peuvent résulter parfois de ce que l'accoucheur serre instinctivement de toutes ses forces l'instrument, au moment où il le sent glisser.

On reconnaît aux signes suivants que le forceps commence à s'échapper : le point de jonction s'éloigne des parties génitales et l'origine des cuillers devient visible, sans que les manches prennent la direction habituelle, puis il se produit un *claquement* particulier (Wigand) et l'instrument se déplace par une brusque saccade. — Pour éviter cet accident, il faut, dès les premiers indices de glissement, désarticuler les branches et les enfoncer suffisamment l'une après l'autre, ou bien les retirer complétement et les appliquer de nouveau. L'accoucheur prévient l'échappement brusque du forceps en ne pas se plaçant trop loin de la parturiente, en tenant les manches rapprochés du corps et en ne pas donnant une trop grande étendue aux mouvements de traction.

B. DANS LES PRÉSENTATIONS CRANIENNES QUAND LE FRONT EST DIRIGÉ EN AVANT.

§ 465. Les règles indiquées §§ 454-459 trouvent leur application dans la deuxième position et dans la quatrième des auteurs [troisième de Stoltz], quand il s'agit d'extraire la tête après qu'elle a exécuté la rotation ordinaire qui porte l'occiput de la région sacro-iliaque à la région cotyloïdienne. Nous n'avons à considérer ici que les cas où il faut employer le forceps, *avant que la modification habituelle de la position se soit produite*. Si la tête est encore élevée et presque transversale, il faut se conformer aux règles que nous avons données § 448. Mais si elle a traversé en grande partie ou en totalité l'entrée du bassin, cas auquel la suture sagittale correspond d'ordinaire au diamètre oblique gauche, il faut chercher à appliquer le forceps dans le diamètre oblique opposé, ou à le rapprocher autant que possible de cette direction. Alors la tête, sous l'influence des tractions, traversera le bassin de la même manière que la nature l'expulse quelquefois, par exception, dans la seconde position, c'est-à-dire le frontal gauche en avant etc. (§ 270). Il est vrai que, dans ce cas, le procédé opératoire n'est pas conforme au mécanisme ordinaire par lequel le front se tourne presque toujours en arrière quand toutes les conditions sont normales; mais la structure du forceps ne permet pas même d'appliquer les cuillèrs de telle façon que leur bord concave regarde directement de côté, à plus forte raison ne pourrait-on diriger ce bord en arrière, ainsi qu'il le faudrait si on voulait tenir compte de la position de l'occiput. En pareil cas, l'on devrait, autant que possible, enlever le forceps dès que la plus grande circonférence de la tête a franchi le détroit inférieur du bassin, pour ne gêner en rien la conversion, qui s'effectue quelquefois encore aussi tardivement.

Lorsqu'il est nécessaire d'appliquer le forceps dans les positions du crâne où le front est tourné en avant, quelques auteurs conseillent de diriger les manches plus fortement en arrière que d'habitude et de continuer les tractions dans cette direction jusqu'au moment où le front a été amené au-dessous de l'arcade pubienne; ce n'est qu'alors qu'on élève peu à peu les branches pour dégager doucement l'occiput au devant du périnée. Grenser recommande ce procédé, dont il s'est bien trouvé. Quelquefois le crâne effectue la rotation normale, qui amène la petite fontanelle obliquement en avant, pendant l'opération du forceps, et alors qu'il se trouve déjà assez bas. Pour ne pas gêner ce mouvement, il faut, dans la deuxième position, tirer d'abord avec peu de force et observer si la tête tourne en descendant. Dans ce cas, on seconde la rotation avec le forceps, et si celui-ci prend alors une direction trop oblique, on l'enlève une fois que l'occiput se trouve en avant, et on le réapplique dans le sens du diamètre transverse du bassin.

C. DANS LES PRÉSENTATIONS DE LA FACE (FIG. 106 et 107).

§ 452. Si la tête est encore élevée au moment où il devient nécessaire de terminer artificiellement l'accouchement, et si, dans ce cas, le diamètre longitudinal de la face correspond au diamètre transverse du bassin, il faudrait, pour ne pas léser le cou du fœtus, appliquer le forceps sur les côtés de la tête, et, par conséquent, dans le sens du diamètre sacro-pubien. Mais comme la structure de l'instrument s'y oppose et qu'on ne peut l'appliquer que sur les côtés du bassin quand la tête est au détroit supérieur, ainsi que nous l'avons dit plus haut, il est évident que, dans ce cas, on *ne peut pas* se servir du forceps pour faire l'extraction. Il faut alors procéder à la version par les pieds, si le fœtus est vivant.

On sait que lorsque la tête est complétement engagée au détroit supérieur, le menton se porte habituellement en avant, de façon que le diamètre longitudinal de la face correspond à l'un des diamètres obliques du bassin (§ 281). Dans ce cas, on applique le forceps dans le diamètre oblique opposé ou, du moins, l'on tâche de le rapprocher autant que possible de cette direction. Pendant l'application, on doit s'efforcer de placer les cuillers assez en arrière pour que la tête soit suffisamment embrassée. Pour la direction des tractions, etc., l'on se guide d'après les règles que nous avons données plus haut et d'après les lois connues du mécanisme de l'accouchement.

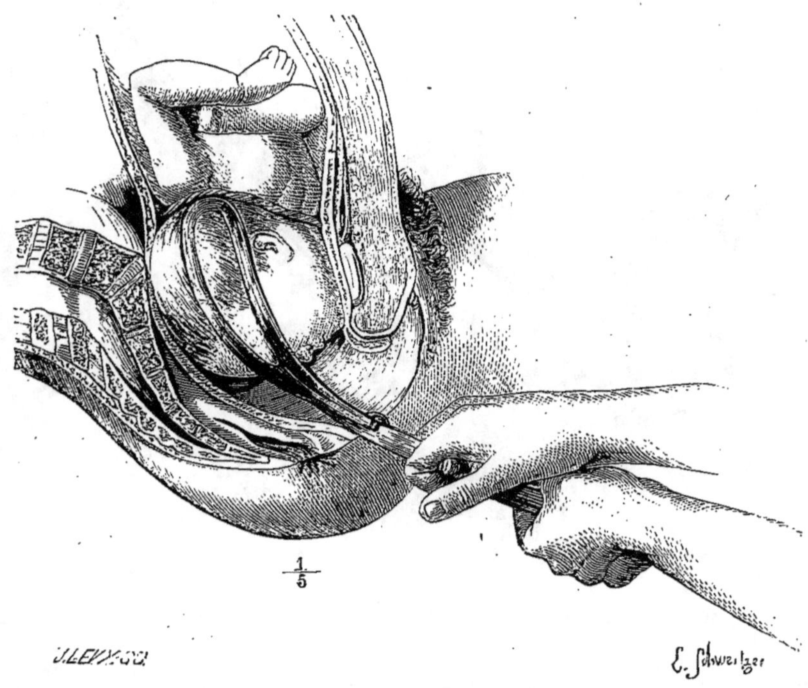

Fig. 106. — *Présentation de la face, tête dans l'excavation. Forceps en première position.*

Smellie a surtout insisté sur ce point qu'il faut chercher dans tous les cas a ramener le menton en avant pendant l'extraction avec le forceps. Il pense qu'on doit essayer de le faire même quand la tête est basse et que le menton est en arrière. Pour ce qui concerne l'exécution de cette manœuvre, voy. son *Treatise*, p. 278 et suiv., et l'explication des planches 24 et 26 du *Set of tables*. — W. Lange a de même recommandé de changer avec le forceps les positions dites troisième et quatrième en deuxième et première (1). Chailly, Cazeaux et d'autres enseignent le même procédé; seulement Chailly dit très-justement *qu'il ne faut pas se hâter de chercher à changer artificiellement la direction de la face*, puisque dans les présentations faciales, où le menton est originairement en ar-

(1) Lange, W., *Prager Vierteljahrsschrift*, 1, 2. 1844.

rière, il se tourne presque toujours en avant dans le cours du travail (¹). — D'une manière générale, il faut se garder d'employer trop tôt le forceps dans les présentations
faciales, car on rencontre assez souvent de sérieuses difficultés, et ceci s'applique surtout aux cas où le front regarde en avant. Il vaut beaucoup mieux, dans ces cas, faire
coucher la femme sur le côté où se trouve le front (parce que le fond de la matrice est
habituellement dirigé du côté opposé), et *attendre patiemment que le front se soit porté
en arrière*. Aussi longtemps que la rotation n'a pas eu lieu, l'intervention du forceps ne
paraît justifiée que dans les cas où la face s'est engagée profondément dans le bassin,
le front tourné en avant et de côté, et où *la vie de la mère se trouve menacée* par des
accidents qui exigent la terminaison immédiate de l'accouchement. En pareille occurrence, on peut essayer de convertir les positions dites troisième et quatrième, en deuxième

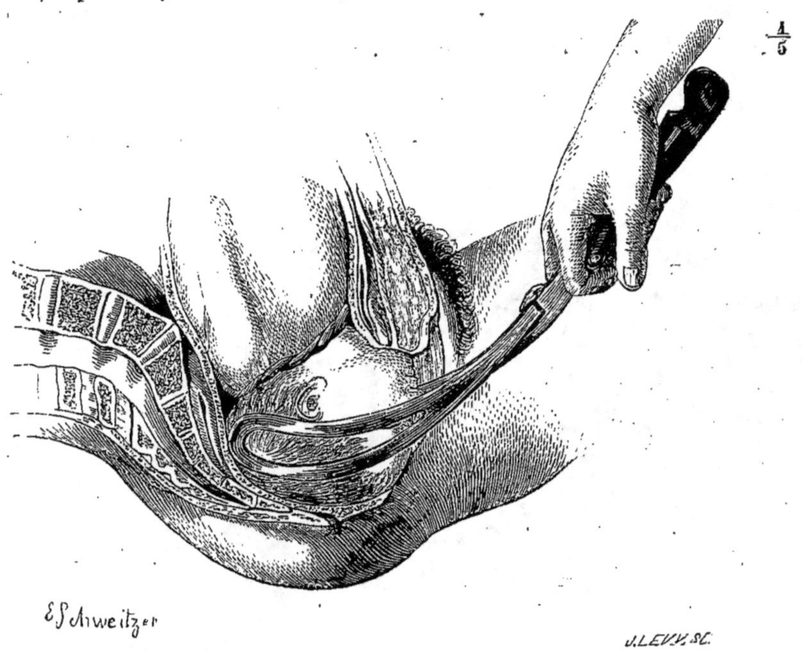

Fig. 107. — *Présentation de la face. Tête à la vulve. Forceps en troisième position.*

et première, de la façon suivante, indiquée par Lange : on applique le forceps dans le
diamètre oblique, de telle sorte que l'une des cuillers se trouve placée devant l'une des
symphyses sacro-iliaques, et l'autre derrière la branche horizontale du pubis du côté opposé. Afin de porter assez en avant cette dernière cuiller, ce qui est une condition indispensable pour réussir, il est nécessaire d'introduire en cet endroit la moitié de la
main conductrice. Il est bon de placer d'abord la branche qui doit se trouver en avant,
c'est-à-dire la *gauche*, dans la troisième position (*front en avant et à gauche*), et la *droite*
dans la quatrième (*front en avant et à droite*). Après avoir articulé le forceps, on saisit
l'extrémité des manches, de la main gauche dans la troisième position, et de la main
droite dans la quatrième, on les rapproche par une pression modérée, on applique la
main libre sur les saillies latérales qui avoisinent l'articulation, et on imprime avec elle,
au forceps, sans tirer sur lui, un mouvement de rotation vers le côté gauche de la

(¹) Chailly, *Annales d'obstétrique*, septembre 1843.

mère, dans la troisième position; vers le côté droit, dans la quatrième; on s'arrête dès que les branches ont été ramenées dans leur position normale, c'est-à-dire sur les côtés du bassin. On exécute cette manœuvre dans l'intervalle des douleurs, en interdisant à la femme de pousser.

Dans un cas où l'accouchement artificiel fut jugé nécessaire, la tête du fœtus se trouvant engagée presque tout entière dans l'excavation, et le front tourné encore à gauche et un peu en avant, nous avons réussi à ramener le menton en avant, en exerçant avec la main une pression sur la mâchoire supérieure et sur la joue gauche; le forceps fut ensuite appliqué et amena, sans effort, un enfant vivant du poids de 3060 grammes. Nægele père a pu modifier deux fois, d'une façon analogue, la position du fœtus : la face était engagée, mais se trouvait encore assez loin, du détroit inférieur, le front était dirigé plus ou moins obliquement en avant; dans les deux cas, une pression exercée avec les doigts, d'avant en arrière, sur l'os frontal le plus rapproché, changea la position oblique en position transversale [1]. — Des cas analogues, observés par Lafont, de Nantes, sont rapportés par Leray [2]. Nous avons publié un cas qui démontre les suites fâcheuses de l'emploi maladroit du forceps dans les présentations de la face [3].

D. SUR LA TÊTE VENANT LA DERNIÈRE (FIG. 108).

§ 453. Pour que le forceps puisse être appliqué après l'expulsion du tronc, il faut que les bras soient dégagés et que la tête soit descendue entièrement ou

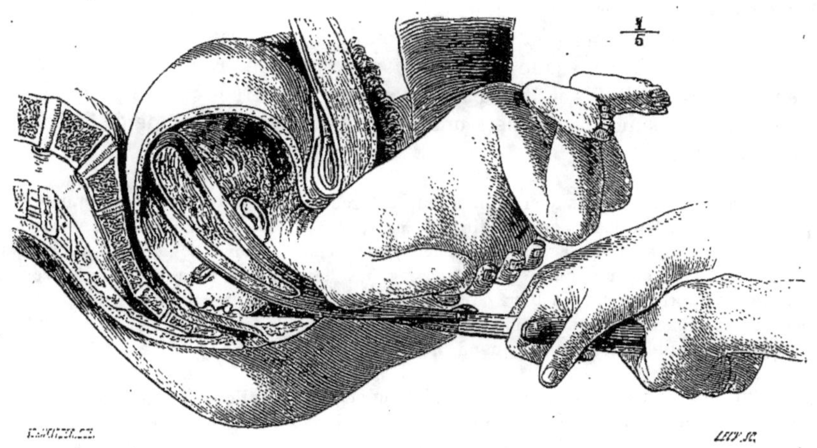

Fig. 108. — Application du forceps sur la tête venant la dernière.

en grande partie dans l'excavation. Lorsque la face regarde vers le côté, l'on doit d'abord essayer de la tourner avec la main en arrière, vers la symphyse sacro-iliaque.

Le tronc du fœtus, enveloppé d'un linge, est récliné par un aide vers le ventre de la femme pour que l'opérateur ne soit pas gêné dans le maniement de l'instrument, qui est toujours introduit au-dessous du corps de l'enfant. Les

[1] Comp. F. C. Nægele, Zur Methodologie der Geburtshülfe, p. 50. 1847.
[2] Leray, Nouvel aperçu sur les accouchements naturels (Nouveau journal de médecine, par Adelon, Béclard etc., t. XIV, mai 1822, p. 35 et 36).
[3] H. F. Nægele, Die Lehre vom Mechanismus der Geburt, 1838, p. 206.

quatre derniers doigts, engagés aussi haut que possible dans le vagin, assurent la bonne direction des cuillers. D'une manière générale, on applique d'abord la branche gauche. Une fois les deux branches introduites aussi haut que l'exige la situation de la tête, on les articule au-dessous du tronc en prenant garde de ne pas saisir le cordon. Quand la tête affecte sa direction habituelle (§ 287), les cuillers l'embrassent plus ou moins exactement par ses faces latérales. L'extraction se fait d'après les règles générales ; si le cas est facile et permet de ne tirer sur l'instrument qu'avec une main, on peut se servir de l'autre main pour soutenir le tronc du fœtus. L'on confie ce soin à la sage-femme. si l'on a besoin des deux mains pour manier le forceps. Pour préserver le périnée, l'on ne peut faire autre chose que d'extraire la tête avec beaucoup de ménagements, selon les règles de l'art, en interdisant à la femme de pousser et en veillant à ce qu'elle n'écarte pas les genoux de plus de 30 centimètres.

L'emploi du forceps peut devenir nécessaire dans les cas rares où le menton s'est éloigné de la poitrine, tandis que l'occiput s'est renversé dans la nuque : l'accoucheur qui sait comment la nature expulse à travers le bassin la tête placée dans cette attitude, ne peut avoir la pensée d'appliquer l'instrument au-dessus du corps de l'enfant, ainsi qu'on l'enseignait encore naguère presque généralement. Dans ce cas, comme dans tous les autres, le forceps est introduit et articulé *au-dessous* du tronc. Les cuillers embrassent alors la tête, de l'occiput à la grande fontanelle ou à la région de la bosse frontale. Plus la tête est encore élevée, et plus il faut abaisser les manches vers le périnée, pour embrasser dans le sinus des cuillers une partie suffisamment grande de l'extrémité céphalique.

Smellie a enseigné le premier l'application du forceps sur la tête venant la dernière ; depuis, ce procédé a reçu l'approbation de presque tous les accoucheurs. Il est vrai que, parmi les auteurs modernes, Mme Lachapelle émet sur lui un jugement défavorable et le regarde comme inutile, mais on n'a pas lieu de s'en étonner quand on réfléchit à la dextérité manuelle bien connue de cette sage-femme renommée. Tout accoucheur expérimenté admet, comme elle, que l'application du forceps rencontre souvent de grandes difficultés, notamment quand la tête est encore élevée.

[Les auteurs français prescrivent, d'après Baudelocque, d'appliquer toujours le forceps sur le *plan sternal* du fœtus. En suivant cette règle, il faudrait donc, lorsque l'occiput est en arrière, faire abaisser le tronc, au lieu de le relever comme le veut Nægele. Cependant Velpeau et Cazeaux accordent que dans ce cas on serait autorisé à introduire les cuillers sur le plan dorsal du fœtus. Par cette concession, ils admettent implicitement le précepte énoncé plus haut, à savoir qu'il faut toujours relever le tronc vers le ventre de la mère et appliquer le forceps au-dessous de lui.]

III. *Pronostic.*

§ 454. Le pronostic dépend de la nature des circonstances qui indiquent l'opération et des difficultés qu'on rencontre en l'exécutant. Il est, en général, favorable pour la mère et pour l'enfant quand la santé de ces deux êtres n'a subi encore aucune atteinte, quand les conditions indiquées § 432 se trouvent réunies et quand l'opération est faite en temps opportun par une main exercée. Sans contredit, le forceps remporte ses plus beaux succès dans les cas où il n'y a pas de disproportion entre le fœtus et les voies génitales, ou du moins où cette disproportion est peu marquée. Quand il existe un obstacle mécanique, le pronostic est d'autant plus fâcheux qu'il faut un plus grand déploiement de force pour le surmonter. Pour ce qui concerne la conservation de l'enfant, l'emploi du forceps présente des avantages incontestables sur la version suivie de l'extraction par les pieds.

« Le forceps, dit avec raison Baudelocque, pourrait passer pour le plus utile de tous les instruments de chirurgie, nul autre n'ayant comme lui le double avantage de conserver la vie à plusieurs individus à la fois, sans nuire à aucun d'eux (¹).

Les conséquences fâcheuses que l'on peut redouter quand l'opération est entreprise dans des conditions défavorables sont, du côté de l'enfant : les contusions et les plaies des téguments de la tête, les fractures et les fissures des os du crâne, les dépressions plus ou moins profondes produites par les bords des cuillers, les suffusions sanguines sous les téguments et dans l'intérieur de la boîte crânienne, la paralysie d'un ou de plusieurs des muscles de la face etc. Les accidents qui menacent la mère sont : les contusions des voies génitales molles, l'usure par frottement de la paroi postérieure du col utérin (au point correspondant à l'angle sacro-vertébral), de la paroi antérieure du col, du vagin, du col de la vessie, et les fistules qui en résultent ; l'inflammation, la suppuration, la gangrène des parties molles ; la paralysie du col vésical, la déchirure du périnée, l'inflammation de la matrice, des annexes utérines, du péritoine, des muscles psoas-iliaques ; la paralysie des membres inférieurs résultant de la pression subie par les gros troncs nerveux qui se trouvent à la région postérieure du bassin etc.

L'opération est suivie d'accidents beaucoup plus graves encore quand la maladresse, la brutalité et la témérité font de l'instrument un usage abusif et pernicieux. En pareil cas, l'on a déjà vu des perforations de la voûte vaginale, des déchirures de l'utérus, du vagin et de la vulve, et même des ruptures des symphyses et des fractures des os du bassin.

§ 455. Les accidents énumérés dans le paragraphe précédent peuvent être évités le plus souvent, et ceux que nous avons nommés en dernier lieu doivent l'être dans tous les cas ; néanmoins — nous regardons comme notre devoir envers les jeunes accoucheurs de le dire ici formellement — nous ne partageons pas l'avis de ceux qui prétendent que le forceps ne peut être nuisible que s'il est employé sans précaution, et qu'il constitue toujours un moyen d'accoucher inoffensif quand on en fait un usage rationnel. Malgré une dextérité suffisante et toute la prudence imaginable, on ne peut pas éviter parfois de léser le corps de l'enfant, alors même qu'il existe un degré de rétrécissement qui ne contreindique en rien l'emploi de l'instrument. Aussi bien, dans les rétrécissements peu prononcés, par exemple quand le diamètre sacro-pubien a 94 millimètres, on observe assez souvent que l'accouchement a lieu par les efforts de la nature, et que la tête fœtale présente néanmoins des fissures des os, des dépressions profondes auxquelles l'enfant succombe, sinon pendant le travail, du moins peu

(¹) Baudelocque, 1815, t. II, § 1615.

après. De pareilles lésions se produiront bien plus facilement, dans les mêmes circonstances pendant l'accouchement artificiel, que l'opérateur ne peut quelquefois effectuer qu'en employant la plus grande partie de ses forces! L'on a soutenu, dans des ouvrages destinés à l'enseignement, que toutes ces suites fâcheuses de l'opération du forceps sont dues uniquement à la légèreté ou à l'inhabileté de l'accoucheur. C'est là une assertion inexacte et injuste. Il est vrai qu'on peut assez souvent accuser l'usage maladroit et surtout prématuré de l'instrument; mais il y a des cas dans lesquels les circonstances ne pouvaient en rien faire prévoir un résultat fâcheux, et où l'accoucheur n'en est *aucunement* responsable.

En considération des accidents que produit parfois la pression inévitable du forceps, Simpson a imaginé un instrument, nommé par lui *Obstetric Air-tractor*, qui ne prend son point d'appui que sur le cuir chevelu du fœtus, sans toucher en rien les parties maternelles et sans s'interposer entre la tête et le bassin, conditions qui, d'après son inventeur, lui donnent de grands avantages sur le forceps. Après lui avoir fait subir différentes modifications, Simpson s'est arrêté aux dispositions suivantes : Un corps de pompe en laiton, long de 54 millimètres, dans lequel se meut un piston muni d'une double soupape, est adapté à la partie inférieure (centrale) d'une calotte en laiton, dont la profondeur est de 13 millimètres et dont l'ouverture supérieure a 41 millimètres de diamètre. Cette calotte est revêtue d'une doublure en caoutchouc vulcanisé, qui la déborde sur une largeur de 13-18 millimètres. L'ouverture de la calotte interne est couverte d'une toile métallique à larges mailles, sur laquelle on applique un morceau d'éponge peu épaisse ou de flanelle, le tout destiné à garantir le crâne et à empêcher le cuir chevelu d'être entraîné dans l'espace où l'on fait le vide, comme dans une ventouse. Quand on fixe un pareil instrument sur le plat de la main, il soulève un poids de 15 à 20 kilogrammes [1]. Les essais faits avec cet instrument à Berlin et en d'autres lieux ont été si défavorables qu'il ne mérite d'être classé dans l'arsenal obstétrical qu'au point de vue historique [2].

Le *Léniceps* de Mattei doit être considéré comme une conception tout à fait malheureuse [3].

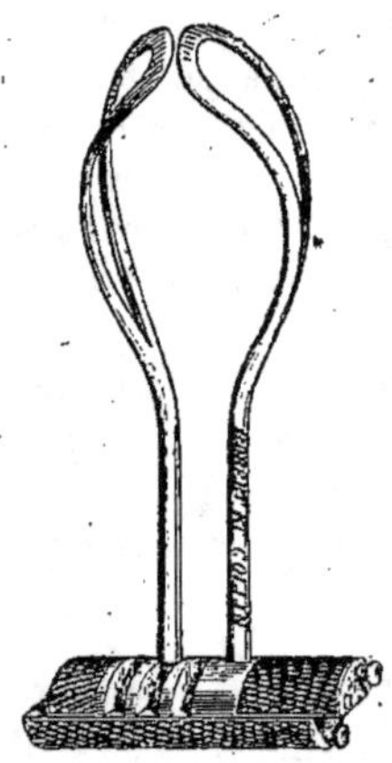

Fig. 109.
Léniceps de Mattei.

[Cet instrument (Fig. 109) est composé de deux branches parallèles assez courtes, à forte courbure, qui se fixent sur un manche transversal. Des échancrures placées sur le manche, de distance en distance, permettent de rapprocher plus ou moins les cuillers, qui restent immobiles une fois appliquées. On accorde généralement que le léniceps est facile à manier, et qu'il prévient une compression trop forte sur la tête de l'enfant, mais on lui reproche d'avoir une prise peu solide et de présenter un écartement trop grand des cuillers. Il n'est, du reste, applicable qu'au détroit inférieur.]

[1] J. V. Simpson, *Two notices of the Obstetric Air-tractor*. Edinburgh 1849.
[2] Voy. une critique détaillée de l'*Air-tractor*, par A. F. Hohl, dans la *Neue Zeitschrift für Geburtskunde*, t. XXVII, p. 305.
[3] Voy. *Revue de thérapeutique*, t. III, 1859.

RÉSUMÉ DES APPLICATIONS DE FORCEPS

(d'après le tableau du professeur Pajot).

[Pour qu'on puisse songer à appliquer le forceps, il est indispensable : 1o Que l'*orifice soit dilaté* et les *membranes rompues ;* 2o que le *bassin permette le passage de l'instrument.* — Il est *favorable* que la tête soit engagée et fixée dans le détroit supérieur. — *Le forceps ne s'applique que sur la tête :* peut-être pourrait-on l'appliquer sur le pelvis quand l'enfant est mort.

Le forceps est indiqué toutes les fois qu'un accident menace la santé ou la vie de la mère ou de l'enfant, *pendant le travail*, les conditions précédentes, 1o et 2o existant. (Inertie, hémorrhagie, éclampsie, procidences etc.)

Les applications de forceps se divisent en :

APPLICATIONS DIRECTES

DANS LA PRÉSENTATION DU SOMMET.

(On ne fait que celles-là au détroit supérieur.)

Positions directes. . . . { Occipito-pubienne. { Occipito-sacrée.

Soins préparatoires *communs à toutes les applications de forceps.* — Position de la femme comme dans la version. — Quatre aides. — Vider vessie et rectum. — Présentation et position reconnues. — Chauffer l'instrument dans l'eau tiède, et le graisser *sur sa surface externe.*

1er TEMPS.

INTRODUCTION ET PLACEMENT DES BRANCHES.

Chaque branche se compose de *la cuiller, l'articulation et le manche.* L'une des branches, *celle qui a un pivot*, s'appelle *branche gauche* ou *mâle*, ou à *pivot;* l'autre, *branche droite*, *femelle* ou à *mortaise.*

Branche gauche tenue de la **main gauche,** appliquée toujours à **gauche** de la femme, et toujours **la première.** Elle doit être tenue à pleine main ou comme une plume pour écrire. La main *droite* de l'opérateur sera graissée sur *ses deux faces ; deux doigts* de cette main dans le vagin et **toujours dans l'orifice,** s'il est accessible, *précéderont et guideront la branche.* Les deux doigts de la main droite (et parfois toute la main *sauf le pouce*) étant introduits, *branche gauche* dirigée parallèlement à l'aine *droite* de la femme, le crochet *en haut.* Abaisser le crochet entre les jambes de la femme *à mesure* que la branche pénètre *entre la main* de l'accoucheur et *la tête* du fœtus. La branche introduite *suivant les axes*, placer le manche de la branche (introduite à gauche) *parallèlement* à la cuisse opposée : la confier alors à un aide.
Branche droite. — Règles inverses — de la main droite — à droite, — la seconde etc. — *La seconde branche s'applique dans tous les cas* **par dessus** *la première.*

2e TEMPS.

ARTICULATION.

Les deux branches ayant été placées sur le même plan, et la mortaise *en face ou à côté* (selon le genre d'articulation) *du pivot*, on les rapproche doucement et l'on *articule.* Si l'on prévoit une extraction laborieuse, on peut enrouler une serviette autour des manches du forceps.

3e TEMPS.

EXTRACTION ou DÉGAGEMENT.

S'assurer *positivement* (avant tout) **que la tête est saisie** et SEULE **saisie.** Alors tractions et mouvements de latéralité *avec une grande lenteur* pendant les contractions, s'il y en a. On ne doit tirer qu'avec les bras et non avec le corps.

Dans les positions. { **occipito-pubienne,** on tire **en bas**, puis, l'occiput dégagé, **on relève** le forceps (1). { **occipito-sacrée,** on tire **en haut**, puis, l'occiput dégagé, **on abaisse** (2).

Ces deux modes de dégagement de la tête (dans le sommet) sont les deux seuls ; toutes les positions obliques devant être ramenées, soit en *occipito-pubienne*, soit en *occipito-sacrée* (voy. APPLICATIONS OBLIQUES).

Présentation de la face. } Voy. APPLICATIONS OBLIQUES.
Le tronc au dehors. }

APPLICATIONS OBLIQUES

DANS LA PRÉSENTATION DU SOMMET.

Positions obliques. . . { 1. Occipito-iliaque gauche antérieure. { 2. Occipito-iliaque droite postérieure. { 3. Occipito-iliaque droite antérieure. { 4. Occipito-iliaque gauche postérieure.

REGLE GÉNÉRALE. Pour saisir la tête par les extrémités du *diamètre bi-pariétal* (les oreilles), **il faut toujours tourner la concavité du forceps du côté de la région**

fœtale, qu'il faut ramener derrière les pubis. (La région qu'il faut ramener derrière les pubis, dans les positions antérieures, c'est l'*occiput*, dans les postérieures, le *front.*)

1re POSITION
Occipito-iliaque gauche
antérieure.

> La région fœtale qu'on doit ramener derrière les pubis c'est l'**occiput**; il est à gauche et en avant, donc concavité du forceps *à gauche et en avant*; donc *branche gauche* en arrière de la tête du fœtus, la *branche droite* en avant (articulez l'instrument pour vous en rendre compte). — **Branche gauche de la main gauche, à gauche** et en arrière, **la première.** La branche *gauche* s'applique tout de suite dans le lieu qu'elle occupera définitivement. La branche *droite* s'applique d'abord sur le côté *droit* du bassin; *puis, par un mouvement* **de spirale** (Lachapelle), on l'amène à sa place définitive. D'ailleurs, mêmes précautions **dans les trois temps** que pour les applications directes : articulation, — tractions, — **rotation de l'occiput** *derrière les pubis*, puis *dégagement* comme en *occipito-pubienne*. (Voy. APPLICATIONS DIRECTES.) (1)

2e POSITION
Occipito-iliaque droite
postérieure.

> Mêmes règles que pour la première (le *front* remplace l'*occiput*), mais **rotation dans le sacrum** et *dégagement en occipito-sacrée.* (Voy. APPLICATIONS DIRECTES.) (2)

3e POSITION
Occipito-iliaque droite
antérieure.

> Mêmes règles que pour la première, seulement l'*occiput* est à *droite et en avant*, donc, concavité à droite et en avant, et alors la branche **gauche** est en avant de la tête du fœtus et la branche **droite** en arrière (articulez l'instrument pour vous en rendre compte). — *Dégagement* en *occipito-pubienne.*

4e POSITION
Occipito-iliaque gauche
postérieure.

> Mêmes règles que pour la troisième (le *front* remplace l'*occiput*). — *Dégagement* en *occipito-sacrée.*

On a proposé même dans les positions *postérieures*, de ramener l'occiput **en avant** dans les 2e et 4e positions (Smellie , Danyau).

Pour les positions transversales — comme dans les positions antérieures correspondantes (transversale *gauche* comme dans la 1re position — transversale *droite* comme dans la 3e).

Présentation de la face. — Pour les positions antérieures, *comme dans le sommet* (le *menton* remplace l'*occiput*). — Pour les positions postérieures, ou bien chercher à fléchir la tête (irrationnel), ou bien deux applications de forceps pour ramener le menton en avant.

Le tronc au dehors. — Mêmes règles que pour le sommet. On doit toujours préférer le dégagement manuel, quand il est possible. Les dégagements se modèlent exactement sur les dégagements spontanés (voy. les Traités d'accouchements).

COMPLICATIONS ET DIFFICULTÉS DU FORCEPS.

1er TEMPS.
INTRODUCTION
ET PLACEMENT DES
BRANCHES.

> 1o **La position est inconnue.** Faire une application directe (si la rotation de la tête n'était pas effectuée, il arrive parfois qu'elle s'exécute après l'introduction d'une branche, ou entre les deux branches, ou encore la tête tourne et le forceps avec elle). Si le mouvement de rotation ne se produit pas, l'application directe sera irrégulière ; mais, en général, le dégagement se fera même dans ce cas. — 2o **On ne peut placer la seconde branche.** Retirer la première et commencer par l'autre. — *Dans les applications obliques*, il y a toujours une branche plus *difficile* à placer : c'est l'*antérieure* (la *droite*, dans les 1re et 2e positions, la *gauche*, dans les 3e et 4e); on commence par *celle-là*, mais, pour articuler (la mortaise se trouvant sous le pivot *dans les 1re et 2e positions*, puisque la seconde branche s'applique *toujours par dessus* la première), on est, dans ces deux positions, forcé de faire le **décroisement** des branches. — 3o **L'extrémité d'une cuiller heurte contre un obstacle.** *Retirer* un peu la branche et la mieux diriger. **Ne jamais forcer une résistance.** — NOTA. Ce temps ne souffre jamais l'emploi de la force; la branche doit pour ainsi dire s'introduire par son propre poids, *la main la guide seulement;* elle est bien placée quand, en la poussant avec douceur, on sent qu'elle pénétrerait plus profondément avec facilité.

<table>
<tr><td valign="top">

2° TEMPS.
ARTICULATION.

</td><td>

[**On ne peut articuler :** 1° *parce que le pivot et la mortaise ne sont pas sur le même plan :* tordre doucement les branches de manière à les amener (pivot et mortaise) en présence ; tâtonner ; 2° *parce qu'une branche est plus enfoncée que l'autre.* Retirer la plus enfoncée. Faire pénétrer l'autre un peu plus ; tâtonner ; *parce que les branches sont trop écartées l'une de l'autre et qu'on ne peut les rapprocher.* La tête est probablement alors saisie *irrégulièrement* ou bien par l'extrémité des cuillers. Il faut introduire les deux branches plus profondément avec de grandes précautions **et selon les axes.** (Quand la tête est élevée, l'articulation du forceps doit parfois être portée jusqu'à l'entrée du vagin : le pivot et la mortaise se rapprochent alors facilement.)

</td></tr>
<tr><td valign="top">

3° TEMPS.
EXTRACTION.

</td><td>

1° **La tête reste immobile malgré des tractions suffisantes** (cela ne s'observe guère que dans des *bassins viciés* ou avec des têtes très-volumineuses). Renoncer au forceps. Retirer l'instrument et recommencer quelques heures plus tard. — 2° **Le forceps lâche prise.** Se garder de *tirer* avec le corps, l'instrument sortirait brusquement, *on déchirerait les parties et on tomberait en arrière avec le forceps.* — 3° **On n'était pas sûr de la position.** Chercher à la reconnaître quand la tête arrive à la vulve ; si le doute persiste, *redoubler de lenteur* pour le dégagement ; s'il y a des contractions, on pourrait retirer le forceps dans quelques cas ; si l'on s'apercevait que l'application est très-irrégulière, la conduite serait la même. — 4° **Le périnée menace de se rompre malgré la lenteur et les précautions.** Diviser *les côtés* de la vulve *inférieurement* par deux petites incisions avec des ciseaux (il faut être sobre de cette pratique évidemment utile dans certains cas). — 5° **L'extrémité des cuillers est encore dans la vulve, la tête dégagée.** Désarticuler et retirer les branches l'une après l'autre *suivant les axes.* — **La tête dégagée, il n'y a plus de contraction, l'enfant souffre.** Engager la femme à pousser, aller chercher les aisselles, *ne pas dégager les bras,* exécuter la rotation des épaules et extraire le tronc *en tirant en bas avec lenteur.*]

</td></tr>
</table>

DE L'EMPLOI DU LEVIER POUR HATER L'ACCOUCHEMENT DANS LES PRÉSENTATIONS CÉPHALIQUES.

§ 456. Le levier, *vertis obstetricius*, qui a joué un grand rôle en obstétricie, depuis l'époque de Roonhuysen jusqu'à la seconde moitié du dix-huitième siècle, a perdu peu à peu de son prestige à mesure que l'usage du forceps tendait à se généraliser, et, de nos jours, il a presque complétement disparu de la pratique. Le mystère dont il a été enveloppé pendant soixante ans et que ses rares possesseurs, dans des vues intéressées, se sont efforcés d'entretenir, a sans doute contribué pour la plus large part à établir la réputation extraordinaire de cet instrument, réputation qui tomba d'autant plus vite dès qu'il fut connu (1753) qu'il répondait moins aux espérances exagérées qu'on fondait sur lui.

Jadis on attribuait communément à R. Roonhuysen l'invention du levier. Mais nous avons vu (§ 422), que cet accoucheur a très-probablement reçu le forceps des mains de Chamberlen, ce qui paraît surtout prouvé par les instruments à *deux* branches, dont Rathlaw et Schlichting ont donné la description. Ajoutons que, d'après le témoignage de Titsing, Roonhuysen se servait de deux cuillers en corne destinées à être appliquées sur les côtés de la tête etc. Or, d'une part, il n'est aucunement démontré que l'instrument publié par de Visscher et van de Poll était réellement le moyen secret employé par Roonhuysen ; d'autre part, il ressort de la découverte faite à Woodham que Chamberlen connaissait déjà le levier, et même qu'il se servait d'un levier fenêtré, c'est-à-dire d'un instrument beaucoup plus parfait que celui qu'on attribue à Roonhuysen. — Il est impossible de décider si le levier a été inventé avant ou après le forceps.

§ 457. Le levier, dit *levier de Roonhuysen*, consistait, d'après la description de de Visscher et van de Poll, en une lame d'acier, longue de 30 centimètres, large de 27 millimètres et épaisse de 3 millimètres, arrondie sur les bords et aux angles, droite dans sa partie moyenne, et présentant à ses deux extrémités une courbure longue d'environ 94 millimètres et profonde de 3 millimètres. Cette lame était enduite d'emplâtre diapalme et recouverte de cuir.

D'après les indications des deux médecins que nous venons de nommer, le levier devait être employé dans les enclavements de la tête où le front est si fortement serré contre le sacrum et l'occiput contre les pubis, que les contractions ne peuvent plus faire avancer la partie fœtale. Le procédé opératoire consistait à introduire le levier, sous la direction des doigts, dans l'excavation du sacrum, et à le pousser assez haut, tout en contournant la tête d'arrière en avant, pour qué la courbure de l'instrument embrassât l'occiput. Puis on devait imprimer un mouvement de descente à la tête, en élevant vers le ventre de la femme la partie du levier qui se trouvait à l'extérieur, et en prenant un point d'appui sur les os pubis.

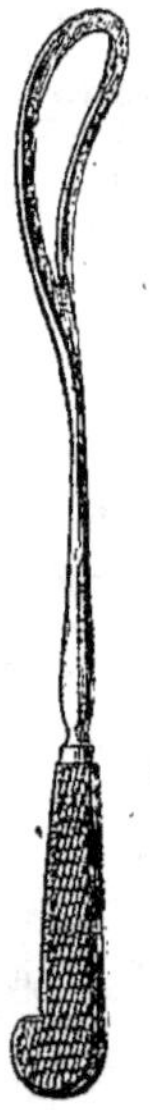

Peu après la publication de l'instrument de Roonhuysen, il en parut plusieurs variétés (levier de Boom, spatule de Titsing), et dans le courant du siècle dernier le levier subit de nombreuses modifications, au point de vue de sa forme, de sa grandeur et surtout de la direction de sa courbure. On le débarrassa de sa garniture de cuir, on y pratiqua des fenêtres, et on le munit d'un manche; on le fit construire en argent, en corne et en ivoire. Quelques-uns de ces instruments plus récents étaient encore destinés à agir comme des leviers, tandis que d'autres avaient évidemment plutôt le caractère des crochets mousses et étaient surtout des instruments de traction.

Parmi les leviers de pression (*Druckhebel*) se rangent ceux de Boom, Titsing, Rigaudeaux, Camper, Bechberger, Zeller; à la catégorie des leviers de traction (*Zughebel*) appartiennent ceux de Bruas, Dease, Lowder, Aitken, Pean, Baudelocque (Fig. 110) etc. [1].

§ 458. Si l'on ne s'entendait guère sur la meilleure forme à donner au levier, on était tout aussi peu d'accord sur la région du bassin et de la tête où il fallait l'appliquer. La plupart des accoucheurs voulaient agir sur l'occiput; d'autres sur le front, sur la région mastoïdienne, sur la mâchoire inférieure ou le menton. Les uns employaient l'instrument comme un levier du premier genre; les autres le faisaient agir comme un levier du troisième genre, pour éloigner le point d'appui des parties génitales.

Fig. 110.
Levier de Baudelocque.

Malgré cette indécision et l'incertitude des règles pour l'application du levier, ses prôneurs se faisaient fort de terminer, avec lui, tous les accouchements difficiles, pourvu que la tête se présentât. Sans doute, il est difficile de comprendre comment ils prétendaient y réussir, et nous ne trouvons pas, à cet égard, d'éclaircissements suffisants dans les ouvrages qui traitent de la matière

[1] Voy. la description et la figure de ces instruments dans l'ouvrage de Mulder.

et qui sont, pour la plupart, des écrits de polémique. Quelques auteurs comptaient améliorer la situation et la position de la tête. Mais que pouvait-on bien entendre par *amélioration de la position de la tête*, à une époque où la connaissance du mécanisme du travail était encore si singulièrement incomplète? A l'exception de Titsing, peut-être aucun des premiers défenseurs du levier n'a connu la véritable position de la tête ou ne s'en est même grandement soucié. Lorsqu'on réfléchit au nombre énorme d'accouchements que quelques propriétaires du levier ont terminés, souvent avec une rapidité surprenante; lorsqu'on lit que de Bruyn a accouché par ce moyen 800 femmes en quarante-deux ans, et Warroquier 1200 femmes en vingt et un ans, l'on est forcé d'admettre qu'il devait s'agir bien rarement d'un obstacle mécanique sérieux, et que ces opérateurs employaient, le plus souvent, le levier dans des cas où ils auraient pu s'en passer, ou que du moins l'instrument ne contribuait à hâter l'accouchement que d'une façon indirecte, en excitant et en fortifiant les douleurs. L'histoire du levier fournit assez de documents qui prouvent son insuffisance, même entre des mains exercées, dans les cas d'angustie pelvienne. D'un autre côté, l'influence fâcheuse que cet instrument, manié avec quelque force, exerçait nécessairement sur les parties de la mère, a dû bientôt détourner les accoucheurs de semblables tentatives. Aussi n'employaient-ils le levier que lorsque la tête était basse et que les douleurs n'agissaient pas suffisamment. Sans doute des cas de ce genre ont souvent passé pour des faits d'*enclavement*, expression qu'on n'a que trop prodiguée jadis. Enfin, si nous examinons de plus près les assertions des accoucheurs qui ont fait le plus de bruit des succès qu'ils devaient au levier, nous reconnaissons qu'ils ne l'employaient qu'alors que la nature s'apprêtait à expulser le fœtus; et qu'ils attendaient beaucoup, sinon presque tout, de cette action spontanée de l'organisme.

Herbiniaux dit (p. 394) : «L'opération s'exécute ordinairement avec promptitude, sans causer de douleur à la femme ni faire beaucoup souffrir l'enfant... Dès qu'on commence à opérer l'extraction, on ne tarde pas ordinairement à s'appercevoir que les douleurs, qui auparavant n'étaient pas expulsives, le deviennent... Je vois toujours que les douleurs redoublent à chaque accès, aussitôt qu'on emploie le levier, surtout quand la tête commence à se déprimer par l'action de cet instrument, car on s'apperçoit que les forces de la matrice augmentent du double et même du triple... »

Même après que les avantages du forceps eurent été généralement reconnus, le levier continua de compter plus d'un partisan zélé parmi les meilleurs accoucheurs du siècle dernier. En France, le premier de ces instruments garda le dessus, tandis que l'on faisait un emploi fréquent du levier en Hollande et en Angleterre. Pourtant les opinions étaient partagées dans ce dernier pays. Autant Bland vantait le levier, autant Osborn tenait pour le forceps. Denman, qui cherchait à apprécier impartialement les avantages des deux instruments, avait pourtant une préférence évidente pour le levier. En Allemagne, cet instrument n'a jamais eu grand succès, hormis à Vienne, où Rechberger et Zeller, et pendant quelque temps Boër, ont été ses prôneurs ardents. — De nos jours, des médecins anglais et hollandais recommandent encore le levier, principalement dans le but de renforcer les douleurs. En France et en Allemagne, au contraire, on n'entend presque plus parler de son emploi. Les indications du levier, mentionnées dans les ouvrages allemands du commencement de ce siècle (certaines positions de la tête qu'on prétendait améliorer avec lui etc.), ont complétement disparu des traités les plus récents.

En Angleterre l'on se sert surtout, actuellement, du levier de Lowder, amélioré par Gaitskell (1).

[Il semble que le dernier mot n'ait pas été dit, en France, sur l'instrument qui nous occupe. Dès l'année 1826, Stoltz s'exprimait ainsi dans sa dissertation inaugurale: «Le levier mérite donc plus d'attention qu'on ne lui en donne dans l'état actuel de la science, et quand on l'aura plus souvent mis en usage, on lui reconnaîtra des avantages qu'on lui refuse actuellement.» Tout récemment, Tarnier (2) a de nouveau élevé la voix en faveur du levier. Il rappelle que plusieurs auteurs français ont émis sur cet instrument des appréciations favorables; que Désormeaux, par exemple, s'en est servi avec avantage dans deux cas où l'emploi du forceps aurait été difficile; il cite, enfin, une expérience qui lui est personnelle, et qui, pour être unique, n'en est pas moins de nature à commander l'attention.]

BIBLIOGRAPHIE.

Forceps.

Fries, Eman., De usu forcipis in partu. Argent. 1771, in-4º.

Stein, G. W., De præstantia forcipis ad servandum fœtus in partu diffic. vitam. Cassel 1771, in-4º.

Danz, F., Brevis forcipum obstetr. historia. Giessen 1790, in-8º.

Mulder, Historia literaria et critica forcipum et vectium obstetriciorum. Lugduni Batavor. 1794, in-8º, fig.

Denman, Thom., Aphorism on the application and use of the forceps and vectis (1753), 5e édit. London 1815, in-8º.

Boër, Vom schweren Kopfgeb. und dem Gebrauch der Zange (Abhandl. u. Vers., 3 Th. Wien 1793, in-8º; Sieben Bücher etc., 1834, p. 328).

Schweighäuser, Mémoire sur l'usage du forceps dans les accouchements. Paris an VII.

Wigand, Abhandlung von einigen allgemeinen Regeln bei der Anwendung der Geburtszange (Beiträge etc., t. II. Hamb. 1800, in-8º, p. 27).

Thenance, J. S., Nouveau forceps non croisé, ou forceps du célèbre Hevret, perfectionné en 1781, avec la manière de s'en servir. Lyon an X, in-8º.

Kræmer, J. G. (élève d'Osiander), Ideen über den nützlichen Gebrauch der Geburtszange in best. Fällen. Marb. 1808, in-8º.

Brünninghausen, H. J., Ueber eine neue Geburtszange. Würzb. 1802, in-8º, p. 38.

Saxtorph, Ges. Schriften etc. Kopenh. 1803, p. 146, et *passim*.

Weidmann, Joh. Pet., Utrum forcipis usus in arte obstetr. utilis sit an nocivus, resp. Magont. 1806, in-4º.

Briot, P. F., Mémoire sur le forceps. Besançon 1809, in-8º.

Rist, Essai historique et critique sur le forceps. Thèse de doctorat. Strasbourg, décembre 1818. Cette dissertation, qui n'est en partie qu'une traduction abrégée de l'ouvrage de Mulder, comprend tous les détails désirables sur les nombreuses espèces de forceps, depuis leur origine, tant sur les espèces mentionnées par Mulder, que sur celles oubliées par cet accoucheur et par Schlégel, son traducteur en langue allemande, et sur celles inventées depuis, c'est-à-dire de 1798 jusqu'en 1818.

Lachapelle, Mme), Pratique des accouchements, t. I. Paris 1821, p. 60 etc.

Martin (le jeune), Notice sur l'histoire et les perfectionnements du forceps, avec quelques remarques de pratique sur son usage (Mém. de méd. et de chir. prat. Paris 1835, in-8º, p. 415).

Desormeaux, Dictionnaire en 30 volumes, 1836, article Forceps.

(1) Voy. Gaitskell (*London medical Repository*, nov. 1823). Breen, *Observations on the obstetrical extractor* (*Dublin Journal*, vol. VII, 1835, p. 350) et les Manuels de Burns, Campbell, Blundell, Fleetwood Churchill etc.

(2) Voy. A. Lenoir, Marc Sée et Tarnier, *Atlas complémentaire de tous les traités d'accouchements.* Paris 1865.

Horn, J. Ph., Ges. Aufsätze über einige der wichtigsten geburtsh. Operationen. Wien 1838, in-8°.

Lunsingh Kymmel, J., Historia litter. et critic. forcipum obstetr. ab. anno 1794 ad nostra usque tempora etc. Groning 1838, in-8°, cum figuris.

Landouzy, Essai sur l'hémiplégie faciale chez les enfants nouveau-nés (Thèse de Paris, août 1839, et Gazette méd. de Paris, 1839, n° 32).

Chailly, De l'application du forceps dans les présentations de la face en position mento-postérieure (Revue méd., 1843).

Tarsitani, D., Nouveau forceps destiné à éviter le décroisement des branches, présenté à l'Académie de médecine en 1843. Paris 1844, in-8°, avec 2 pl. lithographiées. Ce travail et cet instrument ont été l'objet d'un rapport fait par Capuron, le 16 avril 1844 (Bulletin de l'Acad. de méd., t. IX, p. 757); 3e édit. Paris 1853, in-8°, avec 4 planches.

Nægele, Zur Methodologie der Geburtsh. Heidelberg 1847, in-8°, p. 33-56.

Baumers (de Lyon), Nouveau forceps courbé sur le plat, pour les cas où la tête du fœtus est tenue au niveau du détroit supérieur et placée transversalement (Gazette médicale de Lyon, juillet 1849, et Bulletin de thérapeutique, 1849, t. XXXVII, p. 327 et fig.).

Chailly, Considérations pratiques sur l'application du forceps au-dessus du détroit supérieur (Bullet. gén. de thérapeutique, 1850).

Sonntag, L. J., Histoire et critique des modifications faites au forceps depuis 1817 à 1850. Thèse de Strasbourg, 1853. Cette dissertation est une continuation de celle de Rist, mentionnée plus haut.

Walter, P. N., Ueber die Anwendung der Zange bei zuletzt kommendem Kopfe (Monatsschrift für Geburtsk., t. III, p. 81).

Dubois, Paul, Lésions consécutives à l'application du forceps (Journal de méd. et de chir. pratiques, 1854).

Bernard, Camille, Nouveaux faits à l'appui de l'emploi du forceps articulé, Mémoire lu à l'Académie impériale de médecine, le 15 avril 1856.

Hamilton, Des avantages qui résultent de l'emploi du forceps en temps utile dans l'accouchement (British and foreign medico-chirurgical Review, 1854, et Bulletin de thérapeutique, t. XLVII, p. 150).

Mattei, Nouveau forceps présenté à l'Acad. de méd., le 24 juin 1856 (Gaz. des hôp., 26 juin 1856). — Léniceps présenté à l'Acad. de méd., le 11 janvier 1859 (Bulletin de l'Acad. de méd., t. XXIV, p. 388 et fig.).

Hatin, De l'application du forceps avec introduction d'une seule main. Mémoire lu à l'Académie impériale de médecine, le 11 août 1857. Paris 1857.

Kristeller, Ueber Mechanismus d. Zangenoperat. (Monatsschr. f. Geburtsk., t. XII, p. 396.)

Devilliers, Observat. sur l'application prolongée du céphalotribe et du forceps (Moniteur des hôpit., 1860).

Chassagny, Du forceps à tractions soutenues et à pression progressive. Mémoire lu à l'Académie impériale de médecine, le 26 février 1861 (Bulletin de l'Académie impériale de médecine, séance du 26 février 1861, t. XXVI, p. 414. — Nouvelle présentation (Bulletin de l'Académie de médecine, séance du 24 juin 1862, t. XXVII, p. 943).

Spöndli, Die unschädliche Kopfzange, casuistisch bearbeitet für studirende und praktische Aerzte. Zürich 1862.

Joulin, Note sur l'aide-forceps (Bullet. de l'Acad. de méd., 25 fév. 1862, t. XXVII, p. 481).

Joulin, De la version pelvienne, de ses avantages et de ses inconvénients, et de l'application du forceps dans les cas de rétrécissement du bassin. Mémoire couronné par l'Acad. de méd., 1863 (Mémoires de l'Acad. impériale de méd., t. XXVII. Paris 1865).

Chassagny, De la rupture des symphyses pendant l'accouchement etc. (Gaz. méd. de Lyon 1864.)

Chassagny (de Lyon), Forceps de poche présenté à l'Acad. de méd., séance du 24 mai 1864.

Des divers modes d'action du forceps. Mémoires lus et communications orales au Congrès de Lyon, par MM. *Camille Bernard* (d'Apt), *Chassagny*, *Bouchacourt*, *Berne*, *Debauge*, *Raffaele*, *Boucaud* (Congrès méd. de France, 2e session, tenue à Lyon en 1864). Paris 1865, p. 531 à 600.

Jacquemet, Principes théoriques et pratiques des forceps (Conférences faites à l'hôpital Saint-Éloi, par le docteur *Chassagny*, de Lyon. Montpellier 1866).

Bailly, Emile, De l'emploi de la force dans les accouchem. Thèse de concours pour l'agrégation. Paris 1866.

Joulin, Sur l'emploi de la force en obstétrique. Paris 1867.

Levier.

Camper, Remarques sur les accouchements laborieux par l'enclavement de là tête et sur l'usage du levier de Roonhuysen (Mém. de l'Acad. royale de chirurgie, t. XV. Paris 1774, p. 225, avec figures).

Rechberger, Bekanntmachung einer besondern Art von Hebel etc. Wien 1779, in-8°.

Herbiniaux, *G.*, Traité sur divers accouchem. laborieux etc., t. I. Bruxelles 1782, in-8°.

Boogers, *L. J.*, Abhandlung von dem Gebrauch und der Unentbehrlichkeit des Hebels in der Entbindungsk. Wien 1785, in-8°.

Denman, Aphorisms on the application and use of the forceps and vectis etc. (1786), 5e édit. London 1815, in-12, p. 22.

Blank, *R.*, In the med. communications, vol. II. Lond. 1790, p. 413.

Saxtorph, *J. Sylv.*, Examen armamentarii Lucinæ. Havn. 1795, in-8°, p. 132.

Stoltz, Considérations sur quelques points relatifs à l'art des accouchements. — Sur l'usage du levier dans les accouchements, p. 39. Thèse de Strasbourg. 1826.

Desormeaux, Dictionnaire en 30 volumes, 1838, article Levier.

Boddaert, De l'emploi rationnel du forceps et du levier (Annales et Bulletin de la Société de méd. de Gand. 1859).

Coppée, Quelques considérations pratiques sur l'emploi du levier (Annales et Bulletin de la Société méd. de Gand. 1859).

Raffaele (de Naples), Note sur le levier, lue au Congrès méd. de Lyon. 1864. Paris 1865.

CHAPITRE III.

DE L'EXTRACTION DU FŒTUS AVEC LES MAINS SEULES.

I. *Définition, indications et conditions de l'opération.*

§ 459. Cette opération consiste à amener le fœtus au dehors à l'aide des mains, en attirant, selon les règles de l'art, ses pieds d'abord et ensuite le reste de son corps.

La condition suivante est indispensable : il faut que le fœtus se trouve en présentation podalique, soit que cette présentation ait existé primitivement, soit qu'elle ait été produite par l'art.

L'accouchement artificiel, au moyen des mains seules, comptait jadis parmi les opérations les plus fréquentes ; en effet, non-seulement on terminait presque toujours l'accouchement aussitôt après avoir fait la version sur les pieds, mais encore on regardait les présentations primitives des pieds comme nécessitant absolument l'intervention de l'art. Par ce motif le manuel de cette opération était déjà complétement établi au dix-septième et au dix-huitième siècle, ainsi que le prouvent surtout les écrits des accoucheurs français de cette époque, tels que Mauriceau, Lamotte, Puzos, Levret, Deleurye, et de plus les ouvrages de Saxtorph, Rœderer et Stein. Par suite de la transformation bienfaisante que subit le traitement des présentations podaliques, principalement sous l'influence de Wrisberg, Deleurye et Boër, la fréquence de l'opération qui nous occupe diminua notablement ; mais on ne s'en efforça pas moins, jusque dans le siècle présent, d'en perfectionner de plus en plus le manuel.

§ 460. L'opération est *indiquée* dans tous les cas où la terminaison artificielle de l'accouchement est jugée nécessaire — soit pour cause d'insuffisance des douleurs expulsives, soit parce qu'il existe une disproportion entre le fœtus et les voies génitales, soit parce qu'il se déclare des accidents graves, — si, de plus, il n'y a pas lieu d'employer les moyens dynamiques, et si l'extraction ne peut être faite au moyen du forceps. Il s'ensuit que les circonstances qui réclament l'usage de ce moyen d'accoucher sont tout à fait les mêmes que celles que nous avons mentionnées (§ 433) comme constituant les indications de l'application du forceps, par exemple les hémorrhagies, la faiblesse excessive, les syncopes, les convulsions, la chute du cordon survenant dans certaines conditions etc. Si la tête se présente, mais est trop élevée pour permettre l'emploi du forceps, l'on est obligé, dans un cas de ce genre, de faire d'abord la version sur les pieds, afin de mettre en présentation une région du corps fœtal qui rende possible l'extraction avec les mains.

Lorsque le siége se présente et qu'il est nécessaire d'accélérer la sortie du fœtus, il faut aussi, autant que faire se peut, produire une présentation des pieds; ce point sera traité ultérieurement.

§ 461. Pour pouvoir faire cette opération — qui est surtout dangereuse pour l'enfant — avec l'espoir fondé d'une terminaison favorable, les conditions suivantes sont nécessaires : 1º il faut que l'orifice utérin soit complétement dilaté, que le vagin et la vulve soient dilatables et suffisamment préparés à laisser passer le produit; 2º il faut qu'il existe, entre le volume du fœtus et la capacité du bassin, un rapport tel que l'extraction du premier puisse se faire sans difficulté notable; enfin, 3º il est particulièrement désirable que la matrice se montre active, et seconde, par des contractions régulières, les efforts de l'opérateur.

II. *Règles pour l'exécution de l'opération.*

§ 462. Les *préparatifs* pour l'extraction par les pieds sont tout à fait les mêmes que ceux que l'on fait avant la version (§ 403). La meilleure position est celle en travers du lit. Outre quelques serviettes, on a quelquefois besoin d'un lacs; on doit avoir un forceps sous la main, et tenir prêts tous les moyens propres à ranimer le fœtus, s'il arrivait dans un état de mort apparente.

§ 463. L'opération se divise en *trois* temps : 1º extraction du corps du fœtus jusqu'au voisinage des épaules; 2º dégagement des bras; 3º extraction de la tête.

§ 464. *Extraction du corps jusqu'au voisinage des épaules.* Si les pieds, au début de l'opération, ne se trouvent pas encore hors de la vulve, mais seulement à l'orifice utérin ou dans la partie supérieure du vagin, on les saisit avec une main, de la façon indiquée plus haut (§ 410), en plaçant le médius entre eux, au-dessus des malléoles, et en les embrassant avec les autres doigts, et on les amène doucement jusqu'au devant des parties génitales. A partir de là, en supposant les talons tournés en avant, on applique le pouce de chaque main sur le mollet, et les autres doigts sur la face antérieure de la jambe correspondante (Fig. 111), et l'on dégage peu à peu les extrémités inférieures en faisant des tractions rotatoires que l'on dirige fortement en bas. Il faut avoir

soin d'entourer les parties fœtales d'un linge chaud pour empêcher les mains
de glisser. A mesure que ces parties apparaissent, on les saisit de plus en plus
haut, c'est-à-dire toujours le plus près possible des parties de la mère; de
sorte qu'on tire d'abord sur la région des malléoles, puis sur les jambes, enfin
sur les genoux et sur les cuisses. Dès que les hanches se dégagent, on applique les deux pouces l'un à côté de l'autre sur la région lombaire, et les
autres doigts sur les os iliaques (jamais sur le ventre), en tirant toujours vers

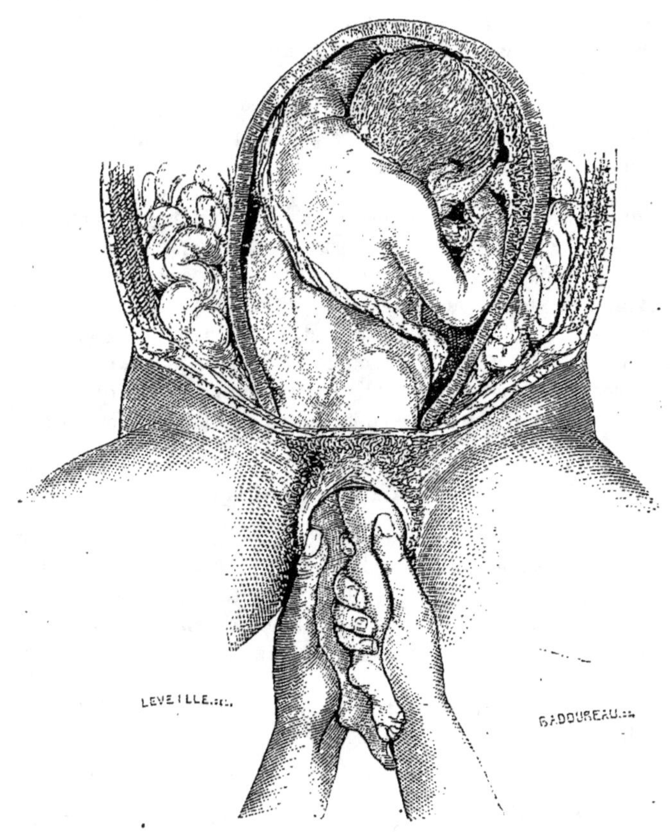

Fig. 111. — *Dégagement des extrémités inférieures.*

en bas (Fig. 112). Quand le nombril apparaît, on relâche un peu, avec le pouce
et l'index, le cordon ombilical, pour qu'il ne soit pas tiraillé ou même déchiré
(Fig. 113). Lorsque les épaules sont arrivées dans l'excavation, on élève un peu
le tronc, tout en continuant de tirer, jusqu'à ce qu'elles se soient rapprochées
de la fente vulvaire.

Si l'on découvre, près l'extraction des hanches, que le cordon ombilical
passe entre les cuisses, et si l'on ne peut le dégager en procédant comme il est

dit § 335 (ce qui n'arrivera que bien rarement), il faut le lier au-dessus du siége du fœtus, à deux endroits distants l'un de l'autre de 5 à 6 centimètres, et le couper entre les deux ligatures. Naturellement, il faut terminer alors l'extraction aussi rapidement que possible. L'on procède de même quand le cordon est serré autour du tronc et qu'on ne peut pas le relâcher en l'attirant doucement.

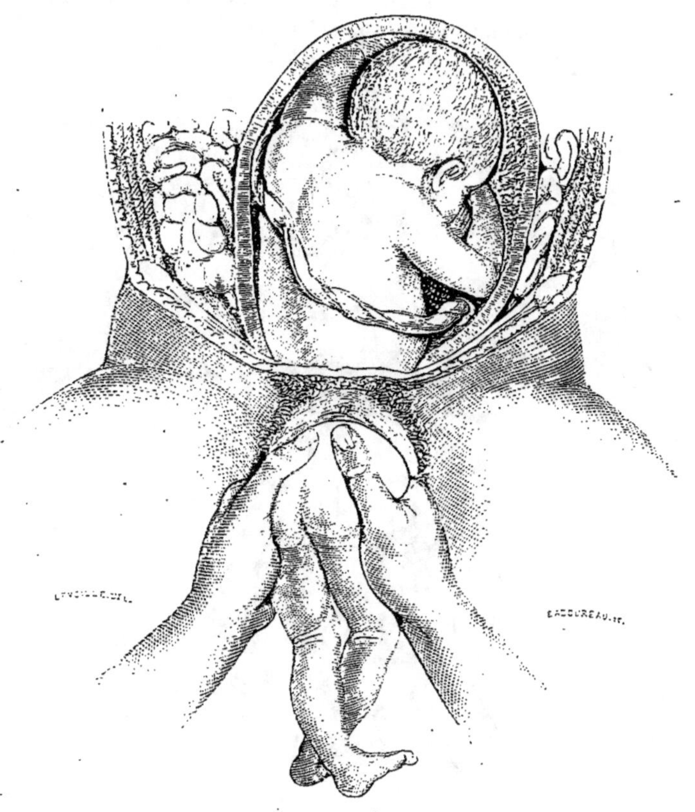

Fig. 112. — *Dégagement des hanches.*

§ 465. Pendant l'extraction du tronc, il faut avoir soin d'imiter, autant que possible, la marche de l'accouchement physiologique. Ainsi l'on agit pendant les douleurs, en augmentant au besoin leur force expulsive au moyen d'une pression que l'on fait exercer par la sage-femme sur le fond de l'utérus, et l'on s'arrête quand la matrice se repose. Cette règle ne souffre qu'une exception : c'est quand des accidents pressants obligent de terminer l'accouchement au plus vite.

Lorsque les orteils regardent en avant, soit primitivement, soit pendant le cours de l'opération, on observe d'ordinaire que le plan antérieur du fœtus se tourne spontanément, d'abord vers le côté, puis, en arrière, à mesure qu'on extrait les extrémités inférieures. Ce mouvement de rotation du fœtus autour de son axe longitudinal n'a lieu, parfois, que lors du dégagement des hanches, ou même plus tard encore. On peut le faciliter en tirant plus fort, dès le début, sur le pied dirigé en avant ou placé le plus près du pubis. Une fois que les hanches sont engagées dans le bassin, on tire également sur les deux pieds, et on finit par exercer une plus forte traction sur celui qui est postérieur: c'est là

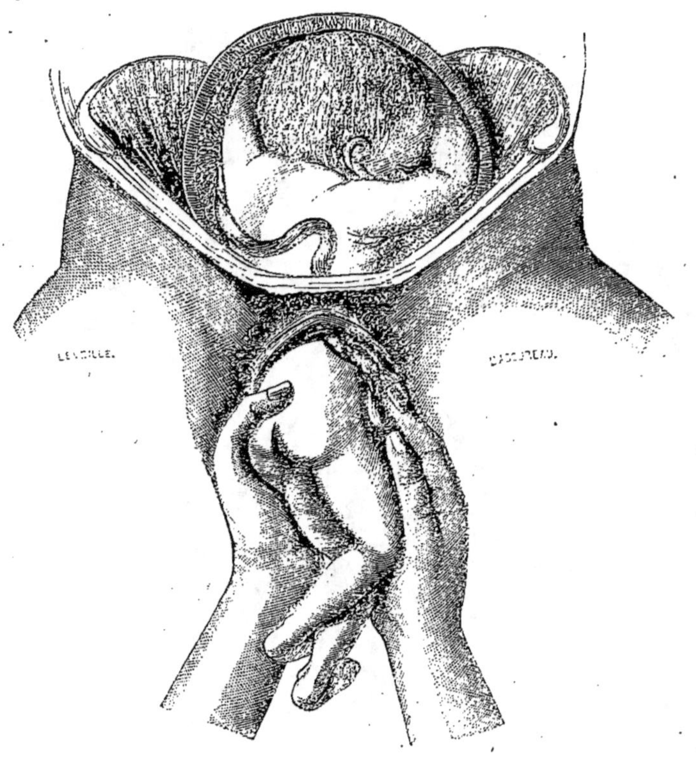

Fig. 113. — *Dégagement du cordon.*

le procédé le plus simple pour faire progresser le tronc dans le sens de l'axe de l'excavation. Du reste, on ne doit jamais perdre de vue que, dans les présentations pelviennes, le tronc exécute quelquefois des mouvements de rotation tout à fait inattendus (§ 293); il faut donc bien tenir compte, pendant l'extraction, de tous les signes qui indiquent un pareil mouvement, et ne pas essayer d'obtenir par la force telle rotation qui paraît normale en théorie. En effet, si la matrice était fortement contractée sur le fœtus, le procédé que nous rejetons entraînerait des suites beaucoup plus fâcheuses que le vice de position auquel il est destiné à remédier.

Jadis on regardait généralement comme très-défavorable la position de la tête s'engageant dans le bassin la face en avant, aussi la plupart des anciens accoucheurs, tels que Guillemeau [1], Moriceau, Deventer [2], Smellie, Levret, Saxtorph etc., conseillent de faire exécuter au tronc un mouvement de rotation autour de son axe longitudinal dans le cas où il se dégage jusqu'aux hanches en position postérieure, et de ramener ainsi son plan ventral en arrière. Levret [3] veut que le tronc décrive dans cette manœuvre « un demi-tour latéral complet.» Smellie [4], considérant que la tête ne participe pas immédiatement au mouvement imprimé au tronc, va même jusqu'à prescrire de porter d'abord ce dernier d'un quart de cercle au delà de l'endroit où l'on veut amener la face. Le danger de cette manœuvre saute aux yeux. D'abord les viscères thoraciques et abdominaux peuvent être lésés par la rotation violente imprimée au tronc; de plus, quand l'utérus est fortement serré sur la tête, le cou est tordu inutilement, et la face reste dirigée en avant (ainsi que Mauriceau et Hoorn [5] le font remarquer avec raison, et ainsi que l'a constaté Lamotte) [6]; enfin, si l'on réussit, il en résulte un autre inconvénient, c'est-à-dire que le bras se renverse dans la nuque. Il est donc bien plus rationnel d'essayer de tourner le fœtus autour de son axe longitudinal par le procédé que nous indiquons plus haut. Si l'on n'y parvient pas, il vaut mieux laisser se dégager le tronc, le ventre en avant. Aucun accoucheur expérimenté de notre époque ne partage l'opinion des auteurs anciens, qui craignaient que le menton ne s'accroche alors aux pubis et n'entrave ainsi l'extraction de la tête.

§ 466. Lorsqu'*un seul* pied se présente, ou bien lorsqu'on n'en a amené qu'*un seul* à la vulve en faisant la version, l'on peut s'en servir pour extraire l'enfant, à condition que ce soit le pied antérieur, et qu'il n'existe pas de disproportion entre le fœtus et les voies génitales. Dans ce cas, l'on saisit la jambe en plaçant une main au-dessus de l'autre, les pouces appliqués sur le mollet, et l'on exerce sur elle des tractions rotatoires. En agissant de la sorte, on engage d'abord la hanche antérieure et l'on imite le mécanisme naturel de l'accouchement par un pied. Aussitôt que les hanches sont descendues assez profondément dans l'excavation, on peut accélérer le passage des fesses en accrochant, avec l'index, le pli inguinal du membre inférieur qui est relevé sur le ventre. Quand cette manœuvre réussit, l'opération est plus prompte et moins douloureuse que si l'on s'efforçait de dégager d'abord le second pied. D'un autre côté, il faut toujours, avant de faire l'extraction, aller à la recherche du membre inférieur resté dans la matrice, quand il a une position défavorable, par exemple quand il s'est croisé avec le membre qui se trouve au dehors, ou quand il est relevé sur le dos du fœtus; il faut agir de même quand les fesses sont encore élevées et que c'est le pied postérieur qui se présente. Pour dégager le second pied, il est quelquefois nécessaire de mettre un lacs sur le premier. Il ressort suffisamment de ce qui précède combien il est désirable d'amener, autant que possible, les deux pieds en faisant la version, quand on entreprend celle-ci dans le but de procéder à l'extraction artificielle (§ 411). — Si l'on rencontre trop de difficultés en cherchant à dégager le pied qui corres-

[1] Guillemeau, 1609, p. 275.
[2] Deventer, *Novum lumen*, 1701, p. 197, 229.
[3] Levret, *L'art des accouchements*, 1766, § 693.
[4] Smellie, *Treatise*, 1766, p. 312.
[5] v. Hoorn, 1726, p. 288.
[6] De Lamotte, 1721, p. 450.

pond à la paroi antérieure du bassin, on peut essayer de diriger les tractions que l'on exerce sur le pied postérieur, de telle façon que la hanche placée primitivement en avant se porte graduellement en arrière. Au moment où les hanches franchissent la vulve, on dirige alors les tractions en avant, pour faciliter le glissement de ces parties sur le périnée et pour diminuer la tension de celui-ci.

Les anciens accoucheurs ne se permettaient pas d'extraire le fœtus par un pied. Guillemeau [1] affirme très-sérieusement que «de penser tirer l'enfant par un seul pied, serait l'escarteler et faire mourir et la mère.» Peu, Mauriceau, Dionis, Amand etc. étaient du même avis. Portal s'est élevé le premier contre ce préjugé, et Puzos [2] est allé jusqu'à enseigner qu'il est plus avantageux d'entreprendre toujours l'extraction par un seul pied. Ce procédé a été suivi souvent par Giffard, et presque toujours par Asdrubali. C'est ainsi que procèdent aussi les accoucheurs modernes cités § 471, qui se sont tous prononcés pour la version sur un pied, à l'exclusion de la méthode ordinaire; il ne faut en excepter que Jœrg [3], qui regarde un *seul* membre inférieur comme trop faible pour permettre l'extraction du fœtus. Ed. de Siebold [4] et Trefurt [5] sont aussi des défenseurs zélés de l'extraction par un seul pied.

§ 467. *Dégagement des bras.* Quand la plus grande partie du tronc a été amenée au dehors, de telle façon que les épaules se trouvent dans le voisinage de la vulve, les bras qui sont relevés le long de la tête gênent le plus souvent l'extraction de celle-ci et doivent être dégagés d'abord. Il faut procéder à ce dégagement avec les plus grandes précautions afin de ne pas fracturer un de ces membres, ce qui arrive surtout facilement quand on saisit l'humérus par sa partie moyenne. Le plus souvent l'un des bras se trouve plus en avant, l'autre plus en arrière. C'est par ce dernier qu'on commence, parce qu'il est d'ordinaire plus facile à dégager et parce qu'on gagne ainsi plus de place pour opérer le dégagement du bras antérieur. Supposons que le dos du fœtus est tourné à gauche et en avant et que le bras droit se trouve rapproché de la paroi postérieure du bassin ; dans ce cas, l'on renverse fortement en haut le tronc du fœtus supporté par le plat de la main gauche, et l'on introduit l'index et le médius de la main droite (ou les quatre derniers doigts quand il y a assez de place) le long de l'épaule et du bras jusqu'à l'articulation du coude (Fig. 114), on fléchit cette articulation et on ramène le bras devant la face en le poussant vers le côté opposé, puis on le fait passer devant la poitrine et on l'entraîne hors de la vulve. On l'applique alors contre le tronc et on le recouvre du linge qui enveloppe celui-ci. Pour dégager le second bras, on abaisse le tronc et on le soutient avec la main droite en évitant avec soin de comprimer le cordon et le ventre ; on glisse, de la façon que nous venons d'indiquer, l'index et le médius de la main gauche jusqu'à l'articulation huméro-cubitale du bras gauche et on le ramène également au devant de la face et de la poitrine et jusqu'à la vulve. Le dégagement de ce bras peut être rendu plus facile par la manœuvre préli-

[1] Guillemeau, 1609, p. 277.
[2] Puzos, 1759, p. 184.
[3] Jœrg, *Lehrbuch*, § 462.
[4] Siebold, *Lehrbuch*, § 584.
[5] Trefurt, *Abhandlungen*, 1844, p. 37.

minaire suivante : on saisit le thorax des deux mains, les pouces appliqués sur les omoplates, on refoule un peu vers l'intérieur du bassin le corps du fœtus, puis on le tire de nouveau à soi en lui imprimant, autour de son axe longitudinal, un mouvement de rotation, par suite duquel le bras est porté en arrière.

Il suffit quelquefois de ne dégager qu'un bras avant de procéder à l'extraction de la tête ; d'autres fois, il n'est pas même nécessaire d'en extraire un seul, par exemple quand le bassin est très-large ou le fœtus plus petit que d'ordinaire, ou bien quand les contractions sont très-énergiques.

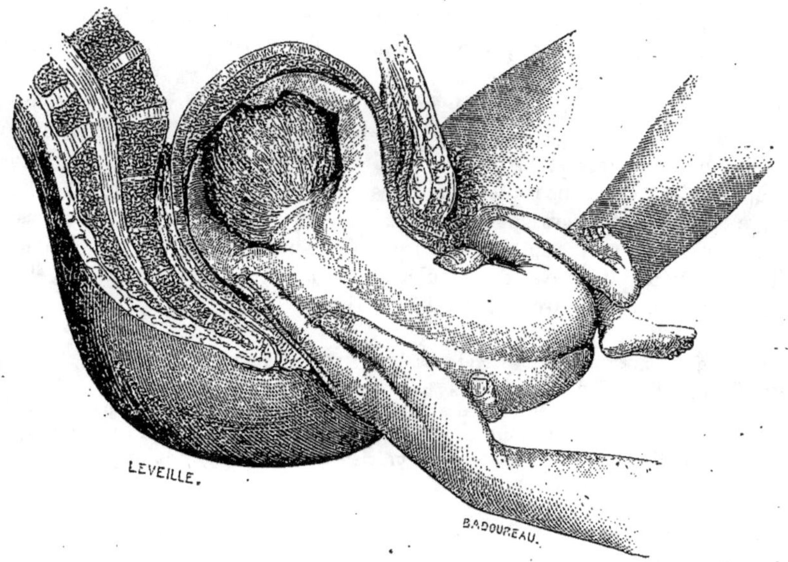

Fig. 114. — *Dégagement des bras.*

Plusieurs accoucheurs renommés des temps passés, parmi lesquels nous citerons A. Paré et Guillemeau [1], prescrivaient de ne jamais dégager qu'un seul bras avant de faire l'extraction de la tête ; ils croyaient que le bras relevé à côté de la tête empêche l'orifice utérin de se resserrer sur le cou du fœtus et d'entraver ainsi la sortie de l'extrémité céphalique. Deventer allait plus loin, et se prononçait formellement contre tout dégagement des bras ; en extrayant la tête en même temps qu'eux, il voulait prévenir l'arrachement du tronc, accident qui serait arrivé si fréquemment à Portal et à d'autres [2]. Quoiqu'il prétende avoir souvent obtenu de bons résultats de cette manière d'agir, son précepte a, comme de raison, trouvé peu d'adhérents. Au contraire, la méthode de Guillemeau est encore suivie quelquefois aujourd'hui, dans les circonstances pour lesquelles elle convient et que nous venons de mentionner. Du reste, Deventer dit aussi : « Si la tête passe difficilement, ce qui est rare, on peut dégager l'un des bras, mais jamais les deux. » [3]

§ 468. Le dégagement des bras est particulièrement difficile quand l'un d'entre eux (habituellement celui qui se trouve en avant) s'est renversé dans

[1] Guillemeau, 1609, p. 276.
[2] Deventer, *Novum lumen*, 1701, p. 198, 229.
[3] Deventer, même ouvrage, p. 230.

la nuque. Quelquefois, il suffit, pour rendre le bras libre, de refouler doucement la tête et le tronc. Mais, presque toujours, l'on est obligé de tourner l'épaule du bras mal placé vers le côté du bassin où regarde la face. Si la tête est transversale, il faut d'abord chercher à tourner la face en arrière avec deux doigts. On facilite l'opération en faisant coucher la femme sur le côté où se trouve le bras à dégager. Si on ne parvient pas à rendre libre le bras enclavé entre les pubis et la tête, il ne reste plus qu'à extraire la tête et le bras ensemble, soit avec les mains, soit à l'aide du forceps ; c'est dans ce cas qu'il est surtout utile d'être secondé par des contractions énergiques. Si les deux bras sont croisés dans la nuque, il est de règle d'extraire d'abord le bras qui se trouve plus en arrière.

Lorsque le fœtus a été extrait jusqu'au-dessous des épaules, le plan sternal *en avant* (§ 465), le dégagement des bras n'est pas plus difficile, toutes choses égales d'ailleurs, que si la face regardait en arrière. Dans ce cas, la largeur des épaules se trouve encore le plus souvent dans un diamètre oblique, et l'on dégage d'abord le bras dirigé en arrière. Si le procédé ordinaire, qui consiste à ramener le bras au devant de la figure et de la poitrine, offrait trop de difficultés, l'on pourrait essayer de refouler l'articulation du coude en dehors et en arrière, et ensuite extraire d'abord l'avant-bras.

Pour ce qui concerne le croisement des bras dans la nuque, voy. Mme Lachapelle, t. Ier, 1821, p. 102 et 306 (note de Dugès) [1].

A. Dubois et Mme Lachapelle ont enseigné, les premiers, que les bras peuvent être dégagés sans difficulté particulière quand le plan sternal du fœtus regarde en avant [2]. — G. A. Michaëlis a décrit plus tard, avec précision, les avantages de ce procédé et la manière de l'exécuter [3].

§ 469. *Extraction de la tête.* Ce temps, qui est le dernier et le plus important de l'opération, est souvent aussi le plus difficile. Si l'on ne parvient pas à faire sortir la tête en peu de temps, tout au plus en 8 ou 10 minutes, et sans trop grands efforts, la vie de l'enfant est presque toujours perdue. Or rien ne favorise la prompte réussite et, par conséquent, la terminaison heureuse de l'opération, comme l'action simultanée et énergique de la matrice. Afin de s'assurer ce précieux concours pour le moment décisif, il faut avoir soin de faire l'extraction du tronc aussi lentement que les circonstances le permettent (§ 465), mais ensuite il faut prescrire à la femme de pousser énergiquement, et renforcer les contractions par les moyens indiqués § 336.

Lorsque la tête n'est encore qu'engagée au détroit supérieur, la face tournée vers un côté (cas le plus ordinaire), le menton et l'occiput placés au même niveau, on procède de la façon suivante : le tronc du fœtus est soutenu par l'avant-bras de la main qui opère, ou bien un aide le saisit par les hanches et le relève ; on se sert de la main dont la face palmaire arrive le plus facilement sur la face ; l'index et le médius de cette main sont portés, au devant du cou et du menton, sur la mâchoire supérieure, prennent un point d'appui des deux

(1) Dugès, *Manuel d'obstétrique*, 1826, p. 323.
(2) Mme Lachapelle, t. Ier, 1821, p. 96, note, et *passim*.
(3) Michaëlis, *Abhandlungen*, 1833, p. 229.

côtés du nez, et attirent la face en bas et vers l'excavation du sacrum. Si ces doigts ne trouvent pas un point d'appui suffisant sur le maxillaire supérieur, ce qui arrive souvent, on les introduit tous les deux (ou seulement l'index) dans la bouche jusqu'à la racine de la langue, et on cherche à produire la descente de la face en exerçant une traction modérée sur la mâchoire inférieure. Cette manœuvre réussit le plus souvent quand on agit avec précaution, sans aucun dommage pour l'articulation temporo-maxillaire.

Lorsque la tête est déjà dans l'excavation, on fixe les deux doigts d'une main sur le maxillaire supérieur et l'on applique l'index et le médius de l'autre main sur l'occiput (Fig. 115). Pendant que les premiers doigts exercent une traction, ainsi que nous l'avons indiqué, les deux autres repoussent l'occiput afin de faciliter la flexion de la tête et son dégagement au devant du périnée ; en même temps, l'on élève fortement le tronc dans une direction opposée à celle de la face.

Dans certains cas, l'on peut répéter plusieurs fois cette manœuvre, mais si l'on ne réussit pas à extraire la tête à moins d'efforts trop considérables, on fait mieux de renoncer à toute tentative ultérieure avec les mains et de recourir au forceps. Nous avons dit comment on fait usage de cet instrument dans le cas qui nous occupe (§ 453).

De crainte de léser la mâchoire inférieure, Smellie recommande, dans les cas difficiles, de porter les doigts assez haut, sur les deux côtés du nez, pour que leurs extrémités prennent point d'appui sur le bord inférieur de l'orbite. Weidmann [1] est du même avis.

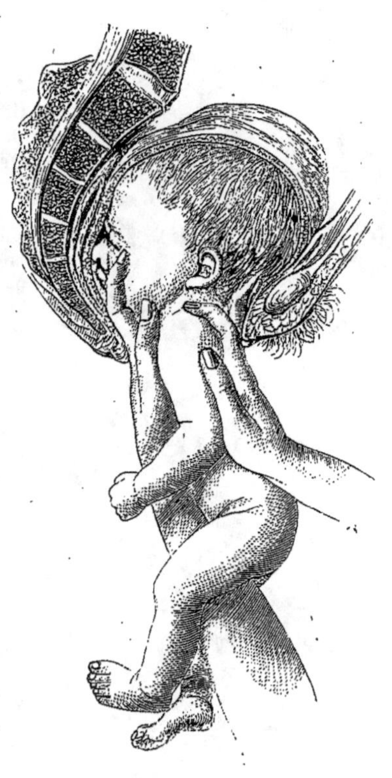

Fig. 115. — *Dégagement de la tête.*

Wigand a appelé de nouveau l'attention sur un procédé tout particulier pour l'extraction de la tête, qui était déjà connu de Celse, et que Pugh [2] recommande chaudement. Voici en quoi il consiste : un aide exerce une pression sur la tête avec la paume des deux mains, à travers la paroi abdominale, pendant que l'opérateur tire sur le tronc. Ed. Martin s'est trouvé très-bien de l'emploi de ce procédé. Un interne (*assistent*) ou une sage-femme familiarisée avec cette manœuvre, exerçait *une pression vigoureuse sur le fond de la matrice à travers la partie inférieure des téguments abdominaux,* pendant que lui-même attirait la face du fœtus avec deux doigts, appliqués sur le maxillaire inférieur ou introduits profondément dans la bouche, et faisait pivoter la tête autour de

[1] Weidmann, *Entwurf*, 1808, § 574.
[2] Pugh, *Treatise*, 1754, p. 58.

son axe transversal, en s'aidant de deux doigts de l'autre main comme d'un point d'appui [1]. Fluck dit aussi du bien de cette manœuvre [2].

Depuis bien des années l'on se sert avec succès, à la Maternité de Prague, pour l'extraction de la tête, de la manœuvre suivante, qui a été publiée d'abord par Kiwisch [3] : « Lorsque la tête est encore élevée, on abaisse complétement le tronc vers le périnée de la mère, et l'on donne au diamètre transversal des épaules une direction propre à

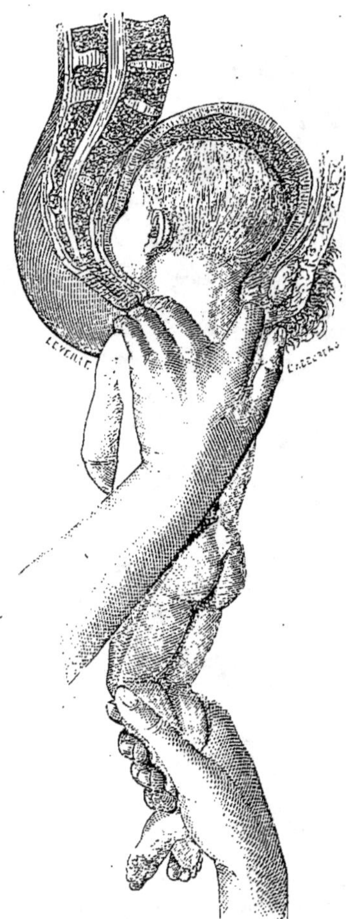

Fig. 116.

Manœuvre de Prague (premier temps).

favoriser le passage de la tête à travers les diamètres du bassin auxquels elle correspond, puis on applique les doigt en crochets sur les épaules, et on exerce une traction graduellement augmentée et dirigée en arrière (Fig. 116). Si les douleurs font complétement défaut, on seconde cette traction par une pression exercée sur la partie supérieure de la tête à travers les parois abdominales. De cette façon, la tête glisse d'ordinaire rapidement vers les parties inférieures du bassin (à moins qu'il n'existe une disproportion trop considérable entre le pelvis et la partie fœtale), et on achève de la dégager en élevant à ce moment, par un mouvement rapide, le tronc tenu abaissé jusque-là, et en rapprochant le dos du ventre de la mère, tout en continuant à tirer (Fig. 117). Dans la majorité des cas, la tête se trouve déjà dans le bassin après le dégagement des bras, de sorte que nous exerçons immédiatement une traction, dirigée de bas en haut, sur le tronc fortement élevé, en faisant surveiller le périnée par un aide. Si la descente de la tête se fait attendre, et si on reconnaît qu'il faudrait, pour l'opérer, exercer un effort excessif, on renonce à de pareilles tentatives et on se hâte d'appliquer le forceps ; mais on n'est réduit à cette extrémité que dans des cas très-rares, où l'on ne peut pas espérer, en général, de sauver le fœtus. Scanzoni dit que cette méthode d'extraction l'emporte sur celles qui sont communément usitées, en ce qu'elle est plus sûre et d'une application plus générale ; en effet, elle réussirait dans des cas où toutes les autres sont inexécutables à cause de la position élevée de la tête ; l'on a bien objecté que les tractions opérées sur le tronc pourraient facilement produire un tiraillement dangereux de la moelle, la luxation des vertèbres cervicales, un arrachement de la tête etc.; mais, au lieu de répondre par des arguments théoriques, il se contente de dire que sur 152 enfants extraits d'après cette méthode, soit par lui-même, soit par d'autres, sous ses yeux, il en a été sauvé 117, résultat qui n'a certainement pas à craindre la comparaison avec ceux que d'autres accoucheurs ont obtenus par les méthodes d'extraction généralement usitées [4]. — Néan-

(1) Voy. *Monatsschrift für Geburtskunde*, t. XXVI, p. 434.
(2) Voy. *Nassau. Corresp.*, t. III, 1865.
(3) Kiwisch, *Beiträge zur Geburtskunde*. Würzburg 1846, p. 69.
(4) Scanzoni, *Lehrbuch der Geburtshülfe*, 2e édit., 1853, p. 788.

moins il est évident que cette manœuvre, connue sous le nom de *manœuvre de Prague*, produit facilement des tiraillements mortels de la moelle, des luxations et des déchirures des ligaments vertébraux; aussi Hohl, Hecker, Veit, Martin etc., conseillent-ils de s'en méfier (avec raison, d'après Greuser) et de seconder la traction opérée sur les épaules en tirant en même temps sur le maxillaire inférieur. Hecker a publié une observation d'arrachement d'un disque intervertébral, produit par l'emploi, sans efforts trop considérables, de la manœuvre de Prague (1), et Ed. Martin et Gusserow ont même fait connaître un cas d'arrachement complet de la tête, par la même manœuvre (2).

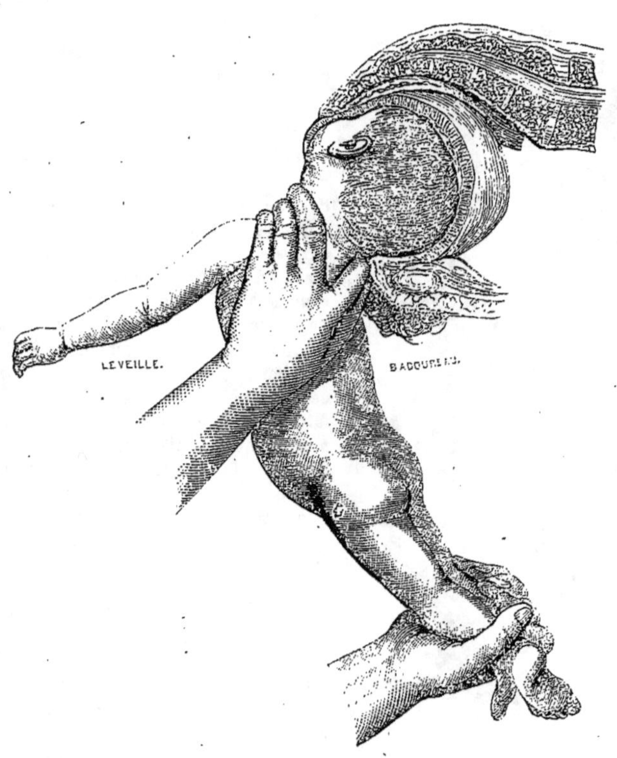

Fig. 117. — *Manœuvre de Prague (second temps)*.

§ 470. Lorsque la tête se trouve au détroit supérieur, la face tournée en avant (parce qu'on n'a pas réussi à faire pivoter le tronc autour de son axe longitudinal), il est probable que toute tentative pour ramener la face vers la concavité du sacrum sera le plus souvent sans résultat. En aucun cas, on ne doit essayer d'opérer cette rotation en agissant sur le tronc, mais on peut tenter d'exécuter la manœuvre suivante (Fig. 118) : on introduit la main au devant du

<hr>

(1) Voy. Hecker et Buhl, *op. cit.*, p. 208.
(2) *Monatsschrift für Geburtskunde*, t. XXVI, p. 433 et 435.

sacrum, on la fait passer sur le côté de la tête, sur la joue et sur le nez jusqu'à ce qu'elle atteigne la joue du côté opposé, on saisit alors la face et on tâche de l'entraîner dans l'excavation et de l'amener en même temps en arrière. Évidemment, cette manœuvre ne peut réussir que si le bassin est large ou la tête petite. Mais elle n'est pas indispensable. Habituellement, l'occiput s'engage plus profondément dans l'excavation; la femme peut seconder ce mouvement en faisant des efforts d'expulsion, et l'accoucheur, en embrassant l'occiput avec la main; alors l'application du forceps est facile et l'on peut extraire la tête avec cet instrument sans plus de difficulté que dans la position ordinaire. Nous avons décrit plus haut le manuel opératoire (§ 453).

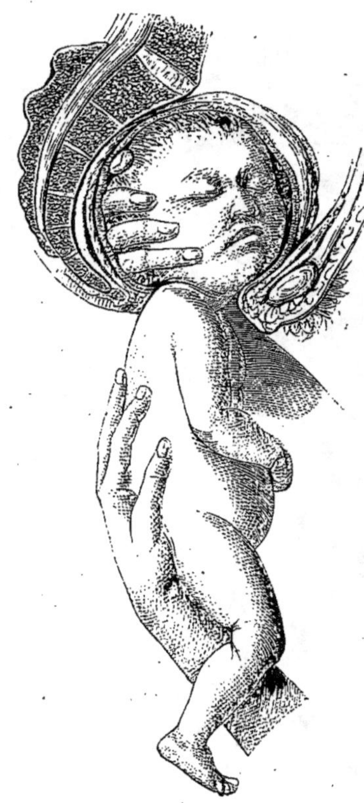

Fig. 118.

Rotation imprimée à la tête pour ramener l'occiput en avant. Tête dans l'excavation.

Dans un cas où la face se trouvait en avant, Portal [1] fit l'extraction sans opérer la rotation de la tête; l'enfant mourut peu de temps après sa naissance. Smellie procéda de même dans des circonstances analogues. Il tira d'une main sur le tronc, pendant qu'avec l'autre il rapprochait le menton de la poitrine, et dégagea la face au-dessous du pubis. L'opération fut laborieuse et amena un enfant mort [2]. Plusieurs accoucheurs modernes prescrivent cette manœuvre [3], dont le défaut a été parfaitement démontré par Mme Lachapelle [4] et par Michaëlis. Mme Lachapelle recommande d'amener la face en arrière, à l'aide de la main introduite au devant du sacrum [5]. Elle pense que cette manœuvre est plus facile à exécuter qu'on ne croit *a priori*; et qui pourrait douter qu'elle n'ait réussi entre ses mains habiles?

Jean de Hoorn, le premier parmi les accoucheurs anciens, a enseigné un procédé assez bon, quoique brutal, par lequel on extrait la tête en dégageant d'abord l'occiput [6]. Il pense qu'on ne réussira que rarement à dégager la face au-dessous de l'arcade pubienne sans nuire à l'enfant (p. 124; comp. p. 290 et 258, où il recommande la position sur les genoux et les coudes pour la même manœuvre). Leroux (1776) indique un procédé très-rationnel: il élève le tronc vers le ventre de la mère, mais seulement pendant les douleurs, et s'il ne réussit pas à faire l'extraction, il applique le forceps. Asdrubali procédait de la même façon. De nos jours, Michaëlis a étudié cette question à fond dans l'écrit que nous avons déjà plusieurs fois cité.

[1] Portal, 1685, p. 260.
[2] Smellie, *Collection of præternatural cases*, vol. III. London 1764, p. 100.
[3] Ritgen, *Anzeigen etc.*, p. 370; Ed. v. Siebold, *Lehrbuch*, 1841, § 582.
[4] Mme Lachapelle, t. II, 1825, p. 81.
[5] Mme Lachapelle, t. I, 1821, p. 97.
Hoorn, *Die zwo Wehmütter*. Stockholm et Leipzig 1726, p. 123.

III. *Pronostic.*

§ 471. Le pronostic de l'extraction par les pieds est, en général, favorable pour la mère, à moins qu'un obstacle mécanique ne nécessite l'emploi d'une force considérable. Pour l'enfant, au contraire, cette opération est toujours hasardeuse, parce que les dangers qui le menacent d'ordinaire dans l'accouchement par l'extrémité pelvienne (§ 295) sont encore accrus par l'accélération de l'accouchement (§ 334). La compression à laquelle le cordon est exposé constitue certainement la cause la plus fréquente de la mort du fœtus pendant l'extraction manuelle; en outre, les tractions très-énergiques qu'on est souvent obligé de faire produisent facilement un allongement et un tiraillement très-dangereux de la moelle; les membres peuvent être luxés ou fracturés etc. Il va de soi que le pronostic peut être considérablement aggravé pour la mère et pour l'enfant, par les circonstances qui indiquent l'accouchement artificiel. D'autre part, il est nécessairement d'autant plus défavorable que le bassin est moins ample, que les voies génitales molles sont plus résistantes, que le fœtus est plus volumineux, et que les efforts de l'accoucheur sont moins secondés par les douleurs expulsives. Dans les circonstances opposées, lorsque la matrice se contracte énergiquement au moment périlleux, lorsque la femme a déjà accouché plusieurs fois etc., il y a plus de chances pour la conservation de l'enfant.

Mme Lachapelle fait observer très-justement : « qu'on voit des enfâns bien constitués succomber à des manœuvres faciles, promptes et mesurées; qu'on en voit d'autres, au contraire, résister aux tractions les plus vigoureuses et les plus longues, aux torsions, aux compressions souvent indispensables alors... Soyons donc extrêmement réservés sur le pronostic, par rapport à la vie ou à la mort de l'enfant. »

Quelques accoucheurs ont imaginé des procédés particuliers pour diminuer le danger que court le fœtus quand la tête tarde à sortir après l'extraction du tronc. Ainsi, par exemple, l'on a cherché à faire fonctionner l'appareil respiratoire pendant que la tête séjourne encore dans l'excavation pelvienne; en effet, l'on a observé parfois que des fœtus, qui se trouvaient dans ces conditions, faisaient des mouvements d'inspiration manifestes, quoique incomplets. Pugh recommande d'introduire deux doigts dans la bouche du fœtus et d'abaisser la langue, puis de former avec la main une espèce de gouttière par laquelle l'air peut pénétrer jusqu'au larynx et permettre à la respiration de commencer (1). Le même auteur a imaginé un tuyau flexible destiné à servir de conduit à l'air, mais il en faisait rarement usage, parce qu'il réussissait tout aussi bien avec la main seule (2). Il avait une très-haute idée de l'excellence de son procédé. Plus récemment, Weidmann a fait construire, pour le même usage, son levier conducteur d'air (*vectis aëroductor*). Si la respiration s'établit convenablement, il faut, dit-il, abandonner l'expulsion de la tête à la nature, sinon, l'instrument sert aussi à faciliter l'extraction (3). C'est pour un usage analogue que Hecking, Blick et Baudelocque neveu ont imaginé leur conducteur d'air.

Mai et Wigand préconisent un autre procédé. Ils admettent que la pression subie par le cordon dans l'extraction par les pieds porte plus fortement sur la veine que sur les artères, et que l'afflux du sang vers le fœtus étant entravé, tandis que son retour vers le placenta n'est que peu ou point gêné, il en résulte une anémie mortelle. Partant de

(1) Pugh, *Treatise*, 1754, p. 49.
(2) Ouvrage cité, pl. II, fig. 1.
(3) Weidmann, *De forcipe obstetr. resp. revis* Magunt. 1813.

là, ils conseillent de mettre une ligature serrée sur le cordon dès que le tronc est dégagé jusqu'à la région ombilicale, et d'achever ensuite l'extraction (1). Ritgen, qui a souvent expérimenté ce procédé, en a eu de si bons résultats qu'il l'emploie dans tous les cas. Il prétend qu'il n'est pas même nécessaire de trop accélérer l'extraction après la ligature (2).

DE L'EXTRACTION DU FŒTUS DANS LA PRÉSENTATION DES FESSES.

§ 472. Lorsque l'indication de l'accouchement artificiel se déclare dans les présentations des fesses, le manuel opératoire dépend principalement du degré d'élévation ou d'engagement du siége. Aussi longtemps que celui-ci n'a pas encore franchi complétement le détroit supérieur, en un mot, tant qu'il est encore mobile, on fait bien de dégager les pieds, parce que c'est en tirant sur eux qu'on opère le plus facilement l'extraction. Dans ce but, on introduit la main dont la face palmaire correspond aux membres inférieurs (c'est-à-dire la main gauche dans la position la plus ordinaire du siége, § 286); si les fesses gênent la progression de la main, on les refoule un peu en haut et vers le côté opposé aux pieds, puis, si ces derniers ont gardé leur position primitive dans le voisinage des fesses, on les saisit et on les entraîne dans le vagin. Si les pieds se trouvent plus loin, au-dessus des fesses, on suit avec la main la face externe de la cuisse placée le plus en avant ; arrivé au genou, on applique le pouce dans le creux poplité, on embrasse la jambe avec les autres doigts, et on l'attire doucement jusque dans le vagin en la faisant passer devant la face abdominale du fœtus. Puis on dégage autant que possible le second pied avec l'autre main et de la même manière. Si l'extraction des pieds offre des difficultés particulières dans la seconde position (plan antérieur en avant), il faut faire coucher la femme sur le côté vers lequel est tournée la face ventrale du fœtus. L'on ne peut saisir et attirer les deux pieds

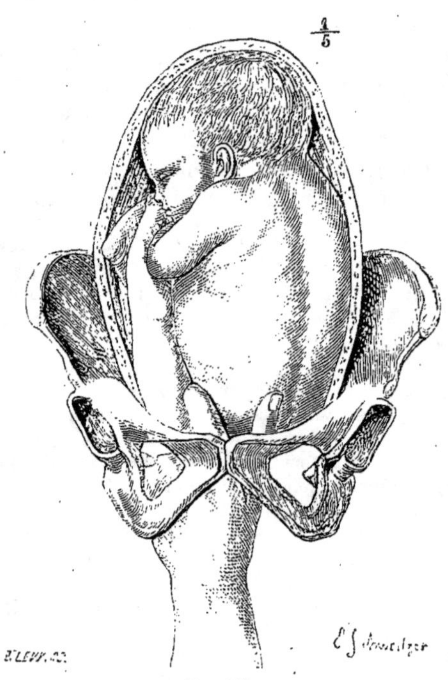

Fig. 119.

*Traction sur le pli de l'aine au moyen du doigt
recourbé en crochet.*

---

(1) Voy. Mai, *Stolpertus etc.*, 1807, p. 286. — Wigand, *Beiträge zur theoretischen und praktischen Geburtshülfe.* Hamburg 1808, p. 143 et suiv.

(2) Voy. *Neue Zeitschrift für Geburtskunde*, t. IX, 1840, p. 161. — Wehn, *Ueber die Unterbindung der Nabelschnur etc.* Même recueil, t. XXI, p. 161, et t. XXII, p. 423.

à la fois que lorsque la matrice est peu contractée, le fœtus petit, et que les voies génitales sont très-larges.

§ 473. Lorsque le siége a déjà traversé le détroit supérieur et l'obstrue complétement, on pourrait, à la rigueur, se frayer violemment une voie pour passer à côté de la partie fœtale, mais on courrait toujours le risque de léser les pieds en les faisant descendre. Il est, du reste, facile de comprendre qu'un pareil procédé exposerait à des ruptures de la matrice ou du vagin, si l'utérus était fortement contracté. Quand le bassin est peu spacieux, relativement au volume du fœtus, l'extraction du siége enclavé dans l'excavation offre habituellement de grandes difficultés, est dangereuse pour la mère et pour l'enfant, et constitue une des opérations obstétricales les plus laborieuses.

L'on se sert, pour attirer le siége, du doigt recourbé en crochet et appliqué dans le pli inguinal (Fig. 119). Lorsque l'on ne peut pas introduire le doigt assez haut ou exercer avec lui un effort assez énergique, il faut se résoudre à appliquer le crochet mousse, en ayant soin de le soulever un peu après chaque traction, pour permettre à la circulation du sang de se rétablir dans la cuisse. Nous croyons que le forceps ne convient pas en pareil cas.

Afin de faire avancer le siége dans une direction convenable, c'est-à-dire dans le sens de l'axe du bassin, l'on doit chercher autant que possible à tirer d'abord, avec le doigt ou avec le crochet, sur la hanche qui se trouve en avant. On n'y réussit parfois que très-difficilement. Lorsque les hanches ont été amenées plus profondément dans le bassin, il faut introduire, aussitôt que possible, l'index de l'autre main pour agir sur la hanche postérieure. Enfin, quand le siége apparaît à la vulve, on se conduit d'après les règles indiquées précédemment (§ 464 et suiv.), en ayant soin de dégager avec précaution les extrémités inférieures, qui sont presque toujours relevées sur le ventre.

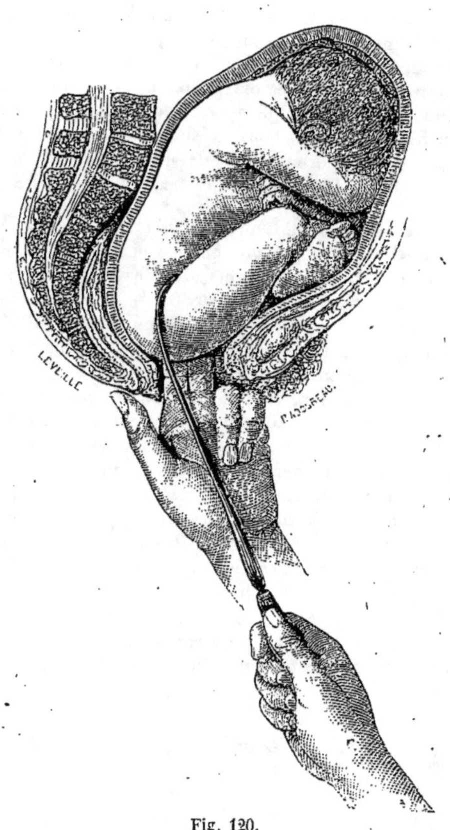

Fig. 120.

Traction sur le pli de l'aine au moyen du crochet mousse.

Lorsque l'on juge nécessaire de faire usage du *crochet mousse*, on l'introduit sous la direction des doigts et on l'applique sur le pli inguinal par l'un ou l'autre côté de la cuisse (Fig. 120). Avant de tirer sur lui, on s'assure par le toucher s'il est bien appliqué, c'est-à-dire si son extrémité mousse est libre. L'introduction et l'application convenable de cet instrument ne sont nullement faciles, et quand il est mal placé, il peut produire des lésions considérables, blesser les parties génitales, fracturer l'os de la cuisse etc.

Un jour Levret [1], par suite d'une erreur de diagnostic, appliqua, avec succès, le forceps sur le siége engagé dans le bassin, et recommanda depuis l'emploi de cet instrument pour les cas où l'extrémité pelvienne menace de déchirer le périnée. Après lui Wrisberg, se fondant sur un seul fait heureux de sa pratique (1764), vanta l'utilité du forceps dans les cas où les fesses sont enclavées et où les contractions font défaut [2]; et Stein l'ancien croit que cet instrument est moins dangereux que le crochet mousse « quand le derrière est enclavé [3]. » Quelques accoucheurs plus modernes recommandent aussi le forceps pour cet usage. Mais des raisons très-importantes s'élèvent contre son emploi. En effet, si on l'applique assez haut pour qu'il ait une prise solide sur le tronc, il faut nécessairement que le ventre et les viscères qui y sont contenus soient contusionnés par les extrémités des cuillers; si on ne l'applique pas assez haut, il glissera, et si pour empêcher cet accident on serre fortement les manches, il lésera les os du bassin qui sont moins résistants que ceux de la tête. Pour ces motifs, beaucoup d'accoucheurs expérimentés, tels que Baudelocque, Flamant, Schweighæuser, Weidmann, Mme Lachapelle, rejettent l'emploi du forceps dans les présentations des fesses.

Anciennement on employait beaucoup, dans la présentation des fesses, un moyen qui de nos jours est presque complétement oublié, nous voulons parler des lacs, qui sont évidemment beaucoup plus difficiles à appliquer que les crochets mousses, sans donner des résultats plus avantageux [4]. — Tout récemment Hecker a élevé la voix en faveur des lacs; il a constaté que dans certains cas l'application d'un lacs sur la hanche antérieure du fœtus réussit sans trop de difficulté; il est vrai que d'autres fois toutes les tentatives furent infructueuses [5].

Steidele et Gergens ont imaginé des pinces pelviennes [formées de deux crochets assemblés] dont l'inutilité a été également démontrée par la pratique. Le premier de ces auteurs avait du reste une assez mince opinion de son instrument. Si un seul crochet est difficile à manier et dangereux pour l'enfant, deux crochets réunis présenteront les mêmes inconvénients à un bien plus haut degré. Du reste, les pinces pelviennes sont évidemment construites pour être appliquées sur le siége placé transversalement, les deux hanches se trouvant à la même hauteur; or l'on sait que l'une de ces conditions se rencontre aussi rarement que l'autre. Il est clair que lorsque le siége est incliné, il y a toujours un des crochets qui ne porte pas.

L'expérience enseigne qu'en général les instruments sont très-rarement nécessaires dans les présentations pelviennes. Merriman n'a jamais eu besoin du crochet mousse [6]. Collins ne s'en est servi qu'une fois [7], et Mme Lachapelle n'en a fait usage que deux fois [8].

[1] Levret, *L'art des accouchements*, 1766, § 620.
[2] Voy. la dissertation de Scheffel, 1770, p. 62; celle de Spangenberg, 1780, p. 7.
[3] Stein, G. W., *Praktische Anleitung*, 1797, p. 245.
[4] Voy. Peu, 1694, p. 420; Giffard, *Cases in Midwifery*, 1734, p. 101; Denman, *Introduction etc.*, 1805, t. II, p. 228; Baudelocque, 1815, t. I, §§ 1268-1269; Merriman, *loc. cit.*, p. 76.
[5] Voy. Hecker, *Klinik*, t. II, 1864, p. 61.
[6] Merriman, *loc. cit.*, p. 75.
[7] Collins, 1835, p. 44.
[8] Mme Lachapelle, t. II, 1825, p. 72.

Les crochets mousses les plus connus sont ceux de Smellie, Baudelocque, Ostertag, Sander, d'Outrepont ; nous donnons la préférence à celui de Smellie, modifié par Champion.

[Voy. pour le *résumé* de l'extraction, le tableau synoptique de la version pelvienne, troisième temps, p. 259.]

BIBLIOGRAPHIE.

Extraction du fœtus à l'aide des mains.

Veit, Ueber die beste Methode zur Extraction des nachfolgenden Kindskopfes (Greifswalder méd. Beitr., t. II, fasc. 1, 1863).

Huter, *V.*, Zur Lösung der Arme bei Geburten mit nachfolgendem Kopfe (Monatsschr. für Geburtsk., t. XXI, p. 193).

CHAPITRE IV.

DE L'ACCOUCHEMENT PAR L'OPÉRATION CÉSARIENNE.

Définition et but de l'opération.

§ 474. Lorsqu'il existe, entre le volume du fœtus et la capacité du bassin, une disproportion si considérable que l'accouchement ne peut être effectué par l'une des méthodes que nous avons décrites jusqu'à présent, il y a *deux* moyens principaux pour donner issue au produit de la conception, quand la grossesse est arrivée à son terme normal ou peu de temps avant cette époque : ou bien il faut diminuer le volume du fœtus à l'aide d'instruments vulnérants, ou bien il faut l'extraire par une autre voie que celle que la nature a destinée à cet usage. Cette dernière manière d'accoucher, qui consiste à enlever le fœtus de la matrice en pratiquant, selon les règles de l'art, une ouverture au ventre et à l'utérus, est connue sous le nom d'*opération césarienne, sectio cæsarea, Laparo- seu gastro-hysterotomia.*

On ne fait pas seulement l'opération césarienne sur le vivant, mais encore sur des femmes mortes pendant la grossesse ou pendant le travail. Elle a pour but, dans le premier cas, la conservation de la mère et de l'enfant, ou seulement de la mère ; et, dans le second cas, la conservation de l'enfant.

Un certain nombre de médecins, animés d'excellentes intentions, se sont efforcés de rendre complétement superflue la section césarienne sur la femme vivante ; néanmoins, cette opération a subsisté comme une ressource indispensable dans quelques cas, heureusement très-rares, et c'est à ce titre qu'il faudra bien continuer de la pratiquer.

La section césarienne sur la femme morte est une opération si ancienne, que son origine se perd dans les temps mythiques de l'histoire grecque (naissance de Bacchus et d'Esculape). En immolant aux dieux des femelles pleines, l'on a nécessairement dû observer que les petits peuvent survivre pendant quelque temps à leur mère. C'est ce qui a probablement donné l'idée d'ouvrir les femmes mortes pendant la grossesse, afin de conserver leur enfant. Parmi les auteurs romains, Pline cite plusieurs hommes célèbres qui ont vu le jour de cette façon après la mort de leur mère [1]. Du temps des rois de

[1] Dans le passage si connu qui explique en même temps l'origine du mot *sectio cæsarea* : « *Auspicatius enecta parente gignuntur : sicut Scipio Africanus prior natus, primusque Cæsarum a cæso matris utero dictus : qua de causa et Cæsones appellati. Simili modo natus est Manilius etc.* » Voy. *Hist. nat.*, liv. VII, ch. 7.

Rome, cette opération était déjà prescrite par la *lex regia*, communément attribuée à Numa Pompilius (700 ans avant l'ère chrétienne).[1] On ignore par qui et de quelle façon l'opération était faite. Du reste, cette vieille loi romaine passa dans presque toutes les législations ultérieures. L'on conçoit que l'église chrétienne dut chercher à la maintenir en vigueur, ne fût-ce qu'à cause du baptême ; aussi fut-elle rappelée par plusieurs conciles et synodes.[2] Le Talmud et le Coran contiennent des prescriptions analogues. Guy de Chauliac (1363) paraît être le premier qui ait donné quelques règles pour l'opération césarienne *post mortem*.

On ignore quand la section césarienne a été faite pour la première fois sur la femme vivante. Il ne paraît pas qu'on ait osé l'entreprendre avant le seizième siècle, et même dans le courant de ce siècle, il n'est pas tout à fait certain qu'on l'ait exécutée *une seule fois*, selon les règles de l'art, malgré de nombreux témoignages affirmatifs. Ainsi le premier écrit scientifique sur l'opération césarienne[3] contient neuf faits, auxquels Gaspard Bauhin en a ajouté six autres dans sa traduction latine[4] ; tous ces cas auraient eu une terminaison favorable, mais aucun d'entre eux ne peut être regardé comme avéré (y compris le fameux cas de Nufer, remontant à l'an 1500). Les auteurs contemporains ne croyaient guère à la vérité de ces récits, et les adversaires célèbres de l'opération, Paré, Guillemeau, Marchant etc., s'élevèrent avec force contre les conclusions qu'on pouvait en tirer ; néanmoins les recommandations pressantes de Rousset décidèrent quelques chirurgiens français à entreprendre l'hystérotomie. Le résultat fut malheureux pour la mère dans chacun des cinq cas dont parle Guillemeau.[5] Rien d'étonnant, dès lors, si, même au dix-septième siècle, les accoucheurs les plus renommés, tels que Mauriceau, Peu, Viardel, et, plus tard, Dionis et Amand, portèrent sur l'opération un jugement aussi défavorable que celui de Paré et de Guillemeau. Après le succès obtenu par Ruleau, la question fut de nouveau vivement discutée, et ce n'est qu'alors, vers le milieu du dix-huitième siècle, que la section césarienne se releva peu à peu dans l'opinion des accoucheurs. Ce résultat est dû en grande partie aux recherches estimées de Simon, dont la publication dans les *Mémoires de l'Académie de chirurgie* a servi en quelque sorte de sanction à l'opération qui nous occupe. Simon, et surtout Levret, ont eu le grand mérite de mieux préciser les indications, qui, jusqu'alors, étaient énoncées d'une façon très-vague et très-peu scientifique. Ce n'est qu'à partir du milieu du siècle dernier que nous voyons la section césarienne prendre enfin la place qui lui revient parmi les opérations obstétricales, et se maintenir malgré les démonstrations passionnées de Sacombe et son école anti-césarienne. Stein (l'ancien) transporta en Allemagne les doctrines de Levret, et réalisa des perfectionnements notables dans le manuel de l'opération, qui fut de plus en plus reconnue indispensable dans certains cas. Enfin, dans le siècle présent, on a fait de nombreux et ingénieux efforts pour diminuer les dangers de la gastro-hystérotomie, en améliorant les procédés opératoires et surtout le traitement consécutif.

[1] « *Negat lex regia mulierem, quæ prægnans mortua sit, humari, antequam partus ei excidatur : qui contra fecerit spem animantis cum gravida peremisse videtur.* » (*Digeste*, liv. XI, t. VIII.)

[2] Voy. Th. Raynaud, E societate Jesu, *De ortu infantum contra naturam, per sectionem cæsaream tractatus.* Lyon 1637, in-8°. — Fr. Cangiamila, *Embryologia sacra etc.* Milan 1751, in-4°.

[3] F. Rousset, *Traité nouveau de l'hystérotomotokie ou enfantement césarien etc.* Paris 1581, in-8°.

[4] Casp. Bauhin, Bâle 1582.

[5] Guillemeau, édit. 1609, p. 333.

A. Opération césarienne sur la femme vivante.

I. DANGERS DE L'OPÉRATION. INDICATIONS.

§ 475. L'opération césarienne est dangereuse pour la mère à un haut degré, et jusqu'à présent elle a coûté la vie au moins aux deux tiers des opérées. Pour cette raison, elle ne doit être entreprise, en général, que lorsque l'on a la certitude complète de la vie de l'enfant, tandis qu'il faut la remplacer par l'embryotomie dans les cas douteux. Pourtant il existe des cas, heureusement très-rares, d'angustie pelvienne si considérable que la diminution du volume du fœtus est impossible, ou, du moins, ne peut être obtenue sans compromettre évidemment l'existence de la mère; de sorte que l'accoucheur se trouve réduit à la triste nécessité de faire l'hystérotomie, quand bien même le fœtus a cessé de vivre.

La terminaison, le plus souvent mortelle, de l'opération césarienne résulte de causes multiples : d'abord le ventre et l'utérus subissent une lésion très-grave, à un moment où des modifications importantes et subites ont lieu dans l'organisme et dans l'état moral de la femme; le système nerveux est violemment impressionné par l'opération, et souvent une inflammation éclate avec toutes ses conséquences; d'autre part, la constitution de plus d'une opérée a été considérablement détériorée par des maladies antécédentes ou qui existent encore au moment de l'opération, telle que l'ostéomalacie; la patiente est quelquefois dans un état d'épuisement extrême résultant d'une intervention tardive ou de tentatives antérieures d'accouchement artificiel; enfin il survient souvent, pendant l'opération, des accidents graves (hémorrhagies, prolapsus de l'intestin etc.) qui ont une grande part à la terminaison fatale. En tout cas, les graves dangers qu'entraîne la section césarienne exigent qu'on en pèse les indications de la façon la plus consciencieuse.

Dans le but d'établir aussi sûrement que possible le degré de danger qui résulte de l'opération césarienne, beaucoup d'auteurs (Baudelocque, Hull, C. Sprengel, Klein, G. A. Michaëlis, Levy, C. Kayser, Hasse etc.) ont réuni les cas publiés et les ont comparés entre eux au point de vue de leur terminaison. La littérature ancienne possède aussi de pareilles statistiques (Rousset, Bauhin, Raynaud, Simon etc.), mais elles sont incomplètes et établies sans esprit critique, de sorte qu'elles sont tout à fait insuffisantes pour juger la question. En effet, les auteurs anciens que nous venons de citer tenaient avant tout à faire admettre une opération que les accoucheurs les plus célèbres de leur époque regardaient comme absolument mortelle ; par conséquent ils ne colligeaient que les cas heureux, sans beaucoup s'occuper de ceux dont la terminaison était fatale. Depuis le milieu du siècle dernier, on s'est efforcé d'émettre un jugement impartial; néanmoins les travaux plus récents n'ont encore, en aucune façon, réussi à résoudre ce problème, ainsi que le prouvent les résultats variés auxquels on est arrivé. Baudelocque croyait, au commencement de sa carrière, que l'on sauve *à peine une* mère sur dix [1]; plus tard il admit, pendant quelque temps, un résultat moins fâcheux [2]; puis il revint à sa première manière de voir. Osborn était tout à fait de l'avis de Baudelocque. Böer soutient même que l'on perd 13 femmes sur 14. D'autres indiquent des proportions encore plus défavorables. En revanche, sur 231 cas, Hull en a trouvé 139 heureux et

---

[1] Baudelocque, *L'art des accouchements*, 1781, t. II, § 1890.
[2] Baudelocque, *Recherches et réflexions sur l'opération césarienne*, an VII, p. 82

seulement 92 malheureux (¹), et Klein parle de 116 opérations qui n'auraient coûté la vie qu'à 26 mères !

Ces résultats sont évidemment *erronés*; en effet, Hull et Klein ont admis dans leur calcul les cas heureux rapportés par les anciens défenseurs de la section césarienne, sans même omettre ceux qui étaient manifestement fabuleux; ils n'ont pas réfléchi que si les adversaires de l'opération avaient rassemblé avec autant de zèle les cas malheureux, on en connaîtrait sans doute un nombre très-considérable. Cette observation réfute aussi une autre assertion de Klein, à savoir que l'opération césarienne a donné de bien meilleurs résultats anciennement que depuis.

Les deux travaux les plus importants sur la question qui nous occupe, sont ceux de G. A. Michaëlis et de C. Kayser. Le premier a réuni 258 cas du dix-huitième et du dix-neuvième siècle, qu'il regarde comme suffisamment vérifiés; sur ce nombre, il y a 140 cas malheureux et 118 cas favorables (²). Kayser, qui a soumis à une critique très-consciencieuse les tableaux de ses devanciers, a rassemblé 341 opérations (faites de 1750 à 1839), dont 214 ont eu un résultat fatal, tandis que 127 seulement se sont terminées heureusement, ce qui donne pour la mortalité des mères une proportion de 63.0/0 (³). Mais cette proportion même est encore beaucoup trop favorable, ainsi que Klein l'a fait observer; car l'on sait positivement que beaucoup de cas malheureux n'ont pas été publiés, même dans le siècle actuel. Fait digne de remarque! la mortalité est la plus forte dans les Maternités (79 0/0, d'après Kayser), ce qui semblerait encore prouver que le résultat déduit de la totalité des cas est inexact.

Enfin, si nous examinons les résultats de l'opération selon les différents pays, nous constatons d'abord qu'ils ont été de tout temps particulièrement fâcheux en Angleterre. Sur 24 cas cités par Burns (⁴), on n'a conservé que deux femmes et quatre enfants, et même le premier des cas favorables pour la mère (Barlow) était une gastrotomie et non une opération césarienne, s'il faut en croire Hull. A Paris, l'hystérotomie n'a jamais été heureuse dans le cours du siècle actuel. L'on se trompe quand on soutient que la réunion des opérations faites en Allemagne pendant le dix-neuvième siècle présenterait un résultat particulièrement avantageux. Sur 125 opérations, la mortalité est de 64 0/0; mais cette proportion est beaucoup trop favorable, parce que c'est précisément en Allemagne que nombre de cas malheureux n'ont pas été publiés. Dans ces derniers temps, l'opération ne paraît avoir été pratiquée nulle part aussi fréquemment et avec autant de succès qu'au Holstein (⁵) et dans la Flandre orientale (⁶). Hœbeke aurait fait, en assez peu d'années, quinze opérations césariennes dans les environs de Sottegem, où il réside. En Danemark, au contraire, il n'y a eu de mémoire d'homme aucun cas de section césarienne.

§ 476. Ainsi que nous l'avons fait entendre dans le paragraphe précédent, l'*indication* de l'opération césarienne est absolue ou relative.

1° L'indication est *absolue* lorsque le bassin est tellement étroit que le fœtus, soit vivant, soit mort, ne peut, en aucune façon, être extrait à travers sa cavité. Ce cas se présente, au terme de la grossesse, quand le bassin, rétréci par le rachitisme, l'ostéomalacie, une exostose etc., mesure moins de 54 millimètres dans son plus petit diamètre. Même quand le plus petit diamètre a exactement 54 millimètres, l'opération césarienne serait probablement moins dangereuse que la réduction du fœtus, toujours extrêmement difficile et grave en pareille circonstance.

(¹) Hull, *Two memoires on the cesar. oper. by M. Baudelocque sen. transl. etc.* Manchester 1801, in-8°, p. 233.

(²) Michaelis, *Abhandlungen*, p. 139.

(³) Kayser, *De eventu sectionis cesar.* Havn. 1841, in-8°.

(⁴) Burns, *Principles*, 1837, p. 509.

(⁵) Voy. Michaëlis, *Pfaff's Mittheil. a. d. Gebiete der Med. etc.*, 1838, p. 101.

(⁶) Voy. Hœbeke, J. P., *Mémoire et observat. prat. de chir. et d'obst.* Bruxelles 1840.

Ces cas d'angustie extrême, dite étroitesse *absolue*, sont ceux où même les Anglais regardent l'opération césarienne comme indispensable, quoiqu'ils en soient les adversaires déclarés. Pourtant quelques-uns d'entre eux vont jusqu'à conseiller la perforation et l'embryotomie pour des rétrécissements de 47-41 millimètres, lorsque l'hystérotomie est refusée. Osborne a accouché ainsi Élisabeth Sherwood, dont le diamètre sacro-pubien ne mesurait, dit-on, que 21 millimètres. En Allemagne, G. A. Michaëlis a exécuté, avec succès, la perforation pour des rétrécissements de 47 millimètres [1]. Dans plusieurs cas de ce genre, où il a fait l'extraction avec le crochet aigu de Smellie, il n'a jamais blessé la mère. Mais y a-t-il beaucoup d'accoucheurs aussi habiles que lui? Si l'on considère qu'un grand nombre de femmes ont succombé pendant l'opération ou peu de temps après, et qu'il ne manque pas d'exemples où, l'embryotomie faite, on a pourtant été obligé de recourir à la section césarienne, l'on ne voudra pas ériger en principe l'exécution de l'embryotomie dans l'angustie pelvienne portée à un si haut degré. Néanmoins il peut se présenter exceptionnellement des cas d'étroitesse dite *absolue*, où il est encore possible de procéder à la perforation et à l'embryotomie du fœtus mort, sans trop grand danger pour la mère, par exemple quand l'enfant est très-peu développé, ou quand il se trouve en état de macération etc.

§ 477. 2° L'indication de l'opération césarienne est *relative* ou conditionnelle quand le bassin est assez étroit pour ne laisser passer un fœtus à terme et de dimensions ordinaires, que lorsque le volume de ce dernier a été préalablement réduit. Les conditions qui seules permettent l'exécution de l'opération sont les suivantes : *a*) il faut que l'accoucheur soit convaincu de la vie et (autant que cela est possible à l'avance) de la viabilité et de la conformation normale du fœtus; *b*) il faut que la mère ait consenti à se laisser opérer. Or ce consentement ne sera que bien rarement accordé si on expose clairement à la femme les chances que lui offrent la perforation et l'opération césarienne, et si on la laisse choisir librement entre les deux.

L'expérience enseigne que l'indication relative de l'opération césarienne est fournie, dans la majorité des cas, par les bassins rachitiques dont le plus petit rétrécissement mesure plus de 54 millimètres, et moins de 8 centimètres. Il est plus difficile de préciser l'indication quand l'angustie pelvienne résulte de l'ostéomalacie ou de la présence de tumeurs. En effet, il ne manque pas d'exemples où, dans le premier cas, les os du bassin étaient si élastiques au moment de l'accouchement, qu'ils ont cédé peu à peu et livré passage au fœtus. C'est avec moins de certitude encore qu'on peut déterminer *a priori* si des tumeurs des parties molles du bassin nécessiteront la section césarienne. En effet, c'est précisément dans les cas de fibroïdes utérins, de tumeurs de l'ovaire etc., que la nature amène souvent, au prix d'efforts extraordinaires, la terminaison de l'accouchement par les voies normales; quelquefois l'art parvient à extirper ces tumeurs, à les refouler au-dessus du détroit supérieur etc.

Lorsque l'indication est seulement relative et que la mère, saine d'esprit, après mûre réflexion, refuse formellement de se soumettre à l'opération, ce serait une cruauté injustifiable de l'y contraindre, comme le propose Osiander [2], et, chose incroyable, comme on en a vu réellement des exemples. La mère seule (et nul autre, aussi peu son mari que le médecin) a le droit de décider si elle veut, pour sauver son existence, sacrifier celle de son enfant. — Si elle refuse l'opération césarienne, l'accoucheur est tenu,

[1] Michaëlis, *Abhandlungen etc.*, p. 150.
[2] Osiander, *Handbuch der Entbindungskunst*, 2e édit., t. II, p. 478.

puisqu'elle ne peut s'aider elle-même, de terminer l'accouchement par les moyens que son art lui fait connaître comme les mieux appropriés à la circonstance. Si, dans un cas pareil, la vie de la mère est évidemment menacée par la prolongation du travail, et si la perforation est indiquée, il faut procéder à cette opération *quand bien même le fœtus serai encore vivant*.

Il se peut que l'état intellectuel de la mère la rende incapable de formuler nettement sa volonté ; dans ce cas encore, par des raisons faciles à comprendre, il n'appartient ni au mari ou à la famille, ni au médecin de déclarer s'il faut ou non faire l'opération césarienne. Dans notre conviction, il faut alors donner la préférence à tout autre moyen moins dangereux pour la femme, et ce principe devra recevoir son application aussi longtemps qu'on ne sera pas parvenu à faire en sorte que la gastro-hystérotomie offre à la mère plus de chances favorables que fâcheuses. — L'opération est encore contre-indiquée dans un autre cas : c'est lorsque les forces de la mère ont été épuisées au plus haut degré, soit par une maladie antécédente, soit par la longueur du travail et par des tentatives infructueuses d'accouchement artificiel ; dans ce cas il est possible que la perforation soit bien supportée, tandis qu'il y a tout lieu de craindre que l'hystérotomie ne devienne mortelle. Ajoutons que les manœuvres qu'on aura faites pour terminer l'accouchement, par exemple au moyen du forceps, laisseront bien peu de chances d'amener le fœtus vivant en lui frayant une voie artificielle.

Rousset avait étendu considérablement les indications de l'opération césarienne. Il admettait, du côté du fœtus, le volume excessif, les monstruosités, les positions vicieuses ou inusitées, qui ne peuvent être corrigées, et la mort ; du côté de la mère tout rétrécissement des voies génitales, tels que ceux qui sont constitués par des callosités, des tumeurs etc., ou qui résultent d'un vice congénital, ou bien de l'âge trop tendre ou trop avancé de la parturiente etc. De pareilles indications étaient encore regardées comme parfaitement justifiées dans la première moitié du siècle dernier, de sorte qu'il n'y a pas lieu de s'étonner si quelques femmes, après avoir subi heureusement l'opération césarienne, ont accouché plus tard par les voies naturelles et sans le secours de l'art. Lamotte, Simon et Levret réduisirent d'abord le nombre des indications. Simon range en première ligne la difformité des os pelviens (sans spécifier l'espèce et le degré de rétrécissement), puis les tumeurs volumineuses de l'orifice utérin et la hernie irréductible de la matrice. Lamotte et Levret (1) n'admettent que l'angustie pelvienne. Lauverjat multiplie de nouveau les indications, et Baudelocque concède du moins que l'opération césarienne peut être nécessitée, outre l'étroitesse du bassin, par certaines anomalies des parties molles, par exemple par « des tumeurs squirrheuses, à base très-large, qu'on ne peut enlever sans danger plus imminent encore que celui de l'opération césarienne » (2). — Les avis ont été longtemps partagés sur le degré d'angustie qui indique l'opération. Lamotte et Levret (3) n'admettent que l'étroitesse dite *absolue* (« *s'il n'est pas possible d'introduire la main pour aller chercher les pieds, et, supposé qu'on le puisse faire, si on ne les peut attirer au dehors* » (Lamotte) (4). Stein prend pour limite un rétrécissement de 81 millimètres du diamètre sacro-pubien (5). Selon Baudelocque, l'opération est parfaitement justifiée quand ce diamètre mesure moins de 67 millimètres (6) ; la plupart des accoucheurs allemands adhèrent à sa manière de voir. Depuis que la provocation de l'accouchement prématuré a été admise parmi les opérations obstétricales, les indications de la section césarienne ont été nettement précisées et réduites à un chiffre convenable.

(1) Levret, suite des *Observations*, 1751, p. 243.
(2) Baudelocque, *L'art des accouchements*, 1815, § 2147.
(3) Levret, *L'art des accouchements*, 1766, § 656.
(4) Lamotte, 1721, p. 228, 422.
(5) Stein, *Prakt. Anleit.*, 5e édit., § 921.
(6) Baudelocque, *L'art des accouchements*, 1815, § 2007.

[Dans ces dernières années, l'école de Paris s'est montrée de plus en plus défavorable à l'opération césarienne. Paul Dubois, qui a vu périr les vingt-trois femmes opérées par lui, admet qu'on doit préférer l'embryotomie toutes les fois que le plus petit diamètre est d'au moins 54 millimètres. Tarnier abaisse cette limite à 5 centimètres ; Joulin à 5 ou 4 centimètres (du moins pour Paris où la mortalité est constante). Pajot ne se déciderait à pratiquer l'hystérotomie qu'au-dessous de 27 millimètres, limite extrême de la céphalotripsie répétée sans tractions (voy. *Embryotomie*). Stoltz, au contraire, — qui a sauvé la mère quatre fois sur sept, et qui repousse l'embryotomie pratiquée sur le fœtus vivant, ainsi que l'avortement provoqué dans le cas d'angustie pelvienne, — non-seulement ne cherche pas à restreindre l'indication absolue, mais admet encore l'indication relative, dans les conditions exposées plus haut (§ 447 2°).]

II. EXÉCUTION DE L'OPÉRATION.

a) *Précautions et préparatifs. — Méthodes opératoires.*

§ 478. Lorsque la nécessité de la section césarienne a déjà été reconnue quelque temps avant l'accouchement, il faut chercher, en attendant, à écarter les troubles morbides qui peuvent exister, et à préparer la femme à l'opération par un régime approprié. Si l'accoucheur ne survient qu'après le commencement du travail, ce qui est probablement le cas le plus fréquent, il ne doit pas négliger d'employer tous les moyens qui peuvent relever les forces et le moral de la parturiente, lorsque celle-ci est déjà épuisée. — Le choix du moment où il faut annoncer à la femme la nécessité de la section césarienne dépend des circonstances. Si l'indication est absolue, il est préférable de ne prévenir la patiente que peu de temps avant le moment favorable pour l'opération, et alors il faut lui faire cette communication avec les plus grands ménagements, et tout mettre en œuvre pour la rassurer et l'encourager.

§ 479. L'expérience enseigne que le *moment* le plus favorable pour l'opération se trouve vers la fin de la période de préparation, alors que les membranes, fortement tendues, font saillie à travers l'orifice utérin complétement ou presque complétement dilaté. Dans ce cas, l'accouchement n'a pas lieu beaucoup plus tôt qu'il ne s'effectuerait si l'expulsion se faisait normalement dans des conditions favorables, et l'on peut espérer que la matrice, après l'extraction du fœtus, se contractera avec toute l'énergie nécessaire. De plus, cet organe est uniformément distendu avant la rupture des membranes ; il est plus facile de l'inciser et d'enlever le fœtus, et la plaie utérine se rapetisse dans une mesure beaucoup plus considérable que lorsqu'on opère après l'écoulement des eaux. Il est vrai que les circonstances ne permettent pas toujours de choisir le moment ; mais, à coup sûr, plus l'opération se fait longtemps après la rupture de l'œuf, plus le pronostic est défavorable, non-seulement pour la mère, mais encore, et principalement, pour l'enfant.

Plusieurs accoucheurs recommandent de ne pas opérer avant la rupture spontanée de la poche, ou de produire d'abord celle-ci artificiellement, une fois l'orifice complétement dilaté, pour éviter que l'eau ne s'épanche dans la cavité péritonéale et n'y devienne une source d'irritation grave. Siebold, Carus et d'autres pensent que ce procédé est tout au moins nécessaire quand le liquide amniotique est abondant. Mais, d'une part, on peut bien empêcher l'épanchement dans le péritoine si l'on prend des précautions suffisantes, et, d'un autre côté, l'introduction d'une petite quantité de liquide n'entraîne pas les suites fâcheuses qu'on pourrait supposer. — Græfe veut qu'on attende pour opérer *«la dilatation à peu près complète de l'orifice, l'écoulement des eaux, la formation d'une tuméfaction sanguine, et la présence de douleurs vraies, durables, rapprochées, expulsives et presque équivalentes aux douleurs conquassantes.»* Cette proposition doit être complétement rejetée, car il y a lieu de craindre que la mère ne s'épuise, ou même qu'il ne se produise une rupture utérine, et que l'enfant ne souffre gravement.

§ 480. L'opération peut être faite sur un lit ordinaire, pas trop large, muni d'un matelas, d'alèzes et des coussins nécessaires, et éloigné du mur ; ou sur une table étroite et suffisamment élevée, couverte d'un matelas etc. La pièce doit, autant que possible, être spacieuse et claire ; si l'on est obligé d'opérer la nuit, il faut avoir soin que l'éclairage soit suffisant. Les bons résultats que l'on a obtenus pour l'ovariotomie (Clay), en élevant la température dans la salle d'opération, paraissent rendre la même précaution nécessaire pour la section césarienne.

L'*appareil* nécessaire pour l'opération est aujourd'hui moins compliqué qu'autrefois. Il faut pour l'incision : un grand bistouri convexe, un bistouri droit boutonné à lame étroite et une sonde cannelée (qui n'est pas indispensable); — pour la ligature des vaisseaux qui donnent du sang : des pinces, des tenaculums, des aiguilles, des fils cirés et des ciseaux; — pour la réunion de la plaie : quelques aiguilles plates à bords tranchants, des cordonnets de fil larges d'environ 2 millimètres, ou des fils métalliques, ou encore des fils de soie bien tordus; — pour le pansement : six à huit bandelettes de diachylon, larges de 27 millimètres et assez longues pour faire une fois et demie le tour du corps, de la charpie, des plumasseaux, des compresses, une pièce de toile molle, longue d'environ 1^m,80, large de 45 centimètres (une serviette) qui sert de bandage de corps; — pour le nettoyage de la plaie : quelques éponges fines, molles, n'ayant pas encore servi, tout à fait propres. Il faut préparer, en outre, les moyens nécessaires pour réconforter la mère, pour combattre les accidents, pour produire l'anesthésie pendant l'opération, pour ranimer l'enfant etc.

§ 481. Pour ce qui concerne le *lieu* et la *direction* de l'incision des téguments abdominaux, les avis des accoucheurs ont été très-partagés, notamment à une époque plus éloignée de nous. Les méthodes suivantes méritent d'être principalement mentionnées.

1° L'*incision latérale* (dite *méthode de Levret*, Fig. 124, *a*). Elle consiste en une incision longitudinale commençant au niveau de l'ombilic et se dirigeant, d'après Levret, dans le sens d'une ligne également distante de la ligne blanche et d'une ligne fictive qui joindrait l'épine iliaque antéro-supérieure à l'union de la dernière vraie côte avec son cartilage. D'après Stein (l'ancien), «la direction de l'incision doit être un peu oblique de bas en haut et de dedans en dehors.» — Levret veut que l'incision soit faite du côté du ventre vers lequel s'incline le fond de la matrice. Millot, au contraire, recommande le côté opposé (¹).

____

(¹) Millot, *Observations sur l'opération dite césarienne*. Paris an VII, t. VIII, p. 9.

L'incision latérale est la méthode la plus ancienne, proposée par Guy de Chauliac (1363), pour l'opération *post mortem*, et par Rousset pour la femme vivante. Levret a fait le plus pour perfectionner cette méthode [1], et Stein pour la répandre [2].

2° L'*incision à la ligne blanche*, incision droite (*méthode de Deleurye*) (Fig. 121, *c*). Elle commence à 54 millimètres au-dessous de l'ombilic et s'arrête à égale distance de la symphyse pubienne. Baudelocque conseille de la prolonger supérieurement jusqu'à l'ombilic et même au-delà.

L'incision à la ligne blanche, mentionnée en premier lieu par P. de la Cerlata (commencement du quinzième siècle), regardée par Mauriceau comme supérieure à la méthode de Bonnet, a été exécutée d'abord en Allemagne par Henkel (1769), et recommandée de la façon la plus pressante, en France, par Solayrés de Renhac, et notamment par Deleurye. — A cette méthode se rattache l'incision en dehors de la ligne blanche, proposée par Guenin [3] et par Zach. Platner, et les procédés d'Osiander le jeune et Langenbeck, qui font l'incision à 27 millimètres de la ligne médiane.

3° L'*incision transversale* (*méthode de Lauverjat* [4], Fig. 121, *d*). Incision longue de 135 à 160 millimètres, pratiquée en travers de la paroi abdominale, entre le muscle droit et la colonne vertébrale, plus ou moins au-dessous de la troisième fausse côte, du côté vers lequel est incliné le fond de la matrice.

L'incision transversale avait été recommandée antérieurement par Duncker, et exécutée par plusieurs chirurgiens français, ainsi que le rapporte Lauverjat [4]. Mais c'est ce dernier qui a le premier décrit exactement la méthode portant son nom; il l'a de plus appliquée plusieurs fois avec succès.

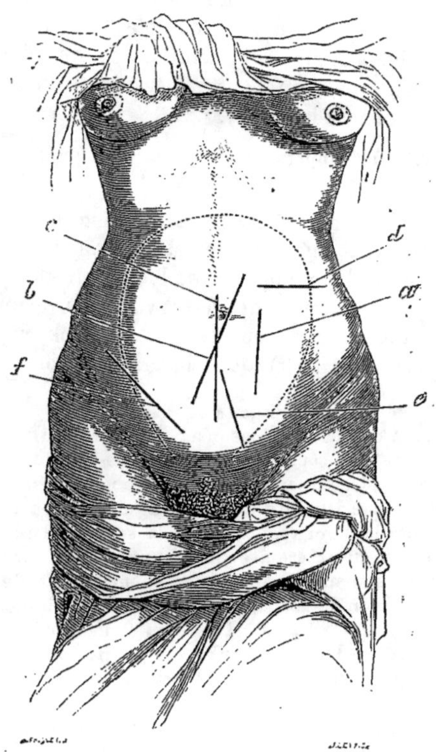

Fig. 121. — *Procédé opératoire.* (*)

[1] Levret, suite des *Obs.*, p. 250.
[2] Stein, *Prakt. Anl.*, 5e édit., § 930. — Du même, *Abhandl. von der Kaisergeb.* 1775.
[3] Guenin, *Histoire de deux opérat. césariennes faites avec succès etc.* Paris 1750, in-8°.
[4] Lauverjat, *Nouvelle méthode etc.*, p. 190 et suiv.

(*) *a*) Incision d'après la méthode de Levret. — *b*) Incision d'après celle de Stein. — *c*) Incision à la ligne blanche. — *d*) Méthode de Lauverjat. — *e*) Méthode d'Osiander. — *f*) Méthode de Ritgen.

4° *L'incision oblique* ou *diagonale* (d'après Stein [1], le jeune, Fig. 121, *b*) : de la branche horizontale du pubis, d'un côté, à travers la ligne blanche, jusqu'à l'extrémité de la dernière fausse côte du côté opposé ; le milieu de l'incision correspond à la ligne blanche.

Schmidtmüller s'est prononcé pour la proposition de Stein ; Busch a employé une fois cette méthode, mais sans succès. — Le procédé de Zang est analogue à celui de Stein.

5° La *méthode d'Osiander* (Fig. 121, *e*) : une main est introduite dans les voies génitales et refoule la tête du fœtus contre les téguments abdominaux ; sur la saillie qui se produit ainsi à l'extérieur, on pratique une incision oblique, longue de 11 centimètres, qui n'intéresse que le segment inférieur de l'utérus, puis on pousse, à travers cette ouverture, le corps du fœtus en commençant par la tête [2].

Osiander rapporte l'histoire des deux opérations malheureuses faites par lui, d'après cette méthode en 1805 et 1806.

6° La *gastro-élytrotomie* consiste à inciser le vagin et tout au plus encore le segment inférieur de l'utérus, après avoir ouvert le ventre (Fig. 121, *f*). Jœrg [3] a le premier donné l'idée de cette opération (1806) ; Ritgen [4] l'a développée ; son procédé doit éviter l'ouverture du péritoine. De ce procédé se rapprochent beaucoup celui de Physick, rapporté par Horner, et celui de Baudelocque neveu [5] (qui a imaginé le mot de *gastro-élytrotomie*).

Voici comment Ritgen décrit son procédé : une incision semi-lunaire, qui s'étend depuis la crête iliaque jusqu'au voisinage de la symphyse pubienne, est pratiquée à la peau et à la couche musculaire sous-jacente, sans intéresser le péritoine. Celui-ci est refoulé avec le doigt ou avec le manche du scalpel, et l'on fait en sorte d'arriver à la paroi postérieure du vagin en cheminant au-dessous de la cavité péritonéale. On perce ensuite la paroi vaginale avec la sonde à dard du frère Come, on agrandit la plaie en avant et en arrière avec un bistouri boutonné, au besoin l'on incise encore le col utérin, puis on attend l'expulsion spontanée du fœtus. — Le même auteur a publié une observation de gastro-élytrotomie suivie d'insuccès [6].
Procédé de Physick : La vessie étant modérément remplie, on fait une incision transversale au-dessus des pubis, on écarte le tissu cellulaire, on décolle le péritoine du fond de la vessie, et l'on se fraye ainsi une voie pour arriver à la matrice [7].

§ 482. Parmi les méthodes que nous venons d'indiquer, les trois dernières n'ont donné que des résultats malheureux. Leur exécution, surtout celle de la gastro-hystérotomie, est entourée de difficultés et de dangers qu'il est inutile

[1] Stein., *Geburtsh. Abhandl.*, fasc. 1. Marb. 1803, in-8°, p. 125. — Du même, *Lehre der Geburtshülfe*, t. II, p. 482.
[2] Osiander, *Handbuch der Entbindungskunst*, t. II, § 346-349.
[3] Jœrg, *Handbuch*, 1833, § 512.
[4] Ritgen, *Die Anzeigen der mechan. Hülfen*, 1820, p. 406, 443.
[5] Baudelocque neveu, *Nouveau moyen pour délivrer les femmes contrefaites, à terme et en travail, substitué à l'opération césarienne etc.*, suivi de réflexions sur ce sujet, par Duchâteau. Paris 1824, in-8°, p. 22.
[6] Voy. *Heidelb. klin. Annal.*, t. I, p. 268.
[7] Voy. Dewees, W. P. A., *Compend. system of Midwifery*, 4e édit. Philadelph. 1830, in-8°, p. 581, note.

d'exposer en détail. Les trois premières méthodes, au contraire, se partagent les succès connus, et c'est celle de Deleurye qui a donné les meilleurs résultats. Si on les compare entre elles, on constate les faits suivants : l'*incision latérale* (Levret) porte sur une couche musculaire épaisse et contenant beaucoup de vaisseaux de gros calibre, d'où peut résulter une hémorrhagie considérable. Les fibres des muscles transverses et obliques de l'abdomen sont coupées en travers et ont de la tendance à s'écarter, ce qui rend difficile la réunion des lèvres de la plaie. La situation de l'ouverture favorise le prolapsus des intestins ; l'utérus est incisé près de son bord latéral, c'est-à-dire dans sa région la plus musculaire, ce qui peut occasionner une hémorrhagie dangereuse. L'*incision transversale* expose aussi à couper de gros vaisseaux et favorise la hernie des intestins ; les ligaments larges de l'utérus sont facilement lésés ; la matrice, en se contractant, s'éloigne de l'ouverture abdominale, ce qui empêche plus ou moins l'écoulement au dehors des liquides fournis par la plaie utérine ; la cicatrisation de la plaie du ventre est plus lente. D'autre part, l'*incision à la ligne blanche* présente les avantages suivants : dans cette région, l'utérus est appliqué exactement contre la paroi abdominale ; celle-ci offre en ce point une épaisseur moindre que partout ailleurs et ne possède que des vaisseaux tout à fait insignifiants dont la section ne peut donner lieu que très-exceptionnelle-ment à une hémorrhagie. On peut éviter plus facilement la hernie des intestins et l'épanchement des liquides dans la cavité péritonéale. L'utérus est ouvert sur la ligne médiane, où il est le moins vasculaire ; la plaie utérine se trouve immédiatement derrière celle des téguments, ce qui favorise l'écoulement du sang et du pus. Enfin, la guérison de la plaie abdominale paraît être plus rapide, et la cicatrice qui en résulte est, d'après certains auteurs, plus ré-sistante. Toutes ces circonstances parlent trop haut en faveur de l'*incision à la ligne blanche* pour qu'on puisse se laisser arrêter par une objection qui, du reste, n'est pas sans fondement : à savoir qu'elle favorise tout particulièrement la formation de la hernie abdominale. Nous l'avons déjà dit, c'est la méthode qui compte le plus de succès ; aussi est-elle la *seule usitée* de nos jours, tandis que l'incision latérale ne trouve son emploi que lorsque la matrice est forte-ment inclinée vers le côté et ne peut être refoulée sur la ligne médiane.

§ 483. Après que le rectum a été préalablement vidé, on place la femme sur le lit d'opération, dans le décubitus dorsal, la tête et la poitrine modérément sou-levées par des coussins, les extrémités inférieures étendues ou à peine un peu fléchies. Plusieurs aides sont nécessaires ; deux d'entre eux, dont le rôle est le plus important, se placent de la façon suivante : le premier, debout au côté gauche et vers la tête du lit, fixe l'utérus avec les deux mains et exerce de chaque côté sur les téguments une pression dirigée de haut en bas et de dehors en dedans, afin de les maintenir exactement en contact avec les parois de la matrice et d'empêcher la sortie des intestins ; le second, placé à côté du premier, remplit les mêmes fonctions à la partie inférieure. Un troisième se charge de la chloroformisation ; un quatrième donne les instruments etc. ; la sage-femme s'apprête à recevoir l'enfant. Immédiatement avant l'opération, on vide la vessie au moyen du cathéter ; il est utile d'anesthésier suffisamment la parturiente pour modérer l'impression violente que subit le système nerveux, mais il est hasardeux de pousser le sommeil chloroformique à un degré très-prononcé, parce qu'il est probable que l'on augmente ainsi la disposition aux hémorrhagies.

G. A. Michaëlis est d'avis que les mains d'un seul aide suffisent pour fixer les téguments abdominaux ; il est vrai, dit-il, qu'elles n'empêcheraient pas toujours la hernie de l'intestin, mais les quatre mains de deux aides y parviendraient encore moins, parce qu'elles se gêneraient mutuellement.

b) Règles pour l'exécution de l'opération césarienne.

§ 484. L'opération comprend différents temps : 1° ouverture de la cavité abdominale ; 2° ouverture de la matrice ; 3° extraction du fœtus et du délivre ; 4° réunion de la plaie.

§ 485. *Ouverture de la cavité abdominale.* L'opérateur placé au côté droit du lit s'assure d'abord par la percussion qu'il n'y a aucune anse intestinale au devant de l'utérus ; s'il en trouve une, il la refoule vers le côté ou vers en haut au moyen de frictions exercées avec la main ; puis il tend les téguments de la main gauche et les incise de bas en haut, à main levée, avec le bistouri convexe. L'incision doit avoir au moins une longueur de 16 centimètres ; elle commence, si l'ombilic est assez distant du pubis, exactement à la ligne blanche, un peu au-dessous du nombril, et se termine à 2 1/2 à 4 centimètres au-dessus de la symphyse pubienne. Si, par suite de l'insuffisance de l'espace, l'incision doit être prolongée au delà de l'ombilic, il vaut mieux de la pratiquer un peu à gauche de la ligne médiane, pour être plus sûr d'éviter l'anneau ombilical. On n'incise d'abord que la peau et le panicule adipeux, puis on fait une petite ouverture à la ligne blanche et, immédiatement après, au péritoine ; on introduit la sonde cannelée ou bien encore l'extrémité de l'indicateur gauche, et l'on agrandit la plaie avec le bistouri boutonné, dans le sens et dans l'étendue de la plaie extérieure ; l'un des aides a soin d'éponger la petite quantité de sang qui s'écoule.

Quand on opère à la ligne blanche, on n'a pas à craindre d'hémorrhagie ; dans les autres méthodes, on coupe, outre la peau, des muscles parcourus par des artères plus ou moins considérables, de sorte qu'il peut devenir nécessaire de placer des ligatures, ce qui doit être fait avant l'ouverture du péritoine.

§ 486. *Ouverture de la matrice.* Sitôt que les téguments sont incisés, l'utérus apparaît dans la plaie extérieure ; quelquefois il est recouvert de l'épiploon. On refoule avec soin ce dernier, on en fait autant des anses intestinales qui peuvent avoir une tendance à s'interposer, puis on incise avec le bistouri convexe la substance de l'utérus dans le voisinage de l'angle supérieur de la plaie, en avançant couche par couche et avec précaution, afin de maintenir l'œuf intact, ou bien, si les eaux se sont déjà écoulées, afin de ne pas blesser le fœtus. Une fois qu'on a ouvert ainsi la cavité utérine (sur une longueur d'environ 3 centimètres), on agrandit l'ouverture avec le bistouri boutonné guidé sur l'index, et l'on donne à la plaie une longueur de 11 à 13 1/5 centimètres.

Il est important d'ouvrir autant que possible la matrice à sa partie médiane et de tâcher d'éviter le fond ainsi que le segment inférieur, car, en ces points, les lèvres de la plaie ne se mettent jamais bien en contact. De plus, en agissant de la sorte, on parvient plus facilement à obtenir qu'après les contractions de l'utérus l'ouverture de cet organe soit parallèle avec celle de l'abdomen, et à éviter ainsi l'épanchement des liquides dans le péritoine.

Pour atteindre ce résultat, l'aide dont les deux mains cernent la partie supérieure de la région sur laquelle on opère, exerce une pression suffisante pour faire apparaître le fond de l'utérus entre les lèvres de la plaie des téguments, et applique bien exactement celles-ci contre les parois de la matrice. Dans le même but, nous recommandons beaucoup la manœuvre suivante : aussitôt que la matrice est ouverte, l'aide accroche avec le doigt l'angle supérieur de la plaie utérine et le met en contact avec l'angle correspondant de la plaie tégumentaire ; il procède de même à l'angle inférieur, maintient en rapport, par une traction modérée, les parois de l'utérus et du ventre, et rend impossible le prolapsus de l'intestin.

Si l'on découvre par la palpation que le placenta est implanté sur la ligne médiane de l'utérus, il faut exceptionnellement porter l'incision vers le côté de l'organe ; si, malgré cela, on rencontre l'insertion du placenta, il faut se hâter d'agrandir l'incision, décoller le placenta dans la direction où l'on suppose que se trouvent les pieds du fœtus, introduire la main et extraire l'enfant.

On recommande, en général, de faire porter l'incision aussi près que possible du fond de la matrice. Baudelocque ([1]), et tout récemment Stoltz ([2]), se prononcent pour le procédé opposé, en se fondant sur des considérations puissantes. C'est pour l'un de ces motifs que Lauverjat a imaginé l'incision transversale.

§ 487. *Extraction du fœtus et du délivre.* Si l'œuf est encore intact après l'incision de la matrice, on l'ouvre au niveau de la plaie, ou bien on glisse la main entre les membranes et la face interne de l'utérus jusqu'à ce que l'on soit arrivé aux pieds, on rompt la poche à cet endroit, on saisit les pieds et on les attire, puis on dégage le reste du corps fœtal, non pas précipitamment, mais par un mouvement lent et graduel (Fig. 122). Si, au contraire, les eaux se sont déjà écoulées antérieurement ou si les membranes ont été ouvertes pendant l'incision de la matrice, ce qui a lieu souvent, il arrive habituellement qu'une partie du fœtus, par exemple un bras, s'engage dans la plaie. Dans ce cas, l'on introduit avec précaution la main dans la cavité utérine, vers le côté où se trouvent les pieds ; la situation de ces derniers peut avoir été révélée antérieurement par l'exploration manuelle et par l'auscultation. Si la tête se trouve en haut, on la fait sortir d'abord ; souvent on est aidé pour cela par les contractions utérines. On lie et on sectionne le cordon de la façon ordinaire, puis l'un des aides se charge de donner des soins à l'enfant. Pendant que les eaux s'écoulent, pendant l'extraction du fœtus et surtout immédiatement après, les aides doivent mettre tous leurs soins à empêcher l'épanchement dans le pé-

---

([1]) Baudelocque, *L'art des accouchements*, 5e édit., t. II, §§ 2164, 2165, 2171.
([2]) Voy. *Dictionnaire des études médicales pratiques*, 1839, t. III, p. 357.

ritoine du liquide amniotique et du sang qui s'échappe en abondance de la matrice, ainsi que l'irruption dans la plaie de l'intestin et de l'épiploon, qui est surtout à craindre à ce moment. Leurs mains bien étalées doivent maintenir partout soigneusement les bords de l'ouverture abdominale en contact avec l'utérus, à mesure que celui-ci se rétracte.

Il est préférable d'enlever le délivre par la plaie immédiatement après l'extraction du fœtus. Il faut surtout avoir soin de décoller la totalité des mem-

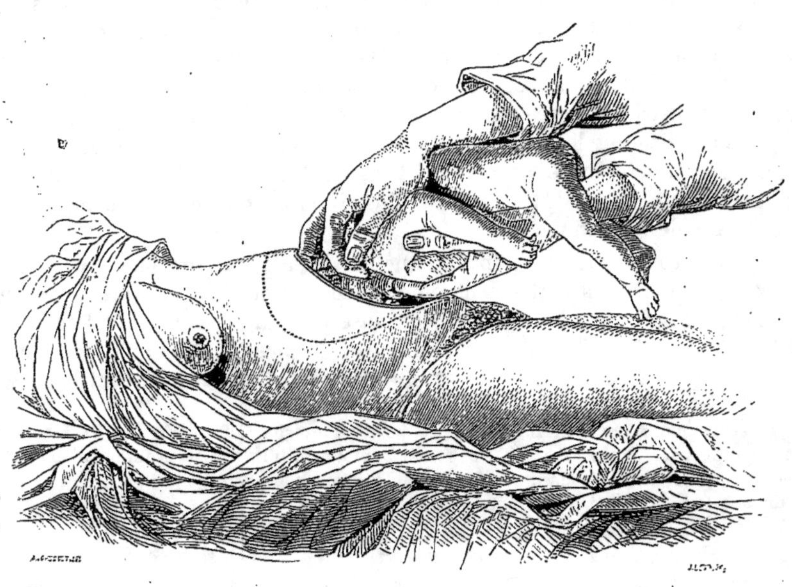

Fig. 122. — *Manière de faire l'extraction du fœtus.*

branes. En effet, si l'orifice utérin restait couvert par une partie de l'enveloppe de l'œuf, les lochies, ne pouvant pas s'écouler par les voies normales, s'épancheraient dans le ventre. Enfin, après avoir enlevé le sang qui s'est amassé dans la cavité utérine, on excite la matrice à se contracter en y introduisant quelques doigts et en exerçant sur le fond des frictions modérées ou une pression. Si les intestins ont fait irruption, il faut s'occuper alors de les remettre en place.

L'extraction de l'enfant ne réussit pas toujours rapidement et facilement; il arrive parfois notamment que la tête, venant en dernier lieu, est retenue par la plaie utérine, dont les bords se contractent énergiquement sur le cou du fœtus; il faut chercher alors à dégager la tête, en glissant les doigts des deux mains dans la plaie; si l'on n'y réussit pas, il faut, sans tarder, agrandir l'ouverture, en débridant l'un de ses angles, ou les deux, avec le bistouri boutonné.

Wigand regardait comme très-avantageux d'opérer la délivrance par les voies naturelles; dans ce but, il recommandait de faire passer le cordon ombilical par le col utérin et le vagin; en l'attachant à une tige recourbée, de l'amener ainsi au dehors, et de n'extraire le placenta qu'après son décollement (¹). Jœrg et Stein approuvèrent cette manœuvre. En France, Planchon fit la même proposition, et Maygrier inventa dans ce but sa *sonde à délivrance* (²). Cependant, quand on examine bien ce procédé, on reconnaît que ses avantages ne sont qu'apparents ; il peut même avoir de très-grands inconvé-nients, par exemple dans le cas où le placenta serait si fortement uni à l'utérus qu'il faudrait le décoller artificiellement. Il se pourrait aussi qu'après la réunion de la plaie abdominale, il passât, non pas dans le vagin, mais bien dans le péritoine, ce qui obligerait à défaire complétement le pansement.

Parmi les complications les plus dangereuses de l'opération, on compte le prolapsus de l'intestin ou de l'épiploon, et les hémorrhagies considérables provenant de la plaie utérine. L'issue des intestins a lieu d'ordinaire vers l'angle supérieur de la plaie; c'est pour cette raison qu'il ne faudrait jamais, sans nécessité, prolonger l'incision au delà de l'ombilic. Græfe (³) a recommandé, comme le meilleur moyen pour prévenir cet accident, l'application de trois grandes éponges au pourtour de la région choisie pour l'incision du ventre. Mais, d'après des observations récentes, cette pression exercée avec des éponges, est bien inférieure à celle que des aides intelligents pratiquent avec les mains. Si, malgré toutes les précautions, des anses intestinales font irruption dans la plaie, il faut les remettre en place avec les plus grands ménagements, afin de ne pas provoquer le hoquet et les vomissements, qui ne feraient qu'augmenter le prolapsus et rendre la réduction plus difficile.

L'hémorrhagie par la plaie de la matrice est rarement considérable avant l'extraction du fœtus, mais elle augmente ensuite jusqu'à ce que l'utérus soit suffisamment contracté, et dans quelques cas elle a été assez forte pour entraîner rapidement la mort. Si les moyens ordinaires, par exemple les frictions avec la main, ne parviennent pas à arrêter la perte, on applique des éponges trempées dans l'eau froide et exprimées ; on emploie les astringents etc. Bell a proposé de lier les vaisseaux qui donnent le plus de sang ; d'autres opérateurs ont suivi son conseil, mais sans succès. Ritgen a fait une proposition qui mérite d'être prise en sérieuse considération. Il veut qu'on refoule autant que possible l'utérus hors de la plaie abdominale, qu'on accroche, après qu'il a été ouvert, l'angle supérieur de la plaie utérine, qu'on le maintienne ainsi hors du ventre pendant l'extraction du fœtus, et qu'on ne le remette en place qu'après que l'hémorrhagie, dont il est le siége, est complétement tarie. Il prétend que ce procédé prévient ou réduit promptement, sans autre manipulation, la hernie de l'intestin, et empêche, d'autre part, l'introduction de l'air, du liquide amniotique et du sang dans la cavité péritonéale. Dans un cas traité de cette façon, dont la terminaison a été favorable, l'utérus est resté exposé pendant une heure et demie après l'extraction du fœtus, à l'action de l'air atmosssphérique et des éponges froides, jusqu'à l'arrêt de l'hémorrhagie (⁴).

§ 488. *Réunion de la plaie.* Après que l'utérus s'est suffisamment contracté, que l'on a enlevé doucement avec les mains ou avec des éponges le sang qui peut s'être épanché dans le péritoine et que l'on a nettoyé la plaie elle-même, on procède sans tarder à l'occlusion de l'ouverture abdominale. La fermeture de la plaie utérine est abandonnée aux contractions de la matrice.

Autrefois, on se servait de la suture sèche pour réunir la plaie du ventre ; souvent ce procédé a réussi (Lauverjat et Deleurye s'en louent beaucoup);

<hr>

(¹) Wigand, *Beiträge zur theoretischen und praktischen Geburtshülfe*, fasc. 2. Hamburg 1800, p. 91.

(²) Maygrier, *Nouvelles démonstrations etc.*, 1822, p. 76.

(³) Græfe, Mémoire cité, p. 14.

(⁴) Ritgen, *Ueber das Hervorziehen des Uterus aus der Bauchdeckenwunde etc.* (*Neue Zeitschrift für Geburtskunde*, 1840, t. IX, p. 212).

pourtant on préfère aujourd'hui la suture sanglante, qu'on regarde comme beaucoup plus sûre. L'on ne devrait pas appliquer plus de points de suture qu'il n'en faut absolument ; quatre ou cinq suffisent d'ordinaire. On se sert de cordonnets ou de fils métalliques, longs de 22 à 27 centimètres, dont chaque extrémité est enfilée dans une aiguille. On traverse les téguments abdominaux de dedans en dehors, en piquant les aiguilles à 13 millimètres du bord de la plaie, de façon à comprendre le péritoine. On commence par le point de suture supérieur, qu'on place à 13 millimètres de l'angle supérieur de la plaie, tandis que le point inférieur doit être éloigné d'environ 3 centimètres de l'angle correspondant, pour ne pas gêner l'écoulement des liquides fournis par la plaie. Après avoir enlevé les aiguilles, on rapproche les bords de la solution de continuité, on tire sur les extrémités de chaque fil et on les noue sur le côté de la plaie en faisant un nœud simple avec une rosette. Habituellement on introduit dans l'angle inférieur de la plaie une bandelette de linge effilé (sindon).

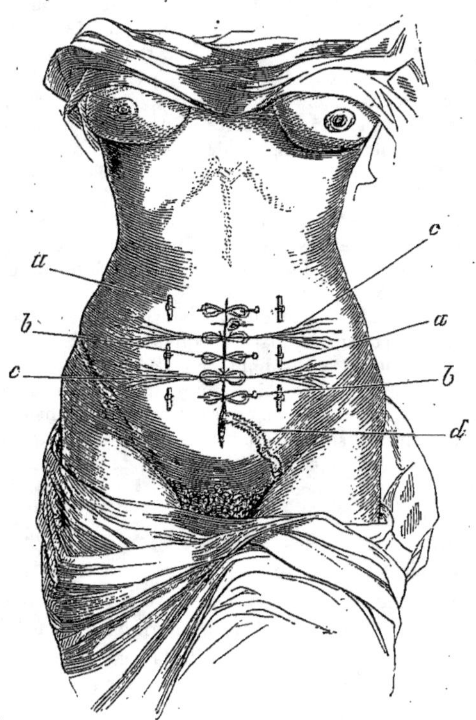

Fig. 123. — *Réunion de la plaie abdominale.* (*)

La suture achevée, on s'occupe de placer les bandelettes agglutinatives destinées à la soutenir. On applique le plein de ces bandelettes sur le dos et on les fait passer de haut en bas et d'arrière en avant, de telle façon que leurs extrémités se croisent sur la plaie (dans l'intervalle des points de suture) et sont fixées sur les côtés du ventre. La partie inférieure de la plaie doit rester libre. On applique encore des plumasseaux de charpie sèche, qu'on peut recouvrir de quelques compresses légères, et l'on maintient tout l'appareil avec un simple bandage de corps.

[Stoltz décrit la réunion de la plaie abdominale de la manière suivante : Il faut pratiquer une double suture, l'une profonde et l'autre superficielle ; la première enchevillée, la seconde à points séparés. Pour la suture profonde les fils métalliques (d'argent, de platine) méritent la préférence. Leur force de résistance doit être en rapport avec l'épaisseur des tissus à traverser et à réunir. Une aiguille, longue de 15 centimètres environ, analogue pour la forme à l'aiguille d'emballeur, légèrement courbe dans son tiers

(*) *a*) Suture profonde enchevillée. — *b*) Suture superficielle entortillée. — *c*) Cordonnets de coton dont les extrémités externes sont étalées en éventail et fixées par du collodion. — *d*) Bandelette de linge effilé dans l'angle inférieur de la plaie.

antérieur, où elle est aplatie et prismatique, tandis que l'autre extrémité est arrondie et munie d'un chas ordinaire. sert à passer le fil. Il faut ensuite des chevilles résistantes, en bois léger ou en bouts de sonde élastique du calibre d'un tuyau de plume ordinaire. Le premier point de suture s'applique à l'angle supérieur de la plaie; on les place à 4 ou 5 centimètres de distance jusqu'à l'angle inférieur, de manière à en appliquer quatre ou cinq. L'aiguille doit être enfoncée à 5 ou 6 centimètres du bord de la lèvre de la plaie, labourer l'épaisseur de la paroi et ressortir à quelques millimètres dans la profondeur, en comprenant le péritoine. L'aiguille est ensuite enfoncée vis-à-vis à la même distance, dans le péritoine, pour sortir par la peau à 5 ou 6 centimètres du bord. Dès que le fil métallique est libre, on l'enroule solidement autour d'une cheville de chaque côté, de façon à rapprocher exactement les bords de la plaie (Fig. 123, *a*). Il faut avoir soin, si quelque anse intestinale ou une portion d'épiploon s'y étaient engagées, de les refouler exactement avant de serrer les points de suture. Plus les fils de la première suturé ont été placés profondément et se tiennent éloignés du bord de la plaie, plus la réunion est imparfaite superficiellement. On voit alors, si la peau du ventre est fortement matelassée de graisse, la plaie béante à la surface. Pour remédier à cela et rendre la réunion de plus en plus solide, on place entre chaque point de suture enchevillée un point de suture superficielle fait avec un fil de soie au moyen d'une aiguille courbe ordinaire, ou un point de suture entortillée (Fig. 123, *b*). Alors on peut se passer parfaitement des bandelettes agglutinatives, ainsi que des compresses-longuettes et des coussins, recommandés par Baudelocque dans l'intention d'exercer une compression latérale qui prévienne le tiraillement des lèvres de la plaie (1).]

Lorsque l'opérée se réveille du sommeil chloroformique, on lui administre une forte dose d'opium. Puis on la fait transporter sans secousse sur le lit où elle doit passer ses couches, on la fait coucher sur le dos dans une position commode, la poitrine un peu élevée et les membres inférieurs modérément fléchis, et on lui recommande de garder un repos absolu.

C'est à tort qu'on attribue communément à Lauverjat la proposition de réunir aussi la plaie utérine par des points de suture. Cet auteur ne fait que rapporter un cas où Lebas a employé la suture avec succès; mais il porte sur ce procédé un jugement défavorable, ainsi que la majorité des accoucheurs actuels. Il est probable que la suture n'amènerait pas la réunion rapide de la plaie, qui n'est, du reste, pas même désirable. Au surplus, elle serait peut-être inexécutable dans la plupart des cas, parce que la matrice se contracte rapidement, ou bien elle se relâcherait bientôt et deviendrait par conséquent inutile. — Dans le but de diminuer les dangers de l'opération, Ed. Martin propose d'appliquer les points de suture (avec des fils métalliques) de façon à *réunir directement la plaie utérine avec celle des téguments*. Il ajoute que, pour prévenir les tiraillements, il est bon de faire correspondre, autant que possible, la plaie utérine, qui est naturellement toujours la plus courte, avec la partie inférieure de la plaie abdominale (2).

Reiche, de Magdebourg, qui a exécuté trois fois l'opération césarienne avec succès pour la mère et pour l'enfant, déclare que le bourdonnet ou sindon, que tous les auteurs recommandent d'introduire dans l'angle inférieur de la plaie, est inutile et même nuisible, parce qu'il ne facilite pas l'écoulement des liquides, et qu'il favorise l'inflammation du péritoine (3). Breslau s'élève aussi contre l'emploi du sindon; il conseille de

---

(1) Stoltz, *Nouveau Dictionnaire de médecine et de chirurgie pratiques*, article *Opération césarienne*, t. VI, p. 705.
(2) Martin, E., *Monatsschrift für Geburtskunde*, t. XXIII, p. 334.
(3) Reiche, *Deutsche Klinik*, no 33, août 1854.

réunir la plaie dans toute sa longueur, sans laisser une ouverture vers l'angle inférieur [1]. Hillmann a de même réuni toute la plaie abdominale par la suture entortillée, et pense devoir attribuer à cette méthode le succès qu'il a obtenu [2].

§ 489. *Traitement consécutif*. Parlons d'abord de la *plaie*. En général, le pansement ne doit pas être changé avant le troisième, quatrième ou même le cinquième jour. L'on peut se contenter de renouveler la charpie, les compresses etc., quand ces pièces sont salies. Mais cette précaution même est peu nécessaire dans les premiers jours, si on applique (Michaëlis) sur l'angle inférieur de la plaie une éponge imbibée d'eau chaude, qu'on nettoie toutes les deux, trois heures. Il n'y a d'exception à cette règle que dans certaines circonstances particulières, par exemple quand il se produit une hernie de l'intestin, ou bien des accidents qui révèlent l'existence d'un étranglement intestinal ou d'un épanchement considérable. La désunion des lèvres de la plaie et la hernie de l'intestin sont principalement amenées par le hoquet, les vomituritions et les vomissements, accidents qui ne manquent presque jamais après l'opération césarienne, non plus que le météorisme. Ce dernier constitue une complication très-pénible ; si l'appareil est assez serré pour empêcher les gaz intestinaux de soulever les parois abdominales, le diaphragme est refoulé vers la cavité thoracique, et il se déclare une dyspnée et une anxiété si considérables qu'on peut être obligé non-seulement de couper les bandelettes agglutinatives, mais encore de relâcher un peu les sutures (avec autant de précaution que possible). Après les premiers jours, quand la suppuration est bien établie, car il est bien rare que la plaie guérisse par première intention, on fait le pansement une ou deux fois par jour. On laisse les fils en place jusqu'à ce que les bords de la solution de continuité se soient convenablement réunis. On les enlève ensuite successivement, en commençant par celui qui est supérieur ; mais on a soin de laisser encore en place les bandelettes de sparadrap. Aussi longtemps qu'il se fait un écoulement par l'angle inférieur de la plaie, il est nécessaire de le maintenir ouvert. Si les lèvres de la plaie prennent un aspect gangréneux, on humecte les plumasseaux avec de la décoction de quinquina, de l'alcool camphré etc.; si les bords sont mous, si le fond est blafard, si la suppuration marche trop lentement, on cautérise avec le nitrate d'argent, on panse avec des topiques excitants ; si les fils coupent les bords de la plaie, par suite de météorisme, il faut appliquer de nouveaux points de suture.

§ 490. *Traitement général*. Il est clair que nous ne pouvons donner ici que des indications générales, et non des règles précises applicables à tous les cas. L'étude des observations détaillées d'opération césarienne fournit, sans contredit, les meilleurs renseignements sur la conduite à tenir dans les cas nouveaux.

Le traitement général doit être dirigé d'abord contre les accidents qui sont une suite inévitable du traumatisme grave qu'a subi le ventre, de l'irritation des viscères abdominaux par l'accès de l'air extérieur, des attouchements répétés, de l'épanchement de sang ou de liquide amniotique etc.; mais, d'un

----

[1] Breslau, *Monatsschrift für Geburtskunde*, t. XX, p. 276.
[2] Hillmann, *Deutsche Klinik*, n° 31, 1863.

autre côté, le médecin ne doit jamais perdre de vue qu'il a affaire à une nouvelle accouchée dont les fonctions puerpérales méritent d'être prises en considération particulière.

L'expérience enseigne que, dans les premiers temps après l'opération, l'intervention énergique de l'art est moins sollicitée par des accidents inflammatoires que par des troubles nerveux spasmodiques, tels que le hoquet, le vomissement, les douleurs vives, le météorisme, qui prennent rapidement des proportions très-inquiétantes. Les préparations opiacées, à doses fortes au début, et plus tard à plus petites doses, constituent, en pareil cas, le médicament le plus efficace, et ne peuvent être remplacées par aucun autre narcotique, quand il s'agit de combattre un état de malaise ou de souffrance et la dépression des forces, parfois si considérable. Contre le météorisme et les douleurs abdominales, on a employé, avec beaucoup de succès, le froid, soit à l'extérieur (fomentations froides, douches d'éther, — Stoltz), soit à l'intérieur (eau glacée à petites doses répétées, pilules de glace, — Michaëlis, Stoltz, Metz). — Il est encore très-important de provoquer, dès le début, des évacuations alvines suffisantes. L'expérience démontre surabondamment que lorsque le gros intestin se vide de bonne heure, il ne se déclare pas de ces accidents abdominaux que l'on redoute tant, ou que du moins ils sont bientôt allégés d'une façon très-marquée. Parmi les médicaments évacuants, il faut préférer les plus doux; si les lavements ne sont pas assez efficaces, les substances huileuses et le calomel conviennent principalement.

L'inflammation du bas-ventre ne se déclare habituellement que du troisième au quatrième jour; elle est, plus souvent que ne l'admettent quelques auteurs, la cause de la terminaison fatale; on n'a obtenu jusqu'ici aucun succès en lui opposant une antiphlogose énergique. Presque toutes les femmes qu'on a traitées par de larges saignées ont succombé. Les émissions sanguines générales sont rarement nécessaires; on se trouve mieux, d'ordinaire, de la saignée locale, c'est-à-dire d'une application de sangsues au lieu le plus douloureux, répétée aussi souvent que les forces de la malade le permettent, et jusqu'à ce que les accidents les plus aigus aient diminué d'intensité. Mais rien ne paraît aussi efficace, pour écarter rapidement les accidents inflammatoires, que les évacuations intestinales abondantes. Des observations dignes de foi (Michaëlis) démontrent qu'elles ont une action vraiment *critique* dans un assez grand nombre de cas. L'emploi des laxatifs paraît d'autant mieux indiqué que l'état puerpéral est habituellement caractérisé par une tendance aux excrétions copieuses. Les sudorifiques ne seraient probablement pas assez actifs pour provoquer une excrétion critique suffisante; du reste, les boissons chaudes, les infusions etc. ne sont pas applicables les premiers jours parce qu'elles font vomir, et les couvertures trop chaudes sont tout aussi peu supportées. Il vaut mieux, pour stimuler modérément la sécrétion cutanée, d'appliquer des linges chauds sur les membres et d'y pratiquer de douces frictions.

Parmi les autres excrétions puerpérales, il faut accorder une attention particulière à l'écoulement lochial, que rien ne favorise, du reste, autant que des garde-robes précoces. Dans le même but, on recommande les fomentations chaudes sur la vulve et les injections émollientes dans la matrice et le vagin.

Les premières sont peut-être rationnelles; les dernières doivent être *rejetées* parce que les liquides injectés peuvent pénétrer facilement dans la cavité péritonéale. Si les lochies ne s'écoulent pas par les voies ordinaires, il faut, avec le doigt, débarrasser l'orifice utérin des caillots et des restes de membranes qui peuvent l'obstruer. Les moyens mécaniques recommandés dans ce but ne sont pas convenables (Rousset, Ruleau, Baudelocque etc.). — Autant que possible, on favorise la sécrétion du lait en appliquant l'enfant de bonne heure au sein.

D'autres accidents graves qui peuvent survenir à la suite de l'opération — tels que la faiblesse excessive, les spasmes, l'étranglement intestinal, l'épanchement de sang dans le péritoine — réclament nécessairement un traitement très-varié. Lorsque l'activité vitale est très-déprimée, il ne faut pas employer des excitants, mais bien des remèdes qui fortifient doucement et qui n'entravent pas les excrétions normales; les accidents nerveux exigent encore l'emploi des narcotiques. On ne connaît pas, jusqu'à présent, de moyen certain pour empêcher, après l'occlusion de l'ouverture abdominale, l'épanchement de sang et de pus dans le péritoine, qui devient si rapidement mortel. Cet épanchement est difficile à éviter quand la plaie utérine ne reste pas en contact immédiat avec celle des téguments, et quand elle ne se ferme pas de telle façon que l'écoulement du pus se fasse plus facilement vers l'intérieur de la matrice que vers l'extérieur. Pour assurer le parallélisme des deux plaies, si l'utérus est mobile, on peut appliquer, des deux côtés de cet organe, deux fortes compresses au-dessous du bandage de corps; elles serviront peut-être aussi, par la compression qu'elles exercent latéralement, à diriger le pus vers la plaie extérieure. Enfin il faut veiller avec soin à ce que l'angle inférieur de la plaie reste ouvert assez longtemps; aux premiers indices d'un épanchement, le sindon doit être aussitôt retiré.

La convalescence est habituellement lente. Tant qu'elle dure, la femme doit être soigneusement surveillée au point de vue du régime, des mouvements etc. Les écarts de régime ont amené la mort d'un assez grand nombre d'opérées. — La réunion de la plaie est d'ordinaire achevée au bout de cinq à six semaines, rarement plus tôt, quelquefois plus tard. Cette époque peut être regardée comme celle de la guérison. Pendant quelque temps encore, il faut que la femme porte une ceinture abdominale bien serrée.

Scanzoni[1] insiste pour qu'on administre à l'opérée, dès qu'elle aura été transportée dans son lit, une poudre composée de 0^{gr},01 d'acétate de morphine, 0^{gr},10 de sulfate de quinine et 0^{gr},50 de sucre; cette dose peut être répétée, s'il y a lieu.

Metz, d'Aix-la-Chapelle, recommande pour l'emploi du froid, après l'opération césarienne, un procédé qui mérite d'être pris en sérieuse considération[2]. Voici ce qui distingue ce procédé: Dès le début, aussitôt que l'opérée a été transportée dans son lit, on commence à lui faire des applications de linges trempés dans l'eau froide, qu'on remplace au bout de quelques heures par l'emploi de la glace. Ainsi l'on n'attend pas, pour faire usage du froid, que l'irritabilité du système circulatoire se soit développée. L'on ne se contente pas de tenir en échec les accidents imminents par des applications fréquemment renouvelées de linges froids et de vessies de glace, mais on y joint aussi

____

[1] Scanzoni, *Die geburtsh. Operat.*, 1852, p. 297.
[2] Metz, *Ueber die Anwendung der Kälte nach gemachtem Kaiserschnitte.* Berlin 1852.

l'administration des lavements froids et des pilules de glace. Il est de règle de ne pas discontinuer l'emploi de ces moyens tant que l'accouchée s'en trouve bien. Aussitôt qu'elle en est incommodée, on suspend les applications pendant quelques heures, et on les reprend si elle en manifeste de nouveau le désir. Sur huit cas d'opération césarienne, traités par cette méthode, sept eurent une terminaison favorable pour la mère.

III. PRONOSTIC.

§ 491. Il ressort suffisamment de ce qui précède que le *pronostic* est en général défavorable. Une opération qui coûte la vie au moins aux *deux tiers* de mères ne peut être désignée que comme excessivement dangereuse. Néanmoins différents facteurs ont une influence assez marquée sur le pronostic. Si, par exemple, la section césarienne est pratiquée sur une femme pas trop jeune, qui, après avoir été rachitique dans son enfance, s'est bien remise et a joui depuis d'une santé durable; si l'opération peut être faite en temps opportun, les forces étant encore conservées et le moral bon (ce dernier point est très-important); si l'on opère d'après l'une des méthodes dont l'expérience a démontré les avantages, et si l'on réussit à éviter les complications fâcheuses; si la malade est bien partagée en ce qui concerne les soins, le régime etc., — la réunion de toutes ces conditions rend évidemment le pronostic un peu meilleur.

Quand il s'agit, au contraire, d'une femme maladive, souffrant peut-être encore des suites de l'ostéomalacie, et démoralisée; quand le moment convenable est depuis longtemps passé et que l'on a fait des efforts intempestifs pour terminer l'accouchement; quand des accidents imprévus compliquent l'opération; quand le traitement consécutif est mal dirigé, ainsi que l'hygiène et le régime de l'opérée; ou bien encore quand celle-ci est exposée à des influences endémiques et épidémiques, comme on l'observe parfois dans les Maternités, — en pareil cas, il y a certainement bien peu de chances de salut pour la mère. Ajoutons toutefois que l'opération césarienne a quelquefois réussi contre toute attente dans les conditions les plus défavorables, et que, d'autre part, la terminaison a été fatale dans des circonstances qui autorisaient à concevoir les meilleures espérances. Jusqu'à présent la proportion la plus favorable de guérison a été fournie par les cas où l'opération a été faite plusieurs fois sur la même femme. Un tableau de dix-sept cas de ce genre ne donne qu'une mortalité de 0,29 (Kayser). Mais d'abord le nombre de ces observations est encore beaucoup trop petit pour permettre une conclusion rigoureuse, et, d'autre part, il y a lieu de croire que beaucoup de faits d'opération renouvelée, mais non suivie de succès, n'ont pas été publiés.

La grande majorité des décès a lieu du troisième au cinquième jour, c'est-à-dire dans la période où les accidents inflammatoires se manifestent. Il est plus rare que la mort arrive dès les trois premiers jours. Une fois la *première* semaine heureusement écoulée, il meurt tout au plus une opérée sur neuf (Michaëlis). Quelquefois la mort survient encore très-tard, par exemple la sixième, la septième semaine; alors elle a pour cause l'épuisement qui résulte d'une suppuration prolongée.

Le pronostic est bon pour l'*enfant* quand l'opération, commencée avant ou peu après la rupture de la poche, peut être achevée sans accident, et notamment quand l'extraction peut être faite sans retard. Plus on opère longtemps après le commencement du travail, et surtout après l'écoulement des eaux, moins il y a de chances pour conserver le fœtus. Le pronostic est aussi rembruni par des tentatives antérieures d'accouchement artificiel. D'après les recherches de Kayser, la mortalité générale des enfants est de 30 %.

Les exemples rapportés dans les écrits anciens, d'opération césarienne pratiquée plusieurs fois (de trois à sept fois) sur la même femme, manquent tous d'une authenticité suffisante. En revanche il existe plusieurs cas plus récents, et bien avérés, où l'opération a été faite avec succès à deux ou trois reprises. Un cas unique dans son genre est celui de la femme Adametz, que G. A. Michaëlis a opérée pour la quatrième fois avec succès.

La proportion des enfants sauvés par la section césarienne est restée sensiblement la même depuis le commencement du siècle dernier jusqu'à nos jours ; d'autre part Kayser admet, en se fondant sur sa statistique, que la mortalité des mères a diminué dans ces derniers temps.

B. Opération césarienne après la mort.

§ 492. Chez les femmes mortes pendant la grossesse ou le travail, l'opération césarienne est indiquée lorsque la mort est survenue après le vingt-huitième mois de la gestation et lorsque l'accouchement par les voies maternelles ne peut pas être effectué ou du moins exigerait trop de temps pour permettre d'atteindre le but de l'opération, qui est la conservation du fœtus. — A cet égard, l'expérience enseigne que si l'accouchement n'a pas lieu presque immédiatement après la mort de la mère, il est extrêmement rare qu'on trouve le fœtus vivant.

L'on ne sait pas encore exactement pendant combien de temps le fœtus peut continuer à vivre dans le sein de la mère après la mort de celle-ci, pourtant l'expérience journalière enseigne que, durant l'accouchement, toute interruption des rapports existant entre le fruit et la matrice devient rapidement mortelle pour l'enfant (d'ordinaire au bout de cinq à quinze minutes). Dès lors il est difficile d'ajouter foi aux récits d'après lesquels des fœtus auraient été extraits vivants plusieurs heures (de deux à vingt-quatre heures) après la mort de la mère. Les cas d'opérations césariennes *post mortem*, colligés par Reinhardt et Heymann, et, appartenant au dix-neuvième siècle, ne présentent aucun exemple de ce genre. Il est généralement reconnu qu'on ne peut guère se fier, sous ce rapport, aux histoires merveilleuses que nous ont transmises les siècles passés. Les exemples cités par des auteurs dignes de foi, comme démontrant la survie du fœtus pendant un laps de temps si extraordinaire, s'expliquent peut-être tout simplement par ce fait qu'on a pris pour réellement mortes des femmes qui n'étaient que dans un état de mort apparente.

Tout récemment Breslau, opérant sur des lièvres, des lapins et des cochons d'Inde, a fait des *recherches expérimentales* très-intéressantes *sur la survie du fœtus après la mort de la mère* (20 observations). Breslau a tiré de ses expériences les conclusions suivantes : 1° Il ne peut pas être révoqué en doute que le fœtus humain, ainsi que ceux des animaux, survit toujours à sa mère quand la mort a été prompte et violente, comme dans l'hémorrhagie, l'asphyxie, l'apoplexie, les coups sur la tête etc. 2° Il est admissible que le fœtus humain survit *plus longtemps* à la mort violente de la mère que les fœtus des animaux. 3° Il *n'est pas probable* que l'opération césarienne donnera un enfant vivant ou dans un état de mort apparente, si elle n'est faite dans le premier quart d'heure ou tout au plus vingt minutes après la mort. 4° Si la mère a succombé à une maladie du sang, telle que le choléra, le typhus, la fièvre puerpérale (pendant la grossesse ou l'accouchement), la scarlatine, la variole etc., on ne peut espérer de conserver l'enfant, parce que les conditions de son existence n'ont pas été supprimées d'un seul coup, mais bien anéanties peu à peu. Il en est de même dans les cas d'empoisonnement par des substances qui déterminent une décomposition très-rapide du sang, telles que l'acide cyanhydrique et les poisons analogues. La mort par le chloroforme paraît constituer une exception à cette règle, parce que le chloroforme ne semble pas pénétrer en substance dans la circulation de l'enfant (1).

§ 493. Lorsque, dans un cas particulier, l'accouchement artificiel par les voies ordinaires ne se trouve pas indiqué, il faudrait d'abord décider, avant de procéder à l'opération césarienne, si la femme regardée comme morte l'est réellement ou si elle n'est qu'en état de mort apparente. L'on sait que, jusqu'à présent, la science ne possède aucun signe certain de la mort, immédiatement après qu'elle vient d'avoir eu lieu. Ce défaut d'un criterium sûr est d'autant plus sensible, dans les circonstances qui nous occupent, que c'est précisément pendant la grossesse et l'accouchement que la femme est plus particulièrement sujette à des accidents qui simulent assez facilement la mort; nous voulons parler des hémorrhagies, des apoplexies, des accidents nerveux, des convulsions etc. Hormis les cas où les femmes succombent à des maladies prolongées, telles que les fièvres typhoïdes, la phthisie, ou à des lésions si considérables que l'on ne peut pas douter de la cessation de la vie, il ne sera peut-être jamais possible d'acquérir la certitude de la mort ou du moment où l'opération césarienne devrait être faite, si l'on veut en obtenir un résultat favorable pour le fœtus. Au surplus, dans les affections à marche lente, la vie de l'enfant s'éteint habituellement avant celle de la mère, ou du moins en même temps, et l'accouchement a lieu très-souvent avant que la femme ait rendu le dernier soupir. Dans les cas de mort violente, survenant à la suite de l'apoplexie, de l'asphyxie, des hémorrhagies, la cause qui produit la mort de la mère entraîne aussi fréquemment celle du fœtus. Il est probable que le fœtus continue rarement à vivre encore pendant quelque temps, hors des cas où la mort surprend la mère en pleine santé, sous l'influence d'une cause extérieure accidentelle.

Il résulte de ce qui précède que, si l'on entreprend la section césarienne au moment où il est nécessaire de la faire pour obtenir le résultat que l'on attend de l'opération, la mort de la mère sera le plus souvent encore douteuse, et que le médecin courra le risque d'opérer une femme en état de mort apparente; si, au contraire, on attend que la mort de la mère soit indubitable, il est probable que le fœtus aura toujours cessé de vivre. Ces considérations expliquent pourquoi les enfants mis au monde après le décès de la mère, soit par l'opération césarienne, soit par les voies ordinaires, ont été si rarement extraits vivants, et ont encore plus rarement continué à vivre.

Parmi 331 opérations faites dans le siècle actuel, qui ont été réunies par Heymann et Lange, 6 ou 7 seulement ont eu un résultat favorable pour le fœtus. 13 enfants vécurent pendant quelques heures; les autres furent presque tous trouvés sans signe de vie. Il est probable qu'un grand nombre d'opérations sont restées inconnues parce qu'elles n'ont pas été couronnées de succès. Ainsi Schwartz rapporte que dans l'Électorat de Hesse on

(1) Breslau, *Experimentelle Untersuchungen über das Fortleben des Fötus nach dem Tode der Mutter* (*Mon. f. Geb.*, t. XXIV, p. 81).

a fait la section césarienne *post mortem*, 107 fois en treize ans, ainsi que le constate un document administratif : pas un seul enfant n'a été conservé. L'auteur que nous citons a été amené par ces chiffres, qui parlent d'eux-mêmes, à conclure que cette opération est superflue, parce qu'elle est sans utilité. En conséquence il s'élève contre les lois [allemandes] qui font pour le médecin une obligation absolue de procéder à l'opération césarienne sur les femmes mortes dans les trois derniers mois de leur grossesse; il déclare que cette prescription est illusoire, dure pour les intéressés, et non justifiée, parce qu'il n'existe aucune garantie de succès ; *en somme, il pense que l'intervention de la loi est superflue, parce qu'elle ne peut avoir aucun résultat utile.* Breslau, au contraire, se basant sur les recherches expérimentales dont nous avons parlé plus haut, s'exprime en ces termes : «Le devoir de tout médecin sera toujours, après que la mort de la femme aura été constatée, de faire aussitôt que possible l'opération césarienne pour sauver la vie de l'enfant; cependant cette opération peut être évitée quand le fœtus est certainement mort avant la mère, ou quand on peut espérer l'extraire plus sûrement et plus rapidement par les voies naturelles. » Cet auteur a fait effectivement une fois l'opération césarienne au moins un quart d'heure après la mort bien constatée de la mère, et a réussi à retirer un enfant dans un état asphyctique, qu'il est parvenu à ranimer; malheureusement cet enfant, qui n'était qu'à la trente-troisième semaine de la vie intra-utérine, a succombé au bout de six à sept heures. Breslau déclare que ce fait est assez probant pour que l'on s'efforce toujours d'empêcher *qu'un cadavre devienne la tombe d'un individu vivant, et qui a le droit de vivre* (1). — Hecker adhère aussi à l'avis de ceux qui insistent sur la nécessité de l'opération césarienne, quand la mère a succombé tout à fait subitement ou du moins après une courte agonie (2).

[Sur une femme, âgée de vingt-trois ans, qui succomba d'une manière presque instantanée, quinze jours avant le terme normal de sa troisième grossesse, J. Campbell, de Paris, pratiqua l'opération césarienne dix minutes environ après la mort; il eut le bonheur d'extraire un fœtus à demi-asphyxié, qu'on ranima à grand'peine, qu'on ne conserva, pendant les premiers jours qu'à force de soins assidus, et qui était âgé de deux ans et demi, et très-bien portant, à l'époque où l'observation fut publiée. A l'autopsie de la mère on trouva une hypertrophie du ventricule gauche du cœur, une distension énorme de l'oreillette droite par du sang noir coagulé, et une persistance partielle du trou de Botal. (3)]

On connaît malheureusement plus d'un fait d'opération césarienne pratiquée sur des femmes en état de mort apparente, et chez lesquelles la douleur provoqua des signes de vie. Peu raconte un cas pareil qu'il a observé lui-même (4). Trinchinetti parle d'un chirurgien peu expérimenté qui opéra une femme en travail tombée en syncope; la malheureuse mourut d'hémorrhagie. Reinhardt cite le fait d'une femme qui revint à elle au moment où on faisait l'incision des téguments, et qui plus tard aurait accouché heureusement (5). Le cas le plus intéressant est celui du chirurgien Pénard, relaté par Bodin (6). Ce praticien avait achevé l'opération césarienne et venait de placer le premier point de suture, quand la prétendue morte se mit à soupirer et à murmurer quelques mots, sur quoi l'opérateur prit la fuite. Après qu'on l'eut ramené, non sans peine, il acheva le pansement; la femme guérit et en fut quitte pour une hernie ventrale. — D'Outrepont ne dut qu'à un hasard heureux de ne pas faire l'opération césarienne sur une femme regardée comme morte depuis une heure, et qui accoucha plus tard heureusement (7).

<hr>

(1) Breslau, *Kaiserschnitt nach dem Tode; lebendes Kind* (*Monatsschrift für Geburtskunde*, t. XX, 1862, p. 62).

(2) Hecker, *Zur Lehre von der Wechselwirkung zwichen Krankheit u. d. Fortpflanzungsvorgängen* (*Monatssch. f. Geb.*, t. XXVII, 1866, p. 174).

(3) Voy. Thèse de J. Campbell, Paris 1849, p. 12 et suiv.

(4) Peu, 1694, p. 334.

(5) Reinhardt, *Der Kaiserschnitt an Todten*, 1829, p. 22.

(6) Bodin, *Essai sur les accouch.* Paris an V, in-8°, p. 135.

(7) Voy. *N. Zeitschr. f. Geburtsk.*, t. XIII, p. 344.

§ 494. Il n'est pas douteux que jadis l'opération césarienne *post mortem* a été souvent faite trop à la légère, alors que l'accouchement aurait pu être effectué d'une autre façon; mais il faut dire que les lois anciennement en vigueur ont grandement contribué à entretenir cet abus. De nos jours, tous les accoucheurs consciencieux admettent le principe suivant : toutes les fois que le travail a commencé au moment où la mère succombe, et qu'il est possible d'introduire la main, il faut terminer l'accouchement par l'extraction manuelle, ou bien appliquer le forceps si le travail est assez avancé et si la présentation du fœtus permet l'emploi de cet instrument. Il est d'autant plus important de procéder ainsi, que plusieurs exemples démontrent que la secousse produite par l'opération peut ranimer la mère lorsque la mort n'est qu'apparente.

D'autre part, si la grossesse n'est pas arrivée à son terme, si l'accouchement n'est pas en voie de préparation, si l'orifice utérin est encore fermé etc., l'opération césarienne est le seul moyen pour sauver éventuellement le fœtus. S'il existe alors des raisons suffisantes pour croire que la femme est réellement morte, et si l'auscultation révèle que l'enfant vit encore, l'accoucheur doit procéder sans retard à l'opération, en ayant soin de l'exécuter avec les mêmes précautions et d'après les mêmes règles que sur le vivant.

La loi *Regia* prescrit, sans rien préciser d'ailleurs, de ne pas enterrer la mère avant d'avoir fait une incision à son ventre pour extraire le fœtus. Presque toutes les législations ultérieures contiennent la même prescription, sans tenir compte de la certitude ou de l'incertitude de la mort de la femme. Ce point essentiel fut d'abord pris en considération dans une ancienne loi de l'État de Venise et dans un arrêté du magistrat d'Ulm (1704). La loi de la principauté de Lippe-Detmold (1789) et celle du royaume de Wurtemberg sont très-sagement conçues [1]. Selon nous (Grenser), il est tout à fait irrationnel de vouloir ordonner, par une loi, l'exécution de l'opération césarienne dans tous les cas où la mère vient à succomber pendant les trois derniers mois de la grossesse; *il faut laisser au médecin le droit de décider dans chaque cas particulier* s'il y a lieu de faire la gastro-hystérotomie ou d'extraire l'enfant par les voies naturelles [2].

Rigaudeaux, se trouvant en présence d'une femme en travail, considérée comme morte depuis quelques heures, fit la version et sauva la mère et l'enfant [3]. Ce fait, devenu célèbre, est regardé, avec raison, comme un exemple à suivre dans tout cas analogue. Sur une femme, qui venait, en apparence, de rendre le dernier soupir, Mende fit l'extraction d'un fœtus hydrocéphalique au moyen du forceps et du crochet mousse; au même instant la mère revint à elle [4].

Reinhard donne une petite collection d'accouchements pratiqués par les voies naturelles sur des femmes mortes (p. 106). (Un enfant fut sauvé par la version: cas de Verhöff, 1819.) Rœmhild publie un cas plus récent [5]. Heymann recommande même d'inciser le col de la matrice, s'il est trop peu dilaté pour permettre l'extraction du fœtus par les

[1] Voy. Reinhardt, ouvrage cité, p. 43.

[2] Voy. Sæmann : *De sectione cæsarea agitur, tum quæritur, num matris genus moriendi vim habeat, ut fœtus vel prospere vel infeliciter sectione cæsarea in lucem edatur.* Diss. inaug. Regimonti 1864.

[3] Voy. *Journ. des sçavans.* Janv. 1749.

[4] Mende, *Beob. u. Bem. aus d. Geburtsh.*, t. I, 1824, p. 143.

[5] Rœmhild, *Glückliche durch die Wend. bewirkte Geb. eines leb. Kindes nach dem Tode der Mutter* (*Preuss. Vereinsz.*, 1836, p. 137).

voies naturelles; il relaté deux cas où il a exécuté sa proposition sans grande difficulté. Il est pourtant douteux que l'extraction serve jamais à sauver l'enfant, si elle ne peut être exécutée que de cette manière (1).

BIBLIOGRAPHIE.

Opération césarienne.

Rousset, Fr., Traité nouveau de l'hystérotomotokie, ou enfantement césarien. Paris 1581, in-8º. (Rousset a été traduit en latin, par Gaspard Bauhin, 1588, 1591 et 1601, et en allemand, par Schiz. Strasbourg.)

Ruleau, J., Traité de l'opération césarienne et des accouchements difficiles et laborieux. Paris 1704, in-12.

Simon, Recherches sur l'opération césarienne (Mém. de l'Acad. royale de chirurgie. Paris 1743, t. I, p. 623, et 1753, t. II, p. 308).

Kœdijk, L. J., Verhandling van de sectio cæsarea, of Keizers Sinecde. Utrecht 1774, in-8º.

Stein, G. W., Praktische Abhandlung von der Kaisergeburt. Kassel 1775, in-4º.

Lauverjat, Nouvelle méthode de pratiquer l'opération césarienne et parallèle de cette opération et de la section de la symphyse des os pubis. Paris 1788, in-8º.

Sprengel, K., Kurze Uebersicht der Geschichte des Kaiserschnitts etc. (Pyl's Repertor. für die öffentliche und geschichtliche Arzneiw. Berlin 1791, t. II.)

Baudelocque (aîné), Recherches et réflexions sur l'opération césarienne (Recueil périodique de la Société de méd. de Paris, an VII (1798), p. 54).

Hull, John, Observations on M. Simon's detection with a defence of the cæsarean Operation. derived from Authoritees etc. Manchester (1799), in-8º.

Planchon, Ant., Traité complet de l'opération césarienne. Paris 1801, in-8º.

Nettmann, J. F., Specimen sistens sectionis cæsareæ historiam. Halæ 1805.

Flâmant, P. R., De l'opération césarienne. Paris 1811, in-4º.

Ansiaux, Dissertation sur l'opération césarienne. Paris 1811.

Wigand, J. N., Einige Gedanken über die Tödlichkeit des Kaiserschnittes etc. (Geburtsh. Abhandl. Hamburg 1812, in-4º.)

Gardien, Dict. des sciences méd., t. XVII, article Opération césarienne. Paris 1816.

Mansfeld, Ueber das Alter des Bauch- u. Gebärmutter-Schnittes an Lebenden. Braunschweig 1824, in-8º.

Schenk, J. H., Geschichte einer glücklichen Entbindung durch den Kaiserschnitt, nebst Bemerkungen über diese Entbindungsweise überhaupt (Siebold's Journal, t. V, 1826, p. 461).

Grœfe, C. F., Ueber Minderung der Gefahr beim Kaiserschnitt, nebst der Geschichte eines Falles, in welchem Mutter und Kind erhalten wurden (Græfe's u. Walther's Journal für Chir. und Augenheilk., t. IX, 1826, p. 1).

Robertag, De periculis quæ e sectione cæsarea puerperis contingunt. Berol. 1827, in-8º.

Merrem, C. Th., Ueber zwei oder mehrmal bei derselben Frau glücklich verrichtete Kaiserschnitts-Operationen (Gem. d. Zeitschrift für Geburtsk., t. III, 1828, p. 330).

Tillmanns, De lethalitate sectionis cæsareæ. Dissert. inaug. medico-obst. Bonnæ 1828, in-8º.

Deleurye, F. A., Observations sur l'opération césarienne à la ligne blanche etc., 1834, p. 102.

Boër, Gedanken über Kaiserschnitt und Enthirnung (Sieben Bücher etc. 1834, p. 102).

Desormeaux et *P. Dubois*, Dictionnaire de méd., 2e édit., t. VII, 1834, article Césarienne (opération).

Rosenbaum, J., Analecta quæd. ad sectionis cæsar. antiquitates. Hal. 1836, in-8º.

____

(1) Comp. sur la version : Seulen, *N. Zeitschr. f. Geburtsk.*, t. II, 1835, p. 11. — Devilliers, *Union méd.*, nº 74, 1862. — Duparcque, *Gaz. hebdomad. de méd.*, nº 42, Paris 1862.

Michaëlis, G. Ad., Geschichte dreier an derselben Frau..., und geschichtliche Bemerkungen über den Kaiserschnitt (Abhandl. aus dem Gebiete der Geburtshülfe. Kiel 1838, p. 34).

Stoltz, Dictionnaire des études méd. prat., t. III. Paris 1839, article Opération césarienne.

Kayser, C., De eventu sectionis cæsareæ. Havniæ 1841, in-8°.

Hubert (de Louvain), De l'avortement médical. Bruxelles 1852.

Pilore, Opération césarienne avec réunion de la plaie utérine à la paroi abdominale. (Courrier méd., 1854).

Jacquemier, De l'opération césarienne et de l'avortement médical (Gazette hebdomadaire, 1855).

Stoltz, J. A., Relation d'une opération césarienne, pratiquée pour la seconde fois, et avec succès, sur la même femme, suivie de quelques recherches sur des cas analogues, etc. (Gaz. méd. de Paris, 1855, p. 374 et 390).

Hasse, P., De sectione cæsarea. Commentatio a societate medic. academic. Gœtting. proœmio ornata. Cellæ 1856, in-4°.

Bouchacourt, Considérations sur le traitement des suites de l'opération césarienne. Lyon 1860, in-8°.

Pihan Dufeillay, Études sur les statistiques de l'opération césarienne (Arch. gén. de méd., 1861).

Winckel, L., Fünfzehn Kaiserschnittsoper. und deren Ergebnisse für die Praxis (Monatsschr. für Geburtsk., t. XII, p. 241).

Gueniot, Parallèle entre la céphalotripsie et l'opération césarienne. Thèse de concours. Paris 1866.

Stoltz, Dictionnaire de médecine et de chirurgie pratiques, t. VII, 1867, article Césarienne (opération).

Opération césarienne après la mort.

Bordenave, Sur la nécessité d'ouvrir les femmes mortes dans l'état de grossesse (Hist. de l'Acad. royale des sciences. An 1777. Paris 1780, p. 12).

Rigal, Réflexions sur l'opération césarienne pratiquée après la mort (Ann. clin. de la Société de méd. de Montpellier, t. XXXIII, 1814, p. 364).

D'Outrepont, Beobachtungen u. Bemerkungen (Gem. d. Zeitschr. für Geburtsk., t. III, 1828, p. 440).

Reinhardt, L. F., Der Kaiserschnitt an Todten (Preisabhandl. nebst Vorr. von L. S. Riecke. Tübingen 1829, in-8°).

Heyman, Die Entbindung lebloser Schwangern mit Bezug auf die Lex regia. Coblenz 1832, in-8°.

Devilliers, C., De l'hystérotomie après la mort de la mère, au point de vue médicolégal. Thèse de Paris, 1838.

Lange, Krit. u. statist. Bemerkungen zur Lehre v. Kaiserschnitt an Todten (Caspar's Wochenschr., 1847, n° 23-26).

Campbell, J., De l'accouchement des femmes qui meurent à une époque avancée de la grossesse. Thèse de Paris, 1849.

Letenneur, De l'opération césarienne après la mort. Paris 1860.

Hatin, F., De l'opération césarienne après la mort de la mère. Mémoire lu à l'Acad. de méd., le 20 novembre 1860 (Bulletin de l'Acad. de méd., t. XXVI, p. 113, et Gaz. méd., 1861).

Kergaradec, Du devoir de pratiquer l'opération césarienne après la mort de la mère, lecture à l'Acad. de méd., séance du 8 janvier 1861 (Bulletin de l'Acad. de méd., t. XXVI, p. 225).

Depaul, De l'opération césarienne post mortem. Discours à l'Académie impériale de médecine, le 9 avril 1861. Paris 1861 (Bulletin de l'Acad. impériale de méd., t. XXVI, p. 517).

Schwarz, Der Kaiserschnitt an Todten (Monatsschr. für Geburtsk., t. XVIII, supp., 1862, p. 121).

Devilliers, De l'extraction du fœtus par les voies naturelles pendant l'agonie ou après la mort de la mère (Union méd., 1862).

Münch, *E.*, De l'accouchement artificiel après la mort. Thèse. Strasbourg 1864.

CHAPITRE V.

DE L'APPLICATION D'INSTRUMENTS VULNÉRANTS SUR LE FŒTUS (EMBRYOTOMIE).

§ 495. L'*embryotomie*, dans le sens le plus étendu du mot, comprend les opérations suivantes : *a*) on ouvre, selon les règles de l'art, la cavité crânienne, thoracique ou abdominale du fœtus, pour enlever le contenu de ces cavités, diminuer ainsi le volume du corps fœtal et le rendre apte à traverser la filière du bassin; *b*) on comprime simplement ces parties, dans le même but; *c*) on enlève des portions isolées, par exemple un bras, ou bien l'on sectionne des parties plus volumineuses, par exemple le cou, afin de pouvoir faire l'extraction du fœtus, qui serait impossible autrement.

Quand l'opération porte sur la tête du fœtus, on la désigne sous le nom de *perforation* ou de *céphalotripsie*, selon qu'on emploie des instruments tranchants ou des instruments mousses; tandis que l'on entend par *embryotomie* proprement dite (*morcellement du fœtus*) l'application d'instruments vulnérants sur une autre partie que la tête.

L'exécution de chacune de ces opérations constitue une des tâches les plus désagréables de l'accoucheur, qui peut s'estimer heureux de ce que les progrès récents de l'art aient rendu assez rare la nécessité de l'embryotomie.

L'humanité exige qu'on atténue, autant que possible, l'impression fâcheuse que le cadavre mutilé de l'enfant produit sur le vulgaire; aussi faut-il avoir soin, l'opération terminée, de réintégrer dans leurs cavités les viscères qui en ont été enlevés, de réunir les plaies par des points de suture, et de faire nettoyer et habiller le corps avant de le laisser voir à la famille.

Aucune opération n'a été entreprise plus souvent dans l'antiquité que la réduction du fœtus au moyen d'instruments vulnérants. L'on ne s'en étonnera pas, si l'on réfléchit que les anciens avaient des notions très-imparfaites sur la structure et les fonctions des parties génitales, et sur les causes de dystocie, et que le nombre des opérations obstétricales était bien restreint. Dans les présentations normales, dès que le travail s'arrêtait pour une cause quelconque, dans les présentations anormales ou vicieuses, sitôt que la version sur la tête ne réussissait pas, — on s'empressait d'avoir recours à l'embryotomie comme à la seule ressource qui permît de terminer l'accouchement en respectant l'existence de la mère. Sans doute les accoucheurs les plus anciens admettaient, en principe, qu'il ne faut faire l'embryotomie que sur les fœtus morts. Mais, vu l'insuffisance des moyens de diagnostic et le peu d'importance qu'on accordait au fruit contenu dans le sein maternel, cette règle doit avoir souffert de nombreuses exceptions. A partir d'Hippocrate, qui en a déjà décrit le manuel opératoire, l'embryotomie a joui, pendant de longues années, d'une grande considération. C'est ce dont témoignent les écrits de Celse, d'Aëtius, de Paul d'Égine, ainsi que les ouvrages des médecins arabes. Parmi ces derniers, ce fut surtout Abulkasem qui approfondit le sujet; il a laissé, entre autres dessins représentant les instruments obstétricaux usités de son temps, des figures de pinces «*ad contendendum caput,*» de scalpels «*ad incidendum fœtum,*» de crochets etc.

Il est à peine nécessaire de dire que les principes concernant l'opération ne se modifièrent pas durant la période post-arabique. La réaction ne commença qu'au dix-septième siècle, quand la version sur les pieds fut remise en honneur. Mais c'est surtout l'invention et la généralisation du forceps qui restreignirent considérablement l'usage de l'embryotomie. Le procédé opératoire a aussi reçu, depuis le milieu du siècle dernier, des améliorations importantes ; il a été rendu plus simple et partant moins dangereux pour la mère. Nous aurons lieu de faire ressortir plus bas les perfectionnements qui ont été introduits de nos jours dans l'exécution de la perforation et du morcellement du fœtus.

Dans le siècle actuel il n'y a eu qu'*un seul* auteur renommé qui ait rejeté absolument l'embryotomie comme une opération non-seulement inutile, mais complétement nuisible, et déshonorante pour l'accoucheur. Nous voulons parler de Fr. B. Osiander, qui soutenait que toutes les fois qu'un accouchement ne peut être terminé par la version ou le forceps, il faut faire l'opération césarienne. A l'appui de son assertion, il faisait sonner bien haut que dans une pratique de quarante ans il n'avait jamais été obligé de faire la perforation, grâce à un emploi habile de ses mains, tant naturelles qu'artificielles ; pourtant sa doctrine n'a pas prévalu et son procédé d'extraction forcée, par le forceps, n'a trouvé que peu d'imitateurs.

A. *De la perforation et de la céphalotripsie.*

I. DÉFINITION ET INDICATIONS DE LA PERFORATION. — APPAREIL INSTRUMENTAL.

§ 496. La méthode la plus ancienne pour la réduction du volume de la tête est la *perforation* ou *excérébration* (*céphalotomie*). Elle consiste, ainsi que nous l'avons dit au paragraphe précédent, dans l'ouverture artificielle du crâne, destinée à donner issue à la matière cérébrale, et suivie parfois de l'extraction de quelques pièces osseuses ; le tout pratiqué à l'aide d'instruments aigus. La *céphalotripsie*, dont l'origine est tout à fait récente, consiste dans l'écrasement de la tête au moyen d'une forte pince, dont la structure particulière permet une compression très-énergique.

S'il est vrai que le but principal de l'opération est atteint sitôt que la tête a subi une diminution proportionnée à la capacité du bassin ; il s'en faut cependant de beaucoup que la tâche de l'accoucheur soit alors toujours terminée. En effet, si les efforts de la nature ne suffisent pas, une fois la perforation faite, pour achever l'accouchement, ou bien si des circonstances quelconques exigent la prompte terminaison du travail, il incombe encore à l'art de faire l'extraction du fœtus, laquelle constitue alors le *second temps*, quelquefois de beaucoup le plus difficile, de l'opération, et dont l'exécution est aussi soumise à des règles précises.

§ 497. La perforation est indiquée dans les circonstances suivantes :

1° La mort du fœtus est tout à fait certaine et il existe une disproportion telle entre lui et le bassin, que l'accouchement est impossible par les seules forces de la nature ; de plus, l'extraction au moyen de la main ou du forceps ne peut être exécutée sans préjudice pour la mère. Nous supposons que le bassin est au moins assez spacieux pour livrer passage au fœtus diminué de volume, car, dans le cas contraire, se présenterait l'indication absolue de l'opération césarienne.

2° La vie du fœtus est douteuse, de sorte qu'on ne peut affirmer qu'on la sauverait par l'opération césarienne, qui autrement serait indiquée, et il est impossible, dans l'intérêt de la mère, d'attendre, pour intervenir, qu'il existe des signes indubitables de la mort du produit. Dans ce cas, il est permis, si le rétrécissement n'est pas trop considérable, de faire d'abord une tentative modérée d'extraction, en appliquant le forceps ou, selon quelques auteurs, en pratiquant la version.

3º La vie du fœtus est certaine, la section césarienne est, du reste, indiquée d'une façon relative, mais la femme refuse catégoriquement de se soumettre à l'opération, il y a péril en la demeure et l'accouchement ne peut pas être terminé d'une façon plus douce.

§ 498. Parmi les indications que nous venons d'établir, la *première* est la seule qui soit unanimement admise. L'on a beaucoup discuté, au contraire, pour décider s'il est jamais permis de pratiquer la perforation sur un fœtus vivant (ou supposé vivant). Non-seulement les médecins, mais encore les théologiens et les jurisconsultes ont pris part à cette controverse, qui présente plutôt un intérêt théorique que pratique; mais jusqu'à présent on n'a pas encore réussi à résoudre le problème et à établir des principes applicables dans tous les cas, et permettant de trancher nettement l'alternative qui se pose entre l'opération césarienne et la perforation.

La plupart des médecins, surtout en France et en Allemagne, admettent en principe qu'il n'est permis sous aucun prétexte de perforer le crâne d'un fœtus vivant. En conséquence, quelques-uns d'entre eux proposent de remettre la perforation jusqu'à ce qu'on ne puisse plus douter de la mort de l'enfant, tandis que d'autres conseillent de comprimer la tête aussi énergiquement que possible à l'aide d'un forceps long et fort, et de ne la perforer qu'après que le fœtus aura succombé à ces tentatives. Il est évident que l'enfant n'y gagne rien : dans le premier cas, on le laisse mourir, dans le second cas, on lui prend l'existence ; sur ces entrefaites, chose facile à comprendre, l'état de la mère peut s'aggraver à un si haut degré que la perforation tardivement faite ne lui est d'aucune utilité. Ainsi, en s'abandonnant à de vaines préoccupations sur le sort de l'enfant, on perd de vue que la vie et la santé de la mère méritent aussi d'être prises en considération. D'autres ont proposé de laisser au mari ou à la famille le choix entre l'opération césarienne et la perforation ; pourtant il ne serait ni rationnel ni équitable de suivre ce conseil, parce que les intérêts de l'époux et des parents peuvent différer essentiellement de ceux de la femme. Mais que dire de la proposition suivante : l'accoucheur, dit-on, doit chercher à obtenir de la malade qu'elle se soumette à l'opération césarienne, et si elle s'y refuse, il doit l'abandonner à son sort jusqu'à ce qu'elle modifie sa résolution ou jusqu'à ce que la mort du fœtus vienne changer l'état des choses. Assurément, ce serait là une conduite inhumaine, et le médecin qui agirait ainsi dépasserait de beaucoup sa compétence et empiéterait odieusement sur les droits les plus sacrés de la mère. Nous avons déjà exprimé notre avis sur la question (§ 477). La mère seule, si elle est saine d'esprit, a le droit de se prononcer dans un pareil conflit entre son existence et celle de son enfant. L'accoucheur doit chercher à lui faire bien comprendre sa situation, en se gardant également d'exagérer et d'atténuer les dangers de la gastro-hystérotomie. Si elle se décide pour la section césarienne, le praticien, après avoir fait cet exposé impartial, procèdera à l'opération en toute tranquillité de conscience. Si elle préfère sacrifier son enfant, il fera la perforation pour peu que l'extraction ne puisse plus être différée. Dans notre conviction, cette conduite est la seule qui soit approuvée par la raison et par la morale.

[Presque tous les accoucheurs anglais sont d'avis qu'il faut sacrifier l'enfant toutes les fois qu'il peut être extrait par l'embryotomie. Ces principes, ainsi que nous l'avons dit plus haut (§ 477), tendent de plus en plus à se répandre en France. Voici les arguments qu'on fait valoir pour l'embryotomie et contre l'opération césarienne : l'hystérotomie est le plus souvent mortelle pour la mère (elle l'a toujours été à Paris depuis le commencement du siècle actuel); tous les enfants ne sont pas extraits vivants, et beaucoup d'entre eux, d'après les chances moyennes de mortalité, succombent en bas âge ; enfin, les droits à la vie d'un faible et chétif enfant ne peuvent être comparés à ceux d'une femme dans la force de l'âge, que mille liens rattachent à l'existence. — Comme l'embryotomie offre d'autant plus de chances favorables à la mère, qu'elle est pratiquée à un moment plus rapproché du début du travail, P. Dubois, Pajot, Cazeaux, Tarnier, Joulin etc. admettent qu'on est autorisé à exécuter cette opération sur le fœtus encore vivant. — Stoltz estime que dans une question si délicate chacun doit être libre d'agir «selon ce qu'il sent ou juge.» Quant à lui, il ne se résoudrait jamais à porter des instruments destructeurs sur un enfant plein de vie.]

§ 499. Lorsque l'on considère l'ancienneté de la perforation et la fréquence de son application dans les siècles passés, il n'y a pas lieu de s'étonner si l'arsenal obstétrical contient un nombre considérable d'instruments appelés *perforateurs*, inventés spécialement pour cette opération, et qui diffèrent notablement au point de vue de leur structure et de leur utilité. On distingue quatre espèces de perforateurs : *a)* les perforateurs-couteaux ; *b)* les perforateurs-forets ; *c)* les perforateurs-ciseaux et *d)* les perforateurs-trépans. Parmi les *perforateurs-couteaux*, nous trouvons, outre les instruments les plus anciens de cette espèce qui appartiennent à Hippocrate et à Abulkasem, les perforateurs de Paré, Guillemeau, Mauriceau, J. J. Fried (poignard à gaîne), Petermann, Rœderer, Starck, Wigand etc. ; parmi les *perforateurs-forets*, ceux de Bacquié, Ould (*terebra occulta*), Dugès, Biegon, Rose etc. Ces instruments sont presque tous abandonnés, et avec raison. Aujourd'hui, l'on se sert le plus souvent des *perforateurs-ciseaux*, et, après eux, des *perforateurs-trépans*. Les perforateurs-ciseaux ont des lames tranchantes, soit en dedans, soit en dehors. Aux premiers appartiennent ceux de Bing, Walbaum (avec une courbure pelvienne), Klein etc.; aux seconds, ceux de Smellie (Fig. 124 et 125), Levret, G. A. Fried, Stein, Denman, Orme, Klees, Brunninghausen (ces deux derniers sont munis d'une gaîne), El. von Siebold, Busch etc. En général, les ciseaux dont le tranchant est tourné en dehors doivent être préférés, notamment ceux dont

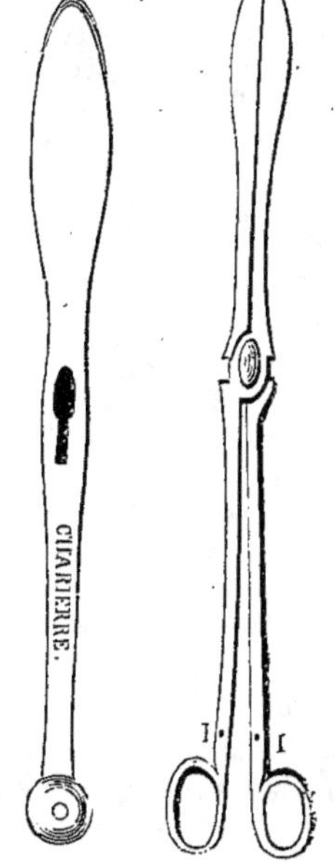

Fig. 124.   Fig. 125.
Fig. 125. *Ciseaux de Smellie modifiés et munis d'une gaîne protectrice (fig. 124).*

les branches sont articulées de telle façon que les lames s'écartent quand on rapproche les manches, ainsi que cela a lieu pour le perforateur de Levret-Fried, modifié par Nægele (Fig. 126). Ce dernier instrument est en outre muni d'une barre transversale mobile qui empêche les lames de s'écarter tant qu'elle reste en place. Il est long de 24 centimètres; la largeur des branches au niveau des saillies qui se trouvent au-dessous des lames mesure 2 1/2 centimètres; à partir de ce point, les lames sont demi-mousses, demi-tranchantes jusqu'à 3 millimètres de la pointe, où elles deviennent tranchantes. *Un autre perforateur très-bon et très-répandu est celui de Levret* : ce sont des ciseaux à manches allongées et à lames courtes et tranchantes jusqu'au niveau de leur plus grande largeur. Les ciseaux à crâniotomie peuvent pénétrer dans un endroit quelconque du crâne; il est naturellement plus facile de les enfoncer par une fontanelle où par une suture; mais il est faux qu'on ne puisse les introduire que par un de ces points, ainsi que plusieurs auteurs l'ont prétendu dans ces derniers temps.

[Hippolyte Blot a fait construire un perforateur (Fig. 127, 128) qui remplace très-avantageusement les ciseaux de Smellie. Il se compose de deux lames se recouvrant mutuellement, de telle façon que, l'instrument étant fermé, le bord mousse de l'une déborde d'un millimètre le bord tranchant de l'autre. Chaque face libre porte à son extrémité A une arête qui donne à la pointe de l'instrument une forme quadrangulaire; un clou, placé sur la face interne de la branche à bascule D, s'engage dans une échancrure de la branche opposée et limite la course dans un sens, tandis que le ressort C la limite dans le sens con-

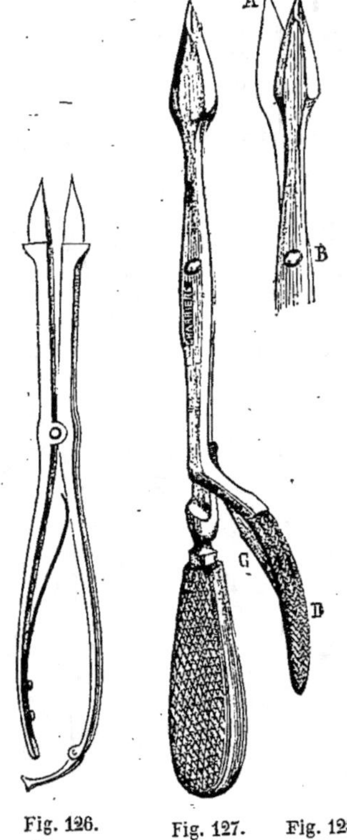

Fig. 126.
*Ciseaux
de Nægele.*

Fig. 127.
*Perce-crâne
de
Blot fermé.*

Fig. 128.
*Même
instrument
ouvert.* (*)

raire. Les deux branches sont articulées à tenon B; on les écarte quand on a pénétré dans le crâne; avant de retirer le crâniotôme on le laisse se refermer de lui-même.]

C'est Wechsung (1757) qui a conçu la première idée du perforateur-trépan. Parmi les instruments de cette espèce, nous citerons ceux d'Assalini, de Jœrg, Mende, Riecke, Ritgen, Kilian, Hayn, Wilde, Leisnig, Braun, Wesscheck-Martin etc. Ceux qui sont munis d'un tire-fond ou d'une pyramide sont les meilleurs, parce qu'ils glissent moins facilement. Les trépans ne remplaceront pas complétement les ciseaux, mais ils présentent un grand nombre d'avantages qui les rendent préférables à ces derniers pour la majorité des cas. Ils ne

(*) A. Extrémités des branches écartées. — B. Articulation à tenon. — C. Ressort tendant à rapprocher les branches dès qu'on cesse de presser sur la bascule D.

blessent pas aussi facilement que les ciseaux, même entre des mains peu expérimentées; ils ouvrent le crâne sans effort, d'une façon aussi rapide que sûre; ils font un trou sans aspérités, qui laisse facilement écouler la matière cérébrale, même quand la tête est considérablement comprimée etc.

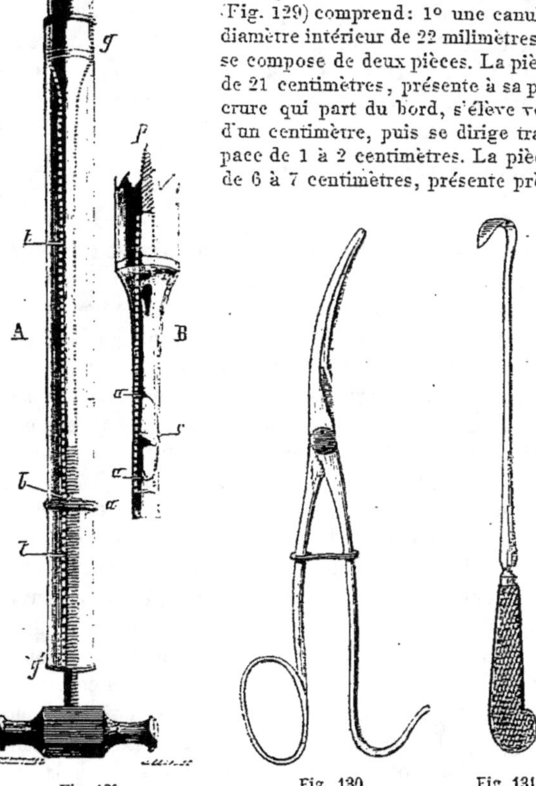

Fig. 129.
Perforateur-trépan de Leisnig, modifié par Kiwisch. (*)

Fig. 130.
Pince à os munie d'un coulant.

Fig. 131.
Crochet aigu.

Le perforateur-trépan de Leisnig, simplifié par Kiwisch, est regardé actuellement comme le meilleur. [Cet instrument (Fig. 129) comprend: 1° une canule de protection (g, g') d'un diamètre intérieur de 22 milimètres; 2° le trépan (B). La canule se compose de deux pièces. La pièce supérieure (g, a), longue de 21 centimètres, présente à sa partie inférieure une échancrure qui part du bord, s'élève verticalement dans l'étendue d'un centimètre, puis se dirige transversalement dans un espace de 1 à 2 centimètres. La pièce inférieure (a, g'), longue de 6 à 7 centimètres, présente près de son bord supérieur un bouton d'acier (b). Les deux pièces s'emboîtent, et le bouton d'acier, pénétrant dans l'échancrure verticale, se place transversalement par un mouvement de gauche à droite. La jonction des deux pièces devient ainsi des plus solides. La pièce supérieure est ouverte aux deux bouts. Chacune des extrémités de la pièce inférieure est fermée par une plaque métallique, ne laissant qu'une ouverture centrale pour le passage de la tige. Le trépan (B) se compose de la couronne et de la tige. La couronne, au lieu de dents de scie ordinaires, présente des lames triangulaires au nombre de sept. Elles sont inclinées et tranchantes d'un côté. L'auteur les compare à des lames de phlébotôme. Cette couronne est en outre munie d'un tire-fond (p) qu'on peut élever ou abaisser à volonté à l'aide d'une vis de pression (v) qui glisse dans une coulisse ($a a$). Quant à la tige de la couronne, elle est munie d'un pas de vis depuis le manche jusqu'à la moitié de sa hauteur, et pénètre à travers les deux plaques métalliques qui ferment les deux bouts de la pièce inférieur de la canule.] (1)

(1) Voy. Thèse de Alexandre Levy, Strasbourg 1849, p. 23.

(*) A. Trépan sorti à moitié de sa gaîne. — g) Pièce supérieure et g') pièce inférieure de la canule. — b) Bouton d'acier servant à assurer la jonction des deux pièces. — t) Tige. — B. Couronne et tire-fond du trépan. — p) Tire-fond. — v) Vis de pression qui glisse dans la coulisse $a\,a$.

Outre le perforateur, l'accoucheur a besoin d'une *pince à os* (Fig. 130), pour enlever des morceaux des os du crâne. Celles de Mesnard-Stein et de Boër sont les plus usitées.

Il nous reste à parler des instruments destinés à extraire la tête après la perforation. Celse, Paré, Guillemeau, Mauriceau, Peu, Levret, Smellie etc. faisaient usage de *crochets aigus* (Fig. 131); Smellie, Fried, Saxtorph, Scheel, Cliet, Davis ont imaginé dans le même but des *pinces à crochets*. Les dernières sont difficiles à appliquer et l'emploi des premiers est très-dangereux. Nous donnons la préférence à un *crochet demi-aigu, demi-mousse*, d'après le modèle de Smellie, avec le manche de Levret. Nous parlerons plus bas du céphalotribe.

II. ÉXÉCUTION DE L'OPÉRATION.

a) Précautions et préparatifs.

§ 500. Le *choix du moment* pour l'exécution de la perforation (ou de la céphalotripsie) est un point d'une haute importance. Un accoucheur vraiment humain évite volontiers jusqu'aux apparences du fœticide; aussi, même en supposant que la mort de l'enfant soit incontestable, on pourra souvent faire précéder la perforation d'une tentative modérée d'extraction à l'aide du forceps, s'il paraît certain que la mère n'en souffrira pas. Or cette condition ne peut exister que si la disproportion entre le fœtus et le bassin n'est pas trop considérable; dans le cas contraire, une fois l'orifice utérin suffisamment dilaté, il ne faut pas trop tarder à faire la perforation, afin de pouvoir compter que les efforts de la nature seront encore assez efficaces pour achever l'expulsion ou pour seconder l'extraction, s'il y a lieu. Si le fœtus est vivant ou si sa mort n'est pas encore tout à fait certaine, au moment où une appréciation attentive des circonstances présentes donne au médecin la conviction qu'une prolongation du travail menacerait la santé et la vie de la mère, il est utile et légitime d'appliquer le forceps, pour peu que cela soit faisable, et de tâcher de terminer l'accouchement à l'aide de cet instrument. S'il est vrai que, dans ce cas, la conservation du fœtus est toujours problématique, elle n'est du moins pas impossible; et l'accoucheur a quelquefois la joie de sauver par ce moyen, non-seulement la mère, mais encore l'enfant. Presque tout dépend alors de la souplesse de la tête et du degré d'énergie vitale du fœtus; mais l'habileté de l'opérateur entre sans doute aussi en ligne de compte. Si les tractions exercées à l'aide du forceps et continuées aussi longtemps que le permettent les égards dus à la santé de la mère ne produisent aucun résultat, il est bon de s'arrêter à temps et de renoncer à des efforts inutiles au fœtus et qui pourraient devenir extrêmement dangereux pour la parturiente. C'est alors que le moment est arrivé où la perforation peut au moins sauver la mère, dont la conservation doit être le but principal de tout accouchement artificiel. Il faut donc procéder sans retard à cette opération, parce que l'expérience enseigne que son pronostic est d'autant plus favorable que la patiente a moins souffert durant le travail. Dans l'étroitesse pelvienne, dite absolue, l'on ne devrait jamais employer le forceps. «En tant qu'on ne peut raisonnablement en espérer aucun résultat, l'emploi du forceps est absurde; en tant qu'il a nécessairement des effets destructeurs, il est criminel. Malheureusement ce principe n'est pas suffisamment pris en considération. Il est rare qu'on procède à la perforation avant d'avoir d'abord essayé le forceps. *C'est la vulnération grave résultant de ces vaines tentatives qui prépare la mort de la femme, qu'on finisse ou non par perforer»* (W. J. Schmitt).

§ 501. Les *préparatifs* pour la perforation, la position de la parturiente (toujours en travers du lit), le nombre et la distribution des aides etc. sont les mêmes que pour la version et l'application du forceps. On a soin de vider préalablement la vessie. Si le vagin est sec et très-sensible, des injections d'huile chaude, de mucilage d'avoine ou de substances analogues rendent de bons services. Enfin, l'état général de la patiente, si celle-ci est, par exemple, très-épuisée ou très-excitée, réclame aussi un traitement médical approprié, quoique ce soit l'accouchement lui-même qui constitue le meilleur remède.

b) *Règles pour l'exécution de l'opération.*

§ 502. La perforation, exécutée de la façon ordinaire avec les ciseaux ou le trépan, peut être divisée en *deux* temps (voy. § 496) : 1° l'ouverture du crâne et l'extraction de la matière cérébrale, et 2° l'extraction de la tête.

§ 503. *Ouverture du crâne et excérébration* (Fig. 132). L'accoucheur prend une position aussi commode que possible entre les jambes de la parturiente, en s'asseyant sur un siége peu élevé ou en s'agenouillant; il enduit une main de graisse (ordinairement la main gauche), l'introduit dans le vagin, d'après le procédé précédemment décrit, et entoure avec l'extrémité des doigts la partie de la tête qui doit être perforée. Le perforateur en forme de ciseaux, convenablement chauffé et graissé, est alors porté, sous la protection de la main introduite, jusque sur la tête, que nous supposons suffisamment fixée. On l'applique, autant que possible, au centre de l'orifice utérin et on l'enfonce graduellement dans le crâne en lui imprimant des mouvements de rotation ; pendant ce temps, les doigts de la main gauche surveillent soigneusement la pointe de l'instrument. Pour prévenir le glissement de ce dernier, il faut l'appliquer aussi perpendiculairement que possible, en dirigeant les manches presque verticalement en bas. Une fois qu'il a pénétré assez profondément (jusqu'aux saillies qui se trouvent à la partie inférieure des lames), on l'ouvre afin d'agrandir la plaie (en déplaçant la barre transversale et en comprimant les manches, si l'on se sert des ciseaux de Naegele), puis on le referme, on lui fait faire un demi-tour autour de son axe et on l'ouvre de nouveau pour agrandir la plaie dans une direction qui croise la première. On enfonce alors le perforateur plus profondément dans la cavité crânienne, et on le porte dans différentes directions pour détruire les membranes et les connexions vasculaires du cerveau, et faciliter l'écoulement de la masse cérébrale, puis on le referme et on le retire avec précaution dans le creux de la main. Pour hâter la sortie de la masse cérébrale, on pousse des *injections d'eau tiède* dans la cavité crânienne au moyen de la seringue à injections ordinaire.

Si l'on fait usage du *perforateur-trépan*, on l'introduit avec précaution, la couronne étant retirée dans la gaîne cylindrique, et on l'applique sur la partie qui doit être perforée, puis on pousse en avant le trépan et on le met en mouvement. Lorsque la tuméfaction sanguine est assez considérable pour masquer fortement les os et entraver l'action du trépan, il est utile de fendre d'abord la tumeur et de mettre à nu l'endroit où l'instrument doit être appliqué. Quand l'os est complétement scié, l'on en est averti par l'ouïe et par un sentiment de résistance vaincue; on pousse alors l'instrument plus profondément

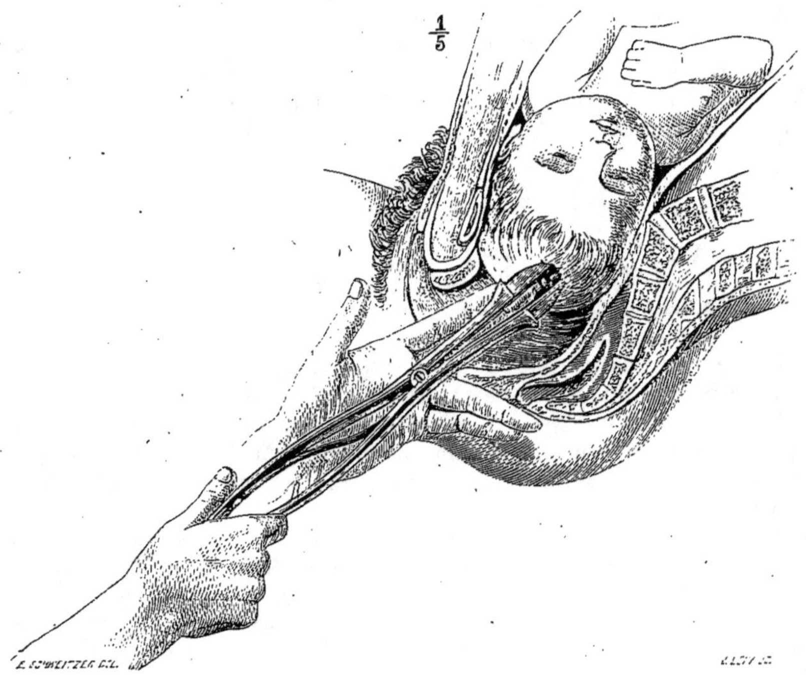

Fig. 132. — *Crâniotomie pratiquée à l'aide du perforateur en forme de ciseaux.*

afin de broyer le cerveau, dont l'écoulement peut être facilité par le moyen indiqué plus haut. Si le trou paraît insuffisant, on peut encore appliquer le trépan une ou plusieurs fois dans son voisinage et enlever avec la pince à os les ponts osseux qui séparent les différentes ouvertures.

§ 504. Une fois la perforation terminée par l'un ou l'autre procédé et la masse cérébrale convenablement enlevée, les os de la voûte crânienne se rapprochent généralement de tellé façon que l'accouchement s'achève souvent par les seules forces de la nature, pour peu que les douleurs soient bonnes et que la disproportion entre la tête et le bassin ne soit pas trop considérable. Comme la nature, en adaptant peu à peu la tête à la forme du bassin, prépare son expulsion de la façon la plus appropriée et la plus douce pour la mère, il ne faudrait jamais trop se hâter de faire l'extraction, à moins que des circonstances particulières n'indiquent l'accélération du travail. L'on doit simplement chercher à empêcher le vagin d'être blessé, pendant la progression de la tête, par les bords tranchants ou garnis d'aspérités de l'ouverture crânienne ; dans ce but, on recourbe en dedans et on recouvre avec le cuir chevelu les portions d'os qui font saillie, ou bien on les enlève avec la pince à os. Voici comment on manie cet instrument : on l'introduit fermé jusqu'à la tête en le glissant dans le creux de la main conductrice, puis on l'ouvre, on fait pénétrer l'un des mors par l'ouverture du crâne, tandis que l'autre est insinué entre celui-ci et le cuir chevelu, toujours sous la protection de la main gauche ; on rapproche alors fortement les manches de l'instrument, on saisit l'os, on l'arrache par des mouvements de torsion et on l'extrait avec précaution. On se sert de la même façon de la pince à os quand le rétrécissement est assez considérable pour empêcher le passage de la tête, malgré la diminution que la perforation a fait subir à cette partie.

En se fondant sur l'exemple d'Osborn et de quelques autres accoucheurs anglais, Wigand recommandait très-instamment, une fois la perforation terminée, de ne faire aucune tentative d'extraction, ni avec la main, ni à l'aide des instruments, mais d'abandonner uniquement l'expulsion du fœtus à la nature. Afin de pouvoir compter sûrement sur les contractions énergiques et efficaces qui sont indispensables pour terminer un pareil accouchement, il s'efforçait, chaque fois qu'il supposait l'existence d'un obstacle mécanique, de comparer attentivement la capacité du bassin avec le volume de la tête fœtale, pour reconnaître, dès le début du travail, si dans les circonstances présentes l'extraction par le forceps pouvait être exécutée sans danger pour la mère. Si la perforation lui paraissait nécessaire, il y procédait sur-le-champ, c'est-à-dire à un moment où la patiente n'était pas encore affaiblie, sans faire d'abord aucune autre tentative d'accouchement artificiel. En agissant ainsi, il ne perdit pas une seule femme sur dix cas qui se présentèrent successivement à lui. Il est probable que Wigand avait eu lieu de constater souvent les tristes résultats de la perforation succédant à l'emploi infructueux du forceps, et que le désir d'assurer dans tous les cas la conservation de la mère, qui est le but essentiel de cette opération importante, l'a engagé à faire la proposition que nous venons de reproduire, et à la mettre à exécution. Mais il est évidemment allé trop loin. S'il avait restreint son procédé aux cas où la mort du fœtus arrive dès le début du travail, et peut être manifestement constatée, il n'y aurait guère d'objections à lui adresser. Mais sa méthode, posée d'une façon si générale, n'échappe pas au reproche de tenir un compte insuffisant de la vie du fœtus. Au surplus, à l'époque où Wigand veut qu'on fasse la perforation, il est rarement possible de formuler une indication précise ; celle-ci surgit le plus souvent dans le cours ultérieur de l'accouchement, alors qu'on peut d'une part mieux reconnaître l'importance de l'obstacle, et d'autre part supputer avec une plus grande certitude ce que les contractions sont capables de produire dans les circonstances présentes. Toutefois, s'il est impossible d'adhérer sans conditions à la doctrine de Wigand, il est juste de dire qu'elle était digne d'être mieux appréciée qu'elle ne l'a été, et que cet excellent homme n'a mérité en rien les outrages et les insinuations malveillantes qu'elle lui a attirés de différents côtés.

Voici comment Osborn s'exprime sur son procédé de perforation : «Dans tous les cas qui admettent et qui exigent de la précision, je recommande d'attendre, avant de faire aucune tentative d'extraction, que la tête du fœtus ait été ouverte au moins depuis trente heures. Cette période de temps est suffisante pour compléter la putréfaction du fœtus, et trop courte pour mettre la mère en danger. Cette manière d'agir facilite notablement l'extraction de l'enfant, et je suis fermement convaincu, pour l'avoir expérimentée fréquemment, que ses avantages l'emportent de beaucoup sur les inconvénients qui pourraient résulter de l'état de décomposition de l'enfant et des secondines, dans un si court espace de temps. Il est bien entendu que cette temporisation n'est utile que lorsqu'on a ouvert la tête dès le début du travail » (1). Avant Osborn, Kelly avait déjà donné un conseil tout à fait semblable (2).

§ 505. *Extraction de la tête.* Si les contractions sont nulles, ou du moins insuffisantes pour la terminaison de l'accouchement, ou bien si des circonstances particulières s'opposent à la prolongation du travail, il est nécessaire de procéder à l'extraction de la tête perforée. Souvent la main seule suffit pour exécuter cette opération, quand le rétrécissement du bassin est peu prononcé et quand la tête est déjà un peu engagée dans l'excavation. Voici comment on procède : on introduit un ou deux doigts recourbés en crochet dans l'ouverture qui résulte de la perforation, en ayant soin d'en couvrir les bords avec le cuir chevelu replié en dedans, on partage les autres doigts sur la face externe de la tête et l'on attire celle-ci, autant que possible pendant les douleurs, en lui imprimant des mouvements de rotation. On peut aussi se servir de la pince à os (Boër), s'il ne faut que peu de force. Quelques praticiens expérimentés ont conseillé de saisir la tête à pleines mains au-dessus de la base du crâne. On peut aussi essayer une application de *forceps*, mais en prenant beaucoup de précautions. Si toutes ces tentatives sont infructueuses, on a d'ordinaire recours au crochet demi-aigu, demi-mousse (Fig. 133), qu'il faut manier avec la plus grande prudence, si l'on veut garantir la femme de lésions mortelles. On applique ce crochet à l'extérieur ou à l'intérieur du crâne. Dans le *premier* cas, c'est le *trou orbitaire* qui offre à l'instrument la prise la plus solide ; il est moins avantageux de le fixer dans le canal auditif ; la mâchoire inférieure, l'arcade zygomatique et les sutures des os crâniens conviennent encore moins, parce que ces parties cèdent trop facilement. Il est difficile de fixer le crochet à l'*intérieur* du crâne ; c'est la partie rocheuse de l'os temporal qui convient le mieux pour cet usage. Si l'on peut lui donner un point d'appui sur une partie de la tête dirigée *en avant*, la traction sera plus efficace, pour des raisons qu'il est inutile de rappeler. Une fois le crochet bien appliqué, on commence à tirer avec une main sur le manche, tandis que les doigts de la main introduite dans le vagin surveillent soigneusement la pointe de l'instrument. Il ne faut augmenter la traction que graduellement, faire des pauses fréquentes, s'arrêter immédiatement dès qu'on sent que la prise du crochet devient moins solide, et le fixer à un autre endroit. Si la parturiente peut faire des efforts d'expulsion, elle facilitera un peu l'opération, qui est d'ordinaire excessivement pénible et longue. C'est précisément pour éviter les dangers et les difficultés de cette méthode, qu'on *recommande généralement de nos jours l'emploi du céphalotribe pour l'extraction du crâne perforé.* L'on a aussi conseillé de procéder, après l'excérébration, à la version et à l'extraction par les pieds ; on prétend que de cette façon la tête traverse plus facilement le bassin. Ce procédé a souvent rendu des services, mais il n'est applicable que lors-

(1) Osborn, 1792, p. 168, 173, 183.

(2) Voy. une bonne critique de la doctrine d'Osborn dans: Hull, *Observations on Mr. Simmon's Detection etc.*, 1799, p. 370, 431. — Burns, ouvrage cité, p. 501.

que la main peut facilement passer à côté de la tête, pour aller saisir les pieds, et lorsque l'utérus n'est que modérément contracté. Naturellement il faut d'abord enlever les esquilles osseuses qui peuvent faire saillie sur les bords de l'ouverture du crâne.

Une fois l'extraction terminée, on nettoie l'enfant; on réunit les téguments par une suture, et on recouvre la tête d'un bonnet avant de faire voir le cadavre à la famille.

Le traitement général et local de l'accouchée est dirigé d'après les principes généraux de la médecine et de la chirurgie.

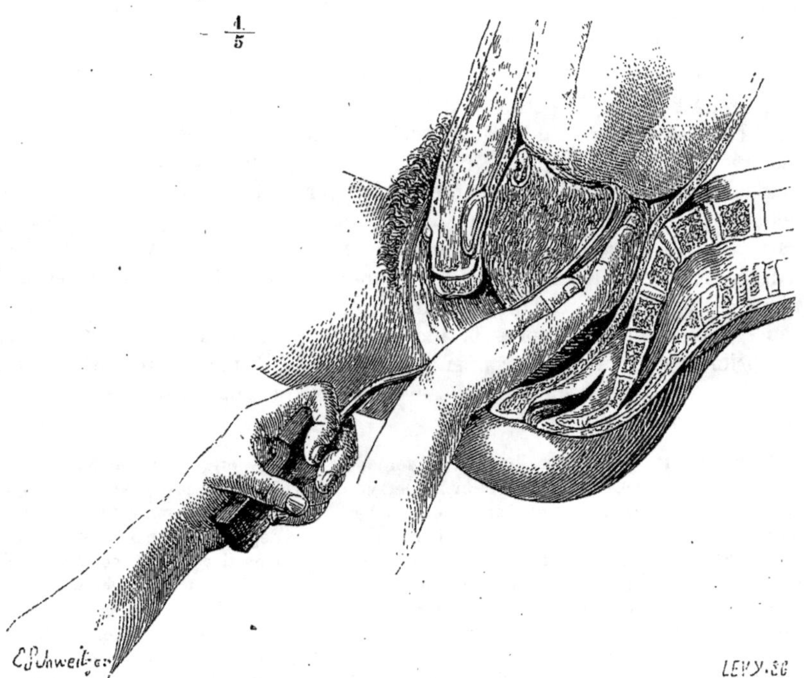

Fig. 133. — *Extraction de la tête au moyen du crochet aigu.*

L'utilité de la main pour l'extraction de la tête perforée a été vantée par Lamotte [1], par Saxtorph [2], et parmi les auteurs modernes par Mme Lachapelle [3], Stein le jeune, Busch etc. — Celse avait déjà donné de bonnes règles pour l'emploi du crochet aigu [4]. Smellie recommandait d'appliquer le crochet à la face externe du crâne [5]. Actuellement la plupart de ses compatriotes sont d'avis qu'il vaut mieux fixer l'instrument à l'intérieur du crâne, d'abord parce que les tractions ne modifient pas si facilement la direction de la tête (ce qui pourrait en rendre le passage plus mal aisé), et ensuite parce

[1] Lamotte, 1721, p. 424, 432.
[2] Saxtorph, *Ges. Schriften*, 1803, p. 182.
[3] Mme Lachapelle, *Prat. des accouch.*, 1821, t. I, p. 294.
[4] A. C. Celse, *De medicina*, lib. VII, cap. XXIX.
[5] Smellie, 1766, p. 299.

que l'introduction du crochet entre le bassin et la tête est excessivement difficile et même impossible quand cette dernière est fortement enclavée. Edw. Rigby [1] fait remarquer que le crochet ordinaire (à manche recourbé) est peu fait pour prendre une prise solide dans la cavité crânienne, et qu'il vaut mieux se servir d'un instrument à manche droit, dont l'extrémité pointue s'écarte selon un angle plus ouvert que sur le crochet de Smellie. Voici comment cet auteur propose de modifier le manuel opératoire : une fois le crochet convenablement fixé, l'index de la main introduite dans le vagin est appliqué à l'intérieur du crâne, vis-à-vis de la pointe de l'instrument; le pouce et les autres doigts saisissent le manche, de telle façon que, lors des tractions, la main et le crochet soient mis en mouvement ensemble, ce qui garantirait, en cas de glissement, et les parties maternelles et les doigts de l'opérateur. — Tout récemment Steitz a de nouveau fait ressortir les avantages du crochet, considéré comme instrument d'extraction après la perforation [2].

§ 506. Il nous reste encore à considérer les cas *particuliers* suivants, relativement à l'emploi du perforateur :

1° Lorsque la tête qu'il s'agit de perforer n'est pas fixée au détroit supérieur (comme nous l'avons supposé jusqu'ici), mais qu'elle est encore *mobile* au-dessus de lui, un aide est chargé de la fixer en la refoulant à l'aide de ses deux mains appliquées au-dessus de la symphyse pubienne (Smellie, Burns), ou bien l'on applique sur elle un long forceps à courbure pelvienne modérée, dont les manches, réunis par un lien, sont attirés directement en bas et maintenus par un aide. — Si l'on a fait usage du forceps, il est utile de ne pas le retirer immédiatement après la perforation, mais bien de s'en servir pour comprimer la tête et faciliter ainsi la sortie de la substance cérébrale. — Dans certains cas, on peut même exercer quelques tractions *prudentes* avec l'instrument.

Boër [3] rejette absolument l'emploi du forceps après la perforation. Mme Lachapelle n'émet pas un jugement aussi nettement défavorable. Rigby s'exprime ainsi : «D'après notre propre expérience, nous proposerions l'application du forceps courbe ordinaire dans tous les cas où la difformité pelvienne n'a pas un degré trop inusité ; en effet, par ce moyen la tête est également saisie et comprimée, les parties molles sont protégées par les cuillers dans une étendue considérable, et toute la masse traverse le bassin dans la position où elle se présentait. Dans quelques cas où la pince à crâniotomie et le crochet n'ont pas réussi à faire descendre la tête, le forceps obstétrical a été employé et la délivrance a été achevée aisément et rapidement [4].» — Nous avons observé (Grenser) quelques cas où la tête perforée a été extraite facilement et sans le moindre danger au moyen du forceps de Nægele ; nous fondant sur ces résultats, nous conseillons de faire *une tentative prudente avec cet instrument*, chaque fois que celui-ci pourra saisir solidement la tête.

2° La perforation est plus difficile lorsque la *face* se présente. L'on se sert ou bien du crochet demi-aigu demi-mousse, qu'on introduit par l'orbite dans la cavité crânienne, ou bien des perforateurs-ciseaux, si la tête a une position telle que la *suture frontale* soit accessible. Si l'on aime mieux se servir du trépan, on perfore le front et l'on introduit le crochet par l'ouverture produite.

[1] Rigby, 1841, p. 161.
[2] Steitz, *Ueber den Gebrauch des Hakens nach vorangegangener Perforation* (*Monatsschr. für Geburtsk.*, t. XXIII, p. 436).
[3] Boër, *Abhandlungen etc.*, 1834, p. 364.
[4] Rigby, ouvrage cité, p. 164.

3° Lorsque *la tête vient la dernière*, l'opération est soumise aussi, d'ordinaire, à de plus grandes difficultés. On introduit les ciseaux par l'une des fontanelles latérales postérieures (Fig. 134), puis on extrait la tête au moyen du crochet demi-aigu demi-mousse, ou bien on se sert de ce dernier pour faire successivement la perforation et l'extraction. — Ceux qui préfèrent le trépan cherchent à perforer la base du crâne entre le menton et la colonne vertébrale. Il s'entend que le tronc du fœtus doit être soutenu par un aide pendant l'opération. Aujourd'hui la perforation et l'extraction de la tête venant la dernière sont remplacées presque généralement, et avec raison, par l'*application du céphalotribe*.

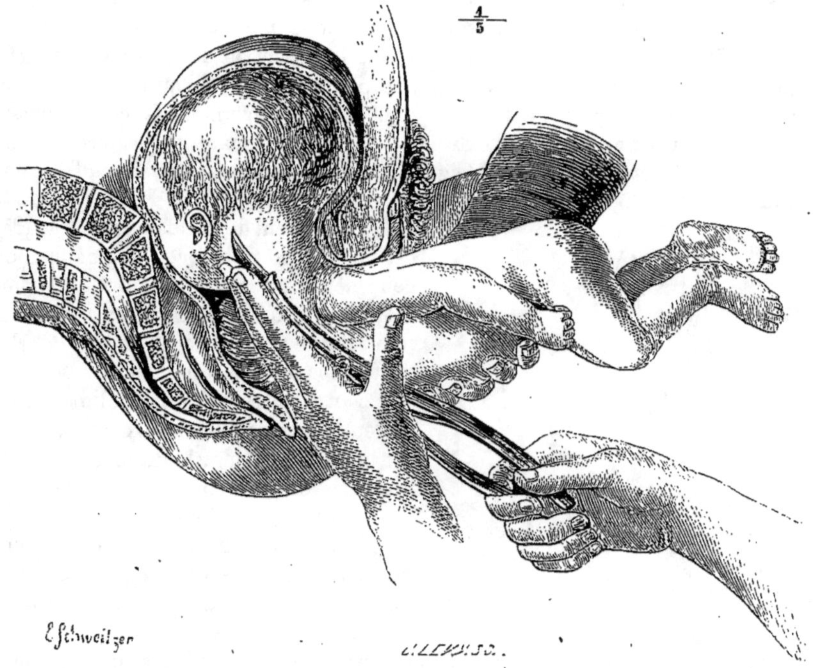

Fig. 134. — *Perforation de la tête venant la dernière.*

[Chailly a proposé un procédé particulier de perforation pour le cas où la tête, après l'extraction du tronc, se trouve arrêtée au détroit supérieur. «Alors, dit-il, la perforation est difficile et peut être dangereuse pour la mère, si l'on veut percer le crâne par l'occiput ou par le front. En effet, agissant sur ces parties, l'instrument n'est pas dirigé perpendiculairement à leur surface, et, comme ces parties résistent plus que le fait habituellement le sommet, la pointe du céphalotôme peut glisser et aller blesser les organes maternels. Il vaut mieux, à l'aide de deux doigts introduits par la bouche, abaisser fortement la mâchoire inférieure, et faire alors pénétrer les ciseaux de Smellie dans la masse cérébrale en perforant la voûte palatine. Par ce procédé on peut agir perpendiculairement, et, dans tous les cas, on n'a pas de glissement à craindre.»] [1]

[1] Chailly-Honoré, *Traité pratique de l'art des accouchements*, 4e édit., 1861, p. 714.

c) *Céphalotripsie* [1].

§ 507. La seconde méthode destinée à diminuer la tête du fœtus consiste à comprimer cette partie au moyen du céphalotribe (§ 496). A. Baudelocque, neveu, l'inventeur de cet instrument, croit non-seulement qu'il est propre à remplacer complétement le crochet aigu et les pinces à crâniotomie, mais encore qu'il est applicable à des degrés de rétrécissement où la perforation est contre-indiquée. Sans contredit, cet auteur est allé trop loin dans les espérances qu'il fonde sur son invention, et surtout dans la désignation des limites de son utilité réelle; pourtant il est positif que la céphalotripsie peut être substituée avec avantage, dans beaucoup de cas, à la méthode de perforation ancienne. D'une part, le céphalotribe produit la réduction de la tête d'une façon plus rapide et moins dangereuse que le perforateur, et, d'autre part, il peut être souvent utilisé pour l'extraction de la partie comprimée. La céphalotripsie est surtout avantageuse pour l'extraction de la tête venant la dernière, quand on ne peut l'opérer ni avec les doigts ni avec le forceps, et quand, d'ailleurs, le fœtus est mort.

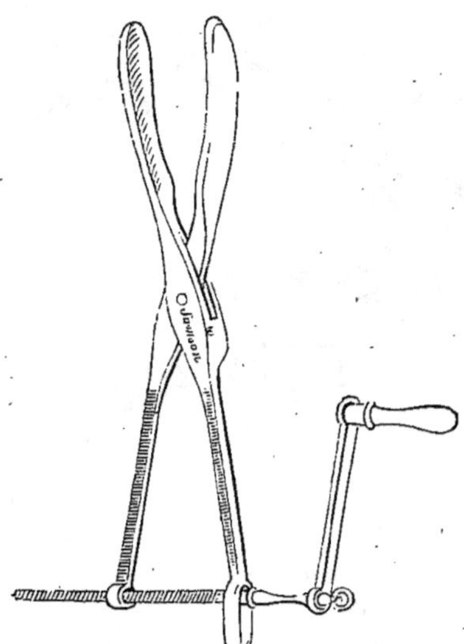

Fig. 135. — *Céphalotribe de Baudelocque.*

L'instrument de Baudelocque (Fig. 135) est un forceps très-fort, long de 50 à 54 centimètres, pesant environ 2 kilogrammes, non fenêtré, à branches croisées et muni d'une articulation analogue à celle du forceps de Brünninghausen. Les cuillers sont étroites (27 à 35 millimètres de largeur), légèrement convexes en dehors, concaves en dedans; leurs extrémités supérieures sont en contact; la plus grande largeur du sinus qu'elles forment mesure de 27 à 40 millimètres; leur courbure pelvienne est de 8 à 11 centimètres. Les manches sont aplatis (garnis de bois en Allemagne). A l'extrémité inférieure de la branche droite se trouve une ouverture allongée destinée à recevoir une vis longue de 16 à 19 centimètres, laquelle s'adapte à un pas de vis dont est munie une ouverture pratiquée à l'extrémité inférieure de la branche gauche. La vis est mise en mouvement par une manivelle; la compression obtenue est si forte qu'aucune tête de fœtus ne peut y résister, quel qu'en soit le degré d'ossification. Le cerveau, chassé de la cavité crânienne, se fait jour par les trous orbitaires, le nez, la bouche, ou bien s'épanche sous le cuir chevelu, quand ce dernier demeure intact. D'après Baudelocque, les os du crâne ne seraient pas broyés, mais seu-

---

(1) De κεφαλή, tête, et θρύπτω, je broie; on ferait donc mieux d'écrire *céphalothrypsie*, et d'appeler l'instrument *céphalothrypteur*.

lement disjoints et repliés en dedans, de sorte qu'il ne se produirait pas d'esquilles capables de percer les téguments. Pourtant l'observation démontre que ce dernier fait a lieu quelquefois ; aussi est-il utile de *n'employer le céphalotribe qu'après avoir pratiqué préalablement la perforation*, *lorsque le rétrécissement pelvien est très-prononcé.*

[Aujourd'hui on a le plus souvent recours à la crâniotomie avant d'appliquer le céphalotribe. — Stoltz combine toujours les deux opérations: il perfore d'abord à l'aide du trépan de Leisnig (§ 503), puis il se sert du céphalotribe pour écraser la tête et pour l'extraire].

Baudelocque présenta, en 1829, un céphalotribe, accompagné d'un mémoire sur son emploi, à l'Académie royale des sciences, qui chargea Boyer et Duméril de faire un rapport sur la nouvelle invention. La substance de ce mémoire se retrouve dans les thèses soutenues à Paris en 1832 par François (1) et Thevenin (2), tous deux élèves de Baudelocque. La première de ces dissertations contient le rapport fait à l'Academie (3).

L'instrument primitif excita d'emblée, par ses dimensions massives, les préventions d'un grand nombre d'accoucheurs. Mais bientôt il fut modifié par l'inventeur lui-même et par beaucoup d'autres (Ritgen, Dubois, Busch, Kilian , Schœller, Hüter,Trefurt, Langheinrich, Breit, Kiwisch, Scanzoni, Braun, E. Martin, Seyfert, Henning, van Aubel, Breisky etc.), et actuellement ce n'est du moins pas son aspect qui peut détourner d'en faire usage. Malgré les améliorations qu'on a fait subir au système de compression, à l'articulation etc., il est certainement encore susceptible de perfectionnements ultérieurs. Parmi les meilleurs céphalotribes, on cite ceux de Scanzoni , de Busch, et de Breisky (4).

[*Céphalotribe de Scanzoni* (Fig.136 et 137). Les cuillers présentent sur leur partie médiane une arête saillante et mousse qui divise leur convexité en deux moitiés. L'articulation est celle du forceps de Nægele (§ 425), seulement le pivot porte à sa partie supérieure une plaque de 27 millimètres de diamètre, qui donne une grande fixité à l'union. Les manches restent dis-

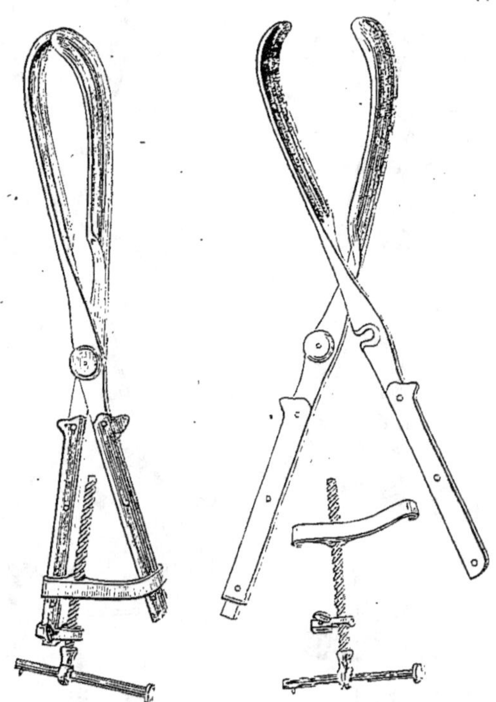

<table>
<tr><td>Fig. 136.</td><td>Fig. 137.</td></tr>
<tr><td>*Céphalotribe de Scanzoni fermé.*</td><td>*Même instrument désarticulé avec l'appareil de compression isolé.*</td></tr>
</table>

(1) François, *Parallèle de la perforation de la tête de l'enfant mort etc., procédé ordinaire, et de son broiement , procédé nouveau.*

(2) Thévenin , *Sur la perforation et le broiement de la tête du fœtus mort etc.*

(3) Voy. Baudelocque, *De la céphalotripsie, suivie de l'histoire de quinze opérations.* Paris 1836, in-8°.

(4) Voy. *Wiener med. Presse,* 6e année, nos 12 et 13.

tants à leur extrémité de 67 millimètres, après la complète fermeture de l'instrument. Le manche gauche présente à son extrémité un prolongement latéral destiné à fixer l'appareil de compression. Celui-ci se compose d'une vis à pas assez large, qui chemine dans le prolongement du manche gauche et dans une traverse horizontale, recourbée en crochet à chacune de ses extrémités. Cette traverse embrasse les deux manches et se trouve attirée lorsqu'on tourne la vis au moyen d'un levier placé à son extrémité inférieure. A mesure que la traverse est abaissée, la traction qu'elle opère sur les deux manches tend à les rapprocher l'un de l'autre.

Les céphalotribes les plus usités en France sont ceux de Depaul, Chailly et Blot.

Céphalotribe de Depaul (Fig. 138). La face interne des cuillers (*f*) est taillée en lime, afin d'avoir plus de prise sur la tête. L'articulation (*a*) se compose d'un pivot mobile à tête ovalaire, qui est reçu par une encoche de la branche droite L'extrémité du manche droit (*c*) donne insertion à une chaîne (*b*) composée de seize articles crénelés, et qui passe entre deux supports parallèles (*d*) placés à l'extrémité du manche gauche. Une clef à pignon traverse de haut en bas les deux supports et passe ainsi au devant de la chaîne, avec laquelle elle s'engrène. Un cliquet, suspendu entre les deux supports, arrête la chaîne et maintient le degré de compression voulu. — Le manuel opératoire est facile. On applique le forceps; puis on fait passer la chaîne entre les deux branches, et enfin on place la clef; on soulève le cliquet, on rapproche les cuillers à volonté, puis on laisse retomber le cliquet et on procède à l'extraction [1].

Céphalotribe de Chailly (Fig. 139). La courbure des bords est plus prononcée que dans l'instrument de Baudelocque. La mécanique latérale a été remplacée par une autre, placée à l'extrémité d'un des manches, et qui permet d'opérer le rapprochement des branches

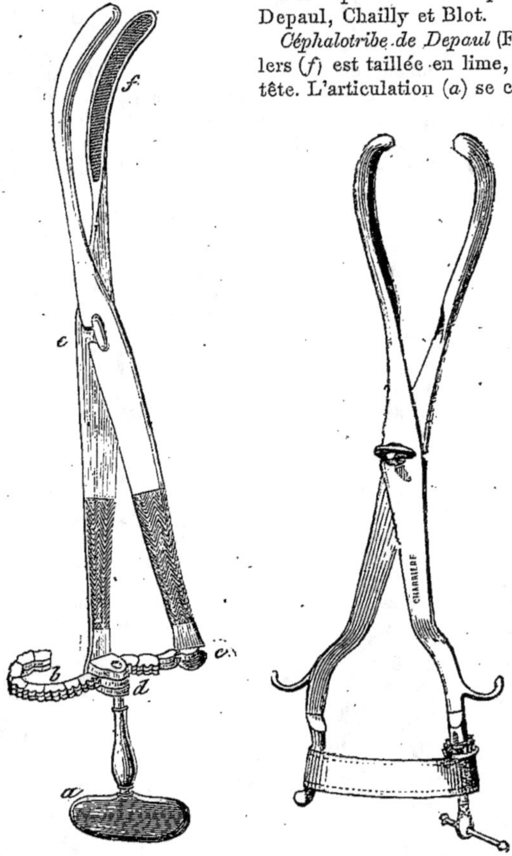
Fig. 138.
Céphalotribe de Depaul. (*)

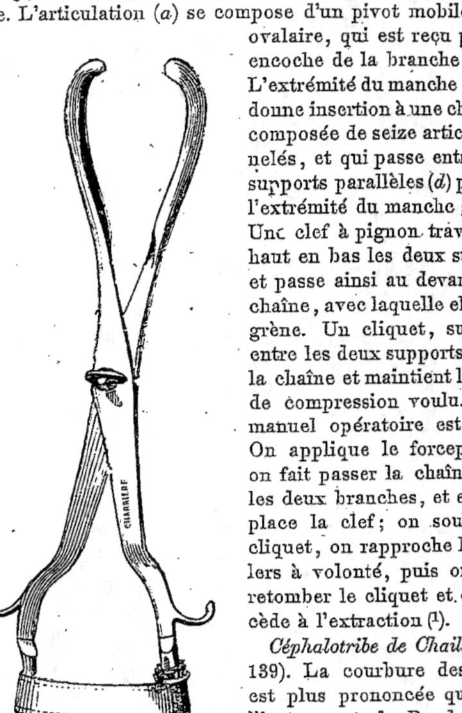
Fig. 139.
Céphalotribe de Chailly.

au moyen d'une courroie dont l'usage est bien moins gênant que celui de la mécanique primitive. Afin d'éviter le glissement, l'extrémité des cuillers a été recourbée de manière que l'une rentre dans l'autre; les parties comprimées se trouvent ainsi saisies de telle

[1] Voy. Édouard Lauth, *De l'embryothlasie*, Thèse de Strasbourg, 1863, p. 97.

(*) *a*) Clef à pignon s'engrenant avec la chaîne *b*, *c*. — *d*) Supports entre lesquels passe la chaîne. — *c*) Articulation des branches. — *f*) Cuillers.

sorte qu'elles ne peuvent échapper. La mécanique n'est autre que celle des écrans de cheminée (²).

Céphalotribe de Blot (Fig. 140). Le système de compression se compose d'une vis transversale fixe, sur laquelle peut se mouvoir un écrou muni.de deux ailerons. La vis est articulée à genou par une de ses extrémités avec l'extrémité du manche gauche, l'autre bout de la vis traverse l'extrémité bifurquée de la branche droite. Cette bifurcatio laisse inférieurement un espace vide pour permettre à la vis de se déplacer de haut en bas et de se mouvoir librement à angle sur la branche gauche. Chaque branche de la fourche est courbée en dehors pour retenir l'écrou pendant la compression, et l'empêcher de se déplacer en bas. Veut-on faire cesser la compression, il suffit de dégager l'écrou en le faisant un peu reculer vers l'extrémité libre de la vis, celle-ci passera facilement par la bifurcation et pourra se mouvoir sur la branche opposée.] (¹)

§ 508. L'application du céphalotribe se fait d'après les mêmes règles et avec les mêmes précautions que celle du forceps ordinaire et n'est pas plus douloureuse. Comme la tête est, en général, encore élevée dans les cas qui indiquent la céphalotripsie, il faut abaisser fortement vers le périnée les manches de l'instrument, afin que les cuillers saisissent suffisamment la partie fœtale. Si l'on néglige cette précaution ou si la courbure pelvienne du céphalotribe n'est pas assez prononcée, il ne saisit que la partie de la tête rapprochée du promontoire, et glisse en arrière de celle-ci dès qu'on commence la compression. — Quand l'application a bien réussi, on introduit la vis dans les ouvertures des manches et on la met en mouvement, tandis qu'un aide soutient l'instrument au niveau de l'articulation. La compression ne doit pas être faite d'un seul coup et rapidement, mais lentement et par intervalles, pour que la tête cède graduellement à l'action de l'instrument. En rapprochant trop brusquement les cuillers, on risquerait de faire subir aux parties molles de la mère une compression dangereuse par suite de la modification subite de la forme de la tête, et de perdre un

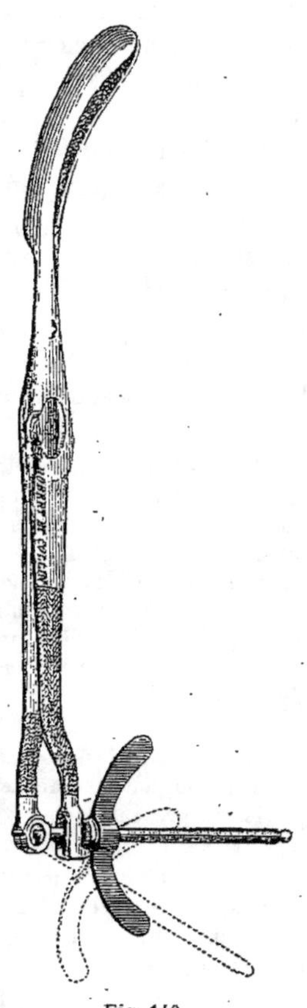

Fig. 140.
Céphalotribe de Blot.

avantage qui est regardé, à juste titre, comme l'un des plus précieux de ceux qu'offre la céphalotripsie, savoir la diminution de la tête sans lésion de ses téguments. Le degré de compression se règle d'après l'importance de l'obstacle mécanique. Il faut se garder de comprimer la tête plus fortement qu'il n'est absolument nécessaire, afin de pouvoir aussi en faire l'extraction. D'ordinaire, une seule application du céphalotribe est suffisante si l'on a fait préalablement la perforation; néanmoins, si le rétrécissement est considérable et si la tête est

(¹) Chailly, 1861, p. 716.
(²) Voy. Édouard Lauth, thèse citée, p. 120.

très-dure, il est utile d'enlever l'instrument après avoir opéré l'écrasement, et de le réappliquer pour le faire agir, autant que possible, dans une direction opposée à la première. C'est au point de vue de l'extraction que le céphalotribe laisse le plus à désirer, car les cas ne sont pas rares où il a glissé à plusieurs reprises, quoiqu'il fût manié *avec une habileté consommée*, et où il a dû enfin être remplacé par le crochet. Pour ce qui concerne la direction des tractions, nous renvoyons à ce que nous avons dit de l'extraction de la tête, encore élevée, au moyen du forceps (§ 449). Il faut principalement avoir soin de ne pas tirer trop fort au début ; il faut, de plus, observer attentivement la direction que prend l'instrument, et ne pas entraver ses mouvements si, pendant la progression de la tête, il se rapproche de l'un des diamètres *obliques*, ce qui est ordinairement le cas, parce que la tête, dont la forme est modifiée par la compression, tend à placer son plus grand diamètre dans le diamètre correspondant du bassin. Si le céphalotribe vient à glisser une fois que la tête se trouve rapprochée de la sortie du bassin, l'on termine l'extraction avec la main ou avec le crochet. Il faut qu'un aide se charge de soutenir le périnée, parce que l'opérateur a besoin de ses deux mains pour manier l'instrument.

[L'écrasement de la voûte crânienne ne suffit pas, lorsque le rétrécissement pelvien est très-prononcé ; il faut alors broyer aussi la *base du crâne*. C'est pour cette raison que la plupart des auteurs insistent sur la nécessité de porter aussi haut que possible les cuillers du céphalotribe, afin de saisir la partie qu'il importe avant tout de réduire. La difficulté de cette partie de l'opération, lorsqu'on se sert du céphalotribe ordinaire, explique les diverses tentatives qui ont été faites pour obtenir, au moyen d'instruments particuliers, soit la division de la tête dans le sens du diamètre vertical, soit la séparation des os qui constituent la base du crâne. — Nous examinerons plus bas les principaux d'entre ces instruments.

Dans les rétrécissements extrêmes la réduction du *tronc* peut devenir nécessaire. On admet généralement que l'emploi du céphalotribe, pour le broiement du thorax et du pelvis, ne présente aucune difficulté particulière.

Nous avons vu que le céphalotribe est un médiocre agent d'extraction ; de plus, ses cuillers, nécessairement assez épaisses, tiennent toujours une certaine place, dont il faut tenir compte dans les rétrécissements considérables ; enfin les tractions exercées sur la tête, souvent saisie dans un sens défavorable, exposent les parties maternelles à des lésions qui contribuent pour la plus large part à la gravité de l'opération. C'est pour ces raisons, dont la dernière est la plus importante, que plusieurs auteurs ont proposé de se contenter de broyer la tête et d'abandonner ensuite l'expulsion à la nature.

Cette idée a été développée et élevée à la hauteur d'une méthode, par le professeur Pajot, sous le nom de *céphalotripsie répétée sans tractions*. Pajot reconnaît que la méthode de céphalotripsie ordinaire rend des services incontestables dans les rétrécissements moyens ; mais, ajoute-t-il, dans les rétrécissements extrêmes, ceux qui commencent à 6 1/2 centimètres et finissent à 27 millimètres, la céphalotripsie est, d'un avis unanime, une opération excessivement dangereuse, assez même pour qu'on ait pu dire, non sans quelque raison, qu'elle compromettait la vie de la femme autant que l'opération césarienne, et cela sans la compensation offerte par cette dernière, la conservation possible et parfois probable de la vie fœtale. C'est donc pour réduire, autant que possible, l'indication absolue de la section césarienne, en poussant jusqu'à ses dernières limites l'application de la céphalotripsie, que Pajot propose sa nouvelle méthode, dont il donne la description suivante :

« Au-dessous de 6 1/2 centimètres, et jusqu'à 27 millimètres, et non pas jusqu'à 5 centimètres, comme on me l'a fait dire par erreur, car ma dernière limite est celle à laquelle le céphalotribe ne peut plus être introduit, je conseille de commencer dès que l'orifice est assez dilaté pour permettre le passage de l'instrument, ou même de pratiquer la perforation du crâne avant la dilatation complète, et pour la faciliter, car tous les accoucheurs savent combien la dilatation est souvent lente dans les rétrécissements excessifs. Les motifs en sont trop clairs pour avoir besoin d'être indiqués...

« Qu'on ait ou non perforé le crâne, la première application du céphalotribe sera faite aussitôt que possible avec les précautions ordinaires, en insistant particulièrement sur la pression exercée au-dessus de l'hypogastre, par un ou deux aides, dans le but de bien fixer la tête au détroit supérieur ; on aura le soin aussi de porter le plus fortement possible en arrière les deux manches de l'instrument, après avoir enfoncé les branches aussi profondément qu'on l'aura pu, jusqu'au point de faire pénétrer l'articulation du céphalotribe dans l'entrée du vagin...

« Le premier broiement ainsi fait avec toutes les précautions précédentes, la tête ayant été bien saisie, je tente, en y mettant beaucoup de prudence, un mouvement de rotation avec l'instrument, mouvement destiné à placer les dimensions diminuées de la tête dans le sens rétréci du bassin ; je tâtonne avec douceur pour exécuter ce mouvement, soit à droite, soit à gauche, selon que j'y trouve plus de facilité, et si des deux côtés j'observe quelque résistance, je m'abstiens complétement de la rotation. J'y insistais davantage autrefois ; l'expérience m'a appris que la matrice parvient à peu près toujours, et quelquefois en peu de temps, à mouler la nouvelle forme donnée à la tête par le broiement sur la forme du canal, en imprimant à cette tête la rotation trouvée difficile avec l'instrument. La contraction, agissant en effet sur la totalité du fœtus, parvient à le faire tourner plus sûrement, et avec moins de danger que ne le ferait le céphalotribe. La tête écrasée autant qu'elle peut l'être, je desserre l'instrument, le désarticule, et je le retire doucement *sans avoir exercé aucune traction*, et je procède immédiatement à un deuxième, et, selon le cas, à un troisième broiement *sans traction aucune* ; puis je fais remettre la femme dans son lit en lui prescrivant du bouillon coupé pour toute tisane. Selon l'état du pouls de la malade, selon son aspect général, selon le calme ou l'agitation qu'elle présente, selon la faiblesse ou l'énergie des contractions utérines, je répète ainsi, toutes les *deux*, *trois* ou *quatre heures*, les broiements multiples, au nombre de deux ou trois pour chaque séance, et l'on pourra voir aux observations que, dans les cas où j'ai été appelé suffisamment à temps, je n'ai point encore dépassé *quatre* séances, et que *une* ou *deux* m'ont parfois suffi. La tête ainsi broyée un grand nombre de fois, le tronc présente ordinairement des difficultés qu'un ou deux broiements suffisent à vaincre en général. Telle est la méthode à laquelle j'ai donné le nom de *céphalotripsie répétée sans tractions* » [1].

Pajot rapporte sept observations d'embryotomie, pratiquée d'après sa méthode ; cinq opérées ont été sauvées, quatre fois le rétrécissement était de 6 centimètres et une fois de 5 ; deux femmes ont succombé, l'une d'elle présentait un rétrécissement de 5 centimètres, et l'autre de 36 millimètres. Ces résultats, encore peu nombreux, il est vrai, sont plus favorables que ceux de la méthode ordinaire.]

Si le céphalotribe glisse si souvent pendant les tractions, alors même que la tête est bien saisie et qu'on ne la comprime pas outre mesure, cela tient évidemment à la structure de l'instrument, dont la courbure céphalique est très-peu marquée, condition indispensable, du reste, au succès de la compression. Quand les cuillers sont appliquées sur la tête, leur plus grand écartement se trouve à leur extrémité ; il en résulte que la tête et les cuillers ne se touchent que par deux points, tandis qu'avec le forceps ordinaire, dont la courbure céphalique est bien plus prononcée, les points de contact sont beaucoup plus nombreux. Cazeaux a essayé de remédier à cet inconvénient en modifiant l'articulation du céphalotribe.

[1] Ch. Pajot, *De la céphalotripsie répétée sans tractions*, ou *Méthode pour accoucher les femmes dans rétrécissements extrêmes du bassin*. Paris 1863, p. 7 et suiv.

[*Céphalotribe de Cazeaux* (Fig. 141, 142). La courbure sur les bords est un peu plus considérable que celle du forceps de Levret. L'instrument, dont les dimensions en longueur et en largeur sont en définitive les mêmes que pour celui de Baudelocque, présente seulement au niveau de l'articulation une entablure beaucoup plus large. Cet élargissement donné à la partie articulaire permet des mouvements latéraux, qui sont commandés par une vis régulatrice qu'on fait agir à volonté, et dont l'extrémité, appuyant sur le pivot, peut donner à la base des cuillers un écartement beaucoup plus considérable qu'à leur extrémité. On comprend sans peine que la tête,, saisie par l'instrument, ne peut fuir pendant les tractions et s'échapper par l'extrémité des branches, puisque cette extrémité offre un écartement beaucoup moins considérable que leur partie moyenne et surtout leur base.] (1)

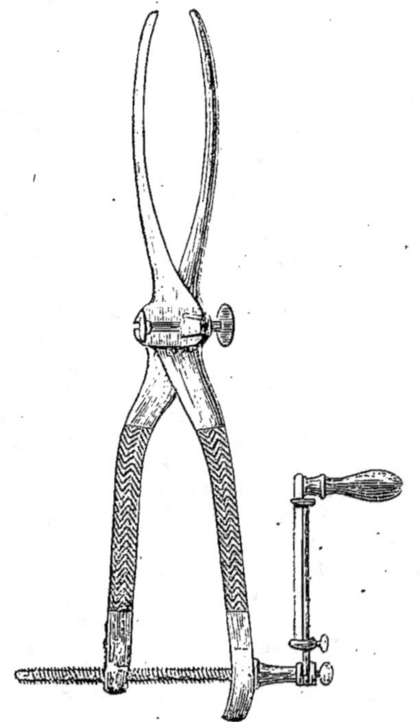 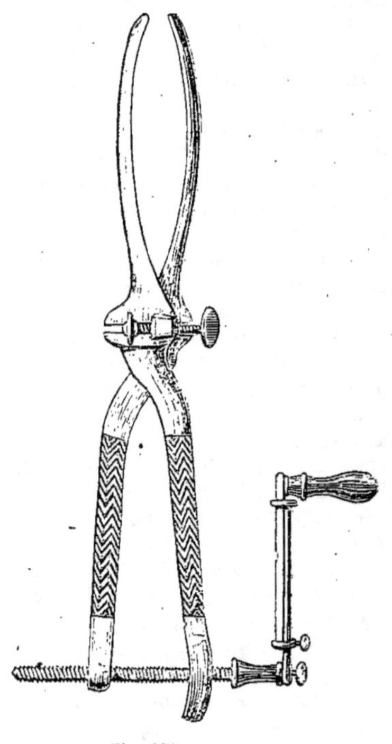

Fig. 141.
Céphalotribe de Cazeaux,
cuillers rapprochées à leur base.

Fig. 124.
Même instrument,
cuillers écartées à leur base.

Dans le but d'éviter l'action fâcheuse que la perforation et la céphalotripsie exercent sur les parties de la mère, Vanhuevel a imaginé un nouvel instrument, nommé *forceps-scie* (Fig. 143), dont la construction et la manœuvre sont excessivement compliquées. L'inventeur et quelques autres praticiens ont employé cet instrument avec succès (2). Non-seulement le forceps-scie est très-compliqué et très-coûteux, mais encore il est très-incertain dans son action; aussi n'entrera-t-il jamais dans la pratique.

<hr>

(1) Cazeaux, 1867, p. 1072.
(2) Voy. Vanhuevel, *Mémoire sur les divers moyens propres à délivrer la femme en cas de rétrécissement du bassin, et sur le forceps-scie ou nouveau céphalotôme etc.* Bruxelles 1842, in-8°. — De Biefve, *Observation d'un accouchement laborieux terminé à l'aide du forceps-scie* du professeur Vanhuevel. (*Extrait des Archives de la médecine belge,* 1844.)

[Cet instrument (Fig. 143) est un forceps ordinaire, dont les cuillers ont la courbure du forceps d'Hatin, une longueur de 25 1/2 centimètres et 4 centimètres seulement dans leur plus grande largeur. Chaque branche, en dedans de son bord concave, porte une double coulisse, représentant, par une coupe transversale, un T renversé (⊣). La portion horizontale loge la chaînette; la verticale, le conducteur qui porte la scie de bas en haut, entre les cuillers. Cette chaî-nette, longue d'un mètre environ, coupant dans son tiers seulement, est munie de poi-gnées mobiles. Les deux lames conductrices sont courbées comme les gaînes, percées en haut d'un œillet pour recevoir la scie, dente-lées en bas et par dessous, pour s'engrener avec les cannelures de la clef. Celle-ci, arti-culée supérieurement avec la roue dentée, se prolonge inférieurement au delà des manches du forceps-scie, auxquels elle s'adapte.

Pour se servir de l'instrument, on applique d'abord le forceps suivant les règles ordinaires, puis on fait pénétrer dans leur coulisses, jus-que contre la tête du fœtus, les lames con-ductrices munies de la scie; la clef mise en place, un *aide* la fait tourner lentement sur son axe, pour que la scie presse toujours sur la tête pendant que l'opérateur la met en mou-vement.

La section terminée, on enlève la clef, la chaînette et les conducteurs, on essaie d'abord d'extraire avec le forceps, soit le segment de la tête complétement détaché, soit la tête en-tière, vidée en partie, et plus ou moins apla-tie; si la résistance est trop grande, on désar-ticule l'instrument, et, selon le cas, on aban-donne l'expulsion à la nature, ou bien on sai-sit avec une pince à faux-germe ou une tenette, la partie séparée de la tête, et on en fait l'ex-traction; «dès lors, dit l'auteur, le reste pas-sera facilement. »

Le forceps-scie, essayé un certain nombre de fois en France, et surtout en Allemagne, n'a pas donné, le plus souvent, de résultats favorables entre les mains les plus habiles. Cependant Verrier, de Paris, s'est constitué son défenseur, dans sa thèse inaugurale et dans plusieurs autres écrits; les faits que cet auteur a réunis sont assez encourageants pour provoquer de nouvelles expériences; c'est pour cette raison que nous avons décrit avec quel-

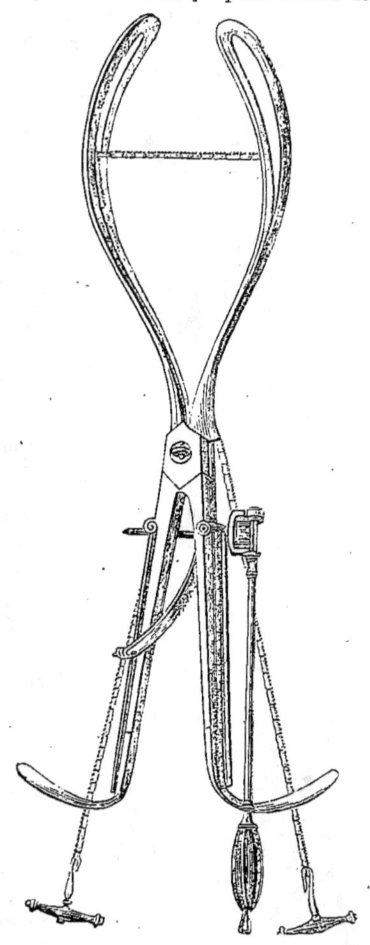

Fig. 143.
Forceps-scie de Vanhuevel.

que détail, la structure et l'application du forceps-scie. Ajoutons qu'en Belgique l'ins-trument qui nous occupe paraît jouir d'une grande faveur. «Voilà vingt-quatre ans, dit Hyernaux (¹), que M. Vanhuevel a doté la science de son forceps-scie, et les registres de notre Maternité attestent qu'il l'a appliqué un nombre de fois qui ne se compte plus, ainsi que moi-même, à cet hospice et dans ma pratique particulière, avec tout le suc-

(¹) L. Hyernaux (chirurgien à la Maternité de Bruxelles), *Traité pratique de l'art des accouchements.* Bruxelles 1866, p. 883.

cès désirable, sur des femmes dont le plus petit diamètre ne mesurait que 55 millimètres, 45 millimètres, lorsque nous aurons affaire à une présentation céphalique, et même que 40 millimètres, quand le tronc était sorti le premier. Nous pourrions même agir dans des rétrécissements plus considérables encore, si la question se bornait à une simple réduction du crâne. Mais, si l'inventeur du forceps-scie n'a pas donné moins de 4 centimètres à la largeur de ses branches, et s'il a fixé sa limite d'application à 40 millimètres, c'est uniquement parce que l'extraction du corps du fœtus deviendrait, en deçà de cette mesure, trop difficile et trop dangereuse pour la femme.]»

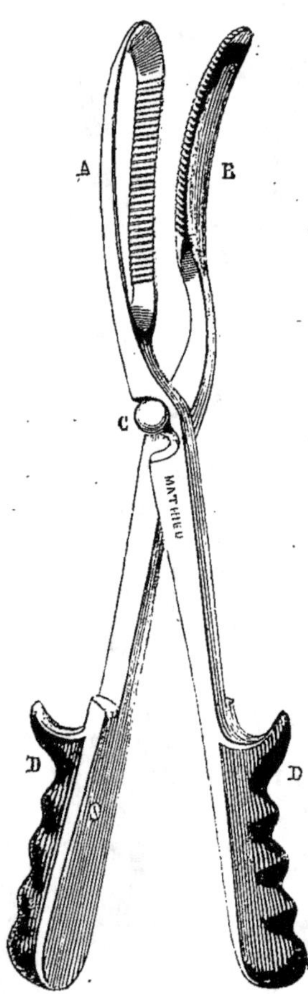

Fig. 144.
Crânioclaste de Simpson. (*)

Le diatripteur de Didot, qui a été inventé dans le même but, c'est-à-dire pour éviter les dangers de la perforation ordinaire, ne présente aucun avantage (1).

L'idée fondamentale du forceps-scie a inspiré à Ritgen l'invention du *labitome*, qui se trouve décrit et dessiné dans la *Monatsschrift für Geburtskunde*, t. VI, 1855, p. 404.

Aurelio Finizio, de Naples, a également imaginé un instrument analogue à celui de Vanhuevel, qu'il nomme *segocefaletomo* (2).

Le diviseur céphalique de Joulin est tout aussi inutile. [La partie essentielle du diviseur céphalique est constituée par une forte chaîne d'écraseur, dentée sur un de ses bords, et destinée à agir sur le fœtus comme la scie du forceps de Vanhuevel. Cette chaîne, une fois passée au-dessus de la tête fœtale, s'articule par une de ses extrémités avec le bec d'écraseur annexé à l'aide-forceps (Fig. 93 H), et par l'autre extrémité avec le taquet mobile (Fig. 93 B) de la canule. La difficulté consiste à placer le fil qui doit entraîner la chaîne, en contournant la tête. Joulin avait imaginé dans ce but un porte-fil, auquel il a renoncé après une tentative malheureuse, mais il pense que dans les bassins d'au moins 55 millimètres, le fil peut être porté directement, à l'aide de la main, sur le lien qu'il doit occuper.]

Enfin nous citerons encore le céphalotribe perforateur de Cohen (3) et le crânioclaste de Simpson, destiné à briser les os du crâne, sans intéresser le cuir chevelu, et à extraire la tête.

[Le cranioclaste (Fig. 144) n'est autre chose qu'une très-forte pince à os, composée de deux branches qui s'articulent (C) comme celles d'un forceps; les deux extrémités de ces branches sont terminées par deux mors, dont l'un (A) est fenêtré, tandis que l'autre (B) est plein; tous les deux sont armés de dents transversales, qui se rencontrent lorsqu'on rapproche les branches. Après avoir fait la craniotomie, on place d'abord

(1) Voy. *Presse médicale*, t. XXII, 1851.

(2) Voy. *Del Sego-cefalotomo, instrumento col quale puo assolversi qualunque parto laborioso ne casi di grave angusti delle ossa del bazino senza che la-donna risentir ne potesse il minimo inconveniente; idento del chirurgo ostetrico Aurelio Finizio. Napoli 1855.*

(3) *Monatsschr. für Geburtskunde*, t. X, 1857, p. 115.

(*) A. Branche femelle. — B. Branche mâle. — C. Articulation. — D. Manches.

la branche mâle (B) dans le crâne, puis la branche femelle (A) à la partie externe de la tête. L'instrument étant articulé, on exerce sur les manches une forte pression, et on s'efforce de broyer l'os saisi et de le disjoindre en lui imprimant des mouvements de torsion ; il faut agir ainsi sur différents points du crâne pour transformer celui-ci en une sorte de poche représentée par le cuir chevelu, dans lequel sont contenus les os broyés. Enfin, on extrait la tête, soit par des tractions directes, soit en l'enroulant en forme de cornet. — Tel est le procédé décrit par l'auteur, mais le broiement suffisant de la tête ne paraît pas avoir réussi à d'autres que lui. Par contre le cranioclaste peut rendre de bons services dans les cas qui exigent l'emploi d'une forte pince à os, c'est-à-dire pour l'extraction de la tête préalablement écrasée par le céphalotribe (Tarnier, Joulin).]

Tout récemment le docteur Félix Guyon a proposé une méthode nouvelle de *céphalotripsie intra-crânienne*, destinée principalement à effectuer l'écrasement de la base du crâne, d'une manière sûre, rapide et inoffensive pour la mère. Nous allons décrire en détail le manuel opératoire de cette méthode, qui n'a pas encore été publié.

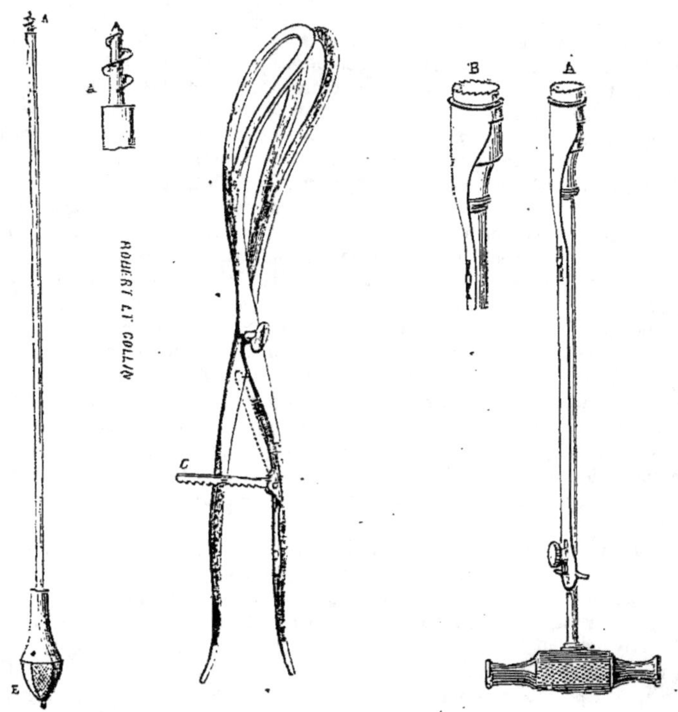

Fig. 145. Fig. 146. Fig. 147.
Tire-fond. (*) *Petit forceps à crémaillère.* (**) *Tréphines.* (***)

Instruments pour la céphalotripsie intra-crânienne (F. Guyon).

A. Les instruments nécessaires pour pratiquer l'opération sont : 1° un tire-fond à manche démontant, de 0^m,50 de longueur (Fig. 145); 2° deux tréphines longues de 0^m,30 à 0^m,35 (Fig. 147). La première (B) offre 0^m,03 de largeur de couronne, la seconde (A), 0^m,02 ; les couronnes ont 0^m,04 de profondeur. Elles sont pourvues d'un protecteur mobile. 3° Un petit forceps à crémaillère (Fig. 146), dont les cuillers, fenêtrées et courbes

<hr>

(*) A. Vrille du tire-fond. — B. Manche démontant. — (**) C. Crémaillère. — (***) A. Petite tréphine offrant 0^m,02 de largeur de couronne. — B. Grande tréphine ayant 0^m,03 de diamètre.

sur le plat, ne doivent pas avoir plus de 0^m,03 dans leur partie la plus large, et qui, grâce à leur élasticité, peuvent être rapprochées, de manière à n'être plus écartées que de 0^m,03, lorsque le forceps est complétement fermé.

B. Le manuel opératoire comprend trois temps :

Premier temps. L'*index* de la main gauche est introduit dans le vagin, il reconnaît la tête et vient s'appliquer sur elle, autant que possible au milieu de l'aire du détroit rétréci. Le tire-fond est alors conduit le long du doigt; une légère impulsion en fait pénétrer la pointe à travers les parties molles, quelques tours de vrille le fixent solidement dans la voûte crânienne. Le doigt est alors retiré, le manche du tire-fond est enlevé et la couronne la plus large est conduite le long du tire-fond implanté, jusqu'au lieu de son implantation. Le manche du tire-fonds est rajusté; il est solidement saisi de la main gauche, tandis que la main droite manœuvre la tréphine, après l'avoir dégagée de son protecteur. Bientôt un sentiment de résistance vaincue annonce que la rondelle de parties molles et d'os est détachée; on retire l'instrument, qui ramène cette rondelle fixée au tire-fond.

Deuxième temps. La main gauche est introduite dans le vagin, puis l'index est conduit dans le crâne à travers l'ouverture pratiquée à l'aide de la tréphine. Le doigt a pour mission : *a)* de réconnaître la partie de la base du crâne qui va être attaquée; *b)* d'y conduire le tire-fond, qui, a son tour, conduira la tréphine. Dès que le tire-fond est fixé, le doigt qui a servi à le guider est retiré et la petite tréphine est conduite au contact de la base du crâne. — La manœuvre est dès lors la même que dans le premier temps. Trois choses avertissent que la base du crâne est perforée : la cessation du bruit de scie, la sensation de résistance vaincue, enfin, la mobilisation de la rondelle osseuse fixée au tire-fond; cette rondelle est ordinairement ramenée à l'extérieur avec le tire-fond.

N. B. Le lieu d'élection pour la perforation intra-crânienne est l'apophyse basilaire ou le sphénoïde; mais l'ethmoïde, tout le pourtour du trou occipital et la base des rochers peuvent être attaqués avec grand avantage. En perforant l'un ou l'autre de ces points, l'opérateur est certain de diriger son instrument vers le pharynx ou la bouche, vers la face ou vers le cou du fœtus; il peut donc agir en toute sécurité. — Pour arriver sur le sphénoïde, l'auteur conseille de porter d'abord le doigt vers la tente du cervelet, soit directement, soit en se guidant sur la faux du cerveau; lorsque la tente du cervelet est reconnue, on engage le doigt dans son ouverture, et l'un ou l'autre de ses bords étant suivi, on arrive aux apophyses clinoïdes, c'est-à-dire au corps du sphénoïde. — Si le doigt n'a pas rencontré les parties fibreuses, il peut directement reconnaître les reliefs osseux de la base du crâne. De tous ces reliefs, le plus facile à distinguer est certainement celui qui est dû aux canaux demi-circulaires à la base du rocher.

Troisième temps. Le forceps est introduit sur les côtés du bassin d'après les règles ordinaires. Quand il est articulé, la crémaillière est abaissée, et la pression de la main sur les manches suffit pour écraser la tête; la matière cérébrale sort à l'extérieur.

N. B. Avant toute traction, on doit imprimer à l'instrument un mouvement de demi-rotation, ayant pour but de présenter transversalement au détroit supérieur la portion de la tête la plus allongée; une fois la tête dans l'excavation, on ramène la courbure du forceps en position normale, et si cela est impossible, on enlève l'instrument pour l'appliquer de nouveau. Les tractions doivent être très-modérées et peuvent se faire d'une seule main; un ou deux doigts introduits dans les parties maternelles peuvent les protéger au besoin et diriger les tractions [1].

La distinction académique dont a été honorée la méthode que nous venons de décrire [2], prouve que des savants d'une haute compétence lui ont reconnu de sérieux avantages. Cependant il suffit d'avoir exécuté quelquefois la craniotomie classique à l'aide

[1] Extrait d'une note manuscrite du docteur Félix Guyon, professeur à la Faculté de médecine, chirurgien des hôpitaux de Paris.

[2] Prix Barbier, décerné à la séance solennelle de la Faculté de médecine de Paris le 14 août 1867.

du perforateur-trépan, pour être frappé, à première vue, d'une objection qui ne nous paraît pas sans valeur. En admettant que des exercices répétés rendent facile la détermination du point intérieur qu'il s'agit de perforer, on peut se demander si, dans les cas d'angustie considérable, il sera possible d'appliquer une tréphine, portée sur une tige *droite*, suivant une direction perpendiculaire à celle du plan de la base du crâne, alors que le sommet se trouvera retenu au-dessus du détroit supérieur, et que le diamètre vertical de la tête formera un angle très-prononcé avec l'axe de la partie inférieure de l'excavation. En pareil cas, les auteurs allemands qui recommandent l'emploi du trépan, reconnaissent qu'il est parfois d'une application très-difficile, et pourtant on n'est pas obligé, alors, d'attaquer la voûte crânienne dans une direction dont le prolongement tomberait perpendiculairement sur la base du crâne.

Cette objection n'est pas la seule que soulève, *a priori*, la nouvelle méthode de céphalotripsie intra-crânienne, mais, sans nous arrêter à cette discussion théorique, nous nous contenterons de rappeler que c'est à l'expérience, c'est-à-dire aux opérations pratiquées sur le vivant, qu'il appartient de prononcer en pareille matière.]

III. PRONOSTIC.

§ 509. La perforation n'est pas dangereuse par elle-même ; au contraire, on peut dire qu'elle a pour effet de ménager la femme quand elle est entreprise d'après des indications précises et exécutée avec les précautions voulues. Les accidents qui en sont fréquemment la suite ne doivent pas être mis sur le compte de l'opération elle-même, mais bien des circonstances dans lesquelles elle est pratiquée. Il n'est pas douteux que la terminaison fatale provient, le plus souvent, de ce que l'on fait la perforation trop tard, quand la femme est déjà épuisée par la longue durée d'un accouchement laborieux, ou quand les parties molles du bassin ont subi des meurtrissures graves résultant de tentatives prolongées d'extraction, et notamment de tractions très-vigoureuses exercées avec le forceps. En outre, le pronostic dépend surtout des difficultés plus ou moins grandes que rencontre l'exécution de l'opération, et principalement l'extraction de la tête. Il résulte de ce qui précède que les cas les plus favorables sont ceux où les forces de la parturiente ont peu souffert avant l'opération, où l'obstacle mécanique n'est pas très-considérable, où la tête est solidement fixée au détroit supérieur, où il suffit enfin de percer le crâne et d'abandonner l'expulsion en tout ou en grande partie à la nature. Le pronostic est, au contraire, désavantageux quand on est forcé de faire la crâniotomie sur la tête encore mobile ou venant la dernière ; quand, une fois le crâne ouvert, on est encore obligé de le réduire davantage en enlevant des portions d'os volumineuses, et quand l'extraction exige beaucoup de temps et d'efforts. Il faut surtout redouter les lésions qu'infligent aux parties molles de la mère, soit les fragments tranchants des os brisés en éclats, soit les instruments employés pour la perforation ; les plaies de ce genre entraînent presque toujours les accidents inflammatoires et fébriles les plus dangereux.

Nous avons dit plus haut que beaucoup des accidents que nous venons de mentionner sont, pour le moins, évités plus facilement par l'emploi du céphalotribe.

B. *Du morcellement du fœtus.*

I. INDICATIONS. PRONOSTIC.

§ 510. Le *morcellement du fœtus*, *dissectio fœtus*, *embryotomie* ou *embryulcie* proprement dite est une opération à laquelle, heureusement, on n'est obligé d'avoir recours que très-rarement, plus rarement encore qu'à la perforation. Elle trouve son application dans les circonstances suivantes :

1° Dans les présentations vicieuses, quand la version ne peut pas être exécutée, malgré l'emploi des moyens dynamiques et mécaniques les plus appropriés (§ 413 et suiv.), soit parce que la partie qui se présente est trop profondément engagée, soit parce que la matrice est trop fortement contractée sur le corps du fœtus.

2° Dans l'angustie pelvienne (pourvu qu'elle ne soit pas assez prononcée pour constituer une indication absolue de l'opération césarienne), quand l'extraction du tronc du fœtus ne peut pas être faite de la manière ordinaire sans danger pour la femme. Ce cas peut se présenter soit après l'extraction de la tête préalablement perforée, soit dans les présentations pelviennes, ou après la version.

3° Dans les cas de monstruosité caractérisée par une augmentation du volume du fœtus (monstruosité par excès), quand l'accouchement ne peut être terminé ni par les efforts de la nature, ni par les moyens artificiels ordinaires.

Parmi ces indications, c'est la *première* qui, toutes proportions gardées, donne le plus souvent lieu à l'opération qui nous occupe. Pourtant nous sommes en droit d'espérer que les efforts que l'on fait presque partout aujourd'hui pour améliorer l'institution des sages-femmes rendront encore plus rare, à l'avenir, la nécessité de recourir à ce moyen extrême dans les présentations vicieuses.

Mais — aussi longtemps qu'il se présentera de ces cas où l'art des accoucheurs les plus habiles est impuissant à faire la version, une fois le moment favorable écoulé ; aussi longtemps qu'on n'aura pas découvert, pour délivrer la femme, un autre moyen plus doux et tout aussi sûr, — l'embryotomie, qui offre un procédé rationnel pour sauver la mère, conservera son rang·parmi les opérations obstétricales, malgré toutes les objections théoriques qu'on peut lui opposer.

Pour ce qui concerne le pronostic, nous renvoyons à ce que nous avons dit dans le paragraphe précédent à propos de la perforation. Lorsque l'embryotomie est habilement exécutée, les instruments vulnérants qu'on y emploie ne doivent jamais blesser les voies génitales molles; mais les conséquences les plus fâcheuses peuvent résulter des mauvaises conditions dans lesquelles on est parfois obligé d'opérer (épuisement extrême de la parturiente par suite de la longueur du travail, inflammation de l'utérus et du vagin résultant de tentatives répétées de version, exécutées quelquefois par des mains maladroites et brutales etc.). Ce qui aggrave encore le pronostic, c'est que l'opération elle-même exige habituellement beaucoup de temps.

Les embryotomies nombreuses et brutales exécutées par Mittelhæuser et Deisch vers le milieu du siècle dernier nous inspirent aujourd'hui une juste horreur, tandis que la rareté actuelle de cette opération peut être comptée parmi les conséquences les plus heureuses de l'épuration de l'art obstétrical et des progrès de l'enseignement. Pourtant le temps n'est pas encore venu où l'on serait en droit, avec F. B. Osiander et Stein le jeune, de lancer l'anathème sur l'accoucheur qui, contraint par une dure nécessité, procède à l'embryotomie dans les cas que nous avons désignés plus haut, et sauve, par une opération habilement et sagement conduite, la vie de la femme, qu'aucun autre moyen ne pourrait conserver. Nous devons donc savoir gré à Œhler et à Michaëlis, deux accoucheurs aussi expérimentés qu'humains, d'avoir défendu l'embryotomie contre les objections injustes qu'on lui a encore adressées tout récemment, et d'avoir démontré irréfutablement qu'elle est indispensable dans certaines circonstances.

II. RÈGLES POUR L'EXÉCUTION DE L'OPÉRATION.

§ 511. Les *préparatifs* de l'embryotomie sont les mêmes que ceux de la perforation. Pour ce qui concerne le choix du moment, on peut formuler le principe général suivant : une fois que l'enfant est mort et que la nécessité de l'opération est évidente, il ne faut pas la remettre inutilement, mais bien la commencer sur-le-champ, dans l'intérêt de la mère, et la terminer, autant que possible, sans interruption.

Le procédé opératoire dépend de la nature des circonstances diverses qui indiquent l'embryotomie. La première règle est d'opérer aussi simplement et avec autant de ménagements que possible.

§ 512. 1° Dans les présentations vicieuses, l'épaule étant fortement engagée dans le bassin, *deux* méthodes principales sont à notre disposition : ou bien l'on ouvre la cavité thoracique et, au besoin, la cavité abdominale, on enlève les viscères qui y sont contenus (*exentération*, *éviscération*), et on cherche à arriver aux pieds pour extraire le fœtus en tirant sur eux ; ou bien on sectionne le cou (*décapitation*, *détroncation*, *décollation*), puis on extrait séparément, d'abord le tronc, et ensuite la tête.

Dans la *première* méthode, l'embryotomie n'apparaît que comme un moyen de rendre possible la version sur les pieds, qui est inexécutable de toute autre manière ; on emploie le perforateur de Smellie ou de Levret, ou d'autres ciseaux suffisamment forts, à manches allongés et à lames courtes, recourbées sur le plat. On introduit les ciseaux sous la protection d'une main portée dans le vagin, on les enfonce dans la partie du thorax qui se présente, et on agrandit la plaie en ouvrant l'instrument. Puis on enlève avec la main les viscères de la poitrine et, s'il le faut, ceux de l'abdomen, et l'on tâche ensuite d'arriver aux pieds, ou aux genoux, ou encore aux fesses, afin de pratiquer la version ; si l'on n'y réussit pas, on introduit par l'ouverture de la poitrine la petite courbure du crochet mousse, qu'on fixe à la partie inférieure de la colonne vertébrale, et l'on s'en sert pour attirer le siége. Si le bras du fœtus prolabé et tuméfié gêne considérablement ou empêche l'opération, on enlève ce membre en désarticulant l'épaule avec les ciseaux ou à l'aide d'un bistouri (*brachiotomie*).

L'exécution de ce procédé est excessivement longue et laborieuse ; de nos jours on le remplace souvent par la *décapitation*, qui conduit au but plus rapidement et avec moins de peine quand le cou du fœtus est facilement accessible, et qui, de plus, évite à la parturiente les dangers de la version. Voici , d'après P. Dubois, le manuel opératoire de la décollation : on s'assure d'abord du lieu qu'occupe le cou de l'enfant, puis une main, ordinairement la main gauche, ayant été introduite tout entière dans les voies génitales, l'indicateur s'appliquant en forme de crochet sur la région cervicale, s'efforce de la tirer en bas. Lorsque le doigt ne suffit pas, ce qui est le cas plus ordinaire, on se sert d'un crochet mousse, qu'on introduit avec précaution et qu'on fixe sur le cou. Une·fois la tête rendue bien accessible à l'instrument tranchant, on confie le manche du crochet à un aide, puis, la main droite, armée de ciseaux (voy. Fig. 148), les engage dans le vagin, et les guidant sur la main introduite, elle en porte les lames jusqu'au cou du fœtus. Celles-ci sont écartées avec prudence, et une partie du cou engagée entre elles ; dès ce moment, par de petites incisions répétées, on divise successivement les parties molles ou solides du cou. La main gauche, destinée à garantir les parties maternelles, ne doit pas un seul instant abandonner l'extrémité de l'instrument jusqu'à la fin de l'opération. Quand la division du cou est complète, de légères tractions sur le tronc, soit en passant un doigt sous une aisselle, soit en tirant sur l'un des bras qui, dans ces cas, a souvent franchi les parties génitales, suffisent pour l'attirer au dehors et l'extraire ; et quant à la tête restée seule, elle n'offre en général pour son expulsion ou son extraction aucune difficulté, à moins que le bassin ne soit rétréci ou qu'elle-même ne soit trop volumineuse.

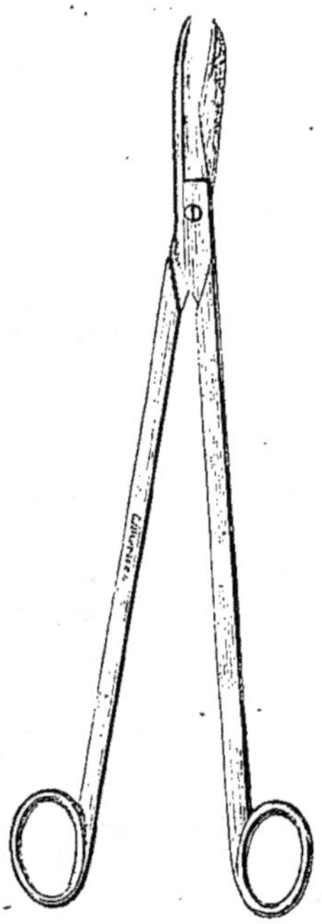

Fig. 148.
Ciseaux à décollation.

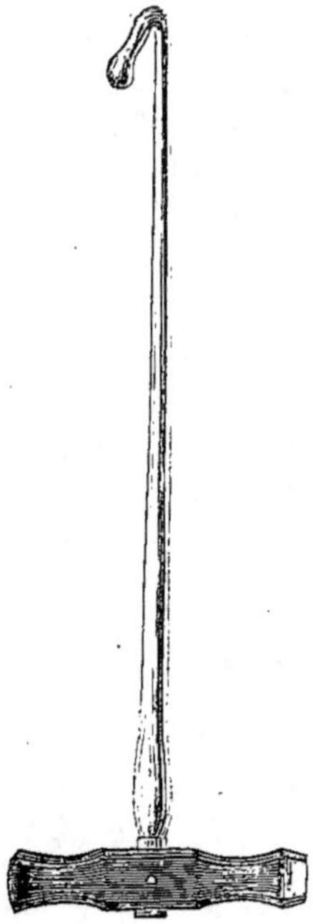

Fig. 149.
Crochet de Braun (de Vienne).

Une autre méthode de décollation, moins hasardeuse pour les parties maternelles et pour les doigts de l'opérateur, a été proposée par C. Braun, qui a imaginé pour cet usage un *crochet boutonné* (*Schlüsselhaken*). L'instrument de Braun (Fig. 149) est constitué par une tige d'acier arrondie, épaisse d'environ 7 à 9 millimètres, longue de 32 centimètres, qui se recourbe en crochet à son extrémité supérieure. La partie recourbée a la forme de la portion correspondante du crochet aigu de Smellie ; elle se termine par un bouton de la grosseur d'un pois. Elle est aplatie, à bords émoussés ; sa longueur mesure 34 millimètres ; l'écartement entre le bouton et la tige est de 27 millimètres.

A l'extrémité inférieure de la tige se trouve un manche transversal en corne, long de 11 centimètres, large de 13 millimètres, muni d'une petite plaque en ivoire à celle de ses faces qui est tournée du même côté que le crochet. Braun décrit sa méthode de décapitation de la façon suivante (Fig. 150) : après avoir fait mettre la femme en travers du lit, nous introduisons une main dans le vagin, à côté du bras fœtal prolabé (la main gauche, quand la tête est à droite, et *vice versa*), et nous embrassons avec elle le cou du fœtus, le pouce tourné vers la symphyse pubienne et les autres doigts vers le sacrum. Afin de tendre

le cou et de l'engager plus profondément dans le canal pelvien, nous tirons sur lui avec la main introduite, en même temps que nous exerçons une traction sur le bras du fœtus. Puis, de la main restée libre, nous saisissons à pleine poignée le manche de l'instrument, de telle façon que la tige se trouve placée entre l'index et le médius. Le crochet, introduit le long du pouce de la main qui embrasse le cou et le long de la symphyse pubienne, est appliqué sur la région cervicale et fixé par une traction vigoureuse. Alors la main qui tient le manche imprime à l'instrument quelques (de 5 à 10) mouvements de rotation autour de son axe, tout en exerçant une traction continue de haut en bas, qui presse fortement le crochet contre les premières vertèbres cervicales ; par cette manœuvre, la colonne rachidienne est luxée et com-

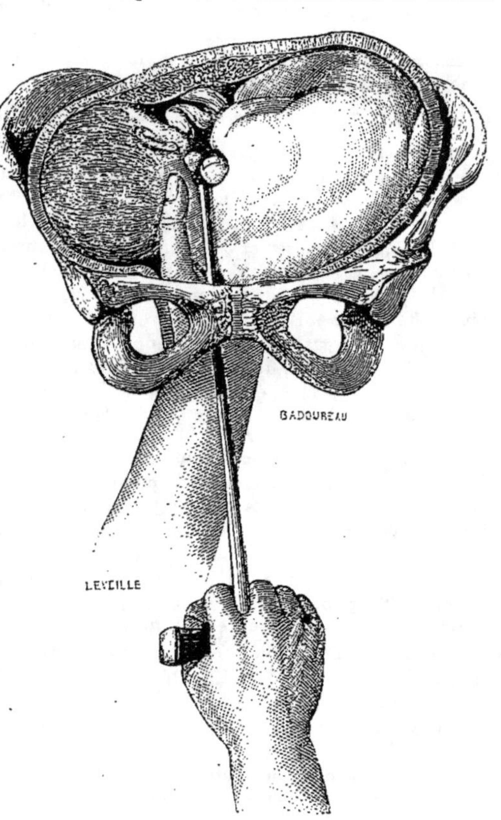

Fig. 150. — *Décollation (méthode de Braun).*

plétement divisée, ainsi que les parties molles du cou. Les mouvements de va-et-vient ne doivent être imprimés au crochet que dans le creux de la main introduite, afin qu'il frappe celle-ci et non pas le vagin, si par hasard il venait à glisser. L'opération est terminée sans efforts en quelques minutes. Après la section complète du cou, on amène le tronc en tirant sur le bras prolabé, puis on extrait la tête, en se servant du crochet introduit dans la bouche.

[L'utilité de la *brachiotomie* a été contestée par beaucoup de praticiens éminents ; cette question a soulevé naguère une discussion passionnée et violente, à l'occasion d'un procès resté célèbre dans les fastes de l'obstétricie. La plupart des accoucheurs français repoussent encore absolument la désarticulation de l'épaule comme premier temps de l'embryotomie, tandis que d'autres, parmi lesquels nous citerons Stoltz, H. Blot et Pajot, admettent qu'elle est utile et même indispensable dans certaines circonstances exceptionnelles (comp. § 638).]

Heister paraît être le premier qui ait employé le crochet mousse pour l'extraction du fœtus après l'éviscération. Plus récemment Rob. Lee, Champion, G. A. Michaëlis etc. ont recommandé ce procédé. — Dans les cas où l'épaule est fortement engagée et le bras prolabé, Veit pense qu'après avoir vidé les cavités thoracique et abdominale, il faut le plus souvent s'abstenir de nouvelles tentatives de version, et extraire le fœtus plié en deux. Seulement, si l'on procède ainsi, il peut devenir nécessaire d'avoir recours au crochet mousse ou demi-aigu, parce que la main non armée ne suffit pas dans quelques cas difficiles.

La détroncation, que Celse enseignait déjà, a été pratiquée, dans les cas indiqués plus haut, par beaucoup d'accoucheurs modernes, avec cette différence qu'ils n'extrayaient pas d'abord la tête et ensuite le tronc, comme le médecin romain, mais procédaient dans un ordre inverse. Von Hoorn, Heister, Smellie, Denman, Leroux (de Dijon), Asdrubali, Schweighæuser et beaucoup d'accoucheurs actuels, français et anglais (dont le plus autorisé est P. Dubois), recommandent cette méthode. Champion dit qu'il a réuni plus de quarante faits de détroncation opérés sur des enfants à terme, dans lesquels la tête a été soit expulsée par la nature, soit extraite par l'art, et chaque fois avec une terminaison heureuse. — Baudelocque neveu a aussi imaginé pour cette opération un instrument particulier, décrit et figuré dans la dissertation de Boppe (¹). — Pour ce qui concerne le procédé opératoire, voy. P. Dubois, *Dict. de méd. en 30 vol.*, 2e édit., t. XI. Paris 1835, p. 313, et les traités de ses élèves Cazeaux et Chailly.

La décapitation, au moyen du crochet boutonné, enseignée depuis longtemps par C. et G. Braun dans leurs cours d'opérations sur le cadavre, a été exécutée avant 1861, dans dix-neuf cas devenus publics, et dont quatorze ont eu un résultat heureux, par les deux auteurs que nous venons de nommer et par Chiari, Spæth, Bartsch, Habit, Klein, Streng, Simon, Thomas, Lemke et Bossi (²). Depuis, plusieurs autres faits ont été publiés (en 1864 le total des cas s'élevait à trente-deux (³). L'instrument de décapitation de Scanzoni, désigné sous le nom d'*Auchenister*, n'a donné que de mauvais résultats dans dix expériences que C. Braun à faites sur le cadavre (⁴). Parmi les instruments et appareils proposés tout récemment, nous citerons encore : le *décapitateur* de Concato, l'appareil de Heyderdal et Kierulf (1856), destiné à la section des parties fœtales au moyen d'une *ficelle* de chanvre ou de soie ; la *scie à chaînette*, de Faye (pouvant être remplacée, au besoin, par un ressort de montre ou un fil de laiton), et l'*embryotome caché* de Matthieu.

[Ce dernier instrument a été construit par Mathieu, d'après les indications de Jacquemier. Il est composé des pièces suivantes : 1º un crochet mousse (Fig. 151, 1) creusé dans toute son étendue d'un canal à rainure, du côté de sa concavité ; 2º une tige sur un manche *g*, laquelle glisse librement dans le canal du crochet et est terminée en *b* par une série de lames articulées ; 3º une seconde tige (2) portant en *b* des chaînons de

---

(¹) V. G. Boppe, *De la section du tronc du fœtus mort pendant le travail de l'accouchement laborieux etc.* Paris 1833, in-4º.

(²) Voy. S. G. Braun, *Ueber das technische Verfahren bei vernachlässigten Querlagen und über Decapitationsinstrumente.* (Extrait du nº 45 de la *Wiener medicinische Wochenschrift*, 1861.)

(³) Voy. *Wiener med. Wochenschr.*, 1862, nº 4, et 1864, nº 3. — Küneke, *Monatsschr. f. Geb.*, 1865, t. XXV, p. 368.

(⁴) Voy. *Würzburg. med. Zeitschr.*, t. I, 1860.

scie, et pouvant remplacer la première, sans qu'on déplace le crochet ; 4° une gaîne mobile *d d'*, qu'on peut faire glisser jusqu'à la naissance du crochet. — En saisissant d'une main le manche du crochet qu'on tient immobile, et de l'autre le manche de la tige, on peut faire exécuter des mouvements rapides de va-et-vient aux lames ou à la scie, et diviser les parties embrassées dans la concavité du crochet. Pour se servir de l'instrument, on introduit le crochet muni de sa gaîne, on le place sur le cou, puis on fait glisser la tige à lames le long de la rainure, jusqu'à la concavité du crochet, et on opère la section des parties molles jusqu'à la colonne vertébrale ; on remplace alors la première tige par celle qui porte les chaînons de scie, et qui est destinée à diviser les os ; enfin on introduit de nouveau la tige à lames pour achever de couper les parties molles.

Le professeur Pajot a imaginé un procédé de décollation qui se distingue par la simplicité de l'appareil instrumental :

«Avec un lien formé par une forte soie, dit-il, ou, ce qui est mieux encore parce que cela est plus commun et se trouve partout, avec un lien formé par le gros fil, connu vulgairement sous le nom de *fouet*, on peut opérer la section du fœtus en moins d'une minute, et sans aucun danger de blesser les organes maternels. Restent les moyens d'arriver à placer ce fil. Dans aucun des rétrécissements extrêmes que j'ai pu observer, il ne m'a été impossible de passer un crochet mousse ; dans les cas de rétraction excessive, où la main ne peut pas pénétrer, le crochet mousse passe, et assez facilement.

«Or, pour ne pas augmenter le nombre des instruments nouveaux, je me suis contenté de faire creuser dans le crochet mousse du forceps une rainure destinée à recevoir un fil auquel est attachée une balle en plomb trouée, qui, par sa forme et son poids, amènera le lien jusqu'à la main de l'opérateur. Le crochet mousse étant placé sur le col du fœtus, comme pour l'embryotomie ordinaire, si la compression des parties empêchait la balle de trouver un passage, une simple pression avec le doigt ou une tige mousse, exercée sur le fœtus, déterminerait immédiatement la formation d'une sorte de gouttière dans laquelle la balle viendrait elle-même s'engager. Une fois le fil placé et les deux bouts saisis par la main de l'opérateur, le crochet mousse est retiré, les deux chefs du fil sont engagés dans un spéculum en bois ordinaire, qui est appliqué dans le vagin pour protéger les parties maternelles contre les atteintes du fil (¹) ; l'accoucheur, saisissant les deux chefs, les enroule séparément autour de chacune de ses mains, jusqu'à ce qu'elles soient environ à 25 centi-

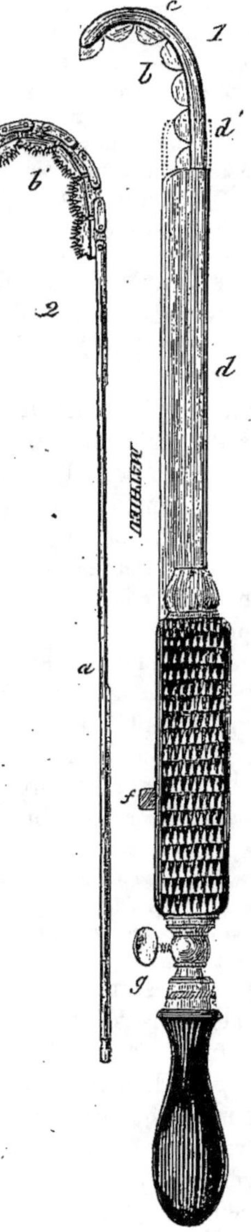

Fig. 151.
Embryotome de Jacquemier. (*)

(¹) Dans le cas où l'opérateur n'aurait pas de spéculum, deux manches de cuiller à soupe, chauffés et graissés, seraient introduits de chaque côté du vagin et confiés à deux aides. Cela suffirait pour éloigner des fils les parois vaginales.

(*) 1) Crochet muni de sa gaîne *d d'* et de la tige à lames *b*. — *c*) Courbure du crochet. — *f*) Manche du crochet. — *g*) Manche de la tige. — 2) Scie articulée. — *a*) Tige. — *b*) Chaînons de scie.

mètres de la vulve; tirant alors fortement en bas sur chaque chef de fil, l'un après l'autre, il exécute des mouvements de va-et-vient rapides, et opère, en sciant, la section du cou du fœtus en quelques secondes. Ce procédé est également applicable dans le cas où la région cervicale est inaccessible ; le lien parvient aussi à diviser le tronc du fœtus dans les régions comprises entre les crêtes iliaques et la pointe de l'omoplate. Mais, comme les parties fœtales sont ici beaucoup plus épaisses et plus résistantes, l'opération demande, en général, de quatre à cinq minutes [2]. »

Ce procédé a aujourd'hui été employé plusieurs fois sur le vivant avec un succès complet.]

§ 513. 2° L'embryotomie peut être nécessitée par l'angustie pelvienne, le fœtus étant bien conformé d'ailleurs. Supposons que le tronc, après l'extraction de la tête perforée, ne puisse être dégagé ni avec les mains ni à l'aide d'un crochet mousse introduit dans le creux axillaire : dans ce cas, l'on enfoncé un crochet demi-aigu dans le thorax, autant que possible à la partie de cette région qui est tournée en avant, et en faisant en sorte que l'instrument ait prise sur plusieurs côtes, puis on tire avec précaution. Si ce procédé est insuffisant, on a recours à l'exentération des cavités thoracique et abdominale, mais il est probable qu'on pourra habituellement se soustraire à cette opération laborieuse, en faisant usage du céphalotribe (peut-être après avoir préalablement enlevé la tête). — On opère de même quand ce sont les fesses qui se présentent ; mais dans ce cas encore le céphalotribe paraît préférable au procédé pénible de l'exentération. Toujours est-il que des accoucheurs français le recommandent en pareille circonstance ; il est d'ailleurs incontestable que cet instrument à une prise beaucoup plus solide sur le siége que le forceps ordinaire. Une fois les fesses extraites, on peut, au besoin, réduire avec le même instrument, d'abord le thorax, et enfin la tête (après ablation préalable du tronc), et rendre ainsi ces parties aptes à l'extraction.

Hüter recommande aussi d'appliquer le céphalotribe sur différentes parties du tronc, afin de les écraser; pour cette raison il appelle l'instrument : *Embryothlaste, contusor seu compressorium fœtus* [2].

3° Il est impossible de donner des règles particulières pour le procédé opératoire dans les cas rares où des monstruosités, telles que la fusion de deux fœtus, le développement anormal de certaines parties etc., indiquent l'embryotomie. Un accoucheur expérimenté établira sans peine son plan de traitement dans chaque cas spécial ; un débutant fait bien, de toute façon, de ne pas entreprendre une opération aussi difficile que l'embryotomie, sans appeler un confrère plus expérimenté. Il est toujours de règle de mutiler le fœtus aussi peu que possible ; mais il ne faut jamais oublier que le but principal de cette opération désagréable doit être de ménager la mère.

[1] Ch. Pajot, *De la présentation de l'épaule etc.*, 1866, p. 13 et suiv.
[2] Voy. Hüter, *Die Embryothlasis etc.*

III. DE L'EXTRACTION DE LA TÊTE SÉPARÉE DU TRONC ET RESTÉE DANS LES VOIES GÉNITALES.

§ 514. Nous avons vu, § 512, que la séparation de la tête d'avec le tronc est quelquefois pratiquée dans un but déterminé. Mais elle peut aussi parfois résulter de l'inexpérience ou de l'impétuosité de l'accoucheur, ou bien se produire, sans qu'il y ait de sa faute, quand le fœtus est en putréfaction. Cet incident, extrêmement désagréable, qui survenait jadis assez fréquemment, est beaucoup plus rare de nos jours, grâce à la vulgarisation des bons principes tocurgiques. Quelle que soit du reste la cause de la détroncation, qu'elle soit produite par l'art ou d'une façon accidentelle et violente, c'est toujours par le même procédé qu'on extrait la tête restée dans les voies génitales.

S'il n'existe pas d'obstacle mécanique, la tête est presque toujours expulsée au bout d'un certain temps par les contractions utérines. Si l'on ne peut pas compter sur celles-ci, on introduit la main, on donne à la tête une position favorable par rapport au bassin, on place dans la bouche deux doigts recourbés en crochet, et l'on tire en bas la partie fœtale en lui imprimant des mouvements de rotation ; autant que possible on agit pendant une contraction, et l'on recommande à la femme de bien pousser. Si l'on ne réussit pas, on applique le forceps.

S'il existe, au contraire, une disproportion entre la tête et le bassin, l'expulsion ou l'extraction ne se fait pas d'une façon aussi simple et aussi facile, à moins que la tête n'ait acquis un degré prononcé de souplesse par suite de sa putréfaction très-avancée au moment du travail. Habituellement, si l'art n'intervient pas, la tête demeure dans l'utérus et provoque par son séjour prolongé les accidents les plus inquiétants (épuisement de la mère, inflammation, hémorrhagies etc.) ; souvent alors son extraction peut être rangée parmi les opérations *les plus laborieuses* et *les plus difficiles*. Aussi des accoucheurs distingués de toutes les époques se sont-ils efforcés d'imaginer des moyens pour extraire la tête de la manière la plus sûre et la plus courte. Cependant bien peu de ces inventions ont résisté à l'épreuve de la pratique. Le forceps reste un des moyens les plus efficaces dans ces cas difficiles, et devrait toujours être essayé quand la main seule est insuffisante. Bœhmer, Smellie, Levret, Deleurye et beaucoup d'autres recommandent son emploi ; il est vrai que son application est souvent excessivement difficile, à cause de la position élevée de la tête et de la mobilité qui en résulte d'ordinaire ; aussi la tête est-elle très-disposée à échapper à l'instrument. Pourtant on est toujours en droit d'essayer celui-ci, parce qu'il s'est montré utile dans beaucoup de cas. Si l'application du forceps ne réussit pas, ou si on ne parvient pas à réduire avec lui le volume de la tête dans une mesure convenable, on recommande généralement d'avoir recours au crochet aigu ; mais la grande mobilité de la tête rend difficile de bien fixer le crochet, et le danger qui résulterait de son glissement contre-indique d'autant plus son emploi que l'art possède un moyen beaucoup plus approprié. Ce moyen consiste à perforer la tête avant qu'on se dispose à l'extraire. Si l'on veut faire cette opération, il faut avant tout changer la position de la tête, qui, après l'arrachement du tronc, se présente par sa base, laquelle ne convient

pas pour la perforation; on la tournera donc de telle façon que la voûte crânienne soit la partie la plus déclive. Il s'agit, en outre, de fixer la tête si elle
est mobile; faute de quoi, elle basculerait sous la pression du perforateur. La
main gauche, étant nécessaire pour guider l'instrument, ne peut que rarement
servir à fixer en même temps convenablement la tête; il faut donc remplir
cette indication au moyen du forceps, ou bien en faisant exercer par un aide
une pression sur l'hypogastre, de la manière indiquée § 488. Une fois la tête
perforée, le céphalotribe paraît le moyen le plus sûr pour en faire l'extraction
d'après les règles formulées plus haut. *D'une manière générale, c'est le céphalotribe qui semble convenir le mieux, même sans perforation préalable, pour
extraire la tête restée seule et occupant encore une position élevée, dans
tous les cas où ce résultat ne peut être atteint ni avec les doigts ni avec la
forceps.*

Parmi les appareils anciens, destinés à extraire la tête restée seule dans les voies génitales, nous mentionnerons les lacs, *capitrahœ*, de Pugh, Burton, Plevier, Smellie,
Peau etc.; les filets, *marsupia*, d'Amand, de Grégoire, de Desormeaux; les frondes,
fundœ, de Mauriceau, Dionis, Walgrave, Rathlauw, Chapman, van der Sterre etc.
Parmi les instruments nous citerons : les *pieds de griffon*, de Dalechamps (représentés
par A. Paré), le *crochet mousse*, de Mauriceau, quelques *crochets aigus* (par exemple le
crochet double de Peu) et certaines *pinces à crochets* (par exemple celle de Saxtorph);
les *pinces dentées*, de Fabrice de Hilden, van Sollingen, Puisseau, Schurer, Fried; enfin
les *tire-têtes* proprement dits, de Grégoire (*tire-tête à charnière et à ressort*), de Levret
(*tire-tête à trois branches* et *tire-tête à bascule*), de Petit, Grau, Burton, Bacquié (*tire-tête
à double croix*), de Danavia, d'Assalini (*leva o chiave*, imitation du tire-tête à bascule de
Levret, *ancora a molla* et *oliva*, imitations de l'instrument de Danavia). A l'exception
des instruments de Danavia et d'Assalini, qui pourraient trouver quelquefois une application utile, tous les autres sont à juste titre complétement abandonnés. (Le tire-tête
de Danavia n'est autre chose qu'un cylindre de bois, long de 54 millimètres, de l'épaisseur du petit doigt, au milieu duquel est attaché un ruban; pour l'employer, on l'introduit par l'ouverture résultant de la perforation, on le place en travers et l'on tire sur
le ruban.)

BIBLIOGRAPHIE.

Embryotomie.

Osborn, W., Essays on the pract. of Midwifery in natural and difficult labours. London
1792, in-8º.

Boër, Abh. u. Vers. geburtsh. Inhalts. 3e partie, 1793, p. 43, et t. II, 4e partie, p. 73
(édit. 1834, p. 361).

Hull, J., Observ. on Mr. Simmons's Detect. etc. Manchester 1799, p. 369 et suiv., et
surtout p. 434 et suiv.

Mesday, R. R., De partu difficili instrum. secantibus absolvendo. Groning. 1810, in-8º.

Braun, C., De perforatione cranii, fœtu adhuc vivo, in partu ancipite retinenda, an
rejicienda. Landish. 1815, in-8º.

Küstner, Maur., De perforatione capitis in partu ancipite. Lips. 1819, in-4º.

Stark, G. M., De perforationis et perforatorii historia. Ien. 1822, in-4º.

Sadler, Car., Varii perforationis modi descripti et enarrati. Diss. etc., c. XII tabul.
Carlsr. 1826, in-4º.

Busch, D. W. H., Beiträge zur Lehre von der Perforation des Kopfes bei der Geburt
(Geburtsh. Abhandlung, etc. Marburg 1826, in-8º, p. 101).

Nægele, F. C., De jure vitæ et necis quod competit medico in partu. Progr. Heidelb.
1826, in-4º.

Mende, L., Ueber die Anbohrung und Enthirnung des Kopfes einer Leibesfrucht bei schweren Geburten, und über ihr Verhältniss zum Kaiserschnitt (Beob. etc., t. V, 1828, p. 75).

Lee, R., Observations on the best Method of accomplishing delivery in presentations of the super. extremities, where turning is unadvisable or impraticable (Edinb. med. and surg. Journ., vol. XXIX, 1828, p. 239).

Champion, L., Lettres sur les accouchements avec présentation du bras compliqués de la constriction partielle ou totale de la matrice (Leroux, de Rennes, troisième lettre à l'Acad. royale de médec. concernant une question chirurgico-légale. Paris 1829, in-8º).

Œhler, Ed., Ueber Embryotomie etc. (Gem. deutsche Zeitschr. für Geburtsk., t. VII, 1832, p. 105).

Baudelocque, A., Nouveau moyen pour délivrer les femmes contrefaites et en travail, substitué à l'opération césarienne. Paris 1834.

Janouli, J., Ueber Kaiserschnitt und Perforation in gerichtl. medic. Beziehung. Heidelberg 1834, in-8º.

Desormeaux et *Dubois*, Dictionnaire en 30 volumes, article Embryotomie.

Müller, J., Meditationes nonnullæ de cephalotomia seu perforatione cranii. Havn. 1836, in-8º.

Rosendahl, Th. Fred., De embryotomia. Hal. 1836, in-8º.

Wilde, Fr. Ad., Das weibliche Gebär-Unvermögen. Berlin 1838, in-8º.

Gruener, Al. H., De apparatu instrumentali artis obstetr.; tab. IV. Berol. 1838, in-8º.

Hüter, K. Chr., Die Embryothlasis oder Zusammendrückung und Ausziehung der todten Leibesfrucht etc. Leipz. 1844, in-8º, avec 3 planches.

Trefurt, Parallele zwischen der Perforation und der Kopfquetschung (Abhandl. und Erfahrungen. Göttingen 1844, p. 330).

Négrier, De la crâniotomie et de l'extraction du fœtus au moyen d'un nouvel instrument pour pratiquer cette opération. Rapport à l'Acad. de méd., par Capuron (Bulletin de l'Acad. de méd., t. X, p. 126, 1844).

Hersent, Des avantages de la perforation de la voûte du crâne dans les opérations de céphalotripsie (Arch. gén. de méd., 1847).

Levy, A., Parallèle entre les perforateurs-trépans et les autres instruments proposés pour la diminution artificielle de la tête de l'enfant. Thèse. Strasbourg 1849, in-4º.

Hennig, C., Perforation und Kephalothrypsis gegeneinander gehalten. Leipzig 1855 (Monatsschrift für Geburtsk., t. XIII, 1859, p. 40).

Vincent-Genod, Des droits à la vie de la mère et de l'enfant. Thèse de Strasb. 1857.

Braun, C., Ueber die neueren Methoden der Craniotomie des Fötus (Zeitschrift der Gesellsch. für Aerzte. Wien 1859, nº 3).

Spöndli, Ueber Perforation und Cephalothrypsie (Monatsschrift für Geburtsk., t. XV, 1860, p. 321).

Jacquemier, Embryotome à lame-mobile et à chaînons brisés (Bulletin de l'Acad. de méd., séance du 26 novembre 1861, t. XXVII).

Martin, Ueber verschiedene Methoden der Verkleinerung des Kindkopfes bei der Geburt (Monatsschrift für Geburtskunde, t. XVII, 1861, p. 103).

Veit, G., Ueber die Extraction der Frucht nach dem Modus der sogenannten Selbstentwicklung (Monatsschrift für Geburtsk., t. XVIII, 1861, p. 457).

Winckel, Kephalotrypsie (Monatsschrift für Geburtsk., t. XXI, p. 81).

Lauth, J. F. Ed., De l'embryothlasie et en particulier de la céphalotripsie. Thèse présentée à la Faculté de méd. de Strasb. 1863, in-4º, avec 32 figures sur 19 planches lithographiées. Cet écrit contient tout ce qui mérite d'être connu sur la réduction artificielle et notamment sur celle de la tête fœtale. La partie historique est un modèle de clarté et d'impartialité.

Meissner, E. A., Einiges über die Embryotomie in der heutigen Geburtshülfe (Monatsschrift für Geburtsk., t. XXII, p. 371).

Pajot, De la céphalotripsie répétée sans traction (Archives de médecine, 1863, et tirage à part. Paris 1863).

Pieg, Note sur un cas d'embryotomie pratiquée avec succès au moyen d'une ficelle (Bulletin gén. de thérap., 1864).

Gueniot, Parallèle entre la céphalotripsie et l'opération césarienne. Thèse de concours. Paris 1866.

Pajot, De la présentation de l'épaule dans les rétrécissements du bassin et d'un nouveau procédé d'embryotomie (Archives générales de médecine, 1866, et tirage à part. Paris 1866).

Verrier, Parallèle entre le céphalotribe et le forceps-scie. Paris 1866.

CHAPITRE VI.

DE LA PROVOCATION ARTIFICIELLE DE L'ACCOUCHEMENT PRÉMATURÉ.

I. *Définition, but, difficultés, conditions et indications de l'opération.*

§ 515. Sous le nom de *provocation artificielle de l'accouchement prématuré, partus arte præmaturus*, on désigne un procédé de l'art par lequel l'accouchement est provoqué avant le terme normal de la grossesse, mais à une époque où l'enfant *est capable de vivre* hors du sein de sa mère.

Le *but* que l'on envisage le plus souvent en provoquant l'accouchement prématuré est de *conserver la mère et l'enfant* dans les cas où il existe un degré de rétrécissement tel que, selon toute probabilité ou d'après l'expérience acquise, un produit complétement mûr né peut être mis au monde *vivant*, ni par les efforts de la nature ni par les moyens artificiels ordinaires (forceps, extraction manuelle); tandis que le bassin offre encore assez d'espace pour laisser passer, sain et sauf, un fruit prématuré, dont le développement n'est pas complet. Un second but, moins fréquent, consiste à sauvegarder l'existence de la mère et de l'enfant, quand elle est menacée au plus haut degré par certains accidents morbides qu'on ne peut avoir l'espoir d'écarter autrement qu'en terminant au plus vite le cours de la grossesse.

La provocation de l'accouchement dans les cas de la première catégorie peut être regardée comme un des moyens les plus bienfaisants dont dispose l'art médical. En effet, elle sauvegarde la vie de deux êtres dans des conditions telles, que si on avait laissé arriver le terme de la grossesse, la mère aurait dû subir les dangers de l'opération césarienne, ou bien le fœtus aurait été voué à une destruction certaine par la perforation; ou du moins tous les deux eussent été exposés aux effets presque aussi désastreux d'un accouchement opéré par le forceps au prix des plus violents efforts.

Jadis on confondait souvent avec l'accouchement provoqué deux opérations qui en diffèrent essentiellement. Nous voulons parler de l'*avortement provoqué* et de l'*accouchement forcé*. Par le premier l'on amène, dans le but de conserver la mère, l'expulsion du produit à une époque où *il n'est pas en état de vivre au dehors de la matrice*. Par le second, l'utérus n'est pas excité à expulser l'enfant, mais la main de l'accoucheur, en dilatant artificiellement l'orifice utérin, se fraie une voie pour arriver aux pieds et terminer l'accouchement en les attirant.

C'est en Angleterre, où l'opération césarienne n'avait jamais été faite avec un plein succès, que l'accouchement provoqué a pris naissance. L'observation même de la nature paraît en avoir donné la première idée. En l'an 1756 — dit Denman, à qui nous devons les premiers renseignements sur l'opération (1795) — les médecins les plus notables de Londres se réunirent pour délibérer sur la valeur morale et sur les avantages d'un pareil procédé, et lui accordèrent une approbation unanime. Macaulay, collègue de W. Hunter, fut le premier qui entreprit l'opération et avec un succès complet. Kelly, qui communiqua ces faits à Denman, provoqua lui-même plusieurs fois l'accouchement prématuré, et entre autres trois fois sur la même femme (deux des enfants furent sauvés). A partir de cette époque, l'opération jouit d'une grande vogue en Angleterre, où elle fut exécutée fréquemment, et souvent avec succès, par Denman lui-même, dont l'autorité contribua beaucoup à la répandre, et par Barlow, Merriman, Marshall, J. Clarke, Ramsbotham, Burns et beaucoup d'autres.

Sur le continent, au contraire, l'accouchement provoqué eut des destinées tout à fait différentes. En Allemagne, il fut d'abord proposée par F. Ant. Mai en 1799. Sans avoir connaissance de ce qui s'était passé peu de temps auparavant en Angleterre, il apprécia bien l'importance de l'opération, en fit ressortir l'utilité, en établit les indications et en précisa le manuel opératoire. Elle fut exécutée d'abord en 1804 par C. Wenzel, élève de Weidmann, avec un plein succès. Wenzel avait agi sous l'inspiration de son maître, qui, après avoir proposé, dès 1774, l'accouchement forcé au septième mois dans les cas d'angustie pelvienne, avait depuis modifié sa proposition. Ce dernier fait allusion à la provocation de l'accouchement dans deux de ses ouvrages [1]. Ant. Krauss, autre élève de Weidmann, fit l'opération en 1813, également avec succès, sans avoir eu connaissance du cas de Wenzel. Néanmoins, jusqu'en 1818, l'accouchement provoqué trouva peu de partisans en Allemagne, ce qui était dû principalement à l'autorité de Baudelocque, qui le réprouvait formellement. On ne commença à accorder une attention sérieuse à l'opération qu'après la publication du travail de Wenzel, et notamment de l'ouvrage important de Reisinger, qui en démontra jusqu'à l'évidence la haute utilité, en relatant un grand nombre d'observations, recueillies surtout en Angleterre. En peu de temps la majorité des accoucheurs influents se déclara pour elle (à l'exception de F. Osiander, Jœrg et Stein le jeune), si bien qu'il n'y a probablement pas un pays où la provocation de l'accouchement compte autant de partisans, et est opérée aussi souvent qu'en Allemagne. Kluge l'a pratiquée vingt fois en dix ans; Ritgen trente fois, de 1818 à 1825. En Hollande, l'opération fut introduite par J. Themmen; G. Salomon, Vrolik et Wellenbergh suivirent son exemple. En Italie, Lovati, Billi, Ferrario obtinrent des succès éclatants. Ce n'est qu'en France que la provocation de l'accouchement rencontra une opposition extrêmement opiniâtre. Roussel de Vauzesme l'avait déjà proposée en 1718, pour éviter la section césarienne dans certains cas [2], mais sa proposition avait passé à peu près inaperçue, et le sort de l'opération fut décidé pour longtemps lorsque Baudelocque eut déclaré qu'elle est non-seulement inutile et dangereuse, mais même criminelle dans les cas d'angustie pelvienne. Telle était l'autorité de cet homme illustre, que pendant longtemps on ne tint aucun compte, en France, des résultats heureux obtenus à l'étranger. On se contentait de répéter constamment les objections de Baudelocque contre un moyen qu'il aurait sans doute jugé autrement s'il n'en avait pas complétement méconnu la nature et le véritable but. C'est au professeur Stoltz, de Strasbourg, que revient le mérite d'avoir éclairé ses compatriotes, et d'avoir transplanté sur le sol français une opération qui y a déjà porté de bons fruits. Cet accoucheur expérimenté a non-seulement exécuté, le premier en France, et avec succès, la provocation de l'accouchement, mais il a notablement contribué à la perfectionner et à la répandre, par ses écrits et par ceux de ses élèves.

§ 516. La provocation de l'accouchement prématuré dans les cas d'angustie pelvienne est fondée sur les faits suivants, qu'enseigne l'expérience : *a*) la tête d'un enfant non mûr est plus petite et plus susceptible, vu la souplesse plus

[1] Voy. Weidmann, *Entw. d. Geburtsh.*, 1808, §§ 725, 726 et 744. — *Abhandl. de forcipe obstetr.*, 1813, p. 55.

[2] Roussel de Vauzesme, *De sectione symphyseos oss. pub. admittenda etc.* Lutet. Paris, 1778, p. 64 et 65.

marquée de ses os, de s'accommoder à la forme du bassin, que la tête d'un fœtus à terme ; *b*) on conserve souvent des enfants nés prématurément au huitième ou au neuvième mois, en dehors de l'intervention de l'art ; *c*) ces accouchements prématurés n'ont le plus souvent aucune influence fâcheuse sur la mère ; *d*) l'art possède des moyens propres à amener l'accouchement à l'époque indiquée, sans nuire à la mère ou à l'enfant.

L'on connaît des faits nombreux de femmes qui n'ont pu accoucher à terme qu'en subissant des opérations très-graves et en perdant leur enfant, tandis qu'elles donnaient heureusement le jour à un enfant vivant, si, dans une autre grossesse, l'accouchement survenait quelques semaines avant l'époque normale. C'est incontestablement l'observation de cas semblables qui a inspiré l'idée de l'accouchement prématuré artificiel, et cette opération n'est après tout qu'une imitation très-heureuse des procédés de la nature.

Voici ce que Smellie [1] rapporte à propos de trois femmes, dont le diamètre sacro-pubien ne mesurait que 67 millimètres : « J'ai accouché la première quatre fois, mais il m'a été impossible de sauver les enfants, excepté l'un d'entre eux, qui était petit, et même celui-ci eut une épaule luxée. La seconde fut accouchée deux fois par un autre médecin, et trois fois par moi-même; un seul enfant survécut, il naquit à huit mois et était très-petit. La troisième était une femme de taille élevée, mais avait été rachitique pendant deux ou trois ans dans son enfance, je l'accouchai trois fois avec beaucoup de peine, et je ne pus sauver que l'un des enfants, qui étaient tous trois volumineux; plus tard elle donna le jour à un enfant vivant, au septième mois. » Dans un autre passage il dit, en parlant de cette dernière femme : «Dans sa quatrième grossesse, elle fut, *par bonheur*, prise des maux de l'enfantement pendant le cours du septième mois, par suite d'une diarrhée provenant d'une indigestion de fruits.» Denman a observé plusieurs cas analogues, il relate l'histoire d'une femme qui, après avoir mis au monde un enfant vivant au huitième mois de sa première grossesse, accoucha quatre fois de suite, très-laborieusement, d'enfants morts-nés. Dans une nouvelle grossesse l'accouchement fut provoqué au septième mois ; l'enfant vécut et fut conservé [2]. Schweighæuser a fait la même observation sur trois femmes qu'il avait délivrées d'enfants morts, par la version et par la perforation, et qui plus tard accouchèrent d'enfants vivants, avant le terme de la grossesse [3]. Fodéré a publié [4] le cas intéressant suivant : une femme qui avait été délivrée trois fois par la perforation, accoucha, par suite d'une frayeur, à la fin du septième mois de sa quatrième grossesse ; elle mit au monde un garçon, qui était âgé de dix-huit ans au moment où Fodéré écrivait. Le médecin de cette femme recommanda instamment de provoquer l'accouchement à la même époque, si elle redevenait enceinte. Son conseil ne fut pas suivi ; dans les accouchements suivants la perforation fut chaque fois nécessaire, et la femme succomba aux suites de cette opération, lors de sa neuvième couche.

§ 517. Ainsi que nous l'avons déjà dit, l'accouchement prématuré artificiel a soulevé beaucoup de *doutes* et d'*objections*. On a prétendu, par exemple, que ces sortes d'accouchements sont toujours très-laborieux et très-dangereux pour la mère et pour l'enfant, que le procédé opératoire est très-difficile à exécuter et entraîne presque toujours une irritation dangereuse des voies génitales, qu'on observe souvent consécutivement des affections chroniques de l'utérus etc.

[1] Smellie, *Collection of cases etc.*, 1754, p. 7.
[2] Voy. *Medic. and physic Journal*, t. III. London 1800.
[3] Voy. Schweighæuser, *Das Gebären nach der beobachteten Natur etc.* Strassburg 1825.
[4] Voy. *Journal de la Société des sciences etc. du départ. du Bas-Rhin*, t. V, p. 153.

Toutes ces objections sont purement théoriques, et l'observation ne les confirme en aucune façon ; cependant il faut avouer qu'il se présente quelques difficultés sérieuses. Par exemple, il est fort difficile de se faire une idée précise de la structure du bassin, notamment chez les primipares. Mais l'opération est rarement pratiquée sur ces dernières ; d'un autre côté, quand il s'agit de pluripares, les accouchements antérieurs donnent des renseignements suffisants sur le degré d'angustie pelvienne ; du reste, chez ces dernières, la pelvimétrie peut être exécutée plus complétement et plus facilement ; enfin, il n'est aucunement indispensable de connaître la capacité du bassin avec une précision mathématique. Il suit de là que l'objection fondée sur la difficulté de la mensuration pelvienne perd beaucoup de son importance.

Autre objection : nous n'avons aucun moyen de reconnaître avec certitude le volume et le développement de la tête du fœtus aux différentes époques de la gestation. Il résulte, il est vrai, de mensurations nombreuses que le diamètre bi-pariétal, le plus important de tous, mesure ordinairement 94 millimètres à terme, 81 millimètres à huit mois et 67 millimètres à sept mois ; mais ces mesures peuvent varier de 7 millimètres en plus et en moins, et c'est précisément la différence du volume de la tête chez des fœtus du même âge qui explique comment des femmes atteintes de rétrécissement pelvien, après avoir accouché laborieusement d'enfants morts, mettent quelquefois au monde un fœtus vivant, et *vice versa*. Il est donc établi que le volume de la tête ne peut jamais être calculé qu'approximativement ; pourtant il n'est pas vrai de dire que, pour cette raison, l'accouchement prématuré ne peut jamais être provoqué avec succès. L'observation démontre, au contraire, que si même la tête présente un développement exceptionnel pour l'époque de la grossesse, cette disproportion est compensée, dans une certaine mesure, par une plus grande souplesse des os du crâne. Cependant il faut convenir que cette règle offre quelques exceptions.

Souvent les femmes ne peuvent donner aucun renseignement précis sur la date de leur grossesse, et c'est là encore une condition fâcheuse. Pourtant les difficultés qui en résultent ne sont nullement invincibles, si l'on tient compte de toutes les circonstances qui peuvent servir à la solution du problème (§ 171). Une erreur de quelques jours ne peut jamais être évitée, sans contredit, mais elle n'a aucune influence sur le résultat de l'opération.

Enfin, l'existence fréquente de présentations peu ordinaires ou vicieuses constitue l'une des complications les plus défavorables de l'accouchement prématuré artificiel, et l'expérience enseigne qu'on risque d'autant plus de la rencontrer, qu'on opère à une époque moins avancée de la grossesse. Si une présentation des fesses ou de l'épaule nécessite l'extraction ou la version, les chances de réussite complète sont notablement diminuées. Pourtant certains auteurs vont trop loin, en faisant de la présentation crânienne une condition indispensable de la provocation de l'accouchement. Ils ne songent pas qu'à l'époque où l'opération doit être faite, le diagnostic de la présentation est quelquefois impossible, et que celle-ci peut se modifier d'un instant à l'autre.

En somme, malgré toutes les conditions défavorables que nous venons d'énumérer, l'opération qui nous occupe reste toujours un des moyens les plus bienfaisants en cas d'angustie pelvienne, et l'expérience a démontré que les difficultés qui s'opposent à son exécution peuvent être surmontées dans la majorité des cas.

Burns [1] regarde comme un point établi que le diamètre bi-pariétal de la tête ne mesure que 67 millimètres au commencement du septième mois, 74 millimètres à la fin du même mois, et 81 millimètres à la fin du huitième. Il résulte des observations de Salomon [2] que le diamètre bi-pariétal présente, en moyenne, la longueur suivante : dans la 33e semaine, 69 millimètres; dans la 34e, 74 millimètres ; dans la 36e, 79 millimètres; dans la 40e, 87 millimètres. — P. Dubois (qui jusqu'ici a fait les mensurations les plus nombreuses) et Stoltz sont arrivés aux mêmes résultats, mais ces auteurs ont constaté en même temps que les dimensions de la tête varient notablement [3]. — Quoi qu'il en soit, il faudra encore beaucoup de mensurations exactes pour déterminer avec une certitude suffisante les dimensions moyennes de la tête du fœtus aux deux derniers mois de la grossesse.

Reisinger [4] donne un tableau de 43 opérations, dont 12 ont été compliquées par une présentation défavorable du fœtus ; un seul de ces enfants naquit vivant (par les fesses). Sur 196 cas, réunis par Stoltz ; il y a eu 34 présentations exceptionnelles, savoir : 22 présentations pelviennes et 12 présentations du tronc.

§ 518. Les *conditions* suivantes sont indispensables pour la provocation de l'accouchement prématuré :

1o *Diagnostic exact de la conformation du bassin*. Il ne suffit pas, pour décider l'opération, de se borner à constater qu'une femme a accouché difficilement, à terme, d'un enfant mort, ou qu'elle a été délivrée par le forceps, la version ou la perforation. Il faut, dans tous les cas, procéder à un examen minutieux du bassin, car il est nécessaire de connaître l'espèce et le degré de rétrécissement, non-seulement pour affirmer que l'opération est indiquée, mais encore pour déterminer l'époque où elle doit être faite.

2o *Détermination aussi précise que possible de la date de la grossesse*. En effet, il ne faut pas risquer de produire l'expulsion du fœtus trop tôt avant qu'il ait le développement nécessaire pour vivre de sa vie propre, ni trop tard, après que la tête est devenue assez volumineuse et assez dure pour ne traverser le bassin que très-difficilement.

3o *Certitude de la vie du fœtus*. A l'époque de la grossesse où il peut être question de provoquer l'accouchement, ce point peut, d'ordinaire, être facilement éclairci par l'auscultation.

4o *Absence de maladies sérieuses* qui peuvent être notablement *aggravées* par le fait même de l'opération.

Beaucoup d'accoucheurs veulent que l'opération ne soit entreprise que lorsque la nécessité en est démontrée par l'observation d'un ou de plusieurs accouchements antérieurs. Ils admettent, en effet, que ce n'est qu'à cette seule condition qu'on peut se faire une idée précise, non-seulement de la capacité du bassin et de son influence sur le mé-

<hr>

[1] Burns, *Principles etc.*, 9e édit., p. 506.
[2] Voy. Wellenbergh, *Abh. über einen Pelvimeter etc.*, p. 68.
[3] Voy. P. Dubois, Thèse, 1834, p. 40. — Consulter aussi l'essai de statistique de Figueira sur les diamètres de la tête aux différents mois de la grossesse (*Étude de l'accouchement prématuré artificiel*. Thèse. Montpellier 1837).
[4] Reisinger, *Die künstliche Frühgeburt*, 1820, § 118.

canisme du travail, mais encore, et principalement, du volume du fœtus, attendu que tous les enfants d'une même femme présenteraient un développement sensiblement égal, pourvu que le genre de vie de la mère reste le même. Examinons les différentes parties de cette assertion. Il est vrai que chez les primipares on a rarement l'occasion — sauf dans les Maternités — de s'assurer d'une façon suffisante que la structure du bassin réclame l'opération; personne ne niera, en outre, qu'un accouchement antérieur, laborieux, et n'ayant donné qu'un enfant mort, est une garantie particulièrement sûre de la nécessité de l'accouchement provoqué. Et pourtant il paraît irrationnel de ne vouloir fonder l'indication que sur ce précédent. Tout accoucheur expérimenté sait que les enfants d'une seule et même femme présentent souvent des différences remarquables, sous le rapport de la vigueur et du volume, sans que le genre de vie ou la santé de la mère aient été modifiés d'une façon appréciable; il est notamment reconnu que dans une seconde grossesse le développement du premier enfant ne fournit qu'un point de départ très-incertain pour supputer le volume du second. Par conséquent, à moins de prétendre que la pelvimétrie est impossible chez les primipares en général, ce qui est une assertion insoutenable, on ne peut pas proscrire l'opération chez elles, si elle se trouve indiquée par les dimensions du bassin; et il n'existe aucun motif raisonnable pour exposer chaque fois d'abord la mère et l'enfant aux dangers d'un accouchement qui s'annonce comme devant être très-laborieux. Malheureusement c'est ce qui arrive presque toujours dans la pratique, parce que l'on ne parvient que très-rarement à explorer le bassin de bonne heure.

§ 519. Examinons maintenant de plus près l'*indication* de l'accouchement prématuré artificiel qui résulte de l'*angustie pelvienne*. Nous rappellerons d'abord que l'opération ne trouve pas son application dans tous les cas de rétrécissement, mais seulement quand le bassin présente assez d'espace pour qu'un fœtus viable puisse le traverser sans danger. Pour circonscrire nettement les limites dans lesquelles la provocation de l'accouchement est applicable, il faut comparer les dimensions que présente la tête du fœtus depuis l'époque de la viabilité jusqu'à celle de la maturité, avec les diamètres du bassin.

L'on sait que, d'ordinaire, le fœtus ne peut pas continuer à vivre hors du sein de la mère s'il en est expulsé avant la trentième semaine, et qu'à cette époque le diamètre bipariétal, le plus important de tous, mesure environ 67 millimètres; il en résulte que la limite extrême de l'accouchement provoqué s'étend jusqu'aux bassins viciés, dont le plus petit diamètre offre au moins 67 millimètres. Avec un degré de rétrécissement plus prononcé, l'opération ne peut plus donner un résultat favorable pour l'enfant, et si l'on veut conserver celui-ci, il n'y a plus d'autre ressource que la section césarienne. Comme, d'autre part, le diamètre transverse de la tête du fœtus à terme mesure habituellement 94 millimètres, la provocation de l'accouchement peut encore être nécessaire, quand le plus petit diamètre du bassin est de 87 millimètres. Si le rétrécissement est moins prononcé, par exemple si le diamètre sacro-pubien mesure 94 millimètres, l'opération n'est plus justifiée que lorsqu'on a de bonnes raisons pour croire que le fœtus offre un volume exceptionnel, ou bien quand l'expérience a déjà démontré que le bassin dont il s'agit ne permet pas le passage d'un enfant *à terme* vivant. Les limites que nous venons d'indiquer — *plus petit rétrécissement mesurant de 67 à 94 millimètres* — se rapportent aux bassins généralement rétrécis et aux bassins rachitiques; et, en effet, l'expérience enseigne que ce sont eux qui donnent le plus souvent lieu à l'opération. Quand le rétrécissement est produit par l'ostéomalacie ou par des tumeurs, l'indication est beaucoup plus difficile à établir.

§ 520. Outre l'indication que nous venons d'examiner, on en a encore formulé quelques *autres*, parmi lesquelles ils est surtout nécessaire de mentionner les suivantes :

a) Mort *habituelle* du fœtus. Il n'est pas très-rare de voir tous les enfants d'une femme mourir sans cause connue pendant la grossesse, et toujours à une même époque, souvent assez rapprochée du terme naturel. En pareille circonstance, Denman recommande de provoquer l'accouchement prématuré, dans le but d'obtenir un enfant vivant ; c'est ce qu'il a fait deux fois lui-même avec un plein succès.

b) Accidents morbides qui paraissent mettre la vie de la mère en danger. Peu importe que ces accidents proviennent de la grossesse, ou bien qu'ils soient seulement aggravés par elle et portés à un degré très-inquiétant ; il suffit, pour que l'indication se trouve posée, qu'ils ne puissent être écartés par aucun autre moyen, et que la terminaison de la gestation offre la seule chance de salut. Sous ce rapport, c'est encore la nature qui a donné l'éveil aux médecins. En effet, dans certaines maladies des voies respiratoires et circulatoires, qui, arrivés à leur point culminant, menaçaient de faire mourir la femme par l'asphyxie, la paralysie, l'apoplexie etc., on a souvent observé qu'un accouchement prématuré, survenant spontanément, faisait presque aussitôt cesser tous les accidents. Du reste, les annales de la science contiennent déjà quelques faits remarquables où l'accouchement provoqué dans des circonstances analogues a, selon toute apparence, sauvé la mère et l'enfant d'une destruction certaine. Sans contredit, l'appréciation des cas qui justifient une pareille intervention est souvent très-difficile. Il est bien entendu qu'on ne peut pas regarder l'opération comme un spécifique applicable à toutes les grossesses accompagnées d'accidents pénibles ; mais il n'est plus guère possible, en présence des faits acquis, de contester qu'elle ne mérite d'être employé comme un moyen extrême dans les cas désespérés.

Costa a communiqué, en 1827, à l'Académie de médecine, le cas intéressant d'une femme enceinte qui, menacée d'asphyxie par un *anévrysme du cœur*, fut sauvée, ainsi que son enfant, par l'accouchement spontané qui se déclara dans le huitième mois de la grossesse. — D'Outrepont a publié une observation tout aussi remarquable : chez une femme grosse, qui était sur le point d'étouffer par suite d'un *goître énorme*, l'accouchement se fit spontanément dans la 33e semaine ; la mère et l'enfant furent sauvés [1].

Parmi les cas où l'accouchement prématuré artificiel a sauvé la mère et l'enfant, nous citerons les suivants, comme les plus remarquables : Merriman [2], toux très-fatigante et *vomissements incoercibles*, opération au huitième mois, pratiquée par un chirurgien anglais distingué. — Duclos, de Toulouse, *asphyxie imminente par suite d'hydropisie aiguë de l'amnios*, opération à la fin du septième mois [3] ; Lovati, *violentes attaques convulsives*,

[1] Voy. *Gem. Zeitschr. für Geburtsk.*, t. II, 1828, p. 546.
[2] Voy. *Med. chir. Transact.* London 1816, t. III, p. 139.
[3] *Bulletins de la Soc. de méd. de Paris*, t. VI, 1818, p. 222.

opération à la fin du huitième mois; cas très-intéressant [1]; Meissner, *néphrite*, opération au commencement du neuvième mois [2]. El. v. Siebold fit l'opération chez une *hydropique* menacée d'asphyxie, à la fin du huitième mois; l'enfant vécut, la mère fut au moins soulagée; elle succomba à sa maladie le onzième jour des couches [3]. Grenser opéra également dans un cas d'apnée avec asphyxie menaçante, par suite d'hypertrophie du cœur, de maladie de Bright et d'hydropisie. La femme fut d'abord notablement soulagée, mais périt le huitième jour. L'enfant fut sauvé [4]. Basedow sauva, par la provocation de l'accouchement au neuvième mois, une femme atteinte de choléra asiatique, et qui se trouvait dans un état désespéré. L'enfant était mort avant sa naissance [5].

L'on a encore proposé l'accouchement prématuré artificiel dans l'*hystérocèle* et le *prolapsus utérin*, les *métrorrhagies* provenant de l'implantation du placenta dans le voisinage de l'orifice, les hémorrhagies d'autres organes etc. D'Outrepont a proposé de provoquer l'accouchement chez les phthisiques, quand elles sont perdues sans ressource, afin de sauver du moins l'enfant, qui est habituellement mort quand on ne l'extrait qu'après le décès de la femme, en pratiquant l'opération césarienne [6]. Ajoutons encore qu'on a conseillé l'opération pour faire l'*extraction d'un fœtus mort*, et pour *prévenir l'accouchement tardif*. Sans vouloir complétement rejeter ces indications — car on ne peut nier que l'opération ne puisse trouver quelquefois un emploi utile en pareille circonstance — nous pensons qu'il faut laisser à l'avenir le soin de prononcer définitivement sur leur valeur.

II. *Exécution de l'opération.*

A. PRÉCAUTIONS ET PRÉPARATION. MÉTHODES OPÉRATOIRES.

§ 521. Quand la provocation de l'accouchement est indiquée par l'angustie pelvienne, le *choix du moment* se règle d'après le degré de retrécissement. Plus ce dernier est considérable, plus tôt il faut recourir à l'opération. En général, quand le plus petit diamètre mesure 67 millimètres, le moment le plus opportun se trouve aux environs de la trentième semaine; pour 74 millimètres, de la trente-deuxième à la trente-troisième; pour 81 à 87 millimètres, de la trente-quatrième à la trente-cinquième; et pour 94 millimètres, à la trente-sixième. Ces déterminations ne peuvent être naturellement qu'approximatives, et il faut laisser au tact pratique de l'accoucheur le soin de peser les circonstances essentielles de chaque cas particulier, et de choisir *le moment de l'opération de la trentième à la trente-sixième semaine*, de façon à n'agir ni trop tôt ni trop tard.

Si l'opération est indiquée par des troubles pathologiques qui menacent la vie de la mère, il faut l'entreprendre aussitôt que l'exige l'urgence du cas, pourvu que la grossesse ait atteint au moins la vingt-huitième semaine.

Dans le cas où l'on aurait reconnu une présentation vicieuse, on pourrait reculer l'opération de quelques jours, dans l'espoir d'une amélioration spontanée de la présentation; pourtant il ne faudrait pas attendre trop lonptemps, de crainte de perdre un

[1] Lovati, *Prospetto de' visultamenti ottenuti nella clinica ostetrica di Pavia*, extrait de *Omodei Annali universali di medicina, Milano*, dans la *Gazette méd. de Paris*, 1833, p. 38.

[2] Voy. *Med. Ann.*, t. IV, p. 311.

[3] *Journal de Siebold*, t. IV, 1824, p. 311.

[4] Voy. *Jenaisch. Annal. f. Phys, u. Med.*, t. I, fasc. 3, p. 294, et *Monatsschr. f. Geb.*, t. I, p. 223.

[5] Voy. *Preuss. Vereinszeitung.*, 1833, n° 32.

[6] D'Outrepont, *Gemeinn. Zeitschr.*, t. II, 1828, p. 549.

temps précieux. De même l'opération peut être un peu retardée dans la grossesse gémellaire (Wenzel), puisque des jumeaux sont ordinairement plus petits que des enfants
isolés du même âge. Pourtant l'on n'arrivera pas souvent à diagnostiquer avec certitude
la présence de deux fœtus à une époque si peu avancée.

§ 522. Le rôle de l'art dans la provocation de l'accouchement consiste principalement à exciter la contractilité de l'utérus d'une façon assez persistante
pour qu'elle suffise à produire l'expulsion du fœtus. On arrive plus ou moins
facilement à ce résultat, selon l'irritabilité de la matrice et selon les moyens
qu'on emploie. Mais de même que la nature, au lieu de faire naître subitement les conditions de l'accouchement à terme, prépare ce dernier graduellement et longtemps à l'avance, de même l'art, pour imiter la nature autant que
possible, doit faire précéder l'opération qui nous occupe d'une *préparation*
appropriée, aussi souvent que les circonstances le permettent. Cette préparation consiste, d'une part, dans la prescription d'un régime convenable (alimentation modérée, peu substantielle, exercice régulier), dans l'administration fréquente de lavements apéritifs; d'autre part, et principalement, dans
l'usage souvent répété des bains chauds généraux et des demi-bains, qui sont
depuis longtemps regardés à juste titre comme un excellent moyen pour préparer une heureuse délivrance. Administrés d'abord deux ou trois fois par semaine, et plus fréquemment quand approche le moment fixé pour l'opération,
ils excitent doucement l'activité contractile de la matrice, et contribuent, avec
les injections émollientes, à l'assouplissement et au ramollissement du col utérin, du vagin et de la vulve. L'action des bains peut être secondée par des
frictions modérées pratiquées plusieurs fois par jour sur le fond de la matrice.
— Si le moment fixé pour l'opération ne permet pas d'employer pendant longtemps les moyens indiqués ci-dessus, par exemple parce que l'accoucheur a été
consulté trop peu de temps auparavant, il faut au moins faire prendre à la
femme pendant quelques jours un ou deux bains quotidiens et des injections
émollientes.

Le traitement préparatoire que nous venons d'indiquer était surtout important dans
les cas où l'on choisissait, pour provoquer l'accouchement, la ponction des membranes
ou la dilatation de l'orifice utérin par l'éponge préparée. Nous allons voir qu'il existe
actuellement des méthodes opératoires qui rendent *le traitement préparatoire tout à fait
superflu.*

§ 523. L'on a recommandé et employé pour la provocation de l'accouchement
des moyens nombreux et variés, qui sont les uns dynamiques, les autres mécaniques.

S'il existait des substances pharmaceutiques capables d'exciter des contractions *normales* et persistantes de la matrice, le but de l'opération pourrait être
atteint de la manière la plus simple par leur administration. Mais comme les
moyen ocytociques (par exemple l'*ergot de seigle* employé d'abord par Bon-
giovani, et depuis lui surtout par les Anglais) sont incertains dans leur action
et deviennent facilement nuisibles pour la mère et l'enfant quand on les donne
à fortes doses, ils n'ont été que rarement employés, et aujourd'hui ils sont
complétement abandonnés.

Les moyens qui agissent directement sur la matrice et l'excitent à se contracter sont : *a*) les frictions répétées sur le fond de la matrice avec la main et sur le col utérin avec l'extrémité des doigts ; *b*) le décollement de l'œuf sur une étendue aussi grande que possible du segment inférieur ; *c*) la ponction des membranes ; *d*) la dilatation artificielle du col utérin au moyen d'éponge préparée ou de dilatateurs ; *e*) l'application de la douche chaude sur la portion vaginale du col ; *f*) le tamponnement du vagin (§ 801) ; *g*) les injections dans la cavité utérine ; *h*) l'introduction dans la matrice d'une algalie flexible ou d'une bougie.

On s'est aussi servi du *galvanisme* pour tâcher de provoquer l'accouchement ; c'est Schreiber qui a le premier proposé ce procédé [1]. Dorrington est parvenu réellement par l'*électro-magnétisme* à produire des contractions de la matrice, mais elles étaient si faibles qu'il fut obligé de provoquer l'accouchement prématuré par la ponction [2]. Simpson expérimenta l'électro-magnétisme dans huit cas, mais n'obtint ni l'augmentation ni la persistance des douleurs [3]. Hennig a proposé d'essayer encore l'*électricité par induction* ; dans ce but il a imaginé un appareil composé de deux fils de cuivre revêtus de caoutchouc jusque dans le voisinage de leur extrémité supérieure et terminés par un bouton en forme de demi-olive. Les extrémités inférieures sont recourbées à angle droit, pour être mises en rapport avec un appareil à rotations, et mobiles. Les fils sont placés l'un à côté de l'autre et introduits dans le *rectum*, puis on les sépare et on les porte assez haut pour que leurs extrémités soient en rapport avec les rameaux nerveux sur lesquels ils doivent agir. Cette proposition de Hennig n'a pas trouvé de partisans [4].

§524. Les frictions sur le fond et sur le corps de l'utérus, recommandées jadis par différents auteurs et notamment par d'Outrepont, ne produisent pas facilement le résultat désiré, lorsqu'on les emploie isolément. Les contractions qu'elles provoquent restent d'ordinaire faibles et s'arrêtent complétement dès qu'on suspend les frictions. Jointes à d'autres moyens, au contraire, principalement aux bains et aux purgatifs, elles ont quelquefois produit des douleurs suffisantes, quand elles étaient appliquées sur des matrices très-sensibles. Les frictions du col utérin et du museau de tanche avec l'extrémité des doigts, qui doivent être pratiquées très-modérément pour ne pas exercer une action nuisible, produisent tout au plus une augmentation de la sécrétion muqueuse des voies génitales et un certain degré de ramollissement du col, mais elles ne sont pas capables de provoquer l'accouchement.

Le procédé qu'on attribue généralement à Hamilton et qui avait déjà été recommandé par Merriman est tout aussi incertain dans son action : il consiste à décoller l'œuf du segment inférieur au moyen du doigt ou d'une sonde de femme ; quand il est suivi de contractions, celles-ci sont dues plutôt à l'irritation et à la dilatation du col utérin qu'au décollement des membranes. Il est clair que ce procédé n'est pas applicable dans tous les cas, parce qu'il suppose un certain degré de dilatation du col. Conquest et Gooch se sont déclarés grands partisans de cette méthode, qu'on n'emploie plus guère en Allemagne.

[1] *N. Zeitschr. f. Geburtsk.*, t. XXIV, p. 57.
[2] *Prov. med. and surg. Journ.*, p. 118.
[3] *Monthly Journ. of med. sc.*, juillet 1846, p. 33.
[4] Voy. Wittelshœfer, *Archiv d. 32. Versammlung deutscher Naturforscher und Ærzte*, supplément de la *Wiener med. Wochenschr.*, 1856, n° 39.

§ 525. Les moyens qui exercent une action certaine et démontrée par l'expérience sont : la ponction des membranes, l'introduction d'une éponge préparée dans le col utérin, l'application de la douche utérine chaude, le tamponnement à l'aide du colpeurynter, les injections dans la cavité utérine et l'introduction d'une algalie flexible ou d'une bougie.

La *ponction des membranes*, qui a été de tout temps employée le plus fréquemment, est toujours encore regardée par beaucoup d'accoucheurs comme le moyen le plus sûr et par conséquent le plus rationnel ; il est certain que l'écoulement d'une portion du liquide amniotique, en diminuant la capacité de la cavité utérine et en détruisant une partie des connexions entre l'œuf et la matrice, ne manque jamais de provoquer des contractions. Cependant ces dernières, au lieu de se déclarer immédiatement après l'opération, se font généralement attendre de douze à quarante-huit heures et plus longtemps encore. Souvent alors elles dilatent le col si lentement que l'accouchement n'a lieu qu'au bout de plusieurs jours. Or, si le travail se prolonge longtemps après l'ouverture des membranes, le liquide amniotique s'écoule peu à peu complétement, et l'utérus se contracte à mesure de plus en plus intimement autour de son contenu ; il s'ensuit que le cours du sang est facilement troublé et même complétement interrompu dans le placenta et dans le cordon ombilical , et que le fœtus finit par succomber. S'il existe une présentation vicieuse, le défaut d'eaux rend la version si difficile que le plus souvent le but de l'opération est aussi manqué par ce fait.

Afin d'éviter ces inconvénients, la plupart des adhérents de la ponction recommandent de ne faire écouler qu'une petite quantité d'eau ; dans ce but, on a imaginé plusieurs instruments. D'autres conseillent, au contraire, de laisser s'écouler beaucoup de liquide à la fois, pour exciter immédiatement des contractions énergiques. Cette dernière proposition ne serait admissible que pour les cas où des circonstances particulières rendraient désirable la diminution rapide du volume de la matrice. Meissner a obtenu des succès exceptionnels par l'emploi du premier procédé (voy. § 526).

La *dilatation graduelle du col utérin au moyen de l'éponge préparée* est plus avantageuse que la ponction de l'œuf. L'éponge exerce une action à la fois mécanique et dynamique, elle provoque les contractions d'une façon sûre, et souvent en peu de temps ; l'œuf reste intact, de sorte que le fœtus ne souffre pas , même quand l'accouchement se fait longtemps attendre. S'il existe une présentation vicieuse , on peut essayer de la corriger, — puisque les eaux ne sont pas écoulées, — en donnant à la femme une position appropriée, ou en pratiquant des manœuvres externes ; si on n'y réussit pas , la version est notablement facilitée par la présence de l'eau. En supposant que les douleurs ne soient pas suffisantes et que l'accélération du travail devienne désirable, on peut à tout moment faire la ponction de l'œuf, ce qui ne souffre aucune difficulté , vu que l'orifice est déjà ouvert, et ce qui amène d'autant plus vite la terminaison de l'accouchement, que le col a déjà été dilaté par l'éponge. Il ne faut pas oublier, du reste, que dans ce cas comme dans tous ceux qui sont du domaine de la thérapeutique, on doit savoir individualiser, et approprier le procédé aux exigences de la situation présente.

Cette méthode l'emporte par tant d'avantages sur la simple ponction de l'œuf qu'elle réunit bientôt un grand nombre de partisans. Pourtant l'introduction de l'éponge préparée n'est pas également facile dans tous les cas; par exemple quand le col est fortement dirigé en arrière, elle est difficile, même chez les pluripares, et elle ne réussit que rarement chez les primipares, tant à cause de l'élévation du col qu'en raison de l'étroitesse ou de l'occlusion de l'orifice externe. L'on a bien recommandé dans ce cas d'entr'ouvrir ce dernier au moyen de dilatateurs; mais l'emploi de pareils instruments entraîne presque infailliblement une irritation plus ou moins douloureuse de l'orifice, irritation qui peut avoir une influence fâcheuse sur sa dilatation ultérieure.

Pour toutes ces raisons, on accueillit avec faveur deux procédés qui furent recommandés peu de temps après celui que nous venons d'examiner, nous voulons parler de l'*application de la douche chaude sur la portion vaginale du col*, et du *tamponnement du vagin au moyen du colpeurynter*. Ces procédés provoquent l'accouchement d'une manière plus facile et plus douce chez les primipares aussi bien que chez les pluripares.

Cependant ils ont eux-mêmes été détrônés tout récemment par deux autres méthodes qui excitent le travail d'une façon aussi *sûre* et aussi *rapide* qu'elles sont *simples* et *bénignes*. Ce sont : les *injections dans la cavité utérine* et l'*application d'une algalie flexible ou d'une bougie*. C'est principalement ce dernier procédé, désigné habituellement sous le nom de *méthode de Krause*, et consistant dans l'introduction d'une algalie élastique ordinaire, qui se recommande par sa simplicité, sa facilité d'exécution, son innocuité et la sûreté de son action, et qui, pour ces raisons, mérite d'être préféré à toutes les autres méthodes.

La ponction des membranes est la méthode la plus ancienne, introduite dans la pratique par les Anglais, qui provoquèrent les premiers l'accouchement prématuré. — L'*emploi de l'éponge préparée*, pour faire naître le travail en irritant et en dilatant simplement l'orifice, sans intéresser les membranes, a été proposé par Brunninghausen en 1820. El. v. Siebold revendiqua la priorité de l'exécution du procédé [1], mais c'est à Kluge que revient le mérite de l'avoir fait adopter généralement [2]. Des dilatateurs du col ont été inventés par Busch [3], Mende [4] et Krause [5]. Mende ne recommandait son instrument que pour rendre possible l'introduction de l'éponge préparée, tandis que Busch et Krause employaient aussi le leur pour provoquer directement l'accouchement [6]. La *douche ascendante* fut recommandée par Kiwisch v. Rotterau [7]. De nombreuses observations confirment l'efficacité de ce procédé, que nous avons appliqué nous-même plusieurs fois avec succès. — Le *tamponnement du vagin* a été d'abord proposé par Schœller [8]. Cet auteur conseillait de bourrer le canal vaginal avec de la charpie; or, malgré les bons résultats obtenus par lui et par quelques autres médecins, l'expérience a démontré que ce mode de tamponnement, lorsqu'on le répète souvent, est assez doulou-

---

[1] *Siebold's Journal*, t. IV, p. 270.
[2] Seerich, *Einige Worte über die Instrumentalhülfe bei der Oper. der künstl. Frühgeb.* (*N. Zeitschr. f. Geburtsk.*, t. III, p. 326).
[3] *Gem. deutsche Zeitschr.*, t. VI, p. 369.
[4] *Ibid.*, p. 549.
[5] Krause, *Die künstliche Frühgeb.*, p. 44.
[6] *N. Zeitschr. f. Geburtsk.*, t. I, p. 132.
[7] v. Kiwisch., *Beitr. z. Geburtsk.*, t. I. Würzb. 1846, p. 114; t. II, 1848, p. 21 et 22.
[8] Schœller, *Die künstl. Frühgeburt bewirkt durch den Tampon.* Berlin 1842, in-8°.

reux et finit par provoquer l'inflammation du vagin, et que d'autre part son action est lente et incertaine. Cette méthode fut presque complétement abandonnée, jusqu'au moment où l'emploi d'une *vessie animale* fut recommandé par Hüter [1], et celui d'une *poche en caoutchouc vulcanisé (colpeurynter)* par Braun [2]. Le tamponnement du vagin, pratiqué à l'aide de l'un de ces appareils, amène le résultat désiré d'une façon beaucoup plus douce, plus prompte et plus sûre. — *Les injections dans la cavité utérine* ont été introduites dans le domaine de la pratique par Cohen [3]. Schweighæuser [4] et Schnakenberg [5] avaient déjà proposé des moyens analogues; le dernier de ces auteurs a même imaginé un instrument à injections particulier *(sphénosiphon)*. Plus tard, Cohen a perfectionné son procédé et en a confirmé, par des observations, l'action sûre et l'innocuité pour la mère et pour l'enfant [6]. Depuis lors il a été expérimenté avec succès par beaucoup de praticiens, et aujourd'hui il est très-répandu. — La méthode la plus récente consiste dans l'introduction d'une algalie flexible ou d'une bougie. C'est le professeur Lehmann, d'Amsterdam, qui, le premier, a proposé, à l'exemple de son vieil ami Zuydhœk, de la même ville, d'introduire, le long de la paroi antérieure de l'utérus, une bougie de cire ordinaire, longue de 2 centimètres, et épaisse de 4 à 7 millimètres, et de la retirer immédiatement [7]. Plus tard il publia huit observations de succès, obtenus par ce procédé. Dans un de ses cas il fallut introduire deux fois la sonde, et trois fois dans deux autres [8]. En Hollande, Koppelhof, Brœrs et Thomas firent usage du même procédé. Mampe, de Stargard en Poméranie, ainsi que deux médecins suisses, Billeter et Pfenniger, avaient déjà précédemment usé de moyens analogues. Mampe introduisait une sonde élastique à travers le col jusqu'aux enveloppes de l'œuf, puis il retirait le mandrin de la sonde, et poussait celle-ci plus haut dans cinq ou six directions différentes, entre la paroi utérine et les membranes, après quoi il retirait l'instrument [9]. A. Krause, de Dorpat, modifia ce procédé en ce sens qu'il laissait en place le cathéter, introduit dans l'utérus à environ 20 centimètres de profondeur, *jusqu'au moment où il avait éveillé des contractions suffisantes* [10]. Enfin, C. Braun conseille le *cathétérisme utérin à l'aide de cordes à boyau* [11]. — Il nous reste à rappeler que Scanzoni a proposé et employé, dans le but de provoquer les contractions utérines, *l'excitation des mamelles par l'application de ventouses en caoutchouc sur les mamelons* [12]. Précédemment Friedrich avait recommandé, dans le même but, l'emploi des vésicatoires volants et des sinapismes appliqués sur les mamelles [13]. A coup sûr le procédé de Scanzoni serait préférable, mais, quoiqu'il compte quelques succès (Langheinrich, Germann etc.), il a complétement échoué dans un certain nombre de cas, et de plus il a provoqué des gerçures et un endolorissement violent des mamelles; aussi nous paraît-il devoir être abandonné.

[1] Hüter, *Diss. de nova partus præmaturi arte legitime prorocandi methodo.* Marburgi 1843.

[2] *Zeitschr. der k. k. Gesellsch. der Aerzte in Wien*, 7e année, 2 vol., 1851, p. 527.

[3] *N. Zeitschr. f. Geburtsk.*, t. XXI, 1846, p. 116.

[4] Schweighäuser, *Das Gebären nach d. beob. Natur etc.* Strassburg 1825, p. 229.

[5] Schnakenberg, *De partu præmaturo artificiali.* Marburgi 1831.

[6] Voy. *Monatsschr. für Geburtsk.*, t. II, 1853, p. 32. — *Deutsche Klinik*, 1854, n° 2 et 3.

[7] Lehmann, *Beschouwingen over de door Kunst verwerkte Baring.* Amsterdam 1848, p. 19.

[8] *Tydschrift der Neederl. Matschappy*, 1852.

[9] Voy. *Caspers Wochenschr.*, 1838, p. 657.

[10] Krause, *Die künstl. Frühgeburt etc.*, 1855, p. 75.

[11] Braun, *Ueber die uterinale Katheterisation mit Darmsaiten in ihren Beziehungen zur Erweckung der künstlichen Frühgeburt (Wiener medic. Wochenschr.*, n° 46, p. 75).

[12] Scanzoni, *Ein neues Verfahren zur künstlichen Einleitung der Frühgeburt* (Extrait du IVe vol. de la *Physik. med. Gesellsch.* de Würzbourg, 1853).

[13] Friederich, *Diss. de nova quadam partus præmaturi celebrandi methodo.* Rostock 1839.

Nous émettons la même appréciation sur un autre procédé du même auteur, consistant en *douches intravaginales d'acide carbonique;* l'observation a démontré que l'emploi de ce moyen peut donner lieu à des accidents mortels (1).

B. RÈGLES POUR L'EXÉCUTION DES DIFFÉRENTES MÉTHODES OPÉRATOIRES.

§526. 1° *Ponction des membranes.* Parmi les instruments recommandés pour la perforation des enveloppes de l'œuf, celui de Wenzel est le plus pratique. Il se compose d'une canule en argent, longue de 27 à 32 centimètres, recourbée dans le sens de l'axe du bassin, arrondie à son extrémité supérieure; et d'un trocart, dont le bout inférieur est terminé par un bouton plat et dont la pointe peut dépasser de quelques millimètres l'extrémité supérieure de la canule. Pour faciliter l'introduction de cette dernière, on peut la munir d'un mandrin qui en obture exactement l'ouverture supérieure (modification d'E. v. Siebold).

La femme est placée en travers du lit; on introduit l'index et le médius d'une main pour fixer le col et guider l'instrument; celui-ci, préalablement chauffé et graissé et muni de son mandrin, est engagé avec précaution et insinué à travers l'orifice externe et le canal cervical jusqu'à ce qu'il rencontre les membranes; on substitue alors le trocart au mandrin et on perfore les enveloppes de l'œuf en poussant tout l'instrument un peu plus haut. Puis on retire le trocart, on laisse écouler deux ou plusieurs cuillerées de liquide, et l'on retire la canule elle-même. Pour éviter de blesser le fœtus, on peut faire pratiquer des frictions sur le fond de la matrice, afin d'amener une certaine tension des membranes. Après l'opération, on prescrit à la femme de rester couchée tranquillement sur le dos, et l'on attend que les douleurs se déclarent, ce qui a lieu d'ordinaire, ainsi que nous l'avons dit, au bout de douze à quarante-huit heures; rarement plus tôt, quelquefois plus tard.

Les Anglais ont d'abord fait usage de sondes mousses pour perforer l'œuf; mais, comme elles sont fréquemment insuffisantes, on a dû avoir recours à des instruments pointus (Fig. 152), dont le meilleur est l'aiguille de Wenzel. El. v. Siebold, d'Outrepont, Salomon etc. ont fait subir différentes modifications à ce trocart. Kluge et Ritgen ont imaginé des instruments d'une structure assez originale (*Saugspritze, Stechsauger*), dont le mécanisme a pour but d'attirer les membranes, par aspiration, dans l'ouverture de la canule, et de les y perforer au moyen d'un dard fixe ou d'une lancette (2).

Le procédé de Meissner se distingue principalement de ceux que nous indiquons plus haut, en ce que les membranes ne sont pas ouvertes vis-à-vis de l'orifice, mais sur une partie de l'œuf aussi élevée que possible, ainsi que l'avaient déjà proposé quelques auteurs, et notamment

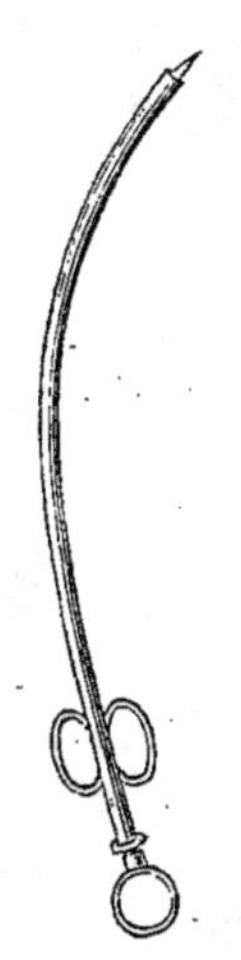

Fig. 152.
Trocart à ponction de l'œuf.

---

(1) Scanzoni, *Wiener med. Wochenschrift*, n° 11, 1856. — C. Braun et G. Braun, *Œsterr. Zeitschr. f. pract. Heilkunde*, 1856, n° 21 et 22.

(2) Scheibler, *Diss. s. animadversiones de rumpendis velamentis ovi humani et descriptionem novi, huic operationi dicati, instrumenti.* Gryph. 1824, in-8° (*Saugspritze* de Kluge). — Ritgen, *Geburtsh. Demonstr.*, fasc. X, pl. 42.

Hopkins ([1]). Meissner (Fig. 153) se sert à cet effet d'une canule, longue de 32 centimètres, épaisse de 3 millimètres, et courbée exactement comme un arc de cercle de 40 centimètres de diamètre. Au côté convexe de l'extrémité inférieure de cette canule se trouve un anneau dirigé en dehors, destiné à faciliter le maniement de l'instrument et à indiquer sa direction après qu'il a été introduit. L'instrument est complété par deux mandrins, dont le premier, plus long que la canule de 4 millimètres, est terminé supérieurement par une extrémité mousse, tandis que le second, qui dépasse la canule de 13 millimètres, se termine par un trocart. La femme est habituellement debout pour l'opération; pourtant, si le col est difficile à atteindre ou si le ventre est fortement en besace, on la fait s'asseoir sur le bord d'une chaise ou se coucher sur un canapé. L'instrument est porté au col le long de l'index de la main droite introduit dans le vagin; une fois qu'il a dépassé l'orifice interne, il glisse entre la paroi postérieure de l'œuf et la paroi utérine correspondante, jusqu'à ce que l'anneau dont il est muni soit arrivé aux niveau des grandes lèvres. On abaisse fortement cet anneau en le portant vers le périnée, afin de diriger l'extrémité de la canule contre les membranes, et l'on tâche de reconnaître si elle est en rapport avec une vessie élastique ou avec une partie solide (fœtale). Dans le premier cas, on pousse en avant le trocart qui a été substitué au mandrin mousse, puis on fait avancer la canule pour qu'elle pénètre aussi dans la cavité de l'œuf, on enlève le stylet et on laisse écouler environ 15 grammes de liquide, après quoi l'on retire la canule. L'opération terminée, Meissner permet aux femmes de s'asseoir ou de se promener à leur gré, et n'emploie jamais aucun moyen interne pour accélérer l'accouchement. La nuit suivante, l'eau s'écoule goutte à goutte, et d'ordinaire, au bout de vingt-quatre à quarante-huit heures, il se déclare des contractions qui sont assez énergiques pour qu'on puisse abandonner le travail à la nature. De 1835 à 1840, Meissner a employé son procédé dans huit cas, dont aucun n'a nécessité une autre intervention de l'art; tous les enfants furent conservés et toutes les mères eurent de bonnes suites de couches. Depuis 1840 il a encore fait six opérations semblables avec le même succès. Il pourrait bien arriver une fois ou l'autre que l'instrument vînt à s'engager au-dessous du placenta et à en provoquer le décollement partiel. C'est sans doute la crainte de cet accident fâcheux, jointe à la difficulté de l'opération dans certains cas, qui a empêché Meissner de trouver des imitateurs.

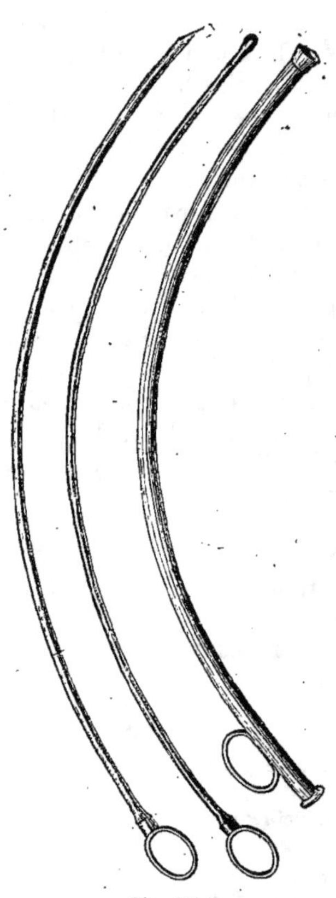

Fig. 153.
Trocart de Meissner.

§ 527. 2° *Introduction de l'éponge préparée* (Fig. 154). L'on se sert d'un cône d'éponge préparée, long d'environ 54 millimètres, épais de 4 à 5 millimètres à son sommet, et de 13 millimètres à sa base; à cette dernière partie est fixé un cordonnet, qui sert à enlever l'éponge. Le meilleur mode de préparation de l'éponge consiste à la tremper dans une solution de gomme, à l'entourer

([1]) Hopkins, *The accoucheur's Vade-Mecum*, 7e édit. Lond. 1820, t. II, p. 36.

d'une ficelle bien serrée et à la faire sécher. Après l'avoir débarrassée de la ficelle, on peut la façonner très-aisément avec un couteau. Avant de l'employer, on l'enduit d'un corps gras (d'onguent de belladone, d'après Stoltz). — On commence par vider le rectum et la vessie, et on fait placer la femme en travers du lit; l'index et le médius de la main gauche fixent le col utérin et servent de conducteurs à l'éponge. Celle-ci est engagée dans l'orifice externe à l'aide d'une pince à polype recourbée; puis on retire la pince et, au moyen des doigts qui se trouvent dans le vagin, on pousse peu à peu l'éponge dans le col, où on la fixe en laissant les doigts en place pendant cinq à dix minutes. On introduit ensuite dans le vagin une éponge ordinaire (du volume d'un œuf d'oie), également munie d'un cordonnet et destinée à retenir l'éponge préparée. La femme doit rester d'abord au lit, dans le décubitus horizontal; plus tard elle peut se lever et se promener. Si l'éponge introduite dans le vagin occasionne au bout de quelque temps une rétention d'urine, on peut l'enlever sans être obligé de la remplacer, lorsque l'éponge préparée est bien fixée. Une fois cette dernière complétement dilatée, ce qui a lieu au bout de douze à vingt-quatre heures, on la retire. D'ordinaire le travail est alors établi. Si les contractions sont encore trop faibles et trop courtes, et si la dilatation du col paraît insuffisante, on fait d'abord une injection émolliente, puis on introduit un nouveau cône d'éponge plus long et plus épais; au besoin, on fait plus tard une troisième application. Kilian regarde, avec raison, comme un procédé très-efficace, de se servir d'un morceau d'éponge de la longueur et de l'épaisseur d'un index d'adulte, muni également d'un cordonnet, et de le pousser assez profondément à travers l'orifice pour que sa base ne fasse qu'une légère saillie dans le vagin. Une fois le travail bien établi, on enlève les éponges et l'on attend l'effet des douleurs. Si le travail ne se déclare pas malgré l'application répétée de l'éponge préparée et si l'emploi des moyens dynamiques ne suffit pas pour fortifier les contractions, il est utile de procéder à la ponction de l'œuf.

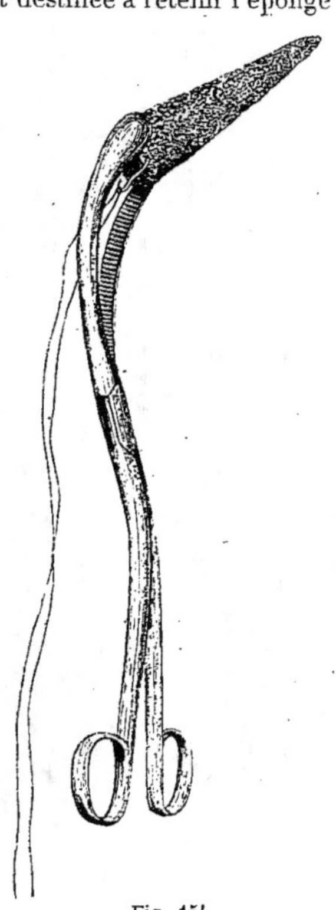

Fig. 154.
Éponge préparée saisie avec la pince à polypes.

C. Braun a attiré l'attention sur les avantages du *Laminaria digitata* comme succédané de l'éponge préparée [1].

Barnes [2] et S. Tarnier [3] proposent de provoquer l'accouchement, en introduisant dans

[1] *Wiener med. Presse*, 1865, nᵒˢ 20 et 21.

[2] *Lancet*, janvier 1863.

[3] S. Tarnier, *Bullet. de l'Acad. impér. de méd.*, t. XXVIII, séance du 11 novembre 1862, *Gaz. des Hôpit.*, nᵒ 132, 1862.

le col, et au-dessus de lui, des vessies de caoutchouc, que l'on dilate en y injectant de l'air ou de l'eau. Ils ont inventé à cet effet des *dilatateurs intra-utérins*, consistant en une sonde dont l'extrémité est munie d'un tube en caoutchouc. Il existe un certain nombre d'observations à l'appui de cette méthode. — Tout récemment, Daudé a indiqué une modification du procédé [1].

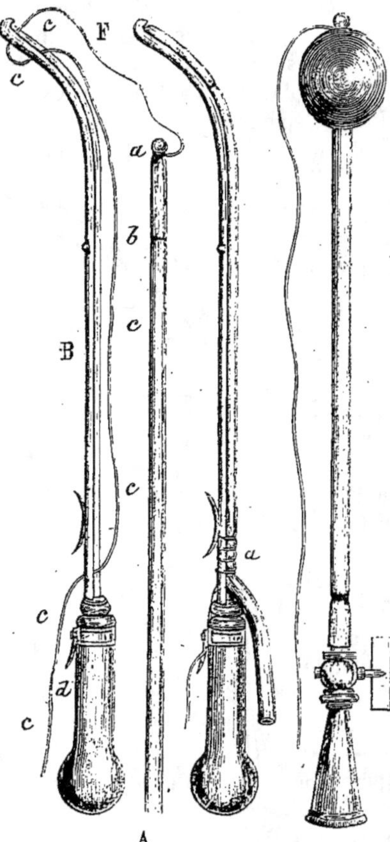

A

Fig. 155.   ·   Fig. 156.   Fig. 157.

Dilatateur intra-utérin de S. Tarnier. (*)

[Voici comment S. Tarnier décrit son appareil et la manière de l'appliquer [2] :

« L'instrument se compose de deux parties fondamentales : un tube de caoutchouc et un conducteur.

« 1° D'un tube de caoutchouc, gros comme une plume d'oie, long de 30 centimètres, fermé à l'une des extrémités (Fig. 155, A). Ce tube est épais et résistant dans la plus grande partie de son trajet; ses parois deviennent au contraire plus minces à son extrémité, sur une longueur de 3 à 4 centimètres au plus (Fig. 155, de *b* en *a*). Quand on pousse une injection dans ce tube, l'épaisseur inégale des parois fait que la partie amincie se dilate.

« J'attache sur l'extrémité de ce tube un ruban de fil de 50 centimètres de longueur environ (Fig. 155, F). Ce ruban doit être solide, quoique assez fin; le meilleur que j'aie trouvé est celui que les femmes connaissent sous le nom de *soutache* en soie blanche. Quoi qu'on fasse, ce fil glisse facilement; c'est pour prévenir ce glissement, que je me sers de deux grains de plomb soudés ensemble, que je laisse tomber dans le tube, au fond duquel ils pénètrent, et, en faisant ma ligature, j'ai le soin de la faire tomber précisément au niveau de la rainure qui sépare les deux grains de plomb (Fig. 155, a). De cette façon, le fil ne glisse jamais. A l'autre extrémité du tube est adaptée une douille à robinet (Fig. 157), destinée à recevoir la canule d'une seringue à injections.

« 2° D'un conducteur métallique, à extrémité mousse, creusé d'une gouttière dans toute sa longueur comme une sonde canelée, courbé comme un hystéromètre (Fig. 155, B). On en aura une assez bonne idée en le comparant à une sonde d'homme qu'on aurait fendue en deux parties dans toute sa longueur pour enlever la moitié convexe.

[1] Voy. *Bulletin de l'Acad. impér. de méd.*, t. XXVIII, n° 20, 1863.
[2] Cazeaux, 7° édit., revue et annotée par Tarnier, 1867, p. 1040 et suiv.

(*) Fig. 155. Tube et conducteur métallique séparés. — A. Tube de caoutchouc. — B. Conducteur métallique. — F. Fil. — a) Rainure fixant l'extrémité supérieure du fil. — b) Extrémité inférieure de la partie dilatable. — c, c, c) Trajet du fil. — d) Ressort destiné à fixer l'extrémité inférieure du fil.
Fig. 156. Appareil monté. — a) Circulaires du fil fixant le corps du tube dans la gouttière du conducteur.
Fig. 157. Tube isolé, ampoule terminale gonflée.

«Ce conducteur est percé de part en part par trois yeux. Les deux premiers sont placés près de l'extrémité de cette sonde, à un centimètre l'un de l'autre, le troisième se trouve près du manche sur lequel le conducteur est fixé.

«Pour monter le tube sur son conducteur, j'engage l'extrémité libre du fil dans l'œil le plus rapproché de l'extrémité du conducteur, en allant de la face cannelée à la face convexe, je le fais rentrer dans la cannelure par l'œil placé immédiatement au-dessous; il longe ensuite toute la gouttière et en ressort encore par l'œil placé près du manche (Fig. 155, c, c, c). En tirant fortement sur le ruban, la tête du tube vient se loger dans l'extrémité du conducteur, et on le maintient dans ce rapport en arrêtant le fil sous un ressort destiné à cet usage (Fig. 155, d).

«Le corps du tube est enfin couché dans la gouttière, où on le fixe par quelques circulaires opérés avec la partie du fil qui restait encore disponible (Fig. 156, a). On termine en assujettissant l'extrémité du ruban sous le ressort déjà indiqué. L'appareil tout monté n'est pas plus volumineux qu'une sonde ordinaire (Fig. 156). Quand je veux me servir de cet appareil, voici comment je procède : quand le tube a été garni de son fil, je pousse dans son intérieur une injection d'essai, pour m'assurer qu'il ne présente aucune fissure. Cela fait, le tube est tenu verticalement, le robinet en haut, et celui-ci est ouvert. On voit d'abord sortir quelques bulles d'air; l'eau vient ensuite; on la laisse s'écouler librement. Quand le tube a repris son volume ordinaire, il se trouve amorcé, c'est-à-dire que l'air en a été chassé, et je ferme le robinet pour empêcher qu'il n'y rentre. Je prends cette précaution pour qu'aucune bulle d'air ne soit projetée dans l'utérus, au cas où la vessie de caoutchouc viendrait à se rompre.

«Le tube ainsi amorcé est ensuite monté sur son conducteur, comme nous l'avons dit. Pour le lubrifier, on aura encore soin de se servir de glycérine, car les corps gras altèrent le caoutchouc très-rapidement et font éclater l'appareil. La femme étant placée en travers sur son lit, le siége élevé, débordant le matelas, les jambes maintenues écartées par deux aides, l'opérateur introduit deux doigts de la main gauche dans le vagin et applique l'extrémité de l'index sur l'orifice externe du museau de tanche. On fait glisser le dilatateur dans le vagin, en le tenant de la main droite; son extrémité est dirigée dans le col, et en abaissant le manche, elle pénètre ordinairement sans aucune difficulté dans l'utérus, en passant entre l'œuf et la paroi antérieure de la matrice. L'instrument doit dépasser l'orifice interne de 3 centimètres au moins ; on se guide sur un petit relief placé sur le conducteur à 1 décimètre de son extrémité.

«L'instrument est maintenu en place pendant qu'on déroule les circulaires qui lient le tube sur le conducteur. Un aide charge une seringue d'eau tiède, la purge d'air et introduit la canule dans la douille qui pend à l'extérieur. L'injection doit être poussée avec une grande lenteur; il faut y mettre assez de force, surtout au début. 50 grammes de liquide donnent à la vessie de caoutchouc le volume qu'elle doit acquérir. L'injection faite, on ferme le robinet, puis on dégage le fil du ressort qui le maintient, et l'on retire doucement le conducteur, qui sort sans difficulté. Le tube, maintenu par la boule qui le termine, reste seul en place ; le fil pend à côté de lui.

«Il ne reste plus qu'à prendre quelques précautions pour prévenir l'ouverture du robinet que l'on fixe à un bandage de corps ou à une bande; j'aime cependant mieux lier fortement le tube à sa sortie du vagin et retirer tout à fait le robinet; les femmes sont ainsi libres de toute entrave; on les laissera vaquer dans leur chambre à leurs occupations habituelles; il est même bon qu'elles restent levées, car dans cette attitude, la vessie de caoutchouc presse directement sur l'orifice interne et le travail se déclare plus rapidement.

«Les douleurs naissent quelquefois pendant qu'on applique l'instrument; en moyenne, c'est trois ou quatre heures après l'opération qu'elles apparaissent; d'abord peu intenses, elles deviennent peu à peu plus énergiques, se rapprochent comme dans l'accouchement naturel. Le col s'efface et s'entr'ouvre, et l'instrument tombe dans le vagin. Cette expulsion a lieu en moyenne en dix ou douze heures, quelquefois beaucoup plus tôt ou un peu plus tard. Je me réserve de donner ultérieurement le relevé de toutes les observations.

«Au moment de l'expulsion du dilatateur, le col est effacé, déjà largement entr'ouvert, les membranes bombent à l'orifice. Le travail, dans la plupart des cas, continue sa marche, mais d'autres fois il se suspend. J'ai remarqué souvent qu'il suffisait de faire marcher les femmes et de laisser l'instrument dans le vagin, où il agit sans doute comme le colpeurynter de Braun, pour assurer la marche progressive des contractions. Quand, malgré ces précautions, le travail s'arrête, on est obligé de renouveler l'introduction du dilatateur et de lui donner un volume plus considérable.»

Ce moyen a été employé un assez grand nombre de fois par Tarnier, Danyau, Depaul, Pajot, Blot etc. Une seule fois, entre les mains de Depaul, il s'est montré insuffisant. Dans tous les autres cas, il a provoqué l'accouchement d'une manière certaine, rapide, simple et inoffensive; jamais il n'a entraîné d'emblée la rupture des membranes.

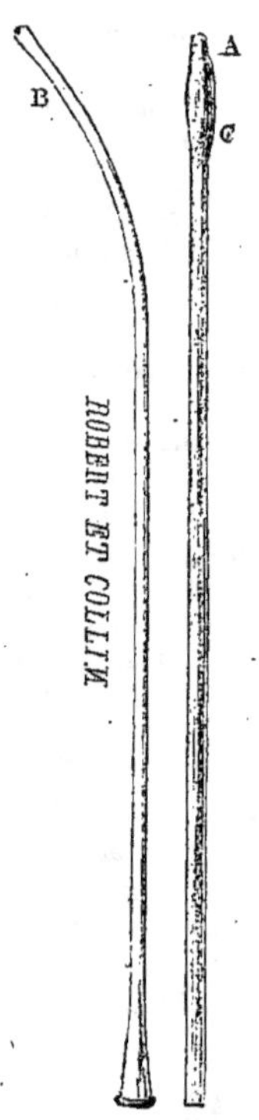

Fig. 158.
Instrument de Pajot pour la provoca- tion de l'accouche- ment. (*)

Tout récemment Pajot a imaginé un instrument du même genre pour la provocation de l'accouchement. Il se compose d'un tube en caoutchouc (Fig. 158, A) de Gariel, dont l'extrémité supérieure (C) est dilatable (construit spécialement pour Pajot, à parois plus épaisses que celles du commerce), et d'une canule courbe en métal (B), s'introduisant dans le tube (A), servant à la fois de mandrin et de conducteur pour l'eau ou l'air destinés à gonfler l'ampoule (C).]

§ 528. 3° *Application de la douche.* L'appareil le plus simple qui ait été employé à cet effet consiste en un réservoir de fer-blanc de la contenance de 10 pouces cubes environ, d'où descend un tube également en fer-blanc de 27 millimètres d'épaisseur, fermé à sa partie inférieure par un robinet et composé de différentes pièces qui s'emboîtent les unes dans les autres, ce qui permet de le raccourcir et de l'allonger à volonté, selon la hauteur à laquelle le réservoir est fixé. A l'extrémité du tube métallique est adapté un tuyau élastique de près d'un mètre de longueur, sur lequel est vissée une canule percée d'une ouverture de 2 à 5 millimètres de diamètre. Pour obtenir un jet suffisamment fort, on suspend le réservoir à une hauteur d'environ 2 1/2 mètres. La température de l'eau doit être de 30 à 35 degrés Réaumur. La femme est assise devant l'appareil sur un bidet, ou bien sur le bord d'une chaise ou d'un lit; dans ce dernier cas, on place au-dessous d'elle un vase pour recevoir le liquide qui s'écoule. La canule est introduite dans le vagin à une hauteur suffisante à l'aide de deux doigts; il est bon de laisser les doigts dans le vagin pendant la douche, afin de s'assurer que le jet porte réellement sur la portion vaginale du col. Chaque douche doit durer en moyenne de douze à quinze minutes. En général, il suffit de donner trois douches par jour. Souvent on constate dès la première ou la seconde un ramollissement sensible du col, une sécrétion abondante de mucosités vaginales et une tension du fond de la matrice. Nous avons vu nous-même des contractions régulières se déclarer chez des primipares après la quatrième ou cinquième douche; dès que l'on constate ce fait, on suspend les irrigations.

(*) A. Tube en caoutchouc. — C. Extrémité supérieure dilatable. — B. Canule en métal.

Quand il y a urgence ou quand l'injection produit peu d'effet, comme cela a lieu chez les sujets torpides, on peut en augmenter l'action à volonté en prolongeant et en rapprochant les séances, en donnant à l'eau une température aussi élevée que possible etc.; au contraire, dans les cas où rien ne presse, et où l'action de la douche est très-prompte, on fait bien de l'appliquer à de longs intervalles, de ne donner d'abord à chaque séance qu'une durée de quelques minutes, et de n'employer l'eau qu'à une température agréable à la femme; de cette façon, le travail n'est excité que d'une manière lente et graduelle.

[L'appareil décrit ci-dessus est analogue à celui indiqué par Busch (1). — Braun et Scanzoni recommandent des appareils à douche en forme de pompe, très-peu volumineux et très-portatifs (2). — En employant le clysopompe, il faut bien veiller à ce que la canule ne s'engage pas dans l'orifice utérin, car, dans ce cas, il arrive facilement que l'eau de la douche contienne de l'air qui peut pénétrer dans les veines du placenta et occasionner la mort subite, ainsi que le démontre le cas malheureux arrivé à la clinique d'accouchement de Halle (3). [Tarnier a rapporté, dans son Mémoire lu à l'Académie de médecine, l'observation d'une femme dont le vagin fut déchiré par une douche utérine, au niveau du cul-de-sac postérieur; il s'est assuré sur le cadavre qu'un pareil accident est très-possible avec un appareil puissant. Il a cité aussi plusieurs cas de mort subite survenue pendant la durée même de la douche utérine entre les mains de Depaul Salmon (de Chartres) et Simpson. Quelques cas analogues ont été publiés depuis par différents auteurs.

La méthode de Kiwisch (1846) était complétement inconnue à l'École de Paris, lorsque Ch. Campbell eut l'occasion de la voir appliquer, en août 1852, à la maison d'accouchement de Heidelberg. C'est après son retour qu'elle fut adoptée à l'hôpital des cliniques et employée d'abord, avec succès, par Paul Dubois. Campbell a publié ces premières observations qui donnent une bonne idée des effets de la douche et de la marche du travail qu'elle provoque. P. Dubois, après s'être d'abord servi de l'appareil de Kiwisch, trouva infiniment plus commode, dès la deuxième douche, de substituer au réservoir, placé si haut et difficile à atteindre, l'appareil du docteur Eguisier, pour les irrigations et injections continues. Ce dernier appareil, d'une contenance de 6 litres, suffit pour une douche d'un quart d'heure, et se place sur une chaise tout auprès de la personne chargée de conduire la douche sur le segment inférieur de l'utérus (4).

Stoltz, bien qu'ayant eu connaissance du procédé de Kiwisch dès sa publication, s'est contenté pendant quelques années de le décrire dans ses cours, et ne l'a expérimenté qu'en 1854, l'éponge préparée lui ayant toujours suffi jusqu'alors. Il n'a jamais eu grande prédilection pour ce procédé, qu'il réserve pour des cas exceptionnels, et auquel il préfère l'application de l'éponge ou (plus récemment) l'introduction d'une sonde dans la cavité utérine. Pour donner la douche, il emploie (comme Kilian l'avait déjà fait) une pompe à main, de jardin, avec laquelle on peut, à volonté, augmenter ou diminuer la force d'impulsion du liquide.

On peut encore faire usage de l'appareil à air comprimé de Mathieu (5), qui a une grande force de projection, et dont il est également facile de graduer le jet.]

(1) N. Zeitschr. f. Geburtsk., t. IV, 1836, p. 276.

(2) Voy. Klinik d. Geburtsh. u. Gynäkol., liv. I, p. 142.

(3) Voy. R. Olshausen, *Ueber Lufteintritt in die Uterusvenen. Mit Erzählung eines tödtlich verlaufenen Falles*; Monatsschr. f. Geb., t. XXIV, p. 350.

(4) *Des douches utérines dans les accouchements prématurés*, par M. le docteur Campbell, chef de clinique (*Monit. des hôpit.*, t. I, p. 18 et 19, les jeudi 10 et samedi 12 février 1853).

(5) Fletwood Churchill, *Traité pratique des maladies des femmes*, trad. en français, par Alexandre Wieland. Paris 1865, p. 491.

§ 529. *4° Tamponnement du vagin.* La femme étant couchée horizontale-ment, on introduit aussi profondément que possible, dans le vagin, une poche en caoutchouc vulcanisé (Fig. 159) ou une petite vessie d'animal, et au moyen d'une seringue on la remplit peu à peu d'eau tiède jusqu'à ce qu'elle paraisse modérément distendue; la femme reste ensuite couchée tranquillement sur le dos; au bout de quelques heures on fait une nouvelle injection pour augmenter un peu la dis-tension du tampon; on continue ainsi jusqu'à ce que le travail soit régulièrement établi, le col com-plétement effacé et l'orifice dilaté d'environ 3 cen-timètres; à ce moment on peut enlever le tam-pon. Si, pendant qu'il est en place, il se déclare de la rétention d'urine, il faut appliquer la sonde.

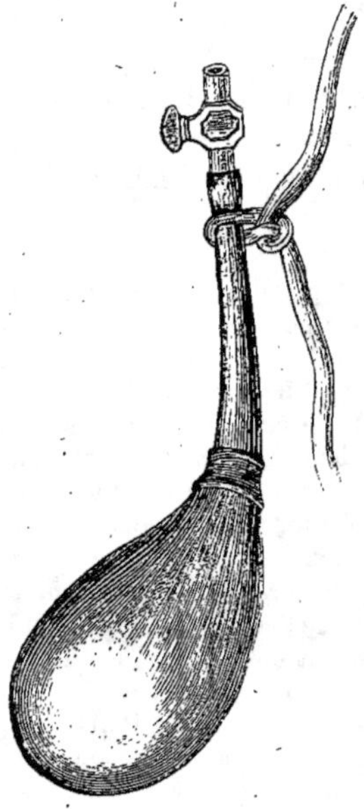

Fig. 159.
Colpeurynter de Braun.

§ 530. *5° Injections dans la cavité utérine.* On se sert, d'après Cohen, d'un petit tube en étain ou élastique, long de 11 centimètres, qui présente à son extrémité supérieure une épaisseur de 3 à 4 millimètres et qui va en s'élargissant vers son ex-trémité inférieure, dont le diamètre est de 2 cen-timètres. Cette extrémité, destinée à recevoir le tuyau flexible d'un clysopompe ordinaire, est gar-nie d'un bord saillant d'environ 3 millimètres. En haut, cette canule se termine comme une sonde et présente quatre trous latéraux percés à des hau-teurs un peu différentes. Il est utile, pour faciliter son introduction dans l'uté-rus, de visser sur son extrémité inférieure saillante une tige de 16 centimètres de longueur. La canule est dirigée sur deux doigts jusqu'au col utérin et enfoncée avec précaution le long d'une partie quelconque de la face interne de la matrice. On la pousse aussi loin que le permet l'élargissement graduel de son calibre, puis on la maintient exactement appliquée contre l'orifice externe. On dévisse la tige conductrice et on la remplace par le tuyau de l'irrigateur; on pousse l'injection doucement et avec lenteur, et on s'arrête après avoir injecté 720 grammes environ de liquide, ou plus tôt, si la femme éprouve un sentiment de tension dans tout le ventre, ou bien si le liquide commence à refluer, quoique le col soit bien obturé par la canule. On laisse encore cette dernière appliquée pendant quelques minutes contre l'orifice utérin, pour retenir le plus long-temps possible le liquide injecté, et pour exciter la matrice à se contracter im-médiatement. Selon l'urgence, on peut répéter cette injection après un inter-valle qui varie d'un quart d'heure à deux heures. Même lorsque le travail est très-manifestement établi, il est bon de faire encore quelques injections. Cohen se sert habituellement d'eau de goudron, à laquelle il attribue une action spéci-fique. — Des observations nombreuses faites depuis par d'autres praticiens ont démontré que l'eau chaude rend les mêmes services. En effet, ce qui constitue l'efficacité de la méthode, c'est que les membranes de l'œuf sont décollées de proche en proche par le liquide retenu dans la cavité de l'organe, et qui s'étend dans différentes directions sous l'influence des contractions utérines. On peut simplifier de beaucoup le procédé opératoire, ainsi que le conseille Krause, en faisant les injections avec une algalie élastique ordinaire et une simple seringue.

§ 531. 6º *Introduction d'une algalie flexible ou d'une bougie.* On se sert ou bien d'une sonde ordinaire en gomme élastique (Krause), ou bien d'une bougie de corde à boyau, bien huilée, longue de 3 centimètres, épaisse de 7 millimètres, dont on a préalablement fait tremper le bout dans de l'eau chaude pour bien le ramollir sur une longueur de 13 millimètres (C. Braun). On introduit dans le vagin l'index et le médius pour servir de guide à la sonde dont on a fait choix; on porte celle-ci à travers le col et on l'engage dans la cavité utérine en lui imprimant des mouvements de rotation; on continue à l'enfoncer jusqu'à ce qu'il n'en reste plus dans le vagin qu'un bout long de deux largeurs de doigt. Au bout de six à vingt heures, elle provoque des contractions; jamais elle ne lèse les membranes; on ne l'enlève que peu d'instants avant la rupture de la poche des eaux ou avant l'expulsion du fœtus.

Dans les cas où l'étroitesse de l'orifice oppose à l'introduction de la sonde des difficultés exceptionnelles, il faut employer *préalablement* le procédé décrit nᵒˢ 3 et 4, c'est-à-dire diriger quelques douches sur le col ou introduire un tampon de caoutchouc pour obtenir que le col se ramollisse et subisse un commencement de dilatation.

Les injections dans la cavité utérine et l'introduction d'une sonde élastique ou d'une bougie constituent des moyens de provoquer l'accouchement qui paraissent très-doux et tout à fait inoffensifs. Néanmoins, dans certains cas (heureusement fort rares, ainsi que l'enseigne l'expérience), ils sont capables de provoquer des accidents très-graves; c'est ce qui est démontré, quant aux injections, par les observations de Sack, de Grenser[1] et d'autres, et, quant à l'introduction d'une sonde, par les cas de Hecker [2]. Par conséquent, la prudence exige qu'on surveille attentivement l'influence des injections ou de l'introduction des bougies sur l'organisme, et que l'on n'emploie ces méthodes que dans la mesure nécessaire pour donner une impulsion suffisante au travail.

Une fois le travail provoqué par l'un des procédés que nous venons de décrire, on le traite d'après les règles ordinaires. Si les douleurs sont trop rares et trop faibles, on se sert, pour les renforcer, des moyens qu'on emploie dans des conditions analogues pendant l'accouchement à terme (comp. § 541 et 542). Si les efforts de la nature se montrent impuissants à terminer l'accouchement, on l'achève par les moyens artificiels connus. Le décollement et l'expulsion du placenta ont lieu d'ordinaire aussi facilement qu'à terme, et la puerpéralité n'est habituellement troublée par aucun accident particulier. — Il est à peine nécessaire de dire qu'il faut aux nouveau-nés des soins très-attentifs (voy. § 811). Dans beaucoup de cas, la mère elle-même a nourri son enfant avec un plein succès.

(1) *Monatsschr. f. Geburtsk.*, t. VIII, p. 435.
(2) Hecker et Buhl, *Klinik d. Geburtsk.*, 1861, p. 202.

III. *Pronostic.*

L'accouchement prématuré artificiel n'est guère plus dangereux pour la mère qu'un accouchement à terme, pourvu que l'opération soit réellement indiquée et qu'on la pratique avec prudence et ménagement d'après l'une des méthodes reconnues bonnes. Si l'on observe ce qui se passe d'ordinaire, quand l'accouchement prématuré a lieu subitement sous l'influence de causes extérieures, dont l'action est quelquefois très-violente, on constate que les femmes succombent très-rarement aux suites de couches, malgré les accidents menaçants qui les compliquent parfois. Ce fait seul diminue de beaucoup l'importance des objections qu'on a soulevées fréquemment contre la provocation de l'accouchement prématuré par des moyens artificiels, il est vrai, mais agissant d'une manière beaucoup plus douce. Mais c'est l'expérience elle-même qui a démontré jusqu'à l'évidence, par des observations nombreuses, le peu de danger de l'opération qui nous occupe. De 150 femmes sur lesquelles elle a été pratiquée, en tout 196 fois, pour cause d'angustie pelvienne, il n'en est mort que 10. Cette proportion n'est assurément pas défavorable si on la compare au résultat qu'auraient donné les opérations qu'il eût fallu entreprendre, toutes choses égales d'ailleurs, au terme normal de la grossesse. Au surplus, ce n'est que dans l'un de ces cas qu'il y a eu une relation directe entre l'opération et la terminaison fatale; dans tous les autres, la mort a été entraînée par des accidents qui étaient évidemment indépendants de l'accouchement prématuré lui-même et des procédés employés pour le provoquer.

Pour l'enfant, le pronostic est beaucoup moins favorable. En général, les fœtus qui naissent prématurément sont beaucoup plus difficiles à conserver que ceux qui viennent à terme; déjà pendant le cours même du travail ils sont exposés à plus de dangers à cause de leur développement imparfait. Les 196 observation réunies par Stoltz, et dans lesquelles l'accouchement a été provoqué d'après différentes méthodes pour des degrés variés d'angustie pelvienne, ont donné 125 enfants vivants et 71 mort-nés. Il est vrai qu'on ignore combien d'entre les premiers ont survécu. En admettant avec Stoltz qu'il en est mort le quart peu de temps après la naissance, on aurait sauvé environ la moitié des enfants. Il est hors de doute qu'aucun des moyens artificiels, applicables au terme normal de la grossesse, n'aurait pu donner un résultat approchant même de loin de celui que nous relevons. Au surplus, dans ces derniers temps, les résultats de l'opération sont encore devenus plus favorables, soit parce que l'on a mieux précisé les indications, soit parce qu'on a perfectionné les procédés opératoires.

Les conditions qui influent principalement sur le pronostic se déduisent naturellement de ce que nous avons dit de l'opération. L'on a de bonnes raisons de compter sur un résultat favorable quand le bassin est peu rétréci (dans les limites fixées pour l'opération), et permet de provoquer l'accouchement à une époque assez avancée de la grossesse, quand on réussit à éveiller les contractions sans rompre les membranes, quand le travail ne se prolonge pas trop après l'écoulement des eaux etc. Au contraire, le pronostic est d'autant plus défavorable, que la mère a été moins préparée à une pareille interruption du cours de la grossesse, que sa constitution est plus débile et plus irritable, qu'il est plus difficile de faire naître et d'entretenir un travail régulier, enfin que le bassin est plus étroit et exige une opération plus hâtive. Ajoutons encore, qu'on a surtout lieu de craindre pour le fœtus quand il se trouve en présentation vicieuse; et que le pronostic est particulièrement douteux pour la mère et pour l'enfant quand l'opération est indiquée par des troubles pathologiques.

BIBLIOGRAPHIE.

Accouchement prématuré artificiel.

Lamotte, Traité complet de l'art des accouchements naturels, non naturels et contre nature. Paris 1765.

Lauverjat, Nouvelle méthode de pratiquer l'opération césarienne, et parallèle de cette opération et de la section de la symphyse des os pubis. Paris 1788.

Denman, Introduction to the practice of Midwifery. London 1789.

Mai, Franç. Ant., Progr. de necessitate partus quandoque præmature vel solo manuum vel et instrumentorum adjutorio promovendi. Heidelberg 1799, in-4°.

Merriman, S., Bases of præmature labour artificially induced in women etc. (Medico-chirurgical Transact. 1812, trad. en français dans le Recueil général de médecine, par J. Sédillot, 1816, t. LVIII, p. 139).

Wenzel, Carl, Allgemeine geburtshülfliche Betrachtungen und über die künstliche Frühgeburt. Mainz 1818.

Riesinger, Die künstliche Frühgeburt, als ein wichtiges Mittel in der Entbindungskunst und vorzüglich als Beitrag zur Charakteristik der englischen Geburtshülfe. Augsb. 1820.

Ulsamer, De partu præmaturo arte legitime procurando. 1820.

Bongiovanni, Annali universali di medicina, vol. XXVII, et Lovati, vol. XXIX, 1824; vol. XXXIV, 1825 ; vol. XXXIX, 1826 ; vol. XLII, 1827.

Schweighäuser, Das Gebären nach der beobachteten Natur, und die Geburtshülfe nach den Ergebnissen der Erfahrung. Strassburg 1825.

Salomon, G., Over het, door de kunst, vervroegen der verloss. in naauwe bekkens etc. (Geneeskund. Bijdragen door C. Pruys v. d. Hœven etc. St. 1, Delft, 1825, in-8°, p. 1 à 95).

Beobachtungen und Bemerkungen aus der Geburtshülfe und gerichtlichen Medizin, Zeitschrift, herausgegeben von *Mende*. Göttingen 1826.

Ferrario, Saggio di osservazioni clin. sul parto precoce artific. Milan 1829, in-8°.

Burckhardt, Essai sur l'accouchement prématuré artificiel dans les cas de rétrécissement du bassin. Thèse. Strasbourg 1830.

Schnackenberg, De partu præmaturo artificiali. Marburg 1831, c. tab.

Dezeimeris, Dictionnaire de médecine en 30 vol., article Accouchement prématuré artificiel. Paris 1832.

Daniel, De nova partus præmature arte legitime provocandi methodo. Marburg 1834.

Dubois (Paul), Dans les différents cas d'étroitesse du bassin que convient-il de faire? Thèse de concours. Paris 1834.

Stoltz (J. A.), Mémoires et observations sur la provocation de l'accouchement prématuré. Strasbourg 1835, in-8°; et Nouvelles observations sur la provocation de l'accouchement prématuré (Gaz. méd. de Strasbourg, 1842, p. 211, et 1843, p. 13).

Ferniot, Existe-t-il d'autres cas que le rétrécissement du bassin qui puissent autoriser l'accoucheur à provoquer l'accouchement avant le terme naturel de la grossesse? Thèse, Strasbourg 1836.

Friedrich, De nova quadam partus præmature celebrandi methodo. Rostock 1839.

Meissner, Fr. L., Ueber das zweckmässigste und sicherste Verfahren die Frühgeburt zu bewirken (Medic. Annalen, t. IV, 1840, p. 495).

Schöller, J. V., Die künstliche Frühgeburt bewirkt durch den Tampon. Berlin 1842.

Von Siebold, Zur Lehre von der künstlichen Frühgeburt. Götting. 1842, in-4º.

Lacour, Recherches historiques et critiques sur la provocation de l'accouchement prématuré. Thèse de doctorat. Paris 1834.

Darrington, London medical Gazette, 1846.

Kiwisch, Neues Verfahren zur Einleitung der künstlichen Frühgeburt (Beiträge zur Geburtskunde. Würzburg 1846).

Cohen, Eine neue Methode die künstliche Frühgeburt zu bewirken (Neue Zeitschrift für Geburtskunde, 1846, et Monatsschrift für Geburtskunde. Berlin, novembre 1850).

Villeneuve, Mémoire sur l'accouchem. provoqué prématurément. Marseille 1847, in-8º.

Chailly, De l'accouchement prématuré artificiel et des moyens conseillés pour réduire le volume de l'enfant à terme (Bullet. de l'Acad. de méd., 1851).

Dubois, Des douches utérines dans la pratique des accouchements (Moniteur des hôpitaux, 1853).

Harting, L., Ueber den praktischen Werth sämmtl. bis auf die neueste Zeit empfohl. Verfahr. zur Erweck. der Frühgeb. etc. (Monatsschrift für Geburtsk., t. I, p. 91 et 101).

Bouchacourt, Note sur l'accouchement prématuré obtenu au moyen des douches utérines (Gaz. méd., 1855).

Bourgeois (de Tourcoing), Des douches utérines dans la pratique des accouchements (Gaz. des hôp., 1855).

Desrivières, De l'accouchement prématuré artificiel. Thèse de concours. Paris 1857.

Germann, H. F., Dreiundzwanzig Fälle von künstl. Erregung der Frühgeburt, nebst Bemerkungen darüber (Monatsschr. für Geburtsk., t. XII, 1858, p. 81, 191, 276, 361, et t. XIII, 1859, p. 209).

Martin, Ed., Ueber zweiundzwanzig von ihm eingeleitete Frühgeburten (Monatsschr. für Geburtsk., t. XIX, p. 68).

Rodenberg, Mémoire et observations sur l'accouchement prématuré artificiel (pratique de Lehmann). Paris 1852.

Sée, Lazare, Des procédés d'accouchement prématuré. Thèse. Paris 1854.

Silbert (d'Aix), Traité pratique de l'accouchement prématuré artificiel. Paris 1856, in-8º.

Krause, A., Die künstliche Frühgeburt, monogr. dargestellt. Breslau 1855, in-8º.

Libone, Domin., Del parto forzato. Torino 1862, in-8º.

Tarnier, S., Sur un nouveau moyen de provoquer l'accouchement prématuré artificiel (Bullet. de l'Acad. de méd., 1862-1863, t. XXVIII, p. 86).

Barnes, Robert, On the new method of inducing premature Labour at a Pre-determined hour. (Edinburgh med. Journal, 1862, t. VIII, p. 1). — On the indication and operation for the Induction of premature Labour and for the Acceleration of Labour (Obstetrical Transactions, London 1862, t. III, p. 167). — Addition à Cazeaux.

Fienzal (Th. Ed.), De l'accouchement prématuré à l'aide d'un nouveau moyen. Thèse. Paris 1863, in-4º.

Pinchard, Abel, De l'accouchement prématuré artificiel. Thèse. Strasbourg 1864, in-4º.

Stoltz, Nouveau Dictionnaire de méd. et de chirurgie pratiques, article Accouchement prématuré artificiel. Paris 1864, t. I.

Jacquemier, Dictionnaire encyclopédique des sciences médicales, article Accouchement provoqué.

DEUXIÈME DIVISION.

DES ACCOUCHEMENTS VICIEUX EN PARTICULIER ET DES INDICATIONS QUI EN DÉCOULENT.

PREMIÈRE SECTION.
Dystocies par obstacle à la marche du travail
(Mogostocies ou Dysponotocies).

CHAPITRE PREMIER.
ACCOUCHEMENTS LABORIEUX PROVENANT D'UNE ANOMALIE DES DOULEURS
EXPULTRICES.

§ 532. D'après le tableau que nous avons donné § 391, nous considérerons d'abord cette espèce de mogostocie, qui consiste dans un ralentissement ou un arrêt de la marche du travail par l'insuffisance des forces expultrices, la résistance étant normale d'ailleurs. Ce sont surtout les contractions utérines qui, par une modification de leurs caractères normaux, donnent lieu à la mogostocie ; bien plus rarement il existe une perturbation des forces destinées à seconder ces contractions.

La littérature ancienne ne contient, par des raisons faciles à comprendre, que quelques données éparses et très-incomplètes sur la mogostocie dynamique ; ce n'est que dans le dernier siècle qu'on commença à accorder plus d'attention aux anomalies des forces expultrices, mais on n'étudia ce sujet scientifiquement qu'à une époque tout à fait rapprochée de nous. Nous citerons surtout, parmi les auteurs qui ont fait progresser la science sous ce rapport, Boër, Schmidtmüller, Wigand, Denman, Burns et Power.

A. *État anormal des forces expultrices (dysodynie).*

§ 533. L'action insuffisante de la matrice, durant le travail, se manifeste de deux façons. Ou bien les douleurs n'ont pas le degré normal de force, de durée et de fréquence *(faiblesse des douleurs)*, ou bien elles ont une direction vicieuse, en ce que les différents segments de la matrice ne se contractent plus avec le degré d'intensité proportionnelle qui appartient normalement à chacun d'eux (contractions spasmodiques). Dans ce dernier cas les contractions sont aussi généralement beaucoup plus douloureuses que de coutume.

1° FAIBLESSE DES DOULEURS.

§ 534. Les douleurs régulières ont pour caractère de devenir de plus en plus fortes, prolongées et rapprochées, à mesure que le travail avance, et l'expérience a démontré que l'accouchement se fait d'autant mieux que cette progression est plus régulière. Or il se produit des anomalies portant sur chacun des points que nous venons d'indiquer : les douleurs peuvent être trop faibles, trop courtes, trop rares ou même complétement nulles. La *faiblesse des dou-*

leurs (c'est ainsi qu'on désigne habituellement ces anomalies) peut exister dans toutes les périodes du travail ou seulement dans l'une d'entre elles, pendant que toutes les autres sont normales ou même plus courtes que d'ordinaire. Si, par exemple, les contractions sont faibles ou rares dans la première moitié du travail, elles deviennent quelquefois particulièrement fortes et fréquentes dans l'autre moitié, et réciproquement. Si l'expulsion du fœtus se fait très-rapidement par des douleurs extraordinairement énergiques, souvent alors la délivrance n'a lieu qu'avec une grande lenteur.

Bien que la faiblesse des douleurs ne présente pas de nuances nettement tranchées, et que l'observateur constate une gradation insensible entre les deux termes extrêmes du mal, il convient cependant, pour faciliter l'intelligence de cette cause de dystocie, d'en admettre les trois catégories suivantes. Dans le *premier* degré la matrice se contracte, il est vrai, convenablement, et les douleurs agissent sur la marche du travail; mais celui-ci est exceptionnellement lent, parce que les contractions ne sont pas suffisamment efficaces et sont séparées par des intervalles trop longs. On peut appeler cet état *paresse ou inertie de la matrice.* Il se rencontre assez souvent chez des primipares très-jeunes ou bien avancées en âge, chez des femmes sensibles et amollies, sans qu'il en résulte aucun inconvénient, si toutes les autres conditions sont du reste favorables. Dans le *deuxième* degré, les douleurs ne sont pas assez complètes, durables et efficaces; peu à peu elles deviennent de plus en plus faibles et rares, peuvent même finir par s'arrêter tout à fait, et ralentissent le travail d'une manière préjudiciable pour la mère et l'enfant (*atonie de la matrice*). Dans le *troisième* et plus fort degré, que l'on observe le plus souvent pendant la deuxième période de l'accouchement, il n'y a presque plus de contractions, l'utérus se trouve dans un léger degré de tension générale ou est complétement relâché (*épuisement, paralysie de la matrice*).

§ 535. Les *signes* ressortent déjà en partie de ce qui vient d'être dit. Les contractions utérines sont séparées par des intervalles extraordinairement longs, s'arrêtent trop brusquement, ou sont alternativement un peu plus fortes ou un peu plus faibles. Les voies génitales s'ouvrent lentement, les membranes de l'œuf restent flasques ou sont à peine tendues par la contraction; la tension du fond et du col de la matrice n'est ni aussi forte ni aussi durable que d'ordinaire (sauf le cas où l'utérus est excessivement distendu par le liquide amniotique).

Le fœtus n'avance que lentement; même si la tête s'arrête longtemps dans le bassin, on ne remarque aucun chevauchement des os du crâne, et la tuméfaction du cuir chevelu est nulle ou insignifiante. La parturiente se sent peu disposée à faire des efforts d'expulsion. Le travail finit enfin par s'arrêter complétement, quoique l'exploration la plus attentive ne révèle aucune disproportion entre le fœtus et le bassin.

§ 536. *Causes.* La faiblesse des douleurs peut provenir de différentes sources, qu'il est souvent très-difficile de reconnaître et de distinguer, surtout quand on n'a pas pu observer le travail dès le début.

1º Quelquefois la faiblesse de la matrice résulte d'un état de *débilité géné-rale*, causé lui-même par des maladies prolongées, des pertes abondantes, une mauvaise alimentation etc. Pourtant la faiblesse des douleurs n'est en aucune façon la suite nécessaire de la faiblesse générale ; celle-ci peut exister au plus haut degré sans empêcher l'utérus de se montrer très-actif au moment du travail. La trop grande jeunesse peut aussi être une cause de faiblesse des douleurs, surtout chez les personnes d'une constitution naturellement délicate et faible. Cependant le travail n'est pas troublé, en général, lorsque le développement du reste du corps a marché de front avec l'évolution prématurée de la sphère génitale.

2º Souvent l'utérus est simplement faible *par lui-même*, indépendamment du reste du corps. Cette faiblesse locale n'est pas rare chez des femmes saines et fortes du reste, et alors on la rencontre d'ordinaire à chaque accouchement, de sorte qu'il semble qu'il faut en chercher la cause dans un développement incomplet des fibres musculaires produisant la minceur des parois utérines. Cette disposition est quelquefois commune à toutes les femmes d'une famille (et par conséquent congénitale ou héréditaire) ; ou bien elle est acquise, par exemple à la suite d'accouchements antécédents laborieux, d'avortements répétés, de leucorrhée invétérée etc., ou bien encore elle provient d'un vice de développement, d'une dégénérescence morbide de la matrice ou d'une endométrite commençante. Une des causes les plus *fréquentes* est la distension excessive de l'utérus par trop d'eau amniotique, par des jumeaux etc. Nous signalerons encore l'écoulement prématuré des eaux (qu'on observe surtout chez les primipares). — *Secondairement*, la faiblesse locale est produite par la durée trop longue du travail, des efforts d'expulsion prématurés, l'abus des boissons excitantes et des moyens prétendus ocytociques ; par des métrorrhagies, par des causes traumatiques, telles que les contusions, les piqûres, les déchirures (¹).

On a quelquefois vu régner la faiblesse des douleurs épidémiquement, non-seulement dans les Maternités, mais aussi dans la pratique civile ; ces épidémies ont parfois pour point de départ des endométrites et d'autres affections puerpérales, ce qui explique pourquoi certains cas de faiblesse des douleurs, pendant l'accouchement, sont facilement suivis de maladies dans le cours de la puerpéralité.

§ 537. 3º Enfin certains états pathologiques accidentels de tout le corps, ou particulièrement de la matrice, diminuent ou suppriment l'action de cette dernière pendant le travail ; telles sont la pléthore, l'inflammation de l'utérus, l'irritation gastrique, les impressions morales. Ces états entraînent la faiblesse des douleurs *accidentelle* (apparente de quelques auteurs). Nous allons les étudier en mentionnant les signes qui servent à les reconnaître.

a) Parmi toutes les causes accidentelles de faiblesse des douleurs, on rencontre le plus souvent la *pléthore* de l'utérus. Elle s'observe principalement chez les femmes qui ont des dispositions pléthoriques en dehors de l'état de

____

(¹) Voy. une observation intéressante d'Osiander, publiée dans les Hannoversche Annalen de Holscher, 1840, fasc. I ; et l'article de Barnetsche sur la *Dystocie causée par les tumeurs de la matrice* (*Journal de médecine de Bordeaux*, septembre 1844).

grossesse, qui pendant la gestation se nourrissent bien, tout en se donnant peu de mouvement, et mangent beaucoup d'aliments échauffants; chez celles qui souffrent d'hémorrhoïdes etc. Les signes de la pléthore utérine sont (outre les anamnestiques) une sensation inusitée de pesanteur et de chaleur dans le bas-ventre et le bassin, l'élévation de la température de la peau, la rougeur de la face, la plénitude et la dureté du pouls. L'utérus est volumineux, à parois épaisses et tendues, de sorte que les parties du fœtus et ses mouvements ne peuvent pas être reconnus aussi facilement que d'ordinaire avant le travail et dans l'intervalle des douleurs. Le museau de tanche est boursouflé, le vagin remarquablement chaud et extensible.

b) Quelquefois l'état d'irritabilité et de congestion dans lequel l'utérus se trouve au moment du travail dépasse les limites normales, et une *inflammation* se déclare. Causes occasionnelles : hygiène fautive pendant le travail, abus des excitants, surtout quand il existe de la pléthore, influences mécaniques, telles que exploration brutale, essais intempestifs pour dilater le col, négligence de l'emploi des moyens adjuvants indiqués etc. — Symptômes : bas-ventre tendu, très-douloureux au moindre attouchement; vagin et orifice utérin chauds, secs, sensibles; rétention d'urine et des matières fécales; fièvre, pouls petit, concentré, dur; malaises, vomissements, tympanite, pâleur, altération des traits. Les contractions sont excessivement douloureuses et inefficaces; la douleur persiste dans l'intervalle des contractions. Si l'inflammation atteint un degré élevé, les contractions s'arrêtent complétement.

c) L'irritation gastrique, — produite par l'indigestion, par une sécrétion trop abondante ou l'altération de la bile et du suc gastrique; par une accumulation de gaz ou de matières fécales, — est plus fréquemment qu'on ne croit la cause des contractions trop faibles, ou inégales et partielles. L'appétit généralement augmenté vers la fin de la grossesse, le goût pour des aliments extraordinaires, difficiles à digérer, le manque d'exercice suffisant, la constipation, favorisent chez les femmes de tous les rangs le développement de crudités, de coliques, de flatuosités etc. Les anamnestiques d'une part (constatation d'un écart de régime), d'autre part les signes connus d'un état gastrique, bilieux etc., font reconnaître cette cause de faiblesse des douleurs.

Vers la fin de la grossesse il se déclare quelquefois, à la suite d'une cause accidentelle, des *coliques* qui, irradiant de leur lieu d'origine vers l'estomac, la vessie, le rectum, les extrémités inférieures, produisent, par phénomène réflexe, des vomissements, du ténesme vésical, rectal, des contractions douloureuses des muscles abdominaux, des mollets, et qui, diminuant ou s'arrêtant, et revenant alternativement, simulent les contractions utérines d'une façon frappante. L'exploration nous met en état d'éviter une erreur de diagnostic, et nous empêche d'appliquer un traitement mal approprié à ces douleurs, communément appelées *fausses douleurs.* Quelquefois de pareils symptômes ne se déclarent qu'après le commencement du travail et le ralentissent d'une façon excessivement pénible, en affaiblissant ou même en suspendant complétement, pendant quelque temps, l'action de l'utérus. Les contractions ne se réveillent alors ou ne deviennent efficaces qu'après la suppression de cette excitation maladive, produite le plus souvent par un refroidissement (surtout des pieds et des parties génitales), l'arrêt de la digestion, l'emploi intempestif des purgatifs, ou quelquefois seulement par une grande disposition aux affections nerveuses. Quand de pareils accidents se sont déclarés à la fin de la grossesse, il suffit souvent qu'ils diminuent pour que le travail normal commence immédiatement, de même que les contractions déjà existantes s'affaiblissent ou cessent dès que ces paroxysmes se produisent. C'est ce qui a fait donner à ces accidents le nom de *douleurs transposées* (*dolores aberrantes*). On s'imaginait, dans le premier cas, que le travail avait déjà commencé, mais que les contractions s'étaient d'abord produites dans l'estomac, dans la vessie ou dans les muscles abdominaux etc., et s'étaient transportées de là dans l'utérus ; dans le second cas on admettait que les contractions passaient de l'utérus à ces organes éloignés et se traduisaient sous forme de vomissements dans l'estomac, d'oppressions dans la poitrine, de crampes dans les extrémités inférieures. Évidemment on n'a pas besoin de l'hypothèse de la *transposition des douleurs* pour expliquer ces phénomènes. L'expérience journalière démontre qu'une douleur nerveuse, venant à éclater dans une partie quelconque du corps, trouble ou interrompt, par antagonisme, les fonctions des parties rapprochées ou éloignées de celles qui souffrent. Les anciens accoucheurs connaissaient fort bien ces douleurs fausses ou transposées, et savaient qu'elles accompagnent, souvent d'une façon très-pénible, le début du travail. Deventer, entre autres, en parle dans plusieurs passages (*Novum lumen*, p. 57 ; P. II, p. 38), il les appele *dolores vagi*, *tergiversantes*, et en indique non-seulement le diagnostic différentiel d'avec les douleurs ordinaires, mais encore le traitement.

d) Enfin les impressions morales ont une influence puissante sur les contractions, qu'elles peuvent tantôt augmenter, tantôt diminuer ou même supprimer. Parmi les émotions déprimantes, la frayeur, l'inquiétude sur l'issue de l'accouchement (amenée souvent par un propos ou un geste irréfléchi des assistants) agissent surtout en affaiblissant, en paralysant même la matrice. Les impressions moins vives peuvent avoir une influence analogue quand elles agissent d'une façon continue ; parmi elles nous citerons la répulsion pour l'une ou l'autre des personnes qui entourent la femme en travail.

§ 538. Le *pronostic* varie selon le degré et la cause de la faiblesse des douleurs, et selon la période de l'accouchement où elle se déclare. En général, la difficulté du travail qui provient de cette cause est bien loin d'être aussi dangereuse que celle qui résulte d'une disproportion entre le fœtus et les voies génitales. Cette anomalie se présente souvent à un degré peu élevé, sans entraîner un préjudice quelconque, si toutes les autres conditions sont favorables. Ceci s'applique surtout à l'inertie de la matrice pendant la période de préparation, où quelquefois plusieurs jours se passent jusqu'à ce que la dilatation de l'orifice utérin soit complète ; au contraire, quand le mal atteint un degré élevé, si le travail traîne trop en longueur après la rupture de la poche des eaux, si les contractions inefficaces sont en même temps très-fréquentes ou très-douloureuses, le pronostic est plus ou moins grave pour la mère et pour l'enfant. Privée pendant longtemps de repos, de sommeil, d'aliments réconfortants, la femme dont le moral est constamment excité, perd peu à peu ses forces et finit par s'épuiser entièrement ; il peut se déclarer des syncopes, des crampes, des congestions vers la tête, de la fièvre. Si la faiblesse des contractions existe pendant la période de délivrance, on peut craindre des retards dans l'expulsion du placenta, des hémorrhagies etc., et cela d'autant plus que la faiblesse de la matrice est plus grande (§ 727). — Il va de soi que le pronostic est d'autant plus grave que les causes de la faiblesse des douleurs sont plus importantes et plus difficiles à écarter. Le pronostic est plus favorable dans les cas de pléthore que lorsqu'il existe des lésions organiques, de l'inflammation, ou un traumatisme de la matrice.

L'enfant est surtout en danger quand le travail languit outre mesure, après la rupture de la poche des eaux, car la contraction permanente de l'utérus, qui finit par se produire, entrave la circulation placentaire. Le pronostic est particulièrement défavorable, pour des raisons que nous avons indiquées plus haut, lorsque le fœtus se présente par la face ou par l'extrémité pelvienne.

§ 539. *Traitement.* L'indication générale consiste à relever par des moyens appropriés l'activité de l'utérus, de telle sorte que le rapport nécessaire soit rétabli entre elle et la résistance (supposée normale). La possibilité d'obtenir une augmentation suffisante des contractions, et les moyens à employer pour atteindre ce but, dépendent des causes et du degré de la faiblesse des douleurs. Quand la puissance ne peut pas être augmentée du tout, ou du moins d'une façon suffisante et aussi rapidement que les circonstances l'exigent, il devient nécessaire de diminuer la résistance ou, selon les cas, de remplir à la fois les deux indications.

Il ne sera pas inutile de faire précéder de quelques règles *générales* l'étude des différents moyens recommandés contre la faiblesse des douleurs.

1º Chaque fois qu'on aura affaire à un accouchement laborieux de cette espèce, il faudra avant tout chercher à reconnaître par un examen attentif si la cause de la lenteur du travail réside réellement dans l'inefficacité des contractions utérines. Bien souvent on pèche sous ce rapport dans la pratique. Les douleurs, dit-on, sont trop faibles, et l'on donne des remèdes pour les fortifier, tandis que c'est la résistance qui est trop forte alors que les douleurs sont normales. Les dangers d'une pareille pratique sont évidents; aussi le médecin consciencieux n'ordonne-t-il jamais des remèdes ocytociques sans avoir vu lui-même la femme en travail.

2º Si l'examen démontre que les douleurs sont trop faibles, il faut chercher quelles sont les causes de cette anomalie. Qu'on se garde bien de confondre avec la faiblesse réelle la faiblesse apparente de la matrice, alors que son activité est entravée par des influences morbides, car les moyens qui seraient utiles dans le premier cas seraient précisément nuisibles dans le second. Il faut aussi savoir distinguer le repos de la matrice d'avec son épuisement. Souvent les douleurs deviennent plus rares pendant le travail et finissent par s'arrêter tout à fait; mais au bout de quelque temps elles se réveillent, surtout après un sommeil réparateur, et sont alors plus fortes et plus efficaces qu'auparavant. Un pareil arrêt momentané des contractions, pendant lequel, du reste, la parturiente se porte bien, se renouvelle souvent deux ou trois fois dans le même accouchement. Ce serait une grande erreur de prendre cet arrêt pour de l'épuisement et de le traiter comme tel.

3º Il faut toujours songer, en fixant les indications, qu'il s'agit non-seulement de l'expulsion du fœtus, mais encore de celle du placenta, qui dans de pareilles circonstances est souvent de beaucoup la plus dangereuse; et qu'une évacuation trop rapide de la matrice, qu'elle soit produite par des moyens ocytociques, ou par une extraction inopportune, peut avoir dans la période de délivrance des suites tout aussi fâcheuses que l'épuisement de l'utérus par une trop longue expectation. — Qu'on se garde surtout d'agir avant la rupture de la poche des eaux, car tant que l'œuf est intact, le fait même de la lenteur du travail n'est préjudiciable ni à la mère ni à l'enfant, et dès que les eaux se sont écoulées, les contractions, d'abord lentes et faibles, deviennent, en général, plus fortes et plus fréquentes.

4º Il faut toujours donner, autant que possible, aux remèdes simples et doux la préférence sur ceux qui sont compliqués et énergiques ; ce n'est que dans le cas où les moyens hygiéniques se trouvent insuffisants pour hâter l'accouchement, qu'on peut avoir recours aux moyens thérapeutiques, et parmi ces derniers l'on emploiera ceux que l'on nomme *dynamiques* avant d'avoir recours à des opérations.

§ 540. Dans le degré *le moins grave* de faiblesse des douleurs, surtout quand elle est congénitale ou qu'elle dépend de la trop grande jeunesse ou de l'âge avancé de la femme, bien portante du reste, les prescriptions et les moyens *hygiéniques* ordinaires suffisent pour mener l'accouchement à bonne fin. L'indication principale consiste à ménager les forces de la matrice au début, afin qu'elles soient suffisantes pour toutes les périodes du travail. Dans ce but, voici ce qu'il convient de faire : donner à la parturiente une position bien commode, tout en lui permettant de changer de place ; ne lui accorder que des aliments faciles à digérer, des boissons rafraîchissantes ; veiller à la pureté de l'air qui l'entoure ; chercher à maintenir sa bonne humeur par tous les moyens possibles, sans toutefois lui faire espérer une terminaison trop prompte de l'accouchement, pour peu que le pronostic soit douteux ; favoriser la disposition au sommeil, si bienfaisant en pareille circonstance ; surveiller avec soin l'état de la vessie, comme dans tout accouchement prolongé. S'il y a de la rétention d'urine, il faut pratiquer le cathétérisme, ce qui exerce souvent une action bienfaisante sur les contractions.

§ 541. Dans un degré *plus prononcé* de faiblesse utérine, — soit congénitale, soit consécutive à des maladies générales ou locales, déclarées avant ou pendant la grossesse, mais en dehors d'une des causes mentionnées plus haut, telles que la pléthore, l'inflammation etc., — il est quelquefois indiqué, dès la première moitié du travail, de joindre au traitement hygiénique l'emploi d'autres moyens propres à réveiller les douleurs. En cas de faiblesse générale, il faut prescrire, déjà pendant la grossesse, un régime fortifiant, le continuer durant le travail, en administrant du bouillon avec du jaune d'œuf, un peu de bon vin et d'eau, une tasse de café etc., et en soutenir l'action par les stimulants diffusibles, tels que l'infusion de mélisse, de menthe, de cannelle ; quelquefois une petite dose de liqueur de Hoffmann, de liqueur ammoniacale et autres médicaments de ce genre. Il faut se garder, toutefois, d'employer trop largement ces moyens, qui après tout ne font qu'exciter le système vasculaire sans pouvoir mettre fin à l'état de faiblesse. En général, le repos du corps et la tranquillité de l'esprit sont plus utiles que tous les agents pharmaceutiques. Dans les cas de faiblesse locale, telle qu'elle se présente chez les sujets torpides, on emploie souvent avec succès des changements de position, la promenade dans l'appartement, de douces frictions sur le fond de la matrice, et surtout le bain de vapeur local; si les eaux se sont écoulées prématurément, l'essentiel est de prendre patience et d'attendre tranquillement les douleurs jusqu'à ce que l'orifice utérin se soit suffisamment dilaté. Quand l'activité de la matrice n'est évidemment entravée que par la distension que lui fait subir une quantité excessive de liquide amniotique, on ouvre artificiellement l'œuf, mais jamais avant la dilatation complète de l'orifice. Nous sommes convaincu que cette opération n'est que rarement nécessaire. Du reste, la faiblesse des douleurs seule (sans qu'il s'y joigne aucun autre accident) n'oblige presque jamais à une intervention active pendant la période de dilatation; au contraire, le résultat est d'autant plus favorable que l'art intervient moins pendant cette cette période.

« Je n'ai jamais eu d'inquiétude, dit LAMOTTE, *auprès d'une femme, quelque long qu'ait été son travail, tant que les membranes ne se sont point ouvertes. Je ne les ai même presque jamais ouvertes, à moins que quelque accident fâcheux ne m'y ait forcé, et je m'en suis si bien trouvé que je conseille aux nouveaux accoucheurs de suivre cette méthode. »*

§ 542. Si la faiblesse des douleurs persiste ou si elle commence à se déclarer dans la *seconde* moitié du travail, les règles hygiéniques que nous venons d'indiquer conservent leur valeur; pourtant il est plus souvent nécessaire que l'art vienne exciter l'activité de la matrice avec des moyens *plus puissants*, afin de détourner tout préjudice de la mère et de l'enfant. S'il existe des maladies accidentelles de la matrice, il faut les écarter de la manière qui sera indiquée plus bas. Si l'utérus est simplement fatigué par la longueur du travail ou par des efforts prématurés d'expulsion, la patience et le repos suffisent d'ordinaire pour rendre des forces aux contractions. Il est surtout désirable alors que la parturiente s'endorme.

Les moyens dont on se sert pour fortifier les douleurs dans le cas de faiblesse primitive de l'utérus sont, les uns mécaniques, les autres dynamiques. Parmi les premiers, on compte les changements de position déjà mentionnés plus haut; de plus, les frictions sur le bas-ventre dans la région du fond de la matrice, les frictions de liniment volatil, d'opodeldoch, le tamponnement du vagin avec une vessie de caoutchouc remplie d'eau, et l'introduction dans la matrice d'un cathéter élastique ou de bougies de cire qu'on laisse en place plus ou moins longtemps. La chaleur occupe un rang important parmi les moyens dynamiques; on l'emploie sous forme de fomentations chaudes ou de frictions d'huile chaude sur le bas-ventre, ou de bains de vapeur et de siége. Les lavements, si souvent recommandés, ne doivent probablement leur utilité qu'à leur température élevée; mais le moyen le plus énergique et le plus prompt, c'est la douche utérine répétée deux ou trois fois, chaque fois pendant dix minutes.

Parmi la grande quantité de moyens pharmaceutiques auxquels on attribue une influence vivifiante et corroborante sur les contractions utérines, la *cannelle*, le *borax* et le *seigle ergoté* se sont acquis une réputation particulière. Les deux premiers font habituellement partie des compositions ocytociques des anciennes pharmacopées. La cannelle (sous forme de teinture, d'eau distillée) est surtout indiquée quand le manque de contractions est accompagné du relâchement de la matrice et de l'hémorrhagie qui peut en résulter; on l'emploie principalement pendant la période de délivrance. Nous n'avons jamais observé, dans la faiblesse primitive de l'utérus, d'effets marqués de l'emploi du borax, le *sal uterinum* des anciens, qui, après avoir été oublié pendant quelque temps, a conquis récemment une assez grande vogue. On le donne à la dose de 30 centigrammes à 1 gramme, plusieurs fois répétée.

Ceux de nos lecteurs qui désirent connaître les moyens innombrables et en partie très-ridicules dont on se servait autrefois pour fortifier les contractions, trouveront ces détails dans la dissertation de Wesener : *Ordo et methodus considerandi tractandique parturientes.* Ienæ 1675; ils pourront encore consulter Fromman, prés. Bohn : *Valetudinarium parturientium.* Leipzig 1703. — Hœlling, *De offic. obstetricant. in partu n.* Strasbourg 1738. — Metzger, *De vanitate medicamentor. pellent. in partu difficili.* Strasbourg 1747.

Comme exemple de l'administration de la cannelle et du borax par les anciens accoucheurs, nous trouvons dans les *Commentaires* connus d'Heurnius (mort en 1601) sur les *Aphorismes* d'Hippocrate (lib. V, aphor. 35) ce qui suit : « *Sed antea* (il veut dire avant les sternutatoires) *propinamus hoc remedium : Accipe cinnam. elect.* ʒiiß. *Myrrh. opt.* ℈ij. *Succin. cand.* ʒiß. *Rub. tinct. Castor.* āā ℈j. *Borac.* ℈ß. *Croci gr. V. F. p. subtiliss. Cap.* ʒj. *c. vino alb. et sacch.* » Guillemeau recommande la recette suivante : *Rec. Borac.* ʒiß. *Cinniam.* ℈ij *Croci gr.* ij. *F. pulv. C. aq. artemis.* ℥vj *f. potus* (édit. 1609, p. 220). La fameuse poudre des capucins (*Pulv. capucinor. ad part.*), employée au siècle dernier dans l'Allemagne du Sud, consistait en : borax 1 et foie d'anguille 2 p. — Parmi ceux qui, plus récemment, ont préconisé le borax, nous trouvons : Lœffler, dans le *Journal de Hufeland*, t. XXI, p. 69. — Lobstein, *Compte sanitaire etc.*, p. 12. — Wigand, t. I, p. 101. — Kopp, *Beobachtungen*, p. 188. — A propos de maintes observations qui ont servi de pièces à l'appui des effets merveilleux du borax, on se rappelle instinctivement les remarques humoristiques de Lamotte (liv. II, ch. 25). — Voy. encore Kilian, *Die Geburtslehre* etc., 2e édit., t. II, p. 302.

§ 543. Le médicament *ecbolique* le plus usité de nos jours, et peut-être le seul qui possède réellement une vertu spécifique sous ce rapport, est le *seigle ergoté*. D'après notre expérience, il agit non-seulement en augmentant les contractions, mais encore en les *provoquant* d'autant plus sûrement qu'on le donnera plus près du terme normal de la gestation.

Les propriétés ecboliques du seigle ergoté étaient connues de différents médecins du dix-septième siècle; il semblerait que longtemps avant cette époque il constituait un remède populaire; mais son emploi ne se généralisa dans la pratique obstétricale que sur les recommandations des médecins américains (Stearns, 1807; Oliv. Prescot, 1813; Bigelow et bien d'autres). Depuis, ce médicament a été l'objet de recherches et de publications nombreuses que le manque d'espace ne nous permet pas de citer ici.

§ 544. L'action du seigle ergoté est très-variable même à doses égales; elle est tantôt remarquablement énergique et durable, tantôt faible et courte; quand elle est tout à fait nulle, cela tient probablement, avant tout, à la mauvaise qualité du médicament. En général, on remarque, au bout de dix à quinze minutes après l'administration d'une dose convenable, que les contractions deviennent plus fréquentes, plus intenses et en même temps plus douloureuses. Mais ce qui les caractérise surtout, c'est que la contraction et la sensation de douleur ne cessent jamais complétement dans l'intervalle et ne font qu'augmenter à chaque retour de douleur. Si l'action du médicament est favorable, l'accouchement est bientôt terminé par les contractions devenues plus énergiques;

mais quelquefois cette action n'est que trop forte ; la tension de l'utérus s'étend à un égal degré sur toutes les parties de l'organe, et les douleurs perdent tout à fait leur caractère expulsif. L'effet du remède dure de une heure à une heure et demie, quelquefois moins longtemps ; à doses modérées, il est sans danger pour la mère ; à doses trop fortes et trop longtemps continuées, il engendre les accidents de l'ergotisme. Les battements du cœur du fœtus se ralentissent beaucoup plus rapidement que d'ordinaire pendant les contractions augmentées par le seigle ergoté ; il faut surtout craindre, sous ce rapport, cette contraction permanente de l'utérus que nous venons de mentionner. Si l'expulsion se fait attendre plus de deux heures après l'administration du remède, la mort du fœtus en est la suite ordinaire ; beaucoup d'accoucheurs attribuent aussi au seigle ergoté une action toxique particulière sur le fœtus, action indépendante de celle qu'il exerce secondairement sur lui par les douleurs.

§ 545. En tout cas, l'emploi du seigle ergoté exige de grandes précautions. Il faut nécessairement que le bassin soit suffisamment spacieux, que l'enfant se présente bien, que les eaux soient écoulées et que les parties molles n'opposent aucun obstacle particulier à la terminaison rapide de l'accouchement, par conséquent, que l'orifice utérin soit complétement dilaté. A ces conditions, l'on peut prescrire le seigle ergoté si les douleurs ont été peu efficaces dès le commencement, ou bien si, régulières d'abord, elles sont devenues peu à peu plus faibles et plus inefficaces pendant la période d'expulsion, pourvu qu'il n'existe ni état maladif ni épuisement de la matrice. Après l'administration du médicament, on doit avoir soin d'ausculter fréquemment pour procéder à temps à l'extraction du fœtus, si les bruits du cœur subissent des modifications inquiétantes. On donne d'ordinaire le seigle ergoté en poudre, à la dose de 50 centigrammes à un gramme, à intervalles d'un quart d'heure à une demi-heure, afin de n'en pas continuer inutilement l'emploi, si l'une ou l'autre dose est déjà suivie de l'effet désiré. Il n'est pas prudent d'en donner plus de trois doses d'un gramme. Quelques accoucheurs préfèrent l'infusion (de 2 à 4 grammes pour 120 grammes de colature), à laquelle on ajoute encore de la poudre d'ergot. S'il se déclare des nausées ou des vomissements, il convient de le donner en lavements ; ajoutons enfin que l'ergot cueilli avant sa maturité complète paraît être le plus efficace, qu'il faut le conserver dans des flacons bien bouchés, mais pas au delà d'une année, et qu'il vaut mieux de ne le pulvériser que peu de temps avant de s'en servir.

Nous sommes convaincu que le seigle ergoté est rarement nécessaire pendant l'accouchement ; nous ne faisons d'exception que pour les présentations des fesses et des pieds, quand on a lieu de craindre que l'utérus ne se contractera pas assez énergiquement au moment où la vie du fœtus se trouve menacée ; mais son utilité la plus grande consiste, selon nous, dans la certitude qu'il nous donne d'une contraction suffisamment énergique et durable de la matrice pendant la période de délivrance ; c'est un point sur lequel nous reviendrons à l'occasion de l'étude des hémorrhagies utérines.

Dans ces derniers temps on a encore proposé comme moyens ecboliques les substances suivantes : le *cannabis indica* (1) (haschisch, sous forme d'extrait ou de teinture) ;

(1) Voy. Szanzoni, *Beiträge zur Geburtsh.*, t. I, p. 259.

l'extrait de pulsatille (Christison, Simpson), la *décoction d'uva ursi* (de Beauvis [1], Harris [2] etc.). Aucun de ces moyens n'a justifié les espérances qu'on fondait sur lui.

§ 546. Aussi longtemps que, sous l'influence des moyens hygiéniques et thérapeutiques mentionnés précédemment, les douleurs agissent sur la progression du fœtus, que l'état général de la femme est satisfaisant, et que les battements du cœur fœtal ne sont pas troublés, toute opération est superflue et doit être absolument évitée. Mais si la prolongation de l'accouchement menace de devenir préjudiciable à la mère ou à son fruit, si les douleurs sont devenues de plus en plus faibles ou inefficaces, si la parturiente est fatiguée et qu'il y ait lieu de craindre le passage de l'atonie à la paralysie de la matrice, il n'est plus possible de se contenter de ces moyens. Le remède le plus sûr et le plus approprié est alors *l'accouchement artificiel*, que l'on effectue d'après les règles indiquées dans la partie qui traite des opérations obstétricales : par le forceps dans la présentation de la tête, par l'extraction manuelle dans la présentation pelvienne. L'accouchement artificiel est également préférable quand des maladies organiques de l'utérus où des influences traumatiques déterminent la faiblesse des douleurs, cas où l'emploi de moyens excitants est généralement nuisible. Pendant l'extraction, à laquelle il faudra procéder non pas précipitamment, mais posément, en s'arrêtant assez souvent, on cherchera en même temps à exciter les contractions utérines par des moyens externes, tels que des frictions modérées sur la région du fond de la matrice etc.

§ 547. Il nous reste à considérer le traitement des autres espèces de faiblesse des douleurs (§ 537).

Si l'atonie utérine est causée par la *pléthore*, le moyen principal sera une saignée proportionnée à la constitution de la malade et au degré de réplétion sanguine. On en renforce l'effet par des boissons rafraîchissantes, telles que limonade, sirop de framboise, orgeat faible, eau sucrée etc. Parmi les moyens pharmaceutiques (si l'on croit nécessaire d'en employer), le borax mérite, après le nitre, d'être pris en considération. Les femmes qui sont portées à la pléthore, aux congestions hémorrhoïdales etc., doivent observer, déjà pendant la grossesse, un régime sévère, se promener souvent en plein air, éviter les boissons échauffantes et se procurer une selle journalière. En pareil cas, le meilleur prophylactique de la faiblesse des douleurs consiste très-souvent dans une saignée pratiquée vers la fin de la grossesse.

L'inflammation de l'utérus pendant l'accouchement ne permet pas d'attendre l'effet des antiphlogistiques. Comme le fœtus lui-même joue le rôle d'un stimulant de l'action inflammatoire, il faut procéder à l'accouchement artificiel d'aussi bonne heure et avec autant de ménagements que possible. En tout cas, il faut, avant d'opérer, faire une copieuse saignée ou prescrire tantôt un bain chaud, tantôt des injections d'huile chaude dans le vagin etc.

Quand il n'y a qu'une *irritation inflammatoire* de la matrice (éréthisme de Wigand), telle qu'elle est souvent provoquée par l'abus des boissons et des

[1] Voy. *Bullet. génér. de thérap.*, 1858, 30 janvier, p. 67.
[2] Voy. *Edinburgh Monthly Journ. of med.*, avril 1855.

médicaments échauffants, par des efforts d'expulsion exagérés, par l'exploration trop fréquente etc., des bains de siége, des fomentations chaudes et humides sur le bas-ventre, le repos, suffisent généralement pour calmer l'excitation et rétablir la liberté d'action de la matrice.

Si la faiblesse des douleurs provient d'une *accumulation de gaz et de matières fécales dans le tube intestinal* etc., on emploie avec succès des laxatifs (huile de ricin, sel amer, phosphate de soude etc.), comme aussi des lavements apéritifs. Il faut traiter les coliques selon les causes diverses qui les produisent. Si elles proviennent de flatuosités, on tirera de bons effets de l'emploi d'infusions de menthe, de fenouil, additionnées de liqueur ammoniacale anisée etc. La constipation réclame l'emploi des lavements émollients; ceux-ci ont, en général, une action très-bienfaisante dans le cours de pareils accouchements prolongés, même quand il y a eu des selles au commencement du travail. — Si la colique est d'origine purement nerveuse, comme par exemple chez les hystériques, les narcotiques sont applicables (opium à l'intérieur et à l'extérieur, en fomentations, surtout aussi en lavements).

L'opium est également très-efficace d'ordinaire, dès qu'on a rempli l'indication causale, contre ces accidents qu'on a appelés *fausses douleurs* (voy. § 537), et qui sont liés à des coliques ou alternent avec elles. Les douleurs dans les muscles du dos, les crampes des cuisses et des mollets sont quelquefois très-rapidement soulagées par des frictions avec la main ou avec un morceau de flanelle chauffée. Power fait un grand éloge de ce moyen si simple [1].

Enfin, si des *impressions morales* entravent l'activité de l'utérus, il faut tâcher de calmer la parturiente par une occupation appropriée, par une conversation habilement dirigée etc. « Dans ce but, il est nécessaire que l'accoucheur se montre toujours lui-même plein du meilleur espoir, ne trahisse jamais la moindre impatience ni le moindre mécontentement de la marche du travail, profite de chaque nouvel incident pour jeter un rayon d'espoir dans l'âme de la patiente et l'encourager ainsi à redoubler de patience et de résignation » (Wigand).

II. Des contractions spasmodiques.

§ 548. L'autre espèce de perversion de l'activité de la matrice qui peut rendre l'accouchement bien difficile consiste en une *direction anormale* des douleurs, c'est-à-dire en une contraction disproportionnée, spasmodique, de parties isolées de la matrice. Dans ce cas, les douleurs peuvent être trop fortes même sans avoir la moindre influence sur la dilatation de l'orifice utérin ou sur la progression de l'œuf, tantôt parce que la contraction n'est que partielle, par exemple bornée à une partie plus ou moins étendue du corps ou du segment inférieur, ou à une paroi de l'utérus, tantôt parce que *la prépondérance nécessaire du fond de la matrice sur l'orifice fait défaut*, tout l'organe se contractant, du reste.

§ 549. Les contractions spasmodiques sont très-variables quant à l'époque de leur apparition, à leur intensité et à leur durée, de même qu'au point de

[1] Voy. Power, *Treatise*, 1823, p. 97.

vue de leurs suites plus ou moins fâcheuses. Dans leur degré le *plus léger*, où elles alternent fréquemment avec les douleurs normales, elles reviennent encore périodiquement; mais la contraction est irrégulière, change souvent de place et de direction, ne présente pas d'augmentation et de diminution graduelle, ne dure pas longtemps et est excessivement douloureuse. En même temps, l'utérus est sensible au toucher, et sa forme est souvent irrégulière, bosselée. Lorsque de pareilles douleurs vicieuses se déclarent au commencement du travail, ainsi que cela arrive souvent, le col utérin reste pendant longtemps sans s'ouvrir en aucune façon; ou si des contractions normales l'avaient déjà dilaté jusqu'à un certain point, il se resserre de nouveau ou reste dans le même état et devient dur et tendu; son pourtour est comme bordé d'une corde métallique et excessivement sensible. La parturiente se plaint d'une douleur vive au sacrum et dans la région lombaire; cette douleur persiste même dans l'intervalle des contractions, et souvent il s'y joint quelques-uns de ces phénomènes sympathiques dans d'autres organes, dont nous allons parler dans le § 551.

A un degré très-prononcé, les contractions spasmodiques n'observent plus le type des douleurs; il n'y a pas de cessation bien nette de la contraction; celle-ci devient au contraire permanente et ne fait qu'augmenter pendant le temps qui correspond à la douleur; s'il existe un endroit entre le col et le fond de la matrice qui se contracte outre mesure en comparaison des autres parties de l'utérus qui sont relâchées ou peu contractées, on appelle cet état *étranglement, strictura uteri;* bien plus rarement la contraction tonique embrasse également tout l'utérus et constitue le *tétanos utérin*, degré le plus élevé et le plus grave du spasme de la matrice.

§ 550. L'étranglement siége surtout au segment inférieur de la matrice, au point de jonction du col et du corps; il se montre le plus souvent (sauf dans la période de délivrance) vers la fin de la période de dilatation, mais quelquefois il ne se déclare qu'après l'expulsion de la tête et même des épaules, ou bien d'une partie du tronc dans la présentation pelvienne. La matrice paraît alors souvent comme étranglée vers son milieu par un cercle, disposition que l'on reconnaît parfaitement quand on est obligé d'introduire toute la main, par exemple pour faire la version sur les pieds ou pour enlever le placenta retenu, par une stricture, dans la cavité utérine. La partie étranglée est toujours douloureuse au toucher, et cette sensibilité, de même que l'étranglement, existe aussi en dehors des contractions. D'autre part, le diagnostic est quelquefois très-difficile quand le doigt explorateur ne peut pas atteindre la stricture et que celle-ci n'est pas située assez haut pour être perçue par la palpation externe. Dans un cas pareil, on arrive facilement à soupçonner que la longueur du travail provient de l'étroitesse du bassin ou du volume exagéré de la tête, de la résistance anormale du périnée ou de la brièveté du cordon etc., erreur de diagnostic qui a souvent entraîné des erreurs de traitement. Il faut donc bien tenir compte des signes suivants : malgré des douleurs en apparence très-énergiques, et quoiqu'une exploration attentive ne fasse découvrir aucune disproportion de volume entre le fœtus et les voies génitales, la partie qui se présente n'avance pas; la tête reste immobile, ou si elle descend un peu pendant la douleur, elle retourne, aussitôt après la cessation de cette dernière, à la place qu'elle occupait auparavant; pourtant elle n'est pas enclavée, car le doigt peut souvent la mouvoir facilement de côté et d'autre. Elle n'est déplacée, pendant la douleur, que par l'effet de la contraction abdominale, qui refoule vers en bas l'utérus avec son contenu. On reconnaît aussi que, pendant la contraction, la tête ne presse pas sur l'orifice utérin, preuve certaine que l'obstacle ne vient pas de lui, mais a son siége dans une partie plus élevée de la matrice. Si dans ces conditions on applique le forceps, les cuillers traversent bien l'orifice; mais en les portant plus haut, on rencontre un obstacle infranchissable ou que l'on ne franchit qu'en causant une grande douleur à la femme. Si la tête est assez basse pour qu'on réussisse à appliquer le forceps, on éprouve la plus grande résistance aux efforts d'extraction, et quand on met une main sur l'utérus, on sent distinctement qu'il est entraîné vers en bas à chaque traction.

§ 551. Lorsque les spasmes sont intenses, et particulièrement dans les cas de stricture, les douleurs, pendant les contractions, deviennent quelquefois presque insupportables. La parturiente est extrêmement agitée, se lamente constamment ou demande impétueusement qu'on la soulage. La douleur, térébrante, déchirante, est surtout ressentie en avant, dans la profondeur de la région hypogastrique, d'où elle s'étend vers le sacrum, les lombes, les aines, le long des nerfs sciatiques. Les sphincters voisins prennent part aux contractures et produisent du ténesme vésical et rectal. Des nerfs de l'utérus et des parties voisines l'affection s'étend souvent à des organes éloignés; il se déclare du hoquet, des vomissements, de la toux, de l'oppression, des crampes douloureuses dans les muscles des cuisses et des mollets, et quand le spasme utérin a atteint son degré le plus élevé, les organes centraux commencent eux-mêmes à souffrir sympathiquement et donnent lieu à des syncopes, des vertiges, de la céphalalgie, du délire, du sopor et même des convulsions générales. Quelquefois le spasme utérin s'arrête alors ou diminue du moins, de même que ces accidents cessent quand l'activité utérine reprend le dessus.

La durée des spasmes de la matrice est aussi variable que leur intensité; les strictures sont particulièrement tenaces; du reste, elles se résolvent quelquefois aussi rapidement qu'elles se sont formées; souvent elles ne cessent que peu à peu.

Ces accidents, véritables phénomènes réflexes, qui d'habitude font explosion au moment où les douleurs faiblissent, et qui atteignent parfois une intensité telle que l'action de l'utérus peut en être totalement suspendue, ont fait naître l'hypothèse d'une sorte de transposition des douleurs. On en trouve la première indication dans Herder [1]: «Les douleurs, dit-il, peuvent perdre leur caractère de forces expulsives de l'utérus et revêtir un type différent dans d'autres organes; c'est ainsi qu'elles peuvent, avant, pendant et après l'accouchement, se transformer en syncopes et n'avoir aucun effet sur l'enfant; elles peuvent disparaître subitement et amener des alternatives de tremblements et de raidissement de tout le corps, ou bien des accès subits de suffocation etc.» Schmidtmüller explique ces phénomènes, au moins partiellement, « par les lois en vertu

[1] Voy. Herder, *Beiträge*, 1803, p. 103.

desquelles un grand nombre d'organes usurpent les fonctions d'autres organes et se suppléent mutuellement dans leur activité. » Les écrits de Wigand contiennent aussi des traces d'une pareille hypothèse ; pourtant il ne lui serait certainement jamais venu à l'esprit de comparer, comme on l'a fait récemment, la transposition des douleurs à ce que l'on a appelé les *métastases laiteuses*. Le sujet est encore traité par Power, qui ne fait que l'effleurer [1], et, chez les Allemands, par Stein [2]. Bien que Mende eût déjà en 1832 [3] fait observer que le caractère même de ces douleurs ne permet pas d'admettre qu'elles aient leur siége en dehors de la matrice, et que, par suite, la prétendue métastase des douleurs est un non-sens, cette dénomination n'en a pas moins été conservée dans presque tous les traités récents, sans que cependant leurs auteurs parvinssent à tomber d'accord sur le sens qu'il faut proprement y attacher. Quelques-uns lui donnent une extension telle, que presque chaque sensation douloureuse que la parturiente éprouve pendant les contractions, ou en dehors de celles-ci, ailleurs qu'à l'endroit habituel, est rapportée par eux à une métastase des douleurs. D'autres font une distinction entre les phénomènes réflexes qui accompagnent fréquemment les contractions spasmodiques, et la métastase des douleurs proprement dite. Voici, d'après eux, ce qui distingue cette dernière : elle se manifeste par accès dans les organes qu'elle affecte, en même temps que l'activité utérine est brusquement suspendue ; elle est accompagnée d'un sentiment de resserrement douloureux, et présente un caractère tout particulier rappelant les contractions utérines, et s'éloignant complétement des manifestations physiologiques habituelles de l'organe etc. Il est évident qu'on ne s'est pas aperçu que ces accidents sont liés très-étroitement aux contractions, alors même que celles-ci sont parfois faibles ou de très-courte durée. Enfin, quelques auteurs rapportent également à la transposition des douleurs ce qu'on a appelé les *fausses douleurs*, ainsi que les crampes des cuisses et des mollets, qui proviennent de la pression exercée sur les nerfs du bassin par la partie fœtale. — Kiwisch [4] a parfaitement démontré combien la doctrine de cette prétendue métastase des douleurs est contraire aux lois de la physiologie.

§ 552. *Causes.* Les douleurs spasmodiques peu prononcées se rencontrent surtout chez les primipares ; les strictures sont, en général, le partage de femmes qui ont déjà eu plusieurs enfants ; les personnes très-sensibles, irritables, affaiblies par de longues maladies nerveuses, sont prédisposées à cette anomalie, qui cependant n'épargne pas toujours les femmes saines et robustes. Les causes occasionnelles se trouvent dans la matrice elle-même ou dans les autres organes ; parmi les premières on compte : la sensibilité exagérée de la matrice dépendant d'une affection rhumatismale ou inflammatoire, développée dans cet organe par suite de refroidissement des pieds ou du bas-ventre ; les dégénérescences du tissu utérin, la pression inégale et trop prolongée exercée par le fœtus dans les présentations vicieuses, et par suite de l'écoulement prématuré des eaux (longtemps avant le commencement du travail) ; l'irritation de l'orifice utérin par l'abus du toucher ; les essais inopportuns de dilatation ; l'application prématurée du forceps ; enfin, les frictions intempestives sur le fond de la matrice, surtout quand celle-ci s'est vidée trop rapidement (après l'expulsion trop prompte d'un premier jumeau, après un accouchement artificiel) ;

[1] Voy. Power, *Treatise*, 1819.

[2] Voy. *Journal de Siebold*, t. VI, 1826, p. 342, *Period. Versetzung der Geburtskraft etc.*; voy. aussi les récits de Pilger dans la *Gem. d. Ztschr.*, p. IV, p. 406 ; Lœwenhard, et le *Journal de Siebold*, t. XI, p. 274.

[3] Voy. *Gem. d. Zeitschreib.*, t. VII, p. 205.

[4] Kiwisch, *Beiträge*, 2e part., p. 103.

les tentatives maladroites pour extraire le placenta en tirant sur le cordon etc.; de toutes ces causes, la dernière est celle qui entraîne le plus souvent la formation des strictures. — Les spasmes sympathiques sont fréquemment provoqués par l'irritation du tube digestif, la réplétion de la vessie, les émotions, particulièrement l'inquiétude, une frayeur subite.

§ 553. Le *pronostic* dépend du degré et de la durée du spasme ainsi que de la période de l'accouchement. Les douleurs spasmodiques sont d'autant moins graves qu'elles se déclarent plus tôt; avant la rupture de la poche des eaux, elles n'entraînent, en général, aucun inconvénient immédiat. D'autre part, quand les eaux se sont écoulées trop tôt et que la dilatation de l'orifice tarde outre mesure à s'accomplir, il en résulte pour la mère et pour l'enfant des suites fâcheuses beaucoup plus tôt et à un degré beaucoup plus prononcé que dans les cas d'accouchement lent par faiblesse des douleurs. Les forces de la parturiente s'épuisent d'autant plus facilement qu'elle est plus sensible et que les contractions inefficaces sont en même temps plus douloureuses. La contraction permanente de l'utérus est particulièrement dangereuse pour le fœtus, parce qu'elle entrave la circulation dans les parois de l'organe, et comprime aussi facilement le cordon ombilical. Le danger que court la mère par le spasme utérin est d'autant plus grand que ce spasme est plus persistant et fait plus souffrir le reste de l'organisme. Nous avons déjà dit plus haut que cette complication rend excessivement difficiles les opérations nécessitées par une présentation vicieuse, et que c'est surtout alors qu'il se produit facilement des ruptures. Il sera question plus tard des suites fâcheuses du spasme utérin dans la période de délivrance.

§ 554. Pour le *traitement*, il faut prendre en considération la cause du spasme, la constitution individuelle, et avant tout l'intensité de l'accident et la période dans laquelle il se produit. Dans les formes légères, telles qu'on les rencontre surtout durant la période de dilatation chez des sujets délicats et sensibles, il y a lieu d'appliquer les mêmes règles hygiéniques que dans la faiblesse des douleurs à un degré peu prononcé. Souvent il suffit de consoler les femmes, de les exhorter à la patience, de les faire rester tranquilles dans un lit suffisamment chauffé et d'éviter avec soin toute cause d'irritation de la matrice. Si les anamnestiques et les accidents actuels démontrent l'existence d'un rhumatisme, le séjour dans un lit bien chauffé, les applications sur le ventre de flanelles chaudes, l'administration de boissons chaudes légèrement diaphorétiques suffisent, dans les cas peu graves, pour amener une transpiration critique, qu'il faut soigneusement surveiller. Dans les cas rebelles, on se trouve surtout bien de l'emploi de doses modérées d'opium, seul ou associé avec de petites doses de racines d'ipéca, sous forme de poudre de Dover; les bains locaux de vapeur et les sinapismes sont également utiles. Contre l'irritation gastrique, qui est plus fréquemment qu'on ne pense le point de départ de la perversion des contractions, il faut employer des laxatifs (sels neutres, huile de ricin) et des lavements apéritifs; quelquefois un vomitif donné au commencement de l'accouchement rend les meilleurs services. Dans les douleurs spasmodiques en général, surtout pendant la période de dilatation, l'ipéca à petites

doses (de 2 1/2 à 10 centigrammes par heure) a une grande influence pour
régulariser les contractions, qu'il provoque ou non des vomissements. On peut
aussi administrer le tartre stibié (1 gramme pour 30 grammes d'eau) par cuillerées aux femmes peu sensibles et parfaitement bien portantes du reste. Il
va sans dire que, lorsqu'une émotion violente a provoqué les spasmes, la première indication consiste à détourner l'attention de la malade de l'objet qui la
tourmente.

Parmi les topiques recommandés contre la contraction spasmodique de l'orifice utérin, l'extrait de belladone aurait donné, d'après différents accoucheurs,
des résultats surprenants dans quelques cas isolés. Mais il est tout aussi certain qu'il n'a, le plus souvent, répondu en aucune façon aux espérances que
l'on fondait sur lui. Beaucoup d'auteurs redoutent qu'il ne produise un relâchement préjudiciable du segment inférieur, pouvant favoriser les hémorrhagies dans la période de délivrance. D'autres recommandent des frictions avec
une pommade d'extrait de belladone, renouvelées de dix en dix minutes, sur
le bas-ventre et la région lombaire. Quoi qu'il en soit, c'est encore à l'expérience à prononcer sur la valeur de ce moyen. On se trouve très-bien de l'emploi des lavements antispasmodiques, par exemple de camomille, de valériane etc., avec addition de dix à quinze gouttes de teinture d'opium.

Les injections souvent préconisées de mucilage d'avoine, de lait, d'huile etc.,
sont bien moins efficaces que la douche d'eau chaude, dont deux ou trois applications, à dix minutes d'intervalle, sur la partie vaginale du col, suffiraient,
d'après des observations récentes, à résoudre le spasme le plus tenace. Nous
recommandons aussi beaucoup l'usage des bains entiers, quand on peut se les
procurer facilement. Nous rejetons, au contraire, toutes les tentatives de dilatation mécanique, tant avec la main que par des instruments mousses, parce
qu'elles ne font qu'augmenter le spasme; dans les cas rebelles, quand les
bords de l'orifice utérin donnent la sensation de cordes à boyaux tendues, le
moyen le meilleur et le plus expéditif, c'est la dilatation sanglante par de
petites incisions pratiquées de préférence avec de longs ciseaux courbes à extrémités arrondies, tels que les ciseaux à polypes de Siebold.

Chaussier proposa, en 1811, la pommade dilatoire (extr. bellad., 8 grammes; cérat,
30 grammes). P. Dubois (dont les élèves rapportent quelques résultats favorables) emploie, au lieu de la pommade, qu'il est difficile d'appliquer sur le col, une boulette, de
la grosseur d'un haricot, d'extrait sec, qu'on porte sur l'ongle du doigt indicateur jusqu'à l'orifice, et dont on enduit ce dernier. Hohl, Kock et autres, afin de pouvoir appliquer l'extrait de belladone sous forme de pommade, ont inventé des instruments
porte-onguents. Celui de Hohl consiste en un tube d'étain recourbé, long de 25 à
28 centimètres, de 2 centimètres de diamètre; dans le tube se meut une tige en baleine
qui porte à l'une de ses extrémités un manche en bois, et à l'autre une cuvette également en bois, destinée à recevoir la pommade, et que l'on retire dans le tube au moment
de son introduction. On glisse le tube sur le doigt, qui est introduit dans le vagin et
mis en contact avec le col, puis on fait saillir la cuvette et le doigt y puise la pommade dont il enduit l'orifice (1).

(1) Hohl, *Lehrbuch der Geburtsh.*, 2e édit. Leipzig 1862, p. 495, où le porte-onguent
est figuré.

§ 555. Un traitement plus actif sera dirigé contre les spasmes *plus considé-rables*, surtout contre les strictures. La saignée, le bain chaud et l'opium sont les moyens que l'expérience nous a fait connaître comme les antispasmodiques les plus énergiques en pareille circonstance. Chez les femmes riches en sucs, à fibre rigide, qui se sont bien nourries pendant leur grossesse et dont tout l'habitus pendant les douleurs témoigne d'un état pléthorique, il faut immédiatement pratiquer une large saignée du bras, et faire en sorte que le sang s'écoule rapidement. S'il se déclare une syncope, elle est la bienvenue, à cause de ses effets résolutifs, et l'on a proposé, pour cette raison, de saigner les malades assises. Ce n'est qu'après la saignée qu'on peut donner l'opium, s'il y a lieu.

La phlébotomie peut être contre-indiquée par l'état général chez des femmes affaiblies ou bien hystériques, disposées aux spasmes, à la face pâle, à la peau fraîche, au pouls fréquent mais petit, pleines d'inquiétude et d'agitation; alors les meilleurs moyens sont l'opium et les bains chauds aromatiques (à 35 degrés). Malheureusement il n'est pas toujours facile, dans la pratique, de donner des bains généraux; les bains de siége, les fomentations chaudes sur le bas-ventre, les cataplasmes ne les remplacent qu'imparfaitement. Quant à l'opium, qui s'est toujours montré, en pareil cas, comme le véritable *solamen parturientium*, il faut, avant tout, ne pas le donner à trop petites doses; d'autre part, les doses énormes des accoucheurs anglais ne sont pas nécessaires. En général, vingt, trente, quarante gouttes de teinture administrées en deux ou trois fois, à intervalles d'un quart d'heure à une demi-heure, suffisent pour amener l'effet désiré. Nous l'avons surtout trouvé utile sous forme de lavements, par exemple à quinze gouttes dans une demi-tasse de mucilage, répété plusieurs fois, s'il y a lieu. En même temps, il faut tenir la parturiente chaudement, lui couvrir le ventre de flanelles chaudes, lui donner des boissons chaudes etc. Souvent après la première ou deuxième dose les douleurs diminuent, la femme devient tranquille peu à peu, et elle tombe dans un sommeil bienfaisant, qu'il faut favoriser autant que possible, de même que la transpiration, si elle se présentait. Alors, ou bien les contractions prennent immédiatement un caractère de régularité, la patiente se trouve animée d'une vie nouvelle, est pleine de confiance et de courage, et l'accouchement se termine rapidement; — ou bien encore il se fait un arrêt assez prolongé du travail, les douleurs ne reviennent qu'après six, huit, dix heures, ou plus tard encore, et l'accouchement se termine sans encombre. En pareil cas, les inhalations de chloroforme ont aussi donné de bons résultats. Les traités d'accouchements recommandent encore beaucoup d'autres moyens contre les spasmes utérins et passent en revue presque toute la liste des soi-disant antispasmodiques. Sans contester que beaucoup d'entre ces derniers ont été employés avec succès, nous avons pourtant toujours trouvé suffisant le traitement tout simple que nous venons d'indiquer. En terminant, nous rappellerons encore une fois que l'accouchement artificiel ne doit pas être entrepris, malgré les indications les plus pressantes — si l'on ne veut exposer la mère et l'enfant aux plus grands dangers — avant que la contraction tonique de la matrice ait été supprimée par l'emploi des moyens dynamiques appropriés.

Les inhalations de chloroforme ont surtout leur utilité quand les contractions ne sont qu'*excessivement douloureuses*, sans être du reste ni anormales dans leur direction, ni partielles, ni spasmodiques.

B. *Insuffisance des forces qui secondent les contractions.*

§ 556. La faiblesse de la contraction des muscles abdominaux n'est peut-être jamais par elle-même une cause notable de difficulté du travail, car la part que prennent les muscles volontaires à l'expulsion du fœtus est en général petite, et l'on sait que l'accouchement peut être terminé sans qu'ils interviennent en aucune façon. Néanmoins les contractions de l'enceinte abdominale ne sont pas sans importance dans la période d'expulsion, surtout quand celles de la matrice sont faibles Les circonstances qui détournent la femme ou la mettent hors d'état de faire des efforts d'expulsion sont les suivantes : contractions excessivement douloureuses, grande faiblesse par suite de maladies antécédentes, épuisement produit par des efforts inopportuns ou prématurés, par l'abus des médicaments excitants ; gêne de la respiration par suite d'obésité, de bronchocèle, de vices de conformation (tels que les déviations de la colonne vertébrale), d'affections inflammatoires et spasmodiques des organes thoraciques, de maladies du cœur, d'hydrothorax, d'ascite etc.

§ 557. Quand l'action de l'utérus n'est pas troublée en même temps, il faut que la faiblesse soit bien grande pour produire l'impossibilité de faire des efforts d'expulsion à un degré tel qu'il en résulte un retard préjudiciable de l'accouchement. En pareil cas, la terminaison artificielle de l'accouchement serait indiquée.

Quand il s'agit de personnes excessivement grasses ou contrefaites, il faut surtout se préoccuper de disposer le lit de travail aussi commodément que possible ; ordinairement ces femmes se trouvent mieux de la position demi-assise que du décubitus. L'asthme, les inflammations des organes thoraciques, dont les symptômes sont aggravés par les efforts d'expulsion, exigent, outre un traitement médical approprié, que l'on pratique de bonne heure l'accouchement artificiel. Du reste, on voit quelquefois le travail marcher très-vite dans les inflammations des organes pulmonaires. Dans l'ascite, l'expulsion du fœtus se fait aussi, le plus souvent, sans difficulté particulière et sans trace de coopération évidente des muscles volontaires.

BIBLIOGRAPHIE.

Anomalies des forces expulsives.

Hüter, C. Chr., Die dynam. Geburtsstörungen. Berlin 1830, in-8°.

Osiander, Joh., F., Ueber die Stricturen der Gebärmutter welche die Wendung erschweren (Siebold's Journal, t. XVI 1837, p. 1).

Dubois, P., De l'inertie utérine (Gaz. des hôpit., 1841).

Laborie, Du débridement du col de l'utérus dans l'état de contraction. Paris 1846.

Barnes, De la conduite à suivre dans les accouchements caractérisés par l'insuffisance de l'action de l'utérus (Union méd., 1854).

Poppel, J., Ueber krampfhafte Zusammenziehungen des Uterus, speciell über spastische Stricturen des äusseren Muttermundes in der Eröffnungsperiode (Monatssch. für Geburtsk., t. XXI, p. 321).

Martin, E., Ueber tonische Krämpfchen (Monatssch. für Geb., t. XXI, p. 401).

CHAPITRE II.

DE LA DIFFICULTÉ DE L'ACCOUCHEMENT RÉSULTANT DE LA CONFORMATION VICIEUSE DU BASSIN (MOGOSTOCIA, DYSPONOTOCIA PELVICA).

I. *Définition, fréquence, causes et division des bassins vicieux.*

§ 558. Au point de vue obstétrical, le bassin ne doit être appelé *vicieux* que lorsqu'il exerce, par sa conformation anormale, une influence fâcheuse sur la marche du travail, de télle sorte qu'il en résulte un danger. ou un préjudice pour la mère ou pour l'enfant, ou pour tous les deux. Ceci peut arriver de deux façons : ou bien le bassin vicieux contribue à rendre l'accouchement trop prompt, ou bien il le rend difficile ou impossible par les seuls efforts de la nature. Ce dernier résultat, dont nous allons nous occuper d'abord, est produit principalement, sinon uniquement, par l'*étroitesse du bassin*, c'est-à-dire par la résistance trop grande ou même invincible que ce canal osseux oppose au passage du fœtus, en raison de l'insuffisance de sa cavité.

L'inclinaison anormale du bassin a-t-elle, comme certains auteurs le prétendent, une influence fâcheuse sur la marche de l'accouchement? L'expérience a résolu négativement cette question. Pourvu que les autres conditions du mécanisme de la parturition soient normales, les accouchements ne souffrent habituellement aucune difficulté particulière, que l'inclinaison du bassin soit très-faible ou très-forte. Par contre si, comme il arrive fréquemment, une *inclinaison exceptionnellement prononcée* concorde avec un rétrécissement du bassin, les opérations obstétricales indiquées en pareil cas, peuvent être rendues beaucoup plus difficiles [1]. — On peut en dire autant du bassin trop haut; on entend par là le bassin dont les parois ont une hauteur plus qu'ordinaire (§ 27). Le sacrum a quelquefois, dans ces cas, six vertèbres; la hauteur de la symphyse pubienne peut aller jusqu'à 54 millimètres et plus; il en résulte que le bord supérieur des branches horizontales du pubis est plus difficile à atteindre. Le passage du fœtus peut durer un peu plus longtemps, quand le bassin est trop haut, parce que le canal osseux que l'enfant doit traverser est un peu plus long; de là ce fait généralement reconnu, que les femmes de haute stature n'accouchent ni aussi facilement ni aussi vite que les femmes de petite taille offrant tous les attributs de leur sexe, et dont le bassin est moins élevé. — On s'est également exagéré l'influence sur l'accouchement de la solidité anormale des articulations du bassin, et en particulier de l'*ankylose du coccyx*, bien qu'il ne faille pas absolument nier la possibilité d'une pareille influence. Lamotte n'a jamais observé d'accouchement entravé par une anomalie de la symphyse sacro-coccygienne [2]. Smellie trouva dans deux cas le coccyx ossifié, sans que cette circonstance rendît l'accouchement difficile [3]. Un cas de mogostocie, par ankylose du coccyx, est cité par Trefurt [4]. Du reste, il faut admettre qu'il se produit assez souvent, pendant l'accouchement, des *diastases du coccyx suivies d'inflammation exsudative*, et résultant du tiraillement considérable des ligaments et des déplacements que subissent les disques intervertébraux qui unissent entre elles les différentes pièces du coccyx; ce fait est démontré par les changements de forme et les ankyloses des vertèbres coccygiennes, qui, suivant les recherches de Luschka, Hyrtl et autres anatomistes, se rencontrent fréquemment.

[1] Voy. Nægele, *Das weibliche Becken etc.*, 1825, § 13, et les observations qui y sont rapportées.

[2] Lamotte, 1721, p. 201.

[3] Smellie, *A collection*, 1754, p. 6.

[4] Trefurt, *Ueber die Ankylose des Steissbeins.* Göttingen 1836, in-8, p. 101.

Les accoucheurs de l'antiquité, comme il est facile de le concevoir, ignoraient à peu près complétement la mogostocie pelvienne. J. C. Arantius (dans la seconde moitié du seizième siècle) est probablement le premier qui, se fondant sur l'observation, ait indiqué l'étroitesse du bassin comme la cause principale des difficultés de l'accouchement. Mais il paraît que ses indications sont restées inaperçues. Même les accoucheurs du dix-septième siècle ne mentionnent pas les vices de conformation du bassin comme causes de dystocie, ou tout au moins ils n'y touchent que très-superficiellement; cela surprend d'autant plus, qu'à cette époque l'anatomie du bassin était déjà très-bien connue. Mauriceau ne fait pas exception; c'est ce que démontrent les quelques notices qu'il laissa sur les rétrécissements du bassin [1]. H. van Deventer, le premier, reconnut plus clairement l'importance du sujet. Non-seulement il l'emporta sur ses prédécesseurs dans l'étude du bassin en général, mais il sut, le premier, bien apprécier l'influence sur l'accouchement des vices de conformation pelviens (bassin trop large et bassin trop étroit). Au chap. XXVII de son *Novum lumen*, il posa les bases d'une étude qui, au point de vue de la pratique, appartient incontestablement aux plus importantes. Après lui Lamotte, Dionis, Puzos, puis Smellie reconnurent que les rétrécissements rachitiques du bassin constituent un des principaux obstacles à l'accouchement. Lamotte fonda sur ses observations [2] la première indication positive de l'opération césarienne (p. 422), que Levret adopta plus tard en tous points. Puzos, de son côté, donna une bonne description, et fit un tableau remarquable des signes diagnostics de cette variété de bassin [3]. Vers la fin du siècle dernier, Hull et quelques autres médecins anglais, ainsi que Stein, en Allemagne, firent connaître et apprécier l'influence de l'ostéomalacie des adultes sur le bassin. De nos jours, les accoucheurs les plus éminents se sont appliqués avec une prédilection particulière à l'étude du bassin et de ses difformités [4].

§ 559. Les opinions des accoucheurs sont très-partagées sur la *fréquence* de cette espèce de mogostocie, et il paraît, en général, difficile d'arriver sur ce point à des conclusions précises. Pour bien apprécier la capacité du bassin, il s'agit surtout de savoir observer exactement et sans parti pris. Sans aucun doute, il arrive souvent qu'on ne reconnaisse pas des rétrécissements considérables; mais plus souvent encore le manque d'expérience et des idées préconçues font attribuer à un vice de conformation du bassin un retard dans l'accouchement qui provient de toute autre cause. Ce qui est bien établi, c'est que l'angustie pelvienne à un degré prononcé est *rare*.

Dans les pays où les maladies qui ont une influence fâcheuse sur le développement et la forme du bassin sont fréquentes, il est tout naturel que la mogostocie pelvienne s'observe plus souvent que dans ceux où ces affections sont rares. Dans l'Amérique du Nord, par exemple, où l'on voit très-peu de rachitiques, il est également très-exceptionnel, suivant le témoignage de Dewees, de rencontrer des angusties pelviennes considérables. Les quelques cas qui s'offrirent à l'observation de ce médecin appartenaient, non pas à des femmes indigènes, mais à des immigrées [5]. Le rétrécissement pelvien provenant de l'ostéomalacie des adultes, plus rare en général que le rétrécissement ra-

[1] Mauriceau, *Traité*, 1675, p. 258; *Observations*, 1695, p. 16; *Dern. observ.*, 1708, p. 73.

[2] Lamotte, ouvrage cité, p. 202, 288, 418.

[3] Puzos, 1759, p. 4 et suiv.

[4] Pour l'historique des accouchements dans les cas de rétrécissements du bassin, voy. G. A. Michaëlis, *Das enge Becken nach. eign. Beob. und Unters.*, publié par C. C. Th. Litzmann. Leipzig 1865, p. 1.

[5] Dewees, *Compend. Syst. of Midwif.*, 4e édit. Philadelphie 1830, p. 31.

chitique, se rencontre cependant fort souvent dans quelques contrées. C'est ainsi que Hull rapporte, dans sa deuxième lettre à Simmons, qu'à Manchester il avait déjà eu l'occasion d'observer 8 cas de rétrécissement ostéomalacique qui nécessitèrent l'opération césarienne (1). — Dans le canton de Sottegem, en Flandre orientale, un accoucheur, J. P. Hœbeke, fit, en moins de dix ans, 16 fois (dont 11 fois avec succès) l'opération césarienne pour cause de rétrécissement du bassin ; dans 12 de ces cas, qu'il décrit avec beaucoup de précision, le rétrécissement provenait de l'ostéomalacie des adultes (2). Michaëlis (3) trouva, sur 1000 accouchements, 72 rétrécissements du bassin. — Litzmann a mesuré le diamètre sacro-sous-pubien de 1000 femmes, et constaté, après une déduction moyenne de 18 millimètres, que le diamètre sacro-pubien n'avait que 94 millimètres et au-dessous dans 149 cas (14,9 pour cent) (4).

§ 560. L'étroitesse du bassin présente des différences nombreuses relativement à son mode de développement, à sa forme, à son degré et à son influence sur l'accouchement. Une des différences les plus importantes au point de vue théorique et pratique consiste en ce que le bassin est rétréci tantôt *également* — c'est-à-dire que toutes ses dimensions sont proportionnellement diminuées, ce qui constitue le bassin également ou simplement trop étroit (*pelvis œquabiliter seu simpliciter justo minor*), — tantôt *inégalement*, c'est-à-dire de telle sorte que le rapport normal des diamètres entre eux est changé.

Von Ritgen (5) donne une division tout à fait originale des angusties pelviennes. Litzmann (6) distingue deux groupes principaux : 1º étroitesse du bassin sans anomalie de forme ; 2º étroitesse du bassin avec anomalie de forme.

A. DU BASSIN ÉGALEMENT RÉTRÉCI.

§ 561. Ce vice de conformation consiste en ce que toutes les dimensions du bassin sont moindres qu'à l'état normal, mais présentent, en général, lorsque la sphère génitale est bien développée, les mêmes rapports que ceux qui caractérisent le bassin parfait. On a prétendu que la forme de ces bassins se rapproche de celle du bassin de l'enfant ou de l'homme, ou bien encore du bassin rachitique. Ce sont là des erreurs. Le bassin simplement trop petit est plutôt *une réduction sur une petite échelle du bassin de femme normal.*

Stein le jeune a le mérite d'avoir appelé l'attention des accoucheurs sur l'importance du rétrécissement uniforme du bassin. Il traite ce sujet d'une façon détaillée dans ses *Annales*, 1809, p. 23, et plus tard dans son *Traité classique*, 1re part., p. 78. — Les observations de Nægele sur cette espèce de bassin, qui sur plus d'un point s'écartent notablement de celles de Stein, furent publiées d'abord en résumé dans la Dissertation de Haber, et plus tard, avec plus de détails, dans son ouvrage *Sur le bassin oblique ovalaire.*

Les quelques notices, peu nombreuses, que l'on rencontre sur ce vice de conformation du bassin dans les anciens auteurs, tels que Rœderer, Deleurye, Thierry, Jœrdens,

---

(1) Hull, *Observations*, 1799, p. 193.
(2) Hœbeke, *Mémoires et observations*, 1840.
(3) Michaëlis, ouvrage cité, p. 61.
(4) C. C. Th. Litzmann, *Die Formen des Beckens*, 1861, p. 5.
(5) Ritgen, *Das alterswidrig gebaute Frauenbecken nebst Vorschlag einer ständigen Buchstabenbezeichnung der Beckenmaasse.* Giess. 1853, in-8º.
(6) Litzmann, ouvrage cité, p. 38.

et même Baudelocque, prouvent qu'ils n'en avaient qu'une connaissance fort incomplète. Ceci s'applique aussi à Luchini de Spiessenhoff [1], qui, depuis la publication de la
Dissertation de Haber, est cité partout où il est question du bassin généralement rétréci. Litzmann [2], en étudiant plus attentivement les particularités du bassin de dimensions réduites ou généralement trop petit, trouve que, malgré sa forme régulière, il ne
présente pas une simple réduction du bassin normal, mais qu'il conserve en partie les
caractères du bassin de l'enfant. Cet auteur admet, en conséquence, que l'accroissement
des os du bassin a atteint son terme avant l'époque fixée par la nature. Quant à la cause
de cet arrêt de développement, elle n'est expliquée ni par l'histoire des individus ni par
la conformation des os du bassin.

[Les bassins également ou uniformément rétrécis sont désignés par les auteurs français sous le nom de *bassins viciés par étroitesse absolue* (Velpeau) ou *avec perfection des
formes* (P. Dubois). En ce qui regarde la première de ces dénominations nous rappele-
rons que les accoucheurs allemands entendent par *étroitesse absolue* ce qu'on appelle en
France *angustie extrême* ou *excessive*, c'est-à-dire le degré de viciation qui passe généralement pour ne laisser d'autre ressource que l'opération césarienne (voy. §§ 476 et
477).]

§ 562. Il existe deux variétés de bassins généralement trop petits. Les bassins
de la *première* variété, qui sont de beaucoup les plus communs, ressemblent
tout à fait au bassin normal par l'épaisseur, la force et la texture des os, et n'en
diffèrent que par leur volume. Quelques exemplaires isolés présentent pourtant
une certaine compacité du tissu osseux. On observe ces bassins chez des femmes
de petite, de moyenne et de grande taille, d'ailleurs bien conformées et sveltes.
Rien dans leur aspect extérieur, leur attitude, leur démarche, ne fait soupçonner un vice de conformation du bassin. Le plus souvent, sinon toujours,
l'angustie pelvienne n'a été reconnue que pendant l'accouchement, par suite
des obstacles qu'elle apportait à son cours normal.

Dans la *seconde* variété, qu'on ne rencontre que très-rarement, et seulement
chez des personnes très-petites ou des naines, les os sont, sous le rapport du
volume, de l'épaisseur, de la force comme ceux des enfants, et ces caractères se retrouvent, en grande partie, dans le mode d'union des pièces isolées
qui constituent les os du bassin. Tous les autres os montrent la même texture
(du reste essentiellement différente de celle des os rachitiques). Les rapports
des diamètres du bassin entre eux sont d'ailleurs, en cas de développement
suffisant de la sphère génitale, tout à fait les mêmes que dans les bassins de
la première variété.

§ 563. Les bassins également rétrécis ne sont aucunement très-rares; ils
constituent beaucoup plus souvent qu'on ne pense une cause de dystocie par
eux-mêmes, c'est-à-dire sans être compliqués d'un volume excessif du fœtus
(Nægele). Toutefois ceci ne s'applique qu'aux bassins de la première variété. —
Quant à leur mode de formation, ils résultent d'un *vice de développement originel*, et peuvent être regardés comme un jeu de la nature, au même titre
que le bassin généralement trop grand, ou qu'une tête trop grosse ou trop

[1] Luchini a Spiessenhoff, *Diss. de partu præternat. ex disproportione inter caput fœt.
et pelvim orto.* Heidelb. 1742, in-4°, § 33.
[2] Litzmann, ouvrage cité, p. 41.

petite en proportion du reste du corps, anomalie qui n'est pas très-rare. — Le degré d'étroitesse est variable ; toutes les dimensions peuvent être réduites d'un, de deux et même de trois centimètres et plus, ce qui peut rendre l'accouchement non-seulement extrêmement difficile, mais même impossible par les seules forces de la nature.

[«Une régularité parfaite dans les formes, dit Depaul [1], n'est pas plus commune dans ces bassins que dans ceux qui offrent une ampleur exagérée. Des six observations publiées par Faurichon, Nichet et Gensoul, cinq en sont des preuves convaincantes, puisque, bien qu'il ne s'agisse pas de bassins rachitiques, trois d'entre eux ont un diamètre oblique diminué de 14 millimètres, alors que tous les autres le sont de 22, 26 et 33 millimètres. Une différence analogue s'observe dans la réduction des dimensions des deux autres bassins. Il convient donc de ne pas prendre dans un sens trop rigoureux les expressions *uniformément rétrécis*, *régulièrement trop étroits* etc., employés par les auteurs pour caractériser ce genre de viciation. Je possède moi-même plusieurs bassins qui démontrent le même fait.»

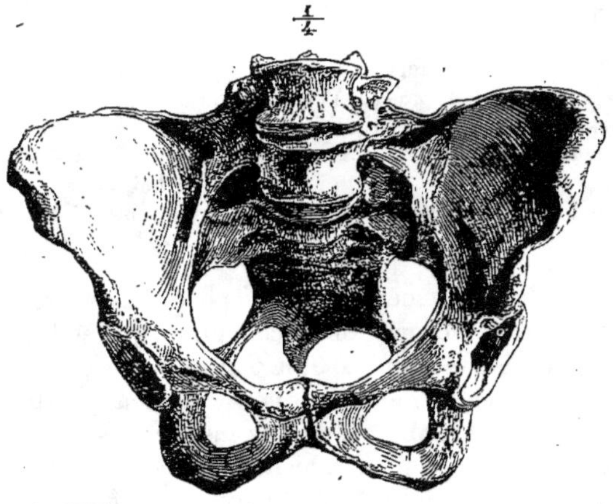

Fig. 160.

Bassin généralement trop petit (justo minor), ayant nécessité la céphalotripsie (Stoltz).

Le bassin dont nous donnons la figure (Fig. 160) vient à l'appui de l'assertion de Depaul ; sur ce bassin le diamètre bi-ischiatique paraît trop grand, parce qu'il n'est que peu ou point diminué.

Dimensions principales du bassin (Fig. 160).

Millimètres.

Grand bassin	Distance entre les épines iliaques antéro-supérieures .	200
	Distance entre les deux crêtes iliaques (lèvre externe).	240
Détroit supérieur.	Diamètre antéro-postérieur	88
	Diamètre transverse.	115
	Diamètres obliques. . . . . , ...	105
Détroit inférieur .	Diamètre antéro-postérieur	82
	Diamètre transverse.	100]

B. DU BASSIN INÉGALEMENT RÉTRÉCI.

§ 564. L'*étroitesse inégale* du bassin, cause beaucoup plus fréquente de mogostocie, surtout de mogostocie grave, varie beaucoup selon son origine et sa nature, selon son degré et sa direction, selon les combinaisons différentes qui peuvent se présenter etc. L'angustie peut être bornée à une région isolée du bassin, telle que l'entrée, l'excavation, la sortie ; ou bien elle s'étend, mais inégalement, à tout le bassin. Souvent elle n'existe que d'un côté du

[1] Depaul, *Dictionnaire encyclopédique des sciences médicales*, article *Bassin vicié*; t. VIII, p. 465.

bassin ou s'y montre du moins plus forte que de l'autre côté ; quelquefois un côté est rétréci tandis que l'autre est élargi. Tantôt elle affecte la direction d'arrière en avant, soit directement, soit obliquement ; tantôt (ce qui est le plus rare) elle est transversale. Dans la grande majorité des cas, le rétrécissement porte sur l'*entrée du bassin*, et alors il se dirige surtout d'arrière en avant, et très-rarement d'un côté à l'autre. Le rétrécissement de l'*excavation* est rarement isolé, mais se combine, le plus souvent, avec une angustie du détroit supérieur ou inférieur, ou des deux. Le rétrécissement de la *sortie du bassin* coexiste, le plus souvent, avec un vice de conformation de l'entrée, et n'existe isolément que dans des cas extrêmement rares. Quand le rétrécissement de l'entrée du bassin est modéré, la sortie est parfois normale, d'autres fois élargie dans tous les sens. Quand le bassin se rétrécit dans l'excavation et à la sortie, tandis que son entrée est régulière, même quelquefois trop large, on l'appelle *bassin en entonnoir*. Cette déformation est rare et paraît dépendre d'un vice de développement.

Le plus fréquemment, l'angustie pelvienne irrégulière est produite par des maladies qui entraînent un ramollissement des os. Plus rarement elle est le résultat d'un vice de développement ; bien plus rarement encore elle est constituée par des exostoses, des fractures des os du bassin, des lésions de l'articulation de la hanche etc. On classe les bassins irrégulièrement rétrécis de la façon suivante, d'après leur mode de formation :

1º Le *bassin rachitique ;*

2º Le *bassin rétréci par suite du ramollissement des os chez les adultes* (*ostéo-malacique*) ;

3º Le *bassin oblique-ovalaire* et le *bassin transversalement rétréci;*

4º Le bassin rétréci par des *saillies osseuses*, des *fractures des os*, des *lésions des articulations coxo-fémorales;*

5º Le bassin rétréci par un *glissement des vertèbres.*

1º *Du bassin rachitique.*

§ 565. Le caractère distinctif des bassins rachitiques ne réside pas dans leur forme, qui ne paraît en aucune façon modifiée d'après un type constant, mais bien plutôt dans la *structure des os*, dont la croissance et le développement normal ont été entravés pas la maladie.

Les os du bassin provenant de femmes qui ont été rachitiques sont d'ordinaire *minces, grêles, polis, durs,* et quand ils ont été préparés et séchés, *remarquablement blancs ;* la transparence des os iliaques est plus étendue et plus prononcée que sur les bassins normaux.

Il ne faut pas perdre de vue que lors des autopsies, et plus tard, quand les os du bassin ont été séchés et préparés, on constate sur eux les caractères du rachitisme guéri ; c'est-à-dire qu'ils sont, tels qu'ils viennent d'être décrits, grêles, solides et remarquablement blancs, tandis que, pendant le cours de la maladie chez les enfants, ils sont mous et boursoufflés. Ce n'est que dans des cas rares, quand la maladie a atteint son plus haut degré, que les os présentent à la fois une densité exceptionnelle, un plus grand volume et une certaine solidité, en même temps qu'une couleur plus foncée et un développement considérable de crêtes et des rugosités. Cela tient à ce que la substance gélatiniforme qui s'est déposée dans les vacuoles osseuses et qui en a déterminé le gonflement n'a pas été résorbée, mais a pris de plus en plus de consistance et a fini par s'ossifier. Enfin, la maladie arrivée au plus haut degré, outre l'ostéoporose, qui en est le résultat, laisse encore aux os une fragilité remarquable.

§ 566. Les os du bassin considérés isolément présentent en général les anomalies suivantes : le *sacrum* est plus court et plus large, et sa face antérieure est moins concave de haut en bas et d'un côté à l'autre. A la moitié supérieure, les ailes sont rejetées en arrière et la partie moyenne, constituée par les corps des vertèbres sacrées, est plus saillante. La base de l'os est portée plus en avant, la pointe plus ou moins fortement déviée en arrière ; souvent la base se porte davantage d'un côté et la pointe du côté opposé, de sorte que le promontoire est plus rapproché d'*une* des cavités cotyloïdes (le plus fréquemment de celle du côté gauche). Cette déviation du sacrum entraîne ordinairement une lordose scoliotique de la région lombaire.

[Un bassin rachitique de la collection du professeur Stoltz (Fig. 161) présente une déformation très-rare ; la face antérieure du sacrum est devenue convexe, et rétrécit ainsi, du haut en bas, le diamètre antéro-postérieur de l'excavation.]

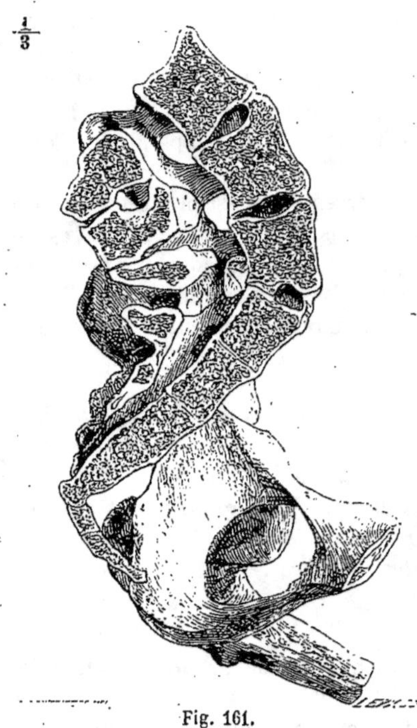

$\frac{1}{3}$

Fig. 161.

Bassin rachitique avec convexité antérieure du sacrum ; rétrécissement antéro-postérieur de l'excavation, ayant nécessité l'opération césarienne (Stoltz).

Les os *innominés* sont plus petits et surtout plus étroits ; souvent l'un d'eux (le plus fréquemment celui du côté gauche) est plus petit et quelquefois plus élevé que l'autre ; ils sont moins concaves à leur face interne et plus écartés l'un de l'autre à leur partie extérieure. La ligne innominée est considérablement raccourcie ; quelquefois de moitié, surtout du côté gauche. Les tubérosités sciatiques sont divergentes en bas et les branches descendantes du pubis sont plus écartées l'une de l'autre de haut en bas, que sur le bassin normal. Les branches horizontales des pubis sont moins courbées. Quand le sacrum est dévié latéralement, le bord supérieur du pubis du même côté est porté en dedans et son bord inférieur en dehors.

§ 567. Par suite des anomalies que nous venons de décrire, la plupart des bassins rachitiques présentent les caractères suivants (Fig. 162) :

Le *grand* bassin est plus spacieux à cause de la déviation notable en dehors des ailes iliaques. La distance entre les épines iliaques antéro-supérieures mesure souvent 25 à 40 millimètres de plus que sur le bassin normal.

En même temps, cette distance est aussi grande ou plus grande que celle qui sépare le milieu des deux crêtes iliaques.

L'*entrée* du *petit* bassin est *rétrécie d'arrière en avant,* tandis que son diamètre transverse est normal ou plus grand que de coutume. Si même ce diamètre est rétréci par suite de la petitesse générale des os, ce rétrécissement n'est pourtant pas proportionné à celui du diamètre antéro-postérieur. La cause de ce dernier rétrécissement réside dans la projection du promontoire,

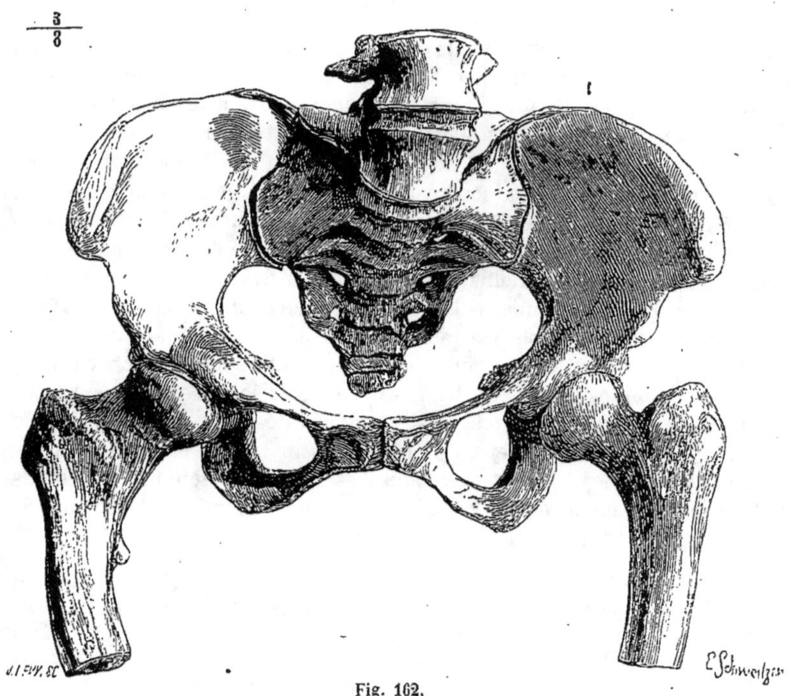

Fig. 162.

Bassin rachitique. Perforation du crâne du fœtus dans deux accouchements.
Provocation de l'accouchement au huitième mois dans une troisième grossesse. —
Succès complet. — La femme est morte phthisique (Stoltz).

dans le raccourcissement de la ligne innominée et dans l'aplatissement des branches horizontales des pubis, qui présentent même parfois une convexité en dedans. Le plus grand rétrécissement ne porte pas d'ordinaire sur le diamètre sacro-pubien, mais bien sur la distance sacro-cotyloïdienne du côté vers lequel est porté le promontoire. Le degré du rétrécissement est très-variable; le plus petit diamètre varie de 85 à 27 millimètres et au-dessous. Les distances moyennes sont de 85 à 65 millimètres.

Selon l'espèce et le degré du vice de conformation, l'entrée du bassin a tantôt la forme d'une ellipse allongée, tantôt celle d'un cœur de carte à jouer plus ou moins échancré ou pointu, tantôt celle d'un 8 de chiffre (Stein).

En général, l'*excavation* et la *sortie* du bassin, non-seulement ne présentent pas de rétrécissement, mais sont plutôt plus spacieuses que dans le bassin normal. Cette disposition provient en partie de la déviation en arrière de la moitié inférieure du sacrum, en partie de l'écartement considérable des tubérosités sciatiques et de l'évasement de l'arcade pubienne. Enfin, il résulte de la structure et de la forme des os que tout le bassin est plus bas (moins profond), et plus fortement incliné. Les cavités cotyloïdes regardent plus en avant et sont moins profondes, ce qui est surtout frappant quand on les compare avec les têtes des fémurs, plus épaisses que d'ordinaire.

§ 568. La forme que nous venons d'indiquer, et que le bassin déformé par le rachitisme présente habituellement, était regardée naguère en Allemagne (d'après Stein) comme tout à fait caractéristique et pouvant servir à différencier sûrement les bassins rachitiques d'avec ceux qui sont déformés par le ramollissement des os chez les adultes. Mais l'observation a démontré qu'il existe des bassins rachitiques dont la conformation est tout à fait la même que celle qu'on regardait comme le résultat exclusif de l'ostéomalacie (§ 570). Aussi bien comment le bassin rachitique n'aurait-il pas la forme dite ostéomalacique, si, à l'époque où les os étaient ramollis, il était soumis à des influences mécaniques analogues à celles qui produisent la difformité pelvienne dans l'ostéomalacie des adultes? Si, par exemple, le rachitisme se déclare plus tard que d'ordinaire ou dure plus longtemps et qu'on essaie souvent de faire marcher les enfants ou bien qu'on les oblige à rester assis sur des siéges élevés, il est facile de comprendre comment se produira cette difformité plus rare du bassin. Du reste, quand bien même ces deux variétés de bassin vicieux présentent parfois des formes semblables, les anamnestiques et les traces toujours existantes d'arrêt de développement des os chez les rachitiques permettront toujours de poser un diagnostic différentiel.

On trouve dans Hull [1] d'importantes notices sur le développement de cette forme si rare du bassin rachitique ; elles sont reproduites dans les écrits de Burns [2], de Gooch [3], de Davis [4] etc. Le premier cas, exactement observé dans la science, a été rapporté par Fr. Ch. Nægele dans la Dissertation de Clausius. Voy. aussi l'Appendice à son ouvrage sur le bassin oblique ovalaire. Le bassin qui y est décrit (p. 105) et figuré à la pl. XII est le plus rétréci, à la suite de rachitisme, qu'on ait encore observé comme obstacle à l'accouchement ; il provient d'une personne qui put à peine, à l'âge de quatre ou cinq ans, se traîner en glissant sur le sol, et qui ne parvint qu'à l'âge de sept ans à se tenir debout et à marcher. Il présente, au plus haut degré, les incurvations qu'on a données comme caractéristiques du bassin déformé par l'ostéomalacie des adultes [5]. Nous connaissons encore deux exemples analogues. Au Musée de Strasbourg se trouvent deux squelettes rachitiques appartenant à des enfants de un et de huit ans, chez lesquels les os du bassin offrent entièrement la forme dite *ostéomalacique*. Betschler parle d'un bassin du même genre, se trouvant au Musée de Breslau, et provenant d'une petite fille de dix ans. On trouve des exemples analogues au Musée de Londres [6]. Hohl connaît six de ces

[1] Hull, *Observations*, 1799, p. 591.
[2] Burns, *Principles*, p. 31.
[3] Gooch, 1831, p. 191.
[4] Davis, *Principles and practice*, 1836, t. I, p. 32.
[5] Fr. Ch. Nægele, *Des principaux vices de conformation et spécialement du rétrécissement oblique*, traduit par Danyau. Paris 1840, p. 105.
[6] Voy. Davis, ouvrage cité.

bassins (1). Krombholz et Grenser en possèdent de semblables, dont l'un provient d'une femme rachitique de quarante ans. Un bassin de ce genre a obligé Lange à faire l'opération césarienne (2); le diamètre transverse du détroit inférieur est de 67 millimètres; la personne dont il provient a dû conserver à peu près constamment la position assise jusque dans sa sixième année. [Stoltz possède un bassin analogue (Fig. 163) qui a nécessité la gastro-hystérotomie entre les mains de Sultzer (de Barr).] — Hohl tenta même, dans son Traité cité plus haut, à l'exemple de P. Frank, Beyer, Richter, J. Hunter et autres, d'abandonner la distinction établie entre le rachitisme et l'ostéomalacie, et de prouver l'identité des deux affections. Cet auteur proposa de réunir le bassin rachitique et l'ostéomalacique sous la commune dénomination de *bassin vicié par le ramollissement des os;* il a été imité par Scanzoni dans la 2e édit. de son *Traité classique* (p. 574). Mais, d'un autre côté, Virchow (3), H. F. Kilian (4) et d'autres ont démontré, par des raisons

convaincantes, le peu de fondement de cette opinion. Virchow (5) trace un tableau remarquable des signes différentiels des transformations osseuses qui se passent dans les os rachitiques et ostéomalaciques. «Dans ses résultats définitifs, dit-il, l'os malacique peut, durant la vie, présenter quelque analogie avec l'os rachitique, *tandis qu'au point de vue de la genèse cette analogie fait complétement défaut.* Dans l'ostéomalacie il y a réellement résorption; des parties solides se ramollissent; des os d'une dureté calcaire se transforment en une moelle gélatineuse. Dans le rachitisme il n'y a aucune résorption essentielle; *les parties molles ne se durcissent pas;* les couches ostéoïdes, dépourvues de chaux, restent, *sans subir la moindre modification,* aussi bien que les couches compactes et spongieuses qui sont déjà calcifiées. Dans l'ostéomalacie, c'est l'os proprement dit qui se transforme; dans le rachitisme, ce n'est que le cartilage et le périoste, parties qu'on peut à peine regarder comme essentiellement at-

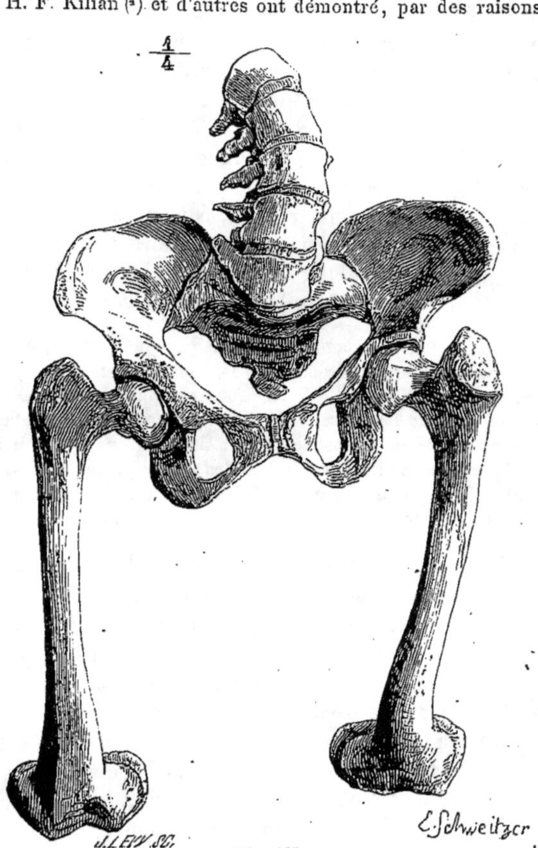

Fig. 163.

Bassin rachitique, à forme ostéomalacique, ayant nécessité l'opération césarienne.

(1) Hohl, *Zur Pathologie des Beckens,* 1852, p. 78.
(2) Voy. *Prag. Vierteljahrsschr.,* t. I, in-4°, 1844.
(3) Voy. *Archiv für pathologische Anatomie.* Berlin 1853, t. V, fasc. 4.
(4) Kilian, *Das halisteretische Becken,* 1847, p. 4.
(5) Voy. Recueil cité, p. 492.

teintes dans la malacie. Dans cette dernière, on ne constate que disparition, atrophie, dégénération et métamorphose régressive; dans le rachitisme, au contraire, il y a formation, prolifération, augmentation, métamorphose progressive; seulement ce travail s'arrête à un certain point. »

2° Du bassin rétréci par l'ostéomalacie des adultes.

§ 569. Tandis que les os du bassin rachitique sont en général complétement consolidés à l'époque de la nubilité, ceux du bassin dit ostéomalacique sont encore le plus souvent ramollis quand il devient l'objet de l'observation obstétricale. Lorsqu'on en fait l'examen anatomique, on les trouve ramollis, poreux, très-vasculaires, gorgés de graisse et de consistance variable, tantôt mous comme la cire et se coupant facilement au couteau, tantôt moins ramollis, mais extraordinairement fragiles. Ces différences dans la consistance des os, les déformations étant du reste les mêmes, paraissent dépendre de deux formes différentes de développement de l'ostéomalacie, l'*osteomalacia psathyra* (*fracturosa*) et l'*osteomalacia apsathyros* (*cohærens seu cerea*) de Kilian. Préparés et secs, les os présentent dans la première variété une *coloration foncée, brunâtre*, sont gras au toucher, *volumineux* et *denses*, et *rudes* à leur surface, le poids du bassin n'est guère moindre que d'ordinaire et quelquefois beaucoup plus considérable ; dans la seconde variété, les os sont de *couleur claire*, très-*poreux* et très-*fragiles*, et *tout le bassin est remarquablemenl léger*.

Kilian appelle l'ostéomalacie *halisteresis* (de ἅλς sel, et στέρησις privation); il désigne les bassins ostéomalaciques sous le nom d'*halistérétiques*; parce que la nature intime de l'ostéomalacie, qui fait que ce processus pathologique se distingue du rachitisme, consiste en ce que les os sont dépouillés d'une partie notable de leurs sels. Ce n'est que très-rarement que les os de ces bassins se trouvent avoir leur fermeté normale au moment de l'accouchement. Hull ne les a vus qu'une fois avec leur solidité normale (cas d'Ellen Gyte); dans ce cas, la maladie n'avait pas fait de progrès depuis plusieurs années, et l'état de la femme ne s'était pas modifié même pendant la dernière grossesse.

§ 570. Pour se faire une idée des modifications que subit le bassin sous l'influence de l'ostéomalacie, il faut supposer que les os d'un bassin bien conformé sont ramollis et que la personne à laquelle il appartient est debout ou assise, ou moitié couchée moitié assise, ou couchée sur le côté. Dans le premier cas, il résultera de l'inclinaison du bassin et de la manière dont il est supporté par les fémurs que sa paroi antérieure sera nécessairement refoulée en haut et en arrière, la paroi postérieure en bas et en avant ; les parties latérales de la paroi antérieure seront poussées en dedans dans la direction des cols des fémurs, c'est-à-dire obliquement. Au contraire, la partie moyenne de cette même paroi, c'est-à-dire la symphyse pubienne, sera portée en avant. En résumé : *abaissement du promontoire, rapprochement des cavités cotyloïdes et des tubérosités sciatiques, refoulement en dedans des branches horizontales des pubis, rétrécissement de l'arcade pubienne etc.* Dans le second cas, les tubérosités sciatiques et la partie inférieure du sacrum seront poussées vers l'intérieur et, de la sorte, la courbure de ce dernier sera augmentée ; dans le troisième cas, c'est-à-dire si la malade reste habituellement couchée sur le côté, le rétrécissement du bassin dans toute sa hauteur aura surtout lieu *dans le sens des diamètres transverses*.

Les *principaux caractères* de cette espèce de bassin vicieux seront donc les suivants : rétrécissement du *grand* bassin par le rapprochement des épines antérieures et supérieures et par le plissement d'arrière en avant des ailes des os iliaques (qui peut aller si loin que la fosse iliaque interne forme une espèce de gouttière plus ou moins profonde dirigée de haut en bas et de dehors en dedans) ; — rétrécissement du *détroit supérieur* à forme *triangulaire ou de carte à jouer* et rétrécissement du *détroit inférieur* dans tous les sens avec ou sans augmentation de la concavité du sacrum ; — rétrécissement portant principalement.ou exclusivement sur les diamètres *transverses*, depuis l'entrée jusqu'à la sortie du bassin. — Cette dernière forme est de beaucoup la plus rare.

Ces variétés principales de déformation sont susceptibles de combinaisons et de modifications multiples, suivant les changements que subit la position et l'attitude du corps, suivant les occupations diverses de la femme à l'époque où les os sont encore mous ; enfin, suivant l'intensité et l'extension du ramollissement.

Pagenstecher [1] fournit de précieuses contributions à l'étude clinique de l'ostéomalacie. La maladie atteint presque exclusivement les femmes pauvres ; des logements humides, sombres et étroits, une alimentation insuffisante, des grossesses se succédant coup sur coup sont les circonstances qui favorisent surtout le développement du mal. La durée de la maladie est souvent très-longue ; elle peut empirer parfois rapidement, tandis qu'elle ne guérit jamais que très-lentement et incomplétement. L'emploi du fer, de l'huile de foie de morue, des sels de chaux, en même temps que des bains salins, ne donne que peu de résultats. Les symptômes caractéristiques de la maladie consistent, en premier lieu, dans l'*endolorissement des os affectés.* La douleur se fait toujours sentir d'abord à l'*une* des *tubérosités ischiatiques* ou aux *deux* à la fois. De là elle s'étend successivement à la symphyse et à l'épine sciatique, et finit par envahir les autres os du bassin, le sacrum et les dernières vertèbres lombaires. De très-bonne heure les articulations des hanches, et dans les cas graves les épaules, deviennent douloureuses. A une période encore peu avancée de la maladie, les femmes évitent tous les mouvements de l'articulation prise, à cause de la souffrance qui en résulte. La douleur est en grande partie occasionnée par la tension des muscles qui se fixent au bassin, tandis que les mouvements communiqués avec précaution sont bien plus facilement supportés. En même temps, comme la douleur envahit de préférence les ischions, la position assise devient impossible ; puis, l'endolorissement faisant des progrès et s'étendant aux vertèbres sacrées et lombaires, les malades ne supportent plus d'autre situation que le décubitus latéral, tantôt sur l'un, tantôt sur l'autre trochanter. C'est ainsi que les souffrances oscillent avec des alternatives de rémissions et d'exacerbations, pendant des mois et des années ; constamment s'y ajoutent des *catarrhes des bronches* et de *l'estomac* qui font de fréquents retours et finissent par être permanents ; les malades deviennent anémiques ; le tissu adipeux et les muscles s'émacient au plus haut point, et, dans quelques cas, la taille subit en même temps une diminution appréciable. Comme *premier signe clinique* de l'affection osseuse, se présente, à côté des troubles fonctionnels, l'*incurvation des os.* Elle se développe principalement sous l'influence de la pression qu'exerce le poids du corps, et de l'action musculaire. Les malades couchant alternativement, pendant des mois, sur l'un ou l'autre trochanter, le bassin subit le rétrécissement transversal que l'on connaît, et la symphyse proémine sous forme de bec. Au contraire, lorsque, l'affection ne s'étant développée que d'un côté, les femmes conservent une position demi-assise sur l'ischion encore sain, le poids du corps agit dans une direction qui se rapproche davantage de la verticale. Le promontoire et les vertèbres lombaires glissent en bas et en avant, en même temps que le détroit inférieur se rétrécit

[1] Voy. *Monatsschr. f. Geburtsk.*, t. XIX, p. 124.

par le rapprochement de la tubérosité sciatique malade. Il est naturel que certains points présentent une incurvation plus forte par suite d'un ramollissement plus rapide; il faut aussi accorder une certaine influence, sur la production de l'angustie pelvienne, au rapetissement et à l'atrophie des os du bassin. Pagenstecher n'a pu découvrir une augmentation des sels dans l'urine. Celle-ci présente plutôt une diminution de son poids spécifique; elle est pâle et moins riche en contenu salin. D'un autre côté, il se fait, sur les muqueuses intestinales et bronchiales, des dépôts abondants de sels calcaires, qui y deviennent la source de catarrhes intenses, à peu près constants dans l'ostéomalacie arrivée à un degré prononcé. Gusserow[1] a signalé la relation qui existerait entre ces souffrances profondes et une expression du visage chagrine, maussade, qui donnerait à toute la physionomie des femmes atteintes d'ostéomalacie un caractère tout à fait particulier.

Winckel[2] et Schieck[3] ont publié des *recherches microscopiques et chimiques* sur les os malaciques, et des observations remarquables d'ostéomalacie cireuse.

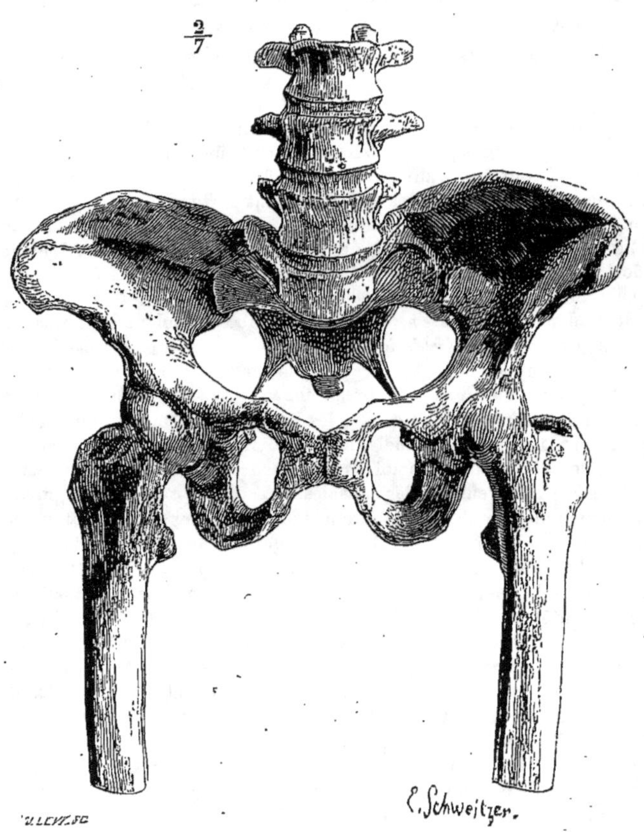

Fig. 164.

Bassin ostéomalacique ayant nécessité l'opération césarienne (Stoltz).

(1) Voy. *Monatsschr. f. Geburtsk.*, t. XXIII, p. 329.
(2) Voy. *Monatsschr. f. Geburtsk.*, t. XXIII, p. 81 et 321.
(3) Schieck, *Ein ausgezeichneter Fall von Gummi-Becken* (*Monatsschrift für Geburtsk.*, t. XXVII, p. 178).

§ 571. Le rétrécissement ostéomalacique du bassin atteint des degrés très-différents, et, ce qu'il ne faut pas perdre de vue, il augmente d'ordinaire d'un accouchement à l'autre. A un degré peu avancé, le diamètre transverse du détroit inférieur est diminué de 7 à 14 millimètres; par suite, l'espace entre les branches de l'arcade pubienne est modérément rétréci. Le détroit supérieur est normal ou présente également un rétrécissement peu prononcé, qui provient de ce que les branches horizontales du pubis sont droites ou présentent une légère convexité interne. L'entrée du bassin a, dans ce cas, la forme d'un triangle à angles arrondis. (Fig. 164 et 165). Dans les cas plus graves, en s'élevant jusqu'aux plus prononcés, la paroi antérieure du bassin est tellement

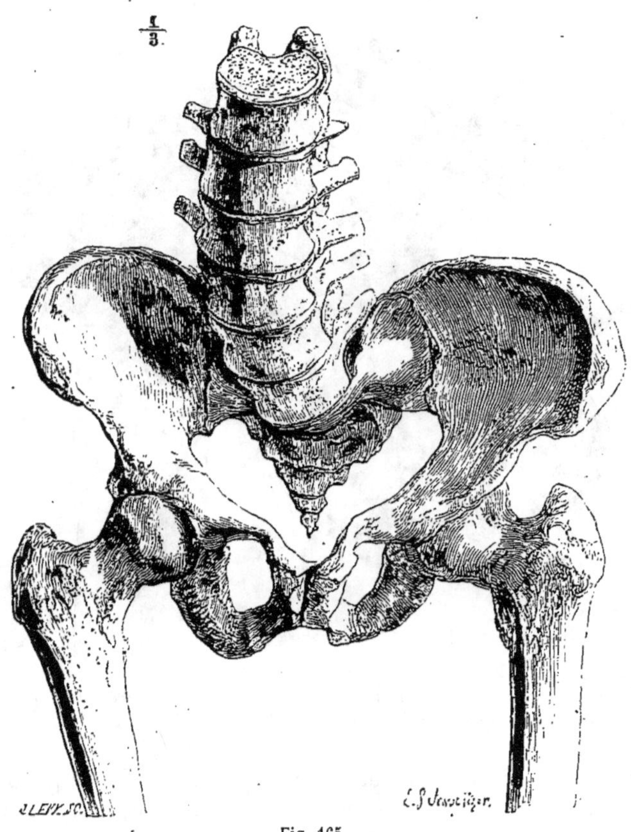

Fig. 165.
Bassin ostéomalacique ayant nécessité l'opération césarienne (Stoltz).

refoulée en haut et en arrière, et la base du sacrum avec les vertèbres lombaires, en avant et en bas, que le bord supérieur de la symphyse pubienne se trouve dans le même plan horizontal que le promontoire, ou que le point de jonction de la dernière et de l'avant-dernière vertèbre lombaire, ou même que l'articulation de cette vertèbre avec la troisième lombaire. Les branches hori-

zontales du pubis sont tellement refoulées en dedans (en formant un angle ren-
trant avec le corps du pubis) que la région de la symphyse proémine *en forme
de bec*, que les faces internes des pubis suivent pendant quelque temps une
direction parallèle à partir de la symphyse, ou arrivent même à se toucher, et
que les distances sacro-cotyloïdiennes sont réduites d'un ou de deux tiers et au
delà, de leur longueur normale, au point que le pubis de l'un ou de l'autre côté
arrive quelquefois à toucher la vertèbre lombaire qui se trouve vis-à-vis de lui.
Le détroit supérieur prend ainsi la forme d'un chapeau à trois cornes (Fig. 166),
et, à un degré plus élevé, celle d'une fente à trois branches. La distance des

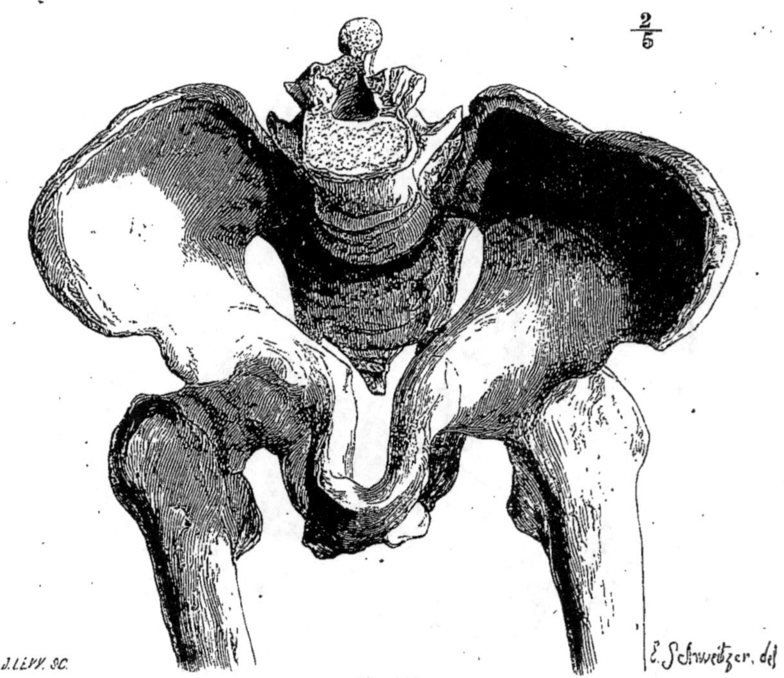

Fig. 166.
*Bassin ostéomalacique au plus haut degré. — La femme a succombé aux progrès
de la maladie.* (Collection de Stoltz.)

épines sciatiques et des branches ascendantes de l'ischion est proportionnellement réduite, quelquefois jusqu'à mettre ces points en contact, de sorte que
l'intervalle entre les branches de l'arcade pubienne ne laisse pas même passer
le doigt indicateur. Enfin, le sacrum est plié en deux de haut en bas, au point
que la distance entre sa pointe et la face antérieure (devenue inférieure) de la
première vertèbre sacrée ne mesure pas même 27 millimètres ; bref, à la suite
de l'ostéomalacie, le rétrécissement varie depuis le degré le plus faible jusqu'au point où la capacité du bassin est presque réduite à zéro.

3° *Du bassin obliquement rétréci, oblique-ovalaire (pelvis oblique ovata).*

§ 572. Les caractères principaux de cette variété de déformation du bassin, que F. R. C. Nægele a le premier bien décrite, sont les suivants (Fig. 167 et 168) :

1° Ossification complète d'une symphyse sacro-iliaque, fusion parfaite (synostose) du sacrum avec un os des îles, et développement incomplet de la moitié latérale du sacrum, ainsi que largeur moindre de l'os innominé, du côté où se trouve la synostose.

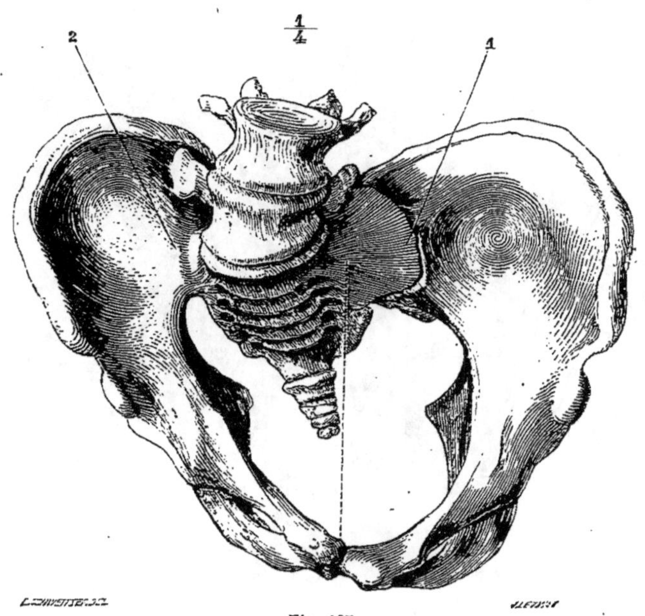

Fig. 167.

Bassin oblique ovalaire. Face antérieure (Nichet, de Lyon). (*)

2° Le sacrum est dévié du côté de la synostose et sa face antérieure est tournée vers l'os innominé de ce côté; la symphyse pubienne est poussée vers le côté opposé et se trouve située non pas directement, mais bien diagonalement vis-à-vis du promontoire.

3° Du côté où existe la synostose, la surface interne de la paroi latérale, ainsi que la moitié latérale de la paroi antérieure du bassin, est moins concave ou plus aplatie; l'autre moitié latérale du bassin s'éloigne également de la conformation normale, tant au point de vue de la situation ou de la direction, qu'à celui de la forme des os, en ce sens que la ligne qui prolonge la ligne iléopectinée jusqu'au promontoire est moins courbe à sa moitié postérieure, plus courbe, au contraire, dans sa moitié antérieure que sur le bassin normal.

(*) 1) Côté sain. — 2) Côté de la synostose.

4° Les suites de ces changements de forme sont les suivantes : *a*) le bassin est oblique et rétréci dans la direction du diamètre oblique qui part de la symphyse sacro-iliaque normale, tandis que dans le sens de l'autre diamètre oblique (c'est-à-dire de la synostose à la cavité cotyloïde opposée) il n'est pas rétréci, ou même, si la difformité atteint un haut degré, il est plus large que

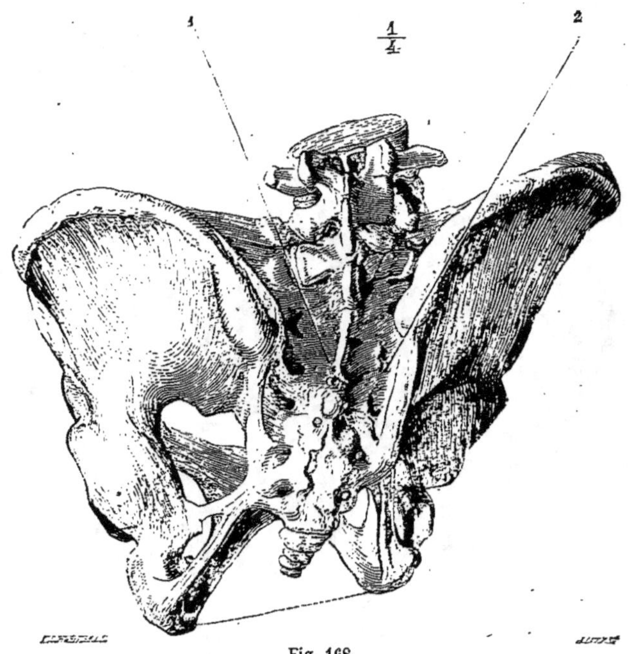

Fig. 168.

Même bassin, vu par sa face postérieure. (*)

d'ordinaire ; en conséquence, le détroit supérieur (de même qu'un plan fictif qui passerait par le milieu de l'excavation) ressemble à un ovale oblique dont le petit diamètre est consitué par le diamètre oblique rétréci, et le grand diamètre par l'autre diamètre oblique de l'entrée et de l'excavation du bassin (Fig. 169). *b*) La distance sacro-cotyloïdienne du côté de la synostose est diminuée ; celle du côté opposé est augmentée ; la première peut être raccourcie, d'après les cas observés jusqu'à ce jour, de la moitié de la longueur ordinaire ; la seconde dépasse quelquefois la longueur normale de 3 centimètres et plus. *c*) En général, les dimensions, égales ou peu différentes sur les bassins ordinaires, sont inégales dans le bassin oblique-ovalaire, qui est, par conséquent, tout à fait asymétrique ; et quelques-

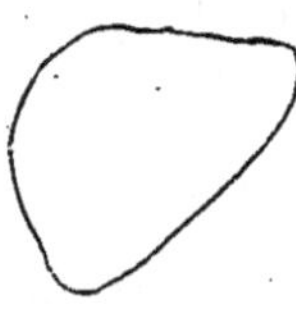

Fig. 169.

Vue schématique de l'entrée du bassin oblique-ovalaire.

unes de ces différences sont tellement marquées qu'elles peuvent servir au diagnostic du vice de conformation. *d*) Les parois de l'excavation pelvienne con=

<hr>

(*) 1) Côté sain. — 2) Côté de la synostose.

vergent obliquement de haut en bas, et l'arcade pubienne, plus ou moins rétrécie, rappelle celle du bassin masculin. *e*) Enfin, la cavité cotyloïde du côté
rétréci est tournée plus en avant, et celle du côté opposé presque complétement
en dehors.

Ces bassins présentent encore une autre particularité : ils ne diffèrent entre
eux que par le degré d'obliquité et par le côté de la synostose, et sont très-
ressemblants, du reste, sous le rapport des caractères principaux du vice de
conformation.

La structure des os (c'est-à-dire leur force, leur volume, leur texture, leur
couleur etc.) est tout à fait normale sur un certain nombre de ces bassins,
tandis que d'autres présentent des traces non douteuses d'ostéite, de périostite
ou de carie.

§ 573. Le nombre assez considérable d'observations de bassin oblique-ovalaire, publiées dans un temps relativement court, nous autorise à admettre
que ce vice de conformation n'est pas des plus rares (comme l'est, par exemple,
le bassin trasversalement rétréci), d'autant plus qu'il peut être facilement méconnu, surtout si l'accouchée ne succombe pas. Dans le plus grand nombre
des cas exactement observés jusqu'à ce jour, on ne signale pas la préexistence
d'accidents, de phénomènes morbides ou de lésions extérieures qui eussent pu
faire soupçonner un vice de conformation du bassin. Les femmes qui ont succombé à la suite d'un accouchement laborieux, ou même sans être accouchées,
étaient bien conformées du reste, généralement d'un âge peu avancé, et elles
assuraient n'avoir jamais été malades auparavant; dans quelques cas cependant, l'on a appris qu'elles avaient souffert d'une maladie des os bu bassin
dans leur enfance, ou du moins avant qu'on eût reconnu l'ankylose.

Quant à ce qui regarde l'*origine* de ce vice de conformation, les recherches
anatomo-pathologiques les plus récentes portent de plus en plus à admettre
qu'elle est de nature inflammatoire. Cette *inflammation* peut exister pendant
la jeunesse, l'enfance et même la vie intra-utérine, et l'on explique très-bien
par son influence les différents degrés de difformité qui ont été observés, sans
être obligé de songer à un arrêt de développement des noyaux osseux ou de
l'articulation sacro-iliaque. Enfin, en admettant cette cause, on comprend
également très-bien pourquoi dans un cas le tissu osseux paraît tout à fait
sain, quand, dans un autre, on trouve des traces non équivoques d'ostéite,
de périostite ou de carie; en effet, l'inflammation peut ou bien se borner à
l'articulation, ou bien s'étendre aux os voisins, ou bien encore commencer
dans ceux-ci et gagner ultérieurement la symphyse (Thomas).

Le rétrécissement est proportionné au degré d'obliquité; cependant il ne
dépend pas uniquement de cette cause, mais encore du développement général
du bassin. L'observation démontre qu'un bassin naturellement grand peut,
quoique son obliquité soit considérable, présenter un moindre obstacle au
passage de la tête qu'un bassin moins oblique, mais de petite dimension.

Fr. Ch. Nægele, dans sa monographie classique sur le bassin oblique ovalaire, avait
indiqué comme la cause la plus probable de cette difformité du bassin, dans la plupart
des cas, une anomalie de formation originelle. Voici les raisons qu'il donnait à l'appui

de son opinion: 1° la fusion-intime, complète, du sacrum avec l'os coxal, et l'absence, dans la région de la synostose, de traces indiquant la soudure de parties autrefois distinctes; 2° l'arrêt de développement de l'une des moitiés latérales du sacrum, la largeur moindre de l'os innominé du même côté et la hauteur moindre de la synostose, comparativement à la synchondrose du côté opposé; 3° la connaissance de ce fait que des synostoses et des difformités d'autres os peuvent également être le résultat d'anomalies de formation originelle, et que la synostose congénitale est ordinairement liée à une déformation des os fusionnés, qui consiste surtout en un arrêt de développement; 4° la grande ressemblance de ces bassins entre eux; 5° le défaut de toute autre cause ou influence externe qui aurait pu donner naissance à cette difformité [1]. A cette manière de voir sur la génèse du bassin oblique ovalaire se rallièrent Tiedemann, Rokitansky, Arnold et autres. Stein et Martin soutinrent, au contraire, que la synostose ne pouvait être le résultat que d'une inflammation; ce dernier, notamment, croit que la fusion de l'os coxal et du sacrum, avec augmentation de la densité du tissu osseux environnant, est la première déformation qui se produit, sinon pendant la vie fœtale, du moins pendant les premières années de l'enfance; puis l'ankylose, empêchant le développement ultérieur des parties voisines, amènerait la déviation des os, à mesure que ceux-ci continuent à croître. Martin [2] considère comme venant particulièrement à l'appui de sa manière voir le bassin récemment décrit par Danyau [3], et provenant d'une personne qui mourut après l'accouchement et qui avait souffert de coxalgie à l'âge de dix ans [4]. — Pendant quelque temps l'on a pu regarder le débat comme vidé par les conclusions de Hohl (op. cit.), basées sur des recherches nombreuses et approfondies, faites sur des bassins non-seulement de femmes, mais encore de fœtus et d'enfants. Cet auteur admet trois espèces de bassins obliques ovalaires : 1° bassins obliques congénitaux, provenant d'un arrêt complet de formation ou d'un développement incomplet des noyaux osseux des ailes du sacrum d'un côté, entraînant la soudure de la symphyse sacro-iliaque, mais sans inflammation; 2° bassins obliques ovalaires produits pendant la première enfance par un arrêt dans le développement et la formation des ailes mêmes, résultant de causes analogues à celles agissant durant la vie fœtale, ou de maladies internes, telles que le rachitisme, les scrofules, l'atrophie etc., avec ou sans soudure de la symphyse sacro-iliaque, mais toujours sans inflammation; 3° enfin, bassins obliques congénitaux ou bien produits dans la première enfance, avec soudure de la symphyse sacro-iliaque, succédant cette fois à l'inflammation etc. Par ses conclusions Hohl avait en partie appuyé et en partie étendu la manière de voir de Nægele. Il est surtout important que Hohl ait démontré, d'une façon positive, les quelques points suivants : l'absence ou l'arrêt de formation de l'aile de la première vertèbre sacrée, d'un côté, se présente réellement comme un vice de formation originelle; cette anomalie n'exerce aucune influence spéciale sur l'os coxal et sur la formation du bassin, quand l'aile de la seconde vertèbre s'est développée d'une façon exceptionnelle, de manière à occuper toute l'étendue de la facette auriculaire de l'os iliaque; mais lorsque, primitivement, cette seconde apophyse, et peut-être aussi la troisième, prend part à l'arrêt de développement de la première, l'influence qui en résulte sur le développement de l'os iliaque est d'autant plus manifeste que cette part est plus grande, et la forme oblique ovalaire se produit alors graduellement, sans qu'on puisse reconnaître sur aucun point du bassin une structure pathologique. — La question en resta là jusqu'au mois de janvier 1861, époque où parut l'importante monographie de Thomas sur le bassin oblique ovalaire, qui trouve digne-

---

[1] Nægele, *Des princip. vices de conformat. du bassin.* — Traduction de Danyau, p. 83.
[2] Martin, *De pelvi oblique ovata cum ancyl. sacro-iliac.* Ien. 1841.
[3] Voy. *Journal de chirurgie*, mars 1845, p. 75.
[4] Comp. sur ce sujet, outre les ouvrages cités plus loin de Martin, Hohl, Hayn, Kirchhoffer et Litzmann : Unna, *Hamburger Zeitschr. f. d. ges. Med.*, t. XXIII, fasc. 3. — Moleschott, même recueil, t. XXXI, p. 441 (cet auteur, après avoir scié en deux la synostose d'un bassin oblique ovalaire, y trouva, au microscope, la substance osseuse tout à fait normale). — Von Ritgen, *N. Zeitschr. f. Geburtsk.*, t. XXVIII et XXX.

ment sa place à côté de l'ouvrage classique de Nægele; elle vint appuyer de preuves convaincantes l'opinion d'abord émise par Ed. Martin sur l'origine de la difformité qui nous occupe. On a décrit jusqu'en 1861 en tout 50 bassins de femme obliques ovalaires; Nægele, pour son compte, en a mentionné 29, et 21 se trouvent dans l'ouvrage de Thomas [1]. Les 50 cas peuvent, d'après ce dernier, être classés de la façon suivante :

   a) Bassins obliques constatés chez des femmes qui, ou bien *dans leur enfance*, ou *dans tous les cas avant que l'ankylose fût reconnue*, ont souffert d'une maladie des os du bassin, 9 cas.

   b) Bassins obliques avec *fracture de pubis* du même côté que l'ankylose, 2 cas.

   c) Bassins obliques avec *traces de périostite* ou *exostoses de l'os coxal*, 3 cas.

   d) Bassins obliques sur lesquels on a trouvé, outre l'ankylose, une *arthrite coxale* du même côté ou du côté opposé, 5 cas.

   e) Bassins obliques *sans autre trace de maladie*, dont cependant *l'histoire n'est connue que trop imparfaitement* pour qu'on puisse affirmer avec certitude que chez les femmes à qui ils ont appartenu il n'a rien été observé, surtout dans la jeunesse, qui pût indiquer un état morbide des os du bassin, 27 cas.

   f) Bassins obliques *sans traces visibles de maladies osseuses, appartenant à des femmes dont l'histoire est suffisamment connue* pour qu'on puisse affirmer qu'elles n'avaient souffert d'aucune affection des os, 4 cas.

De ce tableau il résulte que 19 cas sont en contradiction avec l'opinion de Nægele ; 27 ne prouvent rien ni pour ni contre; 4 pourraient maintenant encore être regardés comme des preuves à l'appui de sa manière de voir. « Mais cette preuve, dit Thomas, ne perd-elle pas toute valeur, si l'on se rappelle que souvent les maladies des os sont insidieuses et se dérobent à l'observation; que beaucoup de parents, appartenant aux classes inférieures, ne peuvent raconter, avec certitude, aucun des faits concernant leurs enfants, et que les renseignements qu'on peut obtenir des personnes elles-mêmes sont, sous ce rapport, tout à fait incertains, parce qu'elles ont, en tout cas, perdu le souvenir de ce qui leur est arrivé dans l'enfance ? » Pour terminer, Thomas pose les corollaires suivants :

1º Dans tout bassin oblique ovalaire, *l'ankylose* doit être regardée comme *l'altération primitive* et comme un *mal acquis*.

2º Une *inflammation* de l'articulation sacro-iliaque est nécessaire à la production de l'ankylose.

3º Cette inflammation peut naître à *tout âge*, même *pendant la période fœtale; c'est* dans ce sens qu'un bassin oblique ovalaire peut être dit *congénital.*

4º L'inflammation peut se développer *primitivement* dans l'articulation sacro-iliaque, par suite soit de causes *internes*, soit d'une *lésion traumatique,* ou enfin, elle peut naître *secondairement* à la suite d'une affection des articulations voisines, telles que les articulations des vertèbres lombaires ou celles de la hanche.

5º L'ankylose amène la *disparition* ou le *ratatinement* des os anormalement soudés.

6º La déformation devient d'autant plus *complète* que l'ankylose arrive *plus tôt.*

7º *L'absence des ailes du sacrum*, dans les cas où l'ankylose s'est développée de bonne heure, n'est qu'*apparente.*

8º Si l'ankylose arrive *après* la puberté, quand déjà les os du bassin ont atteint leur *complet* développement, il se fait une simple *atrophie* des parties osseuses voisines.

9º Cette *disparition* ou *atrophie* des os ressemble à celle qui se fait dans l'ankylose des articulations mobiles.

10º Après la guérison de la maladie primitive qui a amené l'ankylose, les traces de la préexistence d'une articulation peuvent *s'effacer si complétement* qu'un examen superficiel ne permet plus de la constater, et que parfois même on ne la reconnaît que très-vaguement en sciant en deux les os ankylosés.

[1] A. E. S. Thomas, *Das schrägverengte Becken*, Leyden, 1861, p. 47.

NÆGELÉ ET GRENSER.

11° Les déformations autres que l'ankylose, telles que *l'obliquité* et le *rétrécissement du canal pelvien*, *l'aplatissement* de la paroi latérale, la *petitesse de la grande échancrure sciatique*, l'incurvation scoliotique des vertèbres lombaires etc., sont des lésions *secondaires* qui doivent être attribuées en partie à *l'atrophie* des os, en partie à la *pression inégale* que supportent les deux moitiés latérales du bassin, et en partie à la *nécessité de rétablir l'équilibre perdu*.

Lorsque dans les bassins obliques ovalaires il existe une coxalgie unilatérale, Litzmann la regarde comme la cause commune de l'obliquité et de l'ankylose; il donne, à l'appui de son opinion, des raisons puissantes, sur lesquelles nous reviendrons plus loin (§ 576). Plus tard, dans un autre travail [1], il a cherché à prouver, contrairement à l'opinion de Simon Thomas, qui regarde toujours l'ankylose comme le fait primitif et essentiel, et tout le reste comme secondaire, que l'ankylose du sacrum et de l'os iliaque n'est que consécutive et résulte d'une pression exagérée, dont le point de départ est dans la cavité cotyloïde. D'après Litzmann, dans tous les bassins à direction oblique, la cause de l'obliquité est la même; c'est une pression continue et exagérée, s'exerçant sur l'une des moitiés latérales du bassin, alors que le poids du tronc tombe d'une façon prépondérante ou même exclusive sur le membre inférieur du même côté. Ce ne sont que les conditions sous l'influence desquelles se produit cette pression unilatérale, qui varient. Parmi ces conditions il mentionne: 1° des incurvations latérales de la colonne vertébrale, la plupart d'origine rachitique; 2° la difficulté ou l'abolition complète des mouvements d'un des membres inférieurs, le plus souvent à la suite de coxalgies unilatérales; 3° des degrés élevés d'asymétrie du sacrum, résultant d'un arrêt de formation ou de l'atrophie des ailes du sacrum, d'un côté. La présence ou l'absence d'une synostose du sacrum avec l'os coxal, du côté sur lequel porte la pression, ne constitue pas une différence importante. — Olshausen combat également l'opinion de Simon Thomas comme trop exclusive; il rapporte un nouveau cas de bassin oblique ovalaire, avec ankylose sacro-iliaque, et cherche à démontrer que c'est le vice de conformation du sacrum qui, dans cette sorte de bassin, est le fait primitif et étiologique, et que la synostose est le résultat d'une pression exagérée, partant de la cavité cotyloïde d'un côté [2]. Simon Thomas défend cependant sa manière de voir contre ces objections [3]. — Enfin, Ed. Martin rapporte un accouchement heureusement terminé dans un cas de bassin oblique ovalaire, avec ankylose de la synchondrose gauche et prolifération osseuse dans les corps des vertèbres sacrées supérieures; il trouve dans cette observation la confirmation la plus complète de son opinion sur la nature inflammatoire de l'ankylose [4].

[Hors d'Allemagne les opinions sont également partagées sur la singulière difformité qui nous occupe. Cazeaux, Depaul, Pajot etc. insistent sur ce fait, mentionné par Nægele lui-même, qu'il existe bon nombre de bassins offrant tous les caractères du bassin oblique-ovalaire, et chez lesquels on ne rencontre pas de soudure d'aucune symphyse sacro-iliaque. — Lenoir admet une deuxième variété de bassin oblique ovalaire, consistant dans la malformation du bassin par luxation congénitale ou accidentelle non réduite de l'un des fémurs. — P. Dubois et Gavarret pensent que la synostose est la cause première de la viciation. Hubert (de Louvain) fait jouer un rôle prépondérant à l'atrophie du sacrum et de l'os iliaque, laquelle dépendrait elle-même d'un vice de nutrition plutôt que de l'ankylose de la symphyse. Fabri (de Bologne) soutient que l'atrophie des os n'est pas une condition nécessaire de la viciation oblique-ovalaire, et que celle-ci peut être engendrée par des pressions mécaniques exercées sur le bassin de l'enfant. — En présence de ces théories, Depaul est disposé à admettre trois variétés de bassins obliques-ovalaires: « l'une, de beaucoup la plus fréquente, est caractérisée par la fusion du sacrum avec l'os des îles, ainsi que par l'espèce d'atrophie des os composant

---

[1] Voy. *Monatsschr. für Geburtsk.*, t. XIX, p. 161.
[2] Voy. même recueil, t. XX, p. 384.
[3] Voy. *Monatsschr. f. Geburtsk.*, t. XIX, p. 251.
[4] Voy. *Monatsschr. f. Geburtsk.*, t. XXIII, p. 249.

cette articulation, et constitue le bassin de Nægele; la seconde est caractérisée par l'atrophie de l'os iliaque et d'une moitié du sacrum, sans coexistence de l'ankylose; la troisième, enfin, n'offre ni l'un ni l'autre de ces deux caractères et n'appartient à la viciation oblique-ovalaire que par le trait principal de sa déformation, c'est-à-dire par le rétrécissement oblique du canal pelvien (¹). » — Le même auteur donne la figure d'un bassin oblique-ovalaire, avec ankylose de la symphyse sacro-iliaque gauche, ayant appartenu à une femme de haute taille et bien conformée en apparence, qui accoucha spontanément et sans difficulté particulière à la clinique de la Faculté de Paris. Cette femme étant morte de pneumonie, son squelette fut jugé propre à être conservé comme un spécimen de bonne conformation, et c'est grâce à cette préparation des os que Depaul découvrit un jour, accidentellement, que le bassin était un type du bassin oblique de Nægele.]

§ 574. A l'espèce de vice de conformation que nous venons de décrire s'en rattache une autre connue depuis peu : le *bassin transversalement rétréci avec synostose des deux symphyses iliaques*, dont l'étude n'est pas moins intéressante pour l'accoucheur. Les caractères principaux de ce bassin sont le développement incomplet ou l'absence totale des *deux* ailes du sacrum et la synostose des *deux* symphyses sacro-iliaques, d'où résulte un rétrécissement considérable dans le sens transversal.

Un pareil bassin est, en quelque sorte, doublement oblique-ovalaire, c'est-à-dire qu'il paraît composé de la moitié latérale droite d'un bassin obliquement rétréci où la synostose se trouverait à droite, et de la moitié gauche d'un autre bassin de la même espèce, présentant la synostose à gauche.

Jusqu'à présent, l'on a décrit quatre de ces bassins *transversalement rétrécis;* le premier se trouve dans la collection de Würzbourg, et provient de Robert; le second, publié par Kirchhoffer, se trouve actuellement dans la collection de l'école d'accouchement de Kiel; le troisième, qui a été publié par Seiffert et Lambl, est à Prague; le quatrième (Fig. 170) appartient à P. Dubois, et a été également décrit d'une façon détaillée dans une observation publiée par Robert, tandis qu'auparavant on ne le connaissait que par des imitations en papier mâché, de la fabrique de Guy aîné, à Paris, qui ont été mentionnées par Kiwisch, Scanzoni et autres.

§ 575. Nous renvoyons aux écrits cités plus loin pour la description anatomique détaillée des deux premiers d'entre ces bassins, en nous contentant de faire ressortir les particularités suivantes : sur tous les deux, les ailes du sacrum manquent complétement; cet os est plus étroit que la dernière vertèbre lombaire, de forme ovale et presque droit sur le bassin de Robert, légèrement courbe sur celui de Kirchhoffer; la face antérieure des corps de vertèbres présente une concavité transversale au lieu de la convexité normale; les trous sacrés sont limités en dehors par une mince lamelle de tissu osseux, qui est intimement fondue avec l'os innominé, dans la région correspondante à la symphyse. Le sacrum est situé beaucoup plus bas et plus en avant qu'à l'état normal; les synostoses sacro-iliaques sont beaucoup plus rapprochées des cavités cotyloïdes, et plus éloignées des extrémités postérieures des crêtes iliaques

(¹)Depaul, *Dictionnaire encyclopédique des sciences médicales*, article *Bassin* (vicié), t. VIII, 1868, p. 490.

que les synchondroses sacro-iliaques du bassin bien conformé. Les épines iliaques postéro-supérieures ne sont éloignées l'une de l'autre que de quelques millimètres; la portion des os innominés qui forme la paroi latérale de l'excavation est presque plane à sa face interne, ressemblant en cela à la partie correspondante du bassin oblique-ovalaire, du côté où se trouve la synostose. A la symphyse pubienne, les surfaces articulaires ne sont en contact que par leurs bords postérieurs; la structure du tissu osseux est, du reste, normale. Pour ce qui concerne le volume des os, le bassin de Robert est au-dessous de la grandeur moyenne, tandis que celui de Kirchhoffer se range évidemment parmi les bassins grands. Le premier est complétement symétrique; le second est plus étroit à gauche qu'à droite, et par ce fait il présente une ressemblance particulière avec les bassins obliques-ovalaires dont la synostose est du côté droit.

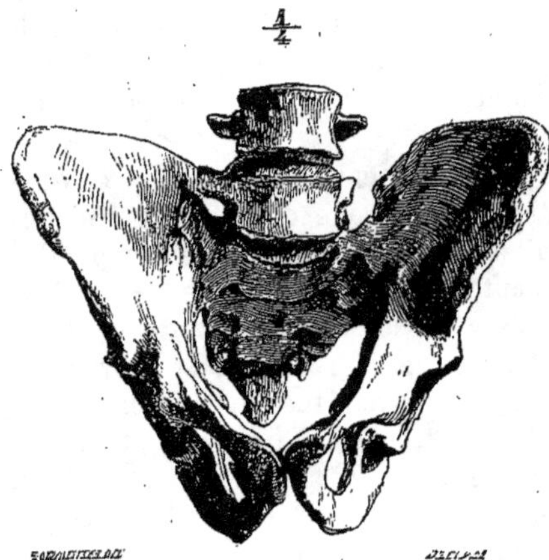

Fig. 170.
Bassin transversalement rétréci (P. Dubois).

Le bassin que possède P. Dubois diffère principalement des deux premiers par les caractères suivants (Fig. 170) : les ailes du sacrum ne sont pas absentes, mais paraissent seulement moins développées; l'union entre les os iliaques et le sacrum n'est que partiellement constituée par une masse osseuse, et la place occupée primitivement par les synchondroses est nettement indiquée, surtout en arrière et en haut, par des inégalités, des saillies osseuses et des sillons; du reste, abstraction faite d'une bien plus grande distance entre les épines iliaques postéro-supérieures et d'une courbure plus prononcée du sacrum, ce bassin ressemble beaucoup aux autres par sa configuration générale.

Pour donner une idée de la capacité de ces bassins, nous indiquons ici quelques mesures :

Au détroit supérieur, qui représente une ellipse dirigée d'avant en arrière ou un tronc de cône à base dirigée en arrière,

	N° I (Rob.).	N° II (Kirchh.).
le diamètre antéro-postérieur mesure.	$0^m,099$	$0^m,122$
le diamètre transverse	$0^m,070$	$0^m,081$
A la région supérieure de la cavité pelvienne :		
le diamètre antéro-postérieur.	$0^m,108$	$0^m,124$
le diamètre transverse	$0^m,058$	$0^m,047$
A la région inférieure de la cavité pelvienne :		
le diamètre antéro-postérieur.	$0^m,142$	$0^m,144$
le diamètre transverse (distance entre les épines sciatiques)	$0^m,041$	$0^m,020$

Au détroit inférieur, qui est notablement rétréci, surtout sur le bassin n° II, où, par suite de la direction trop verticale du sacrum, il ne se présente plus que comme une fente étroite :

le diamètre antéro-postérieur mesure. 0ᵐ,108   0ᵐ,117
le diamètre transverse 0ᵐ,047   0ᵐ,027
la distance entre les synostoses ischio-pubiennes 0ᵐ,027   0ᵐ,032

L'origine de la difformité que présentent le bassin n° I, décrit d'abord par Robert' et ceux qui appartiennent à Kirchhoffer et à Lambl, est attribuée par ces auteurs à un vice de formation originel. En faveur de cette opinion militent : l'état de santé antérieur, la constitution et la conformation des femmes dont proviennent ces bassins, l'absence d'influences extérieures qui auraient pu occasionner la déformation, la structure normale de la substance osseuse, le défaut, au voisinage des synostoses, de tout signe pouvant indiquer un processus morbide, l'absence complète des ailes du sacrum, enfin, l'ensemble de la forme du bassin, qui a la plus grande ressemblance avec celui du nouveau-né. Le bassin de Kirchhoffer présente encore cette particularité, qu'il existe une synchondrose entre l'apophyse transverse de la dernière vertèbre lombaire et la facette articulaire de l'os coxal gauche. — Par contre, l'exemplaire qui se trouve entre les mains de P. Dubois, porte, ainsi que nous l'avons déjà fait remarquer, différentes traces d'une inflammation antécédente au voisinage des synostoses, ainsi qu'à la paroi postérieure du bassin, et en particulier aux tubérosités des os iliaques ; il est de plus prouvé que la personne dont il provient fut atteinte, vers l'âge de six ans, d'une lésion considérable de la partie postérieure du bassin, à la suite d'une violence extérieure : elle tomba sous une voiture dont la roue lui passa précisément sur le bassin ; ce traumatisme la mit, durant plusieurs mois, hors d'état de marcher, et donna lieu à une suppuration de longue durée, qui ne cessa qu'à l'époque de la puberté. Ces circonstances rendent donc tout à fait probable l'opinion que dans ce cas la difformité a été acquise. — Seyfert, s'écartant en cela de la manière de voir de Lambl, admet que, dans le bassin de Prague, la difformité n'est pas non plus congénitale, mais ne s'est développée que plus tard pendant l'adolescence ; en somme, ce que nous avons dit plus haut (§ 573) du bassin oblique ovalaire, s'applique vraisemblablement à l'origine du genre de difformité qui nous occupe.

[Depaul décrit et figure un bassin transversalement rétréci, qui, par sa forme et son histoire, a beaucoup d'analogie avec celui de P. Dubois[1]. «Dans ce bassin, dit-il, les deux symphyses sacro-iliaques sont soudées au sacrum, et l'un des os iliaques porte encore les traces d'une ostéite grave, dont la durée a dû être fort longue. Ces lésions succédèrent à un traumatisme subi, dans le jeune âge, par la femme qui le portait ; une voiture chargée de paille avait, en effet, traversé le corps de l'enfant au niveau du bassin. Si la déformation, quoique très-prononcée, ne ressemble en rien à la viciation oblique, on peut aisément rattacher cette circonstance à la concomitance de la soudure sacro-iliaque, dans les deux symphyses, et expliquer ainsi l'espèce de symétrie que ce bassin a conservée dans sa difformité. Mais il n'en reste pas moins visible que c'est l'arthrite qui a produit l'ankylose, et que cette dernière, jointe à l'action d'une ostéite plastique, a déterminé un développement imparfait des os, le redressement de la courbe iliaque et toutes les altérations de forme ou de dimensions que présente ce bassin.»]

A cette espèce particulière de bassins, appartenant à des femmes adultes, paraissent encore se rattacher les bassins suivants, trouvés chez des nouveau-nés :

1° Le bassin portant un rétrécissement transversal congénital, qui a été décrit avec soin et figuré par O. Graf, et que l'on trouve dans la collection obstétricale de Zurich. Le rétrécissement transversal du petit bassin augmente de haut en bas, jusqu'à produire l'oblitération complète [2].

2° Le bassin d'un fœtus nouveau-né et bien développé, décrit et figuré par Cruveilhier. Le sacrum et le coccyx n'avaient qu'un développement rudimentaire [3].

[1] Depaul, article cité, p. 468 et 490.
[2] Voy. O. Graf, *Ein Fall von angeborenem querverengtem Becken*, Dissert. inaugurale. Zurich 1864.
[3] Voy. Cruveilhier, *Anatomie patholog. du corps humain*, in-f°., livraison II, pl. II, fig. 23.

3º Le bassin d'un fœtus figuré par Hohl, et que ce dernier donne, il est vrai, comme un bassin oblique ovalaire, tandis qu'il prétend lui-même que par ses proportions et sa configuration il a beaucoup d'analogie avec le bassin transversalement rétréci, décrit par Kirchhoffer [1].

Il y a encore *une autre variété* de bassins transversalement rétrécis : ce sont ceux où l'on peut considérer comme causes du rétrécissement transversal *des suppurations osseuses avec cyphose consécutive de la colonne lombaire et sacrée, des caries et des nécroses scrofuleuses.* Dans cette catégorie doit être rangé en tout premier lieu le *bassin transversalement rétréci avec cyphose*, observé par le professeur Breslau à la clinique de Zurich, décrit par Moor [2], et conservé dans la collection de cette ville.

La distance entre les deux épines sciatiques ne mesure sur ce bassin que 66 millimètres ; l'intervalle entre les deux ischions n'est que de 41 à 43 millimètres ; les symphyses du bassin offrent une mobilité anormale. Les corps de trois vertèbres lombaires ont été détruits par la carie. C'est cette destruction par carie des vertèbres lombaires inférieures et l'incurvation cyphotique de la colonne vertébrale qui ont amené la déformation du bassin. Celui-ci provient d'une femme mariée, chez laquelle il s'était produit, vers l'âge de trois ans, une cyphose de la région lombaire, à la suite d'une chute du haut d'une chaise, et qui, lors de son quatrième accouchement, mourut, à l'âge de trente-deux ans, d'une rupture spontanée de l'utérus.

Nous devons encore citer ici le bassin transversalement rétréci, sans synostose des symphyses sacrées, que Litzmann a vu au Musée anatomique de Vienne. Dans ce cas également, il y avait cyphose par carie du corps des vertèbres lombaires [3].

Enfin, Neugebauer [4] fait mention de quelques exemplaires de bassins rétrécis transversalement par une cyphose de la colonne lombo-sacrée, développée à la suite de la destruction par carie de la substance osseuse.

Quant au bassin observé en 1865 à la Maternité de Dresde [5], on n'a pu déterminer si le rétrécissement transversal était le résultat d'un arrêt de développement du sacrum, ou bien d'une synostose de la symphyse sacro-iliaque, ou, enfin, s'il y avait simplement rétrécissement du détroit inférieur à la suite d'un processus nécrotique développé dans la branche ascendante de l'ischion droit ; en effet, la femme à qui appartenait ce bassin, et chez laquelle on dut pratiquer la perforation et la céphalotripsie, ne succomba pas à cette opération. Sur ce bassin, le diamètre transverse du détroit inférieur ne mesurait que 58 millimètres.

Pour terminer, nous mentionnerons quelques bassins transversalement rétrécis, que les auteurs ont fait connaître jusqu'en 1866, mais sur l'origine desquels aucune opinion n'a été émise, savoir : le bassin décrit par Hübner [6], dont le détroit inférieur surtout est rétréci dans le sens transversal. — Un autre, observé par Frickhöfer et Genth [7]; un autre mentionné par Spæth [8]; enfin, le bassin d'une jeune fille morte pendant la puberté, décrit par Lerche [9].

[1] Voy. Hohl, *Lehrbuch der Geburtsh.*, 2e édit. Leipzig 1862, p. 33, fig. 13.

[2] Moor, Joh., *Das in Zürich befindl. kyphotisch-querverengte Becken*, avec plusieurs gravures sur bois et 5 planches lithographiées. Zürich 1865, in-8º.

[3] Voy. Litzmann, *Die Formen des Beckens*, p. 64.

[4] Voy. *Monatsschrift für Geburtsk.*, t. XXII, p. 297.

[5] Voy. Paul W. Th. Grenser, *Ein Fall von querverengtem Becken mit Nekrose des rechten Sitzbeines.* Dissert. inaug. Leipzig 1866.

[6] Hübner, C. A., *Beschreibung zweier partiell kindlicher Becken bei Erwachsenen, bei welchen die Kephalothlasis nöthig wurde.* Dissert. inaug. Marburg 1856, p. 20, in-4º.

[7] Voy. *Schmidt's Jahrbücher*, t. CXXIV, p. 204.

[8] Voy. *Wiener med. Wochenschrift*, 1856; *Bericht über die Ergebnisse der gynäkol. Klinik der Josephs-Akademie.*

[9] Voy. Lerche, C. H., *De pelvi in transversum angustiore.* Dissert. inaug. Hal. 1845.

4° Du rétrécissement du bassin par des saillies osseuses, des cancers, des cals vicieux et des anomalies de l'articulation de la hanche.

§ 576. Les *exostoses* du bassin comptent parmi les causes les plus rares de l'accouchement laborieux; il en est de même des *ostéostéatômes*, qui, tout en différant des exostoses au point de vue anatomo-pathologique, leur sont analogues au point de vue obstétrical. Parmi les cas, cités par les auteurs, d'exostoses ayant constitué des obstacles à l'accouchement, il n'en est que peu de suffisamment authentiques; dans la plupart de ces cas, il est certain ou extrêmement vraisemblable qu'on a confondu avec des exostoses des tumeurs d'autre nature, ou une saillie prononcée de l'angle sacro-vertébral. A en juger d'après les quelques faits authentiques, les exostoses paraissent siéger principalement sur la paroi postérieure du bassin, surtout celles d'un volume considérable, qui remplissent presque complétement l'excavation (cas de Leydig [1] (Fig. 171) et de M'Kibbin [2]). Dans un autre cas, décrit par G. A. Fried, une exostose en forme de marron provenait de la dernière vertèbre lombaire et de la première vertèbre sacrée. Dans les deux premiers cas, les femmes, bien conformées, avaient toujours joui d'une bonne santé, et l'on ne put découvrir d'autre cause du mal qu'une chute sur le sacrum bien des années avant l'accouchement.

Jusqu'ici l'on n'a signalé que deux fois l'*ostéostéatome* comme cause de dystocie; dans l'un de ces cas (celui de Grimmel) [3], la lésion provenait également d'une violence extérieure qui avait porté sur le bassin. La tumeur s'était développée aux dépens du périoste de l'os coxal et de la région cotyloïdienne du côté droit. Dans l'autre cas (Stark [4],

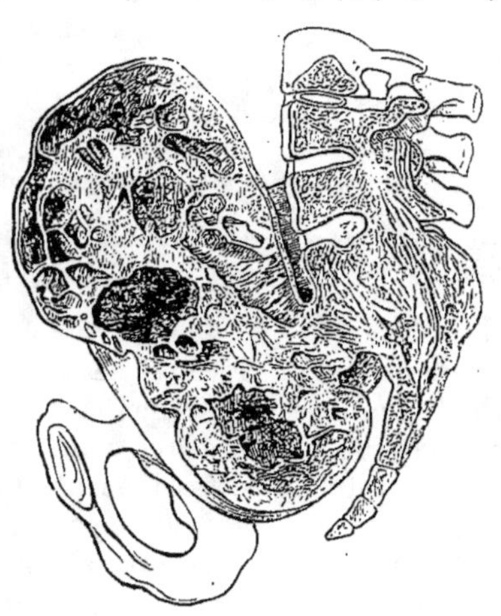

Fig. 171.
Exostose du bassin (d'après Leydig).

la tumeur, dont la cause est problématique, était implantée sur la paroi postérieure du bassin. Les deux femmes ne purent être accouchées que par l'opération césarienne. Le plus souvent, les tumeurs de ce genre, telles que fibroïdes, enchondrômes, sarcômes, naissent sur les symphyses.

Des *tumeurs cancéreuses*, après avoir détruit une partie des os du bassin, peuvent prendre un développement tel qu'elles empêchent complétement l'expulsion du fœtus (Fig. 172).

[1] Voy. Haber, *Diss. sist. casum rarissimum partus qui propter exostosin in pelvi absolvi non potuit.* Heidelb. 1820.

[2] Voy. *Edinburgh Journal*, vol. 35.

[3] Voy. Puchelt, *Commentarium de tumoribus in pelvi partum impedientibus.* Heidelb. 1840.

[4] Stark, *Zweite tabellarische Uebersicht d. klin. Instrumente zu Iena.* Iena 1784.

Un cas d'exostose du bassin qui nécessita l'opération césarienne, se trouve décrit dans la dissertation inaugurale de Behm [1]. Kiwisch [2] rapporte une observation d'ostéostéatome; la femme succomba aux suites d'une rupture utérine, avant d'avoir été délivrée. Birnbaum présenta à l'assemblée des médecins de Giessen, en 1864, un bassin avec exostoses multiples, appartenant à une femme qui mourut d'éclampsie, peu de

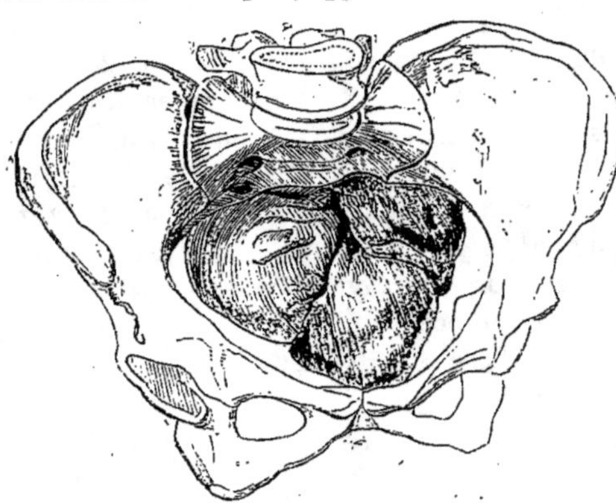

Fig. 172.
Ostéosarcôme du bassin (d'après Lenoir).

temps après avoir été délivrée par l'accouchement prématuré artificiel [3]. Stoltz [4] et Elkington [5] ont observé des cas de dystocie produite par des tumeurs cancéreuses du bassin. Enfin, Ed. Martin rapporte en détail un cas d'accouchement chez une personne portant un fongus médullaire des os du bassin, observé à la clinique obstétricale d'Iéna; ce cas avait déjà été publié par H. Stapf [6], dans sa dissertation inaugurale. Il ne faut pas ranger parmi les exostoses les *saillies acérées* et les *arêtes tranchantes* qu'on rencontre parfois à l'*entrée du bassin;* comme ces anomalies donnent surtout lieu à des lésions et des déchirures de la matrice, nous en parlerons à propos des dysrhéxitocies (§ 709).

On sait que les fractures des os du bassin sont rares et généralement mortelles à cause des lésions qui les compliquent. Quand elles sont suivies de guérison, c'est d'ordinaire avec un déplacement des fragments, qui, s'il a lieu en dedans, entraîne nécessairement une diminution variable de la capacité du bassin. Les cas de mogostocie produite par la consolidation vicieuse de pareilles fractures sont, du reste, excessivement rares.

Il en est de même des anomalies du bassin dépendant de maladies de l'articulation coxo-fémorale; l'existence de cette variété de vices de conformation est démontrée par l'anatomie pathologique; mais jusqu'à présent nous manquons encore à peu près complétement d'observations probantes de leur influence sur l'accouchement.

[1] E. Behm, *De exostosi pelvina, quæ sect. cæsar. exegit.* Berol. 1854, in-4°; et *Monatsschrift für Geburtskunde*, t. IV, p. 12.

[2] Kiwisch, *Die Geburtskunde*, 2e division, p. 192.

[3] Voy. *Monatsschrift für Geburtskunde*, t. XXIV, p. 449.

[4] Voy. Valentin Meyer, thèse. *Observation sur un cas d'opération césarienne pratiquée avec succès pour la mère et l'enfant,* par M. le professeur Stoltz, à la clinique d'accouchement de la Faculté de médecine de Strasbourg, le 20 février 1846 etc. Strasbourg 1847 (*Arch. gén. de méd.*, mai 1848, p. 167).

[5] Voy. *British Recorder*, t. I, 11, 1848.

[6] H. Stapf, *Observatio partus carcinomate medull. ossium pelvis impediti.* Ienæ 1851; voy. *Illustrirt. medicinische Zeitung*, t. III, fasc. 4, p. 169, et *Schmidt's Jahrb.*, t. 87, 1855, n° 8.

A ces faits exceptionnels appartient tout d'abord le cas de Jeanne Forster (1793), dont le bassin était notablement rétréci à la suite d'une fracture des os innominés, produite par le passage d'une voiture chargée. Après un travail de cinq jours, la matrice subit une déchirure, à travers laquelle le fœtus s'échappa dans la cavité abdominale. Barlow fit la gastrotomie avec succès pour la mère (1). Un cas plus récent est décrit par Davis (2). Lenoir (3) a rapporté d'importantes observations de fractures des os du bassin consolidées, ayant agi comme cause de mogostocie. [La plus intéressante de ces observations est celle qui a été recueillie et publiée par Papavoine dans le *Journal des Progrès*. La fracture avait été déterminée par un coup de pied de cheval, sur une femme âgée de trente-six ans, qui avait déjà eu cinq couches heureuses. Cette femme fut délivrée au moyen du forceps, mais des déchirures nombreuses, des épanchements sanguins, amenèrent promptement la mort. Le bassin (Fig. 173) avait la forme de l'oblique ovalaire droit par suite de fractures consolidées: 1° du tiers postérieur de l'iléon droit; 2° de la branche horizontale du pubis droit; 3° de la tubérosité ischiatique et de la branche ascendante de l'ischion. Cette observation est accompagnée d'une très-bonne planche qui

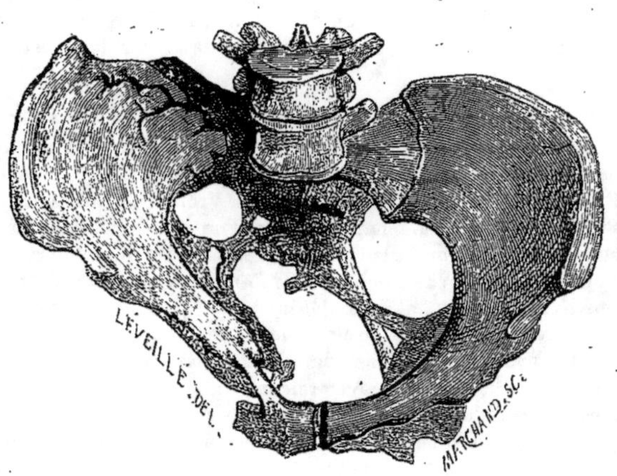

Fig. 173.
Bassin vicié par un cal difforme (Papavoine).

a été reproduite par Lenoir (4).] Stein donne la figure d'un bassin avec fracture du sacrum, auquel se rapporte probablement l'observation des §§ 149 et 661 de son Traité; la capacité pelvienne ne paraît pas être diminuée. Burns parle d'une fracture de la cavité cotyloïde, « qui était le siége d'ossifications faisant une saillie acérée de plus de deux pouces de long dans l'intérieur de la cavité pelvienne; » il n'indique pas si le bassin donna lieu à une intervention obstétricale. Il en est de même du bassin dont parle Meckel, dans sa traduction de Baudelocque, t. I, p. 102 note (5). Enfin, Laforgue rapporte un cas très-instructif du même genre (6). Une servante, âgée de vingt ans, avait été atteinte, à la suite d'une chute d'une hauteur considérable, de fractures multiples des os du bassin; elle en guérit, et deux ans après, elle fut accouchée au forceps d'un garçon volumineux et vivant. Elle fut prise, pendant ses couches, de péritonite et succomba à la pyoémie. A l'autopsie, on trouva sur le bassin des fractures multiples, guéries pour la plupart avec des déplacements des fragments osseux, et qui avaient donné

(1) Voy. Hull, *Defence of the cæsarean Operation with observations on Embryulcia*. Manchester 1798, p. 68 et 72.

(2) Davis, *Principles and pract. of obstetr. med.*, vol. I. Lond. 1836, in-4°, p. 26.

(3) Lenoir, *Déformation du bassin par cals difformes et par luxations accidentelles ou spontanées non réduites des os propres de cette cavité ou des os qui l'avoisinent* (*Archiv. gén. de méd.*, janvier 1859, p. 5).

(4) A. Lenoir, M. Sée et S. Tarnier, *Atlas*, pl. XXI, fig. 1, texte p. 72.

(5) Consult. aussi : Sandifort, *Museum anatomicum Academiæ*. Lugduni Batavorum 1836, vol. II, tabl. 45, fasc. 5, 6, 7 (fractures du bassin mal consolidées). — Creve, *op. cit.*, p. 13 etc.

(6) Voy. *Union méd.*, 1863, p. 68.

au bassin la forme oblique ovalaire, telle que Nægele l'a décrite. Le changement de forme résultait manifestement d'une fracture double de l'os iliaque droit. On trouva une troisième fracture guérie de la branche horizontale du pubis et de la branche ascendante de l'ischion à gauche. Il n'y avait pas d'ankylose de la symphyse sacro-iliaque. — Il existe aussi, dans la collection de la Maternité de Dresde, un bassin oblique ovalaire, sans ankylose de la symphyse sacro-iliaque, résultant d'une fracture consolidée de l'os iliaque droit. L'histoire de ce bassin est malheureusement tout à fait inconnue.

[Les recherches de Voillemier [1] et de Courty [2] sur les fractures du bassin, très-intéressantes au point de vue chirurgical, ne font que confirmer ce qui est dit plus haut sur la rareté des cas de dystocie produits par la consolidation vicieuse de ces fractures.]

Pour ce qui concerne le *changement de forme et de situation du bassin par suite de la luxation d'une cuisse ou de toutes les deux* (que cette luxation soit congénitale ou consécutive à une coxalgie, ou bien qu'elle résulte d'un traumatisme), voy. Sandifort [3], de Fremery [4], Stein [5], G. Hülfshoff [6], Vrolik [7], Rokitansky [8], Litzmann [9], Gurlt [10], Spæth [11]. — Mme Lachapelle parle d'un cas de rétrécissement unilatéral du bassin à la suite d'une luxation de la cuisse, rétrécissement qui ne porta aucune entrave au travail [12]. Pour ce qui regarde l'*influence de l'amputation d'un membre sur la forme du bassin*, nous renvoyons au traité d'Herbiniaux [13]. Mme Lachapelle trouva le détroit supérieur notablement rétréci du côté droit, chez une jeune personne de dix-huit ans, dont la jambe gauche avait été amputée quatre ans auparavant; l'accouchement fut long et laborieux. Litzmann fait observer, avec raison, qu'à la suite d'une *coxalgie unilatérale*, le poids du corps porte d'une façon prédominante sur l'extrémité saine, d'où résulte une pression exagérée, plus ou moins constante, ayant pour point de départ la cavité cotyloïde du côté sain, et que la conséquence nécessaire d'une telle pression doit être la déformation oblique du bassin, en supposant que les os soumis à la pression aient conservé leur solidité normale. A ces effets produits par la pression unilatérale s'exerçant dans la direction de la cavité cotyloïde du côté sain, viennent encore s'ajouter ceux qui résultent de la pression due à l'action prépondérante du poids du corps qui s'exerce de haut en bas, dans la direction de la symphyse sacro-iliaque du même côté. L'effet le plus ordinaire de cette pression est une atrophie accompagnée d'une augmentation de densité du tissu osseux, limitée aux parties du sacrum et de l'os coxal qui avoisinent les synchondroses; mais dans un grand nombre de cas la pression a pour résultat final la résorption complète du revêtement cartilagineux et la fusion des deux os, comme il arrive entre les vertèbres dans les degrés élevés de scoliose etc. [14]. — Aloïse Valenta [15]

[1] Voillemier, *Clinique chirurgicale*. Paris 1862.

[2] Courty, *Dictionnaire encyclopédique des sciences médicales*, t. VIII. Paris 1868, article *Bassin* (pathologie).

[3] Sandifort, *De pelvi ejusque in partu dilatatione*. Lugd. Bat. 1768, p. 64 à 68.

[4] De Fremery, *De mutationibus figuræ pelvis*. Lugd. Bat., 1793, p. 7.

[5] Stein, *Annalen*, St. 2.

[6] Hülfshoff, G., *De mutationib. formæ oss. vi externa productis*. Amsterd. 1837.

[7] Vrolik, *Essai sur les effets produits dans le corps humain par la luxation congénitale et accidentielle non réduite du fémur*. Amsterd. 1839, p. 14, in-4º.

[8] Rokitansky, *Handb.*, p. 300 et suiv.

[9] Litzmann, *Das schräg-ovale Becken mit besonderer Berücksichtigung seiner Entstehung im Gefolge einseitiger Coxalgie*, 1853.

[10] Gurlt, E., *Ueber einige durch Erkrankung der Gelenkverbindungen verursachte Missstaltungen des menschlichen Beckens*, avec 5 planches et figures. Berlin 1854, in-fol.

[11] Spæth, *Klinik der Geburtsh. und Gynäkol.* Erlangen 1855, p. 574 et suiv.

[12] Mme Lachapelle, t. III, p. 413, 1825.

[13] Herbiniaux, t. I, p. 305, 1782.

[14] Voy. aussi Litzmann, *Die Formen des Beckens etc.*, p. 73.

[15] Voy. *Monatsschrift für Geburtsk.*, t. XXV, p. 161.

fait mention de deux cas qui se rapportent à notre sujet, savoir : 1° un bassin rétréci obliquement par suite de luxation de la hanche droite, avec atrophie consécutive très-avancée de toute la moitié latérale droite du bassin et de l'extrémité inférieure droite (application de forceps); 2° *un bassin oblique trop large par suite du raccourcissement congénital de tout le membre inférieur gauche,* avec absence totale du péroné.

[Dans une série de Mémoires importants, Sédillot a décrit les modifications que les luxations congénitales du fémur font subir à la cavité pelvienne; modifications profondes niées à tort par Dupuytren, qui considérait ces luxations comme sans influence sur le développement des os du bassin. Le professeur de Strasbourg résume le résultat de ses recherches dans les conclusions suivantes : « 1° Dans les luxations doubles, le détroit abdominal de la cavité pelvienne offre la forme en cœur, considérée par tous les accoucheurs comme le résultat de l'aplatissement latéral du bassin. Le diamètre antéro-postérieur est légèrement augmenté aux dépens du diamètre iliaque, qui peut être diminué de près de deux pouces et au delà dans les points soumis à la pression, exercée par la tête des fémurs, seule cause de cette remarquable modification. 2° Le détroit inférieur ou périnéal offre des dispositions inverses : le diamètre transversal est beaucoup plus grand que le coccy-pubien, qui est rétréci; et l'échancrure sous-pubienne est très-élargie. Ces changements dépendent de la traction des muscles carrés, jumeaux, obturateurs externe et interne, et de la partie interne de la capsule articulaire, sur l'ischion et les branches de l'arcade pubienne, qui se trouvent fortement tirés en haut et en dehors, et tendent à leur tour les petit et grand ligaments sacro-sciatiques, d'où la courbure plus prononcée des dernières pièces du sacrum et du coccyx. 3° La hauteur totale du bassin est diminuée. 4° Lorsque les luxations n'ont lieu que d'un seul côté, les altérations sont semblables aux précédentes, mais bornées à l'os iliaque correspondant; ainsi cet os a moins de hauteur, est plus rapproché dans sa partie moyenne de l'axe du corps ; la crête iliaque présente une courbure plus prononcée, le trou ovalaire a un moindre diamètre vertical etc. » (1).

« Les membres inférieurs, dit Depaul, peuvent être altérés soit dans leurs rapports avec le bassin soit dans leur longueur et leur direction. De plus, ces lésions peuvent être originelles, dater de la première enfance ou, au contraire, survenir à un âge plus ou moins avancé, alors que le squelette a déjà acquis en grande partie son développement normal. Dans ce dernier cas, leur influence sur la conformation du bassin est presque nulle et se réduit, en général, à la production d'une inclinaison exagérée dans tel ou tel sens. Il en est tout autrement dans les deux premières, c'est-à-dire lorsque le bassin conserve encore une mollesse et une imperfection telles que les moindres causes peuvent exercer sur lui une action déformatrice. ...La luxation congénitale simple du fémur n'est pas aussi bénigne dans ses résultats qu'on l'a cru pendant longtemps. Il en est de même des luxations unilatérales qui se produisent dans l'enfance, surtout quand elles sont dues à une affection organique (2). » — Dans la discussion qui eut lieu, en 1865, sur la coxalgie, à la Société de chirurgie, Blot a cité deux observations de dystocie, résultant de la viciation du bassin par suite de luxation coxalgique. Dans le premier cas la céphalotripsie fut nécessaire; l'accouchement provoqué au huitième mois, lors d'une nouvelle grossesse, eut pour résultat la naissance d'un enfant vivant. Le diamètre oblique droit était notablement diminué de longueur; l'antéro-postérieur n'avait que 0^m,08. Dans le second cas les diamètres oblique et antéro-postérieur avaient subi un raccourcissement très-marqué; l'antéro-postérieur n'avait que 0^m,075; l'accouchement eut lieu à huit mois, et put être terminé par le forceps. « A côté de ces cas de rétrécissement pelvien, dit encore Depaul, il en est d'autres cependant chez lesquels la déformation est beaucoup moins prononcée et qui ne s'opposent pas à la terminaison spontanée de l'accouchement. D'où l'on peut conclure, en définitive, que les degrés de la viciation et ses nuances de formes sont assez variés pour provoquer des différences

----

(1) Ch. Sédillot, *Contributions à la chirurgie.* Paris 1868, t. I, p. 352.
(2) Depaul, article cité, p. 493 et suiv.

très-grandes dans les résultats du travail. » — Nous avons dit que Lenoir a voulu rapprocher le bassin vicié consécutivement à une luxation simple, du bassin oblique ovalaire de Nægele. Cazeaux et Depaul repoussent cette assimilation, qui paraît justifiée par les conclusions, citées plus haut, de Litzmann.

Stoltz enseigne, depuis longtemps, comme des vérités banales et faciles à constater dans tout Musée anatomique bien fourni (tel que le Musée de la Faculté de Strasbourg ou la collection particulière de Stoltz) : 1º que les déplacements et déformations des extrémités inférieures n'influent sur le bassin que lorsque ces lésions se sont produites de très-bonne heure ; 2º que le bassin à luxation double présente les caractères indiqués plus haut d'après Sédillot ; 3º que la luxation unilatérale détermine souvent une viciation pelvienne qui se rapproche du type oblique-ovalaire ; 4º que la difformité, produite par la cause qui nous occupe, ne réduit pas, en général, très-notablement la capacité du bassin.]

5º *Du bassin rétréci par un glissement des vertèbres (spondylolisthésis).*

§ 577. Une viciation singulière, inconnue jusqu'à nous, est offerte par ce que l'on a nommé la *spondylolisthésis*, c'est-à-dire le rétrécissement du bassin par la luxation en avant de la dernière vertèbre lombaire. Le bord inférieur de cette vertèbre déborde la face antérieure de la première vertèbre sacrée, en formant en ce point un angle aigu (*Vorbergsglittwinkel*), et ce déplacement a pour suite une lordose lombaire qui couvre en partie l'entrée du bassin comme un toit, d'où vient que Kilian donne le nom de *pelvis obtecta* à ce vice de conformation, qu'il a décrit le premier. Il en résulte un rétrécissement notable du diamètre antéro-postérieur du détroit supérieur ; ce diamètre s'étend du bord supérieur de la symphyse pubienne à la saillie qui remplace le promontoire, c'est-à-dire à l'articulation de la deuxième et de la troisième, ou de la troisième et de la quatrième, ou bien de la quatrième et de la cinquième vertèbre lombaire, selon le degré de déplacement du rachis. D'autre part, le diamètre sacro-pubien paraît allongé, parce que la base du sacrum est portée en arrière. La cause de ce glissement du rachis est la présence d'une vertèbre supplémentaire rudimentaire, enfoncée comme un coin dans la partie postérieure de l'articulation sacro-lombaire. Le déplacement n'est pas *congénital* (à l'état fœtal existent tout au plus les noyaux d'ossification des différentes parties de la vertèbre rudimentaire) ; il n'est pas dû non plus à une altération de texture de la dernière vertèbre lombaire ou de la première sacrée ; c'est une *lésion acquise produite par le poids de la partie supérieure du corps*, qui, déviée de son centre de gravité, comprime et tiraille pendant des années le disque intervertébral de l'articulation sacro-lombaire, jusqu'à ce que celui-ci finisse par céder et permette à une partie du corps des vertèbres, qu'il séparait, de se mettre en contact immédiat.

C'est à l'éminent H. Fr. Kilian que la science est redevable des premières notions exactes sur cette rare déformation du bassin ; c'est aussi lui qui l'a appelée *spondylolisthesis* [1]. — Le premier bassin de ce genre, décrit par Kiwisch [2], et plus tard par

[1] Kilian, *De spondylolisthesi, gravissimæ pelvangustiæ causa nuper detecta, commentatio anatomico-obstetricia Herm. Frid. Kiliani.* Bonn. 1853. 4. c. tab. lithogr., et *Schilderungen neuer Beckenformen etc.*, avec 9 planches lithogr. Mannheim 1854, in-4º.

[2] Kiwisch, *Die Geburtsk.*, 2e partie, p. 168.

Seyfert ([1]), fut rencontré à la Maternité de Prague, et donna lieu à l'opération césarienne. Le second cas, rapporté par Everken, directeur de la Maternité de Paderborn, a été publié par Kilian. La femme à qui appartenait ce bassin (Fig. 174) subit deux fois l'opération césarienne. Le troisième bassin se trouve au Musée pathologique de Vienne, où il porte le n° 1715 (5203); Spæth, le premier, en a fait connaître une description détaillée ([2]). Au moment de l'accouchement, la perforation du crâne devint nécessaire. La femme mourut en couches, de métrophlébite. Un quatrième bassin se trouve également

au Musée d'anatomie pathologique de Vienne au n° 1756 (5248), il provient d'une femme de vingt-huit ans, qui mourut d'hypertrophie du cœur; il a été décrit par Rokitansky ([3]). Un cinquième bassin, 'avec déplacement des vertèbres, se trouve au Musée anatomique de Munich; Breslau en a donné la description ([4]). — Dans un autre cas de spondylolisthésis du bassin, également décrit par Breslau ([5]), on avait essayé en vain la version, la perforation et la céphalotripsie; la femme mourut non délivrée (une bonne description, avec figure, de ce même exemplaire a été encore donnée par Billeter dans sa dissertation inaugurale (Zurich 1862). Lambl ([6]) a analysé quelques observations, dont les unes ont directement trait au sujet, tandis que les autres ne s'y rapportent qu'indirectement. — Nous citerons encore l'observation publiée par G. Braun ([7]) : « *Intercalation*

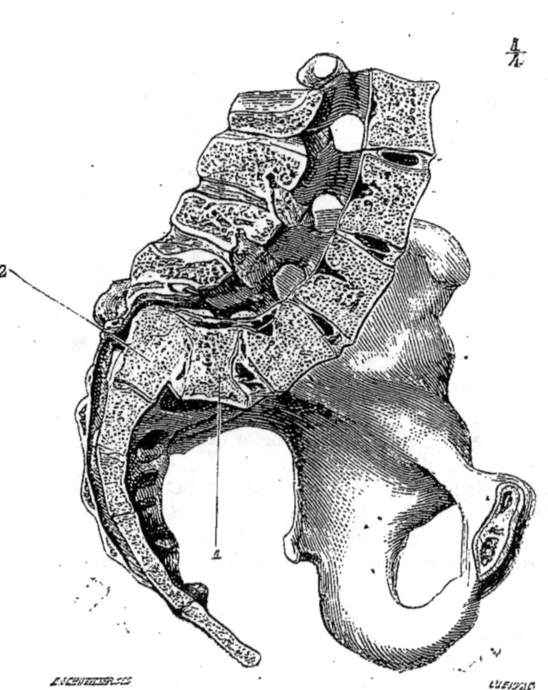

Fig. 174.

Spondylolisthesis. Bassin dit de Paderborn (Kilian). (*)

d'un arc de vertèbre lombaire (spondyloparembole), cause nouvelle de déformation pelvienne congénitale; bassin en forme de chapeau à trois cornes asymétrique ; indication absolue de l'opération césarienne, hystérotomie pratiquée dans le cours d'une éclampsie urémique;» et le bassin décrit par Birnbaum ([8]), dans lequel les vertèbres ont subi un

([1]) Seyfert, *Verhandl. der phys. med. Gesellsch. in Würzburg*, t. III, p. 340, et *Wiener med. Wochenschr.*, 3e année. Janv. 1853.

([2]) Voy. *Zeitschr. der k. k. Gesellsch. der Aerzte zu Wien*, 10e année, fasc. 1. Vienne 1854, p. 1.

([3]) Rokitansky, *Handb. der pathol. Anat.*, t. II, 1856, p. 186.

([4]) Voy. Scanzoni, *Beiträge z. Geburtsk. u. Gynäkologie*, t. II, 1855.

([5]) Voy. *Monatsschr. f. Geburtsk.*, t. XVIII, 1861, p. 441.

([6]) Voy. Scanzoni, *Beiträge zur Geburtsk. und Gynäcologie*, t. III. Würzburg 1858, p. 2.

([7]) Voy. *Wiener med. Wochenschr.*, n° 25, juin 1857.

([8]) Voy. *Monatsschrift für Geburtsk.*, t. XXI, p. 340.

(*) 1) Cinquième vertèbre lombaire. — 2) Première vertèbre sacrée.

mouvement de bascule d'arrière en avant, qui représente, dans une certaine mesure, la forme de transition vers une spondylolisthésis vraie. Parmi les cas les plus récents nous signalerons, avant tout, celui de R. Olshausen (1). Sur le bassin décrit par cet auteur, le diamètre du détroit supérieur ne mesurait que 51 millimètres, et nécessita l'opération césarienne. Enfin, des bassins avec spondylolisthésis ont encore été décrits par Hartmann (2) (fait observé à la Maternité de Stuttgart) et par Burns (3); dans les deux cas on pratiqua l'accouchement prématuré artificiel, et l'on put sauver la vie de la mère. — Lambl a cherché à expliquer *la nature et le développement de la spondylolisthésis*. D'après lui, l'*hydrorrhachis lombo-sacrée constitue la cause première* de la déformation de la cinquième vertèbre lombaire. La formation d'un rudiment de vertèbre supplémentaire dans la jointure lombo-sacrée ou bien l'allongement des lames de la cinquième vertèbre lombaire rend peu à peu possible le glissement de cette vertèbre. Des objections ont été élevées récemment contre la théorie de Lambl, par différents auteurs, et notamment par Breslau (4). Ce dernier regarde le glissement des vertèbres du bassin comme un fait auquel on ne peut à peu près rien opposer d'analogue dans d'autres parties du squelette; il est unique dans son genre, et de nouvelles recherches sont nécessaires pour en donner une explication satisfaisante.

Fr. H. G. Birnbaum (5) a apprécié avec soin la signification obstétricale de la partie lombaire de la colonne vertébrale.

[Lenoir (6) a cité, comme un cas de spondylolisthésis, l'observation d'une femme qui mourut à la suite de l'opération césarienne pratiquée par A. Baudelocque, et dont «la colonne vertébrale était *soudée* à angle droit sur la face antérieure du sacrum, de sorte que, quand la femme était assise, c'était la face postérieure de cet os qui reposait sur le plan de sustentation» (cas de Belloc). Cependant, s'il est vrai que dans son aspect général et dans ses résultats cette déformation se rapprochait beaucoup de celle que nous venons d'étudier, elle présentait une différence essentielle au point de vue de la lésion. Non-seulement il n'existait aucune vertèbre surnuméraire, mais le corps de la cinquième vertèbre lombaire manquait absolument, de plus l'histoire de la malade et les altérations nombreuses qu'offraient les parties voisines de la *soudure* lombo-sacrée parlaient clairement pour la préexistence d'une carie vertébrale.]

II. *Diagnostic. Mensuration du bassin.*

§ 578. Une des tâches les plus importantes de l'accoucheur consiste à reconnaître l'angustie pelvienne et à en déterminer l'espèce et le degré, non-seulement à l'époque de l'accouchement, mais, autant que possible, pendant la grossesse. Plus la solution de ce problème présente de difficultés, dans beaucoup de cas, plus il est nécessaire de prendre en considération et de rechercher avec soin toutes les circonstances et tous les caractères qui peuvent faire soupçonner un vice de conformation du bassin. Avant de procéder selon les règles de l'art à l'exploration du bassin lui-même, qui donne toujours les renseignements les plus importants, on peut tirer des éléments précieux de diagnostic de l'aspect général de la femme, de l'état antérieur de sa santé, de

---

(1) R. Olshausen, *Neuer Fall von spondylolisthetischem Becken* (*Monatsschr. f. Geburtsk.*, t. XXIII, p. 190).
(2) Voy. *Monatsschr. f. Geb.*, t. XXV, p. 465.
(3) Voy. *Obstetric. Transact.*, t. VI, p, 78, 1865.
(4) Voy. *Monatsschr. f. Geburtsk.*, t. XVIII, 1861, p. 425.
(5) Voy. *Monatsschr. f. Geburtsk.*, t. XV, p. 98.
(6) Lenoir, Sée et Tarnier, texte, p. 82.

l'histoire des accouchements antécédents etc. Il faut particulièrement prendre en considération les signes qui rendent probable ou certain qu'une femme a souffert d'un ramollissement des os dans l'enfance ou dans l'âge mûr. Le *rachitisme* est d'ordinaire suivi d'un rétrécissement proportionné à l'intensité du mal. Pourtant cette règle souffre des exceptions. Non-seulement le bassin est quelquefois beaucoup plus étroit qu'on ne pourrait le supposer d'après les traces que la maladie a laissées dans le reste du corps, mais encore le contraire peut avoir lieu, quoique très-rarement; c'est-à-dire qu'un rachitisme très-marqué du reste du squelette, peut être accompagné d'une angustie pelvienne médiocre. Cependant, en général, on peut s'attendre à un raccourcissement du diamètre sacro-pubien, quand on constate les symptômes suivants : volume disproportionné de la tête, saillie de la mâchoire inférieure, surtout du menton; face pâle, vieillotte; taille très-petite, brièveté de la partie inférieure du corps, démarche pénible, courbure de la colonne vertebrale et des membres. Si les membres inférieurs sont incurvés, il existe, en général, un rétrécissement du bassin. Dans les cas douteux, il faut s'informer près des parents de la femme de son état de santé pendant ses premières années, savoir si elle a appris à marcher tard etc.

Les signes qui, outre l'examen du bassin, peuvent faire conclure à un rétrécissement *ostéomalacique*, se tirent des caractères propres à l'ostéomalacie des adultes, particulièrement du rapetissement de la taille, de la difficulté progressive des accouchements antécédents etc. (voy. § 570).

Qu'on n'oublie jamais, du reste, qu'une conformation en apparence parfaite n'exclut pas l'existence d'une angustie pelvienne. Le diagnostic du bassin généralement trop étroit est presque impossible avant le travail, quand des accouchements antécédents ne l'ont pas fait reconnaître. Comme cette espèce de rétrécissement est quelquefois *héréditaire*, il faut tâcher de savoir comment ont accouché les femmes de la famille (surtout la mère et les sœurs) de la personne qui fait le sujet de l'observation.

Enfin, il convient de s'informer si la femme n'a pas été exposée aux influences extérieures qui peuvent donner lieu à une conformation vicieuse du bassin, par exemple une chute sur le sacrum, l'habitude de porter de lourdes charges sur le dos, un travail prolongé dans une attitude défavorable, à une époque où le bassin n'est pas encore complétement développé etc.

Lorsqu'il existe des incurvations de la colonne vertébrale, il est important de distinguer si elles se sont produites pendant la première enfance, à la suite du rachitisme, ou si elles sont survenues à une époque de la vie plus avancée. Les déviations de la première catégorie coexistent d'ordinaire avec un rétrécissement du bassin; dans ces cas, les membres inférieurs portent le plus souvent des traces de la maladie première (ils sont incurvés etc.); en effet, la déformation rachitique commence, règle générale, par les extrémités inférieures, puis s'étend de là successivement au bassin, aux autres os du tronc, et enfin à tout le système osseux. Au contraire, les incurvations scoliotiques du rachis, qui se développent souvent à l'époque de la puberté chez les jeunes filles, surtout chez celles des classes élevées, n'exercent habituellement aucune influence fâcheuse sur la capacité du bassin. Dans ces cas, on ne retrouve pas les signes indiquant l'existence antérieure d'une maladie osseuse généralisée ; les membres inférieurs sont droits et remarquablement longs par rapport à la partie supérieure du corps ; c'est

précisément le contraire que l'on observe chez les personnes qui ont été rachitiques (1).

Rokitansky prétend, contrairement à l'opinion de Meckel, que l'existence simultanée
d'un bassin entièrement normal et d'une incurvation du rachis, doit être regardée
comme une exception. Il a trouvé le bassin constamment oblique, en particulier dans
les cas de scoliose. La moitié du bassin qui se trouvait du côté opposé à l'incurvation
de la colonne dorsale, était plus élevée (d'où un raccourcissement apparent de l'extrémité correspondante), moins inclinée et en même temps moins spacieuse que l'autre
moitié (2). Déjà, parmi les anciens accoucheurs, Herbiniaux était parfaitement au courant de ces faits (3). — Pour ce qui concerne les autres formes d'incurvation du rachis,
la lordose, survenant la plupart du temps dans la région lombaire, doit être regardée
presque toujours comme une déviation secondaire, destinée à compenser l'inclinaison
exagérée du bassin. Lorsqu'elle se rencontre dans le rachitisme, elle est liée avec un rétrécissement du bassin d'arrière en avant, et — comme il existe d'ordinaire en même
temps une scoliose — avec une asymétrie des deux moitiés latérales du bassin. — Dans
les cas de cyphose, le bassin présente généralement une grande capacité, une hauteur
considérable, et le diamètre antéro-postérieur est celui qui prédomine. Les accoucheurs
savent depuis longtemps que les femmes bossues accouchent pour la plupart très-
bien (4).

§ 579. L'exploration du bassin peut être faite extérieurement et intérieurement, avec la main seule ou au moyen d'instruments particuliers nommés
pelvimètres.

La mensuration interne donne des résultats beaucoup plus sûrs que l'externe, et, de l'avis de tous les accoucheurs expérimentés, la main est préférable aux instruments dans la majorité des cas. Au demeurant, de quelque
façon que l'on procède, il faut beaucoup d'exercice et d'habileté pour diagnostiquer la présence et particulièrement le degré du rétrécissement. En général,
le diagnostic est d'autant plus difficile que le bassin est moins rétréci, et, par
contre, d'autant plus facile que le rétrécissement est plus considérable. Il est
surtout malaisé de reconnaître le bassin généralement trop petit et l'oblique-
ovalaire.

§ 580. Nous avons déjà parlé plus haut de la mensuration externe du bassin
avec les mains (§ 179). On conclut à un rétrécissement antéro-postérieur du
détroit supérieur quand, en plaçant les mains sur la symphyse pubienne et
sur la région sacrée, on trouve la première moins saillante et la concavité correspondante à la partie supérieure du sacrum plus marquée que d'ordinaire.
Chez les rachitiques, on constate de plus que la partie inférieure de cet os est
d'ordinaire fortement déviée en arrière. On estime de même la capacité du
bassin dans le sens transversal, d'après la distance qui sépare les épines

---

(1) Sur le mode de développement de cette scoliose non rachitique, consultez:
A. Shaw (*Med. chir. Transact.*, vol. XVII, p. 484). — Jules Guérin (*Gaz. méd. de Paris*;
1839, p. 481).

(2) Rokitansky, *Handbuch*, t. I, p. 268.

(3) Herbiniaux, 1782, n° 304. — Voy. aussi de Fremery, thèse citée, § 32.

(4) Voy. Lamotte, *Traité etc.*, 1721, p. 290. — Herbiniaux, *loc. cit.*, n° 300. — Auguste
Breisky, *Ueber den Einfluss der Kyphose auf die Beckengestalt* (*Wiener med. Jahrb.*, fasc. 1,
1865).

iliaques, les trochanters etc. Il va de soi que ce mode d'exploration n'attire l'attention que sur des modifications considérables de la forme et du volume du bassin; si l'on veut connaître plus exactement le périmètre du bassin, on se sert du pelvimètre de Baudelocque (Fig. 175), qui n'est autre chose qu'un grand *compas d'épaisseur* muni d'une règle avec une échelle graduée. Son emploi est facile et ne cause pas de douleurs. Pour mesurer le diamètre sacro-pubien, on fait coucher la femme sur le côté et on applique un des boutons de l'instrument sur le bord supérieur de la symphyse pubienne, et l'autre un peu au-dessous de l'apophyse épineuse de la dernière vertèbre lombaire. Si l'on retranche de la mesure ainsi obtenue 81 millimètres (dont 67 pour l'épaisseur de la paroi postérieure du bassin et 14 pour celle de la symphyse pubienne), et quelques millimètres de plus chez les personnes très-grasses, le reste indique très-exactement, d'après l'assertion de Baudelocque, la mesure du diamètre sacro-pubien. Pourtant l'observation a démontré que dans les bassins rachitiques et ostéomalaciques rétrécis à un haut degré, l'épaisseur des os s'écarte fréquemment de l'état normal, à un tel point que la mensuration externe donne un résultat tout à fait incertain; mais, précisément

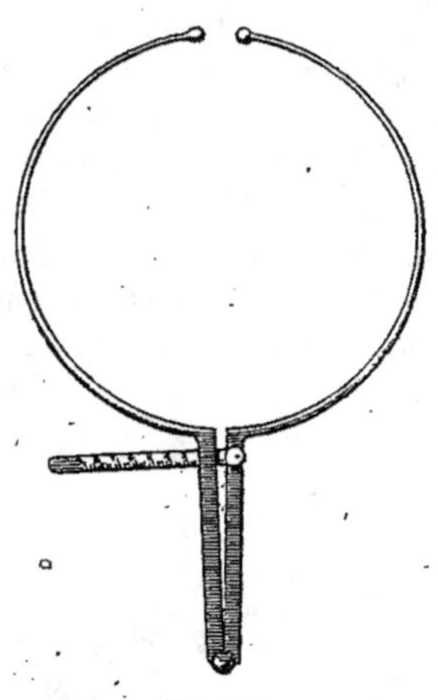

Fig. 175.
Pelvimètre de Baudelocque.

dans ces cas, on peut très-bien s'en passer, parce que l'exploration interne assure complétement le diagnostic. D'autre part, la méthode de Baudelocque a été trouvée utile pour le diagnostic si important des degrés légers d'angustie pelvienne.

Baudelocque a fait mention pour la première fois de son pelvimètre dans ses *Principes sur l'art des accouch.* Paris 1775; il l'a décrit et figuré dans son *Art des accouch.,* 3e éd., t I, p. 71, et pl. VI. Toralli l'a modifié d'une manière avantageuse [1]. — De son côté, Ed. Martin a fait construire le pelvimètre de Baudelocque de façon à ce qu'on puisse facilement le placer dans toutes les trousses d'accouchements [2].

D'après Michaëlis [3], la quantité qu'il faut retrancher en moyenne de la mesure trouvée pour le diamètre antéro-postérieur externe ne doit pas être, comme Baudelocque l'a admis, de 81 millimètres, mais doit s'élever au moins à 92 millimètres. Michaëlis s'est servi, pour la pelvimétrie externe sur le vivant, du compas d'épaisseur de Burchard. Il avait coutume de prendre sur chaque bassin en tout cinq mesures, savoir: à l'extérieur, 1° le diamètre antéro-postérieur externe ou diamètre de Baudelocque; 2° la distance entre les épines iliaques antéro-supérieures; 3° la plus grande largeur du bassin au niveau des crêtes iliaques; 4° la plus grande largeur de la région trochantérienne; à l'intérieur, 5° le diamètre sacro-sous-pubien.

[1] Voy. *Froriep's Geburtsh. Demonstr.,* tab. 32.
[2] Voy. Martin, *Handatlas der Gynäkol. u. Geburtsh.,* 1862, tab. LXIX.
[3] Michaëlis, *Das enge Becken etc.,* 1865, p. 89.

NÆGELE et GRENSER.   30

§ 581. L'exploration manuelle *interne* du bassin se fait, en général, avec un ou deux doigts, plus rarement avec les quatre derniers doigts ou avec toute la main.

Pour mesurer le diamètre sacro-pubien, dont il est surtout important de connaître la longueur, on introduit l'indicateur (seul ou avec le médius) dans le vagin, et on cherche à atteindre le promontoire. Si l'on y arrive sans difficulté particulière, dans un bassin de hauteur normale, celui-ci est considérablement rétréci. Pour connaître le degré de rétrécissement (Fig. 176), on applique l'extrémité de l'index (ou du médius quand on l'a introduit en même temps) contre le promontoire, et on presse le bord radial de ce doigt contre le sommet de l'arcade pubienne, puis on marque cet endroit avec la pointe de l'index de l'autre main. L'on retranche de la mesure ainsi obtenue (qui est celle du diamètre sacro-sous-pubien) de 13 à 17 millimètres ; le reste indique assez exactement la longueur du diamètre sacro-pubien, pourvu que la sym-

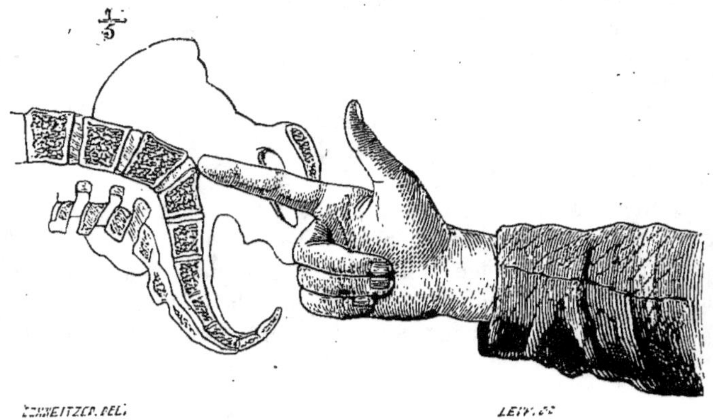

Fig. 176. — *Mensuration du diamètre sacro-pubien à l'aide du doigt.*

physe pubienne ait la hauteur et la direction normales. On peut encore estimer la longueur du diamètre sacro-pubien, quand la dilatation des voies génitales le permet (c'est-à-dire pendant l'accouchement), en introduisant les quatre derniers doigts ou toute la main, et en plaçant l'extrémité du médius sur le promontoire et celle de l'index contre le bord supérieur de la symphyse, ou bien, sans écarter les doigts, en appliquant le bord radial du petit doigt contre le promontoire et l'index contre la paroi postérieure de la symphyse pubienne. On reconnaît d'une façon analogue, par l'introduction de plusieurs doigts, la longueur des autres diamètres du bassin, notamment aussi celle de la distance sacro-cotyloïdienne, et la conformation de la cavité pelvienne. La mensuration du détroit inférieur est la moins difficile. On mesure le diamètre antéro-postérieur, comme celui du détroit supérieur, en appliquant l'extrémité de l'index sur la pointe du coccyx, et en élevant le doigt contre l'arcade pubienne. En même temps, on s'assure du degré de mobilité du coccyx. En introduisant deux doigts et en les écartant l'un de l'autre, on se rend compte de l'évasement et de la largeur de l'arcade pubienne, de même que de la longueur du diamètre transverse. On peut mesurer ce dernier plus exactement avec le compas d'épaisseur.

L'exploration manuelle, pratiquée habilement et soigneusement, suffit parfaitement pour diagnostiquer les rétrécissements considérables et moyens; mais il en est autrement quand le rétrécissement n'est pas assez prononcé pour que le doigt explorateur atteigne la partie postérieure du bassin.

G. W. Stein est le premier, en Allemagne, qui ait reconnu l'importance d'une exploration exacte du degré de rétrécissement, pour établir les limites de la version, du forceps, de la perforation et de l'opération césarienne. Il indique[1], à propos de la description de ses instruments de mensuration, une manœuvre à laquelle il ne faut certainement pas refuser une utilité pratique. «Lorsque, dit-il, j'appliquais l'extrémité du médius sur le promontoire, je trouvais que l'indicateur, recourbé en avant, atteignait très-facilement le pubis sur des bassins viciés et me faisait connaître ainsi, bien que d'une façon très-vague, l'étendue de ce diamètre.» Avant Stein, R. W. Johnson[2] avait déjà inventé une méthode de pelvimétrie manuelle. Il n'indique pas moins de sept mesures que l'on peut obtenir à l'aide de diverses positions de la main. Longtemps après, Osiander a décrit les mêmes manœuvres comme venant de lui[3].

M\ue Lachapelle pense (t. III, p. 416, où elle parle des avantages de la mensuration du diamètre sacro-pubien à l'aide de l'indicateur) que le promontoire ne saurait être atteint dans tous les cas, et que, dès lors, le pelvimètre est inutile, parce que cette circonstance seule indique que l'on a affaire à un bassin bien conformé. Elle va évidemment trop loin, car l'expérience s'élève avec force contre la justesse de cette assertion.

Pour ce qui regarde la pelvimétrie manuelle et, en particulier, la mensuration du diamètre sacro-sous-pubien à l'aide des doigts, on peut surtout s'instruire dans Michaëlis[4]. Dans ses recherches, si nombreuses et si précises, cet auteur trouva généralement le diamètre sacro-sous-pubien de 17 millimètres plus grand que le sacro-pubien.

§ 582. Le nombre des *instruments* inventés pour la mensuration *interne* du bassin (et surtout du diamètre sacro-pubien) est très-grand. Quelque ingénieuse que soit la construction de beaucoup d'entre eux, ils ont presque tous les mêmes inconvénients; leur application est très-douloureuse et pourtant ne réussit pas dans bien des cas; ils nécessitent, pour être exactement appliqués, l'introduction de plusieurs doigts ou de toute la main (ce qui rend l'instrument superflu); enfin, les résultats obtenus sont loin d'être aussi exacts qu'on se l'est imaginé. Or, quand même un instrument quelconque donnerait des mesures d'une précision mathématique, la pratique y gagnerait peu, car, d'une part, il est impossible de connaître aussi exactement les dimensions de la tête du fœtus, qu'on ne peut cependant pas se dispenser de prendre en considération dans l'évaluation des obstacles plus ou moins grands qui s'opposent à l'accouchement; d'autre part, la mensuration manuelle, bien moins pénible,

[1] G. W. Stein, *Progr. über d. grossen Beckenmesser*, 1775.
[2] R. W. Johnson, *System of midwifery*, 1769, p. 288.
[3] Osiander, *Handbuch*, 1re part., 1818, p. 103.
[4] Michaëlis, *Das enge Becken*, 1865, p. 105 et suiv.

donne des résultats au moins aussi certains et est seule capable de nous procurer une idée de la configuration générale du bassin. Par toutes ces raisons, l'on conçoit comment les instruments sont presque complétement tombés en désuétude pour la mensuration pelvienne. Si pourtant on éprouvait le besoin d'employer un instrument pour confirmer les résultats de l'exploration manuelle, on devrait, selon nous, donner la préférence au simple bâtonnet de Stein, et parmi les appareils plus modernes, au pelvimètre de Vanhuevel.

L'instrument de Stein était originairement une petite règle de bois, longue de 216 millimètres, terminée par un bouton, et graduée (plus tard, l'inventeur y joignit encore un index mobile muni d'une vis de pression (Fig. 177). Il s'en servait pour mesurer le diamètre antéropostérieur de l'excavation, dont il retranchait 13 millimètres pour obtenir la longueur du diamètre sacro-pubien. Mais il vaut mieux prendre la mesure du diamètre sacro-sous-pubien ; dans ce but, on appuie, à l'aide de deux doigts introduits dans le bassin, le bouton de l'instrument sur le promontoire, puis, le relevant contre le sommet de l'arcade pubienne, on marque ce point avec l'extrémité du doigt ou en poussant le curseur jusqu'à la symphyse. Il va de soi que ce instrument n'est plus applicable quand une partie volumineuse du fœtus occupe l'entrée du bassin.

Le pelvimètre de Vanhuevel, modification de ceux de Ritgen et de Wellenberg, consiste en deux branches, l'une externe, l'autre interne, réunies par une noix articulaire. Pour mesurer le diamètre sacro-pubien, on applique la branche interne, guidée par un doigt, sur le milieu du promontoire, et l'autre, extérieurement, sur le bord supérieur de la symphyse pubienne. Après avoir fixé les deux branches au moyen de la vis de pression que porte la noix articulaire, on enlève l'instrument et on mesure l'intervalle compris entre ses extrémités au moyen d'une règle graduée. Puis on mesure d'une façon analogue l'épaisseur de la symphyse et l'on retranche cette dernière mesure de la première. Un avantage propre à ce pelvimètre (dont nous avons constaté l'utilité) consiste en ce qu'il peut servir à mesurer la distance sacro-cotyloïdienne, parce que la branche externe peut être portée très-facilement en avant et en arrière, à droite et à gauche.

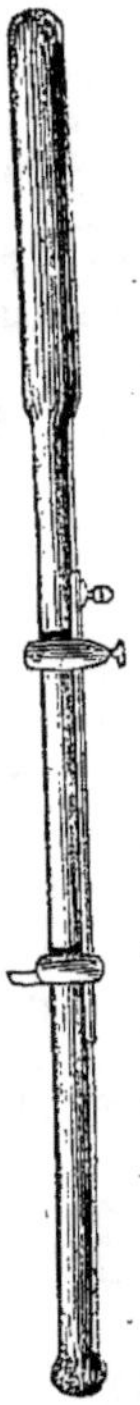

Fig. 177.
Petit
Pelvimètre
de Stein.

[Le procédé de mensuration dont on vient de lire la description sommaire, se rapporte à celui des pelvimètres de Vanhuevel, dont l'usage est le plus généralement répandu. Dans ces dernières années l'accoucheur belge a modifié son instrument sous le nom de *pelvimètre universel.* Ce dernier pelvimètre (Fig. 178) est simplement un compas d'épaisseur composé de deux branches, l'une fixe (A), l'autre mobile (B). La première est longue de 28 1/2 centimètres, peu courbée et aplatie à son sommet ; elle pénètre dans le vagin pour la mensuration interne, porte un anneau-crochet vers le milieu de sa longueur, plus loin un arc de cercle non gradué, et s'articule en bas, comme un compas ordinaire, avec le prolongement d'une gaîne qui loge l'extrémité inférieure de l'autre tige. La seconde branche, ou tige externe, peut s'allonger ou se raccourcir à volonté. Elle porte à son extrémité supérieure une longue vis horizontale (C) pour faciliter le dégagement du compas après son application à l'intérieur ; de là, elle se courbe en de-

hors, puis, en descendant, devient droite et quadrangulaire, et pénètre dans la gaîne
indiquée ci-dessus. Celle-ci, ouverte à ses deux bouts, présente, dans sa paroi externe, une rainure pour recevoir une arête de la tige, qui l'empêche de s'échapper
de la boîte; sur sa paroi interne se trouve un ressort recourbé, traversant cette paroi
par son sommet et se logeant dans une entaille
de la branche, de manière à la fixer et à tenir
les deux bouts du compas de niveau. Quand
on remonte ou abaisse la tige externe, le ressort
abandonne l'entaille, et, par sa pression, maintient cette branche à toute hauteur. L'arc de
cercle, attaché à la branche vaginale, s'applique contre le côté droit de la tige externe.
Un curseur à claire-voie est traversé à angle
droit par cette dernière et par l'arc de cercle
lui-même. Du côté opposé passe une vis de
pression à bras de levier (D) qui, en serrant
ces deux pièces l'une contre l'autre, arrête
tout mouvement. Enfin, une règle graduée sert
à mesurer la distance des sommets, dans chaque position donnée (1). La manœuvre de cet
instrument est analogue à celle du pelvimètre
précédent, et se comprendra facilement à l'aide
de la description détaillée que nous venons
de donner.]

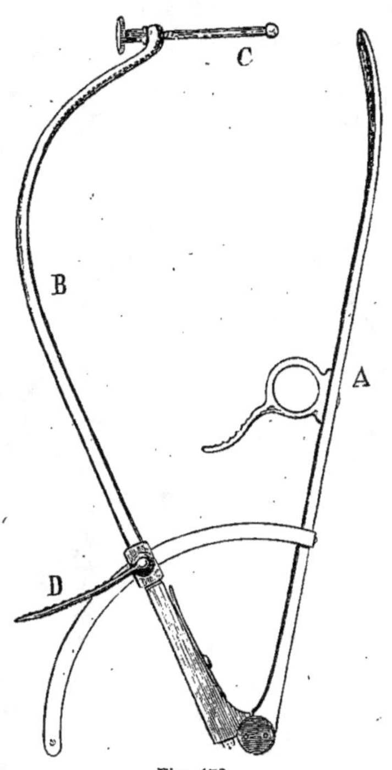

Fig. 178.
Pelvimètre universel de Vanhuevel. (*)

C'est aux efforts que fit Stein, pour porter
la pelvimétrie à son plus haut degré de perfection, que l'on doit le premier instrument de
mensuration, le *petit pelvimètre* ou *pelvimètre
simple* (2). Cet instrument eut un grand succès
et ne tarda pas à être diversement modifié par
Aitken, Weidmann, Crève, Asdrubali etc.
Mais on s'en servit pour mesurer, non pas le
diamètre antéro-postérieur de l'excavation pelvienne, comme Stein l'avait recommandé,
mais le diamètre sacro-sous-pubien. Cepen-
dant Stein, constamment préoccupé du perfectionnement de sa méthode, venait d'inventer, en 1775, un nouveau pelvimètre, qu'il appella, par opposition avec le premier,
le *grand pelvimètre* ou *pelvimètre composé* (3). L'idée lui en fut suggérée par l'incertitude
de sa première méthode de mensuration (4). Le nouvel instrument, composé de deux
branches, ne devait être employé qu'au moment de l'accouchement et donner directement la mesure du diamètre sacro-pubien. Peu d'années après, (1778), Coutouly fit connaître son *appréciateur du bassin,* destiné au même usage et ressemblant à la mesure
des cordonniers (5). Au même groupe de pelvimètres appartiennent les instruments de
Jumelin (1778), Köppe (*armata manus*), Aitken (*allgemeiner Beckenmesser*, 1785), Stark

<hr>

(1) Hyérnaux, 1866, p. 382.
(2) Stein, *Prakt. Anl.* Cassel 1772, p. 142 et 230, et pl. II, fig. 4). — *Progr. de* 1782. —
Kleine Werke, p. 133.
(3) Stein, *Kleine Schriften*, p. 157.
(4) Stein, ouvrage cité, p. 180.
(5) Coutouly, *Mém. et observ. etc.* Paris 1810, in-8°, p. 113.

(*) A. Branche vaginale. — B. Branche externe. — C. Vis horizontale. — D. Bras de levier de la vis de
pression.

(1785) et son élève Kurzwich[1], Wigand[2], Stein neveu (1813), Desberger (1823), Mme Boivin (*intropelvimètre*, 1828), Imbert etc.

Coutouly changea plus tard son mode de mensuration en ce sens que l'une des branches seulement de son instrument, légèrement modifié, était introduite dans le bassin et appliquée sur le promontoire, tandis que l'autre s'appliquait à l'extérieur contre la symphyse pubienne. De la mesure ainsi obtenue, il retranchait 13 millimètres pour l'épaisseur de la symphyse[3]. De nos jours, d'autres imitèrent cette conduite, par exemple de Ritgen. Wellenbergh mesure aussi d'abord la même distance à l'aide de

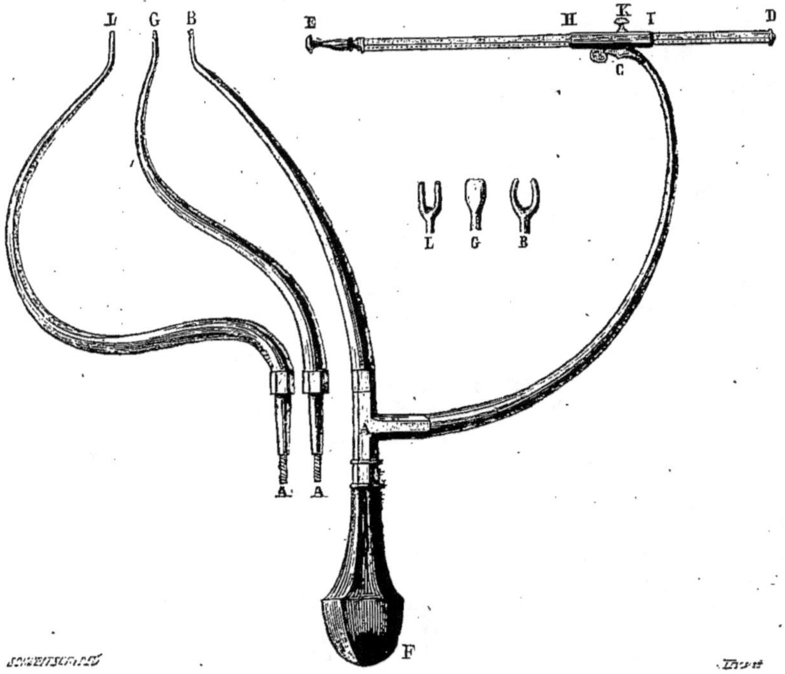

Fig. 179. — *Pelvimètre de Wellenbergh.* (*)

son instrument (Fig. 179), mais ensuite il remplace la branche interne par une autre branche à courbure différente, pour mesurer l'épaisseur du pubis. — La plupart des pelvimètres n'ont été destinés par leurs inventeurs qu'à la mesure du diamètre sacropubien, quelques-uns aussi à celle des autres diamètres, par exemple le grand pelvimètre de Stein[4], ainsi que les instruments de Wigand et d'Imbert. Wellenbergh a inventé un pelvimètre spécial pour la mensuration du diamètre transverse.

[1] Voy. *Stark's N. Arch.*, t. II. Iena 1801, p. 256 et 273.
[2] Wigand, *Drei Abhandlungen etc.* Hamburg 1812, p. 31.
[3] Contouly, mémoire cité, p. 130.
[4] Stein, *Kleine Schriften*, p. 204.

(*) A. B. Branche interne. — A. G. Seconde branche interne pour la mensuration de la symphyse pubienne. — A. L. Troisième branche interne pour la mensuration du diamètre transverse du détroit supérieur. — A. C. Branche externe. — A. F. Poignée. — H. I. Gaîne donnant paassage à la tige graduée D. E. — K. Écrou servant à fixer cette tige. — B. Extrémité supérieure, en fer à cheval, de la branche A. B. — G. et L. Extrémités des branches A G et A L.

Enfin, plusieurs des pelvimètres que nous avons signalés sont construits de telle façon que, par la transposition de leurs branches ou l'addition de branches nouvelles, ils puissent également servir à des mensurations externes; tels sont les instruments de Mme Boivin, d'Imbert, de Vanhuevel etc. — Les pelvimètres plus récents sont ceux de Beck [1], Kiwisch [2], Breit [3], Germann [4], de Raimbert [5] (pelvimètre de Vanhuevel simplifié), de Howiz, de Copenhague [6]; enfin, le somatomètre de Szymarowski [7].

§ 583. Nous avons déjà fait ressortir que le diagnostic est surtout difficile quand le bassin n'est que *peu* rétréci; par exemple s'il l'est également dans toutes ses dimensions. Dans ce cas, en général, rien dans les antécédents ni dans l'aspect extérieur ne pousse à faire une exploration approfondie avant l'accouchement; de sorte que, le plus souvent, la viciation du bassin n'est reconnue que pendant le travail. Si pourtant l'on a l'occasion d'examiner une femme vers la fin de sa grossesse, et que l'on trouve la tête du fœtus extraordinairement élevée; si les premières douleurs ne changent rien à cet état de choses, cela suffit, en cas que la femme soit une primipare, pour faire supposer une étroitesse du bassin; et dès lors, la prudence exige qu'on se livre à une exploration minutieuse. Pendant l'accouchement, on conclut à l'angustie pelvienne, quand le travail est retardé ou s'arrête complétement, malgré des contractions énergiques et une conformation normale de la tête. Si l'obstacle siége au détroit supérieur, on remarque que la tête est pressée contre lui pendant la contraction, mais qu'elle recule dès que celle-ci vient à cesser, et que le pariétal qui se présente chevauche (peu à peu) considérablement sur l'autre.

Nous avons déjà dit que le compas de Baudelocque peut être d'un secours précieux pour le diagnostic des degrés peu prononcés d'angustie pelvienne. La mensuration attentive du périmètre du bassin dans différentes directions serait encore le meilleur moyen pour arriver à reconnaître l'existence du bassin *également rétréci*. Pendant l'accouchement, l'exploration manuelle donnera les renseignements nécessaires.

Ni le pelvimètre de Baudelocque ni les autres méthodes usuelles d'exploration ne suffisent pour le diagnostic du bassin *obliquement rétréci, avec synostose d'une articulation sacro-iliaque*. On pourra arriver à reconnaître cette variété de bassin par la mensuration des dimensions suivantes, qui sont égales ou très-peu différentes des deux côtés sur les bassins bien conformés,

[1] Voy. Roser u. Wunderlich, *Arch. d. physiol. Heilk.*, 1845, fasc. 3, p. 436.
[2] Kiwisch, *Beiträge zur Geburtsk.*, 1re part., p. 1.
[3] Voy. *Griesinger's Archiv für physiologische Heilkunde*, 1848, fasc. 7 et 8, p. 623.
[4] Voy. *Die geburtsh. Poliklinik zu Leipzig in ihrem Vertheidigungskampfe etc. Nebst 2 Taf.* Leipz. 1853, in-4°, p. 111, et *Monatsschr. f. Geburtsk.*, t. XVI et XVIII, fascicule, supplément, 1862, p. 174, où se trouvent 6 planches de figures sur les dernières modifications de l'instrument, qui contient à la fois une algalie, une sonde utérine, un cordon de soie pouvant servir de lacs, un instrument pour replacer le cordon ombilical, enfin un porte-lacs.
[5] Voy. *Journ. de méd. de Bruxelles*, févr. 1858, p. 138.
[6] Voy. *Monatsschr. für Geburtsk.*, t. XIX, 1862, p. 355.
[7] Voy. *Prager Vierteljahrsschr.*, 1862, t. IV, 8. 8.

et présentent, au contraire, des différences considérables sur le bassin oblique-ovalaire : *a*) d'une tubérosité sciatique d'un côté à l'épine iliaque postérieure et supérieure du côté opposé ; *b*) de l'épine iliaque antérieure et supérieure d'un côté à l'épine postérieure et supérieure du côté opposé ; *c*) de l'apophyse épineuse de la dernière vertèbre lombaire à l'épine antérieure et supérieure de l'un et de l'autre côté ; *d*) du grand trochanter d'un côté à l'épine iliaque postérieure et supérieure de l'autre ; *e*) du sommet de l'arcade pubienne à l'épine iliaque postérieure et supérieure de l'un et de l'autre côté.

A ces diamètres indiqués par Nægele [1], et qu'on mesure facilement à l'aide du compas d'épaisseur, on peut évidemment en ajouter d'autres, par exemple la distance entre les apophyses épineuses du sacrum et l'épine postéro-supérieure de l'un et l'autre os iliaque etc. Pour ce qui est d'autres méthodes d'exploration, nous renvoyons à l'ouvrage de Nægele [2] et à la traduction de Danyau [3]. Hayn conseille, dans tout examen du bassin, de bien se rendre compte, par l'exploration externe et interne, de la direction et du degré de courbure des branches horizontales du pubis de chaque côté, et de porter, en outre, son attention sur les proportions respectives de chacune des branches de l'arcade pubienne, afin de s'assurer si l'une des deux est plus droite, plus redressée, et déviée en arrière à partir de son extrémité supérieure, ce qui indiquerait que l'on a affaire à un bassin asymétrique. — Voy. aussi Hohl, Litzmann et von Ritgen [4]. Quant au diagnostic du *bassin obliquement rétréci avec synostose d'une articulation sacro-iliaque*, il a surtout été perfectionné par Thomas [5], qui, dans ce but, pose les quelques corollaires suivants : A. Il faut toujours songer à la *possibilité* de se trouver en présence d'un bassin oblique ovalaire : 1º quand on s'aperçoit que l'accouchement est entravé par une cause mécanique, bien qu'on ne puisse atteindre le promontoire ; 2º lorsque les crêtes des os iliaques *ne se trouvent pas* dans un même plan horizontal et qu'il n'existe ni scoliose ni anomalie des extrémités inférieures ; 3º quand les deux épines iliaques postéro-supérieures sont situées à des distances *inégales* de la crête sacrée ; 4º lorsqu'il existe des cicatrices non loin de l'épine iliaque postéro-supérieure ; 5º lorsque les anamnestiques nous apprennent que dans l'enfance ou dans le jeune âge il a existé une maladie des os du bassin. B. Lorsqu'on suppose la possibilité d'un rétrécissement oblique du bassin, il faut chercher à *établir* le diagnostic : 1º en palpant les branches horizontales du pubis et les parois latérales internes du bassin ; 2º en mesurant les sténochordes postérieures (d'après v. Ritgen) ; 3º en prenant les mesures externes de Nægele. C. Ce dernier moyen suffit souvent à lui seul pour poser le diagnostic *avec certitude*. D. La même méthode d'exploration doit en même temps être regardée comme le plus sûr moyen de juger du *degré de rétrécissement* et d'obliquité d'un bassin reconnu pour appartenir à la catégorie de ceux de Nægele. E. Le diagnostic différentiel entre un bassin de Nægele et un bassin devenu asymétrique par suite d'un vice de conformation congénital du sacrum, n'est pas toujours possible.

Le diagnostic du bassin *transversalement rétréci* est facilité par le rétrécissement extraordinaire que présente le diamètre transverse du détroit inférieur ; une exploration superficielle pourrait, dans ce cas, donner d'abord l'idée d'une

[1] Nægele, *Des principaux vices de conformation du bassin*, traduit par Danyau, Paris 1840, p. 94.

[2] Nægele, ouvrage cité, p. 101.

[3] Nægele, même ouvrage, p. 157. (Mesure des distances sus-indiquées chez quatre-vingts femmes bien faites.)

[4] Von Ritgen, *Ueber die Erkenntniss des coxalgisch-schrägen Frauenbeckens* (*Monatsschrift für Geburtsk.*, t. II, 1853, p. 433).

[5] Thomas, ouvrage cité, p. 54.

difformité ostéomalacique; mais les antécédents fourniront, sous ce rapport, des renseignements suffisants. Pour arriver à un diagnostic précis, il faut mesurer avec le compas d'épaisseur les dimensions suivantes, qui sont toutes plus petites qu'à l'état normal sur les bassins transversalement rétrécis connus jusqu'à ce jour : 1º la distance entre les deux grands trochanters; 2º la distance entre les deux points les plus éloignés des deux crêtes iliaques; 3º l'intervalle qui sépare les deux épines iliaques antéro-supérieures; 4º le diamètre transverse du détroit inférieur.

La *spondylolisthésis* présente les caractères suivants : les dernières vertèbres lombaires forment un arc qui proémine fortement en bas et en avant dans l'entrée du bassin; on sent par le toucher les pulsations des artères iliaques; l'exploration externe fait reconnaître à la région lombaire une incurvation considérable à concavité postérieure; la démarche très-chancelante des femmes qui portent des bassins spondylolisthésiques a peut-être aussi quelque valeur pour le diagnostic de cette difformité.

Le tableau suivant, tiré de l'ouvrage de Robert [1], montre que sur les quatre bassins transversalement rétrécis qui ont été d'abord connus, les diamètres transverses restent tous au-dessous des dimensions normales.

Tableau des diamètres transverses des bassins décrits par :	Robert I.	Kirchhoffer.	Robert II.	Seyfert.	Dimensions normales.
	millim.	millim.	millim.	millim.	millim.
Distance entre les grands trochanters	229	256	»	270	310
Plus grande largeur du bassin (lèvre externe des crêtes iliaques).	223	238	234	243	261
Distance entre les épines iliaques antéro-supérieures.	162	178	200	216	243
» » » » antéro-inférieures	130	»	157	160	189
» » » » postéro-supérieures	4 1/2	8	74	»	81
» » » » postéro-inférieures.	»	»	70	37	83
Diamètre transverse du détroit supérieur	72	81	101	99	135
» » de la partie la plus large du bassin.	58	47	70	74	121
» » de la partie la plus rétrécie	40	20	52	54	108
» » du détroit inférieur	47	27	52	54	108

III. *Pronostic.*

§ 584. L'influence de l'angustie pelvienne sur l'accouchement varie selon l'espèce et le degré du rétrécissement. Ces conditions étant elles-mêmes très-variables, on a pris l'habitude d'admettre plusieurs degrés de rétrécissement pelvien, afin de faciliter l'étude de l'influence de cette cause de dystocie. Il suffit d'admettre dans ce but les trois degrés suivants : 1º le bassin est rétréci de telle façon que l'expulsion du fœtus à terme peut avoir lieu par les seuls efforts de la nature, mais non pas sans danger ou préjudice pour la mère ou pour l'enfant, ou pour tous les deux; 2º le bassin n'empêche pas la tête de s'engager dans le détroit supérieur ou dans l'excavation, mais il ne se laisse pas complétement traverser par elle, de sorte qu'elle est emprisonnée ou

[1] Robert, *Ein durch mechan. Verletzung und ihre Folgen querverengtes Becken*, p. 39.

comme *enclavée* dans le canal génital (*caput incuneatum, paragomphosis*) ; 3° le rétrécissement est si considérable que la tête ne peut pas du tout pénétrer dans l'entrée du bassin et ne fait que s'en rapprocher pendant la contraction, mais reste de nouveau mobile au-dessus du détroit supérieur, dès que la douleur vient à cesser. Il est impossible d'indiquer des mesures du bassin comme limites précises de ces différents degrés, car la difficulté plus ou moins grande du travail ne dépend pas seulement de de la conformation du pelvis, mais encore du volume et du développement de la tête fœtale, ainsi que de l'efficacité des douleurs.

Plus les os du crâne sont souples et flexibles, plus leurs sutures sont lâches, et mieux la tête s'accomodera au rétrécissement; de sorte que l'on observe souvent qu'une tête très-compressible, quoique d'un volume ordinaire, est expulsée par les seules forces de la nature, ou extraite artificiellement, à travers un rétrécissement moyen, sans difficulté particulière et sans préjudice pour la mère ou pour l'enfant. Ces variations dans la grosseur et la souplesse de la tête expliquent aussi comment il se fait qu'avec un même degré de rétrécissement, et à terme, la marche et la terminaison de l'accouchement présentent souvent les plus grandes différences; ainsi, quelquefois le travail s'achève par les seules forces de la nature; d'autres fois il exige l'intervention de l'art, et, dans ce dernier cas, tantôt les opérations nécessaires s'exécutent aisément, tantôt elles rencontrent de grandes difficultés. Il résulte de tout cela qu'il est bien difficile de déterminer à l'avance jusqu'à quel point le rétrécissement peut retarder ou empêcher le passage de la tête, et que, sauf les cas d'angustie pelvienne très-considérable, on ne peut souvent se rendre compte que pendant le travail du degré de disproportion qui existe entre le fœtus et le canal génital.

Les accoucheurs du dix-huitième siècle entendent par *enclavement* cet état dans lequel la tête est tellement serrée dans le bassin, qu'elle ne peut être ni poussée en avant par les contractions, ni refoulée à l'aide de la main (¹). Après une définition si précise, on ne devrait pas s'attendre à trouver ceux qui la formulent aussi souvent en contradiction avec eux-mêmes. Il ressort en effet des observations laissées par Levret et d'autres que, dans la pratique, on n'y regardait pas de trop près pour employer cette dénomination, et qu'on attribuait à l'enclavement tout retard prolongé qu'éprouvait la tête pendant son passage à travers le bassin; de là cette quantité énorme de cas d'enclavement qui sont rapportés dans les anciens écrits. Levret lui-même mentionne des cas (²) où il put passer la main à côté de la tête enclavée et atteindre le cou, voire même les épaules.

Tandis que la plupart des auteurs, avec Levret, établissent simplement une espèce d'enclavement qui consiste en ce que la tête est retenue dans le bassin par deux points opposés de sa circonférence, Rœderer admet que dans la paragomphose vraie, la tête est serrée sur tout son pourtour contre le bassin, avec une solidité telle, qu'elle ne fait pour ainsi dire plus qu'un avec ce dernier : «*ut tenuem stylum idem inter et genitalia, quacunque etiam in sede id fiat, adigere nobis non liceat* (³).

Sans aucun doute l'enclavement, pris dans le sens des anciens accoucheurs, appar-

(¹) Levret, *Suite des observat.*, 4ᵉ éd., p. 266.
(²) Voy. Levret, ouvrage cité, obs. 30, 31, 32.
(³) Rœderer, *Elementa*, ed. 1, § 419, 431.

tient aux accidents les plus rares. Bien plus, la paragomphose complète (Rœderer) est entièrement mise en doute par beaucoup d'accoucheurs expérimentés (Levret, Baudelocque). La tête paraît souvent immobile quand elle ne s'engage qu'avec lenteur à travers une région étroite du bassin. Elle peut être entièrement immobile quand elle a pénétré aussi loin que le permet l'étroitesse de l'espace pelvien, et que l'utérus, les eaux étant écoulées depuis longtemps, se trouve fortement rétracté sur le produit de la conception. Sans cette dernière circonstance, il est probable qu'il ne serait le plus souvent pas très-difficile de soulever légèrement la tête ou de lui donner quelque autre direction. Ce n'est qu'une exploration attentive qui peut apprendre si la tête est réellement enclavée et en quel endroit. Du reste, beaucoup d'accoucheurs attribuent encore aujourd'hui, toute espèce de retard ou de difficulté du travail provenant d'une disproportion entre la tête et la cavité pelvienne, à un enclavement. C'est ce qui a donné lieu à une division tout-à-fait illogique de la paragomphose en différents degrés.

On trouve des exemples d'enfants expulsés à terme et même quelquefois vivants, malgré une angustie pelvienne considérable (diamètre sacro-pubien = 81 à 67 millimètres, et même 54 millimètres), dans Baudelocque [1], Mme Lachapelle [2], Martin [3] et autres. Nous possédons le squelette d'une femme rachitique qui accoucha secrètement à terme d'un enfant mort pendant le travail; elle avait un diamètre sacro-pubien de 45 millimètres. L'observation de Solayrès, rapportée par Baudelocque, prouve jusqu'à quel degré extraordinaire la forme de la tête peut être modifiée dans les cas d'angustie pelvienne, sans que la santé du produit en souffre. De pareils cas ne sont sans doute que des exceptions, et ne se rencontrent que dans certaines circonstances éminemment favorables, dont Baudelocque [4] donne un excellent exposé.

§585. L'espèce de vice de conformation du bassin exerce aussi une influence importante sur la marche du travail. Sous ce rapport, le bassin *rachitique* (nous parlons de sa forme la plus commune) se distingue par des phénomènes propres et caractéristiques. Quand le degré du rétrécissement permet encore la terminaison spontanée de l'accouchement, les choses se passent habituellement ainsi : la tête, au début du travail, se trouve exceptionnellement élevée au-dessus des os pubis, et reste dans cette position longtemps après la rupture des membranes. Après l'écoulement des eaux, l'orifice utérin, presque complétement dilaté, s'affaisse et ne se dilate plus de nouveau que très-lentement; il se passe longtemps jusqu'à ce que la tête descende assez pour s'y engager. Si la tuméfaction du cuir chevelu s'est produite de bonne heure, elle peut induire en erreur un observateur peu expérimenté et lui faire croire que la tête elle-même presse sur l'orifice. Si des contractions énergiques font avancer le travail et que la tête commence à s'engager dans le détroit supérieur, la lèvre antérieure de l'orifice utérin reste souvent encore accessible au toucher, et se retire d'autant moins complétement que le segment inférieur est plus fortement pincé entre la tête et la paroi pelvienne antérieure. Se décide-t-on alors à diminuer la circonférence de la tête par la perforation, souvent l'orifice se dilate complétement en peu de temps. Pendant que toutes ces choses se passent, la tête elle-même affecte une position transversale, et la suture sagittale est rapprochée du promontoire. Cette inclinaison prononcée de la tête

[1] Baudelocque, 1815, t. I, § 96.
[2] Mme Lachapelle, 1825, t. III, p. 463.
[3] Martin, *Mémoires etc.*, 1835, p. 270.
[4] Baudelocque, 1815, t. II, § 1623 et suiv.

favorise manifestement son engagement dans l'entrée du bassin, facilité d'autre part par un chevauchement considérable des os du crâne. Le pariétal antérieur s'écarte de celui qui est retenu par le promontoire et le déborde, tandis que ce dernier subit assez fréquemment un enfoncement profond par la pression de l'angle sacro-vertébral. Enfin, si la puissance surexcitée par la résistance parvient à pousser dans le détroit supérieur la plus grande circonférence de la tête, en général tout obstacle est levé, et celle-ci traverse rapidement l'excavation pelvienne. Tandis que l'enfant succombe le plus souvent aux difficultés d'un pareil accouchement, la mère le supporte parfois sans préjudice notable. Mais ce qui favorise surtout la terminaison spontanée de l'accouchement dans les cas de ce genre, même quand le rétrécissement est prononcé, c'est, outre la mort du fœtus, l'énergie et la persistance extraordinaire des contractions, qui paraît appartenir en propre aux femmes rachitiques.

§ 586. Les choses se passent tout autrement quand il s'agit d'un bassin *également trop petit*. Ici non-seulement l'engagement de la tête dans le détroit supérieur (si toutefois l'espace est suffisant pour le permettre) est plus ou moins malaisé et pénible, mais sa progression devient de plus en plus difficile, parce que le rétrécissement n'est pas seulement limité à une région, comme dans le bassin rachitique, mais s'étend proportionnellement à toutes les portions du bassin. Le plus souvent, la contraction utérine ne suffit pas à vaincre tous ces obstacles accumulés, et le travail finit par s'arrêter tout à fait, d'autant plus facilement que l'entrée de la tête dans l'excavation est la cause d'une difficulté nouvelle. En effet, par suite de la pression que la tête (dont les téguments sont fortement tuméfiés) exerce sur les parties molles contenues dans le pelvis, et entre autres, soit directement, soit indirectement, sur les nerfs sacrés, l'action de la matrice est d'abord troublée, puis complétement paralysée. Les parois utérines, dans le voisinage immédiat de l'orifice, se tuméfient parce qu'elles sont comme étranglées entre la tête et le bassin, et deviennent douloureuses; par suite, les bords de l'orifice ne se retirent que très-lentement et très-difficilement. La parturiente paraît abattue ou indifférente; il se déclare des congestions vers la tête et la poitrine; le travail se prolonge indéfiniment, même quand le fœtus est mort sur les entrefaites; et si l'art n'intervient pas, la mère succombe, sans être accouchée ou peu après l'accouchement, le plus souvent à l'apoplexie, quelquefois à l'inflammation des organes du bassin. C'est la combinaison d'obstacles mécaniques et dynamiques qui rend le pronostic de l'accouchement beaucoup plus grave dans cette espèce de bassin que dans le bassin rachitique, même quand le rétrécissement atteint, dans ce dernier, un degré très-prononcé.

§ 587. Le bassin rétréci par l'*ostéomalacie des adultes* ne permet que rarement la terminaison de l'accouchement par les forces de la nature. Quand la viciation n'est encore que peu marquée, il peut arriver que la tête pénètre dans le bassin, mais elle ne le traverse que rarement sans le secours de l'art, parce que c'est le plus habituellement le détroit inférieur qui se rétrécit dès l'abord. Du reste, il n'existe pas encore d'observations suffisantes sur le mécanisme de l'accouchement dans cette sorte de bassin. Il résulte du mode de développement même de cette viciation que le rétrécissement est facilement assez prononcé pour exclure tout à fait la possibilité de l'extraction du fœtus par les voies naturelles.

Il ne faut pas perdre de vue un fait qui a été observé souvent, c'est que les os de bassins de ce genre peuvent céder au moment du travail et rendre ainsi possible la sortie du fœtus avec ou sans l'assistance de l'art (forceps, extraction manuelle). Ce résultat favorable a même été obtenu dans quelques cas où le degré du rétrécissement paraissait indiquer l'opération césarienne. Avant donc de se décider à entreprendre une opération importante, surtout la section césarienne (dont l'issue a presque toujours été fatale dans les cas de ce genre), il ne faudrait jamais négliger d'examiner le bassin minutieusement et à plusieurs reprises, pendant le travail et après que les douleurs ont agi suffisamment longtemps, pour s'assurer si peut-être les os ne sont pas devenus flexibles.

Ce sont des médecins anglais, en particulier Welchman et Barlow, qui observèrent les premiers cette élasticité des os. Welchman trouva, lors du quatrième accouchement de Mary Ordway (1782), que les os du bassin affecté d'un rétrécissement considérable (distance entre les tubérosités ischiatiques = 41 millimètres) cédaient au moment de chaque forte douleur; il espéra que l'enfant, s'il était petit, serait expulsé par les seules forces de la nature. Pourtant il se vit finalement obligé de recourir à la symphyséotomie, à laquelle la femme succomba. Les os du bassin étaient tellement ramollis, qu'ils se laissaient facilement couper à l'aide d'un couteau (1). Une notice sur le cas de Barlow se trouve dans Hull (2), qui croit également que pour le choix de l'opération il faut avoir égard à la flexibilité des os. Parmi les allemands ce fut Weidmann qui porta d'abord son attention sur ce sujet (3). Se basant sur les résultats de son observation, il proposa, dans des cas semblables, d'éluder la section césarienne en terminant l'accouchement à l'aide du forceps ou de la version; mais il rencontra une violente opposition de la part de Stein le jeune. — Un cas excessivement instructif a été observé par Ritgen (les ischions se touchaient, mais se laissaient écarter de 41 millimètres par la pression des doigts; provocation de l'accouchement prématuré dans la trente-quatrième semaine; naissance spontanée d'un enfant vivant; il était facile de constater que les ischions cédaient lors de la pression de la tête au moment de chaque douleur). Le cas de Lange (de Runkel) ne nous paraît pas moins remarquable (5). Lange rencontra une femme atteinte d'ostéomalacie au plus haut degré, et entièrement rabougrie à la suite de cette maladie; elle avait à peu près la taille d'une petite fille de onze ans. Elle avait déjà été accouchée une fois à l'aide du forceps et plus tard par la perforation. Pour cette fois, Lange reconnut l'opération césarienne comme le seul moyen de la délivrer; mais bientôt la tête franchit le détroit supérieur, et Lange accoucha la parturiente, au moyen du forceps, d'un enfant vivant. Il se convainquit clairement que, pendant le travail, le bassin s'élargit sous l'influence de la pression de la tête fœtale, et qu'après l'expulsion de l'enfant il s'affaissa de nouveau sur lui-même. Pareillement Fürst, de Mayence, dans une lettre au professeur Rosshirt, d'Erlangen, lui fit part d'un cas où il mit au monde, à l'aide du forceps, un enfant vivant, le bassin étant rétréci par ostéomalacie, après que d'autres médecins avaient déjà fait tous les préparatifs pour l'opération césarienne; Rosshirt a publié cette observation dans son *Traité des accouchements*.

(1) Voy. *Lond. med. Journal*, 1790.
(2) Hull, *Observ.*, p. 199, note.
(3) Weidmann, *De forcipe obstetr.*, p. 56, où se trouve rapporté un cas très-intéressant qui se rattache à notre sujet.
(4) Voy. *Gem. d. Zeitschr. f. Geburtsk.*, t. VI, p. 401.
(5) Voy. *Nass. Jahrb.*, t. XI, 1853.

§ 588. L'influence du bassin *oblique-ovalaire* sur la marche du travail s'exerce aussi bien sur la progression de la tête (ou de toute autre partie fœtale) que sur les rotations et les mouvements qu'elle exécute habituellement lors de son passage à travers le bassin normal. La difficulté de la descente du fœtus est naturellement proportionnée au rétrécissement, qui dépend lui-même, d'une part, du degré d'obliquité, et, d'autre part, du volume du bassin, abstraction faite de la difformité particulière. — Ainsi un bassin naturellement grand peut, quoique très-oblique, présenter un obstacle moindre au passage qu'un autre moins oblique, mais plus petit. La convergence des parois pelviennes de haut en bas peut rendre la difficulté plus grande dans l'excavation et au détroit inférieur qu'au détroit supérieur. Quelquefois le rétrécissement est tel que l'accouchement devient tout à fait impossible par les voies naturelles. Si l'on connaît bien la marche normale du travail, on se rend facilement compte des modifications que doit produire dans son mécanisme le genre de difformité qui nous occupe. — Enfin, pour ce qui concerne le rétrécissement du bassin par des *exostoses* etc., l'influence de celles-ci sur le travail est très-variable selon leur volume, leur siége, leur forme etc., et se rapproche, du reste, beaucoup de celle des difformités des os du bassin. Les cas cités plus haut prouvent que ces tumeurs peuvent rendre l'accouchement complétement impossible. De même la *spondylolisthésis* constitue un des obstacles mécaniques les plus graves.

§ 589. Le danger et le préjudice dont la mogostocie pelvienne menace la mère et l'enfant sont tantôt directs, produits par l'angustie elle-même, tantôt et très-fréquemment indirects et résultant des opérations qu'elle fait entreprendre. Nous avons déja traité ce dernier point dans l'obstétricie opératoire ; il ne nous reste donc plus à parler que des suites fâcheuses provenant directement de la difficulté du travail.

En opposant parfois à la contraction utérine une résistance invincible, l'angustie pelvienne expose la *mère* aux risques d'une rupture de la matrice ou du vagin. Les voies génitales elles-mêmes et le péritoine peuvent s'enflammer, se gangréner ; il peut se déclarer un état fébrile, qui conduit rapidement par l'épuisement à la mort. Quand la mère ne succombe pas avant ou bientôt après l'accouchement, l'attrition, l'inflammation, la suppuration des voies génitales entraînent souvent, lors de la puerpéralité, les accidents les plus graves, tels que la paralysie du col de la vessie, des fistules vésico- ou recto-vaginales, selon la région qui a été principalement exposée à la pression prolongée de la tête ; des abcès étendus dans le bassin, dans les symphyses, quand celles-ci ont particulièrement souffert ; et d'autres accidents pyoémiques qui amènent trop souvent la mort.

Le *fœtus* souffre de la pression prolongée de l'utérus (quand les eaux se sont écoulées depuis longtemps) et de la difficulté ou de la cessation des échanges entre le placenta et la matrice qui en est le résultat ; il meurt enfin d'apoplexie ou d'asphyxie. Si le bassin est vicié par le rachitisme, il arrive souvent que le cordon prolabe dans l'un de ses côtés et subit une compression. — Par suite de la pression inégale à laquelle la tête elle-même est soumise pendant fort longtemps, il se produit des épanchements de sang dans la cavité crânienne ; des enfoncements, des fissures, des fractures des os du crâne, ordinairement du pariétal ou du frontal qui correspond au promontoire. Des dépressions, même considérables, se redressent parfois spontanément, sans aucune suite fâcheuse, si toutefois elles n'ont été compliquées d'aucune autre lésion, tandis que les fractures des os du crâne sont presque toujours mortelles. — Il s'entend que la présentation du fœtus a une grande influence sur le pronostic, et que l'enfant souffre beaucoup plus et de bien meilleure heure quand, au lieu du crâne, c'est par exemple la face qui se présente au détroit supérieur.

[Les lésions du crâne fœtal produites pendant l'accouchement ont été surtout bien étudiées par Danyau [1], en France, et par Michaëlis [2], en Allemagne. Dans une note [3], où la question se trouve envisagée principalement au point de vue médico-légal, le premier de ces auteurs résume ainsi les caractères différentiels des fractures spontanées et de celles qui résultent de la pression du forceps : « En raison de l'excessive rareté des exostoses du bassin, on peut admettre que dans l'immense majorité des cas, les fractures spontanées du crâne sont produites par la saillie de l'angle sacro-vertébral d'un bassin rétréci à un degré médiocre. Dans ce cas, la tête, avant de franchir le détroit supérieur, et au moment même où elle le franchit, se trouve dans une position telle qu'on peut presque assurer que, s'il y a enfoncement simple ou fracture avec ou sans enfoncement, c'est vers la partie extérieure du pariétal droit ou gauche, suivant la position, ou dans la partie voisine du frontal correspondant, ou sur le pariétal et le frontal tout à la fois, que siégera la lésion osseuse. Il ne faut pourtant pas oublier qu'une fracture indirecte est possible; mais la contusion des téguments crâniens et l'ecchymose, très-circonscrites dans les points que je viens d'indiquer, quand la fracture peut être rapportée à la seule pression contre l'angle sacro-vertébral, seront des indices précieux. Enfin, l'examen de la forme du crâne qui permettra de reconnaître la présence ou l'absence d'une viciation du bassin générateur, faits à constater, sera d'un très-utile secours, et ne devra être négligé dans aucun cas. Les fractures produites par le forceps ont le plus souvent lieu sur les points mêmes où l'instrument est appliqué. La trace très-reconnaissable des branches, quand l'examen a lieu peu de temps après la naissance, indiquera facilement la cause de la fracture. Le siége sera nécessairement variable suivant l'application. C'est surtout quand elle aura été irrégulière (et elle l'est toujours plus ou moins quand le bassin est rétréci, et aussi dans quelques autres cas), qu'une fracture pourra être produite, et il n'y a pas de point du crâne où elle ne puisse avoir lieu. Par cette cause cependant, on la rencontrera plutôt, soit à la partie antérieure des frontaux, soit au milieu ou sur l'un des côtés de l'occipital. Il ne faut pas oublier non plus ici les fractures indirectes, qui ne seraient pas précisément en rapport avec la trace laissée sur les téguments du crâne par les branches de l'instrument; et surtout il est bien important de remarquer, au point de vue de la responsabilité médicale, que dans le cas même où le forceps, appliqué aussi irrégulièrement qu'il peut l'être au détroit supérieur, n'aurait pas produit de solution de continuité des os par compression directe, un enfoncement ou une fracture dans les points mêmes que nous avons indiqués plus haut, peuvent avoir été déterminés par la pression que la tête a éprouvée contre l'angle sacro-vertébral, en franchissant le détroit supérieur.»

[1] A. Danyau, *Des fractures des os du crâne du fœtus, qui sont quelquefois le résultat d'accouchements spontanés (Journal de chirurg. de Malgaigne, t. I, 1843).*

[2] Michaëlis, *Das enge Becken*, 1865.

[3] Voy. *Étude médico-légale sur l'infanticide*, par A. Tardieu. Paris 1868, p. 144 (note de A. Danyau).

Stoltz (¹) a signalé le premier une altération qui, sous le rapport médico-légal, peut avoir une importance et une valeur diagnostique considérables. Cette altération, qu'il désigne sous le nom d'*état parcheminé des téguments*, consiste dans l'impression sur les parties molles péricrâniennes d'une trace rouge d'abord, et plus tard desséchée et comme brûlée, ayant d'ordinaire son siége sur l'une ou l'autre des bosses pariétales et provenant évidemment du contact de cette partie avec l'angle sacro-vertébral.]

IV. *Traitement.*

§ 590. Le traitement propre à conjurer les accidents que nous venons d'exposer varie selon l'étendue de la disproportion qui existe entre le bassin et le fœtus. Pour arriver à poser des indications aussi précises que possible, on a l'habitude d'admettre plusieurs catégories d'angustie pelvienne, d'en fixer les limites en centimètres et en millimètres, et de dresser, d'après cette échelle, la liste des moyens à employer. Sans nier l'utilité théorique de ces essais, on ne peut cependant se dissimuler qu'ils resteront toujours insuffisants pour la pratique, parce que la difficulté du travail ne dépend pas seulement du degré de rétrécissement, mais encore du volume et de la souplesse de la tête et de la nature des contractions. Une indication basée uniquement sur l'étroitesse du bassin serait nécessairement incomplète. Lorsque l'angustie atteint un degré élevé ou même le plus élevé, il n'y a certainement pas de doute sur le procédé à mettre en usage. Mais quand le rétrécissement est moyen, il est parfois très-difficile de fixer l'indication, et cela n'est, en général, que rarement possible avant que le travail ait commencé et duré pendant quelque temps; d'une part, parce qu'il est difficile de mesurer exactement le bassin, d'autre part, parce que l'on ne peut pas prévoir avec quelque certitude quelle sera l'influence des autres éléments qui jouent un rôle dans l'accouchement. C'est dans ces cas surtout que l'expérience acquise dans des accouchements antérieurs peut être utile pour établir un plan de traitement.

§ 591. L'expérience journalière enseigne qu'un rétrécissement moyen, surtout quand il ne porte que sur une région ou sur un diamètre du bassin, peut n'exercer aucune influence préjudiciable sur le travail, si toutes les autres conditions sont favorables d'ailleurs; bien plus, il n'est pas douteux que c'est précisément pour cette raison que les degrés les moins prononcés d'angustie pelvienne sont fréquemment tout à fait méconnus. Mais on ne peut établir qu'approximativement la limite à laquelle cesse la probabilité d'une terminaison heureuse de l'accouchement par les forces de la nature. On admet d'ordinaire cette probabilité quand le diamètre sacro-pubien n'est pas diminué de plus de *treize millimètres*, et on a peut-être raison pour la majorité des cas, si toutefois le fœtus n'a qu'un développement ordinaire et si le bassin n'est rétréci que dans un sens. Mais il est incontestable qu'une diminution de moins d'un centimètre peut amener des troubles graves dans la marche du travail, et il est tout aussi

(¹) Voy. Pajot, *Des lésions traumatiques que le fœtus peut éprouver pendant l'accouchement.* Thèse de concours. Paris 1853. — L. de Mirbeck, *Des fractures et des enfoncements du crâne du fœtus pendant l'accouchement.* Thèse. Strasbourg 1863. Dans ce travail sont relatés plusieurs cas de fractures spontanées, observés par Stoltz.

certain qu'avec des rétrécissements plus forts que celui que nous avons indiqué plus haut (13 millimètres), l'accouchement peut se terminer exceptionnellement sans suites fâcheuses.

Quand donc un accoucheur reconnaît un rétrécissement moyen du bassin, il ne peut rien faire de mieux d'abord que de garder l'expectative. Si la présentation est bonne et l'action de la matrice suffisante, on n'a qu'à laisser marcher tranquillement le travail, en se bornant à détourner tout ce qui pourrait le troubler. Si l'accouchement traîne en longueur, et que la résistance des voies génitales impose à l'utérus des efforts plus énergiques que d'ordinaire, cette circonstance n'indique pas encore par elle-même l'intervention de l'art. On n'est autorisé à intervenir que *lorsqu'une plus longue durée du travail menace de devenir préjudiciable à la mère ou à l'enfant;* c'est ce qu'il est parfois difficile de reconnaître, sans contredit, et pourtant la réussite de l'opération dépend principalement du choix du moment favorable. D'ordinaire, un débutant est tenté d'opérer dès que le travail commence à s'arrêter, surtout quand la parturiente ou son entourage le presse vivement d'en finir; mais bientôt l'expérience lui enseigne que précisément dans les accouchements retardés par l'angustie pelvienne, *toute intervention prématurée est particulièrement nuisible*, et que dans tout le domaine de l'obstétricie il n'est pas un cas où la *patience* soit aussi indispensable à l'accoucheur. Une expectation sensée laisse à la tête le temps de pénétrer plus profondément dans le détroit supérieur ou dans l'excavation, de s'accommoder et de se diriger pour le mieux dans l'espace qui se présente à elle. L'opération, si toutefois elle devient encore nécessaire, est alors plus facile et le pronostic meilleur, dans la même mesure, pour la mère et pour l'enfant. Pour obtenir ces conditions plus favorables, il faut donner à la parturiente une position appropriée et tâcher, par tous les moyens, de lui rendre possible d'attendre bien longtemps. Toutefois l'expectation a aussi ses limites, qu'on ne peut dépasser sans inconvénient.

§ 592. Cependant les contractions utérines se sont succédé pendant longtemps depuis l'écoulement des eaux et la dilatation suffisante de l'orifice, sans que le travail fasse des progrès ultérieurs; la tête reste immobile à la même place du bassin (il faut se garder, dans ce cas, de confondre l'augmentation de la tuméfaction du cuir chevelu avec un mouvement de progression de la tête); les eaux se sont écoulées en grande partie et l'utérus s'applique exactement sur le fœtus; la température du vagin et du segment inférieur commence à s'élever, ces parties deviennent sensibles au toucher, la parturiente éprouve une douleur sourde quand on exerce une pression légère sur le ventre; le reste du corps commence à prendre part à l'irritation des parties génitales; le pouls est excité, la température de la peau s'élève etc. ; ou bien la diminution et l'affaiblissement des battements redoublés, l'écoulement du méconium, quoique la tête se présente, le volume considérable de la tuméfaction etc., indiquent que la vie du fœtus est menacée : dans ces circonstances, le moment est arrivé de venir en aide à la nature, et le moyen approprié consiste dans l'application du *forceps*, dont l'emploi promet des résultats d'autant plus favorables que le rétrécissement est moins prononcé.

Dans les présentations de la *face* il faut souvent, dans l'intérêt du fœtus, appliquer le forceps plus tôt que dans les présentations du crâne (voy. § 282). L'emploi répété du stéthoscope fait le plus souvent reconnaître le moment opportun pour l'opération. — Comme, dans les présentations de la face, l'application du forceps est en général plus difficile et par suite plus dangereuse pour la mère et l'enfant que dans les présentations du crâne, l'on devrait, suivant le conseil de quelques accoucheurs, lorsqu'un rétrécissement pelvien coïncide avec une présentation de la face, chercher à convertir cette dernière en présentation crânienne, avant de pratiquer l'opération ; c'est là un conseil qu'il est plus facile de donner que de mettre en pratique.

Si c'est le *pelvis* qui se présente, il faudra nécessairement recourir à l'extraction de la façon indiquée précédemment. Des tractions convenablement dirigées suffisent généralement pour dégager la tête, quand le rétrécissement pelvien n'est pas trop considérable ; mais le fœtus succombe le plus souvent. Ce n'est que dans les cas de bassins rachitiques que le passage de la tête s'exécute souvent avec rapidité, contre toute attente, et que le fœtus conserve la vie. La raison en est probablement que, d'une part, les douleurs chez les femmes rachitiques sont, en général, très-énergiques, et, d'autre part, que l'utérus, diminué de volume, se contractant par suite avec plus de vigueur, agit en dernier lieu sur la partie la plus ferme du fœtus, c'est-à-dire sur la tête [1].

§ 593. Si le forceps est manié avec prudence et habileté, et si les autres conditions (volume du fœtus etc.) sont favorables, il suffit quelquefois pour terminer heureusement l'accouchement, malgré un rétrécissement assez prononcé (par exemple avec un bassin rachitique présentant 8 centimètres de diamètre sacro-pubien). Par conséquent, l'emploi du forceps est toujours justifié quand la tête est assez basse pour qu'on puisse l'appliquer sûrement.

Mais si des tractions suffisamment fortes, et continuées aussi longtemps que faire se peut sans danger pour la mère, restent sans résultat, il serait évidemment absurde de vouloir à tout prix terminer l'accouchement de cette façon. Des tractions violentes tuent le fœtus et sont excessivement dangereuses pour la mère. Alors surgit l'indication de la *perforation*, qu'il faut faire le plus tôt possible, si (comme d'ordinaire) le fœtus est mort sur les entrefaites ; et qu'on peut reculer encore, si l'enfant vit, mais seulement aussi longtemps que la mère ne peut pas en éprouver de préjudice.

Lorsque, au moment où la terminaison artificielle de l'accouchement est indiquée, la situation de la tête est telle qu'elle ne permet pas encore l'application du forceps, il faut faire la version et l'extraction, si toutefois le pelvis présente une capacité suffisante pour permettre le passage d'un fœtus qui n'a pas été réduit dans ses dimensions.

Il va de soi que dans de telles circonstances il n'y a plus à songer à l'opération césarienne. En effet, — toutes les fois que le travail s'est prolongé considérablement après l'écoulement des eaux, que des contractions très-énergiques ont agi longtemps sur le fœtus, ou que même des tentatives d'extraction ont été faites, — il manque une condition indispensable de la gastro-hystérotomie, savoir, que la santé et la viabilité du fœtus n'aient pas été troublées. Tout aussi peu regardons-nous comme indiquée la symphyséotomie (que les défenseurs de cette opération ont recommandée dans les circonstances dont nous parlons), parce que l'espoir de sauver la vie du fœtus, déjà compromise, n'est que bien faible, ou du moins ne saurait entrer en ligne de compte avec le danger que cette opération fait courir à la mère.

[1] Voy. Stein, *Lehre der Geburtsh.*, t. I, §§ 206, 605 b.

§ 594. Il est de règle, quand l'angustie pelvienne indique l'accouchement artificiel, de faire autant que possible des tentatives d'extraction par le forceps; mais ce précepte n'est évidemment plus applicable quand le degré de rétrécissement ne permet pas à la tête de descendre à portée de l'instrument. Dans cette catégorie rentrent les cas où, le fœtus étant à terme, le plus petit diamètre du bassin (rachitique) a moins de 74 millimètres. Si le fœtus vit et qu'on ait lieu de croire qu'il a le développement et le volume normal, il n'y a qu'un moyen de le conserver, c'est l'*opération césarienne*, que l'accoucheur, si la mère y consent, doit faire dès que le moment favorable est arrivé (voy. 1re div., IVe chap.). Si la mère refuse de se soumettre à l'opération, il faut — en admettant que le bassin soit assez spacieux pour permettre le passage du fœtus diminué de volume — procéder à la perforation, mais seulement quand la terminaison immédiate de l'accouchement est indispensable. Il faut agir de même quand on a des doutes sur la vie du fœtus. Si le fœtus est mort, il n'y a naturellement pas de raison pour retarder la perforation; au contraire, il faut la faire aussitôt que possible, dans l'intérêt de la mère, pendant que celle-ci est encore assez forte.

Enfin, quand le bassin présente un ou plusieurs diamètres de 54 millimètres ou moins encore, l'opération césarienne est *absolument* indiquée, si le fœtus est à terme, qu'il vive ou non; l'on rapporte, il est vrai, quelques cas où l'on aurait réussi à extraire, à travers un détroit supérieur de 41 millimètres, la tête vidée et aussi comprimée que possible; mais l'expérience enseigne que l'extraction de la base du crâne, même quand le rétrécissement est moindre, exige de si grands efforts que les chances de conservation sont peut-être encore plus faibles pour la mère, après une opération si difficile, qu'avec l'opération césarienne.

[Voy. § 508, les principaux moyens qui ont été proposés pour réduire la base du crâne et pour arriver ainsi à substituer, autant que possible, l'embryotomie à l'opération césarienne, dans les rétrécissements extrêmes du bassin.]

Pour ce qui a rapport au *traitement de l'accouchement dans les cas de bassins obliques ovalaires*, on devra se conformer aux règles générales indiquées; cependant l'expérience a appris que, dans ce genre de difformité du bassin, l'application du forceps est le plus souvent accompagnée des plus grandes difficultés, et ne réussit d'ordinaire que lorsque l'on applique l'instrument dans le diamètre oblique rétréci. Lorsque la tête n'est pas encore descendue trop bas, *la version par les pieds* semble parfois présenter des avantages sur l'emploi du forceps, dans les cas de rétrécissement oblique peu prononcé, où la matrice n'est pas encore fortement rétractée sur le fœtus; l'avantage existe en ce sens qu'il devient possible, par la version, d'amener dans la moitié large du bassin la partie la plus volumineuse de la tête, c'est-à-dire l'occiput, primitivement engagé dans la moitié rétrécie [1]. Les degrés élevés de rétrécissement exigeront sans doute toujours la perforation, la céphalotripsie ou l'opération césarienne [2].

Dans les cas de *rétrécissement transversal* connus jusqu'à présent, la disproportion entre la tête et le bassin était tellement considérable que, dans trois de ces cas, la section césarienne devint nécessaire, et que dans le quatrième (Seyfert) et le cinquième

[1] Voy. Ed. Martin, *Ueber die Wendung auf den Fuss als Rettungsmittel des Kindes bei engen Becken* (*Monatsschr. f. Geburtsh.*, t. XV, fasc. 1).

[2] Voy. Hohl, Litzmann et Thomas, ouvrages cités.

(P. Grenser) l'accouchement dut être terminé par la perforation et la céphalotripsie. De même, les faits de *spondylolisthésis*, observés jusqu'à ce jour, ont rendu nécessaire, soit l'opération césarienne soit la perforation et la céphalotripsie.

§ 595. La terminaison, le plus souvent fatale pour la mère, de l'opération césarienne, la triste nécessité, si elle est refusée, de perforer parfois le fœtus vivant, les suites fâcheuses que les applications difficiles du forceps entraînent pour la mère et pour l'enfant, ont amené depuis longtemps les accoucheurs à chercher les moyens d'éviter ces graves opérations, et de mettre au jour des enfants vivants avec aussi peu de danger que possible pour la mère. Nous avons parlé plus haut en détail de celui d'entre ces moyens qui dépasse de beaucoup les autres en importance et en utilité, et de ses indications : nous voulons dire la *provocation artificielle de l'accouchement prématuré*. Voici les autres moyens proposés et la manière de les exécuter :

I. La *section de la symphyse pubienne* (*sectio symphyseos ossium pubis, symphyseotomia* seu *synchondrotomia*). Cette opération consiste dans la division des ligaments et des cartilages qui unissent les os pubis, pratiquée dans le but de produire, par l'écartement de ces os, un élargissement du bassin suffisant pour le passage du fœtus.

Proposée dans le dernier quart du siècle dernier pour remplacer l'opération césarienne, par Sigault, chirurgien à Paris, et exécutée une fois par lui, avec succès pour la mère et pour l'enfant, cette opération a été accueillie avec un enthousiasme que n'a peut-être jamais rencontré aucune autre invention dans l'art de guérir. Les voix autorisées qui dès le commencement contestèrent son utilité ne furent pas écoutées pendant longtemps, et il fallut plus d'une tentative malheureuse pour amener la conviction que la symphyséotomie est incapable de répondre aux espérances fondées sur elle et surtout de *remplacer l'opération césarienne*. Il arriva ainsi qu'on ne se décida que tardivement à finir par où l'on aurait dû commencer, c'est-à-dire à tâcher d'établir exactement quels avantages peuvent résulter de cette opération.

Examinons les doutes et les objections formulées contre la symphyséotomie :

1° Des expériences nombreuses et précises ont démontré que l'augmentation des diamètres du bassin obtenue par la symphyséotomie est bien loin d'être aussi considérable que l'ont prétendu ses défenseurs. Après la section de leur jointure, les pubis s'écartent de 7 à 14 millimètres, écartement qu'on peut, il est vrai, porter à 67 et 81 millimètres par l'abduction forcée des cuisses, mais non sans déchirer chaque fois les ligaments des articulations sacro-iliaques. Le diamètre antéro-postérieur, qui est le plus habituellement rétréci, est précisément celui qui gagne le moins. Il résulte des expériences de Baudelocque qu'en écartant les pubis de 67 millimètres, ce qui est impossible sans lésion des symphyses sacro-iliaques, on n'augmente ce diamètre que de 9 à 13 millimètres.

2° Jamais on ne peut établir à l'avance si les pubis s'écarteront, ni de combien. Il peut même arriver qu'une des symphyses sacro-iliaques, ou que toutes les deux, soient ossifiées, ce qui annule complétement le résultat de l'opération.

L'on a aussi trouvé la symphyse pubienne ossifiée, ce qui rend pour le moins l'opération infiniment plus difficile.

3º Nous venons de faire remarquer qu'on ne sait jamais d'avance de combien le bassin sera élargi par la symphyséotomie, et si l'augmentation obtenue suffira pour permettre la terminaison du travail ; aussi est-il arrivé fréquemment qu'après avoir pratiqué la section de la symphyse, on a été obligé de recourir non-seulement à des tractions violentes avec le forceps, mais encore à la perforation et à l'embryotomie, et même, dans quelques cas, à l'opération césarienne.

4º Si nous considérons le *résultat* de l'opération pour la mère et pour l'enfant, qu'elle a la prétention de conserver tous les deux, il ressort des cas publiés, qu'environ les deux tiers des femmes s'en tirèrent avec la vie sauve, mais qu'on n'a conservé que le tiers des fœtus.

5º Parmi les suites habituelles de l'opération, on mentionne : la contusion ou la déchirure des parties génitales externes dans le voisinage de la symphyse pubienne, l'inflammation et la suppuration de ces parties et des ligaments de la jointure, la carie ou la non-réunion des pubis, des lésions traumatiques du canal de l'urèthre, la suppuration et la destruction partielle de la vessie, l'incontinence d'urine, la déchirure des symphyses sacro-iliaques, les abcès de ces articulations et du tissu cellulaire du bassin, l'inflammation de la matrice et du péritoine. — Les femmes qui ont survécu à l'opération en ont souvent gardé la démarche chancelante, des chutes de la matrice et du vagin, des maladies de la vessie, des fistules vésicales ou vésico-vaginales, et sont demeurées valétudinaires pendant tout le reste de leur existence.

Ce qui précède démontre suffisamment combien peu la symphyséotomie est propre à rendre inutile la section césarienne et la perforation, et prouve qu'elle n'a donné que rarement les résultats qu'on en attendait. Aussi est-elle actuellement *tout à fait rayée* de la liste des opérations obstétricales.

La symphyséotomie a encore été proposée : 1º dans les cas de rétroversion de l'utérus où cet organe est tellement enclavé dans le bassin, qu'il est impossible de le replacer d'une autre manière (!) ; 2º chez des femmes mortes en travail, lorsque la partie fœtale qui se présente, tête ou pelvis, est fixée ou enclavée dans le bassin modérément rétréci, et que le fœtus est encore en vie [1].

Au lieu de diviser la symphyse pubienne, plusieurs accoucheurs, entre autres Champion, ont recommandé de scier l'un des pubis tout près de la symphyse. Stoltz a imaginé, pour pratiquer la *pubiotomie*, un procédé particulier, qui consiste à sectionner l'os sans entamer les parties molles. A cette fin l'on fait au mont de Vénus une petite ouverture correspondant à la crête du pubis du côté gauche ou du côté droit. Dans cette ouverture on introduit une aiguille plate, un peu recourbée, à laquelle est fixée une scie à chaîne. On fait filer l'aiguille le long de la paroi postérieure du pubis, en ayant soin de ne pas abandonner les surfaces osseuses, et on la fait ressortir au côté du clitoris, entre le corps caverneux et la branche descendante du pubis à laquelle il s'insère ; à la suite de l'aiguille, la scie est attirée. On la munit de ses poignées, et quelques mouvements de va-et-vient suffisent pour sectionner l'os, puis on retire l'instrument [2].

Afin d'obtenir un élargissement du bassin plus considérable que celui qui résulte de la symphyséotomie, Aitken, au siècle dernier, fit la proposition de scier les branches horizontales du pubis et les ischions, et de laisser s'opérer la consolidation de la pièce sciée de telle façon qu'elle déborde les extrémités des os demeurés en place; il se proposait ainsi de laisser un espace suffisant en vue d'un accouchement ultérieur. Galbiati, en 1833, a opéré d'après cette idée, en divisant de plus la symphyse pubienne; comme il fallait s'y attendre, le résultat de l'opération fut malheureux [1].

§ 596. II. L'*accouchement forcé* au commencement du septième mois de la grossesse a été proposé, en 1779, par Weidmann, qui retira lui-même plus tard sa proposition comme inadmissible (comp. § 515).

III. La méthode de Bruninghausen et d'Ackermann cherche, en affaiblissant la mère, à enrayer la *croissance du fœtus* et surtout le *développement de son système osseux*, pour faciliter ainsi son passage à travers le bassin rétréci. Dans ce but, ces médecins recommandent une alimentation incomplète pendant la grossesse; le régime végétal; les saignées répétées; les purgatifs; l'absence d'exercice; la diminution de la durée du sommeil etc. L'insuffisance d'une pareille méthode est évidente. L'expérience journalière démontre que des femmes faibles, amaigries ou qui sont forcées de s'imposer les plus grandes privations pendant leur grossesse, soit par la maladie, soit par leur position de fortune, donnent assez souvent le jour à des enfants très-bien nourris et même extraordinairement développés. Si l'on pousse trop loin la sévérité du régime, la santé de la mère et de l'enfant peut en souffrir, ainsi que le prouvent des exemples frappants.

[Cette méthode a été appliquée, en France, par Moreau et par Depaul (1849), qui disent en avoir obtenu plusieurs fois de très-bons résultats. Cependant il ne semble pas qu'ils aient trouvé beaucoup d'imitateurs. — On a encore proposé de modérer le développement du fœtus, en soumettant la mère à un traitement par l'iodure du potassium, seul, ou associé à l'iode pur. Les faits publiés à l'appui de cette dernière méthode ne sont ni assez nombreux ni assez probants pour en établir l'efficacité.]

§ 597. IV. La *version* suivie de l'extraction *par les pieds* est regardée par quelques accoucheurs comme un moyen qui permet d'éviter la perforation du fœtus vivant, quand la mère se refuse à l'opération césarienne formellement indiquée. Sans doute, on en tirera toujours cet avantage de n'avoir plus qu'à perforer la tête d'un fœtus mort après l'extraction du tronc; mais avant de se décider à faire la version, il faut d'abord bien examiner si les circonstances (degré de rétrécissement, contraction de la matrice, durée du travail etc.) permettent son exécution sans trop grand danger pour la mère.

Une autre question plus intéressante a soulevé souvent, et encore tout récemment, de vives discussions, à savoir si, dans les rétrécissements *modérés*, surtout rachitiques, l'accouchement n'est pas plus facile et n'offre pas plus de chances de succès par la version et l'extraction manuelle que par le forceps.

[1] Sur la proposition de Galbiati, consultez *Salzb. med. chir. Zeitschr.*, 1824, t. II, p. 110; t. III, p. 477; de plus Busch, *Ein Fall von Galbiati's Pelviotomie* (*Neue Zeitschrift für Geburtsk.*, t. I, p. 121); d'Outrepont, *ibid.*, t. II, p. 161.

Les résultats beaucoup plus avantageux de la présentation crânienne, comparée à celle de l'extrémité inférieure du tronc, les grands dangers qui menacent le fœtus dans ce dernier cas, chaque fois qu'il faut accélérer l'accouchement, ne permettent pas de douter des avantages marqués qu'offre, en général, le forceps sur l'extraction manuelle, précisément dans les cas d'angustie pelvienne. Il n'en est pas moins vrai que cette règle souffre des exceptions. Le genre de difformité du bassin, par exemple une forte projection en avant du promontoire, une inclinaison très-prononcée du détroit supérieur coïncidant avec une grande élévation de la tête, une présentation et une position défavorable de celle-ci, causent parfois de telles difficultés lors de l'application du forceps et surtout lorsqu'on essaie de faire descendre la tête dans le détroit supérieur rétréci, qu'on peut être obligé de renoncer à l'opération commencée, pour ne pas mettre à la fois en danger la vie de la mère et celle de l'enfant. Il est arrivé assez souvent, dans des cas de ce genre, qu'après avoir fait la version, on a pu extraire la tête bien moins difficilement qu'on ne s'y attendait, soit avec les mains seules, soit en s'aidant du forceps; quelquefois même l'enfant a été sauvé. La raison de ce fait — qu'on cherche habituellement dans un rapport mécanique plus favorable entre la tête venant la dernière et le bassin — n'est pas encore suffisamment éclaircie; mais le fait lui-même est constant. Quoi qu'il en soit, avant de se décider à faire la version dans des cas semblables, il faut peser mûrement le pour et le contre, et avoir une idée bien nette de la disproportion qui existe entre le bassin et le fœtus. Si cette disproportion n'est pas trop prononcée (fœtus de volume normal, plus petit diamètre du bassin d'au moins 8 centimètres); si la tête n'est pas fixée au détroit supérieur, mais mobile; si la matrice est assez peu contractée et assez souple pour qu'on puisse espérer retourner le fœtus sans danger pour la mère; enfin, si l'on est convaincu que l'enfant n'a pas encore souffert : alors, mais alors seulement, nous croyons que la version est suffisamment justifiée comme le seul moyen présentant encore des chances de salut pour le fœtus. Au contraire, nous pensons que ceux-là vont trop loin dans leur prédilection pour cette opération, qui, dans un rétrécissement modéré, sans même avoir essayé du forceps, procèdent aussitôt à la version, et veulent ainsi remplacer par elle toute application difficile de cet instrument que pourrait indiquer une angustie pelvienne. En effet, au moment où il faut faire la version — si l'on veut, autant que possible, en obtenir un résultat favorable — on ne peut pas encore, le plus souvent, affirmer si le forceps sera suffisant ou non ; de sorte qu'on fera assez souvent la version dans des cas où l'accouchement, si l'on avait attendu, aurait pu être terminé plus tard par le forceps ou même par les seuls efforts de la nature. Pour nous, nous ne donnons la préférence à la version que lorsque des accouchements antécédents ont démontré que l'état du bassin ne peut faire attendre de l'usage du forceps que des suites fâcheuses pour le fœtus (¹).

Enfin, la version pelvienne peut quelquefois être plus avantageuse que l'application du forceps, dans le cas de bassins rétrécis d'un seul côté (par exemple l'oblique-ovalaire), ainsi que nous l'avons déjà fait remarquer plus haut.

____

(¹) Voy. Hull, *Observations*, §§ 443 à 445.

Stein l'ancien (1771), Boër et autres déconseillent formellement la version sur les pieds dans les cas d'angustie pelvienne. Le premier de ces auteurs pose en fait, qu'un enfant qui naît difficilement en présentation crânienne ou qui ne peut être sauvé par l'application du forceps, offre encore beaucoup plus de difficultés à l'expulsion spontanée où à l'extraction quand la tête vient la dernière (¹). Boër dit qu'il est tout bonnement absurde de faire la version, lorsque la tête s'engage, mais ne peut avancer pour cause d'angustie pelvienne, parce que, dans ces cas, l'enfant succombe toujours (²). Baudelocque, au contraire, admet déjà dans la première édition de son ouvrage, que l'angustie pelvienne fournit souvent (dans les éditions ultérieures il est dit *parfois*) l'indication de faire la version et l'extraction par les pieds quand le rétrécissement, bien que très-faible, est cependant un obstacle à l'engagement de la tête; mais il ajoute que la version n'est utile qu'en ce qu'elle nous met en état de venir en aide aux contractions utérines par les tractions exercées sur le corps du fœtus. « La structure « particulière de la tête nous indique sur-quel principe nous devons opérer ainsi; cette « structure est telle que la tête s'affaisé plus aisément selon son épaisseur, et s'engage « plus facilement, quand l'enfant vient par les pieds, si elle est-bien dirigée, que lors- « qu'elle se présente la première etc. » D'après lui, ceux qui ont conseillé la version dans les cas d'augustie pelvienne n'ont pas eu assez égard au degré de disproportion existant entre le fœtus et le bassin, et ont ainsi sacrifié un grand nombre d'enfants pour un seul qu'ils ont pu sauver. En un mot, la version conviendrait tout au plus pour les cas « où le défaut de proportion est de très-peu de chose » (³). Baudelocque répète textuellement les mêmes préceptes dans les éditions ultérieures, sans cacher le danger de la version dans les cas d'angustie pelvienne (⁴). Parmi les auteurs allemands modernes, c'est principalement J. F. Osiander qui incline pour la version dans les cas de rétrécissement du bassin. Lui aussi croit qu'alors la tête se laisse plus facilement extraire, parce que sa partie la plus étroite, c'est-à-dire le segment inférieur de la face et le cou, se présente comme un coin; au contraire, quand c'est le crâne qui s'engage le premier, c'est la partie la plus large qui doit être entraînée à travers un espace rétréci. D'ailleurs il restreint l'indication posée avant lui par F. B. Osiander, qui faisait la version après l'emploi même énergique, mais infructueux, du forceps, simplement pour éviter la perforation, à laquelle, comme on sait, il ne voulait en aucune façon avoir recours (⁵). En France, Mme Lachapelle était très-portée pour la version dans les cas d'angustie pelvienne (⁶). De ses tableaux statistiques ressort ce résultat remarquable qu'on ne sauva pas même la moitié des enfants mis au jour à l'aide du forceps « pour un resserrement du bassin, » tandis qu'on put conserver près des deux tiers de ceux qui avaient été extraits par la version. Mais il est permis de douter que les cas qui ont été comparés entre eux étaient réellement identiques sous le rapport du degré de rétrécissement etc. L'avantage qui résulterait de l'emploi de la version, consisterait, d'une part, dans la plus grande facilité que l'on éprouve à donner à la tête la situation qui répond le mieux aux dimensions du bassin; d'autre part, dans la compression moindre que subirait la tête elle-même. Dans les cas d'inclinaison exagérée du bassin, ou de rétrécissement du détroit inférieur dans le sens transversal, Mme Lachapelle préfère également la version au forceps; les raisons qu'elle donne pour expliquer cette préférence commandent l'attention. Plus récemment, la version a été préconisée chaleureusement par Ritgen (⁷) et par Trefurt (⁸). Ce dernier fut attaqué vivement à ce propos

(¹) Stein, *Kleine Schriften*, p. 459.
(²) Boër, *Sieben Bücher*, p. 270.
(³) Baudelocque, *L'art des accouchements*, 1re édit., t. I, §§ 1211, 1212; 3e édit., t. II, §§ 1294, 1295.
(⁴) Baudelocque, 1re édit., t. II, §§ 1877, 1878.
(⁵) J. F. Osiander, *Anz. zur Hülfe etc.*, 1825, p. 188.
(⁶) Mme Lachapelle, 1825, t. III, p. 429.
(⁷) Voy. *Neue Zeitschrift f. Geburtsk.*, t. IX, 1840, p. 165.
(⁸) Trefurt, *Abhändl.*, 1844, p. 151.

par Stein neveu (1). Hohl (2) compte la version parmi les opérations *prophylactiques* dans les cas d'angustie pelvienne, mais il en pose les indications avec une louable prévoyance. Hecker (3) regarde la version comme indiquée « quand le diamètre antéropostérieur du détroit supérieur n'a guère moins de 81 millimètres, et que la nature omet, au détriment évident de la mère et de l'enfant, d'amener les dispositions nécessaires pour que la tête puisse s'adapter aux dimensions de la partie la plus large de l'excavation. » — Un exposé qui embrasse toute l'histoire et la critique de la doctrine de la version sur les pieds dans les cas de rétrécissement pelvien, se trouve dans l'ouvrage de Franke (4).

[En France, Cazeaux a admis, dans une certaine mesure, les idées de Mme Lachapelle, développées et très-vivement défendues par Simpson, d'Édimbourg, dans plusieurs Mémoires récents. « En résumé, dit Cazeaux (5), lorsque le bassin est rétréci dans son diamètre sacro-pubien, on aura recours au forceps si le sommet de la tête se présente en position transversale. La version pelvienne sera préférée : 1º dans les positions directement antéro-postérieures ; 2º dans les positions inclinées ou irrégulières du sommet ; 3º dans les présentations de la face et du tronc ; 4º dans les rétrécissements du détroit inférieur, qui se compliquent d'une étroitesse de l'arcade sous-pubienne. Inutile de rappeler la distinction importante que nous avons établie pour les bassins obliques ovalaires, où la version sera la règle. »

Dans un Mémoire, couronné par l'Académie de médecine (6), Joulin a étudié la question à un nouveau point de vue, celui de la somme des forces qu'il faut déployer pour terminer l'extraction de l'enfant. Il cite trois expériences dans lesquelles, pour obtenir un degré égal de réduction de la tête, l'emploi du forceps a exigé une force moindre (enregistrée par le dynamomètre) que l'extraction du fœtus par les pieds.]

§ 598. V. *La provocation de l'avortement.* Quand le rétrécissement du bassin est tellement prononcé que même l'embryotomie ne peut être exécutée sans grand danger au terme de la grossesse, la provocation de l'avortement offre de beaucoup plus grandes chances de salut pour la mère que tout autre procédé. La légitimité de cette opération se juge, en général, d'après les principes qui servent à décider la question suivante : est-il jamais permis de perforer un fœtus vivant et à terme ? Ceux qui répondent affirmativement accordent par cela même que la provocation de l'avortement peut devenir nécessaire dans certaines circonstances (dont on peut facilement se faire une idée, mais qui probablement ne se présentent que très-rarement dans la-pratique). Nous pensons qu'il faut admettre en principe que *l'opération césarienne est préférable* dans l'étroitesse absolue du bassin, quand la santé de la mère est bonne, parce que, dans ces conditions, on peut espérer, avec quelque vraisemblance, de sauver la vie et de la mère et du fœtus, tandis que par l'avortement provoqué, le fœtus est certainement sacrifié sans que l'accoucheur y soit forcé par la nécessité.

La détermination du moment où il faut provoquer le travail dépend naturel-

(1) Voy. *Neue Zeitschrift*, t. XIX, p. 33, et Trefurt, *Abwehr, ibid.*, t. XX, p. 24.
(2) Hohl, *Vortr.*, p. 362.
(3) Hecker, *Klin. der Geburtsk.*, p. 102.
(4) Franke, Walth., *Die Wendung auf die Füsse bei engem Becken.* Halle 1862.
(5) Cazeaux, 1867, p. 1012.
(6) Voy. la Bibliographie, p. 494.

lement du degré de rétrécissement. Le manuel opératoire (qui n'est pas dangereux pour la mère si on procède avec prudence et habileté) sera le même que pour la provocation de l'accouchement prématuré.

La provocation de l'avortement, dans le but de parer à certains dangers de l'accouchement, est déjà fort ancienne, comme il ressort des écrits d'Aëtius et d'autres. Le médecin grec ne mentionne (d'après Aspasie) qu'un nombre très-restreint d'indications, qui contrastent d'une manière frappante avec la richesse des moyens devant servir à provoquer l'avortement; aussi est-il à supposer que l'art obstétrical a emprunté ces moyens à une branche d'industrie très-répandue dans l'antiquité, qui les employait tout autrement que dans un but thérapeutique. Avec la propagation des doctrines chrétiennes, cette pratique disparut, à ce qu'il semble, complétement du rang des moyens obstétricaux; elle fut de nouveau remise en vigueur, pour la première fois, en Angleterre, par Will. Cooper [1]. Les résultats extraordinairement malheureux que l'opération césarienne avait toujours eus dans ce pays, expliquent l'empressement que mirent un grand nombre de médecins à adopter la proposition de Cooper [2]. En Danemark, P. Schul (probablement sans connaître la proposition de Cooper) recommanda (en 1799) la provocation de l'avortement dans le but d'éviter l'opération césarienne et la perforation parfois tout aussi dangereuse [3]. En Allemagne, Mende, le premier, se déclara ouvertement pour l'opportunité de cette pratique dans les cas d'étroitesse absolue du bassin [4]. La même opinion fut soutenue en France par Fodéré [1813], Marc [1833], et, tout récemment, par P. Dubois, qui, dans un excellent article [5], prouva la légitimité de l'avortement provoqué dans un but thérapeutique. Malgré cela, les avis concernant l'opportunité de l'avortement provoqué pour cause d'étroitesse absolue du bassin sont encore partagés, particulièrement parmi les accoucheurs allemands; même en France, où cette pratique avait obtenu une approbation presque générale sous l'influence de P. Dubois et de Cazeaux [6], une voix s'est élevée dans ces derniers temps pour l'attaquer [7]. Quoi qu'il en soit, la question ne peut pas encore être regardée comme résolue, et il paraît convenable que, le cas échéant, le médecin, avant de recourir à l'avortement provoqué, *prenne l'avis de confrères d'une compétence reconnue* [8].

C'est le rétrécissement pelvien ostéomalacique qui semble tout d'abord pouvoir donner lieu à la provocation de l'avortement, car il est naturel qu'une malade, effrayée par ses accouchements antérieurs, devenus de plus en plus difficiles, consulte l'accoucheur dès le début d'une nouvelle grossesse. S'il arrivait, en pareil cas, que l'exploration fît reconnaître un rétrécissement si prononcé qu'il ne pût livrer passage qu'à un produit non encore mûr, et que la femme déclarât être résolue à se soustraire à tout prix aux dangers d'un accouchement à terme, il serait du devoir de l'accoucheur de provoquer l'avortement. «Nous n'avons pas à examiner, dit Burns, s'il convient qu'une femme qui se trouve dans ces conditions ait des enfants. Je dirais volontiers que cela ne devrait pas être; mais il n'est pas moins évident que si une pareille femme est enceinte, il faut que nous venions à son secours.»

[1] W. Cooper, *Med. obs. and inq.*, vol. IV. Lond. 1771, p. 271.
[2] Voy. Hull, *Observ.*, p. 97 et 454; Burns, *Principles*, p. 507.
[3] P. Schul, *Comm. de liq. amnii etc. natura et usu.* Havn., p. 74.
[4] Mende, *Beitr. zur Prüf. etc. ärtzlicher Meinungen*, Greifsw. 1802, in-8°, p. 64.
[5] Voy. *Gazette méd. de Paris*, 1843, p. 135.
[6] Voy. le rapport de Cazeaux sur un avortement provoqué pour la troisième fois avec succès, et la discussion sur l'accouchement provoqué à l'Académie (*Bulletin de l'Acad.*, t. XVII, nᵒˢ 9 à 13, 1852. Bégin, Danyau, Dubois prirent part à cette importante discussion).
[7] Voy. Villeneuve, *De l'avortement provoqué dans les cas de rétrécissement extrême du bassin, considéré au point de vue religieux, judiciaire et médical.* Marseille 1853, in-8°.
[8] Voy. Brillaud-Laujardière (avocat), *De l'avortement provoqué, considéré au point de vue médical, théologique et médico-légal.* Paris 1862, in-8°.

[«La légitimité de l'avortement médical, dit Jacquemier (1), bien que privée de la sanction juridique, n'est pas douteuse. Ce qui lui manque, à défaut d'une sanction juridique, c'est une formule claire et vraie, justifiant en droit cette dérogation exceptionnelle... Le plus sûr et le plus prudent est de faire contrôler son appréciation par des confrères compétents. — On a été conduit à provoquer l'avortement dans deux conditions fort différentes : dans l'une l'indication est fournie par l'étroitesse extrême des voies naturelles, ne laissant d'autres alternatives que l'opération césarienne ou le sacrifice du fœtus ; dans l'autre, l'indication est fournie par divers accidents graves qui menacent très-prochainement l'existence de la femme enceinte, et qui sont si intimement liés à la grossesse qu'on est autorisé à croire qu'en l'interrompant à propos on les fera cesser. Le moment d'agir est déterminé par la certitude ou l'imminence du danger.» L'auteur que nous citons, d'accord avec la plupart des accoucheurs compétents de l'École de Paris, admet les indications de l'une et de l'autre catégorie. Dans la première il range les rétrécissements extrêmes du bassin, l'obstruction du bassin par des tumeurs volumineuses qui ne peuvent être ni déplacées, ni ponctionnées, ni enlevées, et — peut-être — une atrésie considérable et étendue du vagin ; dans la seconde, les vomissements incoercibles, la rétroversion utérine, les hémorrhagies, l'éclampsie, l'albuminurie. — Stoltz repousse absolument la destruction systématique du produit de la conception, accomplie dans le but d'éviter à la mère les dangers de l'opération césarienne, *qui aurait pu sauver les deux êtres à la fois* ; mais il recommande depuis longtemps et a pratiqué plusieurs fois avec succès la provocation de l'avortement dans les cas où la mère est menacée d'une mort *certaine* par la continuation de la grossesse.]

[*Résumé.* Il résulte des pages précédentes que les accoucheurs sont loin d'être d'accord sur la conduite à tenir dans les cas d'angustie pelvienne. Il y a peu de divergences tant que le rétrécissement permet, à la rigueur, le passage d'un enfant viable : accouchement provoqué dans les derniers mois de la grossesse, et, à terme, expectation d'abord, puis forceps. Mais l'accord cesse quand il s'agit d'un obstacle empêchant l'expulsion du fœtus vivant, ou non diminué de volume, ou même réduit par l'embryotomie. Les dissidences portent alors sur l'admissibilité, soit de l'opération césarienne, soit du fœticide destiné à éviter cette opération, ou seulement à diminuer les dangers que court la mère. Nous nous contenterons de *résumer* les opinions qui sont professées, à cet égard, aux écoles de Strasbourg et de Paris.

Stoltz (suivi en cela par l'immense majorité de ses élèves) cherche avant tout à sauver les deux êtres dont la vie est en question. Admettant comme démontré qu'en dehors des grands centres de population la section césarienne permet de conserver un grand nombre de mères et la plupart des enfants, il donne la préférence à cette opération dans tous les cas où il se trouve libre de choisir entre elle et l'embryotomie, et réserve cette dernière pour les circonstances où la mort du fœtus est constatée d'une façon indubitable. Il rejette l'avortement provoqué dans tous les cas où la grossesse peut continuer et se terminer sans coûter nécessairement la vie à la mère. Bien qu'il pense que la symphyséotomie ne mérite pas complétement l'oubli où elle est tombée, il n'a jamais jugé à propos de l'appliquer, même en se servant du procédé spécial qu'il a imaginé (pubiotomie).

Quant aux doctrines actuellement admises à l'École de Paris, elles se trouvent exprimées d'une manière claire et succincte dans le tableau suivant du professeur Pajot. Nous ferons seulement remarquer que la céphalotripsie répétée sans tractions, bien qu'ayant reçu un accueil favorable, n'est pas encore adoptée, à titre de méthode générale, avec toute l'extension que lui donne son auteur.]

(1) Jacquemier, *Dictionnaire encyclopédique des sciences médicales*, t. VII, 1867 ; article *Avortement (provoqué)*, p. 577.

CLASSIFICATION DES VICES DE CONFORMATION DU BASSIN CHEZ LA FEMME (d'après le tableau du professeur Pajot).

DES ACCOUCHEMENTS VICIEUX EN PARTICULIER. — VICES DE CONFORMATION DU BASSIN.

<table>
<tr>
<td colspan="3" rowspan="2">Par ÉTROITESSE (très-important).</td>
<td>ABSOLUE (Velpeau) ou avec perfection des formes (P. Dubois.)</td>
<td>Chez les femmes de toute taille — on ne soupçonne pas le rétrécissement, les os sont normaux en forme, consistance etc.
Chez des naines. — Les os conservent les caractères du jeune âge.</td>
<td>RÉTRÉCISSEMENT DE TOUS LES DIAMÈTRES.</td>
<td rowspan="14">

CAUSES
des vices de conformation par étroitesse.
Ramollissement des os. — Rachitisme. — Ostéomalacie. — Déviation ou altération antérieure d'une autre partie du squelette. — Arrêt de développement.

DIAGNOSTIC.
Renseignements sur l'enfance de l'individu. — Examen du sujet, de la taille (généralement petite) des membres inférieurs (le plus souvent cuisses courtes, fémurs arqués, jambes torses), de la démarche, de la colonne vertébrale (sa torsion n'implique pas nécessairement un bassin vicié), de la grosseur du crâne etc.
Mensuration externe du bassin avec le compas d'épaisseur de Baudelocque.
On trouve sur un bassin bien conformé : du sommet de la symphyse des pubis, à la première apophyse épineuse du sacrum : 19 cent.
De l'épine iliaque antéro-supérieure à celle opposée : 24 centimètres.
De l'épine iliaque antéro-inférieure à celle opposée : 21 centimètres.
Mensuration interne avec les pelvimètres de Mme Boivin, de Vanhuevel, Stein, Coutouly etc., ou mieux le doigt.
On dirige le doigt indicateur vers l'angle sacro-vertébral, on marque sur ce doigt, avec l'autre index, le point où arrive la symphyse des pubis, on défalque environ un centimètre, on a le diamètre antéro-postérieur.

PRONOSTIC.
Pour la grossesse, prédisposition à l'accouchement prématuré.
Pour la femme et l'enfant, toujours grave, variant néanmoins selon : 1° le degré de rétrécissement; 2° le volume du fœtus, la présentation, et 3° le degré d'énergie des contractions (on se fera mieux une idée du pronostic en étudiant le traitement).

</td>
<td rowspan="4">Le bassin vicié à 9 cent. 1/2 au moins, dans le plus petit diamètre.</td>
<td rowspan="4">

SOMMET. Attendre cinq ou six heures après la dilatation complète, la tête étant au détroit supérieur. — Au détroit inférieur, attendre deux ou trois heures. Appliquer le forceps (pour moi, j'aime mieux dire : Attendre tant que les contractions se soutiennent et que l'état de la mère et de l'enfant ne périclite pas).
FACE. Chercher à convertir en présentation du sommet ou forceps sans attendre autant que pour le sommet.
PELVIS. Attendre, puis des tractions modérées et intelligentes sur les extrémités, dégagement artificiel de la tête avec les mains ou le forceps.
TRONC. Tenter la version céphalique, puis, comme pour le sommet — si l'on ne peut réussir — version pelvienne dans tous ces cas, pour Mme Lachapelle et M. Simpson.

</td>
</tr>
<tr>
<td>Chez des naines. — Les os conservent les caractères du jeune âge.</td>
</tr>
<tr>
<td rowspan="9">RELATIVE (Velpeau) ou avec déformation des os. (P. Dubois.)</td>
<td rowspan="4">Par compression antéro-postérieure. Aplatissement d'avant en arrière (P. Dubois). Vice le plus fréquent.
QUATRE VARIÉTÉS.</td>
<td>1° La compression a porté sur le détroit supérieur seul, saillie de l'angle sacro-vertébral; excavation et détroit inférieur normaux ou même plus grands.</td>
<td rowspan="11"></td>
<td rowspan="3">9 cent. 1/2 au plus et 8 cent. au moins.</td>
<td rowspan="3">

Si l'enfant vit, attendre quelques heures après la dilatation, puis forceps; si l'on ne réussit pas, attendre encore deux ou trois heures, puis seconde application, quelquefois une troisième; enfin, perforation du crâne, attendre, ou mieux céphalotribe. — Si l'enfant est mort, on doit se décider plutôt pour ce dernier moyen. (Accouchement prématuré artificiel à sept mois et demi, huit mois, — surtout si précédemment la femme n'a pas pu accoucher spontanément ou par le forceps. — M. P. Dubois exige cette dernière condition).

</td>
</tr>
<tr>
<td>2° Sacrum plat ou convexe même, et projeté en avant. — Détroit supérieur et excavation rétrécis.</td>
</tr>
<tr>
<td>3° Projection en avant de l'angle sacro-vertébral, projection dans le même sens de la pointe du sacrum, courbure de l'os excessivement exagérée. — Détroits supérieur et inférieur rétrécis. — Excavation agrandie.</td>
</tr>
<tr>
<td>4° Symphyse des pubis aplatie, ou rentrant en dedans, ou très-allongée; barrure, ou oblique ou dehors en dedans.</td>
<td rowspan="4">8 cent. au plus et 6 cent. 1/2 au moins.</td>
<td rowspan="4">

Perforation du crâne et céphalotripsie (ne se fait plus), après avoir attendu ce qu'on peut espérer des contractions sans compromettre l'état de la mère. (Accouchement prématuré artificiel de 7 à 8 mois, — régime peu nutritif pour la femme.) (Moreau, Depaul).
Si, dans ces ces deux cas de rétrécissement, le fœtus présente une autre partie que le sommet, tenter de le ramener au détroit supérieur et agir ensuite comme il est indiqué. Si l'un des côtés du bassin était plus large que l'autre (oblique ovalaire, colonne vertébrale déviée), telle position du fœtus réclamerait la version.

</td>
</tr>
<tr>
<td rowspan="3">Par compression oblique. Enfoncement des parois antéro-latérales. (P. Dubois.) Le plus fréquent après le précédent.
TROIS VARIÉTÉS.</td>
<td>1° D'un seul côté, saillie de la surface quadrilatère qui correspond au fond de la cavité cotyloïde. Diamètre oblique rétréci.</td>
</tr>
<tr>
<td>2° Des deux côtés. Écartement et gouttière interne formée par les pubis. Diamètres obliques rétrécis. Diamètre antéro-postérieur allongé, mais ne pouvant loger la tête.</td>
</tr>
<tr>
<td>3° Bassin oblique ovalaire (Nægele). Caractère principaux. — Ankylose de l'une des symphyses sacro-iliaques. M. Cazeaux et nous nous nions l'importance de ce caractère. Défaut de développement d'une moitié du sacrum et de l'os iliaque du même côté, l'os iliaque opposé régulier en apparence et cependant déformé etc.</td>
</tr>
<tr>
<td rowspan="2">Par compression transversale. d'un côté à l'autre. (P. Dubois.)
DEUX VARIÉTÉS.</td>
<td>1° Rapprochement des tubérosités sciatiques et des branches ischio-pubiennes. Détroit inférieur rétréci.</td>
<td rowspan="3">Au-dessous de 6 cent. 1/2.</td>
<td rowspan="3">

Tenter l'embryotomie et l'application du céphalotribe. Céphalotripsie répétée sans tractions. Au-dessous de 5 centimètres, même opération, tant que le céphalotribe peut passer. Au-dessous, opération césarienne. — Avortement provoqué après l'avis de plusieurs confrères.

</td>
</tr>
<tr>
<td>2° Un des côtés du bassin moins développé que l'autre. La colonne lombaire n'est pas au centre.</td>
</tr>
<tr>
<td>Par compressions combinées. VARIÉTÉS NOMBREUSES.</td>
<td>Bassins bilobés — triangulaires — réniformes — cordiformes — pyramidaux — trilobés — trapézoïdes etc. (Mme Lachapelle.)</td>
</tr>
<tr>
<td colspan="3">Par AMPLITUDE (assez peu important).</td>
<td colspan="3">Déviations, déplacements de l'utérus, séjour de la matrice dans l'excavation pendant la grossesse, chute de l'utérus, accouchement trop rapide et ses dangers.</td>
<td colspan="2">Faire coucher la femme dès les commencements du travail, empêcher les efforts avant la dilatation, soutenir la matrice, retarder la brusque sortie du fœtus.</td>
</tr>
</table>

BIBLIOGRAPHIE.

Vices de conformation du bassin.

De Fremery, Nic. Corn., De mutationib. figuræ pelvis præsert. iis quæ ex ossium emollitione oriuntur. Lugd. Batav. 1793, in-4º, p. 29 sqq.

Hull, J., A defence of the cesar. oper. etc. Manch. (1798), p. 162, 193.

Brünninghausen, Etwas über Erleichter. schwerer Geb. Würzb. 1804.

Ackermann, Ueber die Erleichterung schwerer Geburten, vorzüglich über das ärztl. Vermögen auf die Entwickelung des Fötus. Ein Schreiben an Brünningh. Iena 1804, in-4º.

Hirt, H. A., De cranii neonator. fissuris ex partu naturali etc. Lips. 1815, in-4º.

Kist, F. C., Historia crit. pelvimensorum. Lugd. Batav. 1818, in-8º.

Boivin (Mme), Recherches sur une des causes les plus fréquentes et les moins connues de l'avortement, suivies d'un mémoire sur l'intro-pelvimètre, ou mensuration interne du bassin. Paris 1828.

Papavoine, Accouchement mortel par suite de fractures et de déformation consécutive du bassin (Journal des progrès, t. X, 1828).

Kilian, H. F., Beitr. zu einer genaueren Kenntniss der allgem. Knochenerweichung der Frauen etc. Bonn 1829, in-4º.

Wellenbergh, J. H. J., Abhandl. über ein Pelvimeter, nebst Wahrnehmungen etc., herausg. von Kiehl. Haag 1831, in-8º.

Hedinger, Ch. F., Ueber die Knochenverletzung bei Neugeb. Stuttg. 1833, in-8º.

Nægele, F. Ch., resp. *G. G. Clausius*, Com. s. cas. rariss. mogostociæ pelvin., additis observationib. de discrimine inter pelvim e rachitide et pelvim ex osteomal. adult. deformem. Francof. 1834, in-4º.

Dubois, P., Dans les différents cas d'étroitesse du bassin, que convient-il de faire ? Thèse de concours. Paris 1834.

Sédillot, De l'anatomie pathologique des luxations anciennes du fémur dans la fosse iliaque externe. Paris 1835. Reproduit in : Contributions à la chirurg. Paris 1868, t. I, p. 296.

Körber, G. J. L., Die Knochenbeschädigung der Früchte etc. Würzb. 1835, in-8º.

Wallach, J., Nonnullæ de osteomal. etc. quæstiones. Cassel. 1836, in-8º.

Betschler, J. G., Comm. dystociæ decursum in pelvi rachit. sist. Vratisl. 1837, in-4º.

Nægele, Fr. Ch., Des principaux vices de conformation du bassin et spécialement du rétrécissement oblique, trad. par A. C. Danyau. Paris 1840, grand in-8º, avec 10 pl. lith.

Dubois, P., Observation d'une naine chez laquelle on eut recours à l'accouchement prématuré artificiel avec succès (Bulletin de l'Acad. de méd., 1840, t. V, p. 25).

Dubois, Dictionnaire de méd. en 30 vol., article Pelvimètre. Paris 1841, t. XXIII.

Depaul, Note sur une fracture du pariétal gauche dans un cas de version chez une femme qui avait un vice de conformation du bassin (Bullet. de la Société anat., 1841, p. 45).

Martin, E., Prog. de pelvi oblique-ovata cum ancylosi sacro-iliaca. Ien. 1841, et Neue Zeitschrift für Geburtsk., t. XIX, p. 111.

Vanhuevel, Mémoire sur la pelvimétrie et sur un nouveau mode de mensuration pelv., 2e édit. Gand 1841, in-8º.

Depaul, Note sur un bassin rachitique (Bulletin de la Société anatomique, 1842).

Robert, Fr., Beschreibung eines im höchsten Grade querverengten Beckens, bedingt durch mangelhafte Entwicklung der Flügel des Kreuzbeins und Synostos. congen. beider Kreuzdarmbeinfugen, avec 8 pl. Carlsruhe u. Freiburg, 1842, in-fol.

Spengel, H. G. D., D. s. dilatationem pelvis ex osteomal. coarctatæ in partu bis observatam. Heidelb. 1842, in-8º.

Swaagmann, A. H., De osteomal. universal. femin. atque de pelv. figur. mutationibus quæ ex ea oriuntur. Groning. 1843, in-8º.

Danyau, Nouvelle observation de bassin obliq. oval. Remarques sur la nature et l'origine de ce vice de conformation (Journal de chirurg. Paris 1845).

Depaul, Examen comparatif de deux bassins viciés, l'un par ostéomalacie, l'autre par rachitisme (Bullet. de la Société anat., 1846).

Kirchhöfer, *C.*, Beschreibung eines durch Fehler der ersten Bildung querverengten Beckens, avec gravure (Neue Zeitschr. für Geburtskunde, t. XIX, 1846, p. 305).

Kilian, *H. F.*, Das halisteretische Becken in seiner Weichheit und Dehnbarkeit während der Geburt, durch neue Beobachtungen erläutert. Bonn 1829, in-4°.

Stoltz, Observations d'ostéosarcome du bassin (Gaz. des hôpit., 1848).

Depaul, De l'influence de la saignée et d'un régime débilitant sur le développement de l'enfant pendant la vie intra-utérine : utilité de cette méthode pour certains vices de conformation du bassin (Journal de chir., 1849, et Arch. gén. de méd., 4e série, t. XXI, 1849).

Lenoir, Mémoire sur quelques variétés de forme ou quelques vices de conformation du bassin (Bullet. de l'Acad. de méd. Paris 1850-1851, t. XVI, et Arch. gén. de méd., 4e série, t. XXVI).

Michaelis, *G. A.*, Das enge Becken etc., publié par C. C. Th. Litzmann. Leipz. 1851, in-8°, p. 145.

Hohl, *A. Fr.*, Zur Pathologie des Beckens. 2e édit. Leipz. 1852, in-4°, p. 69.

Hayn, *A.*, Beiträge zur Lehre von schräg-ovalen Becken, avec 1 pl. lithog. Königsberg 1852, gr. in-4°.

Robert, *F.*, Ein durch mechanische Verletzung und ihre Folgen querverengtes Becken, im Besitze von Hrn. P. Dubois zu Paris, avec 6 pl. lithog. Berlin 1853, in-4°.

Litzmann, *C. C. Th.*, Das schräg-ovale Becken, mit besonderer Berücksichtigung seiner Entstehung im Gefolge einseitiger Coxalgie, avec 5 pl. lithog. Kiel 1853, gr. in-fol.

Dubois, *Paul*, Leçons et considérations pratiques sur les vices de conformation du bassin (recueillies par Rouyer). Paris 1856.

Hubert (de Louvain), Mémoire sur le mécanisme du développement du bassin et de la production de ses principales anomalies. Bruxelles 1856.

Litzmann, *C. C. Th.*, Die Formen des Beckens, insbesondere des engen weiblichen Beckens, nach eigenen Beobachtungen und Untersuchungen, avec 6 planches lithogr. Berlin 1861, p. 95, in-4°.

Stoltz, Accouchement prématuré artificiel; enfoncement du pariétal gauche par l'angle sacro-vertébral. (Gazette méd. de Strasbourg, 1858, p. 49.)

Thomas, *A. E. S.*, Das schrägverengte Becken von Seiten der Theorie u. Praxis, nach dem gegenwärtigen Stand der Wissenschaft, avec 7 pl. lithog. Leyden 1861, gr. in-4°.

Feist, *Fr. L.*, Ueber den Mechanismus der Geburt im mässig verengten rachitischen Becken (Monatsschr. für Geb., t. XXI, Supplem. H., p. 87).

Blot, *H.*, De la version pelvienne dans les cas de rétrécissement du bassin (Arch. gén. de méd., 1863).

Litzmann, Ein Fall von natürlicher Geburt eines ausgetragenen lebenden Kindes bei einem im höchsten Grade (nach links hin) schrägverschobenen Becken mit rechtseitiger Ankylose des Kreuzbeins mit dem Hüftbeine. Nebst Bemerkungen über die Entstehungsweise dieser Beckenform im Allgemeinen, und deren Einfluss auf den Mechanismus der Geburt (Monatssch. für Geb., t. XXIII, p. 249-302).

Guignard, Observation de bassin oblique-ovalaire (Bulletin de la Société de médec. d'Angers, 1re série, 1864).

Joulin, De la version pelvienne, de ses avantages et de ses inconvénients, et de l'application du forceps dans les cas de rétrécissement du bassin. Mémoire couronné par l'Acad. de médec. (Mémoires de l'Acad. impériale de méd. Paris 1865, t. XXVII, in-4°.)

Barnes, *R.*, On Spondylolisthesis with an Accounth of a case in which premature Labour was induced (Transaction of the obstetrical Society. London 1865, t. VI, 78)

Martin, *Ed.*, Zur Behandlung der Schädelgeburten bei rachitisch verengten Becken (Berlin. klin. Wochensch., III, 1, 1866).

Chanoine, Considération sur les altérations du bassin, produites par le raccourcissement des membres inférieurs. Thèse. Paris 1867.

Bailly, *Emile*, Nouveau Dictionn. de méd. et de chirurgie pratiques, article *Bassin*.

Depaul, Dictionnaire encyclopédique des sciences médicales, article *Bassin*.

Stanesco, Recherches cliniques sur les rétrécissem. du bassin basées sur 414 cas, observés à la clinique d'accouchem. de Paris pendant 16 ans. Thèse de doctorat. Paris 1860.

CHAPITRE III.

DE LA DIFFICULTÉ DE L'ACCOUCHEMENT PROVENANT DE LA CONFORMATION VICIEUSE DES PARTIES MOLLES SITUÉES DANS ET CONTRE LE BASSIN.

§ 599. Les conditions vicieuses, à l'étude desquelles est consacré le présent chapitre, appartiennent ou bien aux *voies génitales molles* : orifice utérin, vagin et vulve, ou bien aux *parties molles avoisinantes* : vessie, rectum, ovaires etc. Les anomalies de ces organes, très-diverses dans leur nature, peuvent opposer à l'expulsion du fœtus des obstacles variés et quelquefois assez prononcés pour rendre impossible l'accouchement par les voies naturelles. Pour cette raison, et aussi parce qu'il est souvent très-difficile de les reconnaître, elles ne méritent pas moins l'attention de l'accoucheur que les vices de conformation du canal génital osseux.

Nous allons d'abord considérer les diverses espèces de rétrécissements et d'atrésie des voies génitales molles, à l'exception de celles qui proviennent de tumeurs ; nous étudierons ensuite le déplacement du col dans les cas d'obliquité de la matrice, et, enfin, les autres obstacles à l'accouchement qui sont causés par des tumeurs des parties molles du bassin.

A. *Rigidité, étroitesse, occlusion des parties génitales molles.*

§ 600. Sans aucune modification de structure, par simple *rigidité*, l'*orifice utérin* peut n'être pas disposé à s'ouvrir ou à se dilater, et retarder ainsi l'accouchement. Loin d'être aussi mou qu'à l'état normal dans l'intervalle des contractions, il présente des bords *raides, tendus comme des cordes à boyaux;* il est aussi moins sensible au toucher. Souvent les douleurs sont en même temps faibles et rares, et l'orifice paraît ne pas se dilater par suite d'un état vicieux de la contractilité utérine. — Nous avons parlé plus haut du spasme de l'orifice comme cause de mogostocie. — La rigidité du *vagin* et de la *vulve* peut aussi rendre l'accouchement difficile. Outre la plus grande rénitence que présente le vagin au doigt explorateur, on y remarque un abaissement de la température et une diminution de la sécrétion muqueuse. Cet état coexiste assez fréquemment avec la rigidité de l'orifice utérin. On a souvent prétendu que la difficulté de l'accouchement par raideur des voies génitales est surtout fréquente chez les primipares avancées en âge; l'observation ne confirme pas la vérité de cette assertion[1].

Les *moyens* qui se montrent utiles dans cette espèce de difficulté de l'accouchement sont les suivants : injections de liquides émollients dans le vagin; introduction d'une éponge imbibée d'un de ces liquides; bains de siége, de vapeur; application de la douche chaude sur la portion vaginale du col etc. Il faut rejeter l'emploi d'instruments (dilatateurs) pour élargir l'orifice utérin. De même, les incisions sont rarement nécessaires. « Le temps et la patience, dit avec raison Mme Lachapelle, sont plus efficaces et moins dangereux[2]. »

[1] Voy. Mme Lachapelle, t. I, 1821, p. 58.
[2] Mme Lachapelle, t. III, 1825, p. 306, 307, 367.

§ 601. L'étroitesse et la résistance de l'orifice et du col de la matrice peuvent aussi tenir à des *lésions antérieures* provenant d'accouchements difficiles ou d'extractions artificielles, ou bien être la suite de certaines maladies, telles que le *squirrhe* etc. On reconnaît cet état par les anamnestiques et par la *structure inégale, bosselée, souvent cartilagineuse, du col utérin*. Son influence sur l'accouchement dépend du degré et de l'étendue de la modification des tissus. Si cette altération n'est pas trop prononcée et se borne à des parties isolées, tandis que les autres peuvent remplir leur destination, l'accouchement se fait souvent par les forces seules de la nature, mais non pas toujours sans suites fâcheuses. La déchirure du col de la matrice résultant de sa dilatation inégale est principalement à craindre.

Si le travail se prolonge par trop, ou si les forces expulsives ne peuvent vaincre l'obstacle (après que les injections émollientes, les bains de siége etc. sont restés inefficaces), l'on est obligé d'*inciser* l'orifice utérin sur plusieurs points de sa circonférence, au moyen d'un bistouri boutonné ou de ciseaux appropriés à pointes arrondies, tels que les ciseaux à polypes de Siebold. Le nombre de ces incisions variera suivant les circonstances; la crainte de les voir donner lieu à des déchirures, à des hémorrhagies excessives etc., n'est aucunement fondée; de plus, la petite opération est tout à fait indolore. S'il existe une dégénérescence morbide, il faut que les incisions traversent toute la masse dégénérée; dans tous les autres cas, il suffit qu'elles aient de 4 à 7 millimètres d'étendue. Du reste, on a vu souvent des indurations de l'orifice utérin, d'abord résistantes et comme cartilagineuses, devenir molles et élastiques vers la fin de la grossesse, ou du moins au commencement du travail; de façon que des obstacles, en apparence insurmontables, étaient applanis d'une manière surprenante par les seules forces de la nature.

Des cas où, par suite d'une grande résistance de l'orifice utérin, le col finit par subir des déchirures partielles ou totales, ont été observés par Scott[1], Kennedy, Power, et plus récemment par Reasdon[2], Davis, Lever[3] et Lange[4]. — Un cas où, par suite de la résistance organique de l'orifice, la matrice, au moment de l'accouchement, fut expulsée hors des parties génitales externes, est rapporté par Lessmann[5].

Pour ce qui concerne la complication de la grossesse et de l'accouchement par le cancer, nous renvoyons aux écrits de Th. Dorrington[6], Lever[7], Spiegelberg[8] et Lumpe[9].

§ 602. L'*oblitération* complète et solide de l'*orifice utérin, atrésie utérine* — consécutive à une inflammation produite elle-même par la cautérisation ou l'ulcération des lèvres de l'orifice après la conception — compte parmi les obs-

[1] Voy. *Med. chir. Transact.*, vol. XI.
[2] Voy. *Dubl. Press*, mars 1845.
[3] Voy. *Guy's Hosp. Rep.*, oct. 1845.
[4] Voy. *Prag. Vierteljahrsschr.*, t. II, p. 4.
[5] Voy. *Preuss. Med. Ver.-Zeitg.*, n° 39, 1854.
[6] Voy. *Prov. med. and surg. Journ.*, oct. 1843.
[7] Lever, *Pract. Treat.*, p. 214.
[8] Voy. *Monatsschr. f. Geburtsk.*, t. XI, p. 110.
[9] Voy. *Oesterr. Zeitschr. f. prakt. Heilk.*, 1860, p. 43.

tacles à l'accouchement les plus rares. Dans beaucoup de cas qu'on fait rentrer dans cette catégorie, on paraît avoir confondu avec l'agglutination de l'orifice que nous allons étudier tout à l'heure, ou bien avoir cru à l'absence complète de cet orifice, parce qu'on ne le trouvait pas à sa place habituelle. L'atrésie se reconnaît pendant l'accouchement en ce que l'orifice utérin, représenté, le plus souvent, par un petit bourrelet saillant, ne s'ouvre pas malgré des contractions énergiques, ne se modifie en aucune façon, ne permet pas l'introduction d'une sonde etc. Si l'on méconnaît la lésion et qu'on tarde à intervenir, il y a lieu de craindre l'épuisement des forces ou la rupture de l'utérus. Le *traitement* consiste dans la formation d'un orifice utérin artificielle, au moyen du bistouri : *hystérostomatomie, hystérotomie vaginale.* La parturiente est placée en travers du lit; après avoir préalablement enveloppé de sparadrap jusque près de sa pointe un bistouri convexe (qu'on peut choisir courbe si l'orifice est très-élevé et dirigé fortement en arrière), on le porte, sous la direction de deux doigts, sur l'orifice utérin oblitéré, et on l'enfonce avec précaution et seulement aussi profondément qu'il est nécessaire pour pratiquer une ouverture. Avec un bistouri boutonné, on fait ensuite, dans diverses directions, des incisions (en croix ou en étoile) de 25 à 40 millimètres de longueur. L'hémorrhagie est habituellement insignifiante. La dilatation ultérieure de l'orifice est abandonnée aux contractions, et l'accouchement doit être traité selon les règles ordinaires. Il est inutile d'employer des précautions particulières pour empêcher que l'orifice ne s'oblitère de nouveau. — Coutouly, Osiander et Flamant ont inventé pour cette opération des instruments spéciaux, mais dont on peut très-bien se passer.

[L'hystérotome de Flamant (¹) est une espèce de bistouri caché, composé d'un manche ordinaire et d'une lame mobile sur le manche. La lame n'est tranchante que vers son extrémité libre dans l'étendue de 18 millimètres. Cette extrémité est arrondie, et le tranchant convexe est recouvert par une chape d'argent (Fig. 180), portée par deux

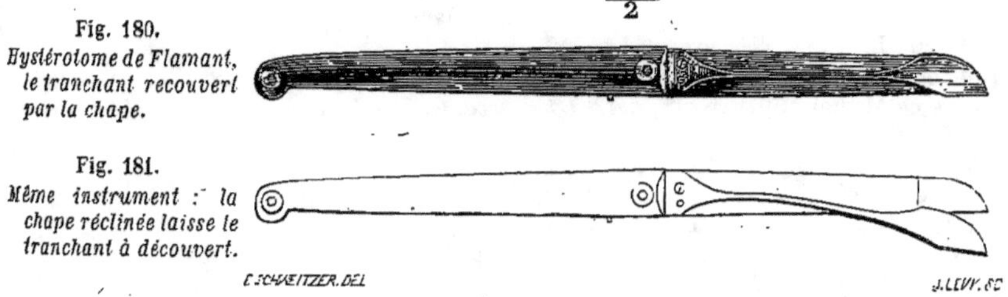

Fig. 180.
*Hystérotome de Flamant,
le tranchant recouvert
par la chape.*

Fig. 181.
*Même instrument : la
chape réclinée laisse le
tranchant à découvert.*

montants de même métal, qui se prolongent jusqu'à l'autre extrémité de la lame, à laquelle ils sont fixés par deux vis. Ces deux montants font l'office de ressorts; ils s'éloignent et laissent le tranchant à découvert (Fig. 181), lorsqu'on presse du bout de l'instrument pour inciser. Si l'on cesse la pression, la chape vient recouvrir le tranchant, de manière qu'on ne peut pas blesser les parties sur lesquelles l'instrument appuie, et que l'opérateur ne peut pas se blesser, même en le dirigeant avec le doigt.]

(¹) R. P. Flamant, *De l'opération césarienne.* Thèse de concours. Paris 1811, p. 25.

Parmi les observations les plus importantes sur l'oblitération de l'orifice utérin (à côté d'autres plus anciennes de Weiss, Simpson, Gautier, van Münster, Morlanne etc.), nous citerons celles qui sont rapportées par: Lobstein [1], Grimme [2], Berger [3], Meissner [4], Rummel [5], Solera [6], Martin le jeune [7], Ashwell [8], Tweedie [9], Bedford [10], Godefroy [11], Plasse [12], Fogarty [13], Edw. Roe [14], Schmid [15], Depaul [16], Mattei [17].

Sur l'opération consultez Coutouly [18], Osiander [19], Flamant [20], Martin le jeune [21].

Parfois ce sont de simples brides rubanées qui s'étendent d'une des lèvres de l'orifice utérin à l'autre, et qui en rendent la dilatation difficile. Lorsqu'elles ne cèdent pas sous l'influence des contractions et ne sont pas déchirées par la pression de l'œuf, on les rompt à l'aide des ongles ou on les coupe avec des ciseaux.

§ 603. *L'agglutination* de l'orifice utérin, *conglutinatio orificii uteri externi*, est un peu moins rare; elle consiste en une oblitération superficielle, partielle ou complète, par un tissu membraneux ou filamenteux, de résistance variable, quelquefois très-grande. L'orifice utérin (ainsi que les parties avoisinantes) ne présente aucune trace d'induration ou d'altération quelconque, est ordinairement situé très-haut et en arrière, donne la sensation d'une petite fossette ou d'un simple pli, et n'est parfois qu'à peine indiqué, de sorte qu'un doigt exercé ne le découvre que difficilement. Malgré les contractions les plus énergiques, il ne s'ouvre pas; le segment inférieur descend de plus en plus profondément dans l'excavation et devient si tendu et si mince que, si l'on ne survenait qu'à ce moment, on pourrait croire sentir la tête recouverte seulement des membranes. En même temps, l'orifice se porte encore plus en arrière et en haut. Enfin, s'il est ouvert, soit par les efforts de la nature dans les cas légers, soit par l'intervention opportune de l'art, les contractions cessent immédiatement d'être excessivement douloureuses, et la dilatation s'achève, le

[1] Voy. *Compte rendu à la Faculté de médecine etc.*, p. 29.

[2] Voy. *Horn's Arch. für med. Erfahrung.* Berlin 1816, p. 556.

[3] Berger, *Diss. Analecta ad theor. de fœtus generatione.* Lips. 1818.

[4] Voy. *Siebold's Journal*, t. IV, 1824, p. 385.

[5] Voy. *Ibid.*, t. VI, p. 106.

[6] Voy. *Omod. Annali universali di medicina.* Milano 1827, fasc. 128.

[7] Martin le jeune, *Mémoires etc.*, p. 258.

[8] Ashwell, *Pregnancy with imperf. uter. Guy's Hosp. Rep.*, Apr. 1837 (comp. la critique de ce Mémoire, par North, dans *Lond. med. Gaz.*, juin 1837), et *Guy's Hosp. Rep.*, vol. IV, p. 126.

[9] Voy. *Guy's Hospital Reports*, n° 8, p. 113.

[10] Voy. *New-York Journ.*, mars 1844.

[11] Voy. *Journ. des connaiss. méd. chirurg.*, août 1844.

[12] Voy. *N. Zeitschr. f. Geburtsk.*, t. XXIV, p. 247.

[13] Voy. *Lancet*, mars 1850, 264.

[14] Voy. *Lancet*, mai 1851, p. 569.

[15] Voy. *Med. Corresp. Bl. des Württ. ärztl. Ver.*, 1851, n° 6.

[16] Depaul, *Monit. des scienc. médic.* Paris 1860, n⁰ˢ 64-67.

[17] Mattei, *De la dystocie par oblitération complète du col utérin (Bullet. de l'Acad. de méd. de Paris*, séance du 8 juillet 1862, t. XXVII, p. 969, collection de quarante cas).

[18] Coutouly, *Mémoires etc.*, p. 58.

[19] Osiander, *N. Denkwürdigkeiten für Aerzte und Geburtshelfer*, t. I, p. 259.

[20] Flamant, *De l'opération césarienne*, p. 16.

[21] Martin, ouvrage cité, p. 263.

plus souvent, de la manière habituelle. Mais si la nature ne lève pas l'obstacle
ou si l'art n'intervient pas en temps opportun, la déchirure de la matrice ou
la paralysie de l'organe est à craindre.

Le *traitement* consiste à détruire les tissus qui ferment l'orifice utérin. En
général, on atteint facilement ce but en appuyant sur la région de l'orifice l'extrémité du doigt ou un cathéter métallique, la sonde utérine etc., et en y exerçant une pression de plus en plus forte, accompagnée de petits mouvements
de rotation. Il est bien entendu que l'on doit agir avec précaution et sans violence; s'il fallait déployer beaucoup de force, il ne s'agirait pas d'une oblitération superficielle, et le procédé décrit dans le paragraphe précédent serait
indiqué. Il est certain, d'autre part, qu'on a ouvert, dans beaucoup de cas,
l'orifice utérin avec l'instrument tranchant, alors qu'une simple pression de
l'extrémité du doigt aurait suffi pour lever l'obstacle.

P. Portal paraît déjà avoir connu ce genre d'atrésie de l'orifice utérin. Mᵐᵉ Lachapelle en parle très-brièvement; il paraît qu'il ne s'est présenté à son observation que
de ces cas (obturation muqueuse) qui ne demandent aucune intervention de l'art. —
W. J. Schmitt et F. C. Nægele l'ont d'abord décrite avec précision (1).

H. F. Nægele (2) a rassemblé les observations de Schutzer, Schmitt, Nægele, Stoltz,
Vogelmann, Willert, Hirt, ainsi que les cas intéressants de Martin le jeune, Osterleben,
Hatin etc. — Dans ces derniers temps, un certain nombre de cas nouveaux ont été pu-
bliés (3).

Hecker observa une conglutination toute particulière de l'orifice utérin, produite par
sa soudure avec les membranes (4). Dans ce cas un néoplasme, qui partait de la caduque, avait amené la soudure de l'orifice utérin avec les membranes; c'était un prolongement en forme de langue, s'étendant de l'orifice aux enveloppes de l'œuf.

§ 604. A la suite de certaines maladies et d'états morbides divers, tels que
l'ulcération, ou bien l'inflammation et la suppuration (résultant souvent de
lésions produites pendant des accouchements laborieux), le *vagin* et la *vulve*
peuvent présenter, tout comme l'orifice utérin, des *cicatrices*, des *adhérences*
solides, des *rétrécissements*, des *oblitérations* partielles, ou quelquefois tellement *complètes* que le vagin, dans le voisinage de son orifice externe ou
dans un point plus élevé, ne permet pas même le passage d'une sonde assez
fine. L'étroitesse de ces parties (colposténose) existe aussi quelquefois primitivement. On a rencontré, de plus, dans le vagin, au moment du travail, des
membranes placées transversalement à différentes hauteurs, *des bandes et des
cordes transversales, membraneuses, plus ou moins dures*, qui rétrécis-
saient la lumière de ce canal. On a trouvé parfois l'hymen encore intact et
extraordinairement *résistant*. Toutes ces dispositions peuvent rendre plus ou
moins difficile l'expulsion du fœtus et entraîner d'autres suites fâcheuses.
Pourtant cela n'arrive que rarement. Dans la colposténose acquise, tout aussi

<hr>

(1) Voy. *Heidelb. Klin. Annal.*, t. I, p. 537, et t. III, p. 492.

(2) H. F. Nægele, *Mogostocia e conglutinatione orif. uteri ext.* Comm. Heidelb., 1835,
in-8°, et *Med. Ann.*, t. II, p. 185, et t. VI, p. 33.

(3) Voy. *N. Zeitschr. f. Geburtsk.*, t. XIV, p. 143, et *Monatsschr. f. Geburtsk.*, t. XIV,
p. 96; *idem*, t. XIX, p. 144, 251 et 254.

(4) Voy. Hecker et Buhl, *Klinik d. Geburtsk.* Leipzig 1861, p. 119.

bien que dans celle qui est congénitale, l'accouchement se fait souvent par les seules forces de la nature, parce que les parties se ramollissent et se dilatent considérablement pendant le travail, et que même des rétrécissements cicatriciels deviennent mous et extensibles, résultat qu'on peut faciliter par des bains de siége, des injections etc. Souvent aussi il arrive que les cloisons membraneuses et les bandes transversales se dilatent, ou bien qu'elles sont déchirées par la pression de la tête. Il en est de même de l'hymen. Si l'action de la nature ne suffit pas pour écarter l'obstacle, il faut encore ici, pour éviter les déchirures, inciser les parties résistantes avec le bistouri ou avec les ciseaux. L'on ne doit pas faire cette opération avant que l'accouchement soit en train, car d'abord on ne peut pas prévoir si elle sera réellement nécessaire, et, d'un autre côté, on risquerait de provoquer prématurément le travail. Nous avons déjà parlé du traitement applicable à la *rigidité du périnée* (§ 320); quand celui-ci retarde trop la sortie du fœtus, il faut extraire la tête bien lentement et selon les règles de l'art, au moyen du forceps.

B. *Situation anormale de l'orifice utérin par suite d'obliquité dans la position ou dans la forme de la matrice.*

§ 605. Avant le travail et au moment où il commence, l'orifice de la matrice est ordinairement dirigé en arrière et un peu à gauche, tandis que le fond de l'organe est porté en avant et à droite. Mais quelquefois l'orifice, tout en étant porté en arrière, est situé plus haut, ou plus à gauche, ou même plus à droite, de sorte que le doigt explorateur ne l'atteint qu'avec peine. Quand le fond de la matrice est en même temps incliné proportionnellement du côté opposé, on appelle cet état la *position oblique de la matrice, obliquitas uteri quoad situm, seu situs obliquus uteri.* Au contraire, si le fond ne participe pas à la déviation de l'orifice, ou est dévié du même côté que lui, c'est ce qu'on nomme *l'obliquité de la matrice, obliquitas uteri quoad figuram.* Ce sont donc là deux états bien distincts, bien qu'ils coexistent souvent. Dans l'*obliquité de position*, l'axe longitudinal forme une ligne droite qui dévie seulement plus ou moins de la direction de l'axe du corps; dans l'*obliquité de figure*, l'axe utérin est représenté par une légère courbe, c'est-à-dire que la matrice est infléchie. L'une et l'autre de ces espèces d'obliquité peuvent prolonger le travail et le rendre difficile. Pourtant cette influence fâcheuse est bien plus rare et bien moins prononcée qu'on ne le croyait jadis, alors qu'on regardait comme une condition essentielle d'eutocie «*ut infanti et utero et pelvi una et eadem sit axis.* »

La situation oblique de la matrice, qui n'était pas inconnue à différents médecins de l'antiquité, éveilla, dès le commencement du siècle dernier, l'attention spéciale des accoucheurs, grâce à Deventer, qui la dénonça comme la cause la plus fréquente et la plus importante des accouchements laborieux[1]. Sa doctrine, développée avec autant de logique que de sagacité, trouva presque partout de l'écho, et obtint l'approbation des hommes les plus éminents, tels que Manningham, Bœhmer, Rœderer, Deleurye, Plenk, Stein etc. Bien que, dans le courant du siècle, quelques voix isolées se fussent

[1] Voy. Deventer, *Nov. Lum.*, cap. XI, p. 46-48.

élevées contre cette manière de voir, il se passa cependant encore un temps assez long jusqu'à ce que la conviction que l'hypothèse de Deventer concorde bien peu avec les résultats des observations faites sans parti pris, finît enfin par prendre le dessus. Ceux qui contribuèrent le plus à ce revirement furent Baudelocque en France, et Boër en Allemagne. Ce dernier appela surtout l'attention sur la différence qui existe entre la situation oblique et l'obliquité de figure de l'utérus, deux choses dont la confusion avait donné lieu à un grand nombre d'erreurs. Ce n'est qu'en Angleterre que la doctrine de Deventer ne trouva jamais accès ; déjà Smellie la déclarait tout simplement une hérésie, tout en reconnaissant les autres mérites de son auteur [1] ; tel est aussi le jugement de W. Hunter, Denman etc.

§ 606. On distingue trois espèces de *situation oblique* de la matrice (*situs obliquus uteri*), selon que le fond de la matrice est très-fortement incliné de l'un ou de l'autre côté, ou en avant. Deventer admettait encore une obliquité en arrière, mais qui n'existe pas réellement.

La direction oblique de la matrice en arrière est niée par la plupart des modernes. Il est certain que, telle que Deventer se la figurait [2], elle ne se rencontre jamais dans la nature. Levret croit que la cyphose de la colonne lombaire peut y donner lieu [3] ; mais cette hypothèse, qui d'ailleurs est déjà assez invraisemblable par elle-même, manque de toute preuve tirée de l'expérience. La résistance considérable des parois abdominales, invoquée par d'autres auteurs, peut, sans aucun doute, empêcher l'inclinaison du fond de la matrice en avant, mais ne saurait en déterminer la déviation en arrière. Dans quelques cas de prétendue obliquité postérieure de la matrice, rapportés par des observateurs modernes, on indique, comme le signe diagnostique le plus important, la situation anormale de l'orifice utérin, qui se trouvait en avant, derrière la symphyse pubienne ou au-dessus d'elle. On en conclut à une déviation correspondante du fond de l'utérus en arrière ; mais il est prouvé que dans la déviation mentionnée de l'orifice utérin le fond occupe généralement sa place ordinaire, et que par conséquent la matrice est infléchie (§ 609). La situation de la tête au-dessus et en avant du pubis, que Dugès et autres ont surtout regardée comme caractéristique de cette espèce d'obliquité, trouve une explication bien plus satisfaisante dans cette configuration particulière de l'utérus, qui fait que dans son segment inférieur il s'est formé en avant, et le plus souvent un peu à gauche, une dilatation en forme de poche, où la tête est logée de manière à faire une saillie immédiatement au-dessus des pubis [4]. Enfin, plusieurs des observations qui ont été publiées à l'appui de l'existence de l'obliquité en arrière, par exemple celles de Merriman, Velpeau etc., ont été rapportées d'une façon très-incomplète et peu claire en général.

§ 607. Parmi les positions obliques *latérales*, celle où le fond est porté à *droite* est de beaucoup la plus fréquente, et nous avons déjà fait remarquer qu'à un faible degré, elle constitue la véritable situation normale de la matrice. Quand l'inclinaison est considérable, l'axe de l'utérus subit toujours une torsion telle qu'un des côtés de l'organe (le côté gauche quand le fond penche à droite) est un peu tourné vers la paroi abdominale, tandis que l'autre est légèrement dirigé en arrière [5]. On indique comme cause de cette espèce de posi-

---

[1] Smellie, *Treat. on Midwifery. Introd.*, p. 50, 52.

[2] Deventer, ouvrage cité, chap. 47.

[3] Levret, 1766, § 635.

[4] Voy. Wigand, 1820, t. II, p. 115.

[5] Consultez sur ce sujet: Meissner, *Die Dislocationen der Gebärm. etc.*, 2e part., p. 27. Dugès, dans Mme Lachapelle, *Prat. des accouch.*, t. III, p. 295, note 2, et les observations, p. 318 et 342 et suiv. — Michaëlis, *Ueber die Anwend. der äuss. mechan. Hülfs-*

tion oblique : l'incurvation de la colonne vertébrale, l'obliquité du bassin, le raccourcissement du ligament large d'un côté, l'obliquité de figure de la matrice, les adhérences de l'utérus ou de ses annexes avec les parois latérales du bassin par suite de péritonite, l'implantation latérale du placenta (Levret) etc. (¹) L'exploration externe et interne fait reconnaître facilement cette déviation, qui ne peut guère être par elle-même une cause de dystocie.

§ 608. La position oblique ne peut être fortement prononcée qu'*en avant*, *anteversio uteri (ventre en besace, venter propendens)*; elle est favorisée par une inclinaison très-forte du bassin et un rétrécissement du détroit supérieur etc. Sa cause prochaine réside dans la flaccidité des parois abdominales et la distension anormale de la ligne blanche. Quelquefois elle atteint un si haut degré que l'utérus est horizontal, et que son fond est même incliné en bas. L'orifice utérin est habituellement dirigé très-haut et en arrière, mais pas toujours autant qu'on pourrait s'y attendre d'après la direction du fond. Quand le ventre est fortement en besace, il existe probablement toujours un certain degré d'obliquité de figure, parce que les parties qui fixent le col de la matrice en arrière ne peuvent pas céder assez pour permettre à l'orifice externe de sortir complétement du bassin.

Quand toutes les autres conditions sont normales, cette obliquité en avant n'a que très-rarement sur le travail une influence fâcheuse, qui consiste, si elle se manifeste, en une dilatation lente de l'orifice et une prolongation de la période de préparation. Aussitôt que les contractions deviennent plus longues et plus énergiques, la partie fœtale, d'abord à peine accessible, s'engage peu à peu dans le détroit supérieur ; l'orifice se rapproche de la ligne centrale du bassin ; bref, les effets de la position anormale de l'utérus s'effacent peu à peu, et l'accouchement se termine sans accidents fâcheux, s'il est convenablement dirigé. Dans la plupart des cas où l'on a attribué à la position oblique la nécessité de l'intervention de l'art, la prolongation du travail était due à d'autres causes de dystocie.

Traitement. Quand l'obliquité est prononcée, il est utile que la parturiente se mette au lit dès le commencement du travail. Il faut qu'elle se couche *du côté opposé à celui où se trouve le fond de la matrice*, et qu'elle garde cette position jusqu'à ce que la dilatation de l'orifice soit complète et la tête descendue dans l'excavation. Le décubitus dorsal est recommandé contre l'obliquité antérieure, mais rarement les femmes le supportent ; nous préférons les faire

mittel bei regelm. Gebb. (Pfaff's Mittheil. Neue Folge, Heft 3, 4, p. 38.) — Franke, Walther, Un cas de dilatation sacciforme du segment postérieur et inférieur de la matrice, avec des remarques sur la situation oblique postérieure et la rétroversion utérine au terme normal de la grossesse (*Monatsschr. für Geburtsk.*, t. XXI, p. 161-192).

(¹) Cette torsion de l'utérus était déjà connue de Deventer (*loc. cit.*, p. 249); voy. aussi Levret, Suite, p. 106, et Baudelocque (*loc. cit.*, p. 162).

Sur l'étiologie, voy. Levret, Suite des obs. A, 2e sect., p. 4-6; Baudelocque (*loc. cit.*, p. 154); Boër (*loc. cit.*, p. 80); Dugès (*loc. cit.*, p. 297, note); Tiedemann, *Von den Duverney'schen etc. Drüsen und der schiefen Gestaltung und Lage der Gebärmutter.* Heidelb. 1840, in-fol.

coucher sur le côté, en glissant un coussin sous la matrice pour la maintenir sur la ligne médiane. Pendant la contraction, les efforts d'expulsion sont nuisibles, mais il est très-utile *de relever le fond de l'utérus par une pression douce et égale*, soit avec les mains, soit au moyen d'un large mouchoir, dont les bouts sont attirés vers les épaules de la femme par un aide qui se tient derrière elle. L'introduction d'un ou de deux doigts dans l'orifice, pour l'attirer en avant, ne sert à rien, et nous conseillons de s'en abstenir.

§ 609. L'*obliquité* de la matrice (§ 595) existe très-souvent à un degré modéré, sans troubler en aucune façon la marche du travail. On regarde comme causes de cette conformation : un vice primitif de développement ; un développement inégal de la matrice pendant la grossesse, résultant d'une structure anormale ; des contractions irrégulières au commencement du travail. On a distingué trois sortes d'obliquités utérines (Wigand) : *a*) le fond et le corps de la matrice occupent leur place normale dans le bassin, mais le col est dévié en avant, de côté ou en arrière ; *b*) le fond et le corps sont très-fortement infléchis en avant ou de côté, tandis que le col a sa situation normale ; *c*) le fond et le col sont déviés de leur direction normale, mais tous deux dans le même sens, en avant ou de côté.

Parmi ces vices de configuration, on rencontre le plus fréquemment cette variété de la première espèce, dans laquelle *le col utérin est dirigé exceptionnellement en haut et en arrière*. C'est précisément dans ces cas qu'il arrive parfois, — principalement quand les eaux s'écoulent trop tôt, — que la tête, recouverte du segment inférieur, descend profondément dans l'excavation et jusqu'à la sortie du bassin, pendant que l'orifice utérin, médiocrement dilaté, reste toujours élevé. D'autres fois, si la dilatation est plus avancée, la lèvre antérieure de l'orifice, au lieu de se retirer, descend de plus en plus bas entre la tête et les pubis, se tuméfie fortement et apparaît même à l'extérieur sous forme de tumeur d'un rouge foncé. Pourtant l'accouchement s'achève d'ordinaire, dans cette espèce d'obliquité utérine, ainsi que dans les autres, sans aucune suite fâcheuse, à moins qu'il n'existe d'autres conditions défavorables. « Parmi quelques milliers d'accouchements, dit Boër, je ne m'en rappelle pas un seul où l'obliquité de figure, et encore moins la position oblique de la matrice, m'aient obligé à intervenir en quoi que ce soit, bien loin de me forcer à faire la version ou telle autre opération obstétricale. »

Il n'y a donc rien de mieux à faire, au commencement du travail, que de donner une bonne position à la parturiente, de lui interdire les efforts d'expulsion et d'éviter tout ce qui pourrait amener l'écoulement prématuré des eaux. Pour le choix de la position, il faut s'en rapporter avant tout aux sensations de la malade, et ne pas insister pour faire garder celle qui paraît la plus favorable, si elle occasionne du malaise ou de la douleur, car on risquerait de nuire à l'efficacité des contractions.

En effet, plus l'obstacle mécanique présenté par l'utérus est considérable, plus il faut ménager ses propriétés dynamiques. Si la dilatation de l'orifice tarde outre mesure à se faire, si les douleurs sont excessivement pénibles, des injections émollientes, des bains de vapeur etc. procurent le plus souvent un soulagement remarquable. On recommandait jadis très-généralement d'accrocher le bord de l'orifice avec les doigts et de l'attirer en bas et en avant : cette pratique est tout à fait mauvaise et ne ferait que surexciter la résistance de l'orifice (¹).

Dans le cas où la lèvre antérieure descend devant la tête jusqu'à la sortie du bassin, il faut la retenir avec les doigts enduits d'un corps gras, jusqu'à ce que la tête ait glissé derrière elle. Si l'accouchement dure trop longtemps, on fait l'application du forceps.

C. *Tumeurs des parties molles du bassin.*

§ 610. Les tumeurs des parties molles qui rétrécissent le bassin, et deviennent ainsi une cause de dystocie, sont bien plus importantes au point de vue pratique que les exostoses, non-seulement parce qu'on les rencontre bien moins rarement, mais encore parce qu'elles diffèrent beaucoup entre elles sous le rapport de leur nature, de leur origine, de leur structure et de leur influence sur l'accouchement. Tantôt elles sont contenues dans l'intérieur des voies génitales molles et nées sur l'utérus, les parois du vagin, les lèvres de la vulve, tantôt elles ont leur siége dans les parties voisines, dans la vessie, le rectum, les ovaires, le tissu cellulaire pelvien, et sont constituées par des dégénérescences ou des déplacements de ces parties, ou bien par des produits hétéroplastiques qui s'y sont développés. Leur volume, leur forme et leur consistance sont très-variables. Elles adhèrent tantôt intimement, tantôt lâchement aux parties avoisinantes, ce qui les rend fixes dans le premier cas, mobiles dans le second ; les unes ont une large base d'implantation, les autres sont pédiculées. Il s'ensuit qu'il est souvent très-difficile de les reconnaître, tout aussi bien que d'apprécier leur influence sur l'accouchement et les indications qu'elles réclament ; et pour ces dernières, il est impossible d'établir des règles générales, comme quand il s'agit des vices de conformation du bassin, y compris les exostoses.

Nous regarderons l'anatomie pathologique de ces tumeurs comme connue, et nous allons surtout nous occuper des indications tocurgiques qui en résultent.

Depuis longtemps il manquait un travail méthodique sur cette importante matière. L'ouvrage de Puchelt, cité plus haut, contient un exposé fait avec beaucoup d'ordre des nombreuses observations déjà publiées, mais très-disséminées, avec addition de quelques nouveaux cas intéressants.

I. TUMEURS SITUÉES DANS LES VOIES GÉNITALES MOLLES.

a) *Tumeurs dé l'utérus.*

§ 611. Les tumeurs de l'utérus qui peuvent entraîner la mogostocie sont : les fibroïdes (auxquels on peut joindre, au point de vue tocurgique, les sarcomes et les stéatomes), les polypes, les squirrhes, les kystes, l'hypertrophie

(¹) Levret connaissait très-bien cette obliquité de l'utérus, (*forme du corps d'une cornue ou retorte*), Suite des observations, p. 108). Voy. aussi : Baudelocque, t. I, p. 161-166 (observations importantes sur la descente du segment inférieur); Boër, *loc. cit.*; Wigand, 2ᵉ part., p. 112 et suiv. (description très-détaillée); Mᵐᵉ Lachapelle, *loc. cit.*, obs. nᵒ XIII, 2, nᵒ XIV, 3.

du col de la matrice. Leur influence sur le travail dépend surtout de leur siége, de leur volume et de leur consistance. Plus elles siégent près de l'orifice utérin, plus elles sont grandes et dures, plus tôt elles deviennent un obstacle à l'accouchement.

1° Les *fibroïdes* interstitiels siégent principalement au fond ou sur le corps de la matrice, rarement au col, contrairement à la dégénérescence cancéreuse qu'on rencontre le plus souvent dans cette dernière région. Ils sont habituellement multiples, d'une forme arrondie, d'une texture compacte et d'un volume variable, quelquefois très-considérable. Pendant la grossesse, non-seulement ils se tuméfient à cause de l'affluence d'une plus grande quantité de sang dans l'utérus, mais encore, recevant beaucoup plus de matériaux de nutrition, ils prennent un accroissement notable et déterminent assez souvent l'avortement. Quand la grossesse atteint son terme normal, ils peuvent troubler l'action contractile de l'utérus et donner lieu à la prolongation de l'accouchement et à des hémorrhagies graves dans la période de délivrance. La palpation abdominale et le toucher vaginal et rectal concourent à l'établissement du diagnostic. Pour juger de leur volume, il est utile de se servir de l'exploration externe et interne combinées. Une confusion avec des parties fœtales ne pourrait résulter que d'un examen superficiel. — Si une tumeur située au col ou au-dessus de lui n'est que d'une grosseur médiocre, l'accouchement a souvent lieu sans incommodité particulière; ces espèces de tumeurs se ramollissent aussi parfois vers le terme de la grossesse, et sont, lors du travail, comprimées et aplaties par la tête du fœtus. De très-grands fibroïdes peuvent, au contraire, rendre l'accouchement non-seulement difficile, mais impossible.

Traitement. Quand il s'agit de fibroïdes peu volumineux, il faut d'abord attendre ce que peuvent, pour la terminaison du travail, les forces de la nature, qui, dans ce cas, comme dans tant d'autres, produisent parfois des résultats surprenants. Si la prolongation du travail devient dangereuse pour la mère ou pour l'enfant, on procède à l'accouchement artificiel par le forceps, l'extraction manuelle, ou, si le cas l'exige, par la perforation. Si le fibroïde présente quelque mobilité, on essaie de le refouler du petit dans le grand bassin, ou de le tirer hors du vagin. Quand le canal génital est complétement obstrué, l'opération césarienne peut devenir nécessaire.

Mme Lachapelle trouva chez une femme enceinte de sept mois l'orifice utérin largement ouvert, mais refoulé de côté par une tumeur fibreuse qui, prenant naissance sur la paroi postérieure du col, remplissait presque totalement la cavité pelvienne. La poche des eaux, qui s'était engagée dans l'orifice utérin, à côté de la tumeur, fut rompue, après quoi le fœtus fut expulsé mort; il était petit et presque totalement aplati par la pression qu'il avait subie. La mère se rétablit [1]. Chaussier, Mme Boivin et Dugès rapportent des cas où des fibroïdes du col, de la grosseur d'un poing, entravèrent l'accouchement de telle sorte que les fœtus vinrent au monde avec des fractures des os du crâne. — Ramsbotham trouva, chez une femme accouchant pour la troisième fois, l'orifice utérin totalement dilaté après la rupture de la poche des eaux; la tête se présentait, mais elle était entravée dans sa marche par une tumeur résistante de la grosseur d'un œuf d'oie, qui s'insérait par une large base sur la lèvre antérieure du col. Après

[1] Mme Lachapelle, 1825, t. III, p. 38.

une expectation longue et infructueuse, on fit la perforation du crâne du fœtus; l'extraction fut très-difficile, la femme se remit et accoucha plus tard encore une fois, après un travail laborieux, d'un fœtus mort (¹).

Des exemples d'accouchements rendus difficiles par des sarcomes et des stéatomes se trouvent dans Puchelt (²). Nous mentionnerons entre autres l'observation suivante de Bœhmer : une tumeur, du poids de quatre kilogrammes (d'après la description, c'était un fibroïde sous-muqueux), s'étendait, à droite, depuis le fond de l'utérus jusqu'à son orifice ; accouchement au forceps ; mort le neuvième jour. — Jam. Bell parle d'une tumeur qui ne fut découverte que pendant l'accouchement ; elle remplissait toute la partie postérieure de l'utérus et empêchait la tête d'avancer. On échoua dans toutes les tentatives qu'on fit avec l'intention de pratiquer la version, pour refouler la tête, qui avait en partie poussé devant elle la tumeur. Bell termina l'accouchement par la perforation, et bientôt après, il amputa la tumeur, après en avoir lié le pédicule : elle pesait trois kilogrammes.

Un cas intéressant de tumeur fibreuse de l'utérus, qui nécessita l'opération césarienne, est rapporté par Montgomery (³). La tumeur partait de la paroi postérieure du corps et du col de l'utérus, et remplissait la cavité pelvienne, de manière à rendre très-difficile l'introduction du cathéter dans la vessie. Un cas analogue, dans lequel l'opération césarienne fut également nécessaire, est décrit par d'Etlinger (⁴). L. Lehmann, d'Amsterdam,

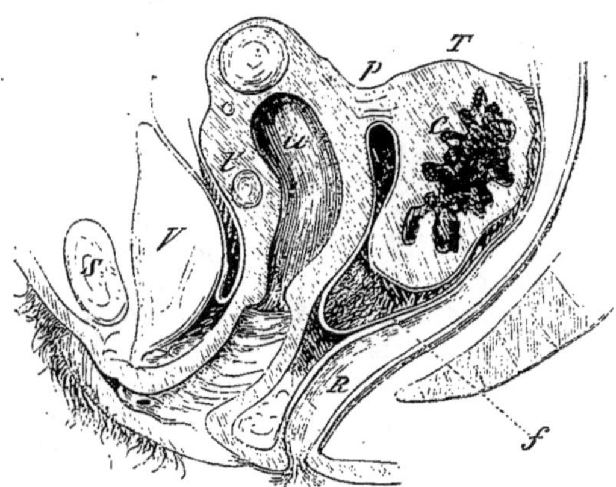

a rassemblé sept cas de fibromes de l'utérus qui exigèrent l'opération césarienne (⁵). — Klaproth observa un cas où un grand nombre de fibroïdes rendirent la version extrêmement difficile (⁶). Dans un cas, rapporté par Hecker (⁷), on réussit à refouler un fibrome considérable de la paroi postérieure de l'utérus. Barner vit s'opérer une déchirure de la vessie pendant l'accouchement, par suite d'un fibrome dur de la paroi utérine antérieure (⁸). Cousot observa un kyste dermoïde pédiculé de col, de 11 centimètres de long sur 6 centimètres de large, qui fut un obstacle à l'accouchement (⁹).

Fig. 182. — *Tumeur fibreuse de la matrice* (Tarnier). (*)

(¹) John Ramsbotham, *Practical Observations in Midwifery*, 1832, t. I, p. 341. Cette observation est reproduite par Fr. Ramsbotham (*Principles and practice of obstetric Medicine and Surgery.* 5ᵗʰ edition, 1867, p. 232).

(²) Puchelt, thèse citée, p. 58 et suiv.

(³) Montgomery, *Exposition of the signs etc. of pregnancy*, p. 184.

(⁴) G. R. ab Etlinger, *Dissert. seu observationes obstetr. etc.* Bonn 1844, in-4°, avec fig.

(⁵) Voy. *Tijdschr tot bevordering d. Geneesk.*, mars et avril 1854.

(⁶) Voy. *Monatsschrift f. Geburtsk.*, t. XI, p. 85.

(⁷) C. Hecker, *Ueber die Complication von Schwangerschaft u. Geburt mit Fibroïden des Uterus* (*Klinik der Geburtsh.*, t. II, p. 124 et suiv., et *Monatsschr. f. Geburtsk.*, t. XXVI, p. 446).

(⁸) Voy. *Obstetric. Transact.*, 1864, p. 171.

(⁹) Voy. *Schmidt's Jahrb. der ges. Med.*, t. CXVIII, p. 45.

(*) *S.* Symphyse du pubis. — *V.* Vessie. — *t*) Petite tumeur fibreuse. — *t'*) Autre petite tumeur fibreuse. — *T* Tumeur principale. — *c*) Cavité centrale de la tumeur. — *r*) Rectum. — *f*) Cul-de-sac utéro-rectal. — *p*) Pédicule de la tumeur au point où elle se confond avec la face postérieure de l'utérus.

[S. Tarnier (¹) a relaté un cas, observé par H. Blot, où la version a été rendue très-difficile paru ne tumeur sous-péritonéale, ou de la face externe de l'utérus. La femme succomba à une métro-péritonite, et à l'autopsie on trouva trois tumeurs fibreuses. L'une d'elles partait de la partie moyenne de la face postérieure de la matrice par un pédicule de 5 à 6 centimètres. Elle se renflait bientôt, pour acquérir un volume plus grand que celui d'une tête de fœtus à terme ; elle remplissait, d'une part, le cul-de-sac utérorectal, dépassait le détroit supérieur, et s'élevait, d'autre part, jusqu'au fond de l'utérus. Elle adhérait au cul-de-sac recto-utérin en de nombreux points. Une incision antéro-postérieure fit voir que le centre de la tumeur était ramolli, et contenait une bouillie grisâtre (voy. Fig. 182).]

§ 612. 2° Parmi les *polypes*, ceux de nature fibreuse et sarcomateuse sont les seuls qui puissent opposer des obstacles mécaniques à l'accouchement, lorsqu'ils font saillie hors du col utérin. Ceux qui se trouvent plus haut dans l'utérus, agissent, au contraire, comme les fibroïdes interstitiels, en produisant des troubles dynamiques, et occasionnent après l'accouchement des accidents graves qui en signalent l'existence. Quelque facile que paraisse le diagnostic des polypes quand ils sont à la portée du doigt, il ne manque pourtant pas d'exemples où non-seulement des sages-femmes, mais même des médecins expérimentés, trompés par la forme, la résistance et le volume parfois considérable de pareilles tumeurs, les ont prises pour la tête du fœtus; on peut éviter une pareille erreur par une exploration attentive, en embrassant la tumeur avec toute la main et en la suivant jusque dans la matrice. — Quand les polypes ont une grosseur moyenne, le travail s'achève souvent sans difficulté particulière, et cela d'autant plus facilement que leur tissu devient habituellement plus mou et plus élastique pendant la grossesse. Si le polype a un pédicule allongé qui s'insère à une partie facile à déplacer, comme le col de la matrice, il peut être poussé au devant du fœtus jusqu'au dehors de la fente vulvaire et laisse ainsi le canal génital momentanément libre, ou bien encore son pédicule peut être rompu.

Si un polype, d'une grosseur moyenne, retarde trop l'accouchement, il faut appliquer le forceps ou faire l'extraction par les pieds. On excise les polypes volumineux dont le pédicule peut être atteint. S'il est trop élevé, on fait l'extirpation partielle de la tumeur.

Parmi les cas rassemblés par Puchelt (²) il y en a huit dans lesquels l'accouchement se termina sans l'intervention de l'art, mais non pas sans difficulté. Dans

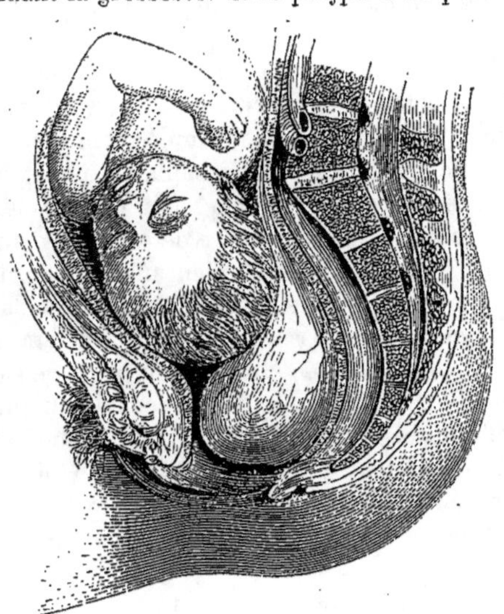

Fig. 183. — *Polype utérin* (Ramsbotham).

<hr>

(¹) S. Tarnier, *Des cas dans lesquels l'extraction du fœtus est nécessaire.* Thèse de concours. Paris 1860, p. 97 et suiv. — Cazeaux, 1867, p. 731.
(²) Puchelt, thèse citée, p. 117.

un cas où un polype de la grosseur d'un œuf d'oie pendait dans le vagin, F. Ramsbotham vit l'accouchement se terminer en moins d'une heure, après la rupture de la poche des eaux; la tête avait poussé le polype au devant d'elle (Fig. 183). — Robertson [1] trouva le vagin rempli presque entièrement par une masse sarcomateuse; celle-ci descendit de plus en plus, finit par être expulsée au dehors, fut reconnue pour être un polype et réséquée, ce qui permit à la femme d'accoucher d'un enfant bien portant. — Valerius parle d'un polype de la grosseur d'une tête d'enfant, qui sortit des parties génitales deux heures avant l'accouchement, et n'entrava nullement l'expulsion de l'enfant. Le polype, qui s'insérait dans la cavité utérine par un pédicule très-large, fut lié [2]. — Un cas tout à fait analogue a été observé par Freemann [3]. — R. Pohl vit un polype fibreux de l'utérus se détacher pendant un accouchement au forceps [4].

Il ressort des douze observations rapportées par Oldham, que, si les polypes ne rendent pas toujours l'accouchement difficile, ils amènent d'ordinaire des accidents graves pendant les couches, accidents auxquels on obvie le plus sûrement par l'extirpation du néoplasme [5].

§ 613. *Intumescence squirrheuse du col utérin*. On sait que le cancer de la matrice n'empêche pas la conception. Souvent l'accouchement se fait prématurément; pourtant il ne manque pas d'exemples où, malgré une dégénérescence avancée, la grossesse a atteint son terme normal. Les phénomènes, pendant la gestation, sont tout à fait analogues à ceux qu'on observe à l'état de vacuité. Les accidents les plus dangereux n'éclatent qu'au moment de l'accouchement. Le travail est d'autant plus difficile, et accompagné de douleurs d'autant plus vives, que la dégénérescence cancéreuse s'étend plus loin et que le col de la matrice est plus dur et plus bosselé. Fréquemment il se produit des ruptures qui peuvent devenir rapidement mortelles.

Les *excroissances en choux-fleurs* (une forme du cancer médullaire) se distinguent par leur volume parmi les autres variétés de la dégénérescence cancéreuse. Elles naissent par une large base de l'une ou l'autre des lèvres ou de tout le pourtour de l'orifice utérin, sont molles et indolentes, et présentent une surface irrégulière, granulée, qui donne au toucher la sensation de la face externe du placenta, avec laquelle une exploration superficielle les a souvent fait confondre. On a quelquefois trouvé tout le vagin rempli par ces tumeurs. Le pronostic de cette espèce de cancer est aussi très-défavorable pour la mère; en effet, celle-ci est déjà bien affaiblie d'ordinaire par des pertes antécédentes (hémorrhagies, écoulements séreux abondants), et l'écrasement inévitable de la tumeur par le passage du fœtus hâte encore la terminaison fatale.

Traitement. Des observations nombreuses démontrent que l'accouchement peut être terminé par les forces de la nature, non-seulement quand la tuméfaction cancéreuse occupe une petite étendue, mais encore quand elle est considérable; toutefois le travail dure habituellement longtemps, et la vie de la femme est menacée en raison directe de cette durée. Si donc on peut admettre comme règle générale, qu'il faut d'abord attendre patiemment l'effet des con-

---

[1] Voy. *Lond. med. Gaz.*, févr. 1842.
[2] Voy. *Monatsschr. f. Geb.*, t. XXI, p. 480.
[3] Voy. *Obstetric. Transact.*, 1864, p. 42.
[4] Voy. *Monatsschr. f. Geburtsk.*, t. XXV, p. 59.
[5] Oldham, *De la grossesse et de l'accouchement compliqués par des tumeurs fibreuses de la matrice* (*Guy's Hosp. Rep.*, Apr. 1844).

tractions, il est bon cependant de ne pas temporiser trop longtemps. Quand la dilatation de l'orifice se fait attendre outre mesure, malgré des contractions énergiques, il faut, pour éviter les ruptures, procéder à la dilatation sanglante de l'orifice, et au besoin extraire le fœtus. Si la tumeur est trop volumineuse pour permettre l'extraction, on recommande de l'extirper. Baudelocque pense même que certains cas nécessitent l'opération césarienne.

Sur 27 cas [1] d'accouchements, compliqués par la présence d'un squirrhe de la matrice, 14 se terminèrent par les seules forces de la nature, mais presque toujours seulement après un travail de plusieurs jours, voire même de sept à huit jours (Mme Lachapelle). — Levret, Mme Boivin et Dugès rapportent des cas où la tumeur avait la grosseur du poing et où cependant l'accouchement fut terminé par les forces de la nature (dans l'un de ces cas, la tête refoula la tumeur jusqu'à la vulve et finit par glisser à côté d'elle; la femme se remit).

Sur des cas de fongosités en forme de choux-fleurs, voy. Puchelt, p. 96, observ. de Clarke (hémorrhagie considérable dès le début des douleurs; accouchement naturel; mort de la femme au troisième jour). Denman (la tumeur est confondue avec un placenta *prævia*; métrorrhagie qui épuise la femme; perforation; mort de la mère pendant l'extraction du fœtus). El. de Siebold (la tumeur remplissait complétement le vagin; incision de l'orifice utérin; version et extraction; mort de la mère au bout de quatre heures) etc. — Michaëlis [2] a observé une tumeur qui s'insérait sur la lèvre antérieure du col par une base de 135 millimètres de largeur; elle remplissait complétement le vagin; on la retrancha à l'aide de ciseaux, puis on fit la version; la femme vécut encore six semaines.

§ 614. 4° Les *kystes* de la matrice paraissent compter parmi les causes les plus rares de mogostocié. Dans le seul exemple que l'on connaisse, la tumeur qui siégeait sur le col de la matrice et oblitérait le vagin, s'ouvrit par suite de la pression de la tête fœtale et se vida en partie; on le refoula en haut avec le doigt et l'accouchement se termina après avoir duré dix jours. Si la nature d'une pareille tumeur est reconnue, il en découle une indication toute simple : il faut pratiquer la ponction ou l'incision, selon la consistance du contenu du kyste.

5° Nous avons parlé précédemment de l'augmentation de volume de la lèvre antérieure de l'orifice utérin à la suite d'un étranglement de cette partie entre la tête et la paroi antérieure du bassin. Rarement un *épanchement de sang* dans le parenchyme du col produit une tuméfaction analogue. Enfin, le museau de tanche, surtout à sa lèvre antérieure, peut augmenter considérablement d'épaisseur et de longueur par *hypertrophie;* on l'a trouvé épais de 2 centimètres et long de 8 à 11 centimètres. Sans doute, le travail peut être jusqu'à un certain point rendu difficile par une disposition pareille; pourtant cela ne paraît avoir lieu que très-rarement. On soutient la tumeur, ainsi que nous l'avons indiqué, avec les doigts huilés, et on la retient jusqu'à ce que la tête ait passé derrière elle. Des scarifications ont été utiles dans le cas de tuméfaction considérable. Si l'expulsion du fœtus se fait trop attendre, on extrait la tête avec ménagement au moyen du forceps, pendant qu'un aide retient la lèvre hypertrophiée.

[1] Puchelt, thèse citée, p. 117.
[2] G. A. Michaëlis, *Oper. eines Fungus medull. uter. bei der Entb. (Neue Zeitschr. für Geburtsk.*, t. IV, p. 176).

b) *Tumeurs du vagin.*

§ 615. Les cas de dystocie produits par des tumeurs du vagin, tels que polypes, squirrhes, kystes, hématomes, sont extrêmement rares. Le traitement est le même que celui qui a été exposé dans les chapitres précédents. Si la tumeur est d'un volume moyen, on peut, le plus souvent, abandonner l'expulsion de l'enfant aux efforts de la nature. Si ceux-ci se montrent insuffisants, il est indiqué de procéder à l'extraction du fœtus, qu'on fait précéder, au besoin, de la destruction de l'obstacle, c'est-à-dire en extirpant les polypes, en ponctionnant les kystes, etc.

Dans un cas de squirrhe du vagin, Rœderer se vit obligé de pratiquer la perforation. — Van Dœveren trouva chez une primipare de trente ans, qui était très-épuisée par un travail de vingt-quatre heures, le vagin totalement rempli par un polype. La tête était située très-haut. Il introduisit la main, embrassa le pédicule de la tumeur, et parvint à l'extraire par des mouvements de traction et de torsion combinés ; après quoi l'accouchement se termina heureusement. — Quelques autres cas se trouvent dans Puchelt, p. 141. — Morlanne [1] parle d'un kyste situé dans la partie supérieure du vagin, qui, à l'instant où on allait l'ouvrir, fut rompu par la pression de la tête.

La *tumeur sanguine* (*thrombus vaginalis, hæmatoma vaginalis*) produite par une rupture vasculaire et par l'épanchement du sang dans le tissu cellulaire qui entoure le vagin, siége d'ordinaire à la paroi postérieure ou latérale de ce canal. Quelquefois l'infiltration s'étend en bas jusqu'au périnée ou jusqu'à une des lèvres de la vulve, qui forme alors une grosse tumeur d'un bleu noirâtre.

La consistance molle, pâteuse, la coloration bleu noir de la tumeur, et surtout son apparition subite et son développement rapide, servent à établir le diagnostic. En général, la tumeur reste peu volumineuse jusqu'après l'expulsion du fœtus, pour grandir très-vite à partir de ce moment; le plus souvent elle n'apparaît que pendant ou immédiatement après la période de délivrance. Rarement elle atteint, avant la naissance de l'enfant, un développement suffisant pour devenir un obstacle à l'accouchement. Si elle crève spontanément ou par la pression de la tête du fœtus, la mort par hémorrhagie peut en résulter en peu de temps. Si, au contraire, le sang accumulé ne trouve pas d'issue, il provoque l'inflammation, la suppuration et la formation d'abcès, lesquels peuvent mettre la vie en danger par une pyoémie consécutive.

Pour empêcher la formation de la tumeur sanguine chez une femme atteinte de varices du vagin, il faut, dès le début du travail, lui faire prendre une position horizontale, lui interdire les efforts d'expulsion, exercer sur le vaisseau dilaté une pression modérée au moyen du doigt ou d'une vessie contenant de l'eau froide, par exemple en introduisant dans le vagin le colpeurynter rempli d'eau glacée. Si le thrombus entrave par son volume l'expulsion du fœtus et menace de se rompre, il faut l'ouvrir et le vider, et si la tête ne descend pas rapidement, faire l'accouchement artificiel. Le tampon est indiqué, si l'hémorrhagie persiste après l'accouchement, ou si, la tumeur s'étant rompue pendant

[1] Morlanne, *Journal d'accouchements*, t. I, p. 198.

le travail, les circonstances ne permettent pas encore l'extraction. Comme on ne peut compter, après l'accouchement, que sur la résorption des collections sanguines très-petites, il est nécessaire d'ouvrir la tumeur assez tôt pour empêcher la formation d'abcès. Cependant on ne doit le faire qu'après avoir déterminé la coagulation du sang par des fomentations d'eau glacée, continuées pendant quelques heures; autrement on risquerait de voir se produire une abondante hémorrhagie après l'ouverture de la tumeur. On pratique avec le bistouri une incision suffisante pour permettre l'extraction de tous les caillots, puis on injecte dans la cavité vide, pour arrêter l'hémorrhagie, de l'eau froide, de l'oxycrat, une solution de perchlorure de fer; au besoin, on tamponne le vagin avec des linges trempés dans l'eau froide ou avec une vessie en caoutchouc, tout en surveillant soigneusement la contraction de l'utérus. Si néanmoins l'hémorrhagie continue, on bourre de charpie tout le sac (en prolongeant au besoin l'incision première) et on fait pendant assez longtemps des fomentations froides; en même temps l'on peut tamponner le canal vaginal.

c) *Tumeurs de la vulve.*

§ 616. L'*œdème* des lèvres de la vulve, plus rare chez les primipares que chez les pluripares, caractérisé par des signes connus, et d'autant plus marqué que la grossesse est plus rapprochée de son terme, n'exerce habituellement aucune influence fâcheuse sur l'accouchement et disparaît dès les premiers jours des couches. Pourtant, quand la tuméfaction est très-considérable, elle occasionne des douleurs par la tension excessive de la peau, gêne l'exploration interne et peut rendre l'expulsion du fœtus lente et douloureuse. Quelques scarifications, qu'il n'est permis de faire que *pendant l'accouchement*, procurent un soulagement rapide.

Les *tumeurs variqueuses* des lèvres de la vulve rendent l'accouchement dangereux plutôt que difficile. En effet, elles peuvent se tendre pendant le travail au point d'éclater, ce qui peut entraîner une hémorrhagie mortelle. La rupture d'une veine plus profonde détermine la formation d'un thrombus de la vulve. Pour le traitement, nous renvoyons aux règles exposées dans le paragraphe précédent.

§ 617. Les *chutes du vagin* n'entravent aussi que rarement l'expulsion du fœtus. Mais la paroi prolabée (le plus souvent l'antérieure) peut être contusionnée par la tête du fœtus et il peut en résulter l'inflammation, la gangrène ou les déchirures de cette partie. Pour éviter l'augmentation et l'étranglement du prolapsus, on donne de bonne heure à la femme une position presque horizontale, on lui défend de pousser et on cherche à retenir la partie prolabée avec les doigts huilés, jusqu'à ce que la tête soit descendue plus bas. Si on n'y réussit pas et que la sortie de la tête tarde à se faire, il faut appliquer le forceps.

Hernies vaginales. L'*entérocèle vaginale* se trouve surtout à la paroi postérieure. La tumeur située dans l'intérieur du vagin ou sortie de ce canal, et plus tendue et plus élastique qu'un simple prolapsus, disparaît d'elle-même ou est réductible dans le décubitus dorsal, se reproduit dès qu'on fait cesser la pression, augmente par les efforts etc.

La *hernie vagino-labiale* présente des symptômes analogues. Ces hernies peuvent arrêter le travail et, d'un autre côté, donner lieu, par leur étranglement, à des accidents graves. En général, la réduction en est facile; dans le cas contraire, il faut terminer artificiellement l'accouchement et réduire immédiatement après.

Puchelt [1] cite des observations publiées par Smellie, Levret (qui, dans un cas de ce genre, arriva encore juste à temps pour empêcher l'incision de la tumeur), par Le Blanc et d'autres. Un nouveau cas très-intéressant a été décrit par Meigs [2]. L. A. Meissner [3] rapporte un cas de proctocèle vaginale où la réduction ne réussit pas, mais où l'on employa avec succès le forceps, après qu'on eut simplement, avec la main, refoulé la plus grande partie de la tumeur herniaire; pendant les tractions, les extrémités des doigts surveillaient constamment la paroi postérieure du vagin. — Stoltz a observé une hernie vagino-labiale chez une femme en travail [4].

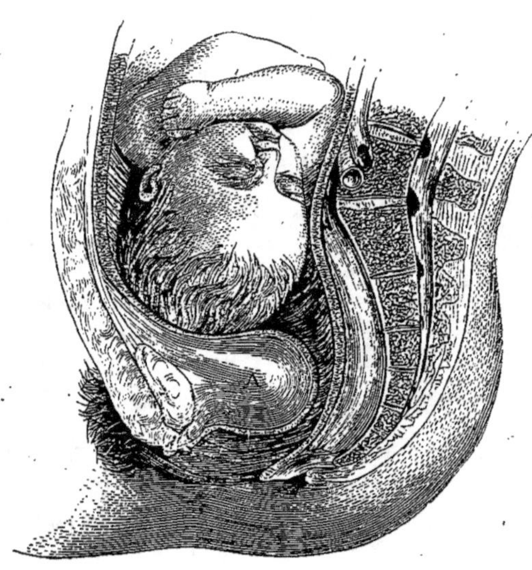

Fig. 184. —. *Cystocèle vaginale* (Ramsbotham). (*)

La *cystocèle vaginale* (Fig. 184) peut atteindre pendant l'accouchement un volume si considérable, par suite de rétention d'urine, qu'elle remplit tout le vagin et fait même saillie au dehors pendant les efforts d'expulsion. Le diagnostic n'est solidement établi qu'au moyen du cathéter. Comme traitement, il faut avant tout *évacuer l'urine*, puis bien soutenir avec deux doigts la vessie affaissée, afin qu'elle ne soit pas pincée par la tête du fœtus.

Puchelt [5] a réuni huit cas d'accouchements compliqués de cystocèle vaginale; les observations prouvent l'importance de ce genre d'obstacle. Aux observations de Brand', Robert, Mme Lachapelle, Merriman, il faut encore ajouter un cas intéressant de Christian [6]. De plus deux cas de Fr. H. Ramsbotham [7]; un cas de C. Hecker [8], un autre de Broadbent [9] et un de Charrier [10].

[1] Puchelt, p. 225.
[2] Voy. *Lond. med. Gaz.*, avril 1845.
[3] Voy. *Monatsschr. für Geburtsk.*, t. XXI, fasc. supplément., p. 131.
[4] Voy. *Gaz. méd. de Strasbourg*, 1845, n° 1.
[5] Puchelt, p. 631.
[6] Voy. *Edinb. Journ.*, t. IX, p. 281.
[7] Voy. *Medic. Times and Gaz.*, 1er janv. 1859. — *Obstetric medicine*, 1867, p. 234.
[8] Hecker, *Klinik d. Geb.*, t. II, p. 135.
[9] Voy. *Obstetric. Transact.*, 1864, p. 44.
[10] Voy. *Gaz. des hôpit.* 6, 1866.

(*) A. La vessie ainsi tombée et dont une partie est retenue dans sa position ordinaire par son adhérence aux parois abdominales (Ramsbotham, *Obstetric medicine*, 5th édition, 1867, pl. L).

II. TUMEURS SITUÉES EN DEHORS DES PARTIES GÉNITALES MOLLES.

§ 618. *Tumeurs de l'ovaire*. Parmi les parties situées dans le voisinage de l'utérus et du vagin, les ovaires augmentés de volume et descendus dans l'excavation pelvienne peuvent surtout rendre l'accouchement difficile. Le plus souvent, cette augmentation de volume résulte du développement de kystes simples ou composés renfermant un contenu liquide (hydropisie de l'ovaire). En outre, différentes dégénérescences (fibroïde, stéatome, squirrhe) peuvent augmenter considérablement la grosseur des ovaires. La tumeur se trouve presque toujours dans l'excavation recto-utérine, un peu plus à droite ou à gauche, selon que c'est l'ovaire droit ou gauche qui est malade. Son volume varie de la grosseur d'un œuf de poule à celle d'une tête de fœtus. L'exploration, surtout la combinaison du toucher vaginal et rectal, permet d'ordinaire, au moment de l'accouchement, de distinguer les tumeurs de l'ovaire d'avec celles de l'utérus et du vagin, tandis qu'il n'est pas toujours possible de ne pas les confondre avec les tumeurs qui existent parfois dans le tissu cellulaire, entre l'utérus et le vagin. En outre, il est difficile de déterminer si l'on a affaire à une hydropisie simple ou à d'autres dégénérescences de l'ovaire. Ainsi, quoique le cancer de l'ovaire constitue ordinairement une tumeur dure et bosselée, et non pas lisse, élastique, fluctuante, comme dans l'hydropisie de cet organe, il existe pourtant un certain nombre d'exceptions à cette règle. Le squirrhe est souvent accompagné de poches fluctuantes, tandis que, d'un autre côté, les kystes remplis de liquide peuvent présenter une dureté considérable et des inégalités en rapport avec l'épaisseur de leur paroi et la consistance de leur contenu ; la fluctuation est alors très-obscure ou nulle. Elle manque d'ordinaire quand la tête du fœtus comprime la tumeur, c'est-à-dire pendant les contractions, ce qu'il faut prendre en considération lors de l'exploration.

Les tumeurs de l'ovaire comptent parmi les complications les plus fâcheuses du travail. Dans 30 cas de cette espèce, où l'accouchement a été terminé, tantôt par la nature, tantôt par l'art, on n'a sauvé que quinze mères et seulement sept enfants. Du reste, le pronostic dépend naturellement de la grosseur, de la situation, de la mobilité, de la consistance etc. de la tumeur. Plus elle est petite, mobile, plus son contenu est liquide, et mieux elle peut être aplatie, poussée de côté ou crevée par la tête du fœtus. Au contraire, le pronostic est très-défavorable quand il s'agit d'une grosse tumeur qui remplit tout le bassin et s'étend peut-être encore dans la cavité abdominale ; d'un ovaire squirrheux, adhérent aux parties voisines et, par conséquent, immobile, et de plus rénitent et volumineux.

Sur cinq cas [1], où l'accouchement fut terminé par les seuls efforts de la nature, l'issue ne fut favorable à la mère qu'une seule fois : deux enfants vinrent au monde vivants. — Dans le cas de Hewlett [2] les deux ovaires étaient dégénérés ; l'ovaire droit remplissait la cavité pelvienne si complétement, qu'après un travail de plusieurs jours on jugea l'opération césarienne indispensable. Pendant qu'on se consultait à ce sujet,

[1] Puchelt, p. 157 et suiv.
[2] Voy. *Med. chir. Transact.* London 1832, t. XVII, p. 226.

Naegele et Grenser.   33 survinrent subitement des douleurs expulsives ; à l'exploration on trouva la tumeur disparue et la tête dans l'excavation. Le fœtus portait les traces d'une putréfaction avancée. La femme mourut le dixième jour des couches. Les ovaires pesaient ensemble de 8 à 9 kilogrammes.

Traitement. Si l'on est appelé d'assez bonne heure et que l'on trouve la tumeur *mobile*, il faut tâcher de la refouler *au-dessus du détroit supérieur vers l'une des fosses iliaques*, et de l'y maintenir jusqu'à ce que la partie du fœtus qui se présente soit descendue assez bas pour qu'elle ne puisse plus retomber.

Ici se rapporte le cas heureux de King [1] ; de plus, le cas intéressant de Baudelocque, qui se termina toutefois d'une manière fâcheuse pour la mère [2] ; enfin, celui de Moreau [3] : la tumeur, de la grosseur d'une tête d'enfant, remplissait aux deux tiers la cavité pelvienne et s'étendait vers le haut jusque dans la fosse iliaque droite ; l'état de la femme, qui était épuisée par des hémorrhagies antérieures, exigea l'accouchement artificiel. Moreau refoula la tumeur à l'aide de la main introduite dans l'utérus, et retira le fœtus par les pieds. Après la sortie des bras, la tumeur, qui était redescendue, entrava le passage de la tête et dut être refoulée une seconde fois ; résultat favorable. — Hecker refoula également avec succès une tumeur de l'ovaire [4].

Si la reposition ne réussit pas, soit en raison du volume trop considérable de la tumeur, soit à cause d'adhérences qui la fixent contre les parties voisines, ou encore parce que le travail est trop avancé, il faut s'assurer par une *ponction exploratrice* de la nature de la tumeur. S'il s'agit d'une hydropisie de l'ovaire et si le liquide est contenu dans une loge unique, la *ponction* seule peut suffire quelquefois pour détruire l'obstacle à l'accouchement. Mais si l'on ne parvient pas à diminuer ainsi suffisamment le volume de la tumeur, par exemple quand le liquide est renfermé dans des kystes multiples ou trop consistant pour s'écouler par la canule, il faut faire une *incision plus grande*. La ponction et l'incision doivent être pratiquées par le vagin, ou exceptionnellement par le rectum quand la tumeur se trouve entre lui et le sacrum.

La déplétion de la tumeur, par la ponction ou l'incision, compte plusieurs succès pour la mère (4 cas sur 7). Merriman se vit à deux reprises obligé de pratiquer la perforation après la ponction ; les deux femmes moururent [5]. Dans l'un des cas, où le contenu de la tumeur était très-consistant, l'incision aurait été indiquée ; dans l'autre, où la déplétion se fit parfaitement, la femme aurait probablement pu être sauvée si l'on avait hâté l'accouchement. Park a fait trois fois l'incision avec succès [6] ; c'est surtout sa seconde observation qui a de l'importance (une primipare présentait une tumeur considérable du bassin ; après un long travail, qui se termina par les seuls efforts de la nature, naquit un enfant vivant ; les quatre accouchements suivants furent prématurés ; au cinquième, qui se fit à terme, la tête refoula la tumeur sur le côté, mais ne parvint pas à passer à côté d'elle ; on fit avec précaution une incision sur la tumeur, il s'écoula de la sérosité sanguinolente ; à la suite de quoi le fœtus fut expulsé en très-peu de temps).

[1] Puchelt, p. 162.
[2] Baudelocque, 1815, p. 269.
[3] Voy. *Nouveau journal de méd.*, t. VIII, mai 1820.
[4] Voy. *Monatsschr. f. Geburtsk.*, t. VIII, p. 395.
[5] Puchelt, p. 164, 165.
[6] Puchelt, p. 158, 160.

Si la tumeur est *solide*, *fixe* et si volumineuse qu'elle empêche l'extraction du fœtus par les moyens ordinaires et même par l'embryotomie, il ne reste plus qu'à choisir entre l'*extirpation* et la *section césarienne*, deux opérations probablement tout aussi dangereuses l'une que l'autre pour la mère.

Dans son excellent Traité sur les tumeurs des ovaires, envisagées comme obstacles à l'accouchement, Litzmann donne un aperçu de 47 cas, dans lequel il ajoute aux 32 cas rassemblés par Puchelt (dont il faut déduire l'observation de Jakson comme ne se rapportant pas à ce sujet) 1 cas observé par lui-même, et 15 autres puisés dans la littérature médicale jusque dans les temps les plus modernes.

Sadler observa un obstacle à l'accouchement peu commun, causé par une énorme tumeur hydatique du foie, qui s'étendait jusque dans le bassin, derrière l'utérus [1].

§ 619. *Tumeurs du tissu cellulaire pelvien.* Les tumeurs de cette catégorie, fibroïdes, stéatomes, squirrhes, kystes, qui naissent, soit dans le tissu cellulaire unissant les organes pelviens, soit sur les ligaments ou sur les parois osseuses du bassin, ont exactement la même influence sur le travail que les tumeurs de l'ovaire. Leur siége étant habituellement le même, c'est-à-dire entre le vagin et le rectum, il est souvent difficile, même impossible, de distinguer ces deux espèces de tumeurs. Toutefois le diagnostic différentiel n'a d'importance, au point de vue pratique, que lorsqu'il s'agit de faire l'extirpation, car les autres indications sont tout à fait pareilles de part et d'autre. On vide les kystes par la ponction ou par l'incision, selon la consistance de leur contenu, puis on abandonne l'accouchement à la nature; au besoin, on le termine artificiellement. Les tumeurs volumineuses et en même temps solides ne laissent parfois que le choix entre l'extirpation et l'embryotomie ou la section césarienne. L'extirpation, quoique constituant une ôpération des plus graves et des plus difficiles, compte pourtant quelques succès.

Puchelt [2] a rassemblé 18 cas, parmi lesquels ceux surtout de Drew et de Burns ont de l'importance. Dans les deux cas on évita l'opération césarienne en pratiquant l'extirpation. Dans celui de Drew, le bassin était rempli par une tumeur insérée à droite, de telle façon qu'on n'y pouvait faire pénétrer qu'un seul doigt. Par une incision, faite au côté droit du périnée, on coupa d'abord les connexions de la tumeur et ensuite son pédicule, qui se trouvait sur le ligament sacro-sciatique; une seule artère un peu volumineuse fut lésée. On put alors facilement enlever la tumeur, et l'accouchement se termina spontanément. La tumeur, d'une dureté cartilagineuse, avait 378 millimètres de circonférence, et pesait 1166 grammes [3]. Le cas de Burns se rapporte à une tumeur tout aussi grosse, dure, inégale et presque immobile, qui s'étendait de la symphyse pubienne au sacrum et présentait des adhérences avec les uretères, le muscle obturateur et le rectum. Bientôt après le début des douleurs, on fit au côté gauche, depuis l'orifice vaginal jusqu'à l'anus, une incision comprenant la peau, le tissu cellulaire et le muscle transverse du périnée; la tumeur fut isolée des parties voisines, en partie avec le scalpel, et en partie à l'aide des doigts ou des ciseaux, et la base fut sectionnée tout contre les os du bassin; il ne s'écoula que peu de sang. Quatre heures après l'ablation de la tumeur, l'accouchement se termina par l'expulsion d'un fœtus mort. Cette observation est suivie d'excellentes remarques sur la conduite à tenir d'une manière générale dans les cas de tumeurs. — Parmi les 3 cas dans lesquels l'opération césarienne fut pra-

[1] Voy. *Monatsschr. f. Geburtsk.*, t. XXV, p. 73.
[2] Puchelt, p. 205.
[3] Voy. *Edinb. Journ.*, t. I, p. 23.

tiquée, celui de Coutouly est le plus intéressant [1]. Tanner observa chez une femme enceinte une énorme tumeur cancéreuse, située dans l'espace recto-vaginal, et remplissant presque totalement la cavité pelvienne; il eut recours à la provocation de l'avortement [2]. — D'Outrepont a fait connaître récemment un cas très-instructif. Une tumeur fibreuse, de consistance cartilagineuse, qui s'étendait de la surface interne d'un des ischions à l'autre et oblitérait presque complétement le détroit inférieur, se ramollit vers la fin de la grossesse, mais surtout au début des douleurs, si bien que, tandis qu'au commencement du travail le doigt ne pouvait atteindre ni le col ni la partie fœtale, il fut possible, peu d'heures après, de retirer l'enfant vivant par les pieds [3].

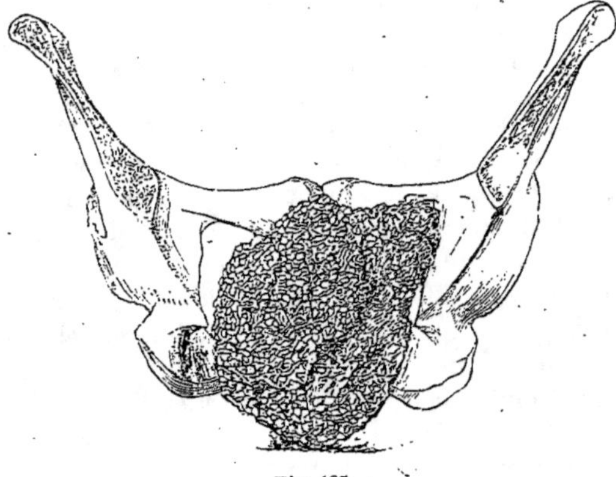

Fig. 185.

Stéatome du tissu cellulaire pelvien (Ostéostéatome de Lenoir).

[Lenoir propose de donner le nom d'*ostéostéatomes* (bien que ce mot soit regardé comme synonyme d'ostéosarcome par les auteurs allemands) aux tumeurs qui sont à la fois ou successivement composées de substance fibro-graisseuse et de substance calcaire, tumeurs appelées *stéatomes* par Puchelt et Nægelé. Lenoir a fait réprésenter une tumeur de ce genre (Fig. 185), qui se trouve au Musée Dupuytren (n° 454), et qui, décrite sous le titre de *Tumeur osseuse qui remplit presque complétement l'excavation pelvienne*, n'est pas osseuse, mais formée par un dépôt grenu de substance calcaire non organisée, dont toutes les parties sont liées entre elles au moyen d'une matière gélatineuse [4].]

§ 620. L'observation démontre que la distension du *rectum* par l'accumulation des matières fécales peut constituer une cause de dystocie qui n'est pas à dédaigner. Une exploration attentive ne permettra guère de la confondre avec d'autres tumeurs. Pour détruire l'obstacle, il suffit de vider le rectum par les moyens connus. Des tumeurs pathologiques partant du rectum lui-même n'ont été que très-rarement observées comme causes de mogostocie [5].

Winkel l'aîné parle d'une tumeur de la grosseur d'un poing d'adulte, de nature folliculeuse, qui s'échappa tout à coup par l'orifice anal avec un bruit entendu à distance, pendant l'application du forceps; elle tenait à un pédicule tendineux, très-long, s'étendant jusque dans le grand bassin [6].

Une *dilatation* excessive de la *vessie par l'urine* peut rendre le travail difficile, surtout en troublant la contractilité utérine, et amener d'autres consé-

<hr>

[1] Coutouly, *Mémoires et Observations*, p. 63.
[2] Voy. *Obstetric. Transact.*, 1863, p. 243.
[3] Voy. *N. Ztschr. f. Geburtsk.*, t. IX, p. 1.
[4] Lenoir, Sée et Tarnier, texte, p. 100, atlas pl. XXIII, fig. 2.
[5] J. U. Kürsteiner, *Beitrag zur Casuistik der Beckengeschwülste in geburtsh. Beziehung* (*Diss. inaug.*). Zürich 1863 (*Monatsschr. f. Geb.*, t. XXII, p. 479).
[6] Voy. *Monatsschr. f. Geb.*, t. XXV, p. 364.

quences fâcheuses (inflammation, paralysie, rupture de la vessie). Pour prévenir tout accident, il faut faire uriner la parturiente de temps en temps. Si la
rétention d'urine est due à la pression de la tête sur le col de la vessie, il suffit
parfois, pour la faire cesser, de soulever ou de refouler doucement la tête avec
les doigts, Sinon, il faut employer le cathéter, dont l'introduction peut être
très-difficile. Le cathéter ovale est souvent très-utile dans des cas de ce genre.
Si le cathétérisme est impossible, même en plaçant la femme sur les genoux
et les coudes, il faut terminer l'accouchement par le forceps, pourvu que la
tête soit assez basse. Une rupture imminente de la vessie peut rendre la ponction nécessaire, s'il n'est pas possible d'extraire rapidement le fœtus.

Puchelt[1] rapporte les cas de Chapmann, Costes, Hunter (rupture de la vessie).
Ramsbotham a observé deux fois la rupture de la vessie [2].
Grenser a décrit très-amplement les difficultés qu'occasionne quelquefois l'introduction du cathéter chez la femme [3]. Il fait observer qu'en plaçant la parturiente sur les
genoux et les coudes, et en introduisant par derrière le cathéter dans l'urèthre, on peut
presque toujours éviter la ponction de la vessie. — Pour ce qui regarde l'emploi de la
sonde d'homme dans la pratique gynæcologique et obstétricale [que Stoltz recommande
depuis plus de trente ans], nous renvoyons à l'article de Küchenmeister (*Göschen's
Deutsch. Klinik.*, 1852, n° 41, p. 460).

Des *calculs vésicaux* placés plus bas que la tête, ou entre elle et le pubis,
peuvent rendre l'accouchement très-difficile et de plus donner lieu à l'inflammation, aux plaies de la vessie etc. Quand on reconnaît assez tôt la présence
d'un calcul (avant que la tête soit engagée et fixée dans le bassin), il faut tâcher de le refouler en haut en le faisant passer au devant de la tête au moyen
des doigts introduits dans le vagin. Si l'on n'y réussit pas et que le volume du
calcul empêche l'application du forceps ou l'extraction manuelle, il n'y a d'autre
ressource que la lithotomie. S'il y a de petits calculs dans l'urèthre, on cherche
au besoin à les extraire pendant l'accouchement ou à les refouler dans la vessie
au moyen d'une sonde.

Puchelt[4] rapporte treize observations d'accouchements compliqués par la présence
de calculs de la vessie, parmi lesquelles un cas de Dubois, où le calcul faisait une
saillie de 18 millimètres dans le bassin, et empêchait la progression de la tête déjà fixée
sur le détroit supérieur; l'accouchement fut terminé heureusement par l'application du
forceps. Denman parle de deux opérations de taille vaginale, qui ne laissèrent aucune
suite fâcheuse. Lauverjat cite un cas où l'on enleva le calcul par une incision faite à la
vessie au-dessus du pubis, d'où il résulte que, dans ce cas du moins, le corps étranger
n'était pas un obstacle à l'accouchement. — Un cas intéressant de Smellie démontre
qu'un calcul, même volumineux, n'empêche pas toujours la terminaison de l'accouchement par les seuls efforts de la nature [5] : le calcul, pesant de 150 à 180 grammes, finit
par être expulsé après un travail long et douloureux; la femme conserva une incontinence d'urine. — L'observation de Threlfall est très-importante : on sentait dans le bas-

(1) Puchelt, p. 189.
(2) Voy. *Pract. obs.*, t. I, p. 416; voy. aussi Mme Lachapelle, t. I, p. 54.
(3) Voy. *N. Ztschr. f. Geburtsk.*, t. XV, p. 74.
(4) Puchelt, p. 193.
(5) Smellie, *A Collection of cases*, 1764, t. II, p. 139.

sin une tumeur dure qui réduisait l'espace destiné au passage du fœtus à 67 millimètres, on la prit pour un ovaire. Après un long travail on fit (trop tard) la perforation. La femme mourut et l'autopsie démontra que l'obstacle consistait en un calcul qui avait près de 108 millimètres de longueur, sur 81 millimètres de largeur et 54 millimètres d'épaisseur, et qui pesait plus de 200 grammes. L'introduction du cathéter eût mis le diagnostic hors de doute dans ce cas, et l'indication très-simple qui en découlait eût probablement sauvé la mère et l'enfant [1].

BIBLIOGRAPHIE.

Obstacles dépendant des parties molles.

Müller, God. Guil., De situ uteri obliquo in gravidis et ex hoc sequente partu diffic. Argent. 1731, in-4°.

Bœhmer, Ph. Ad., Situs uteri gravidi fœtusq. a sede placent. in utero per regulas mechanismi deduct. Hal. 1741, in-4°,

Pelizæus, B., De partu diffic. ex positura uteri obliq. Argent. 1758, in-4°.

Osiander, F. B., Atresia nymphæa. Ann. I (1801), p. 169.

Moscati, P., Della morbosa chiesura dell' orif. dell' utero etc. (Omodei Ann. univers. di medicina, vol. XI, septembre 1819.)

Lehmann, F., Ein merkw. Fall, wo durch Verw. der innern und äussern Schamlefzen die Geb. behindert ward (Rust's Mag. VIII, 1820, p. 179).

Lachapelle, Mme, Pratique des accouchements, t. III; dixième mémoire, Obstacles dépendant des parties molles.

Deneux, Mémoire sur les tumeurs sanguines de la vulve et du vagin. Paris 1830, in-8°.

Doherty, R., Observ. on adhesions and strictures in the vag. during pregnancy and labour (Dubl. Journ., mars 1832).

Nœgele, H. F., Mogostocia e conglutinatione orif. uteri ext. Comm. Heidelb. 1835, in-8°.

Ingleby, Facts and cases in obstetr. med. London 1836, in-8°, p. 108. On obstructions in the progress of labour.

Kennedy, Er., Observ. on Hypertrophie and other affect. of the os uteri (Dubl. Journ. XIV, 1839, p. 332).

Hatin, F., Histoire d'une occlusion du col utérin pendant l'accouchement (Journ. des connaissances médico chirurg., 1839).

Puchelt, B. R., Comm. de tumoribus in pelvi, partum impedientibus, præm. orn. Cum præf. Fr. C. Nægele. Heidelb. 1840, in-8°.

Schmieder, G. O., De partu propter partes molles fœtui renitentes difficili. Lips. 1841, in-4°.

Danyau, Dystocie produite par un cloisonnement transversal du vagin compliqué de prolapsus (Arch. gén. de méd., 1841).

Krieg, Vereng. der Scheide als Geburtshinderniss (Preuss. Verein für Heilkunde, Zeitschrift herausgegeben von dem Verein für Heilkunde in Preussen. Berlin 1842, n° 2).

Laborie, Du débridement du col de l'utérus dans l'état de contraction. Paris 1846.

Danyau, Recherches sur les polypes fibreux qui compliquent la grossesse et l'accouchement (Journal de chirurgie, 1846).

Nichet, Considérations sur l'incision du col dans l'accouchement (Journal de méd. de Lyon, 1847).

Danyau, Tumeur fibreuse faisant un obstacle invincible à l'accouchement (Gaz. des hôp., 1851).

Litzmann, Die Eierstocksgeschwülste als Ursachen von Geburtsstörungen (Göschen's Deutsch. Klinik, 1852, nos 38, 40 et 42).

Blot, M. H., Des tumeurs sanguines de la vulve et du vagin pendant la grossesse et l'accouchement. Thèse de concours. Paris 1853.

[1] Voy. encore : Monod, *Gaz. des hôpit.*, 1849, nos 123 et 126. — Erichson, *Americ. Journ. of med. scienc.*, 1856, p. 255.

Sauvé, De l'occlusion de l'orifice interne de la matrice au moment de l'accouchement (Journ. de méd. de Bordeaux, 1854).

Depaul, De l'oblitération du col de l'utérus chez la femme en couches et de l'opération qu'elle réclame. Paris 1860.

Guyon, *Félix*, Des tumeurs fibreuses de l'utérus. Thèse de concours. Paris 1860.

Costilhes, Oblitération du col utérin, hystérotomie vaginale (Gaz. hebdom., 1861).

Godefroy, Oblitération compliquée du col. Opération césar. vagin. (Revue de thérapeutie méd. chir., 1862).

Mattei, De la dystocie par oblitération du col utérin, lu à l'Académie de médecine, le 8 juillet 1862 (Bulletin de l'Académie de médecine, Paris 1862).

Putegnat (de Lunéville), Sur les tumeurs intra-pelviennes nécessitant l'opération césarienne (Journ. de méd. et chir. de Bruxelles, 1863).

Scanzoni, *V.*, Schwangerschaft bei bestimmt nachgewiesener Unmöglichkeit der immissio penis (Allgem. Wiener med. Zeit., t. IX, in-4°, 1864).

Guéniot, Des tumeurs fibr. de l'utérus pendant la grossesse et l'accouchement (Gaz. des hôpit., 1864).

Hugenberger, *Théod.*, Zur Casuistik der puerperalen Blutergüsse in das Zellgewebe (Petersb. med. Zeitschr., t. IX, 5, p. 257, 1865).

CHAPITRE IV.

DE LA DIFFICULTÉ DE L'ACCOUCHEMENT PAR SUITE DE LA PRÉSENTATION ET DE L'ATTITUDE VICIEUSES DU FŒTUS.

A. *Présentation vicieuse du fœtus.*

I. DÉFINITION. — FRÉQUENCE. — CAUSES. — SIGNES.

§ 621. Toutes les fois que l'enfant présente une autre partie que la tête ou l'extrémité pelvienne, cette présentation est dite *vicieuse, situs fœtus vitiosus.*

Dans ces cas, si le fœtus est à terme ou peu s'en faut, c'est presque sans exception la *région de l'épaule* avec ou sans procidence du bras qui se montre à l'orifice utérin et au détroit supérieur, et la tête est tournée vers l'un ou l'autre côté. Les autres présentations vicieuses que l'on prétend avoir observées sont la suite de tentatives infructueuses de version ou d'autres manœuvres maladroites, ou bien on ne les constate que sur des fœtus non à terme ou morts, dont le corps devient en peu de temps si mou et si flexible, qu'ils peuvent se présenter et être expulsés de toutes les façons imaginables. Les présentations vicieuses comptent parmi les causes les plus importantes et les moins rares de difficulté notable de l'accouchement. On en rencontre une sur 170 à 180 naissances.

A l'exemple de Solayrès, Baudelocque multiplia les présentations vicieuses du fœtus, au point d'en porter le nombre à quarante. Le même tableau des présentations fœtales se retrouve, sauf quelques petits changements, dans presque tous les Traités et Manuels, publiés plus tard sur les accouchements, et qui procèdent en majeure partie des œuvres classiques de Baudelocque. En Allemagne, Fr. C. Nægele et Boër entreprirent de réduire le nombre des présentations vicieuses; en France, le même service fut rendu à la science par Mᵐᵉ Lachapelle, P. Dubois et Stoltz. La première assure que Baudelocque lui-même avait senti le besoin de simplifier sa classification. Parmi les anglais, outre W. Hunter, ce fut surtout Denman qui émit des vues justes sur ce sujet.

§ 622. La présentation de l'épaule entraîne toujours une modification dans l'attitude du fœtus. En effet, pour qu'une épaule puisse s'engager dans le détroit supérieur, il faut que la tête se rapproche de l'épaule du côté opposé et que l'extrémité pelvienne remonte précisément du même côté. Plus l'épaule est basse et plus l'utérus est contracté après l'écoulement des eaux, plus aussi l'attitude du fœtus est anormale. L'extrémité pelvienne est toujours plus élevée que le reste du tronc et que la tête ; il n'est donc pas tout à fait exact d'appeler les présentations de l'épaule *présentations transversales*, comme on le fait habituellement. Un fœtus à peu près à terme peut être *oblique* dans la cavité utérine, mais jamais horizontal ou transversal, quand même la matrice est élargie à un haut degré ; c'est pour cette raison que beaucoup d'accoucheurs donnent le nom de présentations *obliques* aux présentations vicieuses du fœtus.

Le prolapsus du bras dans les présentations de l'épaule n'est pas un phénomène accidentel, comme sa procidence à côté de la tête ou du pelvis dans les présentations de ces extrémités, mais une conséquence nécessaire et naturelle de la présentation primitive. La chute du bras est la règle, quand le travail est abandonné à lui-même, une fois que l'orifice utérin est complétement dilaté et que les eaux se sont écoulées. De même que, dans les présentations de l'extrémité inférieure du tronc, l'un des deux pieds, ou les deux à la fois, descendent avant le pelvis, de même le bras s'échappe dans les présentations de l'épaule ; ce ne sont là, somme toute, que des variétés de la présentation première (1).

§ 623. Le fœtus se présente par l'épaule de deux façons différentes :

1) *Le dos est tourné en avant vers la paroi antérieure de la matrice. — Première position de l'épaule.*

2) *Le dos est tourné vers la paroi postérieure de la matrice. — Deuxième position de l'épaule.*

Dans chacune de ces deux positions — dont la première est deux fois plus fréquente que l'autre — on distingue encore *deux* variétés, selon que la tête est dirigée du côté *gauche* du bassin (c'est le cas le plus habituel) ou du côté *droit*. D'ordinaire, l'axe longitudinal du tronc est dans la direction de l'un ou l'autre diamètre oblique du bassin.

Comme les présentations vicieuses sont simplement des déviations de la présentation primitive longitudinale, il est facile d'expliquer pourquoi la première position de l'épaule, le dos dirigé en avant et *la tête tournée du côté gauche du bassin*, est la plus fréquente, puisqu'elle dérive de la première position crânienne. En effet, quand la tête, pour une raison quelconque, quitte le détroit supérieur et se porte de côté, la déviation a lieu, le plus souvent, vers le côté où est dirigé l'occiput, par conséquent à gauche. Il en résulte que le fœtus se place au-dessus du détroit supérieur en présentant l'épaule droite, le dos tourné en avant (la forme de l'épaule et l'angle qu'elle fait avec le cou empêchent le tronc de se déplacer davantage, l'épaule étant fixée par la ligne innominée du bassin). C'est d'après le même mécanisme que la deuxième position de l'épaule — dos du fœtus tourné vers la paroi postérieure de la matrice — procède de la deuxième positition crânienne etc.

Baudelocque admet quatre positions pour l'épaule droite comme pour l'épaule gauche: 1º axe du tronc dans la direction du diamètre antéro-postérieur du détroit supérieur, la tête en avant; 2º même direction du tronc, la tête en arrière; 3º axe du tronc dans la

____

(1) Mme Lachapelle, 1825, t. II, p. 179, 180; t. III, p. 215.

direction du diamètre transverse du détroit supérieur, la tête à gauche ; 4º même direction du tronc, la tête à droite. Mme Lachapelle, qui n'avait jamais observé la première et la deuxième position de Baudelocque, ne conserva que sa troisième et sa quatrième ; il en est de même de P. Dubois et de ses élèves, ainsi que des Traités récents publiés en Allemagne. Cependant quelques auteurs conservent encore l'ancienne classification, par exemple Busch [1], qui (ainsi que Capuron) compte quatre positions de l'épaule, suivant que la tête se trouve au-dessus du pubis gauche (1º) ou droit (2º), de la symphyse sacro-iliaque droite (3º) ou gauche (4º) ; chacune de ces quatre positions se divise en deux variétés, selon que c'est l'épaule droite ou gauche qui se présente. — Hecker [2] et Hohl [3] admettent deux positions obliques de l'épaule, chacune avec deux variétés :

I. Tête fœtale dans le côté gauche de la matrice,
    a) Dos tourné en avant,
    b) Dos tourné en arrière.
II. Tête fœtale dans le côté droit de la matrice,
    a) Dos tourné en avant.
    b) Dos tourné en arrière.

[Comme pour les extrémités de l'ovoïde fœtal, Stoltz reconnaît quatre positions différentes de l'épaule, soit gauche, soit droite, quoique généralement l'on n'en admette que deux. C'est la tête qui sert à les déterminer.

Tableau des positions de l'épaule, d'après Stoltz.

Première position. . . . . Tête à gauche et en avant.
Deuxième position . . . . Tête à droite et en arrière.
Troisième position . . . . Tête à gauche et en arrière.
Quatrième position. . . . . Tête à droite et en avant.]

§ 624. Les présentations vicieuses paraissent le plus souvent dépendre d'une *configuration anormale de la matrice*. Si l'utérus a sa forme normale, c'est-à-dire celle d'un ovoïde, dont la plus petite extrémité correspond au segment inférieur, le fœtus est forcé d'affecter une direction longitudinale ; si, au contraire, le segment inférieur est élargi et par conséquent plus spacieux, — ce qui résulte habituellement d'une distension excessive de l'organe, — l'axe longitudinal du fœtus peut facilement dévier de l'axe de la matrice. Effectivement, la présence d'une très-grande quantité de liquide amniotique coïncide souvent avec une présentation vicieuse. *Des contractions anormales de l'utérus au commencement du travail*, qui, du reste, dépendent fréquemment de sa distension excessive, peuvent aussi rendre sa forme irrégulière. Dans d'autres cas, cette configuration anormale paraît provenir d'un *vice de développement*, par exemple chez les femmes qui, dans toutes leurs grossesses, ont des présentations vicieuses. Il est plus que probable qu'une *flaccidité*, une *extensibilité particulière* des parois utérines, résultant de grossesses rapprochées et répétées, favorise les présentations de l'épaule. Du moins l'observation constate que ces présentations, rares chez les primipares, sont les plus fréquentes chez des femmes qui ont déjà accouché plusieurs fois. Enfin, l'on compte encore parmi les causes : l'écoulement prématuré des eaux amniotiques, surtout si l'attitude de la parturiente est défavorable, les secousses violentes, et la mort du fœtus.

[1] Busch, 5e édit., 1849.
[2] Hecker et Buhl, *Klinik der Geburtsk.*, Leipzig 1861, p. 129.
[3] Hohl, *Lehrb. des Geburtsh.*, 2e édit. Leipzig 1862, p. 588.

La direction oblique de l'utérus, qu'on regardait autrefois comme la cause principale des présentations vicieuses du fœtus, peut, par elle-même, y contribuer tout aussi peu que l'enroulement, la brièveté ou la longueur excessive du cordon, l'insertion anormale du placenta, l'inclinaison trop forte et l'étroitesse du bassin etc., qu'on mentionne dans les Traités parmi les causes de ces présentations. Toutes ces anomalies existent le plus souvent sans que la présentation du fœtus soit pour cela vicieuse [1].

Meissner l'aîné raconte un cas où une femme, après avoir accouché de son premier enfant en présentation crânienne, dut être, dans la suite, encore accouchée onze fois par la version, pour cause de présentation vicieuse du fœtus [2].

Simpson, ainsi que nous l'avons dit plus haut (§ 115), regarde comme un effet de l'activité réflexe la position normale que prend et que conserve le fœtus, la tête tournée en bas au-dessus de l'orifice utérin ; il cherche également à prouver, d'après la même théorie, que l'origine des présentations vicieuses doit être expliquée par un trouble survenu dans l'une ou dans plusieurs des conditions nécessaires à la conservation de la présentation normale ; ces causes pourraient être ramenées aux quatre chefs suivants : 1º accouchement survenant à une époque où la présentation crânienne n'existe pas encore d'ordinaire (?) ; 2º *mort du fœtus*, et par suite extinction de l'activité réflexe ; 3º *changements de la forme normale du fœtus, ou de la cavité utérine* obligeant le fœtus à s'accommoder d'une façon insolite à la forme de l'utérus ; 4º causes physiques déplaçant le fœtus ou la partie qui se présente dans les derniers mois ou au début du travail [3]. — Il est prouvé par la statistique que les fœtus morts dans la matrice affectent, au moment de l'accouchement, des présentations vicieuses plus fréquemment que les fœtus vivants. C'est ainsi que Matthews Duncan [4] rapporte que sur 15,533 accouchements d'enfants vivants, observés à la Maternité de Dublin, 28 seulement (c'est-à-dire 1 sur 555) se trouvaient en présentations de l'épaule ; tandis que sur 527 fœtus nés dans un état de putréfaction, 6 (c'est-à-dire 1 sur 88) se présentèrent par l'épaule.

§ 625. Les *signes généraux des présentations vicieuses* à la fin de la grossesse et au commencement du travail sont les suivants : 1º largeur insolite et voussure inégale du ventre (l'utérus ne peut être également arrondi dans les présentations vicieuses que s'il contient une très-grande quantité d'eau). Le ventre est d'ordinaire aplati ou déprimé au milieu, tandis qu'il offre d'un côté vers en haut, de l'autre côté vers en bas, une saillie arrondie. La palpation fait, en général, reconnaître dans ces deux régions saillantes, d'une part la tête, d'autre part les fesses, tandis qu'on peut suivre le dos d'un côté à l'autre. C'est ainsi que le plus souvent on peut diagnostiquer les présentations vicieuses par l'exploration externe. 2º La sensation des mouvements du fœtus n'est pas exclusivement limitée à un côté du ventre ; les mouvements eux-mêmes sont plus impétueux et plus douloureux pour la mère, surtout la nuit. 3º A l'intérieur, on trouve dans les derniers temps de la grossesse et au commencement du travail, la voûte vaginale et le segment inférieur moins saillants, comme vides, et on n'y sent aucune partie fœtale, ou l'on trouve des parties peu volumineuses qu'on ne peut pas distinguer exactement (petites parties) ou que l'on reconnaît nettement pour un bras, une épaule, un côté du thorax. — A l'exception de ce dernier signe et de ceux fournis par l'exploration externe, tous les autres sont trompeurs. Par exemple, si on ne rencontre aucune partie fœtale dans le seg-

[1] Voy. Wigand, t. II, p. 107.
[2] Voy. *Monatsschr. f. Geburtsk.*, t. IX, p. 26.
[3] Voy. Simpson, *Monthly Journal*, juillet 1849.
[4] Voy. *Assoc. Journ.*, août 1855.

ment inférieur après le commencement du travail, cela peut tenir, outre une présentation vicieuse, aux causes suivantes : forte inclinaison de la matrice en avant, abondance du liquide amniotique, petitesse du fœtus, présence de jumeaux, présentation pelvienne, hydrocéphalie et étroitesse du bassin. Parfois, chez des femmes qui ont déjà eu plusieurs enfants, on ne trouve aucune partie fœtale jusqu'après la rupture de la poche, quoique plus tard la tête se présente, tandis que si le même fait a lieu chez des primipares, il peut faire soupçonner, à plus juste titre, une angustie pelvienne ou une présentation vicieuse.

§ 626. Les *signes spéciaux* de la présentation vicieuse varient selon la forme et la structure des parties qui sont en rapport avec le détroit supérieur. Le diagnostic de la présentation de l'épaule, présentation vicieuse la plus commune, n'est en général pas facile. Vers la fin de la grossesse, la constatation des signes généraux indiqués dans le paragraphe précédent fait présumer que l'épaule se présente. L'*exploration externe* doit être pratiquée très-attentivement, parce que la tête, placée de côté, est le plus souvent facilement reconnue à son volume, à sa forme et à sa dureté. Même quand le travail a commencé et que l'orifice utérin a déjà subi une certaine dilatation, l'épaule est difficile à distinguer, d'une part parce que d'ordinaire elle reste très-longtemps élevée, d'autre part parce qu'elle présente peu de caractères distinctifs. On l'a confondue tantôt avec la tête, tantôt avec les fesses. Mais si la partie qui se présente devient plus accessible au doigt pendant la période de dilatation, on peut établir le diagnostic en touchant l'omoplate, la clavicule, le cou, le creux axillaire, le bras ou les côtes. La direction de ces parties, par rapport au bassin maternel, indique si l'on a affaire à la première ou à la seconde position de l'épaule et à quelle variété de ces positions.

Si l'on trouve à l'orifice le coude et l'avant-bras (dans leur attitude habituelle), on peut déduire de leur direction l'espèce de présentation de l'épaule et par suite la position du reste du corps. Si, par exemple, l'avant-bras est dirigé en arrière, le dos de l'enfant est en avant ; si, en même temps, le coude regarde à droite, c'est l'épaule droite qui se présente ; s'il regarde à gauche, c'est l'épaule gauche. Si, au contraire, l'avant-bras est dirigé en avant, le dos est en arrière, et si alors le coude est tourné vers le côté gauche, l'épaule droite se présente etc. Pourtant, il n'est pas toujours

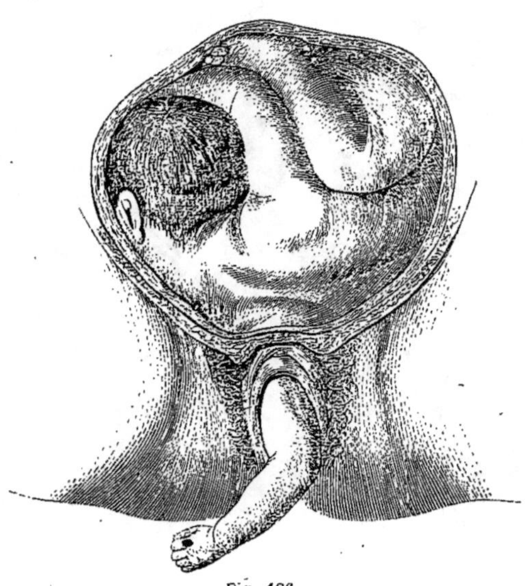

Fig. 186.

Présentation de l'épaule droite en deuxième position.

aisé de distinguer le coude, qu'on confond facilement avec le talon (§ 284). Quand le bras est dans le vagin, le diagnostic est encore plus facile, et si la main se trouve au dehors des parties génitales, il suffit d'un coup d'œil sur la direction du pouce et de la face palmaire pour connaître la position de l'épaule (Fig. 186). En effet, la tête est du même côté que le pouce, et quand la paume de la main regarde en arrière, le ventre du fœtus et ses pieds se trouvent à la paroi postérieure de l'utérus, en admettant que le bras n'est pas tordu, ce dont il faut s'assurer par l'exploration. Du reste, il est toujours indispensable de pratiquer le toucher, parce que la présence du bras dans le vagin n'est pas un indice certain de la présentation de l'épaule, ce membre pouvant être descendu à côté de la tête ou des fesses. — Pour comprendre ce qui précède, il est bon de reproduire les différentes positions de l'épaule sur le mannequin avec un cadavre de fœtus.

II. SUITES. — PRONOSTIC.

§ 627. Dans les présentations vicieuses, l'accouchement n'est jamais exempt de dangers, même quand l'art intervient activement; en général, les suites en sont plus graves pour le fœtus que pour la mère. Mais quand l'accouchement est abandonné à lui-même, il se termine presque toujours par la mort de l'enfant, et, le plus souvent aussi, par celle de la mère.

Quand le fœtus est à terme ou à peu près, et que l'art n'intervient pas, voici quelle est la marche habituelle du travail : après la rupture de la poche (et l'écoulement d'une plus grande quantité d'eau que dans la présentation de la tête), la matrice se contracte sur le fœtus, qu'elle embrasse de plus en plus intimement. L'épaule, précédée par le bras qui prolabe, descend peu à peu dans le bassin et y est enclavée par les contractions, qui augmentent d'énergie par suite de la résistance qu'elles éprouvent. Après l'écoulement de tout le liquide amniotique, l'utérus entre dans un état de contraction tonique qui suspend les fonctions du placenta et entraîne ainsi la mort du fœtus. Enfin, les forces de la mère s'épuisent, la matrice ou le vagin s'enflamme et se gangrène, ou bien il se fait une rupture de l'un de ces organes.

On n'a observé que très-rarement, et presque exclusivement quand le fœtus n'était pas à terme, était petit (jumeau) ou mort, que l'accouchement abandonné à lui-même s'ache-

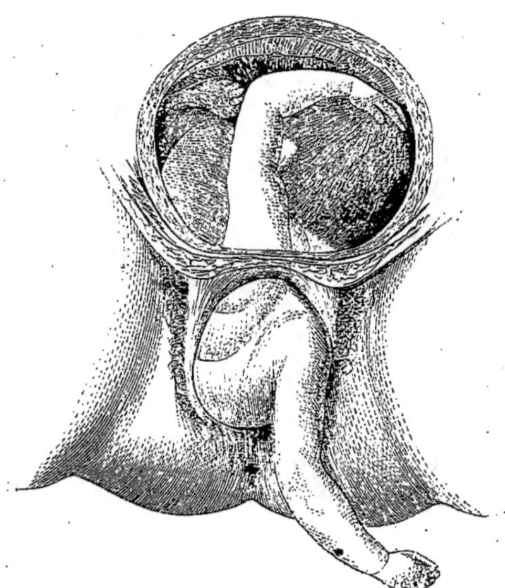

Fig. 187. — *Évolution spontanée dans la première position de l'épaule droite.*

vait, avec les plus grandes difficultés, par les forces seules de la nature. En pareil cas, l'expulsion se fait ordinairement de la façon suivante : l'épaule se dégage au-dessous de la symphyse pubienne et y prend un point d'appui; puis apparaît le côté correspondant du thorax, dont les côtes sont fortement serrées les unes contre les autres (Fig. 187); ensuite les fesses, sous l'impulsion de douleurs énergiques, descendent dans le bassin et glissent sur le périnée; en dernier lieu viennent la tête et le bras qui était resté dans la matrice. Ce mécanisme, qu'on a observé dans l'une et l'autre position de l'épaule, est désigné sous le nom d'*évolution spontanée*. Cette terminaison par les seules ressources de la nature n'a lieu que bien rarement et dans des conditions que l'accoucheur n'est capable ni de produire ni de prévoir avec certitude; non-seulement le fœtus succombe toujours (à de bien rares exceptions près, par exemple quand il s'agit du dernier de deux jumeaux), mais encore la santé et même la vie de la mère sont gravement compromises; par ces raisons, il serait tout à fait injustifiable de négliger d'intervenir en temps opportun, dans l'attente de cette assistance problématique de la nature.

Denman, l'un des premiers, a attiré l'attention sur l'*évolution spontanée* [1]; il rapporte trois cas, dont le premier a été observé par lui en 1772, et qui sont reproduits dans ses *Aphorismes*. Denman donne de ce processus une explication qui n'est pas très-précise, et qui est en contradiction avec ses propres observations; elle a été rectifiée par Douglas [2]. Ce dernier démontre que, dans l'évolution spontanée, l'épaule ne recule pas, comme le dit Denman [3], mais que bien plutôt «le bras et l'épaule sont entièrement expulsés avec une partie du thorax, et non-seulement apparaissent à l'orifice externe, mais encore le franchissent en partie.» John Kelly tenda plus tard, dans un travail estimable [4], de concilier les deux opinions contradictoires de Denman et de Douglas, en admettant que les cas qu'ils avaient en vue n'étaient pas semblables. En faveur de la justesse de l'explication de Douglas militent, non-seulement les intéressantes observations de Gooch [5], mais encore les cas de Bigelow [6], Hemmer [7] et Busch [8]; enfin, les observations de Nægele, de Mme Lachapelle, de P. Dubois et autres, viennent également à l'appui de cette manière de voir.

[Le *mécanisme* de l'évolution spontanée a été divisé en un certain nombre de *temps*, qui correspondent à ceux de l'accouchement par le crâne, la face ou l'extrémité pelvienne.

Premier temps. *Pelotonnement* du corps qui est ployé en double au niveau de l'épaule.

Deuxième temps. *Engagement*, l'épaule descendant aussi loin que le permet la longueur du cou.

Troisième temps. *Rotation*, qui porte la tête au-dessus d'une des branches horizontales du pubis, ce qui permet à l'épaule de se dégager au-dessous de la symphyse pubienne et d'y prendre un point d'appui.

(1) Voy. *London med. Journal.*, vol. V, 1785, p. 371.

(2) Douglas, *Explanation of the process of the spontan. evolut. of the fœtus etc.* Dublin 1811 (2e édit., 1819).

(3) Denman, *An introduction to the practice of Midwifery*, 4e édit., 1805, t. II, p. 252.

(4) John Kelly, *Essay upon the spontan. evolut. of the fœtus.* Dublin 1816, in-8°.

(5) Voy. *Med. Transact. of the royal college of physicians*, vol. VI, 1820.

(6) Voy. *New-Engl. Journ. of Med. and Surg.*, vol. X, Boston 1821.

(7) Voy. *Heidelb. Klinisch. Annalen*, IV, p. 249.

(8) Voy. *Abhandl.*, p. 73.

Quatrième temps. *Dégagement* du tronc (dans les positions dorso-postérieures, le dos, d'après P. Dubois, est ramené en avant au moment où les fesses franchissent la vulve).

Cinquième temps. *Rotation* de la tête.

Sixième temps. *Expulsion* de la tête.

Les deux derniers temps, que Pajot réunit en un seul, tandis que Tarnier et Joulin les considèrent isolément, sont tout à fait identiques aux temps correspondants de la présentation pelvienne.]

Il ne faut pas confondre avec l'évolution spontanée un autre mode d'intervention de la nature que l'on appelle *version spontanée*, ou mieux *version naturelle* (*versio spontanea seu naturalis*), qu'on n'observe également que dans des cas rares et seulement lorsque l'épaule est encore mobile au détroit supérieur ou au-dessus de lui. Voici en quoi elle consiste : à un moment plus ou moins rapproché de la rupture de la poche des eaux, l'épaule qui se présentait se retire, et, à sa place, la tête, qui se trouvait dans le voisinage, s'engage dans le détroit supérieur, soit seule, soit à côté du bras prolabé; ou bien à la place de la partie qui se présentait, par exemple du bras, c'est une partie éloignée, comme le pelvis ou les pieds, qui vient en présentation. Le premier processus que W. J. Schmitt veut voir appeler non pas *version spontanée*, mais *rectification* de la présentation du fœtus, — parce qu'il ne s'observe d'ordinaire que lorsque la tête se trouve située tout près du détroit supérieur, — résulte probablement de ce que l'utérus, dont la forme est vicieuse au début du travail, reprend sa configuration normale pendant le cours de l'accouchement, et rectifie par conséquent la présentation du fœtus. Souvent cette rectification de la présentation, qui n'est *pas du tout rare* avant l'écoulement des eaux, a eu lieu précisément au moment où, après avoir reconnu la présentation vicieuse, on se préparait à pratiquer la version, et où l'on faisait placer la femme en travers du lit. Tandis que dans ces cas le fœtus conserve ordinairement la vie, le second mode de transformation de la présentation n'a, au contraire, été observé presque exclusivement que dans des cas de fœtus morts. Son origine est encore enveloppée d'une grande obscurité. Il n'existe d'ailleurs que peu d'exemples suffisamment authentiques d'une transformation aussi complète de la présentation du fœtus, et à propos d'un certain nombre d'entre eux, on ne peut s'empêcher de se demander s'ils ont été réellement observés avec soin par des hommes compétents, ou s'ils n'ont pas été plutôt rapportés sur la foi d'autrui, ou enfin si les circonstances n'ont pas été en général de nature à ne pas permettre une observation rigoureuse. Du moins est-il permis d'émettre la supposition que souvent le bras était simplement prolabé à côté de la tête et que cette dernière avait été confondue avec l'épaule.

III. .TRAITEMENT.

§ 628. Si une femme chez laquelle le fœtus s'est déjà présenté en travers une ou plusieurs fois redevient enceinte, il faut tâcher, autant que possible, de *prévenir* la reproduction de la présentation vicieuse en lui prescrivant un genre de vie approprié, et en lui recommandant d'éviter, autant qu'il sera en son pouvoir, toutes les influences fâcheuses auxquelles elle aura été exposée dans les grossesses antérieures. Si l'on découvre quelque temps avant le terme de la gestation des signes de présentation vicieuse, il faut lui défendre de se livrer à des efforts considérables, soutenir son ventre par une ceinture, et lui faire prendre pendant la nuit l'attitude la plus propre à régulariser la position du fœtus.

Il faut en outre examiner (et c'est surtout Wigand qui a attiré l'attention sur ce point) s'il n'existe pas certains symptômes qu'on a observés souvent, dans les dernières semaines de la grossesse, chez des femmes dont les fœtus affectaient une présentation vicieuse lors de l'accouchement. Ces phénomènes morbides sont des indices d'une activité pathologique de la matrice, à la suite de laquelle cet organe paraît pour le moins prendre souvent une configuration anormale. Parmi eux on compte : une tension douloureuse dans la région sacrée et dans l'utérus, lequel devient parfois en même temps dur et inégal ; des douleurs erratiques et comme spasmodiques dans le bas-ventre, se déclarant surtout la nuit et accompagnées d'insomnie et d'envies fréquentes d'uriner ; un sentiment de pression dans la profondeur du bassin etc. Les bains chauds, l'opium (surtout en lavements) et les médicaments apéritifs se sont montrés le plus souvent utiles pour combattre ces accidents (1).

§ 629. Si la présentation vicieuse n'est diagnostiquée que pendant l'accouchement, ce qui est le cas le plus ordinaire, l'indication consiste à produire une présentation telle que le fœtus puisse être expulsé. On la remplit au moyen de la *version*, par laquelle on amène, ainsi que nous l'avons dit plus haut (§ 398), l'extrémité céphalique ou pelvienne au détroit supérieur. Une fois la présentation changée, on abandonne l'expulsion à la nature, si toutefois d'autres circonstances indépendantes de la présentation vicieuse n'indiquent pas la terminaison rapide de l'accouchement.

Comme nous avons déjà parlé de la version podalique en général, nous n'avons plus qu'à ajouter encore *quelques règles particulières* pour l'exécution de cette opération dans les présentations de l'épaule. Nous parlerons aussi, à ce propos, de la version sur les fesses. Nous allons exposer d'abord ce qui a trait à la *version sur la tête*.

a) *De la version sur la tête.*

§ 630. Les présentations de la tête donnent un pronostic beaucoup plus favorable pour la conservation du fœtus que celles de l'extrémité pelvienne ; il est évident que l'art ne peut répondre plus complétement aux exigences de la nature, en cas de présentation pelvienne, qu'en changeant celle-ci en présentation céphalique. Néanmoins la version sur la tête (nous parlons de celle qu'on opère par *manœuvres internes*), quoique chaudement recommandée naguère par des accoucheurs estimés, est bien loin d'avoir acquis la confiance dont jouit la version sur le pied, et cela par des raisons faciles à comprendre. D'abord, l'accoucheur n'est appelé, d'ordinaire, que lorsque le moment favorable pour la version céphalique est passé ; ensuite, cette opération exige infiniment plus d'adresse et de dextérité que la version pelvienne ; enfin, quelque favorables que soient les circonstances, elle offre bien moins de chances de succès que la version sur le pied, qui non-seulement réussit également et très-facilement dans tous les cas où la version sur la tête est praticable, mais encore même souvent au but, quand il ne peut plus même être question d'employer celle-ci. Or, si l'on ne réussit pas à amener la tête au détroit supérieur, ou si les douleurs ne sont pas assez fortes pour l'y fixer, ou bien encore s'il se présente un incident inattendu qui oblige à terminer rapidement l'accouchement avant que la tête soit assez basse pour permettre l'application du forceps, il en résulte inévitablement que la version sur le pied, à laquelle il faut pourtant se décider alors, est d'autant plus difficile et d'autant plus dangereuse pour la mère et

(1) Wigand, *Drei geburtsh. Abhandl.* etc. Hamburg 1812, p. 67 et suiv. — Traduction de Herrgott. Paris 1857, p. 38 et 39.

pour l'enfant qu'il s'est déjà écoulé plus de liquide amniotique, et que l'utérus s'est plus fortement contracté autour du fœtus, en partie par suite de l'excitation qu'y ont produite les manipulations précédentes.

Si la version sur la tête par manœuvres internes compte peu de partisans, il n'en est pas de même d'un procédé recommandé surtout par Wigand, et qui a pour but d'obtenir la transformation de la présentation vicieuse en présentation crânienne, uniquement par des *manœuvres externes* et par la *position* de la parturiente. Pendant l'accouchement, ce procédé trouve son application jusque vers la fin de la période de dilatation. *On ne devrait jamais négliger de l'essayer*, toutes les fois que la présentation vicieuse est reconnue dès le début du travail, parce qu'il est beaucoup moins douloureux que la version par manœuvre interne, et aussi parce que, dût-il ne pas réussir, il ne rend en aucune façon plus difficile l'emploi ultérieur d'un autre procédé. Bien plus, comme il a été nettement démontré dans ces derniers temps que le fœtus exécute fréquemment une évolution spontanée autour de son axe soit longitudinal, soit transversal, pendant la grossesse et même pendant le travail (§ 115), il faut admettre à l'avenir comme une *régle* générale l'indication d'imiter la nature dans ces changements de présentation de fœtus, et de *procéder à la version par manœuvres externes* dans *tous* les cas où la présentation vicieuse est reconnue dès le début de l'accouchement. — Examinons maintenant les deux procédés de version sur la tête.

La version sur la tête, ainsi que nous l'avons déjà dit (§ 399), fut, depuis Hippocrate jusque dans la seconde moitié du seizième siècle, l'espèce de version presque uniquement recommandée. Ce n'est que depuis Mauriceau et Lamotte que la version sur les pieds commença à disputer la préséance à la version sur la tête, et à mesure que la première gagna du terrain, la seconde fut de plus en plus reléguée au dernier plan, au point que dans le courant du dix-huitième siècle elle était presque tombée dans l'oubli; quelques accoucheurs distingués, par exemple Smellie, en conservaient seuls le souvenir. Mais vers la fin du siècle dernier, on commença de nouveau à accorder une certaine attention à l'ancien mode de version. Flamant, Osiander, d'Outrepont et Wigand la préconisèrent surtout chaudement, en se basant, soit sur de simples vues théoriques, soit sur des observations heureuses. Ce fut le premier de ces auteurs qui alla le plus loin dans ce sens : il chercha à rétablir dans toute sa rigueur le principe d'Hippocrate, en proposant la version sur la tête même dans les cas de présentation pelvienne; son exemple fut suivi, à une époque plus rapprochée de nous, par Ritgen. Aux premiers travaux sur la question vinrent bientôt s'ajouter de nouvelles recherches et de nouveaux écrits.

§ 631. I. *Engagement de la tête par des manipulations externes et par une position appropriée de la femme.* La position qu'on donne à cet effet à la parturiente (ou à la femme enceinte si l'on découvre assez tôt la présentation vicieuse) est le décubitus latéral sur le côté où la palpation externe révèle la présence de la tête. On veut obtenir par là que le fond de la matrice soit entraîné par sa pesanteur vers la ligne médiane du corps et force ainsi la tête à se porter de dehors en dedans jusqu'à l'entrée du bassin. Il est bon de soutenir en même temps la région du ventre où l'on sent la tête avec la paume de la main ou plutôt avec un coussin assez résistant contre lequel la femme appuie pendant la contraction. Il est également utile de faire de douces frictions sur la partie de

la matrice où se trouve l'extrémité pelvienne du fœtus. L'on attend ainsi pendant quelque temps le résultat des contractions. Si cela ne suffit pas, on exerce
avec la paume de la main une pression convenable alternant avec des frictions
modérées sur la région du ventre où se trouve la tête du fœtus, et on tâche de
la rapprocher de l'entrée du bassin. L'autre main agit de la même façon sur
l'extrémité pelvienne pour l'amener au fond de la matrice. Ces manipulations,
qui exigent le concours simultané des deux mains, sont le plus efficaces quand
on les commence peu avant la contraction pour les continuer pendant toute sa
durée. Dans l'intervalle des douleurs, la parturiente elle-même ou bien la
sage-femme peut relever le ventre en l'embrassant des deux mains appliquées
de dehors en dedans. Si l'on reconnaît par l'exploration interne que la tête s'est
portée sur l'orifice utérin et n'a plus de tendance à s'échapper latéralement,
mais reste en place, non-seulement pendant les contractions mais aussi dans
leurs intervalles, on abandonne l'accouchement à la nature. Sans aucun doute,
la surexcitation de l'activité utérine par les manipulations externes contribue
puissamment dans ce cas à régulariser la présentation du fœtus ; en effet, les
contractions énergiques qui se déclarent alors, améliorent progressivement la
configuration anormale de la matrice d'où dépend la présentation vicieuse.

Si, au contraire, la tête est bien descendue sur l'orifice, « mais n'avance pas
notablement et reste toujours élevée et mobile; si, d'autre part, les douleurs
sont faibles et peuvent être vraisemblablement augmentées par la rupture de
la poche et l'écoulement des eaux, » Wigand recommande de percer les membranes pour fixer le fœtus dans cette position plus favorable. Nous pensons qu'il
ne faut employer ce procédé qu'avec la plus grande circonspection et du moins
n'y recourir jamais avant la dilatation complète de l'orifice, afin de pouvoir faire
immédiatement la version par manœuvre interne si la tête venait à quitter l'entrée du bassin au moment de la rupture de la poche. En tout cas, il faut qu'à
partir de l'écoulement des eaux, la femme reste immobile dans la position qu'on
lui a donnée et que le ventre soit maintenu et comme comprimé des deux côtés
jusqu'à ce que la tête se trouve suffisamment fixée au détroit supérieur.

Les tentatives destinées à amener la tête au détroit supérieur par des manipulations
externes dans les présentations vicieuses du fœtus, n'étaient pas totalement inconnues
des anciens accoucheurs (tels que Rueff, Scip. Mercurio, A. Paré); cependant la consé-
cration scientifique de ce genre de version n'est due qu'aux auteurs modernes, et particulièrement à Wigand. Celui-ci conçut l'idée de son procédé en voyant des présentations
vicieuses se transformer spontanément en présentations longitudinales, avant l'écoulement des eaux, par exemple à la suite d'un mouvement un peu violent de la parturiente,
de changements de décubitus d'un côté à l'autre, de manœuvres relevant accidentellement le ventre etc. Sa manière d'agir fut, pour la première fois, rendue publique dans
le *Hamburger Magazin*, année 1807. Le mémoire de Wigand intitulé : *Drei den medicinischen Facultäten übergebene geburtshülfliche Abhandlungen*, et qui parut en 1812, renferme la description détaillée du procédé; ce mémoire parvint également à la Faculté
de Paris; mais on n'y fit aucune attention, jusqu'en 1857, où il fut traduit par Herrgott,
de Strasbourg, sous le titre suivant : *De la version par manœuvres externes et de l'extraction
du fœtus par les pieds.* Cette traduction de l'original de Wigand donna enfin droit de cité en
France à son procédé, qui fut surtout préconisé par Stoltz et Cazeaux (1). Wigand re-

(1) Voy. Nivert, *De la version céphalique par les manœuvres externes dans les présentations vicieuses du fœtus.* Thèse de Paris, 1862. [Ce travail renferme, outre un examen

commande également sa méthode pour faire descendre le siége du fœtus; il veut notamment que dans toute présentation fortement oblique ou transversale, on n'amène pas la tête à l'orifice utérin, lors même qu'elle est l'extrémité de l'axe du fœtus la plus rapprochée, mais bien qu'on fasse toujours descendre le siége ou les pieds, manœuvre beaucoup plus facile à exécuter. Du reste, l'expérience apprend que les présentations obliques où le pelvis est plus bas que la tête, se transforment habituellement d'elles-mêmes en présentations longitudinales dès que surviennent des douleurs un peu fortes, sans qu'il soit besoin de recourir à aucune manœuvre. — Tout récemment, la version par manœuvres externes a aussi été recommandée chaudement et décrite avec détail par Ed. Martin [1]. Martin exécute cette opération de la façon suivante : on fait coucher la femme sur le dos, le bassin un peu relevé. L'opérateur se place à l'extrémité inférieure du lit, à côté des cuisses de la parturiente, ou, ce qui est souvent plus commode, à la moitié supérieure du lit, à côté de la tête ou de la poitrine de la femme, dont il embrasse le ventre de haut en bas avec les deux mains. Pour opérer le changement de position de l'enfant, il applique l'une des mains à la partie inférieure du ventre, de manière à refouler vers le détroit supérieur la partie fœtale la plus rapprochée de l'orifice, que ce soit la tête ou le pelvis; en même temps l'autre main repousse vers le fond de l'utérus la partie située plus haut. Ces manœuvres, commencées dans l'intervalle de deux douleurs, doivent être continuées jusqu'à ce que la contraction ait atteint son summum d'intensité. A ce moment, on se contente de maintenir la matrice et le produit qu'elle renferme, en embrassant celle-ci des deux côtés. Après une courte pause, on recommence les manipulations avec précaution de la façon indiquée. Si les mains de l'opérateur sont fatiguées, il peut, dans l'intervalle des douleurs, faire maintenir le ventre des deux côtés par un aide ou par la sage-femme, ce qui sollicite à un haut degré la matrice à reprendre sa forme ovalaire normale. Si l'intervalle entre les douleurs est un peu considérable, on fait prendre parfois avec avantage à la parturiente le décubitus latéral, en choisissant le côté vers lequel est déviée l'extrémité inférieure, qui est ordinairement la tête, et l'on exerce une pression sur cette partie, en appliquant, soit la main, soit un coussin résistant sur la saillie qu'elle détermine. Après que la tête s'est engagée, on fait rester la femme dans la même position, ou bien l'on rompt les membranes, à l'effet de fixer la partie fœtale. — C. Braun [2] et C. Hecker [3] recommandent aussi avec instance la version par manipulations externes.

Comme l'accoucheur, surtout à la campagne, n'arrive que rarement assez à temps pour pouvoir employer ce mode de version, les sages-femmes devraient être suffisamment familiarisées avec cette méthode, et l'on devrait leur faire un devoir d'en tenter l'application prudente. Le plus important, il est vrai, c'est toujours que la sage-femme reconnaisse le cas assez tôt pour pouvoir, aussi promptement que possible, appeler l'accoucheur à son aide.

§ 632. II. *Version sur la tête par manœuvres internes.* Cette opération peut être pratiquée aux conditions suivantes : 1° Il faut que l'orifice utérin soit complétement dilaté, la poche des eaux intacte ou rompue depuis peu, la matrice assez peu contractée pour ne pas empêcher de mouvoir facilement le fœtus; 2° il faut que les contractions soient régulières et justifient l'espoir de mainte-

consciencieux de la question, un assez grand nombre d'observations, les unes empruntées à différents auteurs, les autres inédites et prises à l'hospice de la Maternité de Paris. Parmi ces dernières, se trouvent deux cas de version céphalique opérée assez facilement dans des présentations du siége.]

[1] Ed. Martin, *Beitr. zur Gynäkol.*, Iena 1843, fasc. 2, p. 3; *Monatsschr. f. Geburtsk.*, t. XVI, p. 1.

[2] Voy. *Allgem. Wien. medic. Zeitung*, décembre 1863, n° 58.

[3] C. Hecker, *Klinik der Geburtsk.* Leipzig 1864, t. II, p. 141.

nir la tête dans la position qu'on lui fera prendre ; 3° il faut que le bassin n'oppose aucune difficulté particulière à l'engagement de la tête ; 4° il faut qu'il n'existe aucune circonstance indiquant la terminaison rapide de l'accouchement, telles que hémorrhagies, procidence du cordon etc.; enfin, 5° il faut que le fœtus soit vivant et viable, puisque c'est avant tout pour le sauver qu'on fait l'opération.

Si ces conditions sont réunies dans un cas de présentation de l'épaule sans procidence du bras, on peut entreprendre la version sur la tête. Mais si elle ne réussit pas bientôt et complétement, il faut renoncer à continuer ces tentatives et faire la version sur le pied avant que le moment favorable soit passé et avec lui la chance d'un résultat heureux.

Si l'on considère de combien de difficultés s'accompagne le passage de la tête venant en dernier lieu, à travers un bassin rétréci même à un faible degré, et combien rarement le fœtus est sauvé dans ce cas, on ne peut méconnaître que c'est précisémendans ces circonstances que la version sur la tête, si elle réussit, doit présenter les avantages les plus importants. Aussi des accoucheurs, qui ne sont d'ailleurs pas trop favorables à cette opération, se sont-ils prononcés pour son emploi dans les rétrécissements modérés du bassin, quand d'ailleurs les circonstances permettent d'espérer le succès. Parmi ces auteurs, nous citerons W. J. Schmitt [1] et P. Dubois [2], de même que les élèves de ce dernier, Cazeaux [3], Chailly [4] et Jacquemier [5]. Des cas déjà anciens où l'opération fut suivie de succès, sont rapportés par Jac. de Puyt [6] et Merriman [7]. L'observation de Busch est surtout intéressante [8]. Mais les cas qui ont été publiés sont encore trop rares pour permettre de porter un jugement certain sur la préférence à donner à l'une ou à l'autre méthode de version. Nous rappelons que des accoucheurs de renom préconisent, précisément dans les cas de rétrécissement modéré du bassin et de présentation céphalique, la version sur les pieds, comme le moyen le plus sûr de sauver la vie du fœtus (§ 597).

Il existe *deux* méthodes de version par manœuvres internes. Dans la première, recommandée surtout par d'Outrepont, la main agit sur le tronc du fœtus, le refoule et fait descendre ainsi *indirectement* la tête. Pour opérer, on place la femme en travers du lit, et on se sert de la main gauche si la tête est du côté gauche de la matrice, et *vice versa*. La main, introduite de la façon ordinaire, rompt les membranes quand elles sont encore intactes, dans l'intervalle de deux douleurs, saisit la partie qui se présente, autant que possible en plaçant le pouce en avant et les quatre autres doigts en arrière, et la refoule en haut vers le côté où se trouvent les fesses, pendant que l'autre main soutient la matrice extérieurement (Fig. 188). Quand la tête est descendue sur l'entrée du bassin, à la suite de ces manœuvres, qu'on peut, au besoin, répéter plusieurs fois,

[1] W. J. Schmitt, *Ges. Schriften*, p. 344.
[2] P. Dubois, Thèse de concours citée, p. 24.
[3] Cazeaux, modifiant son opinion première, a déclaré, depuis, qu'il préférait la version podalique dans les rétrécissements du bassin. Voy. Cazeaux, 1867, p. 954.
[4] Chailly, 1861, p. 864.
[5] Jacquemier, 1846, t. II, p. 107.
[6] Voy. *Jen. Lit. Zeit.*, 1803, t. II, p. 755.
[7] Merriman, *Synops.*, *App.*, XV.
[8] Busch, *Abhandlungen*, p. 79.

il faut retirer la main au bout de quelque temps et abandonner le reste à la nature, en faisant tout au plus, si c'est nécessaire, quelques frictions sur le fond
de la matrice pour augmenter les contractions.

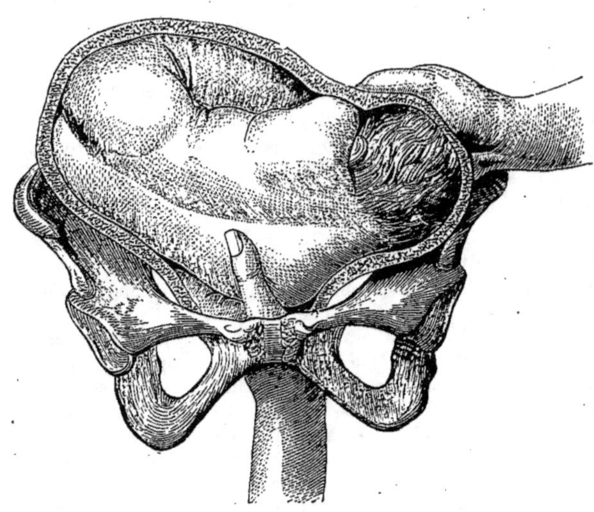

Fig. 188. — *Version sur la tête, par la méthode de d'Outrepont.*

La seconde méthode, recommandée surtout par Busch, consiste à saisir et à engager la tête *directement* avec la main. La meilleure attitude pour la parturiente est également la position en travers du lit. La main correspondante au côté où se trouve la tête (la main gauche si la tête est à droite) est introduite à travers l'orifice, après une douleur, avec précaution et en tâchant autant que possible de ménager la poche des eaux. Arrivé sur la tête, on rompt les membranes, on l'embrasse avec les quatre derniers doigts, tandis que le pouce se tient prêt à empêcher la procidence du bras, et on l'amène sans violence au détroit supérieur (Fig. 189). Ensuite on retire la main et on se contente de laisser 2 doigts en place pendant quelque temps pour savoir si la tête qui, d'ordinaire reste d'abord élevée, conserve la position qui lui a été donnée. Si l'utérus ne se contracte que lentement, on l'excite par des frictions, et s'il a une forte inclinaison latérale, on fait coucher la femme sur le côté opposé.

L'emploi de l'une ou l'autre de ces mé-

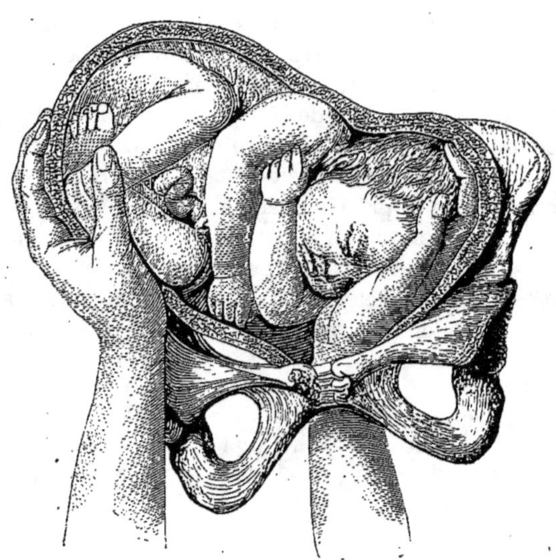

Fig. 189. — *Version sur la tête, par la méthode de Busch.*

thodes dépend des circonstances. La première paraît indiquée quand il n'y a que peu d'eaux ou qu'elles viennent de s'écouler, tandis que la dernière peut trouver son application quand le liquide amniotique est abondant, le fœtus élevé et d'un développement moyen. Quand les circonstances sont favorables (membranes très-résistantes, contractions faibles etc.), on réussit parfois à changer la présentation par les deux méthodes sans rompre la poche des eaux.

Flamant, Ritgen et autres recommandent de porter la main jusqu'au pelvis et aux cuisses, afin de soulever par ce moyen tout le corps du fœtus ; ils semblent oublier que la direction perpendiculaire ne saurait être donnée au fœtus, précisément parce que l'avant-bras de l'opérateur, introduit dans le détroit supérieur, empêche la tête de venir se placer à cet endroit, et que le corps fœtal devra reprendre nécessairement sa position première, dès qu'on cessera de le soulever par l'extrémité pelvienne. C'est là un fait qui n'avait pas échappé à la sagacité de Smellie [1].

§ 633. La version *par manœuvres combinées externes et internes*, recommandée dans ces derniers temps surtout par Braxton Hiks, mérite d'être prise en très-sérieuse considération. Elle consiste à introduire deux ou tout au plus quatre doigts dans l'orifice utérin, de façon que la plus grande largeur de la main ne traverse pas cet orifice, et à refouler en haut et de côté la partie qui se présente pour faire place à la partie poussée vers le détroit supérieur par les manipulations externes faites en même temps. La version achevée, cette dernière partie est fixée par la main qui se trouve à l'intérieur, et la présentation nouvelle est maintenue par des manipulations externes ultérieures et par la position donnée à la parturiente.

Hicks appelle son procédé *version bimanuelle* ; il fait de cette manière tous les genres de versions sur les pieds et sur la tête, dans les présentations transversales ou obliques ; sur les pieds, dans les présentations céphaliques etc.; et cela non-seulement quand la partie qui se présente est encore élevée et tout à fait mobile, et que l'œuf est intact, mais encore après l'écoulement des eaux, lors même que le fœtus plonge déjà profondément et qu'il existe une procidence du bras ou du cordon ; les parties prolabées sont remises en place, soit avant, soit après la version. Pour tous ces différents cas, il établit des règles précises, et il les explique et les confirme en apportant des exemples à l'appui. D'après nous, Hicks donne à sa méthode un emploi trop étendu. — Les observations de version sur la tête dans des cas de présentations transversales ne sont qu'au nombre de deux dans le mémoire de Hicks (obs. 18 et 19). Le traducteur allemand [2], Küneke, en relate deux autres, dont l'une appartient à Spæth, l'autre lui est propre ; elles portent les nos 25 et 26. Un cinquième cas de version sur la tête, par manœuvres externes et internes combinées, qui se termina avec un succès complet pour la mère et l'enfant, a été rapporté par Werner l'raël [3].
Depuis longtemps Hohl avait pratiqué et décrit une méthode analogue, qu'il expose en ces termes dans son *Traité d'accouchements* [4] : « Nous donnons à la parturiente une situation strictement horizontale, qui est transformée en position demi-assise ou sur le

---

[1] Smellie, *Treatise*, p. 359.
[2] *Die combinirte äussere und innere Wendung*, von J. Braxton Hicks, aus dem Englischen und mit Zusätzen, von W. L. Küneke. Göttingen 1865, in-8°.
[3] Voy. *Monatsschrift für Geburtskunde*, t. XXVII, p. 219.
[4] Hohl, 1862, p. 784.

côté, une fois que la tête se trouve engagée. Nous faisons prendre la première de ces positions, quand l'utérus a une situation et une direction bonnes, et la seconde, quand le fond de la matrice est dirigé vers l'un des côtés; la femme se couche alors sur le côté opposé. Un aide maintient l'utérus, en plaçant ses mains à plat des deux côtés de la partie supérieure de l'organe; au moment où, par des manœuvres internes, la tête est ramenée du côté vers le détroit supérieur, cet aide repousse lentement la matrice vers le même côté, par exemple à gauche, si c'est de ce côté que la tête est déviée. Dans ce cas, nous plongeons la main gauche au-dessous des branches horizontales du pubis, sur le côté de la tête que l'on sent déviée à gauche, tandis que nous introduisons dans le vagin la main droite, dont nous plaçons l'indicateur et le médius sur le sommet de l'épaule du fœtus. A l'aide de ces doigts, nous soulevons légèrement le tronc et nous le poussons vers le côté droit de la mère pendant l'intervalle de deux douleurs, si la poche des eaux existe encore, mais aussi pendant une contraction, si les eaux sont déjà écoulées, tandis que de la main gauche nous déplaçons la tête et nous la poussons vers le détroit supérieur. Lorsque la tête a suivi l'impulsion donnée au tronc, et qu'elle s'est engagée, la parturiente change de position, ainsi que nous l'avons indiqué, et l'on retire lentement la main. Afin de ménager aussi longtemps que possible les membranes de l'œuf, si elles ne sont pas encore rompues, nous cherchons à les refouler du côté de la tête à l'aide des doigts indicateur et médius, avant de placer ces doigts sur le sommet de l'épaule, ou bien avec l'extrémité des mêmes doigts nous saisissons un petit pli des membranes relâchées, et nous le dirigeons vers la tête. Nous déchirons les membranes après que l'engagement de la tête a été obtenu, mais seulement lorsque les eaux amniotiques sont trop abondantes.» John Hardie décrit la même méthode, comme lui appartenant (1).

b) Règles particulières pour la version sur le pied en cas de présentation vicieuse.

§ 634. La version sur le pied, qui passe à juste titre pour le moyen de beaucoup le plus sûr d'améliorer les présentations vicieuses, peut être entreprise pendant le travail, à partir du moment où l'orifice utérin a acquis assez de largeur pour laisser passer le fœtus; mais elle est encore praticable quand les eaux se sont écoulées depuis longtemps et quand l'épaule est descendue plus ou moins profondément dans le bassin sous l'influence des contractions utérines. Sans doute, l'opération est alors soumise à de grandes difficultés, mais l'art possède aussi des moyens efficaces pour les écarter.

Quand la matrice n'est que modérément contractée et que la poche des eaux est intacte, la version n'est pas particulièrement difficile dans les présentations de l'épaule et réussit même plus facilement que dans la présentation crânienne, parce que les pieds sont moins éloignés de l'entrée du bassin. D'autre part, au moment où l'on tourne le fœtus, le thorax s'éloigne plus facilement du détroit supérieur que la tête, et n'a pas, comme celle-ci, la tendance à descendre en même temps que les fesses dans l'excavation pelvienne. Enfin, quand l'épaule est fortement engagée, l'opération est sans contredit très-pénible d'ordinaire, mais non pas tout à fait impossible comme dans la présentation de la tête quand celle-ci a déjà traversé l'orifice utérin.

La version est inutile à une époque de la grossesse où le fœtus n'est pas encore viable.

(1) *North Americ. Rev.*, janv. 1857.

§ 635. Les règles générales pour la version sur le pied (§ 402) trouvent leur application dans les présentations de l'épaule. Pourtant il faut encore observer quelques règles particulières.

1º On fait la version avec la *main* qui peut remonter le plus haut le long de la face antérieure du fœtus. Dans la majorité des cas, c'est la main du même nom que l'épaule qui se présente. Des circonstances particulières, telles qu'une modification de l'attitude habituelle du fœtus (par suite de tentatives infructueuses de version ou d'un travail trop long etc.), peuvent seules nécessiter une exception à cette règle.

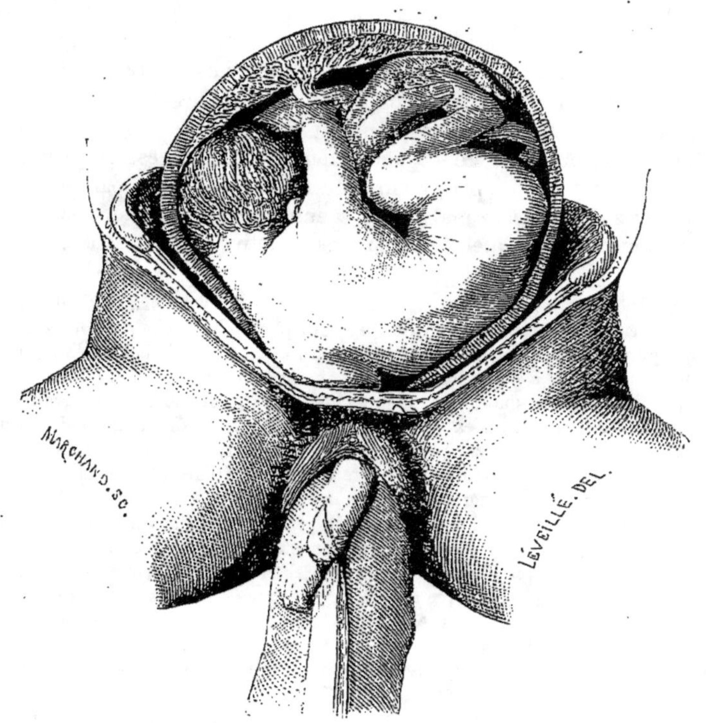

Fig. 190. — *Version sur les pieds dans la présentation vicieuse.*

2º Quand le *cordon* est prolabé, fait assez fréquent dans les présentations de l'épaule après l'écoulement des eaux, on le remet en place avant de pratiquer la version, pour qu'il ne soit pas comprimé par le bras de l'opérateur et plus tard par les hanches du fœtus.

3º Si l'on trouve le *bras* prolabé après l'écoulement des eaux, on ne doit faire absolument aucun essai pour le réintroduire avant la version; il faut se contenter de glisser la main avec précaution à côté de lui. Mais pour éviter qu'il ne prenne une fausse direction quand on tournera le fœtus (par exemple qu'il ne remonte sur le dos et de là dans la nuque), on applique sur le poignet un *lacs* (Fig. 190), et si c'est le coude qui se présente, on étend l'avant-bras pour pouvoir faire cette application. Si après la version l'extraction devient nécessaire, le bras, maintenu étendu le long du tronc au moyen du lacs, se trouve tout dégagé, et l'on n'a besoin de faire le dégagement que de l'autre bras, ce qui est alors moins difficile. Enfin, l'on peut se servir de ce bras pour produire la rotation quelquefois si désirable du corps du fœtus autour de son axe longitudinal (quand le ventre est tourné en avant).

La providence du bras dans les présentations de l'épaule ne nécessite aucun autre procédé particulier lors de la version et n'aggrave celle-ci en aucune façon, pourvu que l'on n'intervienne pas trop tard.

Si, au contraire, ces cas sont négligés ou mal traités (quand on n'appelle l'accoucheur que lorsque le bras tuméfié prolabe devant les parties génitales, que l'épaule est enclavée dans le bassin, que l'utérus est contracté et comme moulé sur le fœtus), ils comptent parmi les *plus difficiles* et les *plus dangereux* que l'on puisse rencontrer dans la pratique tocurgique, et leur traitement exige une prudence, une habileté et une patience consommées. De pareils cas se terminent preque toujours par la mort du fœtus et souvent par celle de la mère, surtout quand une main maladroite a entrepris de terminer l'accouchement et a continué pendant quelque temps ces tentatives infructueuses.

Les anciens accoucheurs, qui tenaient le bras prolabé pour le principal obstacle à la version dans les cas de présentation de l'épaule, cherchaient chaque fois à le refouler avant l'opération. Si la reposition ne réussissait pas, et c'était bien là le cas le plus fréquent, on procédait à l'ablation du bras, quand on croyait le fœtus mort ; mais il n'arrivait que trop souvent que l'enfant que l'on pensait mort et que l'on avait ainsi mutilé, venait au monde vivant. Bien que Portal, Mauriceau, Mesnard, Amand et d'autres se fussent convaincus, dans leur pratique, de la possibilité de faire la version sans réduction ou extirpation préalable du bras, cette conduite barbare n'en resta pas moins généralement en faveur jusqu'au commencement du dix-huitième siècle. Deventer se déclara d'abord positivement contre les tentatives de reposition : « Souvent on ne fait que perdre du temps à rentrer le bras et à le retenir ; en effet, l'expérience enseigne que la main peut quelquefois pénétrer plus facilement, le bras étant prolabé, que lorsqu'il a été remis en place. J'ai moi-même été forcé parfois de dégager de nouveau le bras, jusqu'au moment où j'avais saisi les pieds » [2]. Après lui Lamotte soumit également cette manière d'agir à une critique sévère, qui s'adressait surtout à Mauriceau, et démontra clairement l'inutilité et la nocuité des tentatives de reposition [3] ; ses principes furent adoptés par Levret, Rœderer, Stein et beaucoup d'autres.

Baudelocque [3] est le premier qui ait conseillé l'application d'un lacs sur le bras (1775).

§ 636. Si l'on se trouve en présence d'un cas de ce genre, il faut considérer avant tout que le plus souvent le prolapsus du bras, même considérablement tuméfié, présente à l'introduction de la main dans l'utérus un obstacle moindre que la contraction énergique de toute la matrice ou de son segment inférieur autour du corps du fœtus. C'est ce dernier obstacle qu'il faut écarter tout d'abord : la saignée, le bain chaud, l'opium à hautes doses ou bien encore les

[1] Voy. Baudelocque, 1781, t. I, § 1472. — Mme Lachapelle, 1825, t. II, p. 222.
[2] Deventer, *Novum lumen*, 1701, p. 170.
[3] Lamotte, 1721, p. 470.

simples inhalations de chloroforme, enfin, l'application topique des narcotiques : tels sont les principaux moyens consacrés par l'expérience et qui manquent rarement de produire l'effet désiré (§ 414). Une fois que la résistance de l'utérus est amoindrie jusqu'à un certain point, la réussite de la version dépend encore d'un manuel opératoire bien entendu.

Qu'on donne donc, si faire se peut, à la parturiente la position sur les genoux et les coudes, dont l'utilité est si éprouvée dans les cas de version difficile (§ 415). Elle présente les avantages suivants : *a*) l'introduction de la main est notablement facilitée, parce que l'utérus avec la partie fœtale qui se présente est un peu éloigné du détroit supérieur par l'action de la pesanteur ; *b*) les efforts d'expulsion ne rendent pas l'introduction de la main aussi difficile que dans le décubitus dorsal, et la sensation de ténesme qui les provoque semble aussi diminuer ; *c*) il est plus facile de saisir et de rechercher les pieds parce que l'opérateur n'est pas obligé, pour adapter la direction de son bras à celle de l'axe du détroit supérieur, de fléchir l'articulation du poignet ou du coude, ce qui ne peut avoir lieu sans perte de force et de dextérité ; enfin, *d*) l'opérateur peut attirer les pieds de l'enfant dans le sens le plus favorable, c'est-à-dire directement vers soi et de bas en haut, tandis que dans l'attitude ordinaire de la parturiente, il faut qu'il tire sur eux de haut en bas, et, ce qui est surtout gênant, en même temps d'arrière en avant.

§ 637. On peut faire parfois, dans ces circonstances, une application avantageuse de la *version sur les fesses*. En effet, quand l'espace est trop étroit pour permettre à la main d'arriver jusqu'aux pieds, il est quelquefois moins difficile d'atteindre les fesses et de les amener au détroit supérieur. A cet effet, on embrasse les fesses avec la main et on les attire en leur imprimant des mouvements de latéralité, ou bien, si la main ne peut pas arriver assez haut, on se sert du crochet mousse, dont la grande courbure est appliquée sur la région lombaire du fœtus sous la protection de la main qui se trouve dans la matrice. Si l'enfant est mort, on peut encore essayer d'introduire un doigt dans l'anus et de prendre un point d'appui dans le bassin fœtal en recourbant ce doigt en crochet. L'évolution du fœtus est favorisée par la coopération intelligente de la main appliquée au dehors. Quand la main seule suffit, la version se fait avec moins de danger que s'il faut avoir recours au crochet, dont il vaut mieux se passer lorsque le fœtus vit. Quand les fesses ont été amenées d'une façon ou d'une autre dans le voisinage du détroit supérieur, les pieds sont assez rapprochés pour qu'on puisse presque toujours les amener en étendant le membre inférieur. La même manœuvre est bonne à essayer quand le pied n'obéit pas à la traction qu'on exerce sur lui et que le corps du fœtus persiste dans sa présentation vicieuse. Si l'on peut, dans ce cas, mettre un lacs sur le pied et agir sur les fesses, la difficulté est d'ordinaire bientôt levée.

En général, on a déjà beaucoup gagné dans ces cas difficiles quand on est arrivé à mettre quelque peu en mouvement cette masse raidie que constitue le fœtus. C'était évidemment là le but de Deleurye quand il proposait d'aller chercher le second bras et de le dégager à côté de celui qui est prolabé, pour rendre possible la recherche du pied dans un espace très-resserré. On a injustement blâmé ce conseil, parce qu'on a mal interprété les expressions de Deleurye. La manœuvre qu'il recommande mérite au contraire d'être prise en sérieuse considération, car il se peut qu'elle soit utile quand on ne réussit d'aucune autre façon à introduire la main au delà de la poitrine du fœtus. Des difficultés extraordinaires peuvent justifier l'emploi de moyens également extraordinaires, pourvu qu'ils ne soient inspirés que par la connaissance du sujet et par la conscience nette du but à atteindre. C'est précisément parce que les règles classiques et traditionnelles se montrent si souvent insuffisantes dans les cas de version mal dirigée que l'accoucheur est réduit aux ressources que lui suggère sa propre sagacité. Pour éveiller le tact pratique et combler la lacune qui existe à cet endroit dans les traités élémentaires, nous recommandons surtout aux débutants la lecture de ces écrits où des praticiens consciencieux et éprouvés rapportent fidèlement les difficultés qu'ils ont eu à combattre et les voies et moyens par lesquels ils en ont triomphé. Sous ce rapport, une riche source d'enseignements est offerte par l'ouvrage de Lamotte, auquel la doctrine de la version est en général si redevable.

Les avantages de la version sur le pelvis, dans les présentations vicieuses, n'avaient pas échappé aux anciens accoucheurs. C'est ainsi que Peu rapporte, entre autres, deux cas où, malgré l'engagement profond de l'épaule avec procidence du bras, il fit descendre l'extrémité pelvienne en ne se servant que de la main [1]. Une autre fois, il employa dans le même but un lacs qu'il fit passer, à l'aide de son crochet fenêtré, autour du tronc du fœtus déjà mort, parce qu'il craignait que les tractions sur les membres n'en produisissent l'arrachement [2]. Il n'est pas vrai, comme on l'a cru à tort, qu'il ait voulu ériger cette manœuvre en règle générale. — Dans un cas analogue, Giffard, après avoir préalablement enlevé le bras, attira le pelvis à l'aide du crochet mousse [3]. Levret [4] et Smellie [5] connaissaient également et mettaient en pratique ce mode de version que W. Hunter recommandait très-instamment dans ses leçons [6]. Tout récemment le sujet a été de nouveau mis en discussion par Betschler [7], et traité d'une façon complète par W. J. Schmitt dans un Mémoire devenu classique [8].

En ne lisant que rapidement les paroles de Deleurye [9], on pourrait croire que cet auteur a donné l'étrange conseil de pénétrer avec la main dans la matrice pour retirer le second bras, là où l'introduction de la main, à l'effet d'atteindre les pieds, est impossible. Mais cette contradiction apparente (si sévèrement blâmée par Baudelocque) [10] disparaît devant une lecture attentive. « J'ai coutume, dit Deleurye, les premières précautions prises, sans m'embarrasser du bras sorti, de tenter les moyens d'entrer dans la matrice; si je ne le peux pas, je tâche de dégager l'autre bras et de l'amener dans le vagin. Cette façon d'agir m'a constamment réussi; la réflexion m'a guidé dans le premier travail que j'ai terminé ainsi. Le second bras ne peut sortir sans ébranler l'enfant,

[1] Peu, 1694, p. 409.
[2] *Ibid.*, p. 412.
[3] Giffard, *Cases in Midwifery*, 1734, p. 12.
[4] Levret, *L'art des accouch.*, 2e édit., p. 136.
[5] Smellie, *Treatise*, p. 340.
[6] Voy. Merriman, *Synopsis*, p. 80.
[7] Voy. *Rust's Magazin*, t. XVII, p. 262.
[8] Voy. *Heidelb. Klin. Ann.*, t. II, p. 142. — Voy. aussi Champion, *Lettre etc.*, p. 106-114, et G. Veit, *Monatsschr. f. Geburtsk.*, t. XVIII, p. 457.
[9] Deleurye, *Traité des accouch.*, 1770, p. 709.
[10] Baudelocque, 1781, t. I, § 1469.

lui faire changer de position et me faciliter l'introduction de la main etc. » Du reste Levret avait déjà fait une proposition analogue [1]. Birnbaum donne le même conseil que Deleurye [2].

Francis H. Ramsbotham [3] donne de précieuses indications pratiques sur la version dans les cas difficiles. Ses vues ne sont pas purement théoriques, mais se basent sur des observations nombreuses qui lui sont propres. Dans les années 1823-1834 Ramsbotham accoucha plus de 120 femmes pour cause de présentations vicieuses du fœtus. Beaucoup de ces cas se présentaient d'une façon bien inquiétante; ainsi, chez une femme les eaux amniotiques s'étaient écoulées depuis une semaine, chez une autre depuis soixante-neuf heures, chez une troisième depuis cinquante-huit heures, et il en fut ainsi de beaucoup d'autres. Jamais Ramsbotham ne donna de hautes doses d'opium; dans les quelques cas où l'on fit une saignée, ce fut pour cause d'inflammation de la matrice. Jamais la matrice ne subit une lésion quelconque, et après l'accouchement il ne resta pas la moindre suite fâcheuse de l'opération. Quatre fois seulement l'auteur se vit forcé de pratiquer l'éviscération ou la décollation du fœtus, à cause de la rétraction trop forte de la matrice sur le produit. Voici en quoi consiste son procédé. Avant tout il faut chercher à se faire une idée exacte de la présentation vicieuse. Après avoir enduit de graisse le bras et la main gauche, l'accoucheur se met à genoux sur le côté et en arrière de la parturiente, qui se trouve dans le décubitus latéral gauche, puis il introduit la main et la fait glisser le long de la paroi antérieure ou de la paroi postérieure de l'utérus, selon que les pieds sont situés en avant ou en arrière. La main doit avancer peu à peu et ne jamais être retirée. La parturiente est couchée, les genoux relevés vers le ventre, la sage-femme tient le genou droit un peu relevé; de cette façon le bassin est maintenu dans une situation convenable, en même temps que la patiente est empêchée de faire de grands mouvements. Le siége doit être élevé par un coussin dur et doit être tout à fait libre; il paraît bon que la femme ne soit pas précisément placée suivant la longueur du lit, mais qu'elle incline autant que possible le haut du corps du côté de la sage-femme, de façon à être couchée obliquement et presque en travers du lit. Lorsque la parturiente est couchée sur le côté gauche, la main gauche doit être préférée à la main droite, pour les raisons suivantes : 1º si les doigts sont rapprochés en forme de cône, la main gauche se laisse ainsi introduire plus facilement que la main droite; 2º quand la main se trouve en entier dans le vagin, les jointures de la main gauche viennent à se placer complétement dans la courbure du sacrum, et la main peut pénétrer vers le haut en suivant la direction de l'axe du bassin; 3º la main, une fois introduite dans l'utérus, suit l'axe de cet organe, dont le fond est dirigé en avant et l'orifice en arrière; 4º pendant que la main gauche se trouve dans l'utérus, la main droite, qui, passant entre les cuisses de la femme, est placée sur son ventre, peut fixer extérieurement l'utérus et seconder la main qui manœuvre à l'intérieur. Si l'on choisissait la main droite pour faire la version, la femme étant couchée sur le côté gauche, il faudrait retourner complétement le poignet de manière à ce que les jointures vinssent se placer en arrière, ce qui est beaucoup plus mal commode.

c) *Indications de l'embryotomie.*

§ 138. Si aucun des moyens qui sont à la disposition de l'accoucheur n'amène le résultat désiré, on peut encore attendre pendant quelque temps, à condition que la parturiente n'ait pas encore trop souffert. Souvent le spasme de la matrice

[1] Levret, *L'art des accouchements*, 1761, p. 136.
[2] Voy. *Verhandl. d. Gesellsch. f. Geburtsh. in Berlin, in Monatsschr. f. Geburtsk.*, t. XI, 1858, p. 335.
[3] F. H. Ramsbotham, *The princip. and pract. of obstetr. med. and surgery etc.* London 1841. — 5th edition, 1867.

cesse peu à peu et la version devient encore possible. Si les contractions utérines sont toujours vigoureuses, si le fœtus descend plus profondément dans le
bassin et s'il paraît qu'une évolution spontanée est en train de se produire, il
faut favoriser ce résultat de la façon appropriée, c'est-à-dire en facilitant la descente des fesses. Au contraire, si l'état de la parturiente ne permet pas même
l'emploi des moyens préparatoires dynamiques, par exemple de la saignée, ou
bien s'il existe de ces accidents qui indiquent une terminaison rapide de l'accouchement, tels que faiblesse extrême, hémorrhagie, convulsions, rupture imminente de la matrice etc., dans ce cas, il ne reste plus pour sauver la mère qu'à
faire l'embryotomie, et une fois que les choses en seront arrivées à ce point, on
ne se laissera que bien rarement décider à surseoir à l'opération par la considération qu'on n'est pas encore bien sûr de la mort de l'enfant. Comme nous
avons déjà parlé du manuel opératoire de l'embryotomie (§ 512), nous n'avons
qu'à rappeler que le choix de la méthode dépend de la présentation du fœtus.
L'exentération est indiquée quand le thorax est plus accessible, la décapitation
quand on atteint plus facilement le cou. Dans l'un et l'autre cas, il peut devenir nécessaire de désarticuler d'abord le bras ; il ne manque même pas d'exemples dans lesquels l'enlèvement du bras considérablement tuméfié rendit inutile de continuer l'embryotomie. En effet, la main de l'opérateur pouvant alors
agir plus librement, a pu quelquefois terminer, sans trop grand inconvénient
pour la mère, la version qui auparavant s'était montrée tout à fait inexécutable.

Baudelocque a reconnu, mieux que ses prédécesseurs, les causes de la difficulté de
la version dans les cas de présentation de l'épaule avec procidence du bras(1), et son
mérite incontestable est d'avoir appelé l'attention des accoucheurs sur les moyens dynamiques propres à faciliter la version — il regardait comme tels : les saignées, les bains,
les injections mucilagineuses. — Il était tellement convaincu de l'infaillibilité de ces
moyens, qu'il croyait devoir condamner formellement l'ablation du bras comme une
opération toujours superflue. Presque tous les maîtres de l'art qui l'ont suivi sont en
cela d'accord avec lui; seulement aux moyens qu'il employait pour faciliter la version
ils ont ajouté l'opium. L'opération, rejetée en principe, n'en fut pas moins pratiquée
dans quelques cas, quoique plus rarement qu'auparavant. Déjà du temps de Baudelocque, un des plus célèbres accoucheurs de France, Coutouly, à la fin de sa longue
et glorieuse carrière, déclarait ouvertement qu'il y a des cas où tous les moyens préparatoires sont insuffisants, et où il ne reste d'autre ressource que l'embryotomie, et
notamment l'ablation du bras; de même, à une époque plus rapprochée de nous, un
praticien allemand, plein de mérite, Œhler, a pris avec vigueur la défense de l'opération qui nous occupe et de ceux qui se trouvaient dans la triste nécessité de la pratiquer. Que la brachiotomie ait été quelquefois exécutée sans nécessité absolue, c'est là
un fait qui ne souffre aucun doute et qui est certainement déplorable. Mais la crainte
qu'une opération puisse donner lieu à des abus ne saurait être une raison pour la proscrire dans toutes les circonstances comme superflue et barbare ; et c'est se montrer peu
conséquent que de permettre d'un côté l'éviscération, et de poser d'un autre côté en
principe général que dans l'embryotomie on ne peut ni enlever des membres isolés ni
séparer la continuité du corps. La véritable règle générale est de choisir la méthode
opératoire qui donne l'espoir de terminer l'accouchement avec le plus de ménagements
pour la mère (comp. § 512).

(1. Baudelocque, 1re édit., t. I, p. 582 et suiv.

B. *Attitude vicieuse du fœtus.*

§ 639. Dans cette catégorie rentrent surtout les cas de *procidence d'un bras (ou plus rarement des deux) à côté de la tête.* Cet accident qui rend l'accouchement difficile et dont le diagnostic est généralement aisé, compte parmi ses causes prédisposantes : l'abondance du liquide amniotique, la petitesse et la mort du fœtus, les obliquités de figure et de direction de l'utérus et l'étroitesse du bassin (dans ce cas, la tête séjourne longtemps au-dessus du détroit supérieur ou ne le remplit pas suffisamment) ; les contractions anormales de la matrice etc. Parmi les causes occasionnelles, la plus fréquente est l'écoulement subit des eaux, surtout quand la femme est debout ; nous mentionnerons encore les mouvements brusques et l'agitation de la parturiente, ou des explorations et des opérations maladroites.

L'on sent quelquefois avant la rupture de la poche, plus rarement après l'écoulement des eaux, qu'une *main se présente* à côté de la tête. Dans le premier cas, il arrive souvent que la main se retire d'elle-même, pourvu que l'eau ne s'écoule que peu à peu ; dans le second cas, elle reste aussi fréquemment en arrière de la tête pendant que celle-ci opère son mouvement de descente. La simple présentation de la main ne rend pas en général le travail beaucoup plus difficile ; même quand le bras prolabe, l'accouchement peut encore se terminer par les seules forces de la nature, pourvu que le bassin soit bien conformé, que le fœtus ne soit pas extraordinairement grand et que la matrice se contracte énergiquement. Au contraire, si les proportions entre le bassin et le fœtus sont moins favorables, le prolapsus du bras peut rendre l'accouchement très-difficile et même impossible. Le bras comprimé entre la tête et le bassin peut aussi subir une attrition grave.

Credé [1] a étudié avec soin les anomalies du mécanisme du travail dans les cas de présentations longitudinales avec procidence des extrémités.

Si l'extrémité prolabée n'est pas descendue profondément à côté de la tête, cette dernière peut quelquefois l'entraîner avec elle en exécutant les mouvements qu'on observe dans le mécanisme normal du travail ; mais si le prolapsus est considérable, et s'il en est résulté un enclavement plus ou moins prononcé, la tête subit l'influence du bras et son évolution souffre les déviations et les troubles les plus divers [2].

Jörg [3] prétend que la compression du bras prolabé à côté de la tête peut être assez forte pour produire des lésions des os ou des articulations ; il dit avoir observé plus d'une fois l'arrachement des épiphyses cartilagineuses et la séparation des os de l'avant-bras.

§ 640. Si l'on constate avant la rupture de la poche qu'*une main se présente à côté de la tête,* on fait coucher la femme horizontalement sur le dos, ou bien sur le côté opposé à celui où se trouve le fond de la matrice si celle-ci affecte une forte inclinaison latérale ; on interdit les efforts d'expulsion et on attend

[1] Credé, *Verhandl. der Gesellsch. für Geburtshülfe in Berlin*, 4e année. Berlin 1851, p. 153.

[2] Credé, *loc. cit.*, p. 175.

[3] Jörg, *Handb. d. Geburtsh.*. 3e édit., 1838, p. 285.

tranquillement. Immédiatement après l'écoulement des eaux, on explore de nouveau ; si la main, au lieu de se retirer, est descendue plus profondément, l'opérateur la refoule avec les quatre derniers doigts ou mieux encore avec toute la main, la porte au-dessus de la tête vers la poitrine du fœtus et la maintient ainsi pendant quelque temps (voy. § 670). On procède de même si *le bras prolabe à côté de la tête* au moment de la rupture des membranes. Une fois la reposition faite, il faut que la parturiente se couche du côté opposé à celui par lequel a eu lieu la procidence, et qu'elle reste dans cette position jusqu'à ce que la tête soit assez descendue pour que le bras ne puisse plus prolaber. Si les deux bras sont descendus, on les réduit l'un après l'autre en se servant de la main gauche pour celui qui se trouve du côté droit de la mère, et de la main droite pour le bras opposé.

Si l'accoucheur ne survient qu'après la rupture de la poche et trouve le bras enclavé par la tête, descendue assez bas pour que la reposition ne soit plus possible, il faut, en cas de suspension du travail, qu'il fasse l'extraction de la tête au moyen du forceps. Avant l'application de l'instrument, on refoule autant que possible le bras vers la paroi postérieure du bassin, afin de gagner de la place pour l'introduction de la cuiller correspondante et de ne pas saisir le bras, qu'on tâche de ménager, autant que possible, en faisant les tractions. Si la disproportion est trop grande entre le fœtus et le bassin, la perforation peut même devenir nécessaire (¹).

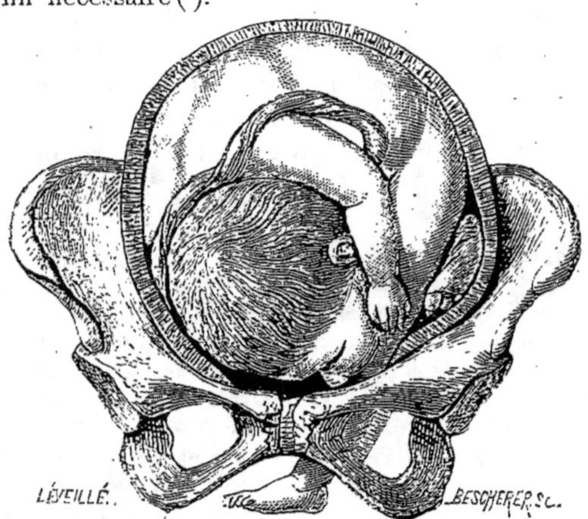

Fig. 191.
Présentation de la face compliquée du prolapsus du pied gauche.

§ 641. La descente d'*un* ou de *deux pieds* à côté de la tête (Fig. 191) est plus rare que la procidence du bras ; plus rare encore est *la présentation simultanée d'extrémités supérieures et inférieures*, que l'on n'a guère observée que chez des fœtus morts, macérés ou non mûrs, ou bien encore à la suite de tentatives infructueuses de version *dans les présentations céphaliques.*

Cependant cette règle souffre des exceptions. L'auteur (Nægele) fut appelé le 24 février 1848, dans l'après-midi, chez la femme d'un cordonnier, atteinte de phthisie, qu'il avait assistée dans deux accouchements antérieurs, et qui chaque fois avait mis au monde des enfants exceptionnellement forts ; cette fois-ci la sage-femme avait trouvé de petites parties prolabées. Les eaux étaient écoulées depuis quelque temps ; Nægele trouva la tête fixée au détroit supérieur en première position crânienne ; le bras droit était complètement descendu et à côté de lui se trouvait le pied gauche, dont le volume faisait de nouveau présager un enfant très-volumineux. La parturiente fut aussitôt pla-

(¹) Voy. Mme Lachapelle, t. III, 1825, 9e Mémoire.

cée en travers du lit et le pied attiré peu à peu jusqu'à la vulve. Comme il ne pouvait aller plus loin, l'auteur y appliqua un lacs et chercha, tout en tirant sur ce dernier, à refouler la tête avec l'autre main. Ce n'est qu'après des efforts répétés qu'il put de cette façon opérer la version du fœtus. L'extraction, qui était commandée par l'état général de la femme, se fit sans difficulté particulière, le bassin étant suffisamment large. L'enfant, du sexe masculin et vivant, pesait 4 kilogrammes.

Henry Munroe (1) rapporte un cas d'accouchement où les deux bras et le cordon ombilical prolabaient à la fois à côté de la tête, et qui fut terminé, à l'aide de la double manœuvre, par l'extraction d'un enfant vivant.

Hartmann a rapporté une observation analogue : présentation du crâne au détroit supérieur; prolapsus, à côté de lui et à droite, des deux pieds et du bras droit; accouchement terminé par la double manœuvre et l'extraction par les pieds ; petite fille vivante, pesant 3^{kil},5 (2).

Si *un* pied se présente à côté de la tête et que le fœtus est à terme, l'intervention de l'art est nécessaire — à moins que le pied ne reste en arrière à mesure que le travail avance — car la tête et le pied ne peuvent pas être expulsés ensemble. D'abord il faut essayer de refouler le pied ; si l'on ne réussit pas et que la tête est encore trop élevée pour l'application du forceps, on procède à la version en se servant de la double manœuvre. Cette manœuvre est surtout indiquée quand un bras prolabe à côté du pied.

Sur les présentations compliquées de cette manière et les difficultés qui en résultent pour l'accouchement artificiel, consultez Mauriceau (3), Portal (4), Lamotte (5), Cazeaux (6), Credé (7), Chiari, Braun et Spæth (8), C. Hecker (9).

Lorsque à côté de la tête, un ou deux pieds se montrent dans l'excavation, cela peut également tenir à l'*existence de deux jumeaux*, dont l'un se présenterait par la tête et l'autre par un ou par les deux pieds. Dans ce cas on commettrait une faute grave en tirant sur les pieds ; il faut, au contraire, s'efforcer d'*extraire d'abord la tête qui se présente, à l'aide du forceps*, aussitôt qu'il en résulte un obstacle au travail. En effet, le fœtus qui s'avance par les pieds forme un coin dont le sommet s'enfonce avant la base; les parties qui deviennent de plus en plus volumineuses, opposent de plus en plus des difficultés à l'extraction à mesure qu'on les attire dans le bassin. Au contraire, le fœtus qui vient par la tête représente un coin dont la base s'est enfoncée avant le sommet; par suite les parties, devenant de moins en moins volumineuses, cèderont plus facilement aux tractions. On ne pourrait donc pas terminer l'extraction par les pieds; en effet, la tête qui se présente serait entraînée et attirée de plus en plus profondément dans le bassin, par le tronc et la tête du fœtus qui vient par les pieds ; de sorte que la tête, qui arrive en dernier lieu, finirait par se placer directement au-dessus de la tête qui se présente et ne pourrait être dégagée. C'est ce qu'on a appelé le *croisement des têtes des jumeaux*. Ce n'est que grâce à des conditions exceptionnellement favorables, telles que fœtus petits,

<hr>

(1) Voy. *Brit. med. Journ.*, 2 janv. 1864.

(2) Voy. *Monatsschr. f. Geburtsk.*, t. XXVII, 1866, p. 279.

(3) Mauriceau, *Observations*, 1694; 146, 206.

(4) Portal, 1685, p. 157.

(5) Lamotte, 1721, p. 508 ; obs. 282 (accouchement très-laborieux).

(6) Cazeaux, 1867, p. 863 (procidence du pied à côté de la face dans un cas de rétrécissement pelvien).

(7) Voy. *Verhandl. d. Gesellsch. f. Geburtsh. in Berlin*, 4e année, p. 183.

(8) Voy. Chiari, Braun et Spæth, *Klinik d. Geburtsh. u. Gynäkol.* Erlangen 1855, p. 27.

(9) Hecker, *Klinik der Geburtskunde.* Leipzig 1864, t. II, p. 145.

non mûrs ou macérés, bassins larges et douleurs fortes, que les seuls efforts de la nature parviennent à terminer le travail dans des cas semblables. De pareils accouchements gémellaires, ayant nécessité l'intervention de l'art, ont été observés par Clough[1],
Ferguson[2], Allan[3], Fryer[4], Dugès[5], Walter[6], Irwin[7], Hoffmann[8], Eichborn[9],
Hohl[10], C. Braun[11]. — Lorsque un ou deux pieds se montrent dans le bassin, à côté
de la tête, il faut bien observer la direction des orteils par rapport à la tête, ainsi que
la forme et la configuration des pieds, et chercher, par une exploration, tant externe
qu'interne, faite avec soin, à s'assurer d'abord s'il n'existe pas de jumeaux (voy. § 166
et 298).

Walth. Franke[12] rapporte un cas d'accouchement de jumeaux, où, après l'expulsion
de la tête de l'un d'eux, la tête de l'autre s'avança dans le bassin et empêcha l'expulsion complète du premier; l'accouchement ne put être terminé qu'après que la seconde
tête eut été extraite à l'aide du forceps.

BIBLIOGRAPHIE.

Présentation et attitude vicieuses du fœtus.

Bodin, P., Mémoire sur les accouch. relatifs au cas où il est impossible d'introduire
la main dans la matrice pour aller chercher les pieds. Paris 1797.

Labbé, De la version du fœtus. Strasb. 1803, in-4°.

Coutouly, Considérations sur l'issue du bras de l'enfant jusqu'à l'épaule fortement
comprimé par la constriction du col de la matrice etc. (Mémoires et observations relatifs
à l'art des accouchements. Paris 1810, p. 145.)

D'Outrepont, Von der Selbstwendung und der Wendung auf den Kopf. Würzb. 1817,
in-8°.

Toussaint, Fr., Sur la version du fœtus par la tête. Strasb. 1817, in-4°.

Schmitt, W. J., Ueber Selbstwendungen (Harless' Rhein. Jahrbb. für Med. und Chir.,
t. III. Bonn 1821; p. 44).

Hayn, A., Ueber die Selbstwendung. Würzb. 1824, in-8°.

Guillemot, Sur l'évolution spontanée (Arch. gén. de méd., 2e série, t. II).

Capuron, De l'accouchement lorsque le bras de l'enfant se présente et sort le premier
etc. Paris 1828, in-8°.

Leroux (de Rennes), Question chirurgico-légale sur un accouchement laborieux. Paris
1826. — Lettre à l'Académie royale de médecine sur un accouchement laborieux. Paris
1827. — Deuxième lettre à l'Académie etc. Paris 1828. — Petit essai d'une petite lettre
provinciale philosophico-médicale. Paris 1828 (contre Capuron). — Troisième lettre à
l'Académie royale de médecine, concernant une question médico-légale etc. Paris 1829,
in-8°.

Jungclaus, H., Die Wendung auf den Kopf nach den Erfahrungen bis 1829. Würzb.
1829, in-8°.

[1] Voy. *Medic. and physic. Journ.*, vol. XXV, p. 29.
[2] Voy. *Dublin. med. transact.* New series, vol. I, n° 271.
[3] Voy. *Medic. and chirurg. transact.*, vol. XII, p. 336.
[4] Voy. *Dublin. med. transact.*, vol. I, p. 143.
[5] Voy. *Rev. méd. franç. et étrang.*, 1826, t. I, p. 371.
[6] Voy. *Neue Zeitschr. f. Geburtsk.*, t. XVI, p. 171.
[7] Voy. *The med. Record of origin. Papers etc.*, vol. VIII, avril, n° 2.
[8] Voy. *Casper's Wochenschr.*, 1844, p. 174.
[9] Voy. *Med. Correspondenzbl. baier. Aerzte*, 1844, n° 27, p. 442.
[10] Voy. *Neue Zeitschr. f. Geburtsk.*, t. XXXII, 1852, p. 1.
[11] Voy. *Allgem. Wiener med. Zeitung*, 1861, n° 1, janv., p. 2.
[12] Voy. *Monatsschr. f. Geburtsk.*, t. XX, p. 473.

Velpeau, Remarques sur les positions vicieuses et la version du fœtus (Gazette méd., 1830).

Dubois, P., Mémoire sur cette question : Convient-il dans les présentations vicieuses du fœtus de revenir à la version sur la tête ? (Mémoires de l'Académie royale de médecine, t. III, 1833, p. 430).

Betschler, Ueber die Hülfe der Natur zur Beend. der Geb. bei Schieflage des Kindes. Ann. etc., t. II, 1834, p. 197.

Stoltz, Remarques et observations sur la version du fœtus sur la tête (Journ. hebd. de méd., 1834).

Oehler, Ed., Die neuerdings empfohlenen Mittel zur Beendigung schwerer Geb. mit fehlerh. Kindesl., nebst Bemerk. und Mitth. über die Vollbringung schwier. Wendungs-fälle überh. (N. Zeitschr. f. Geburtsk, t. III, p. 161, 1836).

Kosters, J., De partu brachio prævio. Gronning. 1838, in-8º.

Kayser, C., De versione in caput in situ fœtus obliquo. Harn 1840, in-8º.

Trefurt, Bemerkungen zur Wendung auf den Kopf. Abhand. und Erfahr. etc. 1844, p. 97.

Birnbaum, Fr. G. H., Die Selbstwendung und ihr Verhältniss zur Wendung (Monáts-schrift für Geburtsk., t. I, p. 321).

Jacquemier, Histoire et critique de l'amputation des bras dans les présentations de l'épaule (Gaz. hebd., 1854).

Mattei, De la réduction et de la version céphalique. (Gaz. méd., 1855).

Belin, De la version du fœtus par manœuvres externes. Thèse de Strasb., 1856.

Pernice, Mémoire sur les accouchements avec présentation du sommet compliquée de la présence d'un ou de plusieurs membres (Rev. thérap. du Midi, 1859).

Haussmann, Die Selbstwendung (Monatsschr. für Geb., t. XXIII, p. 205).

CHAPITRE V.

DE LA DIFFICULTÉ DE L'ACCOUCHEMENT PRODUITE PAR UNE ANOMALIE DU VOLUME ET DE LA FORME DU FŒTUS.

§ 642. Le volume anormal et la forme vicieuse du fœtus peuvent rendre l'accouchement plus ou moins difficile et même impossible par les seules forces de la nature, malgré la structure normale du bassin et la régularité des con-tractions.

§ 643. *Le développement uniformément trop grand* du corps du fœtus est par lui-même beaucoup plus rarement une cause de mogostocie qu'on ne le croit généralement ; pour ce qui concerne l'expulsion de la tête, la grosseur seule de cette partie n'est pas aussi importante que sa conformation, la résis-tance et la dureté des os du crâne ainsi que la manière dont ils sont joints, conditions d'où dépend l'aptitude de la tête à subir une modification de sa forme qui corresponde à celle du bassin. Très-souvent on trouve dans les têtes volumineuses des os moins développés, des sutures plus larges, des fontanelles plus grandes que d'ordinaire, de sorte qu'une pareille tête est beaucoup plus compressible pendant l'accouchement qu'une autre moins grosse avec des os très-durs, des sutures étroites et des fontanelles petites.

Sans doute, si le fœtus est extraordinairement grand (par exemple s'il pèse 4,5 à 5 kilogrammes et plus), si la grosseur de la tête coïncide avec un développement proportionnel des os du crâne, la difficulté de l'accouchement peut être considérablement accrue, mais il n'en résulte que rarement des suites fâcheuses, si les autres conditions sont normales. Le cas n'est réellement grave, en général, que lorsque le bassin n'est pas aussi spacieux que d'ordinaire.

Les descriptions d'enfants exceptionnellement forts ont été fréquemment entachées d'exagération, tantôt par suite d'un penchant naturel pour le merveilleux, tantôt afin de justifier la conduite tenue dans certains cas. Souvent aussi il a dû y avoir des erreurs commises dans les pesées. Les observations de Levret [1], citées partout, d'enfants qui auraient pesé jusqu'à 22 et 25 livres (11 et 12^{kil},5), reposent sur une faute typographique que l'auteur lui-même rectifie dans sa quatrième édition; le poids comportait 12 et 15 livres. Crantz rapporte le fait d'un enfant mort-né qui aurait pesé 23 livres (11^{kil},5) [2]. Des exemples plus récents d'enfants d'un poids et d'une longueur exagérés sont rapportés par J. Ramsbotham [3] (enfant mort-né pesant 8 kilogr.), J. D. Owens [4] (enfant mort-né de 65 centimètres de longueur, pesant 8^{kil},875) et Flamm [5] (l'enfant expulsé jusqu'à la tête, et extrait mort par Flamm, avait près de 60 centimètres de longueur et pesait 7^{kil},2). Ce fait réfute l'assertion de J. F. Osiander, qui, dans cette même publication rapporte cinq cas de mogostocie avec fœtus pesant de 4 à 5 kilogrammes, et s'appuie sur ces observations pour déclarer fabuleux tous les cas d'enfants qu'on a donnés comme pesant 7^{kil},2 et 7^{kil},5. [6] — Le cas le plus récent d'un enfant extraordinairement volumineux, qui fut extrait vivant à l'aide du forceps, est rapporté par Ch. Waller [7]. L'enfant pesait, aussitôt après la naissance, 7^{kil},5 à 8 kilogrammes; la circonférence de la tête mesurait 439 millimètres.

Dans des cas très-rares, l'une ou l'autre des sutures du crâne est ossifiée. La grande fontanelle a même été trouvée en partie ossifiée ou comblée par un os wormien. Bien qu'un crâne de ce genre perde nécessairement de sa flexibilité, il n'existe cependant pas d'exemple authentique d'un accouchement devenu laborieux pour cette raison. Des descriptions, avec figures de têtes semblables, se trouvent dans Saxtorph [8], Voigtel [9], Gœden [10], Crève [11] et Hohl [12].

L'influence du sexe sur la marche de l'accouchement était un fait déjà connu des anciens : Pline prétend que «*feminas gigni celerius quam mares,*» et Mauriceau en cherche la raison dans la plus grande circonférence de la tête et la largeur plus considérable des épaules chez les enfants mâles [13]. Ces hypothèses sont confirmées par un travail statistique de Simpson [14], d'après lequel les accouchements d'enfants mâles seraient non-seulement plus laborieux, mais encore bien plus dangereux pour la mère et l'enfant que les accouchements de filles [15].

[1] Levret, *suite des Obs.*, 1751, p. 192.
[2] Crantz, *De rupto etc. utero.* Leipzig 1756, p. 55.
[3] Ramsbotham, *Pract. observ. etc.*, pl. I. Lond. 1832, p. 303.
[4] Voy. *Lancet*, déc. 1863.
[5] Flamm, *Gewicht und Grösse Neugeb. betr.*, in *Zeitschrift für die gesammte Medizin*, t. XXVII. Hamburg 1844, p. 362.
[6] Voy. t. XVI, fasc. 3.
[7] Voy. *Transact. of obstetr. Soc. of London*, t. I, 1860, p. 309.
[8] Saxtorph, 1803, p. 255.
[9] Voigtel, *Zeichenlehre*, p. 153, et pl. II, fig. 5.
[10] R. Gœden, *De fonticulis quos vocant ossificatos.* Wirceb. 1837, in-4°, c. tab.
[11] F. D. Crève, *De calvariæ osteogen. et fontanellar. ante part. aphorismo.* Francfort-sur-le-Mein 1841, in-8° (avec fig. d'un spécimen très-intéressant de cette anomalie).
[12] Hohl, *Vorträge über die Geburt des Menschen*, 1845, p. 290.
[13] Mauriceau, *Observations*, 1694, p. 87 et 230.
[14] Voy. *Edinb. Journ.*, oct. 1844.
[15] Voy. aussi Chereau dans la *Gaz. méd. de Paris*, 1847, p. 94.

§ 644. *Les vices de conformation* du fœtus, tels que la grosseur excessive
de quelques-unes de ses parties, produite par une cause pathologique, et cer
taines monstruosités donnent lieu à la difficulté de l'accouchement plus souvent
que son excès général de volume.

Dans cette catégorie rentrent d'abord : le développement exagéré de la tête
par l'hydrocéphalie, la distension excessive du ventre par un liquide ou des
gaz, par l'augmentation de volume de l'un ou l'autre des viscères abdominaux,
par exemple le foie, les reins, un développement énorme du tronc par l'anasarque (rare); puis des tumeurs de différents points du corps, par exemple
des fesses, les hydrocèles du crâne, du rachis; enfin, des monstruosités avec
multiplicité des parties, particulièrement les jumeaux adhérents (fœtus avec la
moitié supérieure du corps simple et la moitié inférieure double ou *vice versa*,
ou encore deux corps complets qui ne sont réunis qu'en un point, par exemple
au sacrum, au coccyx, à la poitrine etc.).

Un écrit très-intéressant sur cet important
sujet a été publié par Hohl [1].

Même les épaules et la poitrine du fœtus
peuvent être développées à un tel point qu'elles
deviennent un obstacle à l'accouchement [2].

§ 645. Le *diagnostic* de l'excès du volume du fœtus est en général difficile.
La distension exagérée du ventre vers la
fin de la grossesse, sans aucun indice de
la présence de jumeaux, n'est qu'un signe
peu certain du développement extraordinaire du fœtus; le plus souvent on ne
pose le diagnostic que dans le cours même
de l'accouchement, quand on voit le travail devenir lent et difficile, quoique le
fœtus se présente bien, que les voies génitales soient bien conformées et les contractions normales.

On reconnaît que la tête est trop grosse,
quoique bien conformée, par l'étendue
qu'elle offre au doigt explorateur et par
la distance considérable qui sépare les
fontanelles; mais il faut être très-exercé
pour apprécier ces nuances. On suppose
qu'elle est peu compressible quand les os
du crâne ne chevauchent que peu ou point,
malgré de fortes douleurs; quand ils paraissent beaucoup plus durs que d'ordinaire; quand les fontanelles sont petites etc.

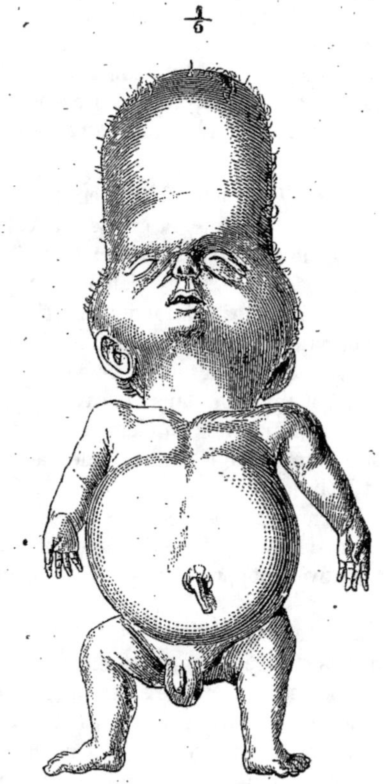

Fig. 192.

*Fœtus hydrocéphalique. Membres supérieurs et
inférieurs très-courts. Ventre volumineux,
mais sans ascite (Vrolik).*

[1] Hohl, *Die Geburten missgestalteter, kranker und todter Kinder*. Halle 1850, in-8°.
[2] Voy. Jacquemier, *Gaz. hebdom. de méd.*, 1860, n° 40 et suiv.

Voici les signes auxquels on reconnaît l'*hydropisie de la tête* (*hydrocéphale*) (Fig. 192) : le crâne présente au toucher une surface large, peu convexe ; les os et les téguments sont minces, dépressibles ; les fontanelles et les sutures sont extraordinairement grandes et larges, et ce qui est caractéristique, pendant les contractions, les os, au lieu de se rapprocher, s'écartent les uns des autres, et la tête, précédemment molle et fluctuante, devient remarquablement résistante et tendue. Si on applique le forceps, on est frappé de l'écartement des manches. Quand les fesses se présentent, on reconnaît l'hydrocéphale par la tumeur volumineuse que la palpation externe constate au-dessus du pubis, par les signes mentionnés plus haut que révèle l'exploration interne, et, enfin, par ce fait que, malgré la largeur suffisante des voies génitales et le développement ordinaire, quelquefois même moindre, du tronc, la tête ne peut pas être extraite par les tractions exercées sur celui-ci. — L'extension anormale du ventre ne peut être reconnue dans les présentations du crâne que vers la fin de l'accouchement, quand le fœtus est expulsé jusqu'aux épaules ou au delà. — Il est souvent extrêmement difficile, sinon impossible, de diagnostiquer pendant le travail si le fœtus est monstrueux. Si donc l'on soupçonne l'existence de cette cause de dystocie, il faut procéder à une exploration très-attentive et pratiquée au besoin avec les quatre derniers doigts ou avec toute la main.

§ 646. *Pronostic.* L'influence du fœtus uniformément trop développé sur le travail est presque la même que celle du bassin également trop petit. Selon le degré de disproportion, ou bien l'accouchement est seulement plus pénible, mais se termine heureusement pour la mère et pour l'enfant, si les dimensions du bassin et les contractions utérines sont normales ; ou bien, tout en s'achevant par les forces de la nature, il est dangereux et préjudiciable pour la mère ; ou bien encore la nature ne suffit pas à expulser le fœtus, la tête reste immobile à l'entrée ou dans l'excavation du bassin et s'enclave.

Nous renvoyons au chap. II, dans lequel nous avons parlé de l'enclavement et des suites de la difficulté de l'accouchement par disproportion entre le fœtus et le bassin.

L'expulsion des épaules d'un fœtus très-volumineux, mais qui se présente normalement, rencontre surtout des difficultés dans les cas où l'on fait des tentatives inopportunes pour les dégager quand elles ne suivent pas bientôt la tête.

La naissance d'un fœtus hydrocéphalique a souvent lieu spontanément, quoique après de grands efforts, si les contractions sont suffisantes ; dans ce cas, la tête s'allonge extrêmement à son passage à travers le bassin, ou bien elle crève et le liquide s'écoule par les yeux, les oreilles, le nez etc. Quelquefois pourtant elle s'arrête au-dessus du détroit supérieur, malgré les contractions les plus énergiques ; le travail se prolonge indéfiniment (assez souvent il s'est produit des ruptures de la matrice ou de la voûte du vagin) et ne fait plus de progrès avant qu'on ait artificiellement donné issue au liquide.

L'hydropisie ascite retarde bien le passage du tronc à travers le bassin, mais rarement elle constitue un obstacle grave, parce que les fœtus sont en général petits, non à terme, ou morts depuis plus ou moins longtemps.

Des cas remarquables de mogostocie, suite d'*hydropisie abdominale* du fœtus, se trouvent dans Lamotte (1), Frank (2), Rust (3), Hemmer (4) et Hohl (5).

Sur les difficultés de l'accouchement dans les cas de *gonflement tympanitique du ventre* chez des fœtus morts depuis longtemps, consultez : Denman (6) et Merriman (7).

J. W. Betschler décrit deux cas très-intéressants d'*anasarque généralisée* du fœtus, constitués par l'accumulation d'une sérosité gélatineuse dans le tissu cellulaire sous-cutané, ayant occasionné une augmentation énorme de volume de tout le tronc, qui fut un obstacle très-notable à l'accouchement (8).

L'accroissement morbide des reins, comme cause de mogostocie, a été observé par : Osiander (9), Mansa (10), Bouchacourt (11), Hohl (12), Ed. de Siebold (13), Kanzow (14), Nöggerath (15). — Des cas où une *distension excessive de la vessie du fœtus* fut cause de dystocie, sont rapportés par Depaul (16), Hecker (17) et Kristeller (18). — [Depaul a réuni cinq observations, dont la première, qui lui appartient, n'est pas la moins intéressante. Son Mémoire est résumé dans dix conclusions, dont nous reproduirons les passages essentiels : La sécrétion urinaire s'établit à une époque peu avancée de la vie fœtale. Quand un obstacle quelconque s'oppose à l'excrétion de l'urine, ce liquide s'accumule dans la vessie, qui peut alors acquérir des dimensions tellement considérables que l'accouchement spontané est impossible. La main introduite dans l'utérus peut seule faire reconnaître le véritable état des choses. Puisqu'il est démontré que les altérations des organes urinaires, dont il est question, ne compromettent pas nécessairement la viabilité des enfants, il est rigoureusement indiqué de pratiquer la ponction avec tous les soins que comporte cette opération quand on la fait intervenir chez l'adulte. L'insertion abdominale du cordon ombilical sera un guide sûr pour le choix du point le plus favorable.] — Gervis (19) a observé un cas de dystocie, produit par la *distension excessive de la matrice* d'un fœtus du sexe féminin.

(1) Lamotte, 1721, p. 609 et suiv.

(2) J. P. Frank, *Mittheil. über eine Bauchwassersucht d. Leibesfrucht, welche die Geburt erschwerte. Gött. Anz.* St. 202, 1784, p. 220.

(3) *Rust's Magaz.*, t. XIII, 1823, p. 530.

(4) Voy. *N. Zeitschr. f. Geburtsk.*, t. IV, p. 35.

(5) Hohl, ouvrage cité, p. 282.

(6) Denman, *Introduct. etc.*, t. II, p. 21.

(7) Merriman, *loc. cit.*, p. 38.

(8) Voy. *Klinische Beitr. z. Gynäkol.*, publié par Betschler, Wilh. Alex. Freund et Max B. Freund, fasc. 1 (avec une planche). Breslau 1862, p. 260.

(9) J. F. Osiander, *Geburtshinderniss durch enorme Nieren des Fötus* (*Gem. Zeitschr. f. Geburtsk.*, t. I, 1827, p. 163).

(10) Voy. *Siebold's Journ.*, t. XV, 1836, p. 683 (le volume des deux reins était presque double de celui de la tête d'un enfant à terme et nécessita l'embryotomie).

(11) Bouchacourt, *Mémoire sur la dégénérescence hydatique etc. des reins chez le fœtus* (*Gazette médicale de Paris*, t. XIII, 1845, p. 65 [cas de Nichet : *embryotomie, rupture de l'utérus*]).

(12) Hohl, *loc. cit.*, p. 305.

(13) Voy. *Monatsschr. f. Geburtsk.*, t. IV, p. 161.

(14) Kanzow, *Geburtsstörung durch fötale Kystennieren* (*Monatsschr. f. Geburtsk.*, t. XIII p. 182).

(15) Nöggerath, *Geburtshinderniss in Folge von Leber-Carcinom bei einem Neugebornen* (*Deutsche Klinik*, 1854, n° 44).

(16) Voy. *Gaz. hebdom.*, 1860, n° 25 et suiv.

(17) Hecker et Buhl, *Klinik der Geburtsk.*, p. 122.

(18) Voy. *Monatsschr. f. Geburtsk.*, t. XXVII, p. 165.

(19) Gervis, *Case of distention of the uterus in a fœtus impeding labour.* (*Obstetr. Transact.* 1864, p. 284.)

Les tumeurs du dos, du crâne (Fig. 193), qui dépendent habituellement d'un spina bifida, sont peu à peu expulsées au devant du fœtus ou crèvent et ne compliquent que rarement le travail.

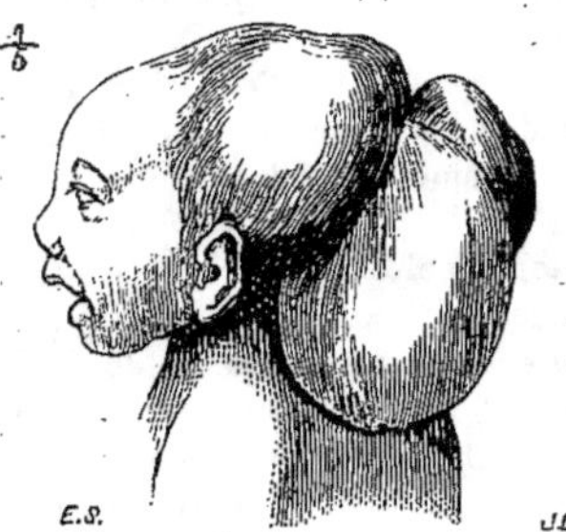

Fig. 193.
Encéphalocèle (Vrolik).

Ruysch [1] décrit une *tumeur énorme du crâne* qui rendit l'accouchement difficile. — Hull [2] décrit et figure une *tumeur des fesses* qui nécessita l'embryotomie [3]. — [Sur un enfant, âgé de six semaines, Stoltz [4] a extirpé, avec succès, une tumeur enkystée du périnée (Fig. 194), qui avait retardé, pendant près d'un quart d'heure, l'expulsion de la partie inférieure du tronc, après la sortie de la tête et des épaules.] — *La soudure des parties fœtales entre elles, par adhésion des téguments*, a été observée par Jœrg, Schumacher, Roloff, Elsholz etc. Dans le cas décrit par Jœrg [5], les épaules du fœtus étaient

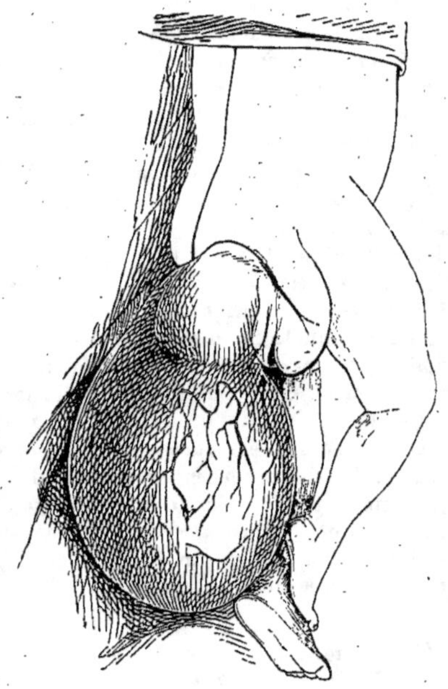

Fig. 194.
Tumeur enkystée du périnée (Stoltz).

soudées par la peau à la région lombaire et sacrée. Le tronc se trouvait ainsi plié en deux, la tête placée au niveau de la face postérieure des cuisses.

Les jumeaux adhérents peuvent, il est vrai, constituer un obstacle considérable ; cependant l'observation démontre que cela n'arrive que rarement, parce que le plus souvent ces sortes de produits n'ont pas atteint l'époque de la maturité ou bien sont morts pendant la grossesse ou avant l'accouchement, de sorte qu'ils deviennent en peu de temps si souples et si flexibles qu'ils traversent le bassin presque dans toutes les positions. D'autre part, les observations publiées jusqu'à ce jour prouvent surabondamment que l'accouchement peut se terminer quelquefois sans difficulté notable, même lorsque les fœtus sont vivants.

[1] Voy. A. Veling, *Essai sur les tumeurs enkystées de l'extrémité inférieure du tronc fœtal.* Thèse de Strasbourg, 1846. — Voy. aussi A. L. C. Molk, *Des tumeurs congénitales de l'extrémité inférieure du tronc.* Thèse de Strasbourg, 1868 (relation d'une opération analogue de Stoltz).

[2] Ruysch, *Obs. anat.* Amstel. 1691, obs. 52.

[3] Hull, *Observ. etc.*, p. 259.

[4] Voy. aussi: Peu, 1694, p. 469 ; Busch, *Ueber Geschwülste in dem untern Theil des Rückens neugeb. Kinder* (Gem. Zeitschr. f. Geburtsk., t. IV, p. 1).

[5] Jœrg, *Handb. der speciell. Therapie.* Leipzig 1835, p. 278.

Des exemples d'accouchements de ce genre, terminés par les seules forces de la nature, sont rapportés par Baudelocque (1), Osiander (2), Hildreth (3), Claudi (4) et Hohl (5). — Neugebauer parle d'un accouchement très-difficile pour cause de *bicéphalie du fœtus* (écrasement du thorax par le céphalotribe, suivi d'extraction des viscères à l'aide des ciseaux de Siebold; emploi du crochet etc.) (6).

§ 647. Le *traitement* dépend de l'espèce et du degré de vice de conformation du fœtus.

L'accroissement proportionné de toutes les parties du corps du fœtus réclame en général les mêmes indications que l'angustie pelvienne (voy. § 590 et suiv.); ainsi il est également de règle d'attendre l'effet des douleurs et d'en seconder l'action par des moyens hygiéniques, par la prescription d'une attitude appropriée etc. Les contractions amènent l'accommodation de la tête d'une façon beaucoup plus égale et plus bénigne que le forceps, et souvent elles suffisent à vaincre sans aucun dommage des difficultés dont on ne parviendrait pas à triompher par les opérations sans un déploiement de forces excessif et, par conséquent, dangereux.

S'il devient nécessaire de terminer artificiellement l'accouchement en cas d'hydrocéphalie, le forceps peut être utile en admettant que la tête soit assez basse. Mais il faut manier cet instrument avec beaucoup de précautions parce qu'il peut facilement échapper. Quand la tête est trop volumineuse pour s'engager dans l'excavation, il faut la ponctionner, si elle contient de l'eau, avec le crâniotome, ou mieux encore avec un trocart courbe qu'on enfonce à la région la plus accessible du crâne dans une suture ou dans une fontanelle (dans une fontanelle latérale quand la tête vient la dernière).

Quoique les fœtus chez lesquels l'hydrocéphalie est si développée viennent le plus souvent morts au monde, il ne faut pourtant pas plonger l'instrument plus profondément qu'il n'est nécessaire pour donner issue au liquide, car on a observé quelquefois que l'enfant a été expulsé vivant après la ponction et a continué à vivre pendant quelque temps (7). Après l'opération, on attend l'effet des douleurs; celles-ci peuvent engager suffisamment la tête pour permettre de la saisir et de la retirer avec la main, ou de l'extraire avec le forceps qui, il est vrai, glisse quelquefois. En pareil cas, si le fœtus est mort, on fait l'extraction avec les crochets ou avec le céphalotribe. S'il est urgent de terminer au plus vite le travail, alors que le fœtus vit encore et que la tête est mobile au-dessus du détroit supérieur, il est indiqué de faire la version et l'extraction manuelle.

1) Baudelocque, 1815, t. II, p. 254.

(2) Osiander, *Handb.*, t. I, 2e édit., p. 618 et suiv. Voy. aussi le *Nouveau journal de médecine*, 1818, et la *Salzb. Zeit.*, 1820, p. 280 (jumeaux à terme, soudés par le sacrum, ayant vécu jusqu'au neuvième jour).

(3) Voy. *N.-York. med. Repos.*, vol. VII, n° 3, avril 1822 (accouchement laborieux, les enfants morts pesaient ensemble 7 kilogrammes).

(4) Voy. *Oesterr. Wochenschr.*, 1843, n° 8.

(5) Hohl, *loc. cit.*, p. 143 et suiv.

(6) Voy. *Monatsschr. f. Geburtsk.*, t. XXVI, p. 421.

(7) Voy. Osiander, *Beobachtungen etc.*, Tübingen 1787, p. 226. — Götz, *Bericht etc.* (*Oesterr. Jahrb.*, mars 1844; l'enfant vécut 48 heures après la ponction).

Quand l'abdomen est extraordinairement distendu par du liquide, des tumeurs etc., et que les tractions faites selon les règles de l'art sur les parties fœtales déjà expulsées ne suffisent pas pour terminer l'accouchement, il est également indiqué de vider la cavité abdominale par la paracentèse ou par l'embryotomie.

Il est impossible de donner des règles générales pour le traitement des cas où des monstruosités, surtout des fœtus adhérents, rendent l'accouchement difficile. Si l'on arrive à diagnostiquer à quelle espèce de monstruosité on a affaire, on reconnaîtra bientôt si les procédés ordinaires d'extraction sont suffisants, ou bien s'il faut se contenter de séparer les parties adhérentes, ou encore, procéder à l'embryotomie. La présence de fœtus adhérents, si même ils étaient vivants, ne justifierait pas l'opération césarienne.

Pour ce qui concerne le traitement, nous renvoyons à Hohl [1] et aux observations suivantes : Hull [2], Bock [3], Rath [4], Pies [5], Benedini [6]. Dans le cas décrit par Jœrg, d'adhérence de la peau des épaules avec celle de la région lombaire, la simple déchirure des adhérences avec les doigts suffit pour lever l'obstacle à l'accouchement. — Schönfeld sépara à l'aide du bistouri deux jumeaux soudés par la poitrine [7].

<h3 style="text-align:center">DE LA DIFFICULTÉ DE L'ACCOUCHEMENT PAR SUITE DE LA CONFORMATION VICIEUSE DES ANNEXES DU FŒTUS.</h3>

§ 648. Les anomalies des membranes, du liquide amniotique, du cordon ombilical et du placenta produisent pendant le travail des accidents divers dont il sera question dans la section suivante ; ici, nous n'avons à considérer ces anomalies qu'en tant qu'elles jouent ou qu'on leur attribue le rôle d'*obstacles à l'accouchement*.

§ 649. *Anomalies des membranes.* Les membranes peuvent être *trop épaisses et trop résistantes*, ou bien *trop minces et trop frêles*. Dans le premier cas, elles résistent plus longtemps à l'effet des douleurs ; après la dilatation complète de l'orifice utérin, elles descendent plus ou moins profondément dans le vagin ou même jusqu'au dehors de la fente vulvaire avant de se rompre, et quelquefois la tête (dans quelques cas rares le fœtus entier) est expulsée recouverte des membranes intactes (§ 229). Il est incontestable que des membranes *très-épaisses* peuvent jusqu'à un certain point retarder le travail, mais

---

[1] Hohl, *loc. cit.*, p. 216 et suiv.

[2] Hull, *Observ.*, p. 270 (cas intéressant, ablation de la tête expulsée, exviscération de la poitrine, puis version et extraction).

[3] Bock, *Merkw. Geburtsf. an den Bauchdecken zusammengew. Zwillinge (Gem. Zeitschr.,* t. III, p. 98) (Extraction manuelle).

[4] Rath, *Schwier. Entbind. zweier zusammengew. Kinder (Sieb. Journ.,* t. XVII, p. 294), (poids des deux enfants 7^{kil},5 ; embryotomie).

[5] Pies, *Geburtsgesch. zweier zusammengew. Kinder (N. Zeitschr. f. Geburtsk.,* t. XV, p. 283) (version et extraction).

[6] Voy. *Gazz. di Milano*, 1844, n° 4 (embryotomie).

[7] Voy. *Monatsschr. f. Geburtsk.,* t. XIV, p. 378.

jamais à un degré suffisant pour amener des suites fâcheuses. Des personnes peu expérimentées attribuent fréquemment à la résistance des membranes un retard de l'accouchement qui n'est causé que par l'insuffisance des contractions. Celui qui, dans de pareilles circonstances, s'empresse de rompre immédiatement la poche, a souvent lieu de regretter cette petite opération quand elle n'a pas le résultat désiré. Ce n'est que lorsqu'on est convaincu que la tête se présente et seulement *quand l'orifice est complétement dilaté et la poche descendue jusqu'à la vulve* qu'on peut opérer l'ouverture artificielle de l'œuf.

Pour cela, on se contente d'une pression exercée pendant la douleur contre les membranes avec le sommet de l'index placé en supination ; si la tension des enveloppes est insuffisante, on l'augmente préalablement en les refoulant du pouce et de l'index. Si elles sont complétement flasques, on y forme avec le pouce et le médius un pli qu'on déchire avec les ongles de ces deux doigts, ou qu'on use en le frottant avec l'index sur l'ongle du pouce. Quelquefois les doigts seuls ne suffisent pas, par exemple quand la poche contient peu d'eaux et, par conséquent, est plate ; on peut alors au besoin se servir d'une plume à écrire ordinaire, propre et taillée en pointe, guidée par le doigt.

Il est étonnant combien d'instruments (perforateurs des membranes) ont été inventés pour cette simple opération: le scolopomachærion d'Aetius, le petit couteau d'Albucasis, les petits crochets des sages-femmes Siegemund et Wiedemann, les aiguilles de Fried et de Rœderer, le scalpel digital d'Aitken, les anneaux de Stein et d'Osiander, le perforateur des membranes composé de ce dernier, les pinces perce-membranes de Carus, le perforateur monté sur les ciseaux omphalotomes de Ed. de Siebold et de Busch (les susdits ciseaux n'ont pas gagné pour cela en utilité) etc. — De tous ces instruments, ceux qui paraissent encore le mieux atteindre leur but, sont le trocart de Wenzel (Fig. 195) et le perforateur des membranes imaginé par d'Outrepont, dont on se sert aussi pour percer les membranes dans le but de provoquer l'accouchement prématuré artificiel (voy. § 526).

Parfois une portion des membranes, ou simplement de l'amnios, distendue par les eaux, fait saillie à travers l'orifice utérin, et pend, comme une bourse fluctuante, de plusieurs centimètres hors de l'orifice vaginal. Des observations pareilles de prolapsus des membranes remplies d'eau, ou seulement de l'amnios, ont été décrites par Osiander [1], Leopold [2], Credé [3] et Hohl [4].

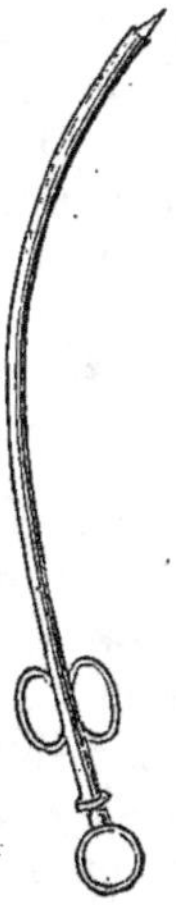

Fig. 195.
Trocart de Wenzel modifié.

§ 650. Des membranes *trop minces* ne résistent pas assez aux contractions et se rompent souvent avant la dilatation complète de l'orifice, ce qui rend parfois l'accouchement plus long et plus douloureux. Nous avons déjà parlé de l'écoulement prématuré des eaux comme d'une cause de contractions faibles et surtout douloureuses (§§ 542 et 544) et nous avons également fait connaître le traitement indiqué en pareil cas.

[1] Osiander, *Handb. der Entbindungsk.*, t. III, p. 415, 2e édit., 1833.
[2] Voy. *Monatsschrift für Geburtsk.*, t. XIII, 1859, p. 139.
[3] Credé, *ibid.*, p. 141.
[4] Hohl, *Lehrbuch der Geburtsk.*, 2e édit., 1862, p. 603.

§ 651. II. *Quantité anormale du liquide amniotique.* Les eaux peuvent être en quantité *trop grande* (hydramnios, comp. § 82) ou *trop petite.* La première de ces anomalies se reconnaît à la distension excessive mais uniforme du ventre, sans qu'il existe aucun signe de grossesse gémellaire, à la fluctuation manifeste, à la position particulièrement élevée de la tête au commencement du travail, à la mobilité des parties du fœtus, à la grande incommodité que cause la distension considérable du ventre pendant la grossesse. La surabondance du liquide amniotique donne lieu à la lenteur du travail en altérant les propriétés contractiles de la matrice, et non en augmentant la résistance aux forces expulsives (§ 536). Quand on a des raisons pour supposer cette anomalie, on prescrit à la femme de se coucher dès le commencement de la période de dilatation, pour qu'elle ne soit pas surprise debout par la rupture de la poche ; on lui recommande de se tenir tranquille et de ne pas faire d'efforts d'expulsion. On ne pratique l'ouverture artificielle des membranes que lorsque le ralentissement du travail menace de devenir préjudiciable ; dans ce but, on se place derrière la femme couchée sur le côté, les jambes et les cuisses à demi-fléchies, et on perce l'œuf vers la fin d'une contraction, aussi haut que possible et de préférence avec un des instruments inventés pour cet usage, afin de prévenir un écoulement trop subit et trop abondant, qui pourrait avoir les suites les plus fâcheuses, surtout quand le bassin est large et le fœtus petit (paralysie de la matrice, hémorrhagie, chute du cordon ou d'un bras, délivrance tardive).

La *trop petite quantité* de liquide amniotique, quand elle ne résulte pas d'une rupture prématurée de l'œuf, n'existe probablement jamais à un degré assez prononcé pour constituer une cause de dystocie.

Des exemples de surabondance des eaux amniotiques se trouvent, entre autres, dans Fabrice de Hilden (1), Stein (2), Jœrg (3) et M'Clintock (4).

§ 652. III. *Anomalies du cordon ombilical.* Le cordon ombilical peut être *naturellement trop court* ou raccourci par la *formation de circulaires* autour des parties fœtales. La brièveté primitive n'est peut-être jamais assez considérable pour rendre l'accouchement difficile. Les circulaires du cordon existent aussi extrêmement souvent, sans retarder le moins du monde l'expulsion du fœtus ; en général, le cordon est plus long que d'ordinaire quand il fait une et surtout plusieurs circulaires. D'autre part, sa torsion naturelle lui permet de s'allonger jusqu'à un certain point et, de plus, les parois de la matrice se rapprochent de l'orifice à mesure que le fœtus descend vers la sortie du vagin. Si même le cordon était réellement trop court, il ne constituerait jamais un obstacle grave à l'expulsion, mais se romprait plutôt, ou le placenta serait décollé, accidents qui, du reste, sont extrêmement rares. L'allongement forcé du cordon peut aussi mettre la vie du fœtus en danger en gênant la circulation dans les vaisseaux ombilicaux (voy. § 675).

(1) Hildanus, *Observ. chir.*, centur. Lugd. Bat., 1641, cent. II, obs. 58.
(2) Stein, *Annalen*, 2 St., 1809, p. 28.
(3) Jœrg, *Handb. der spec. Therap.*, 1835, p. 261.
(4) M'Clintock, *Dropsy of the Ovum. Clin. mem. on diseas. of women.* 1863, p. 376.

Les signes que l'on donne habituellement comme caractéristiques de la brièveté du cordon pendant l'accouchement ne sont rien moins que certains ; tels
sont : la progression et le recul de la tête selon que la douleur agit ou cesse (phénomène normal chez les primipares et résultat naturel de l'élasticité de la tête et
des parties molles du détroit inférieur) ; l'écoulement d'un peu de sang après
chaque douleur (également habituel chez les primipares pendant que la tête
s'engage dans la vulve) ; une douleur violente, presque insupportable au fond
ou sur les côtés de la matrice au moment de la contraction (il est singulier que
Wigand regarde ce signe comme le seul certain !) etc. L'on ne peut donc être
sûr que la brièveté existe, qu'après l'expulsion totale ou partielle du fœtus
quand on constate par la vue ou par le toucher que le cordon est fortement
tendu et quand on ne parvient pas à le relâcher.

Nous avons indiqué plus haut (§§ 324, 335, 462) le traitement de l'enroulement du cordon, et fait remarquer en même temps que les circulaires ne sont,
fréquemment, très-serrées qu'en apparence et se relâchent d'elles-mêmes pendant l'expulsion du fœtus. Si le cordon est court, sans être entortillé, il faut
le couper immédiatement après la naissance. Si le fœtus n'est expulsé que
jusqu'à l'ombilic au moment où l'on remarque la brièveté du cordon, on coupe
celui-ci dans le vagin et l'on en comprime le bout fœtal avec les doigts, pour ne
le lier qu'après l'expulsion complète de l'enfant.

§ 653. IV. *Conformation vicieuse du placenta.* Des adhérences trop intimes entre la matrice et le placenta peuvent rendre difficile le décollement et
l'expulsion de ce dernier ; comme l'obstacle mécanique qui en résulte est moins
important que les autres accidents qu'entraine cette anomalie, nous en parlerons dans la section suivante (§ 736 et suiv.).

BIBLIOGRAPHIE.

Anomalies de la forme et du volume du fœtus.

Luichini a Spiessenhoff, C. E., resp. *Jo. Ad. Closmann,* De partu præternatur. ex dis-
proport. inter caput fœtus et pelvim orto. Heidelb. 1742, in-4°.
Erasmus, J. F., De partu diffic. ex capite infant. etiam prævio. Argent. 1747, in-4°.
Depaul, Observat. d'emphysème généralisé du fœtus ; cause de dystocie. Journal de
Malgaigne 1845.
Carrière, Dystocie dans un cas de fœtus double. Journal de Malgaigne, 1848.
Hohl, Die Geburt missgest., krank. u. todt. Kinder. Halle 1850, p. 252.
Dubois, P., Fœtus emphysémateux (Journal de méd. et de chir. pratiques, 1855).
Joulin, Des cas de dystocie appartenant au fœtus. Paris 1863, in-8°. (Réunion de tous
les cas connus de dystocie occasionnée par des anomalies du fœtus.)
Chassinat, De l'hydrocéphalie du fœtus considérée comme obstacle à l'accouchement
(Gaz. méd. de Paris, p. 29-53, 1864).

Obstacles provenant d'une anomalie des annexes.

Harnier, R. M., D. s. indicationes et methodum rupendar. aquar. in partu. Marb. 1794,
in-8°.
Lohmeier, L., De funiculi nimia brevitate partui damnosa. Hall. 1823, in-8°.

Krauthausen, J. G., Fragmenta ad histor. rumpendar in partu aquar. Berol. 1835, in-8º.

Kohlschütter, O., Quædam de funiculo umbil. etc. Lips. 1833, in-8º, p. 53.

Hirtz, Mém. sur la brièveté native ou accidentielle du cordon ombilical (Gaz. méd. de Paris, t. XIII, 1845, p. 294 et 305).

Devilliers, Nouvelles recherches sur la brièveté et la compression du cordon ombilical. Recueil de mémoires et d'observations sur les accouchements et les maladies des femmes, t. I, Paris 1862, p. 127-252.

DEUXIÈME SECTION.

Dystocie sans difficulté de la marche de l'accouchement (Dysaponotocia).

CHAPITRE PREMIER.

DYSTOCIE PAR MARCHE TROP RAPIDE DE L'ACCOUCHEMENT (ACCOUCHEMENT PRÉCIPITÉ, PARTUS PRÆCIPITATUS, OXYTOCIA).

§ 654. Les accouchements dont la marche est trop rapide et trop impétueuse menacent aussi bien la mère que l'enfant de dangers et de préjudices variés.

La *cause* en réside principalement dans un *excès des forces expulsives*, *hypersthenia seu hyperdynamia uteri*, et en aucune façon, comme on le soutient souvent, dans l'amplitude anormale du bassin, la laxité considérable des voies génitales molles ou la petitesse du fœtus, qui ne sont que des circonstances adjuvantes. En effet, l'observation nous apprend que le travail peut être lent avec un bassin large et un fœtus peu développé, tandis que, d'autre part, une étroitesse notoire du bassin n'exclut pas l'accouchement précipité.

Dans les cas de ce genre, les douleurs sont *excessivement fortes*, *durables et fréquentes*, mais rarement dès le début du travail. Elles ne prennent, en général, ce caractère que vers la fin de la période de dilatation ou au commencement de la période d'expulsion ; d'ordinaire, elles sont en même temps exceptionnellement douloureuses et accompagnées d'un ténesme continu et irrésistible, de sorte que la femme est forcée de faire malgré elle des efforts d'expulsion. Dans bien des cas, les douleurs atteignent dans le cours du travail une violence et une durée telles qu'elles ne sont plus séparées par des intervalles de repos, et que la matrice persiste dans un état de contraction toujours croissante, jusqu'à l'expulsion du fœtus.

§ 655. La tendance de l'utérus aux contractions trop fortes, quoique régulières dans leur direction, de même que l'état contraire, c'est-à-dire les douleurs trop faibles et insuffisantes (§ 536), est souvent observée chez des femmes parfaitement bien portantes du reste, et se montre alors d'ordinaire à chaque couche ; dans quelques familles, cette disposition semble même héréditaire. Elle a pour causes, ou bien une *excitabilité trop grande de la contractilité utérine*, ou bien un *développement excessif des fibres musculaires de la matrice*. En général, les femmes robustes des classes ouvrières et surtout les campagnardes sont bien plus rarement sujettes à cette anomalie que les personnes excitables, délicates, grasses et celles qui mènent un genre de vie sédentaire. Nous avons dit plus haut que les impressions morales peuvent diminuer l'action de la matrice, mais elles produisent aussi parfois un effet tout opposé ; une vive frayeur, la crainte du forceps etc., peuvent changer le travail le plus lent en un travail précipité. Enfin, l'accouchement trop prompt est souvent déterminé par des maladies aiguës, surtout par la scarlatine, la rougeole, l'inflammation des organes thoraciques etc.

Certains auteurs disent avoir observé que les femmes qui souffrent de dysménorrhée sont surtout prédisposées aux accouchements précipités.

§ 656. *Suites.* Le passage trop rapide du fœtus à travers les voies génitales molles expose surtout le périnée, mais aussi le vagin et même la matrice, à subir des lésions diverses. L'orifice utérin est quelquefois déchiré ; sa lèvre antérieure ou un repli du vagin peut être entraîné et meurtri par la tête. Les douleurs continues et les efforts persistants d'expulsion excitent plus ou moins vivement l'organisme entier, ce qui se manifeste par un tremblement de tout le corps, la rougeur de la face, l'injection des yeux, le battement des carotides, la fréquence et la plénitude du pouls, et même quelquefois par des mouvements convulsifs et des troubles de l'intelligence. Chez des femmes très-nerveuses, l'excitation peut aller, vers la fin du travail, jusqu'à produire un délire furieux, dont il existe des observations remarquables.

Une des suites les plus fréquentes de l'évacuation trop prompte de la matrice consiste dans l'impuissance de cet organe à se contracter suffisamment ou même dans sa paralysie complète. Il en résulte les accidents suivants : retard dans le décollement et l'expulsion du délivre, inversion utérine, métrorrhagies profuses et rapidement mortelles. — Alors même qu'il ne se déclare aucune hémorrhagie, une faiblesse extrême, la syncope et même la mort peuvent être les suites immédiates de la congestion qui se fait vers les vaisseaux du bas-ventre trop brusquement débarrassé de son contenu, et qui enlève au cerveau et à la moelle la quantité de sang nécessaire pour en entretenir les fonctions. Tous ces accidents sont d'autant plus à craindre que l'accouchement s'est terminé plus promptement et que la matrice était plus distendue, par exemple par trop de liquide amniotique ou par des jumeaux. Pendant les couches, il se déclare facilement des inflammations dans l'utérus et dans ses annexes etc.

Quand le bassin est extraordinairement spacieux, il peut arriver, avant la dilatation suffisante du col, que des efforts impétueux d'expulsion poussent la tête recouverte du segment inférieur jusqu'à la sortie du bassin et même jusqu'au devant des parties génitales ; bien plus, il peut se produire pendant l'accouchement une *chute complète de la matrice avec son contenu.*

Le *bassin trop large,* à propos duquel Deventer (1) a déjà fait observer qu'il ne faut pas le regarder comme une anomalie trop peu considérable, se rencontre aussi bien chez les femmes d'une taille remarquablement élevée et d'une charpente osseuse développée, que chez les personnes de taille moyenne. Lorsque tous les diamètres sont également

(1) Deventer, *loc. cit.,* p. 113.

ou presque également augmentés, on appelle le bassin *simplement trop large ;* on entend, au contraire, par bassin *partiellement trop large,* celui dont les diamètres ne sont trop grands que dans l'une ou l'autre région. Dans ce dernier cas, l'excès d'ampleur porte le plus souvent sur la moitié supérieure du bassin. Quant au degré d'élargissement anormal, il varie beaucoup ; toutes les dimensions peuvent être trop grandes de 13 à 27 millimètres, et même au delà.

On peut supposer que le bassin est trop large quand une femme a déjà mis au monde avec une facilité extraordinaire des enfants très-volumineux. Cette supposition ne peut se changer en certitude que par l'exploration interne et externe (largeur anormale des hanches, évasement de l'arcade pubienne, cambrure peu prononcée de la colonne vertébrale dans la région des dernières vertèbres lombaires et des premières vertèbres sacrées, courbure peu forte du sacrum, saillie prononcée du mont de Vénus). — Certains accoucheurs attribuent au bassin trop large une influence très-fâcheuse sur la grossesse, l'accouchement et les couches. Mais il paraît que ces craintes sont basées en grande partie plutôt sur des conjectures que sur l'observation.

§ 657. L'accouchement précipité peut avoir pour le fœtus cette conséquence fâcheuse que les contractions trop durables, trop fortes et trop fréquentes gênent ou interrompent complétement la circulation placentaire. Il en résulte que les enfants viennent assez souvent au monde en état d'asphyxie. Si la femme est surprise par l'expulsion dans une attitude défavorable, c'est-à-dire pendant qu'elle est debout ou assise, l'enfant peut être blessé en tombant sur le sol ; cependant l'observation démontre que cet accident n'a, en général, aucune suite fâcheuse pour le fœtus. Si, au contraire, l'excès de force expulsive est compliqué d'une disproportion entre le bassin et le fœtus, ce dernier est particulièrement exposé à des fractures et à des fissures du crâne, parce que la marche précipitée du travail ne permet pas l'accommodation de la tête par le chevauchement lent et progressif des os crâniens.

Malgré les observations contradictoires d'accoucheurs anciens, tels que Deventer, Rœderer etc., on a longtemps admis, en médecine légale, l'exactitude de l'aphorisme suivant de Haller : «Les fractures du crâne ne se rencontrent jamais dans un accouchement naturel, et sont par conséquent toujours un signe de violences exercées sur le fœtus.» Des observations plus récentes ont démontré la fausseté de cette opinion. Henke, dans son *Traité de médecine légale,* § 579, dit que : «Les fissures et les fractures des os du crâne peuvent être le résultat non-seulement d'un accouchement artificiel terminé à l'aide d'instruments, mais encore d'un accouchement laborieux, avec enclavement prolongé de la tête.» Cette assertion est exacte, même sans la restriction qui la termine.

Ce sujet, qui a surtout une grande importance médico-légale, a donné lieu à un nombre considérable de recherches. [En somme, les fractures du crâne qui ne proviennent pas de violences infanticides, peuvent se ranger sous deux chefs principaux : 1º la fracture est le résultat de la chute du corps de l'enfant au moment de la naissance ; 2º elle s'est produite dans le travail de l'accouchement. En ce qui touche la première de ces catégories, l'état actuel de la science se trouve parfaitement résumé dans le passage suivant, que nous extrayons de l'*Étude sur l'infanticide,* du professeur

Tardieu [1]: « A moins de circonstances particulières, à coup sûr très-exceptionnelles, et que l'expert sera d'ailleurs toujours en mesure de reconnaître, la chute du nouveau-né sur le sol n'aura pas lieu même dans l'accouchement debout; si elle a lieu, elle sera amortie, soit par la résistance du cordon, soit par le contact des parties de la mère; et par ces raisons jointes à l'élasticité de la boîte osseuse chez le nouveau-né, cette chute ne produira généralement pas la fracture du crâne, ni même de contusions graves. C'est là certainement la loi; mais il est impossible de ne pas admettre qu'elle puisse souffrir, si rares qu'elles soient, quelques exceptions. Et pour les bien apprécier, il convient, après avoir groupé toutes les circonstances du fait, lieu de l'accouchement, nature du sol, taille et conformation du bassin de la femme, position indiquée, état du cadavre, et avoir, autant que possible, établi l'authenticité ou tout au moins la vraisemblance de la chute, il convient de rechercher quels signes physiques doit présenter ce genre de fractures. Elles occuperont naturellement un point élevé du sommet de la tête, seront directes et simples, linéaires, peu étendues, réduites souvent à de simples fissures, sans lésions des parties molles, et s'accompagnant seulement d'une ecchymose et d'un épanchement de sang coagulé au point où la tête aura heurté le sol. Quelquefois la nature de celui-ci sera indiquée par une empreinte ou par quelques souillures particulières laissées sur le cuir chevelu de l'enfant. Enfin, elles n'entraînent pas nécessairement la mort. Je trouve, dans une thèse qui date de quelques années [2], un cas de fracture du crâne chez un nouveau-né qui, pendant que la mère se rendait à l'hôpital, afin d'y accoucher pour la troisième fois, avait été expulsé brusquement et était tombé sur le sol, le cordon s'étant rompu à son insertion au placenta. L'enfant vécut treize jours sans avoir présenté aucun accident du côté du cerveau, et fut emporté par une bronchite capillaire. Rien dans tout ceci ne rappellera, même au plus faible degré, les désordres profonds qui caractérisent les fractures du crâne résultant chez le nouveau-né de violences infanticides....

... « A ces fractures [3] produites par la chute du nouveau-né, il n'est pas sans intérêt de comparer le cas singulier, et à coup sûr exceptionnel, qu'a rapporté H. Blot [4], d'une femme qui, au milieu du travail de l'enfantement commencé depuis six ou sept heures, s'était précipitée par la fenêtre, et qu'on relevait avec une fracture de la cuisse et du bassin. Les membranes s'étaient rompues dans la chute, et l'enfant, dont la tête était presque à l'entrée du vagin, ne tarda pas à être expulsé. Il était mort et présentait une double fracture transversale des deux pariétaux, se bifurquant du côté gauche, et un épanchement de sang sous le péricrâne décollé. L'enfant n'avait pas respiré.»

Quant aux lésions des os du crâne du fœtus produites pendant le travail, nous avons donné plus haut (§ 589) les caractères différentiels des fractures spontanées et de celles qui résultent de la pression du forceps. Ajoutons que dans l'ouvrage que nous venons de citer [5], Tardieu a fait figurer deux cas d'une conformation particulière des os du crâne, raréfaction du tissu osseux, défaut d'ossification, qui rendent les os beaucoup plus fragiles. Dans les deux cas, les os de la voûte du crâne, les pariétaux, l'occipital, le frontal, semblables à une sorte de mousseline, présentent à l'œil une transparence presque complète.]

§ 658. *Traitement.* Comme l'art ne peut que peu de chose pour diminuer l'activité excessive de la matrice pendant le travail, l'essentiel est d'instituer un bon traitement prophylactique. Il faut que les femmes chez lesquelles

[1] Ambroise Tardieu, *Étude médico-légale sur l'infanticide.* Paris 1868, p. 142. — Voy. aussi Briand et Chaudé, *Manuel de médecine légale.* Paris 1869, p. 149.

[2] A. Jayet, *Des fractures des os du crâne chez les enfants nouveau-nés.* Thèse de Paris, 1858, n° 295.

[3] A. Tardieu, *loc. cit.,* p. 134.

[4] H. Blot, *Bulletin de la Société anatomique,* t. XXIII, année 1848, p. 198.

[5] A. Tardieu, *loc. cit.,* p. 145, et pl. III, fig. 3 et 4.

il y a lieu de craindre un accouchement trop prompt se tiennent aussi tranquilles que possible vers la fin de la grossesse, qu'elles évitent du moins avec soin tous les exercices violents. Il n'en est pas de même pour les premiers temps de la gestation ; ainsi aux personnes amollies ou à celles qui sont habituées à une vie sédentaire on recommande de mener un genre de vie actif, de se lever de bonne heure, de se donner souvent du mouvement en plein air. Lors de l'accouchement, on cherche, autant que possible, à empêcher la parturiente de faire des efforts d'expulsion, en lui donnant, dès les premières douleurs, une position presque verticale sur son lit, en éloignant tout ce qui pourrait lui servir de point d'appui et en lui interdisant péremptoirement de pousser. Si néanmoins la marche du travail est précipitée, si la tête descend trop rapidement après la rupture de l'œuf, on peut essayer de la retenir un peu en exerçant sur elle une pression appropriée avec les doigts, mais, en général, sans beaucoup de chances de succès. En tout cas, il faut mettre le plus grand soin à soutenir le périnée et empêcher avec la main qui y est appliquée le passage trop subit de la tête à travers la fente vulvaire. Il est souvent très-utile, pour diminuer l'effet des contractions, de *substituer le décubitus latéral au décubitus dorsal*. — Il est bon aussi d'appliquer dès le commencement du travail une ceinture ventrale, que l'on serre à mesure que l'utérus se vide, pour soutenir également le ventre pendant et après l'accouchement et prévenir ainsi l'atonie de la matrice après l'expulsion de l'enfant. Si l'excitation de la parturiente, résultant des contractions excessives, atteint un haut degré et menace d'amener des suites fâcheuses, on peut essayer de la calmer par des *inhalations de chloroforme*. — Enfin, il faut donner tous ses soins à la direction de la période de délivrance et laisser à la nature le temps de se remettre des efforts qu'elle vient de faire. Aussi longtemps que la parturiente se trouve bien et ne perd que peu de sang, il n'y a rien à faire pour hâter l'expulsion du placenta ; il faut même se garder de palper rudement l'utérus, de faire des frictions etc., parce que c'est précisément ainsi que l'on peut donner lieu à des accidents fâcheux.

Quelques accoucheurs, tels que Weidmann, ont donné le conseil de rompre de bonne heure la poche des eaux dans les cas d'accouchements précipités. Mais il paraît bien difficile de préciser dans quelles circonstances il en résulterait un ralentissement du travail, et c'est bien plutôt le contraire qui aurait lieu. Outre que la rupture prématurée de la poche favorise la chute du cordon, on a surtout à craindre, dans les cas de bassin large, un prolapsus utérin. — On a encore conseillé la saignée dans le but de diminuer l'activité des contractions. Mais quiconque sait combien souvent une saignée modérée augmente la force des douleurs, tandis que les déplétions sanguines abondantes favorisent d'habitude l'atonie et le relâchement des parties génitales molles, ne regardera l'ouverture de la veine que comme un moyen d'une utilité très-problématique. Aussi la préconisation de ce moyen ne paraît pas reposer sur une expérience suffisante. Dans les accouchements réellement précipités, le temps est évidemment trop court, pour qu'on puisse attendre quelque effet de médicaments qui ont été recommandés par divers auteurs, tels que la belladone, l'eau de laurier-cerise, l'eau d'amandes amères etc. Dans les cas où l'expérience des accouchements antérieurs sert d'avertissement, nous accorderons le plus de confiance à l'emploi fait à temps de l'opium, surtout en lavements (ou, comme le veut Wigand, administré à l'intérieur à la dose de 25 milligrammes, avec 15 à 25 centigrammes de nitre, tous les quarts d'heure ou toutes les demi-heures).

§ 659. Quelquefois le segment inférieur est poussé profondément dans l'ex-cavation et menace de sortir par les parties génitales (§ 656); on essaie alors de le retenir avec ménagement, au moyen des doigts huilés, de la façon indiquée plus haut (§ 609). Dans les cas extrêmement rares où la matrice sort en partie ou en totalité du bassin (*prolapsus utérin*), on recommande pour la soutenir la disposition suivante : on attache un linge en toile suffisamment large à la partie postérieure d'une bande qui fait le tour du ventre; on passe ce linge entre les cuisses de la parturiente et on charge un aide de l'attirer en haut dans une direction appropriée et de le fixer. Le linge doit être imbibé d'huile à l'endroit où il embrasse la matrice, et pourvu, à la place qui correspond à l'orifice utérin, d'une ouverture suffisante pour laisser passer le fœtus. Quand la dilatation tarde trop à se faire, il paraît utile de la faciliter en faisant plusieurs petites incisions dans les bords tendus de l'orifice ; si une opération devient nécessaire, il faut la pratiquer avec beaucoup de précautions et de mé-nagements. Ceci s'applique aussi à l'extraction de l'arrière-faix. Pendant qu'on opère, il est préférable de faire soutenir la matrice prolabée par les mains d'un ou de plusieurs aides. Après l'accouchement, il faut immédiatement faire la re-position de l'utérus et instituer ultérieurement, pendant les couches, un traitement approprié.

Indépendamment des cas plus anciens de Mauriceau [1], de Portal [2], de Deventer [3] etc., on peut encore consulter Müllner [4], Trefurt [5], Hüter [6], Haster [7] et Breslau [8], sur la chute de la matrice pendant l'accouchement.

BIBLIOGRAPHIE.

Accouchement précipité.

Ebermeyer, J. Chr., De nimia pelvis muliebr. amplitudine ejusq. in graviditatem et par-tum influxu. Gott. 1797, in-8°.

Wedekind, F. W., Die Schnellgeburt. Inaugural-Abhandlung. Würzburg 1839, in-8°.

[1] Mauriceau, *Observ.*, 1695, obs. 6.

[2] Portal, *Pratique*, 1685, p. 68.

[3] Deventer, *Novum lumen*, P. II, p. 32.

[4] Müllner, W. J., *Seltene und höchst merkwürdige Wahrnehmung von einer sammt dem Kinde ausgefallenen Gebärm. nach einer 9monatl. Schwangerschaft, nebst ges. angew. Ge-burtsh., wodurch Mutter und Kind beim Leben erhalten worden.* Nürnberg 1771, in-8°.

[5] Trefurt, J. H., *Abhandlungen u. Erfahrungen aus dem Gebiete der Geburtshülfe und der Weiberkrankheiten.* Erste Decade. Göttingen 1844, p. 235 et suiv.

[6] Hüter, V., *Der Vorfall der Gebärmutter bei Schwangern u. Gebärenden* (*Monatsschr. f. Geburtsk.*, t. XVI, 1860, p. 186 et 259).

[7] Haster, *Totaler Vorfall einer schwangern Gebärmutter* (*Wien. allgem. med. Zeitschr.*, 5, 1862).

[8] Breslau, *Prolaps. des hochschwangern Uterus* (*Monatsschr. f. Geburtsk.*, t. XXV, fasc. supplém., p. 151).

CHAPITRE II.

DYSTOCIE PRODUITE PAR DES ACCIDENTS PATHOLOGIQUES OU AUTRES QUI REN-
DENT L'ACCOUCHEMENT DIFFICILE (DYSTOCIA EX COMPLICATIONE, PARTUS
COMPLICATUS, SPHALEROTOCLÆ).

A. *Dystocie causée par les conditions vicieuses du cordon* (*dysompha-lotocia*).

§ 660. Les conditions anormales du cordon ombilical qui peuvent amener un
danger ou un préjudice pendant l'accouchement sont tout d'abord la *chute*,
puis *l'enroulement, la trop grande brièveté et la déchirure du cordon*.

A. CHUTE DU CORDON.

§ 661. La descente du cordon à côté ou au devant de la partie du fœtus qui
se présente, sans être fréquente, n'est pas non plus particulièrement rare et
constitue de toute façon un accident très-fâcheux, parce que le fœtus court toujours le danger de périr par suite de la pression à laquelle le cordon est exposé
dans le cours de l'accouchement. Quant à la marche du travail, elle n'est en
aucune façon troublée par le prolapsus.

Le cordon peut tomber à côté de chacune des parties par lesquelles le fœtus
se présente; cet accident est plus fréquent (abstraction faite des présentations
de l'épaule) dans les présentations des fesses que dans celle de la tête.

Pour ce qui concerne la fréquence de la chute du cordon, la pratique privée, ainsi que
celle des Maternités, donne des résultats si différents, qu'il est difficile d'en fixer avec
certitude la proportion moyenne. D'après un calcul de Schuré, il y aurait une chute
du cordon sur 265 accouchements. Au contraire, d'après nos propres observations, ce
cas se présenterait dans la proportion de 1 sur 120. Le fait paraît s'observer plus souvent dans la pratique privée que dans la pratique hospitalière, plus fréquemment chez
les pluripares que dans la primiparité.

La chute du cordon paraît avoir été totalement inconnue des anciens accoucheurs, ou
du moins n'avoir pas été prise en considération par eux. Après que Viardel, Mauriceau,
Portal eurent tout d'abord présenté leurs réflexions sur cet accident, le sujet, vu son
importance considérable, ne pouvait plus manquer d'attirer l'attention plus ou moins
vive de leurs successeurs. Un aperçu très-complet sur l'histoire et la littérature de ce
sujet, se trouve dans les écrits de Kohlschütter et de Schuré.

§ 662. Quelquefois le cordon se trouve déjà vers la fin de la grossesse dans
le voisinage de l'orifice utérin, ou bien il descend dès le commencement du travail, ou seulement pendant la période de dilatation, entre la partie qui se présente et les membranes. C'est ce que l'on nomme la *présentation* du cordon.
Si, au contraire, il descend au moment de la rupture de la poche ou après l'é-
coulement des eaux, qu'il se soit présenté ou non, cet accident constitue le *prolapsus* du cordon; selon qu'il se trouve encore dans l'intérieur du vagin ou
qu'il se montre à l'extérieur, quelques auteurs distinguent un prolapsus complet (Fig. 196) ou incomplet.

Le plus souvent le cordon passe devant l'une ou l'autre des symphyses sacro-iliaques ou devant la région cotyloïdienne, plus rarement devant le promontoire ou derrière la symphyse pubienne. Les parties qui constituent l'anse du cordon sont ou bien rapprochées, ou bien plus ou moins écartées les unes des autres.

§ 663. *Causes*. Les ouvrages qui traitent de l'accident qui nous occupe mentionnent d'ordinaire une foule de circonstances des plus diverses qui passent, soit pour favoriser, soit pour produire le prolapsus du cordon, et parmi elles il en est beaucoup que l'on accuse certainement à tort. Dans la recherche de la cause de cet accident, il est utile d'élucider d'abord pourquoi il ne se produit pas plus souvent et pour ainsi dire à chaque accouchement, car le cordon est presque toujours assez long pour pouvoir prolaber, et comme sa pesanteur spécifique est plus grande que celle du liquide amniotique, il doit avoir une tendance à tomber vers l'o-

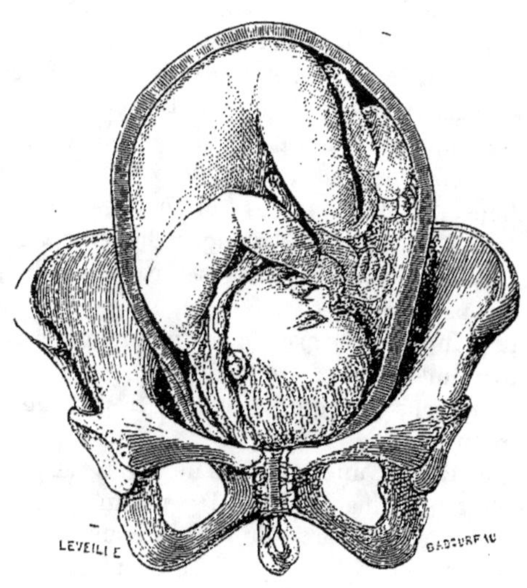

Fig. 196.
Prolapsus du cordon ombilical.

rifice utérin qui est la partie la plus basse de la matrice dans presque toutes les attitudes que peut prendre la parturiente.

Évidemment, la rareté du prolapsus dépend principalement de la matrice, dont le segment inférieur s'applique en général très-exactement sur le pourtour de la partie qui se présente. En effet, l'observation démontre que, pendant le travail, l'orifice interne de l'utérus reste toujours dans un certain degré de contraction, même entre les douleurs. Par conséquent, si le cordon est retenu dans la matrice, c'est par la même cause qui fait que lors de la rupture de la poche toute l'eau ne s'écoule pas, mais seulement celle qui se trouve entre la tête et les membranes.

Il suit de là que *tout ce qui* trouble cet état normal de l'utérus et *empêche le segment inférieur de s'appliquer exactement sur la partie fœtale*, produit ainsi une disposition à la chute du cordon, qui est privé de son soutien naturel. A cette catégorie appartiennent principalement : la surabondance du liquide amniotique, la multiplicité des fœtus, les contractions disproportionnées de la matrice au commencement du travail, qui souvent dépendent elles-mêmes de sa distension excessive; le départ prématuré des eaux (avant les douleurs), l'écoulement subit du liquide, par exemple dans une attitude défavorable, et la rupture artificielle de la poche, qui est peut-être une des causes les plus fréquentes de cet événement fâcheux.

La présentation et l'attitude vicieuse du fœtus (qu'on mentionne habituellement dans l'étiologie), ainsi, par exemple, la présentation de l'épaule ou le prolapsus à côté de la tête d'une extrémité qui fraie pour ainsi dire le chemin au cordon, sont moins des causes de la chute de cette partie que des effets de la forme et de la contraction anormale de l'utérus.

Si le prolapsus du cordon est relativement plus rare dans les présentations de la tête que dans celle des pieds, cela tient encore évidemment à ce que le volume et la voussure égale de la tête favorisent la configuration régulière et l'application exacte du segment inférieur au moment de la rupture de la poche. Cette application ne se fait ni si rapidement ni si complétement dans les présentations des pieds; ce qui le prouve bien encore, c'est que dans ces présentations l'écoulement des eaux est beaucoup plus complet que dans celles de la tête. Ce qui précède s'applique également à l'angustie pelvienne comme cause de chute du cordon. La cause prochaine du prolapsus réside aussi dans l'état anormal du segment inférieur, qui est une suite du vice de conformation du bassin et ne dépend pas de ce que la tête ne remplit pas suffisamment le détroit supérieur et laisse un vide par lequel le cordon peut descendre etc. — Nous n'admettons pas que le bassin trop large puisse être cause de la chute du cordon.

Par contre, une cause qui ne paraît pas trop rare, c'est l'implantation du placenta au voisinage de l'orifice utérin, surtout si le cordon s'insère en même temps sur cette partie du bord placentaire qui est la plus basse ou la plus rapprochée de l'orifice. Si le bord du placenta s'étend jusqu'à l'orifice et que l'insertion du cordon se fasse précisément en cet endroit, cette disposition entraîne nécessairement la présentation du cordon, et son prolapsus une fois que la poche se rompt.

La longueur excessive du cordon favorise naturellement sa chute, parce qu'un cordon allongé se déplace plus facilement et qu'en raison de sa masse plus grande il est plus disposé à tomber vers l'orifice utérin; mais elle n'occasionne peut-être jamais, à elle seule, le prolapsus. Nous avons déjà fait remarquer que la longueur habituelle du cordon est suffisante pour en permettre la procidence; d'autre part, on connaît assez d'exemples de cordons très-longs qui n'ont pas prolabé. — Les circulaires du cordon empêchent certainement le prolapsus beaucoup plus souvent qu'elles ne le favorisent en rapprochant le cordon de l'orifice utérin. Qu'on réfléchisse seulement à la rareté de la chute du cordon comparativement à l'enroulement qui s'observe tous les jours.

F. C. Nægele, dans ses cours ainsi que dans son *Traité d'accouchement*, a attiré l'attention sur l'importance de l'état de l'utérus au point de vue de l'étiologie du prolapsus du cordon ombilical. Michaëlis s'étendit avec détail sur ce sujet [1].

Herm. Fr. Nægele [2] parle longuement du rôle que peut jouer parfois, comme cause de la procidence du cordon, la situation déclive du placenta au voisinage de l'orifice utérin, en même temps que l'insertion du cordon sur la portion de la circonférence du gâteau placentaire qui est la plus basse et la plus voisine de l'orifice utérin.

[1] Michaëlis, *Abhandlungen*, 1833, p. 269 et suiv., et *Neue Zeitschrift f. Geburtsk.*, t. III, p. 39.

[2] Nægele, H. F., *Comment. de causa quadam funic. umb. etc.* Heidelb. 1839.

§ 664. Le *diagnostic* de la présentation du cordon n'est pas difficile en général ; on constate au toucher la présence d'un corps mobile, mou, analogue à l'intestin, présentant dans l'intervalle des douleurs des pulsations dont le rhythme révèle indubitablement l'origine. Le diagnostic ne peut être difficile que si la poche contient beaucoup d'eau et reste toujours tendue, ou s'il ne se présente qu'une petite anse battant faiblement. D'un autre côté, le cordon d'un fœtus mort peut être confondu avec les doigts, les orteils etc. Après la rupture de la poche, quand le doigt peut toucher directement le cordon descendu dans le vagin, le diagnostic est naturellement facile. Cependant le cordon est quelquefois si élevé qu'on ne le remarque que quand la tête est engagée dans l'excavation ou quand elle traverse la vulve, ou même après qu'elle est complétement expulsée.

Il est important, pour le diagnostic de la vie ou de la mort du fœtus, de savoir que les battements du cordon ombilical cessent souvent complétement pendant les douleurs. En général, on ne peut pas conclure de l'absence de pulsations du cordon à la mort du fœtus, si l'on ne sait pas depuis quand les pulsations ont cessé. Plusieurs observations apprennent que des fœtus, dont le cordon avait cessé de battre déjà depuis quelque temps pendant comme après les douleurs, vinrent cependant au monde vivants. Combien de temps la vie peut-elle durer après l'interruption de la circulation ombilicale ? Sur ce point les opinions sont très-partagées. Si l'on admet ordinairement comme limite extrême une durée de cinq à dix minutes, il faut dire pourtant que très-souvent une pression qui ne dure que peu de minutes suffit pour tuer le fœtus.

§ 665. *Pronostic.* Ainsi que nous l'avons dit en commençant, la chute du cordon est un accident extrêmement dangereux pour le fœtus, qui périt dans la majorité des cas par suite de la pression que subit la tige ombilicale, surtout dans les présentations de la tête. Si l'enfant est sauvé, il ne le doit qu'à un concours favorable de circonstances particulières dont nous parlerons plus bas, ou à l'intervention opportune de l'art. Cependant on ne peut pas se dissimuler que, malgré la plus grande sollicitude, et même dans la pratique des Maternités, où pourtant les secours sont en général immédiats, les efforts des gens de l'art ne se montrent que trop souvent inutiles. La mère n'éprouve aucun préjudice direct de la chute du cordon ; mais les opérations qu'on est obligé de faire pour sauver le fœtus sont, en général, assez douloureuses et peuvent même devenir dangereuses pour elle.

De tous temps on a été d'accord pour attribuer le danger que court le fœtus dans le prolapsus du cordon, à l'interruption de la circulation du sang ; mais on a discuté sur la question de savoir si la suspension de la circulation résulte uniquement de la compression du cordon, ou si elle n'est pas due en même temps à l'influence réfrigérante de l'air extérieur sur les vaisseaux ombilicaux. Lamotte a déjà démontré ce qu'il y a d'insoutenable dans cette dernière hypothèse (¹). L'expérience enseigne que le fœtus meurt toutes les fois que le cordon ombilical est comprimé, même sans que ce dernier soit refroidi ; qu'il ne meurt pas, même quand le cordon a été exposé pendant un temps fort long (des heures) à l'air froid extérieur, aussi longtemps qu'il est libre de toute compression. Parmi ceux qui voient dans la compression du cordon au moins la cause principale de la mort, et ce sont la plupart des accoucheurs d'aujourd'hui, il ne règne

(¹) Lamotte, *Traité complet de l'art des accouchements*, 1ʳᵉ édit., p. 400, 517.

plus qu'une divergence d'opinions sur la manière dont arrive la mort du fœtus. C'est ainsi que les uns admettent que la compression s'exerçant uniquement ou du moins principalement sur la veine, pendant que les artères continuent à déverser leur sang dans le placenta, il ne revient plus de sang par la veine au fœtus, de sorte que celui-ci meurt d'anémie; les autres, au contraire, prétendent que ce sont surtout les artères qui sont comprimées, tandis que la veine reste à l'abri de la compression, et qu'ainsi la mort est le résultat de la réplétion exagérée des vaisseaux, et survient par apoplexie. Les deux hypothèses s'appuient sur des raisons en partie théoriques et en partie tirées de l'expérience. Nous renvoyons, pour leur appréciation détaillée, aux ouvrages de Kohlschütter et de Schuré; nous ferons simplement remarquer que, sans aucun doute, la compression du cordon peut se faire à un degré variable, mais pas de telle façon assurément, qu'elle porte tantôt sur les artères, tantôt sur les veines. L'ensemble de la structure du cordon, la gélatine qui enveloppe les vaisseaux, ainsi que les tours de spire que décrivent ces derniers, militent contre la possibilité de cette compression partielle; mais ce sont surtout les résultats des autopsies qui s'opposent à son admission; en effet, sur les cadavres des fœtus morts par compression du cordon ombilical, on ne trouve d'une façon constante ni l'anémie ni l'hypérémie ou l'apoplexie. Quand on sait que le placenta n'est pas seulement chargé d'assurer la nutrition du fœtus, mais qu'il lui sert aussi d'organe respiratoire, on ne peut mettre en doute que dans les cas d'interruption de la circulation ombilicale la mort ne soit le résultat du défaut de vivification du sang, d'un empoisonnement du sang (asphyxie). Aussi constate-t-on le plus souvent dans les autopsies d'enfants ainsi mort-nés l'hypérémie et l'apoplexie, surtout du cerveau et de ses membranes, ainsi que du foie.

§ 666. Le danger de la *présentation* du cordon résulte principalement de ce que celui-ci tombe dès que la poche des eaux se rompt, et d'ordinaire l'anse prolabée est plus grande que celle qui se présentait. Pourtant les choses ne se passent pas toujours ainsi. Quelquefois le cordon que l'on sentait dans la poche au commencement du travail se retire spontanément pendant la période de dilatation ou même au moment de la rupture des membranes, ou, pour mieux dire, l'utérus le refoule en s'adaptant peu à peu à la partie fœtale et en embrassant exactement cette dernière. Cette terminaison heureuse est sans doute beaucoup favorisée par la consistance élastique et la surface polie du cordon.

Du reste, les battements du cordon sont d'ordinaire vifs et normaux tant que la poche est intacte. Dans des cas exceptionnels, il peut déjà subir alors une pression dangereuse, par exemple quand la tête, recouverte du segment inférieur, descend profondément dans l'excavation, ou bien quand il y a peu ou point de liquide entre la tête et les membranes, ou bien encore quand le cordon s'insère au bord inférieur du placenta implanté dans le voisinage de l'orifice et par suite se trouve exposé dès le commencement à la pression de la tête située au-dessus de lui. Néanmoins le fœtus n'est directement menacé, dans la majorité des cas, qu'après la rupture de la poche, quand il descend dans les voies génitales.

Les conditions qui permettent d'espérer que l'accouchement aura, sans l'intervention de l'art, une terminaison heureuse pour le fœtus, sont les suivantes: retard de la rupture de la poche jusqu'au moment où la tête a traversé en tout ou en majeure partie le détroit supérieur; situation favorable de l'anse prolabée, par exemple devant la symphyse sacro-iliaque gauche, endroit où elle peut rester le plus longtemps à l'abri de la compression pendant le cours de l'accouchement, surtout si la tête est en première position; marche rapide de la période d'expulsion, ainsi que toutes les circonstances qui la favorisent, telles que : bassin large, voies génitales peu résistantes, comme elles sont, en général, chez les pluripares, grosseur moyenne du fœtus etc.

Le pronostic est rendu naturellement plus ou moins défavorable par les conditions opposées, par exemple l'écoulement prématuré ou continu des eaux, le prolapsus d'une anse considérable de cordon, la descente du cordon derrière le paroi antérieure du bassin ou à tout autre endroit où il est soumis à une pression continue ; l'absence, la faiblesse, l'insuffisance des contractions ; la disproportion entre le fœtus et le bassin ; la rigidité des voies génitales molles ; toutes circonstances qui ne s'opposent aussi que trop souvent à la terminaison rapide de l'accouchement par l'intervention de l'art.

§ 667. Le *traitement* de la chute du cordon exige une grande circonspection et une appréciation sagace des indications que présente chaque cas particulier. Souvent une intervention prompte et résolue donne seule quelques chances de sauver la vie de l'enfant. Quelquefois, au contraire, les conditions sont telles qu'il paraît plus prudent de garder une attitude expectante, et il est incontestable qu'en s'abstenant on obtient souvent de bien meilleurs résultats qu'en se pressant d'agir et en faisant des opérations prématurées.

Si l'on découvre de bonne heure la *présentation* du cordon, il faut avant tout faire en sorte d'empêcher la rupture de la poche. Dans ce but, on fait coucher la parturiente sur le dos, le bassin un peu élevé, on lui recommande de se tenir tranquille et de ne pas faire d'efforts d'expulsion (qui, du reste, n'ont d'autre résultat, à cette période du travail, que de fatiguer inutilement) et on ne touche qu'avec précaution et dans l'intervalle des douleurs. Assez souvent, dans ce cas, la période de dilatation dure excessivement longtemps, parce que la présence de beaucoup d'eaux entrave la contraction utérine ; il faut néanmoins se garder d'entreprendre quoi que ce soit pour hâter la marche du travail ; car, d'une part, la lenteur de l'accouchement contribue précisément à compenser la disproportion qui existe, et pendant que les contractions deviennent de plus en plus fortes et que le segment inférieur s'adapte à la partie fœtale, le cordon peut se retirer de lui-même ; d'autre part, l'expulsion du fœtus se fait habituellement d'autant plus vite que la poche se rompt plus tard, et nous avons déjà dit combien cette expulsion rapide est désirable.

Baudelocque [1] et Böer ont eu le grand mérite de poser les bases d'un traitement rationnel de la chute du cordon ; Mme Lachapelle et Michaëlis viennent dignement se placer à côté d'eux.

Dans la pluralité des cas, les pulsations du cordon continuent tant que les eaux ne sont pas écoulées. Aussi ne saurait-on approuver d'une façon générale le conseil de replacer dès ce moment le cordon (parce que de pareilles tentatives donnent facilement lieu à la rupture de la poche) ; il faut restreindre ce précepte aux cas où le cordon subit déjà une compression fâcheuse avant la rupture de la poche des eaux, ce que l'on reconnaît à la diminution des pulsations [2].

[1] Baudelocque, 1815, t. I, § 1131 à 1136).
[2] Voy. Hüter, *Ueber Reposition der Nabelschnur bei unverletzten Eihäuten* (*Gemeins. deutsche Zeitschrift f. Geburtsk.*, t. VI, 1831, p. 222).

§ 668. Au moment de la rupture de la poche, si le cordon, au lieu de prolaber, reste à la place qu'il occupait à côté de la tête encore élevée, et s'il a une situation favorable (par exemple au devant de la symphyse sacro-iliaque), on peut abandonner l'accouchement à la nature aussi longtemps que les pulsations du cordon sont régulières. Seulement, après avoir fait les prescriptions nécessaires concernant l'attitude et la conduite de la parturiente, il faut constamment s'assurer par le toucher si le cordon ne commence pas à être comprimé, auquel cas on intervient immédiatement. En procédant ainsi, on a souvent l'avantage, si la terminaison artificielle de l'accouchement finit par devenir nécessaire, de pouvoir la pratiquer au moyen du forceps, précisément parce que la tête est descendue sur les entrefaites.

Grâce aux conditions favorables indiquées plus haut (§ 666), il peut arriver que tout l'accouchement marche si rapidement que la compression passagère du cordon n'exerce aucune influence fâcheuse sur la vie du fœtus, et il ne reste presque rien à faire au médecin que d'engager en temps opportun la parturiente à faire de vigoureux efforts d'expulsion. Si, au contraire, le cordon ombilical prolabe au moment de la rupture de la poche ou ultérieurement, ou si les battements deviennent plus rares et qu'on ne puisse pas s'attendre à ce que la nature termine rapidement le travail, l'indication consiste ou bien à donner au cordon une position telle qu'il soit garanti de toute compression jusqu'à la fin de l'accouchement (reposition), ou bien, si cette manœuvre n'est pas exécutable, à hâter la sortie du fœtus.

Des observations de terminaison spontanée de l'accouchement avec issue heureuse, sont rapportées par Mauriceau [1], Lamotte [2], Mme Lachapelle [3], Merriman [4], Nægele [5], Mœrens [6] et d'autres.

§ 669. Quoique la *reposition du cordon prolabé* soit souvent très-dificile, sinon impossible, elle mérite pourtant, à cause de son utilité évidente en cas de réussite, d'être prise en grande considération par les accoucheurs, d'autant plus que l'expérience nous apprend que la patience, la circonspection et l'habileté peuvent beaucoup pour triompher de ces difficultés, qui après tout ne sont pas aussi grandes qu'on les a décrites en différents endroits. La reposition est particulièrement un moyen inestimable dans les cas où l'accouchement artificiel n'est pas encore praticable ou du moins ne pourrait se faire sans coûter beaucoup de temps et de peine, parce qu'il existe une disproportion entre le fœtus et le bassin ou que les voies génitales ne sont pas encore suffisamment préparées. Mais la reposition n'est pas indiquée, si, au moment où le médecin survient, les pulsations du cordon sont faibles ou ont cessé depuis quelque temps. En effet, il est, d'une part, tout à fait improbable qu'une extraction plus ou

---

[1] Mauriceau, 1694, obs. 260.
[2] Lamotte, 1721, obs. 221.
[3] Mme Lachapelle, *loc. cit.*, p. 238.
[4] Merriman, *loc. cit.*, Append., n° XIX, cas 1.
[5] Nægele, *Klin. Ann.*, t. III, p. 486.
[6] Voy. *Gem. deutsche Zeitschrift für Geburtsk.*, t. I, p. 609.

moins difficile puisse sauver l'existence du fœtus déjà si compromise, et, d'autre part, c'est précisément pour cette raison qu'on ne doit pas se permettre de faire subir à la mère des opérations toujours plus ou moins dangereuses pour elle.

Si, au contraire, à l'instant où le cordon commence à être comprimé, l'orifice est déjà suffisamment dilaté et que la position de la tête permette l'application du forceps, il ne faut pas perdre de temps à faire des essais de reposition, mais *terminer l'accouchement aussi rapidement que possible avec cet instrument.* — Si, dans les mêmes conditions, c'est l'extrémité inférieure qui se présente, il faut faire l'extraction manuelle (en général, le cordon prolabé ne souffre pas d'aussi bonne heure dans cette présentation que dans celle de la tête).

Enfin, la reposition est insuffisante quand la cause qui détermine le prolapsus continue d'agir après qu'on l'a réduit; par exemple quand le cordon est inséré sur le point déclive de la circonférence du placenta, implanté lui-même dans le voisinage de l'orifice.

L'idée de replacer dans la matrice le cordon ombilical prolabé est tellement inhérente à la nature même de cet accident, qu'elle a dû nécessairement s'imposer de bonne heure aux accoucheurs. Aussi Mauriceau[1] avait-il déjà recommandé et pratiqué, le plus souvent avec succès, la reposition du cordon. Peu, Amand, la Siegemundin, Deventer, Rœderer et d'autres donnent, du moins conditionnellement, le même conseil. D'autre part Lamotte, et plus tard Smellie, déclarèrent inutiles toutes les tentatives de ce genre et préférèrent la version et l'emploi du forceps. Baudelocque se rangea à cette même opinion. Boër est celui qui jugea de la façon la moins favorable la reposition, qu'il comparait au travail des Danaïdes. Le poids de telles autorités, joint aux difficultés incontestables que même le plus habile ne parvient pas toujours à surmonter dans la reposition, éveillèrent chez un grand nombre d'accoucheurs un préjugé contre cette manière d'agir, préjugé qui ne commence à tomber que depuis les succès qu'on a obtenus par ce moyen dans les temps récents. En Allemagne, où Siebold, d'Outrepont, Busch, Kluge et d'autres ont publié des faits heureux, Hüter[2], et surtout G. A. Michaëlis[3], se déclarèrent les chauds partisans de la reposition. Le dernier l'a employée dans 35 cas et 21 fois avec succès[4]. H. Fr. Nægele[5] a rapporté plusieurs cas de reposition avec réussite, et depuis il a eu à différentes reprises l'occasion de s'assurer de l'utilité de cette méthode. En France, Mme Lachapelle, dont personne ne saurait mettre en doute le talent éminemment pratique, a recommandé avec instance la reposition, après l'avoir employée souvent et presque toujours avec succès (14 fois sur 16).

§ 670. Quoiqu'on ait inventé bien des instruments pour réduire et maintenir le cordon, aucun d'eux, en général, ne convient aussi bien à cet usage que la *main* de l'accoucheur. Le choix de la main dépend du côté du bassin où se fait le prolapsus. Si le cordon prolabe *du côté droit* du bassin, on ne peut se

---

[1] Mauriceau, 1675, p. 325.

[2] Voy. *Gem. Zeitschr. für Geburtsh.*, t. IV, 1829, p. 591.

[3] Michaëlis, *Abhandlungen aus dem Gebiete der Geburtshülfe*, 1833.

[4] Voy. M. Josephson, *De funiculi umbilic. juxta caput prolapsi repositione observationes*, t. XXVIII. Kil. 1839, in-8°.

[5] H. Fr. Nægele, *Comm. de causa quadam prolapsus funiculi umbilicalis in partu*, 1839, p. 20 et suiv.

servir que de la main *gauche*, et *vice versa*. Rarement quelques doigts suffisent; le plus souvent il faut introduire toute la main. On refoule une petite anse du cordon en appliquant quelques doigts sur son milieu ; quand l'anse est plus grande, on en forme un peloton qu'on refoule avec l'extrémité des doigts réunis en cône ou appliqués l'un à côté de l'autre, et on tâche de la faire passer à côté et *au-dessus* de la partie qui se présente, ou bien on repose l'anse peu à peu en commençant par la partie qui est descendue en dernier lieu. L'essentiel est de porter le cordon *assez haut*, c'est-à-dire au-dessus de la région de l'orifice interne, et de laisser la main en place jusqu'à ce que la partie du fœtus qui se présente descende plus bas ou jusqu'à ce qu'on sente que le segment inférieur de la matrice l'embrasse suffisamment. C'est alors seulement qu'on peut espérer qu'il restera en place. Quelquefois l'introduction de la main provoque bientôt une contraction suffisante du segment inférieur, de sorte qu'après une ou deux douleurs, on peut déjà essayer de retirer la main. Mais il faut parfois continuer à soutenir le cordon avec l'extrémité des doigts pendant beaucoup plus longtemps, un quart d'heure, une demi-heure, avant qu'il reste en place. Il ressort suffisamment de ce que nous avons dit plus haut qu'il ne sert à rien d'introduire des éponges, des compresses etc., pour empêcher le retour du prolapsus ; mais il peut être utile, après que la reposition a complétement réussi, de faire coucher la parturiente du côté opposé à celui par lequel le cordon s'était échappé.

Mauriceau a déjà bien décrit le procédé de réduction. « *Il faut tâcher de reposer le cordon tout-à-fait derrière la teste de l'enfant; ce qu'on fera par le moyen du bout des doigts d'une main les tenant toujours du côté qu'il est sorty, jusques à ce que la teste étant tout-à-fait descendue et logée au passage, le puisse empêcher de retomber une autre fois etc.* » Au lieu de la main on peut se servir d'une compresse qu'on enfonce entre la tête et la matrice, pour empêcher la rechute du cordon. La Siegemundin [1] a donné un conseil analogue. Plus tard on fit jouer à l'éponge le rôle de la compresse de Mauriceau (Lœffler, Osiander, Siebold, Hopkins, Hogben, Barlow etc.). D'autres ont recommandé d'enrouler le cordon autour d'une des extrémintés du fœtus, afin de l'empêcher de prolaber de nouveau; ainsi fit Croft [2], dans deux cas et avec succès, et de Puyt.

Sur la méthode de la reposition on trouve beaucoup de détails dans Mme Lachapelle [3], Michaëlis [4] et Schuré [5].

La position que l'on donne à la parturiente paraît n'être pas sans influence sur la réussite de la reposition; il est utile de la coucher, la partie supérieure du corps dans la position horizontale et le bassin relevé. Il se peut que, dans quelques cas, la position sur les genoux et les coudes ou le décubitus latéral soit plus avantageux que le décubitus dorsal [6].

(1) Justine Siegemundin, *Die Churbrand. Hofwehemutter*, 4e édit., p. 142.
(2) Voy. *London med. Journ.*, vol. II, 1786, p. 38.
(3) Lachapelle, Mémoire cité, p. 233.
(4) Michaëlis, 1833, p. 287.
(5) Schuré, Thèse. Strasbourg 1835, p. 93.
(6) Voy. Kiestra, *Lagerung der Gebärenden bei Vorfall d. Nabelstranges; Nederl. Weckbl.*, avril 1855. — *Schmidt's Jahrb.*, t. XCI, 1856, p. 200. — Theopold, *Deutsche Klinik*, 1860, n° 27. — Simpson, *De la situation sur les coudes et les genoux* (*Edinb. Monthly Journ.*, avril 1864).

§ 671. L'emploi *des instruments* pour la reposition doit être restreint aux cas où la main n'est pas applicable ou est insuffisante, par exemple quand le cordon prolabe à travers un orifice utérin peu dilaté; quand le vagin est particulièrement étroit ou sensible, quand l'anse prolabée est très-grande etc. Parmi les instruments les plus connus, le cathéter élastique, muni d'un stylet auquel on attache le cordon avec un cordonnet en soie, paraît présenter différents avantages (méthode de Dudan, Dewees, Michaelis). Les instruments de Schöller et de Braun ont aussi été souvent trouvés utiles.

La méthode de Dudan (1826) est décrite dans la *Revue méd.*, t. XI, p. 502. [Voici en quoi elle consiste : on embrasse le cordon, sans le comprimer, dans une anse de ruban dont on noue les deux bouts. On engage une partie de cette anse dans l'œil d'un cathéter élastique muni d'un mandrin, et l'on pousse ce mandrin jusqu'à l'extrémité de la sonde, où il maintient le ruban (Fig. 197). Dirigeant alors l'appareil sur une main préalablement introduite, on le porte, avec le cordon qu'il entraîne, dans la cavité utérine. Quand on juge que la reposition est complète et durable, on retire le mandrin d'abord (Fig. 198), puis la sonde, en abandonnant le ruban avec le cordon ombilical.] Une mo-

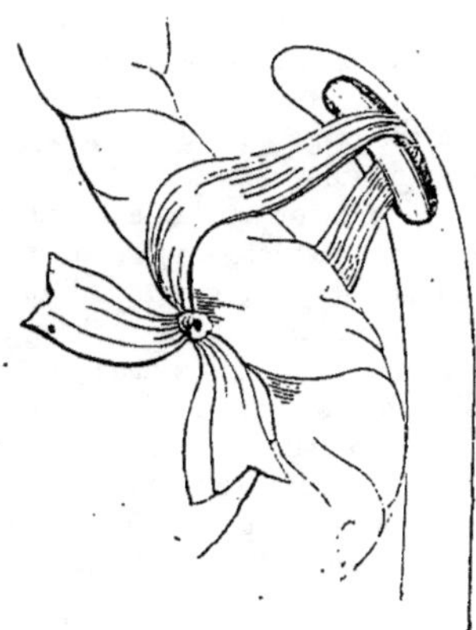

Fig. 197.
Appareil de Dudan ; le ruban fixé
par le mandrin.

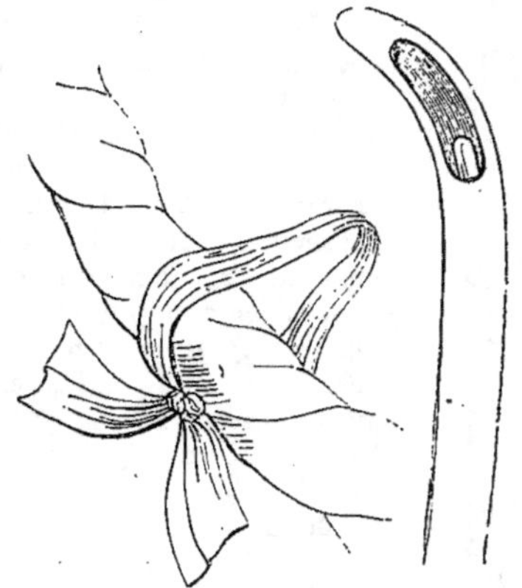

Fig. 198.
Même appareil ; le mandrin , un peu retiré,
a laissé échapper le ruban.

dification de cette méthode a été publiée par Dewees [1]. La méthode de Michaëlis est un peu plus compliquée. On prend un fort cathéter élastique, de 30 à 40 centimètres de long, qu'on traverse dans toute sa longueur, en commençant par le bas, d'un cordon de soie pris en double, à l'aide d'un fil de fer terminé en crochet; on fait sortir l'anse du cordonnet par l'une des ouvertures supérieures du cathéter, on la porte autour du cordon ombilical et on la ramène au devant des parties génitales. On introduit ensuite dans le cathéter un stylet flexible en fil de laiton, monté sur un manche de bois et n'atteignant pas tout à fait l'extrémité du cathéter; on en fait ressortir la pointe par l'autre ouverture terminale, et on y fixe l'anse du cordon de soie. L'on retire un peu le stylet avec précaution, pour que la pointe avec le fil rentre dans le cathéter, puis on le pousse en avant jusqu'à ce qu'il touche le fond de la sonde. On n'a plus alors qu'à attirer les

[1] Dewees, *System of midwifery*, 4e édit. Philad. 1830, p. 522, et pl. XVIII, fig. 2.

bouts du fil de soie par en bas, en même temps qu'on porte le cathéter vers le cordon ombilical, pour bien fixer ce dernier. La reposition faite, il suffit d'enlever complétement le stylet pour que tout l'appareil se laisse facilement dégager [1].

L'instrument de Schœller (qu'il a appelé *omphalosoter*) a été décrit et figuré par Crédé [2]. [Il se compose (Fig. 199) de deux tiges de baleine, l'une fixe et terminée par un demi-anneau, l'autre mobile, et qui, en s'élevant ou s'abaissant parallèlement à la première, ferme ou ouvre le demi-anneau destiné à recevoir le cordon. Le mode d'emploi de cet appareil se conçoit aisément. Tarnier [3] lui reproche d'avoir une extrémité recourbée qui peut, quand on la retire, accrocher et abaisser le cordon. Pour obvier à cet inconvénient l'accoucheur français a imaginé une petite modification très-simple. A l'extrémité de la tige recourbée se trouve un chas dans lequel on fixe un fil de soie, qui descend ensuite entre les deux baleines jusqu'au manche, qu'il dépasse. Quand le fil est flottant, il décrit une courbe et on peut manier l'instrument de la manière ordinaire ; au moment de le retirer, il suffit de tirer sur le fil, et celui-ci, en se tendant, repousse le cordon et s'oppose à ce qu'il soit accroché par l'extrémité recourbée.] — Braun décrit l'instrument inventé par lui pour replacer le cordon, ainsi que la manière de l'employer, de la façon suivante : l'instrument se compose d'une baguette de gutta-percha, de 40 centimètres de longueur, dont l'une des extrémités présente un diamètre de 16 millimètres, tandis que l'autre n'en a que 7. L'extrémité la plus mince est convenablement arrondie et possède, à 20 millimètres de son point terminal, un œil, à travers lequel on passe un petit ruban de soie de la largeur de 3 millimètres, pris en double, de façon à former une anse. L'œil doit être assez large pour que l'anse y glisse facilement, et le ruban de soie, pris en double, doit atteindre une longueur de 65 centimètres, afin de pouvoir être fixé en bas à la grosse extrémité. — La manière de se servir de cet instrument est très-simple. Après qu'on a passé à travers l'œil l'anse du petit ruban de soie, on introduit le bout mince de la baguette en le dirigeant à l'aide de deux doigts, qui maintiennent en même temps l'anse du ruban, et on le porte assez haut pour qu'il dépasse un peu l'anse du cordon ombilical. Puis on embrase le cordon avec l'anse du ruban, qu'on fait ensuite passer par-dessus l'extrémité de la baguette et qu'on y fixe en tirant un peu sur sa partie inférieure, en évitant toutefois de l'attirer trop fort, pour ne pas comprimer le cordon ombilical. Ce dernier ainsi fixé, on enroule l'extrémité inférieure du ruban autour de la baguette et l'on pousse le cordon à travers l'orifice utérin, en le portant assez haut, pour que toute l'anse vienne à se placer au moins au-dessus de la plus grande circonférence de la tête, ce à quoi on réussit en général facilement. Pour dégager alors le cordon ombilical de l'anse du ruban, on relâche ce dernier, et l'on fait exécuter à la baguette quelques mouvements de rotation autour de son axe, puis on la retire lentement [4]. — Scanzoni [5] a légèrement modifié l'instrument de Braun, qui n'y a certes rien gagné. — Un autre instrument de ce genre est l'*omphalotacterium* de Neugebauer [6]. Les autres appareils et instruments qui ont été imaginés pour replacer et retenir le cordon ombilical, se trouvent décrits et figurés dans Schuré (p. 84) et Saxtorph (*loc. cit.*, p. 51), savoir : les porte-éponges de Stark,

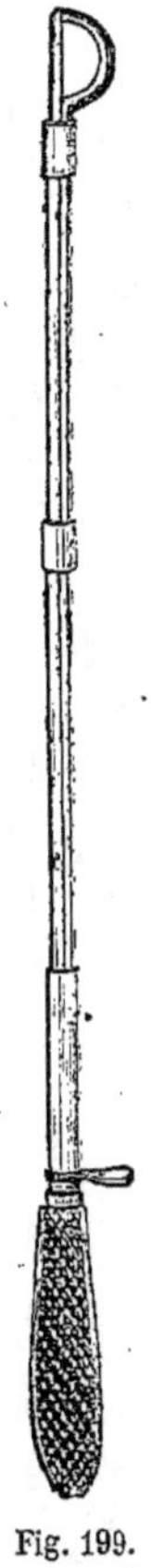

Fig. 199.
*Appareil
de Schœller
fermé.*

----

(1) Voy. Michaëlis, *Abhandl.*, p. 296, et *N. Zeitschr.*, t. III, p. 45.

(2) C. Credé, *Diss. de omphaloproptosi.* Berol. 1842, in-4°.

(3) Tarnier, *Nouveau dictionnaire de médecine et de chirurgie pratiques*, article *Cordon ombilical*, t. IX, 1868, p. 465.

(4) Voy. Chiari, Braun et Spæth, *Klinik d. Geburtsh. u. Gynäkol.*, 1852, p. 88.

(5) Voy. Scanzoni, *Lehrb. d. Geburtsh.*, 2e édit., p. 691.

(6) Voy. *Günsb. Zeitschr.*, t. III, p. 1, 1852, et *Schmidt's Jahrb.*, t. LXXIV, p. 53.

Osiander, Tellegen, Rau, les appareils à anse d'Eckhardt, Walbaum, le fourreau élastique de Wellenbergh, la fourchette de Favereau, les baguettes d'Aitken, Ameline, Overdorp, Davis, les porte-cordons de Ducamp, Guillon, le cathéter métallique avec éponge de Bakker etc. — Nous mentionnerons encore l'instrument très-simple de Vargas [1], l'appareil proposé par Seydeler [2], le porte-cordon de Simon Thomas [3], l'instrument de Murphy, dont on trouve la description dans le Traité d'accouchements de Spiegelberg [4], le porte-cordon en baleine, muni d'une échelle métrique, d'Éd. Martin [5], enfin celui de Hyernaux [6].

§ 672. Après la reposition, l'auscultation seule peut donner la certitude de la réussite complète de l'opération. Si les battements redoublés reprennent et conservent leur fréquence et leur force normales, nous savons que le fœtus est hors de danger ; dans le cas contraire, le stéthoscope nous avertit d'être sur nos gardes, car alors le cordon, quoique se trouvant hors de la portée du doigt explorateur, n'est pourtant pas soustrait à la compression. Bien plus, le procédé de reposition lui-même peut donner lieu à la compression, surtout quand on se sert d'un instrument, quelque précaution qu'on mette à le manier.

Si l'on trouve le cordon prolabé, flétri et ne battant plus, même dans l'intervalle des douleurs, et que les choses se trouvent en cet état depuis environ un quart d'heure, il faut admettre que le fœtus est déjà mort et se conduire comme si le prolapsus n'existait pas.

§ 673. Si l'on ne parvient pas à reposer le cordon, ni à le garantir de la compression en lui donnant une bonne position dans le bassin et en faisant coucher la parturiente du côté du prolapsus ; si de plus la tête est trop élevée pour l'application du forceps, il ne reste plus qu'à faire la version et l'extraction manuelle, moyen bien incertain sans contredit. On ne devra s'y décider qu'à condition que le cordon n'ait pas encore trop souffert et qu'on puisse s'attendre à ce que l'opération ne présente pas de difficultés particulières. Il ne faut certainement pas, comme quelques auteurs, rejeter d'une manière absolue la version dans ces circonstances, car elle a donné beaucoup trop souvent des résultats favorables ; mais nous ne serions disposé à la conseiller que si toutes les circonstances rendaient probable son exécution facile et rapide, et si l'on n'avait pas encore perdu de temps à essayer la reposition. Autrement, on fera mieux d'attendre que la tête soit arrivée à la portée du forceps, en replaçant simplement le cordon dans le vagin, s'il est prolabé devant les parties génitales, et en l'y maintenant au moyen d'une éponge ou d'une compresse.

[1] Voy. Credé, *Klin. Vortr.*, p. 292.
[2] Voy. *Monatsschr. f. Geburtsk.*, t. III, p. 433.
[3] Voy. *Nederl. Lancet*, sept., oct. 1854. — *Schmidt's Jahrb.*, t. LXXXVII, p. 53.
[4] Spiegelberg, *Lehrb. d. Geburtsh.*, 1858, p. 288.
[5] Voy. Martin, *Handatlas d. Gynäkol. u. Geburtshülfe*, pl. LXIX, fig. 2.
[6] Voy. *Acad. de méd. de Belg.*, n° 1, 1863.

B. ENROULEMENT, TROP GRANDE BRIÈVETÉ, RUPTURE ET AUTRES ANOMALIES DU CORDON OMBILICAL.

§ 674. *L'enroulement* du cordon autour de l'une ou l'autre partie du fœtus est assez fréquent (voy. § 652). Le plus souvent il fait le tour du cou une ou plusieurs fois (jusqu'à huit fois); quelquefois il entoure en même temps plusieurs parties fœtales ; par exemple le cou et un bras, la poitrine ou le ventre, et les extrémités inférieures etc. On regarde comme cause prédisposante de l'enroulement : la longueur excessive du cordon, la présence de beaucoup de liquide amniotique et un développement peu prononcé du fœtus. Les causes occasionnelles sont : de forts mouvements du fœtus, des mouvements violents de la femme enceinte etc.

A la Maternité de Heidelberg on observa dans les années 1828 à 1841, sur 3587 accouchements, 685 enroulements du cordon, ce qui donne une proportion de 1 sur 5. Le plus court des cordons enroulés avait 32 centimètres de longueur; le plus long en avait 124. La longueur moyenne a été de 54 à 81 centimètres. Sur 100 cas d'enroulement double du cordon autour du cou, le cordon fut trouvé long une fois de 405 millimètres, 9 fois de 486 à 540 millimètres; dans les autres cas, de 567 à 1053 millimètres [1].

Neugebauer [2] distingue, avec raison, les enroulements normaux ou physiologiques d'avec les enroulements anormaux ou pathologiques. Le plus souvent les enroulements du cordon ombilical sont des phénomènes physiologiques qui proviennent de ce que la longueur du cordon, augmentant à mesure que cet organe se développe, finit par devenir disproportionnée avec le diamètre de la cavité de l'œuf; il en résulte que le cordon ombilical prend la forme d'un arc qui, peu à peu, entoure une ou plusieurs fois le fœtus. C'est au cou que les enroulements du cordon persistent le plus facilement, à cause de la forme particulière de cette région du corps; quand il fait le tour du tronc ou des extrémités, il est probable que le cordon se déroule souvent pendant l'accouchement. Il faut donc admettre que les enroulements du cordon se présentent encore bien plus fréquemment pendant la grossesse que ne le feraient supposer les proportions indiquées plus haut. Les enroulements pathologiques sont dans tous les cas infiniment plus rares et résultent de mouvements violents du fœtus ou du corps de la femme enceinte, qui font que le cordon ombilical, recourbé en arc ou en anse, s'applique sur une partie du corps. Lorsque tout le corps du fœtus passe à travers une anse du cordon, il se forme cette anomalie remarquable connue sous le nom de *vrai nœud du cordon ombilical* [3] (voy. § 91). Des exemples d'enroulements très-compliqués se trouvent dans H. von de Laar [4], Stein [5], Daubert [6] et autres. Credé observa à la Charité de Berlin un enroulement du cordon ombilical faisant huit circulaires autour du cou [7]. Le cordon avait une longueur de 154 centimètres ; le fœtus fut expulsé mort, il paraissait avoir succombé déjà depuis quelques jours. Gray rapporte [8] très-succinctement un cas d'accouchement où le cordon ombilical aurait fait neuf fois le tour du fœtus.

---

[1] Voy. la diss. de Mayer: *De circumvolutionibus funiculi umbilic. fœtus vitæ haud raro infestis.* Heidelb. 1842, in-8°.

[2] Neugebauer, *Morphologie der menschl. Nabelschnur*, p. 48.

[3] Neugebauer, *loc. cit.*, p. 59 et 63.

[4] H. von de Laar, *Observat. chirurg. obstetr. anatom. med.* L. B. 1794. 7, p. 39, et tab. 1.

[5] G. G. Stein, *Geburtsh. Wahrnehm.* Marburg 1807, 1re part., p. 84.

[6] Daubert, *De funiculo umbilicali etc.*, 1808.

[7] Voy. *Monatsschr. f. Geburtsk.*, janv. 1853, p. 33.

[8] Voy. *Lancet*, sept. 1853.

§ 675. Ainsi que nous l'avons fait remarquer plus haut (§ 652), l'enroulement du cordon ne le raccourcit que rarement à un degré suffisant pour qu'il en résulte un retard ou une difficulté notables de l'accouchement. Ceci s'applique aussi à la brièveté essentielle du cordon. Mais ces anomalies peuvent entraîner d'autres suites fâcheuses. Ainsi, par exemple, des circulaires serrées peuvent compromettre l'existence du fœtus, parce que la tension trop forte du cordon rétrécit la lumière des vaisseaux ombilicaux et y arrête la circulation du sang. De plus, il n'est pas rare que l'enroulement même peu serré, surtout lorsqu'il est multiple, devienne préjudiciable à l'enfant. Ceci a lieu principalement lorsque la tête s'engageant et se dégageant avec lenteur, le cordon se trouve comprimé pendant assez longtemps entre le corps du fœtus et les voies génitales, et, notamment, entre le cou et la paroi antérieure du bassin. Enfin le cordon naturellement ou accidentellement trop court peut être si fortement tendu à mesure que le fœtus descend, qu'il finit par se rompre en partie ou en totalité en un de ses points; ou bien le placenta peut se décoller, surtout si le cordon s'insère sur son bord, et donner lieu ainsi à des hémorrhagies très-graves. Si un de ces accidents se déclare avant l'expulsion de la tête, et que le segment inférieur s'applique exactement sur cette partie, le sang, au lieu de s'écouler, s'épanche à l'intérieur; et s'il s'est produit un décollement du placenta, la mère présente les signes généraux de la métrorrhagie interne. Si, au contraire, la matrice n'embrasse pas complétement la partie qui se présente, il s'écoule du sang après la contraction; il en est de même si le décollement du placenta n'a lieu qu'après le dégagement de la tête, ce qui est le cas le plus fréquent. En pareil cas, l'hémorrhagie peut continuer ou se renouveler après l'expulsion du fœtus, ce qui provient en partie du décollement prématuré du placenta, en partie du trouble de l'activité utérine amené par le tiraillement de la région où s'insère cet organe. Enfin, l'inversion de la matrice peut être la conséquence de la brièveté du cordon, si celui-ci résiste à la traction violente qu'il subit. Pourtant tous ces accidents sont extrêmement rares.

L'enroulement du cordon autour du cou du fœtus n'est *reconnu* en général qu'après l'expulsion de la tête. Cependant on peut arriver à le diagnostiquer dans la plupart des cas, sinon dans tous, lorsque la tête commence à s'engager dans la vulve, au moyen du toucher rectal, en poussant le doigt dans l'intestin, jusqu'à la hauteur du cou du fœtus, où l'on perçoit distinctement les battements des vaisseaux ombilicaux. Un signe d'une certaine valeur, quoique insuffisant pour un diagnostic exact, est fourni par le souffle du cordon, qu'on entend souvent dans les cas où, plus tard, l'enroulement est constaté. Le traitement de l'enroulement du cordon a déjà été donné §§ 324, 335, 464, et celui de la brièveté du cordon § 662.

Sur 685 cas d'enroulement du cordon ombilical (que l'on trouve rassemblés dans la dissertation déjà citée de Mayer), 72 enfants naquirent dans un état de mort apparente, mais furent rappelés à la vie; sur 49 morts-nés il y en eut 18 chez lesquels la mort dut être attribuée uniquement à l'enroulement du cordon. Au reste, il ne paraît pas que dans les cas où les circulaires étaient fortement serrées, toutes choses égales d'ailleurs, l'issue ait été particulièrement funeste. Au contraire, des enfants naissaient vivants avec un enroulement tellement serré qu'il fallut diviser le cordon, tandis que chez beaucoup d'autres, nés dans un état d'asphyxie ou déjà morts, le cordon ne s'enroulait qu'assez lâchement. Chez les primipares, où la tête restait plus longtemps au passage, les fœtus, surtout lorsqu'ils étaient volumineux, naissaient plus souvent en état de mort apparente ou même morts, que chez les pluripares. — D'après Veit[1] l'hématose est troublée chez le fœtus, deux et trois fois plus souvent, dans les cas d'enroulement du cordon, que quand ce dernier occupe sa situation normale ; dans les accouchements ordinaires, avec présentations crânienne, ces troubles de l'hématose sont aussi plus souvent provoqués par l'enroulement que par la pression qu'exercent les contractions utérines. Le danger qui résulte pour l'enfant de l'enroulement même, ne commence que vers la fin de la période d'expulsion ; il est plus grand chez les primipares que chez les pluripares ; il est aussi plus notable, toutes choses égales d'ailleurs, pour le sexe masculin ; chez les pluripares cet accident n'amène que rarement la mort, tandis que chez les primipares l'asphyxie prend une issue mortelle dans près d'un cas sur dix.

Une déchirure partielle du cordon, durant l'accouchement, fut observée à la clinique de Heidelberg. Pendant que la tête était sur le point de franchir la vulve il s'écoula par les parties génitales une grande quantité de sang très-rouge ; l'hémorrhagie augmenta notablement après la sortie de la tête. L'une des artères portait une déchirure à 13 1/2 centimètres de l'ombilic, la veine était presque complétement arrachée. L'enfant était remarquablement pâle ; il se remit cependant entièrement. Aussitôt après l'accouchement survint une métrorrhagie qui ne manqua pas d'une certaine gravité[2].

Haake[1], le premier, a fait connaître que l'enroulement du cordon autour du cou du fœtus peut être diagnostiqué par le toucher rectal. Ce mode d'investigation permet non-seulement de reconnaître l'enroulement avec certitude, mais encore d'acquérir des notions sur la force et la fréquence du pouls fœtal ; cela est d'autant plus important que par suite de l'agitation de la parturiente l'auscultation du cœur fœtal devient très-difficile juste au moment de la période d'expulsion. Lorsqu'on constate l'enroulement on peut souvent, en pratiquant l'exploration de la façon indiquée, contrôler le pouls fœtal, et instituer un traitement basé sur un diagnostic certain[3].

On peut regarder le cordon comme naturellement trop court, quand il est moins long que la plus grande distance entre l'ombilic du fœtus et son insertion sur le placenta encore adhérent à la paroi interne de la matrice pendant l'accouchement. On a vu des cordons longs seulement de quelques centimètres (voy. § 91) ; on prétend même avoir constaté dans quelques cas rares l'absence complète du cordon et une insertion directe du placenta sur le ventre ou sur la tête du fœtus, qui, en général, était alors lui-même monstrueux[4].

§ 676. Le cordon peut se rompre non-seulement quand il est trop court, mais encore quand l'expulsion du fœtus est trop rapide ou a lieu dans une attitude défavorable, par exemple, la femme étant debout, ou bien encore

, [1] Veit, *loc. cit.*, p. 301.

[2] Voy. *Heidelb. Ann.*, t. III, p. 489.

[3] Voy. *Zeitschr. f. Med.*, *Chir. u. Geburtsh.* Neue Folge, IV, 3, p. 193, 1865.

[4] Voy. *Prager Vierteljahrsschrift*, t. II, 4, et *Holscher's Hannov. Annal.*, Neue Folge, IV, nov. et déc. 1844. — Stute, *Fall von Placenta prævia mit totalem Fehlen der Nabelschnur* (*Monatsschr. für Geburtsk.*, t. VII, 1856, p. 36). — Sclafer, *Absence presque complète du cordon ombilical* (*Gazette des hôp.*, n° 106, 11 septembre 1855).

lorsque l'extraction a été faite sans précautions. La rupture a lieu le plus souvent aux deux extrémités du cordon, c'est-à-dire à son insertion au nombril ou au placenta. Le premier cas est le plus grave ; comme l'enfant risque de mourir d'hémorrhagie, à moins qu'on n'intervienne rapidement, il faut, s'il n'est pas tout à fait expulsé, l'extraire immédiatement et lier le cordon. Si celui-ci est arraché au niveau de l'ombilic, on comprime la partie qui donne du sang avec un petit tampon de linge trempé dans un mélange d'eau et de vinaigre, ou avec un morceau d'amadou, ou bien on a recours aux styptiques pulvérulents ou à la cautérisation. Si ces moyens étaient insuffisants, il faudrait saisir les vaisseaux ombilicaux avec une pince et les lier.

Pour ce qui concerne la déchirure du cordon, et sa résistance déterminée à l'aide d'expériences, nous renvoyons à Siebold (1), Chiari, Braun et Spæth (2).

§ 677. Parmi les *nœuds vrais* du cordon, ceux qui sont récents, formés seulement pendant le travail, n'entraînent aucun danger pour le fœtus, d'après les observations recueillies jusqu'à ce jour ; cependant on peut comprendre que la circulation soit gênée d'une façon préjudiciable pour l'enfant, si un pareil nœud est fortement serré dans le cours de l'accouchement, surtout s'il existe en même temps une brièveté du cordon ; ou bien s'il est comprimé entre la matrice et le corps du fœtus, dans un cas où le cordon est enroulé et où la marche du travail est lente. En général, les nœuds qui se sont produits dans les premiers temps de la grossesse, ne causent également aucun préjudice ; pourtant quelques faits semblent démontrer qu'ils peuvent exceptionnellement entraver la circulation du cordon et donner lieu ainsi pendant la grossesse à l'atrophie et à la mort du fœtus (3).

Saxtorph a trouvé que la lumière des vaisseaux était rétrécie au niveau du nœud. L'on a souvent rencontré de ces nœuds sur le cordon ombilical d'enfants nés en putréfaction, mais il sera toujours incertain si dans ces cas les nœuds ne se sont pas serrés à ce point seulement après la mort du fœtus. Van Swieten rapporte le cas d'une femme qui deux fois de suite mit au monde des enfants morts, et chaque fois le cordon formait un nœud très-serré (4).

Une anomalie rare du cordon ombilical, qui peut parfois occasionner la mort du fœtus, consiste en ce que, dans les cas d'insertion *velamentosa* (§ 92), les vaisseaux ombilicaux se ramifient dans la région des membranes de l'œuf qui avoisine l'orifice utérin ; c'est ce que Hüter appelle : «la présentation des vaisseaux ombilicaux (*vasa funiculi ombilicalis prœvia*).» Lorsque la poche se rompt, l'un des vaisseaux peut se déchirer en même temps, et le fœtus perdre tout son sang. Le premier cas de ce genre fut observé à la clinique d'accouchements de Heidelberg en 1830. On sentit dans la poche, qui était très-résistante, un cordon privé de pulsations, de la grosseur d'une plume, dirigé d'arrière en avant. A partir de la rupture de la poche, il s'écoula continuellement du sang (environ 150 à 180 grammes), jusqu'après l'accouchement, qui fut

(1) Ed. C. J. de Siebold, *Lehrbuch der gerichtl. Med.* Berlin 1847, p. 248.
(2) Chiari, Braun et Spæth, *Klinik der Geburtshilfe etc.* Erlangen 1852, liv. I, p. 75.
(3) Voy. Puzos, 1759, p. 100 à 102. — Levret, *L'art des accouchements*, 1753, § 305.
(4) Comp. Kohlschütter, *loc. cit.*, p. 27.

terminé à l'aide du forceps. L'enfant était anémique et ne donnait que de faibles signes de vie, qui ne tardèrent pas à s'éteindre tout à fait. Le cordon ombilical se ramifiait sur les membranes de l'œuf, à une distance de près de 67 millimètres du bord du placenta; une branche de la veine, dont le trajet passait juste au-dessus de l'orifice utérin, s'était déchirée au moment de la rupture de la poche [1]. — Un second cas est décrit par Ricker [2]. — Une troisième observation tout à fait analogue, de Meyer, est rapportée par Grenser [3]. — Un quatrième cas est relaté par Hecker [4]. — Hüter s'est étendu longuement sur cette anomalie [5] à propos d'un cas observé par lui-même, et où il crut devoir attribuer la mort du fœtus à la compression exercée sur les vaisseaux ombilicaux par la tête. — Malgré cette disposition, les vaisseaux ombilicaux peuvent ne subir aucune déchirure au moment de la rupture de la poche, et l'anomalie en général peut n'avoir aucune influence fâcheuse pour le fœtus [6]. — La conduite de l'accoucheur, dans ces cas de disposition anormale des vaisseaux ombilicaux, devra consister, comme dans la présentation du cordon, à tâcher de conserver la poche des eaux le plus long-temps possible. Si alors, au moment de la rupture des membranes, il survient une hémorrhagie de l'œuf, le fœtus devra être extrait le plus promptement possible; mais si, au contraire, il ne s'écoule pas de sang au moment où la poche se vide, et si les bruits du cœur fœtal continuent de se faire entendre sans modifications, l'art n'a point à intervenir.

BIBLIOGRAPHIE.

Anomalies du cordon ombilical.

Albert, H. J. Fr., De iis quæ in partu nobis offert funiculus umbilic. impedimentis. Gotting. 1804, in-8º.

Crone, W. A., De prolapsu funiculi umbilical. Groning. 1817, in-8º.

Deneux, Mémoire sur la sortie du cordon ombilical pendant le travail de l'enfantement (Journal gén. de méd. etc. franç. et étrang., t. 71, mai 1820.)

Lachapelle, Mᵐᵉ, Pratique des accouchements, t. III, 9ᵉ Mémoire.

Michaëlis, G. A., Ueber die Ursachen des Vorfalls der Nabelschnur und die Reposition derselben (Abhandl. Kiel 1833, in-8º, p. 263).

Kohlschütter, O., Quædam de funiculo umbilic. frequenti mortis nascentium causa. Lips. 1833, in-8º.

Siebold, E. C. J., De circumvolutione funiculi umbilic. Gott. 1834, in-4º.

Schuré, J. Fr., Procidence du cordon ombilical. Thèse. Strasbourg 1835, in-8º.

Nœgele, H. Fr., Comm. de causa quadam prolaps. funiculi umbilic. in partu, non rara illa quidem, sed minus nota. Heidelb. 1839, in-4º.

Saxtorph, Joh. Chr., De funiculi umbilic. prolapsu. Havn. 1840, in-8º.

Mayer, G. A., De circumvolutionibus funiculi umbilic. fœtus vitæ haud raro infestis. Heidelb. 1842, in-8º.

Wœtz, Mort du fœtus par un nœud du cordon (Gaz. des hôp., 1842).

Hubert (de Louvain), Du prolapsus du cordon pendant l'accouchement (Annales de la Société de méd. de Gand, 1844).

Martin Saint-Ange, Note sur un releveur du cordon prolabé (Gazette méd. de Paris, 1848).

[1] Rob. Benckiser, *De hæmorrhagia inter partum orta ex rupto venæ umbilic. ramo.* Heidelb. 1831, in-4º, av. tab.

[2] Voy. *Siebold's Journ.*, t. XII.

[3] Voy. *Jahresb. über die Geburtshülfe*, janv. 1842; et C. Chr. Schmidt's *Encyklop. d. ges. Med.*, tome supplément. II, p. 497.

[4] Hecker, *Klinik der Geburtsh.*, p. 162.

[5] Voy. *N. Zeitschr. f. Geburtsk.*, t. XII, fasc. 1, p. 48.

[6] Voy. à ce sujet : Grenser, *loc. cit.*, p. 496.

Chiari, *Braun* et *Spæth*, Klinik der Geburtskunde und Gynækol. Zur Lehre und Behandlung der Anomalien der Nabelschnur. Erlangen 1852.

Weidemann, *H. W.*, Diss. inaug. Marb. 1856, in-8°. (Bemerkungen über die Umschling. des Nabelstrangs um die Frucht, nebst Beschreibung zweier Fälle von tödlicher Nabelstrangs-Umschlingung.)

Stute, Absence complète du cordon; insert. du placenta sur le col (Gaz. des hôp., 1856).

Jeanssens, Anomalies du cordon considérées comme cause de mort du fœtus (Journal de méd., chir. et pharmacie de Bruxelles, 1860).

Dumeaux, Note sur la brièveté du cordon ombilical comme cause de présentation vicieuse (Journal des conn. méd. et de pharm., 1861).

Veit, *G.*, Ueber die Frequenz der Nabelschnurumschlingung und den Einfluss derselben auf den Ausgang der Geburt für das Kind (Monatsschrift für Geburtsk., t. XIX, 1862, p. 290).

Hildebrandt, Beitrag zur Ætiol. und Behandl. des Nabelschnurvorfalls bei Kopflagen (Monatsschrift für Geburtsk., t. XXII, p. 115).

B. *Convulsions pendant l'accouchement (dystocia convulsiva).*

§ 678. Aucune des maladies qui menacent la femme en travail ne présente des symptômes aussi émouvants, que les convulsions connues sous le nom d'*éclampsie*, *eclampsia parturientium* seu *puerperalis*. Comme elles ne se déclarent le plus souvent qu'à l'époque de l'accouchement, soit prématuré, soit à terme, on les appelle aussi *convulsions propres aux femmes en couches* ou *convulsions puerpérales*.

On a coutume de faire dériver le mot *éclampsie* de ἐκλαμπειν, qui veut dire: éclater (comme un éclair), se montrer tout à coup avec toute sa force et toute sa violence; ce mot était déjà employé par Hippocrate et d'autres médecins grecs, pour désigner des maladies aiguës, qui se déclarent subitement, comme un éclair, avec une grande violence. Kraus regarde comme la racine le mot λαμβανεσθαι, se ramasser, se secouer. — D'autres dénominations ont été proposées, telles que : épilepsie (Boër et autres), convulsions (Hoffmann), crampes généralisées, convulsions graves (Wigand), dystocie convulsive (Young), dystocie épileptique (Merriman), épilepsie aiguë (Vogel).

Cette maladie, si rapide et si dangereuse, ne pouvait manquer d'attirer vivement l'attention des accoucheurs; aussi la littérature de l'éclampsie compte-t-elle un nombre considérable d'écrits.

§ 679. Le plus souvent l'éclampsie éclate subitement pendant l'accouchement même, depuis le commencement jusqu'à la fin du travail, et surtout dans la période de dilatation. Elle se déclare aussi chez les femmes enceintes, mais presque toujours seulement dans les trois derniers mois, et est alors suivie d'ordinaire d'un commencement de travail (*eclampsia gravidarum*). Assez souvent encore ces convulsions particulières font explosion immédiatement ou quelques heures après l'accouchement; elles sont beaucoup plus rares dans le cours ultérieur de la puerpéralité, *eclampsia puerperarum* (§ 650).

Dans 135 cas d'éclampsie, rassemblés par Brummerstädt, les convulsions débutèrent 25 fois sans qu'on pût démontrer l'existence des douleurs; 81 fois le début de l'éclampsie arriva aux différentes périodes de l'accouchement (48 fois dans la période de dilatation, 24 fois dans la période d'expulsion, 3 fois dans la période de délivrance et

29 fois pendant la puerpéralité). — Sur la fréquence de l'éclampsie, en général, on trouve des données très-différentes. Ainsi Mme Lachapelle vit la maladie 67 fois sur 38,000 accouchements, Merriman 48 fois sur 10,000, Pacoud 47 fois sur 11,203. D'après une statistique de Canstatt[1], sur 97,234 accouchements on a observé 207 cas d'éclampsie, ce qui ferait 1 cas sur 485. D'après Scanzoni, sur 72,000 accouchements, il y a 168 cas d'éclampsie, ce qui donne une proportion de 1 à 433. — L'éclampsie est beaucoup plus fréquente à certaines époques, ce qui peut faire admettre qu'elle règne alors *épidémiquement*, sous l'influence de causes atmosphériques et telluriques, ainsi que paraissent le démontrer les observations de Mme Lachapelle, Smellie, Bouteilloux, Lever, Storrs, Dubois, Kiwisch et autres.

Mme Lachapelle fait observer avec raison que l'éclampsie est très-rare avant le sixième mois de la grossesse. — Un cas d'éclampsie chez une pluripare, survenu dès le cinquième mois de la grossesse, et qui entraîna la mort après une trentaine d'accès, a été observé par Pætsch[2]. — Le travail ne commence pas toujours immédiatement après les attaques d'éclampsie; dans quelques cas rares il ne se déclare qu'au bout de plusieurs jours et même de plusieurs mois; ce fait ressort des observations de Litzmann et de Legroux, où l'accouchement ne survint que douze et quatorze jours après la cessation des convulsions; du cas de Lever, où il n'eut lieu qu'après six semaines, et de bien d'autres cas du même genre.

Nous-même avons vu à la Maternité de Dresde, de 1848 à 1851, l'éclampsie ne faire invasion que pendant la puerpéralité dans trois cas; dans l'un d'eux, le second jour, dans l'autre, le quatrième, et enfin, dans le troisième, le neuvième jour seulement des couches. Dans ces trois cas, le nombre des paroxysmes se borna à trois, qui survinrent coup sur coup; un traitement antiphlogistique énergique amena la guérison. — Legroux[3] rapporte un cas où l'éclampsie n'éclata que quinze jours après l'accouchement, sans cause connue et sans prodromes; elle fut guérie par l'emploi judicieux du tartre stibié. — Lumpe vit l'éclampsie faire invasion à la suite d'une violente colère, vingt-quatre jours après l'accouchement. Les accès furent intenses et se répétèrent quatorze fois; les urines contenaient une grande quantité d'albumine; la malade guérit[4].

L'éclampsie n'est pas une maladie exclusivement propre aux femmes enceintes, en travail et en couches; elle peut survenir en dehors de la grossesse, et même chez les hommes, mais surtout chez les enfants. Nous ne faisons que rappeler ce fait bien démontré.

§ 680. L'explosion de convulsions générales est le plus souvent précédée de certains *prodromes*, parfois très-courts et à peine apparents, tels que embarras de la tête, céphalalgie violente, éblouissements, vertiges, photophobie, amblyopie (allant jusqu'à l'amaurose), pression douloureuse à la région épigastrique, nausées et vomissements, abattement des membres, grande agitation intérieure, modification de l'humeur. Immédiatement avant l'attaque, le visage est rouge, boursouflé, altéré, le regard fuyant, hagard, et l'on remarque de légers mouvements convulsifs des muscles de la face, surtout des angles de la bouche. La malade bâille, soupire de temps en temps et commence même parfois à délirer.

[1] Canstatt, *Handb. der med. Klinik*, t. III, p. 378.
[2] Voy. *Verhandl. der Gesellsch. f. Geburtsh. in Berlin*, 4e ann., p. 26.
[3] Legroux, *Union méd.*, 1853, n°s 87 et 88.
[4] Voy. *Wiener med. Wochenschr.*, 29, 1854.

§ 681. D'autres fois les *paroxysmes de l'éclampsie* se déclarent tout à fait subitement, sans prodromes appréciables. Les accès, qui présentent un aspect vraiment horrible, sont nettement séparés par des intermissions complètes. Pendant les paroxysmes, presque tous les muscles entrent peu à peu en convulsion, et le corps entier est agité de soubresauts répétés, comme s'il était frappé d'une décharge électrique. La tête est attirée tantôt vers la poitrine, tantôt vers les épaules; toute la face est grimaçante, les pupilles sont tantôt contractées, tantôt dilatées; les globes oculaires convulsés en haut, les conjonctives injectées; la température de la tête est élevée, surtout à la région frontale; la langue est parfois saisie entre les dents convulsivement rapprochées, de sorte qu'elle court risque d'être gravement lésée. Les mouvements spasmodiques des muscles thoraciques et abdominaux et du diaphragme rendent la respiration inégale, saccadée, singultueuse; l'air entre et sort avec un sifflement aigu à travers les dents serrées, et l'écume qui sort de la bouche est parfois teinte de sang à la suite de lésions de la langue ou des lèvres. Les carotides battent violemment, les veines du front et les jugulaires sont gonflées et les contractions du cœur deviennent quelquefois irrégulières et intermittentes. Le pouls, assez souvent un peu plus lent avant l'accès, augmente généralement de fréquence (jusqu'à 120 à 140 pulsations à la minute), et devient en même temps plus petit, inégal, intermittent, à peine sensible à cause des mouvements continus des muscles; puis, quand l'accès a cessé, il se ralentit et se relève. Les extrémités supérieures et inférieures sont tantôt étendues et contournées, tantôt jetées de côté et d'autre; les malades déploient quelquefois une force extraordinaire et peuvent à peine être maintenues dans leur lit.

En même temps, les facultés intellectuelles et sensoriales sont complétement abolies, tout le corps est couvert d'ordinaire d'une sueur visqueuse, et souvent il y a des évacuations involontaires d'urines et de matières fécales.

§ 682. La *durée* de l'accès est variable. Presque toujours elle n'est que de quelques minutes. Pourtant, dans des cas rares, elle peut atteindre une heure et même au delà.

Dès que les convulsions cessent, la malade tombe dans un *sommeil ronflant, soporeux*, dont elle s'éveille plus ou moins tôt, en recouvrant d'abord complétement connaissance, mais en conservant un peu de trouble des sens et sans avoir aucune conscience de l'accès qu'elle vient de subir. Souvent elle s'étonne de l'agitation des personnes qui l'assistent, dit qu'elle n'est que lasse et prise de la tête, se plaint aussi parfois de douleurs dans les membres et surtout à la langue, que l'on trouve alors mordue et tuméfiée, ce qui rend l'élocution difficile. Ce repos apparent, pendant lequel il ne reste que de la fréquence du pouls et de l'élévation de la température, ne dure pas longtemps; en effet, au bout d'un quart d'heure ou d'une demi-heure, quelquefois après un temps plus long, de nouvelles convulsions éclatent.

C'est ainsi que les accès se renouvellent à intervalles plus ou moins longs et avec une intensité plus ou moins forte. Plus ils sont intenses, plus le sopor qui les suit est prolongé. Dans les cas les plus graves, les malades ne reprennent pas connaissance dès le premier paroxysme, mais restent dans leur état soporeux jusqu'à ce qu'un nouvel accès se déclare; elles présentent quelquefois une excitation maniaque, ou bien le sopor dure pendant plusieurs jours.

Le *nombre* des accès est variable comme leur durée; il peut aller de 2, 4, 6, 8 jusqu'à 30, 40 et au delà; il est rare qu'il n'y ait aucune rémission et que la première attaque dure jusqu'à la mort.

Arneth (1) a observé, dans un cas, 45 accès d'éclampsie nettement séparés. — Nous-même avons vu, une fois, 40 accès suivis de mort; dans un autre cas (2), suivi de guérison, il y en eut 32. — A l'hôpital de la Clinique à Paris on observa une éclampsie qui présenta 60 accès, et qui se termina par la mort (3). — Hohl (4) compta, chez une jeune primipare, 72 accès depuis la première attaque d'éclampsie, qui survint peu avant la rupture de la poche, jusqu'au moment de la mort. — Dans les 135 cas d'éclampsie rassemblés par Brummerstädt (*loc. cit.*), le nombre des accès a varié entre 1 et 81.

§ 683. Pour ce qui concerne les rapports de l'éclampsie avec le travail, on remarque qu'en général les accès commencent au début des contractions, tandis qu'ils semblent quelquefois en être indépendants.

Durant l'attaque, la matrice peut se contracter d'une façon énergique et durable, de sorte que le fœtus est expulsé pendant que les malades ont perdu connaissance. On a vu parfois, dans ce cas, des femmes revenues à elles, ne pas croire qu'elles étaient accouchées, refuser de reconnaître leur enfant et le repousser avec répugnance. Quelquefois aussi les douleurs sont plutôt continues qu'intermittentes, et l'utérus lui-même semble être atteint d'un spasme tonique; mais bien plus souvent les contractions sont très-faibles et insuffisantes, elles sont comme coupées par l'accès, ou deviennent irrégulières, spasmodiques, de sorte que le travail n'avance guère ou ne fait que des progrès très-lents. Pourtant on n'a observé que rarement un arrêt complet du travail.

Kiwisch (4) rappelle que, dans quelques cas rares, l'éclampsie, ainsi que le travail qui l'accompagne, s'arrête complétement, et que l'accouchement n'a lieu qu'après un intervalle de plusieurs jours, et même de plusieurs semaines, sans nouvel accès. A ce fait se rapporte une observation de Wegscheider (5).

§ 684. Les progrès récents de la chimie physiologique et pathologique ont attiré l'attention sur un phénomène qui jusque-là avait complétement échappé aux observateurs : nous voulons parler de la présence fréquente de l'albumine dans l'urine des femmes éclamptiques, démontrée d'abord par Lever et par Devilliers et Regnauld. Lever, qui, sur dix cas, trouva neuf fois des urines albumineuses, donna le premier à ce fait une signification pour le pronostic et le diagnostic, et attribua la présence de l'albumine à une hypérémie des reins

---

(1) Arneth, *Geburtsh. Praxis* etc. Wien 1851, p. 187.

(2) Voy. *N. Zeitschr. f. Geburtsh.*, t. XXV, p. 118 et suiv.

(3) Voy. *Gaz. des hôpit.*, t. IV, 2e série, août 1842, no 101. — Hohl, *Lehrb. d. Geburtsh.*, p. 766.

(4) Kiwisch, Ritter v. Rotterau, *Die Geburtskunde*, 2e part., 1re livr. Erlangen 1851, p. 60.

(5) Voy. *Verhandl. der Gesellsch. f. Geburtsh. in Berlin*, 4e ann., p. 26 et suiv.

produite par une gêne de la circulation veineuse, — particulièrement des veines rénales, — sous l'influence de la pression exercée par l'utérus gravide; il admettait donc une stase mécanique du sang dans les reins. Les recherches ultérieures ont démontré que l'urine des éclamptiques contient, il est vrai, d'ordinaire, de l'albumine et des cylindres fibrineux, comme dans la maladie de Bright, mais que ce phénomène est loin d'être constant et peut même manquer dans les cas de convulsions puerpérales graves, tandis qu'il existe chez des femmes enceintes ou en travail, sans qu'elles soient atteintes d'éclampsie; de sorte que le rapport particulier entre l'albuminurie et les convulsions n'est pas encore suffisamment éclairci. Néanmoins la présence de l'albumine dans les urines des femmes enceintes mérite d'être chaque fois prise en sérieuse considération; et surtout quand elle coexiste avec l'œdème, elle doit au moins rendre l'accoucheur attentif sur la possibilité de l'explosion de l'éclampsie.

D'après Brummerstädt, sur 125 cas d'éclampsie, où les urines ont été examinées, on a trouvé de l'albumine 106 fois (84,8 fois p. 100); au contraire, elle manquait totalement dans 19 cas (15,2 p. 100).

Des recherches très-approfondies sur ce sujet ont été faites par Frerichs et Litzman [1]. Ce dernier a examiné les urines de 132 personnes (79 femmes enceintes, 60 parturientes et 80 accouchées). Il a trouvé de l'albumine chez 37 d'entre elles, tandis que les 95 autres n'en présentaient pas de traces. Parmi celles-ci il y avait 53 primipares et 42 pluripares; sur les 37 dont l'urine était albumineuse, il y avait 26 primipares et 11 pluripares. De ces 37 femmes il y en eut 16 chez lesquelles l'urine fut trouvée albumineuse déjà pendant la grossesse; chez 10 de ces dernières, l'albuminurie persista pendant l'accouchement et pendant les premiers temps des couches; chez 4 d'entre elles, elle disparut encore avant l'accouchement. D'après Litzmann l'albuminurie des femmes enceintes, en travail et en couches, se développe dans des conditions diverses; elle n'a donc pas toujours la même signification. Il existe tout d'abord une forme d'albuminurie qui n'a rien de commun avec la maladie de Bright, mais qui dépend d'une irritation catarrhale ou blennorrhée des voies urinaires (vessie). L'auteur ne l'a observée que rarement chez des femmes enceintes, quelquefois chez des parturientes, mais le plus souvent chez des femmes en couches. Dans ce cas, l'albumine n'est d'ordinaire pas très-abondante; elle augmente et diminue avec la quantité de muco-pus qui est mêlé aux urines. L'albuminurie simple (sans catarrhe) et la maladie de Bright (albuminurie avec exsudation fibrineuse dans les canaux urinifères) ne diffèrent, chez les femmes enceintes, que par leur degré. L'albuminurie simple et la maladie de Bright, chez les femmes enceintes, sont principalement causées par la stase mécanique de la circulation dans les reins. En effet, il résulte des expériences de Frerichs que la stase du sang veineux dans les reins a facilement pour résultat l'exsudation d'albumine et de fibrine, et finalement même de sang dans les canaux urinifères. Comme seconde condition étiologique, il faut faire entrer en ligne de compte les modifications de la composition du sang chez les femmes enceintes. Les changements anatomiques que l'on trouve dans les reins des femmes enceintes, mortes de maladie de Bright, ne répondent, le plus souvent, qu'aux premiers stades de cette maladie. Le principal danger dans la maladie de Bright des femmes enceintes résulte de l'*intoxication urémique*, qui éclate d'ordinaire sous forme d'éclampsie. Comme on ne parvenait pas à démontrer la présence de l'urée dans le sang de pareilles malades, Frerichs fit entrer les recherches dans une nouvelle voie; il prétendit que les phénomènes de l'intoxication urémique, dans la maladie de Bright,

[1] Voy. Fr. Th. Frerichs, *Die Bright'sche Nierenkrankheit und deren Behandlung.* Braunschweig, 1851, in-8°. — Litzmann, *Deutsche Klinik*, 1852, nos 19-31; et 1855, nos 29 et 30.

étaient produits, non pas par l'accumulation dans le sang de l'urée, en tant qu'urée, mais par sa *transformation, dans le système vasculaire, en carbonate d'ammoniaque, sous l'influence d'un ferment*. Quant à ce qui est des conditions prochaines qui déterminent l'invasion de l'intoxication urémique, c'est-à-dire la transformation en carbonate d'ammoniaque de l'urée accumulée dans le sang, les observations faites jusqu'à présent ne permettent pas encore de rien affirmer de bien positif à ce sujet. L'affection rénale ne prend pas dans tous les cas cette terminaison fâcheuse. *L'éclampsie est le symptôme le plus ordinaire et le plus frappant de l'intoxication urémique chez les femmes enceintes.* Dans quelques cas, on a pu démontrer la présence du carbonate d'ammoniaque dans l'air expiré, au moyen d'un tube de verre humecté d'acide chlorhydrique étendu, que l'on approchait de la bouche des malades, et qui, au moment de chaque expiration, laissait dégager un léger nuage de fumée blanche. On a de plus, à l'autopsie, trouvé la même substance dans le sang des mères et des enfants.

§ 685. *Terminaison.* L'éclampsie se termine par la guérison, par des maladies consécutives ou par la mort. La guérison n'est presque jamais à espérer qu'après l'accouchement; alors les attaques deviennent plus faibles, plus courtes et plus rares. La femme s'endort tranquillement et commence à transpirer. Quelquefois la maladie s'arrête aussitôt que le travail est terminé. Parmi les *maladies consécutives*, on a observé des troubles de l'intelligence, tels que l'imbécillité, la mélancolie, la manie, la perte de la mémoire, ou bien l'amblyopie, l'amaurose, la paralysie de la langue, des extrémités; l'hémiplégie etc. La *mort* arrive pendant le travail, ou plus souvent après l'accouchement; dans ce cas, les accès continuent en augmentant d'intensité, et l'état soporeux persiste même dans l'intervalle des paroxysmes. Elle est due, le plus souvent, à une paralysie du cerveau produite par la turgescence des vaisseaux, résultant elle-même du trouble de la circulation et de la respiration, ou par des épanchements dans la cavité crânienne; ou bien encore elle est la suite d'un œdème pulmonaire; dans quelques cas, on l'a attribuée à la paralysie du cœur. Enfin, on a observé assez souvent qu'après la cessation des accès éclamptiques et le retour complet de l'intelligence, la péritonite et d'autres formes de la maladie puerpérale ont encore amené, pendant les couches, une terminaison fatale.

D'après Litzmann, la cause de la mort doit être attribuée, ou bien uniquement à l'empoisonnement urémique, c'est-à-dire à l'influence toxique du sang qui paralyse le système nerveux, ou bien à des lésions anatomiques secondaires du cerveau et du poumon.

Pour ce qui a rapport au degré de mortalité dans l'éclampsie, Mme Lachapelle et Romberg [1] prétendent que plus de la moitié des femmes qui en sont atteintes succombent. — Devilliers et Regnauld affirment que, sur 20 éclampsies, 11 se terminent par la mort. — Sur les 135 cas rassemblés par Brummerstädt, il y a 84 guérisons (62,2 p. 100) et 81 morts (37,8 p. 100). Parmi les femmes mortes, 36 succombèrent directement aux attaques, 13 à des accidents puerpéraux compliquant la maladie, 1 à une hémorrhagie et 1 à une perforation intestinale. — Kiwisch [2] donne plusieurs tableaux statistiques sur le degré de mortalité dans l'éclampsie; il en ressort que *près du tiers des femmes atteintes d'éclampsie succombèrent immédiatement à cette maladie;* un tiers de celles qui survécurent furent enlevées par des accidents puerpéraux consécutifs. Ce dernier résultat

[1] Romberg, *Lehrb. der Nervenkrankheiten.*
[2] Kiwisch, ouvrage cité, p. 50.

doit être notablement modifié, suivant que les observations ont été recueillies dans les Maternités ou proviennent de la pratique privée, attendu que dans ce dernier cas le pronostic des accidents consécutifs à l'éclampsie est plus favorable que dans le premier. — Les Anglais paraissent être les seuls à signaler des résultats favorables : d'après Merriman, sur 36 femmes, il n'en mourut que 8; d'après Churchil, 42 sur 152 ; d'après Lever, 14 sur 166 ; suivant Collins, 5 sur 30 ; enfin, d'après Ramsbotham, 7 sur 43.

L'éclampsie est d'ordinaire encore plus dangereuse pour la vie du fœtus, qui, le plus souvent, meurt dès les premières attaques. D'après les observations faites à la Maternité de Prague, le nombre des enfants mort-nés à la suite d'éclampsie atteint près du tiers du chiffre total ; tandis que d'autres croient devoir admettre qu'au moins la moitié, pour ne pas dire les deux tiers, des fœtus périssent par suite de la maladie de la mère, ce qui, incontestablement, paraît se rapprocher davantage de la vérité. La mort, dans ces cas, paraît d'ordinaire être le résultat du trouble survenu dans la circulation utérine, en particulier par suite de la longue durée et de la grande intensité des attaques ; il s'ensuit que le fœtus est trop longtemps soustrait à l'influence de la circulation maternelle, nécessaire à l'entretien de sa vie (mort par asphyxie), ou qu'il survient dans le corps fœtal des altérations pathologiques secondaires. C'est ainsi que Litzmann trouva sur le cadavre de deux jumeaux, nés d'une mère éclamptique, un grand nombre d'extravasats sanguins entre la dure-mère et la surface interne du crâne ; la plèvre et toute la surface des poumons présentaient de nombreuses apoplexies de la grandeur d'une tête d'épingle, et le péricarde contenait du serum coloré en rouge. Nous-même avons vu à plusieurs reprises, à l'autopsie d'enfants mort-nés, dont les mères avaient souffert d'éclampsie pendant l'accouchement, des ecchymoses de la grandeur d'une tête d'épingle, et des extravasats sanguins de la grosseur d'une lentille sur les plèvres, le péricarde et le péritoine ; dans un cas il y avait même de légères suffusions sanguines sur les méninges (1). D'après, Litzmann la cause de la mort devrait, le plus souvent, être attribuée au passage du carbonate d'ammoniaque dans la circulation fœtale. — D'un autre côté, quand l'accouchement succède rapidement à l'invasion de la maladie, ou qu'il peut être facilement terminé par l'art, on peut espérer avoir un enfant vivant. Cependant une partie des enfants nés vivants meurent encore dans les premiers jours.

§ 686. *L'autopsie* ne parvient pas, en général, à expliquer les symptômes effrayants des convulsions éclamptiques. Assez souvent, on ne rencontre d'altérations pathologiques ni dans le cerveau, ni dans la moelle, ni dans les viscères thoraciques ou abdominaux. Quand on découvre des lésions, elles sont constituées par l'hypérémie ou l'infiltration séreuse du cerveau ou de ses enveloppes, les apoplexies méningées ou cérébrales, ou la méningite ; d'autres fois le cerveau est anémique, et la cause de la mort ne se découvre pas dans cet organe, mais bien dans les poumons, où existe un œdème considérable. L'état des reins mérite une attention particulière ; ils sont d'ordinaire hypérémiés (tous les deux ou un seul) ; quelquefois aussi, ils présentent le premier ou le second degré de la maladie de Bright (foyers apoplectiques et commencement d'exsudations dans les canaux urinifères, ou bien infiltration graisseuse). Le troisième degré, c'est-à-dire l'atrophie des reins, est rare.

Il faut bien se garder d'ailleurs de prendre pour la cause de la maladie, les altérations pathologiques qu'on trouve sur les cadavres des femmes mortes d'éclampsie ; telles que : les hypérémies, les épanchements séreux ou sanguins du cerveau ou des méninges,

---

(1) Grenser, *Jahresbericht des Entbindungsinstit. zu Dresden, v. Jahr 1855 (Monatsschr. f. Geburtsk.*, t. VIII, p. 440).

l'œdème du poumon etc.; ces lésions sont le plus souvent *les suites de la stase sanguine produite dans les organes internes* par la pression musculaire et par les troubles de la respiration et de la circulation pendant les attaques ; ce sont donc là des *phénomènes secondaires*. — P. Dubois [1] fait observer qu'il faut distinguer avec soin si la malade a succombé pendant l'attaque ou pendant la rémission qui suit le paroxysme. Dans le premier cas, on peut s'attendre à constater la turgescence des vaisseaux cérébraux, mais cet état n'existe qu'à la suite du paroxysme et n'est pas la cause de l'éclampsie. Chez les femmes qui meurent après l'attaque, on ne trouve plus cette turgescence, mais seulement un peu d'épanchement ou même absolument rien. — Klein [2] dit également ment avec raison : « La congestion qui se produit vers la tête, dans les convulsions, ne doit pas être regardée comme la cause, mais seulement comme un symptôme de la maladie, d'autant plus que cette congestion n'accompagne pas toujours les convulsions, et que, même après qu'elle a entièrement disparu, les convulsions ne cessent point pour cela. »

On a aussi trouvé sur le cadavre des *ruptures de la matrice*, qui s'étaient produites pendant les convulsions ; Hamilton, Baudelocque, Miquel, Scanzoni en citent des exemples.

§ 687. *Causes*. Les investigations approfondies auxquelles on s'est livré dans ces derniers temps n'ont pas encore réussi à faire connaître suffisamment la cause *prochaine* de l'éclampsie ; la seule chose qu'on sache certainement touchant la nature de cette maladie, *c'est qu'elle dépend de modifications pathologiques particulières produites par la grossesse et l'accouchement dans le sang et dans le système nerveux, modifications par lesquelles l'excitabilité réflexe du cerveau et de la moelle est extraordinairement augmentée; de sorte qu'il ne faut qu'une excitation (quelquefois très-insignifiante) pour faire éclater les convulsions.*

La cause la plus fréquente de l'éclampsie (ainsi que Frerichs et Litzmann l'ont d'abord prétendu) (voy. § 684) paraît être l'*intoxication urémique du sang ;* aussi bien l'on ne saurait méconnaître que les convulsions qui surviennent dans l'urémie produite par la maladie de Bright, après une scarlatine par exemple, ressemblent en tous points aux attaques d'éclampsie (nous en avons vu un cas tout à fait remarquable chez une femme primitivement très-bien portante et non enceinte). Mais ce n'est pas une raison suffisante pour admettre, avec Braun et quelques autres auteurs, que l'éclampsie des femmes enceintes et en travail est le symptôme d'une urémie due à la maladie de Bright ; en effet, on ne rencontre, somme toute, qu'assez rarement une véritable maladie de Bright sur les cadavres des femmes mortes d'éclampsie, et, réciproquement, la néphrite peut exister à un degré très-développé chez des femmes enceintes et en couches, sans que celles-ci soient atteintes de convulsions ; quant à l'hypérémie des reins, que l'on rencontre très-fréquemment à l'autopsie, on doit la regarder, du moins dans bien des cas, comme un phénomène consécutif à la stase du sang pendant les accès, au même titre que l'hypérémie du cerveau etc., que l'on prenait aussi autrefois, à tort, pour la cause de la maladie (voy. §. 686). Suivant notre opinion, il est bien plus probable que *d'autres états morbides du sang*, surtout la crase séro-fibrineuse à laquelle prédisposent particulièrement les modifications physiologiques du sang pendant la grossesse, et, en outre, l'hypérinose, l'hydrémie, la chlorose, la cholérine etc., sont capables, avec le concours de certaines circonstances favorables, d'augmenter l'excitabilité réflexe chez les femmes enceintes, en travail et en couches, à un tel point que des causes occasionnelles même insignifiantes suffisent pour faire éclater les attaques éclamptiques.

[1] Voy. *Gaz. des hôpit.*, t. IV, 2e série, 1842, nos 101 et suiv.
[2] Voy. *Oesterr. med. Jahrb.*, janv.-avril.

Comme on voit tous les jours se multiplier les cas où l'hypothèse d'une intoxication urémique doit être décidément rejetée, parce que toute trace de maladie des reins fait défaut, Rosenstein (¹) a cherché à faire accepter la théorie de Franke sur l'urémie et l'éclampsie. D'après ce dernier auteur, toute attaque d'éclampsie a pour point de départ les deux facteurs suivants : un état aqueux du sang et une augmentation de pression dans le système aortique, déterminée par les contractions ou par l'hypertrophie du ventricule gauche du cœur etc. ; ces deux causes réunies produisent l'œdème du cerveau et l'anémie consécutive de la substance cérébrale. Suivant que l'encéphale est pris dans sa totalité ou seulement en partie, il survient du coma ou des convulsions ou les deux à la fois. Les vivisections pratiquées par Munck semblent venir à l'appui de cette théorie, qui a été pourtant réfutée victorieusement (²).

Causes prédisposantes et occasionnelles. L'observation démontre que l'éclampsie atteint le plus souvent les femmes pléthoriques et bien nourries, et celles qui sont bouffies ou fortement infiltrées, et dont l'urine contient de l'albumine ; mais cette maladie n'épargne pas non plus les personnes délicates, chlorotiques et sensibles. Les primipares y sont plus exposées que les pluripares. L'influence de l'hérédité n'est pas démontrée ; mais on a observé plusieurs fois la récidive de l'éclampsie dans des grossesses ou des accouchements consécutifs.

Parmi les causes occasionnelles, celle qui occupe le premier rang, c'est l'excitation réflexe produite par l'acte lui-même de la parturition dans le cerveau et dans les nerfs moteurs de la moelle ; c'est pour cette raison que les convulsions éclatent le plus souvent pendant l'accouchement sous forme de *spasme réflexe.* Le réveil même de l'activité utérine au commencement du travail ; le tiraillement des nerfs utérins pendant la dilatation de l'orifice ; l'excitation exercée par la tête du fœtus sur les filets sacrés ou sympathiques des nerfs du bassin, ou la distension des parties molles, riches en nerfs, qui se trouvent à la sortie de l'excavation ; les contractions anormales de la matrice ; les opérations obstétricales etc. : telles sont les causes qui, *jointes à une composition morbide du sang,* provoquent le plus souvent l'explosion subite de l'éclampsie. Si les convulsions continuent après l'aucouchement, c'est alors parce que ces causes ne cessent pas d'agir, ou parce que leurs effets ne sont pas épuisés. Même pendant la grossesse et avant le réveil de la contractilité utérine, des causes excitantes, telles que des obstacles à la circulation, la distension excessive des parois utérines par le liquide amniotique, par des jumeaux etc., peuvent, sans aucun doute, provoquer les attaques, s'il existe une composition vicieuse du sang ; cette même crase sanguine favorise assez souvent l'explosion subite de l'éclampsie, après que l'accouchement est terminé. — On compte parmi les causes prédisposantes plus rares les émotions violentes, l'abus de boissons ou de médicaments échauffants, une température très-élevée, la distension de l'estomac, de la vessie etc. Quelquefois des influences épidémiques sont en jeu, ainsi que nous l'avons déjà fait remarquer plus haut.

(¹) Rosenstein, *Pathol. d. Nierenkrankh.* Berl. 1863, p. 57.
(²) Hecker, *Klinik der Geburtsk.*, t. II, p. 163, et *Monatsschr. für Geburtsk.*, t. XXIV, p. 298.

Ch. Halpin admet que sur 7 femmes éclamptiques il y a 6 primipares (¹). Les proportions suivantes ont été observées par un certain nombre d'auteurs: Collins, 29 primipares sur 30 cas d'éclampsie; Clarke, 16 sur 19; Merriman, 36 sur 48, Lever, 8 sur 14; Johns, 19 sur 21; Ramsbotham, 49 sur 59. Sur les 135 cas rassemblés par Brummerstädt, 107 concernent des primipares et 28 des pluripares. Ramsbotham vit l'éclampsie au quatorzième et quinzième accouchement. — La raison pour laquelle les primipares sont plus sujettes à l'éclampsie se trouve principalement dans ce fait, que chez ces femmes les parois abdominales sont plus rigides, et opposent une plus grande résistance à la pression qu'exerce sur elles l'utérus augmenté de volume, d'où résulte une plus forte stase sanguine du côté des reins. On peut encore faire entrer en ligne de compte l'influence plus marquée que la première grossesse exerce sur tout l'organisme féminin en général, et sur le système nerveux en particulier, la plus grande résistance de l'orifice utérin, la plus grande étroitesse et la rigidité du vagin, l'excitation toute nouvelle produite par les douleurs de l'enfantement etc. Pour la même raison, les primipares d'un certain âge ont plus de prédisposition à l'éclampsie que les individus plus jeunes, à fibres plus molles et moins résistantes.

La présentation du fœtus est presque toujours normale et crânienne, ce qui ne paraît nullement être en relation avec l'éclampsie, comme quelques auteurs l'ont prétendu, mais ce qui tient tout simplement à ce que les convulsions frappent le plus souvent les primipares, chez lesquelles les présentations anormales sont rares en général. Nous-même avons observé l'éclampsie chez une pluripare, où il y avait présentation de l'épaule avec procidence du bras. Le fœtus était à terme, de moyenne taille, et mort; la mère fut sauvée (²).

Aux cas intéressants de récidive de l'éclampsie appartient celui de Lumpe, communiqué à la Société des médecins de Vienne (³); dans ce cas, une femme de trente ans, accouchant pour la cinquième fois, qui lors de ses deux premiers accouchements avait été atteinte d'éclampsie et en avait été, au contraire, épargnée lors de son troisième et de son quatrième, fut reprise d'attaques convulsives, avec albuminurie très-intense, et succomba trois heures après un accouchement spontané. A l'autopsie on trouva l'arachnoïde trouble, épaissie, ramollie, la pie-mère couverte d'un exsudat vert jaunâtre, puriforme; le rein gauche au second degré de la maladie de Bright, le rein droit atrophié, du volume d'un œuf de pigeon, sillonné de nombreuses traînées cicatricielles. Cette observation est d'autant plus instructive que la relation entre l'éclampsie et la maladie des reins est manifeste. Lors des deux premiers accouchements, c'est le rein droit qui fut atteint de maladie de Bright; le rein gauche était encore sain; dans tous les deux il survint des attaques d'éclampsie. Lors du troisième et du quatrième accouchement, l'atrophie du rein droit avait fait des progrès; le rein gauche était toujours encore sain; aussi n'y eut-il pas d'éclampsie. Comme au moment du cinquième accouchement le rein gauche, qui seul fonctionnait encore, était également malade, les convulsions éclatèrent de nouveau, et devinrent mortelles cette fois par la lésion cérébrale qui en fut la conséquence.

D'après Nægele (⁴), les convulsions puerpérales surviennent de préférence chez les femmes qui, avant leur grossesse, étaient accoutumées à un genre de vie simple, à l'exercice en plein air, à une alimentation frugale et à des boissons peu excitantes, et qui, se trouvant depuis dans des conditions tout à fait opposées, ont fait usage d'une nourriture plus fortifiante et mené une vie tranquille, aisée et exempte de soucis. On a aussi observé ces convulsions dans les cas de distension très-forte de la matrice, soit par un fœtus volumineux, soit par des jumeaux. D'après Brummerstädt il y aurait, chez les femmes éclamptiques, un accouchement de jumeaux sur 9,4 accouchements simples.

(¹) Voy. *Dubl. Journ.*, sept. 1843.
(²) Voy. *Schmidt's Encyklop. d. ges. Med.*, t. suppl. III, p. 244.
(³) Voy. *Zeitschr. d. k. k. Gesellsch. d. Aerzte zu Wien*, 10ᵉ ann., fasc. 8, p. 177. Vienne 1854.
(⁴) Nægele, *Lehrb. d. Geburtsh. f. Hebammen*, 7ᵉ édit., p. 304.

§ 688. *Diagnostic.* Les accès d'éclampsie ressemblent complétement à ceux d'*épilepsie;* pour distinguer ces deux maladies l'une de l'autre, chose si importante au point de vue du pronostic et du traitement, il faut s'informer, puisque l'épilepsie est une maladie chronique, si la malade a déjà eu antérieurement des accès convulsifs. Au surplus, les attaques d'épilepsie sont moins rapprochées et moins fréquentes; après chacune d'elles, la femme reprend sa connaissance et les apparences de la santé, et l'on ne constate pas dans les intervalles libres des accélérations du pouls comme dans l'éclampsie.

Les *convulsions hystériques* présentent un tableau différent sous plusieurs rapports. Les fonctions des sens et la sensibilité ne sont pas complétement abolies, de sorte que les bruits ou des piqûres d'épingles font tressaillir la malade, et qu'elle ferme les yeux à une lumière éclatante. La face paraît moins grimaçante, est souvent affaissée et pâle; il y a rarement de l'écume à la bouche; les muscles extenseurs et fléchisseurs se font équilibre, ou ce sont les premiers qui l'emportent; les accès se terminent par des sanglots, des vomissements ou un sommeil paisible, et non par le sopor stertoreux des éclamptiques. Après l'attaque, il ne reste qu'un peu d'abattement et d'épuisement; l'intégrité des fonctions intellectuelles est rapidement rétablie; du reste, les dispositions hystériques se manifestent souvent dans toute la constitution de la malade.

Enfin, l'état soporeux qui succède au paroxysme de l'éclampsie ressemble à une *attaque d'apoplexie*, qui, du reste, se déclare parfois, en effet; dans ce cas, le diagnostic est bientôt éclairci par l'invasion de phénomènes de paralysie, particulièrement l'hémiplégie et la persistance du sopor, sans qu'il se soit produit de nouvelles convulsions générales plus fortes. Il faut se rappeler, de plus, que l'apoplexie n'est que rarement primitive chez les femmes en travail.

Les attaques épileptiques, survenant pendant la grossesse, l'accouchement et la puerpéralité, ne sont, en général, préjudiciables ni à la mère ni à l'enfant. Cependant Kiwisch [1] rapporte un cas où un seul accès d'épilepsie, survenant pendant la parturition, fut mortel.

Les convulsions hystériques peuvent éclater aussi bien pendant la grossesse qu'à n'importe quelle période de l'accouchement; elles sont provoquées surtout par les douleurs de l'enfantement chez des femmes sensibles, et se déclarent pendant la dilatation de l'orifice, ou pendant l'engagement et le passage de la tête, ou bien sous l'influence du spasme utérin (§ 553); elles disparaissent aussitôt après l'accouchement. Elles ne menacent d'ordinaire la vie ni de la mère ni de l'enfant.

§ 689. *Pronostic.* La gravité extrême de l'éclampsie ressort des terminaisons indiquées § 685. Le pronostic est particulièrement défavorable quand la malade ne reprend pas connaissance après les paroxysmes, quand le travail n'est qu'à son début, quand il existe des obstacles à l'expulsion du fœtus, tels que l'angustie pelvienne etc., et que des opérations obstétricales graves deviennent nécessaires, et quand des attaques très-violentes et très-longues se succèdent coup sur coup. On a aussi remarqué que des sujets robustes et pléthoriques courent plus de risques que des femmes plus délicates et disposées à l'hystérie.

[1] Kiwisch, ouvrage cité, p. 78.

Les affections du cœur et du poumon et un degré avancé de néphrite albumineuse constituent des complications particulièrement dangereuses. La persistance d'un état tétanique avec tremblement des membres, le refroidissement des extrémités, l'affaissement des traits, la fréquence et la petitesse extrême du pouls, l'extension de l'œdème pulmonaire, sont les signes d'une terminaison sûrement fatale. — Au contraire, si les convulsions n'éclatent que vers la fin de la période d'expulsion, de sorte que l'accouchement est rapidement achevé par la nature, ou peut être facilement terminé par l'intervention de l'art, si la durée et l'intensité des paroxysmes est moindre, et si les malades reprennent entièrement connaissance après chaque accès, un traitement approprié réussit souvent à sauver la mère et l'enfant. L'éclampsie est également moins dangereuse, toute proportion gardée, quand elle se déclare après l'accouchement et pendant la puerpéralité.

Des cas où la maladie éclate avant le début de l'accouchement, où le nombre et l'intensité des accès est considérable et où les malades ne reprennent connaissance qu'après un temps relativement long, même pendant les intervalles des accès, peuvent, par exception, se terminer heureusement pour la mère, comme le prouve, entre autres, une de nos observations [1]. La malade eut trente-deux accès très-intenses, resta plusieurs jours sans connaissance, et guérit cependant complétement.

Boër avait déjà fait remarquer que les femmes à systèmes osseux et musculaire fortement développés, qui sont atteintes de convulsions, y succombent le plus souvent.

§ 690. *Traitement.* On peut essayer un traitement *prophylactique* pendant les derniers mois de la grossesse, dans les cas où un œdème considérable et la présence de beaucoup d'albumine dans l'urine font craindre l'invasion de l'éclampsie. On cherche à améliorer la composition du sang chez les anémiques par les toniques, tels que le tannin et le fer etc., associés à des aliments riches en principes albumineux (lait, œufs, viande); on entretient la liberté du ventre, on favorise la sécrétion des reins en administrant les acides végétaux sous forme de limonade, et celle de la peau en prescrivant l'usage de la flanelle, les bains etc. Quand les prodromes de l'éclampsie existent chez des femmes pléthoriques, on parvient parfois à empêcher l'explosion des attaques par un traitement antiphlogistique prompt et énergique, et si le travail en est déjà arrivé à la période d'expulsion, en extrayant rapidement le fœtus, tout en s'efforçant de ménager la mère, qu'on peut chloroformer, si elle est très-excitable, pour diminuer sa sensibilité maladivement exaltée.

Pendant les convulsions, il faut prendre garde que la femme ne se blesse pas en heurtant des objets résistants, mais sans empêcher par la force ses mouvements convulsifs, et sans céder à la tentation de redresser les pouces fléchis dans la paume de la main. Pour que la langue ne soit pas blessée, on introduit entre les dents un manche de cuiller ou un corps analogue entouré de linges; si l'on remarque un commencement de contractions, il faut de temps en temps pratiquer le toucher aussi doucement que possible pour être toujours au courant des progrès du travail, et se conduire en conséquence.

(1) Voy. *Neue Zeitschr. f. Geburtsk.*, t. XXV, p. 118.

Le traitement *thérapeutique* commence (à moins que le travail ne soit arrivé à la période d'expulsion, ce qui permet d'ordinaire de le terminer sans difficulté par l'intervention de l'art) par une copieuse *saignée* de 400 à 600 grammes, qu'on pratique en faisant à la veine une large ouverture, pour que le sang s'écoule rapidement par un jet vigoureux. La quantité de sang qu'il faut enlever dépend, sans doute, de la constitution plus ou moins forte et pléthorique, et de l'intensité de la congestion de la tête; mais, en général, il vaut mieux en prendre trop que trop peu, sans se laisser arrêter par la petitesse apparente du pouls et la pâleur livide du visage. L'observation générale démontre que la saignée, si elle n'est pas contre-indiquée par une anémie et une hydrémie réelle, est de la plus grande utilité dans l'éclampsie, tant à cause de l'impression puissante qu'elle fait sur le système nerveux, que parce qu'elle amène une diminution de l'hypérémie du cerveau et des poumons, qui se déclare pendant les paroxysmes et qui met la vie en danger. Par la même raison, il faut immédiatement après appliquer de 16 à 20 sangsues aux tempes ou derrière les oreilles, ou bien des ventouses scarifiées à la nuque, et entretenir pendant longtemps l'écoulement du sang. Si les convulsions continuent et que la face se cyanose, il faut renouveler la saignée après six, huit, douze heures. Il est indispensable de faire en même temps des applications froides sur la tête sous forme de vessies remplies de glace, de fomentations de Schmucker, ou d'affusions froides. Pour obtenir une révulsion, on applique après la saignée des sinapismes à la nuque, aux bras et aux mollets, des cataplasmes chauds ou des linges trempés dans du vinaigre chaud aux pieds, et on donne des lavements excitants de vinaigre, de sel, de savon etc. Dans quelques cas, on a tiré de très-bons effets d'un bain général tiède (additionné au besoin de vinaigre), surtout en continuant pendant le bain les applications froides sur la tête. Après le bain, on enveloppe la malade dans une couverture de laine chauffée, et on la remet au lit; nous recommandons aussi de laver tout le corps avec du vinaigre chaud. Quand on peut employer des médicaments internes, le calomel est surtout utile à doses de 25 centigrammes répétées plusieurs fois jusqu'à production de selles pultacées. On peut aussi administrer le tartre stibié (10, 15 centigrammes pour 120 grammes d'eau distillée), mais sans en continuer trop longtemps l'emploi. Dans beaucoup de cas, le traitement antiphlogistique vigoureux indiqué plus haut suffit parfaitement. On peut, plus tard, se contenter de donner au besoin quelques émulsions huileuses.

S'il s'agit, au contraire, de femmes plutôt anémiques, d'un habitus nettement chlorotique et d'une constitution faible et délicate, il faut se borner à faire tout au plus des émissions sanguines locales à la tête; et quand un traitement antiphlogistique vigoureux est suivi de symptômes caractéristiques d'anémie sans que les convulsions s'arrêtent, il ne peut plus du tout être question de tirer encore du sang. Dans ce cas, on n'emploie plus que le froid et les révulsifs à l'extérieur; à l'intérieur, nous recommandons surtout, pour diminuer la forte excitabilité réflexe, *l'opium ou la morphine jusqu'à production de sommeil.* L'acide cyanhydrique ou le cyanhydrate de potasse (Meissner), la belladone, la teinture de stramonium, de noix vomique, le camphre, la digitale, le castoréum, le sulfate de cuivre ammoniacal, sont beaucoup moins efficaces ou n'ont aucune utilité. Enfin, le musc, recommandé par quelques auteurs, ne peut être employé qu'en cas de collapsus général et quand la vie est sur le point de s'éteindre. — Dans les cas rares où l'éclampsie résultait d'une indigestion, on a donné avec succès des vomitifs dès le début. — On n'a pas encore expérimenté suffisamment les acides végétaux, tels que l'acide citrique, l'acide tartrique et surtout l'acide benzoïque, recommandés par Frerichs et Litzmann pour neutraliser l'ammoniaque du sang. Quand il existe une néphrite albumineuse, ils servent au moins, sous forme de limonade, à entraîner avec l'urine les cylindres fibrineux. Quand il est impossible d'administrer des médicaments internes parce que les dents sont fortement serrées, on peut avoir recours, après la saignée ou dès le commencement chez les sujets anémiques et faibles, à des *injections sous-cutanées de morphine* (25 milligrammes d'acétate de morphine par dose), et aux *inhalations de chloroforme*, qui, recommandées d'abord par Simpson et Channing, ont trouvé dans Kiwisch et Braun des défenseurs zélés, et dont l'utilité a été confirmée par beaucoup d'autres médecins. Quand on les emploie largement, elles constituent le moyen le plus rapide pour diminuer l'excitabilité réflexe exagérée, et coupent les accès, ou du moins en modifient l'intensité. Elles ne conviennent pas pendant l'accès convulsif ni dans la période de sopor qui lui succède, et ne doivent être employées que lorsque l'agitation de la malade annonce l'explosion d'un nouveau paroxysme. Si l'on ne parvient pas à prévenir l'attaque, il faut, au contraire, faire en sorte que la malade respire autant que possible un air frais et pur pendant la durée des convulsions et de la période comateuse.

Lorsque l'orifice est complétement dilaté, la poche rompue et la tête assez basse, il faut, de plus, ainsi que nous l'avons déjà dit, terminer l'accouchement par le forceps, ou par l'extraction manuelle, si c'est le pelvis qui se présente. En effet, l'accouchement terminé, il arrive fréquemment que les accès sont suspendus, et on ne peut guère s'attendre, en général, à voir les convulsions cesser plus tôt. Il était de règle autrefois, dans tous les cas d'éclampsie, d'extraire le fœtus le plus tôt possible, et, par suite, de pratiquer l'accouchement forcé, si la dilatation n'était qu'à son début; mais l'expérience n'a pas tardé à mettre hors de doute le danger de cette manière d'agir violente, et l'obstétricie moderne rejette avec raison l'accouchement forcé en pareil cas. Il faut, au contraire, se garder de toute intervention opératoire, jusqu'à ce que l'accouchement puisse, sans difficulté particulière, être terminé par la simple extraction du fœtus. Par contre, dans les cas où il y a beaucoup de liquide amniotique, ou bien quand la poche, distendue par les eaux, presse contre l'orifice utérin, encore peu dilaté, le fœtus se présentant par la tête, il est convenable de faire la ponction des membranes pour diminuer la tension des parois utérines. Mais lorsque la dilatation du col tarde exceptionnellement à se faire par suite de la tension et de la rigidité de ses bords, et que, malgré l'emploi opportun du traitement antiphlogistique, les convulsions continuent avec la même intensité, on doit chercher à favoriser la dilatation en pratiquant de petites incisions sur les bords de l'orifice utérin. Cette manière d'agir permet le mieux d'atteindre sans violence et rapidement le but qu'on se propose, et elle est incontestablement préférable à la dilatation manuelle aidée de l'emploi de la pommade belladonée.

On peut également chercher à seconder la dilatation de l'orifice par l'emploi circonspect du colpeurynter rempli d'eau tiède ou par la douche utérine ascendante chaude. Mais comme il n'y a pas de règle sans exception, l'expérience enseigne que dans des cas désespérés où tous les autres moyens sont restés sans succès, l'accouchement forcé, pratiqué alors que l'orifice utérin est à peine entr'ouvert, se présente comme le seul moyen offrant quelque chance de sauver la vie des malades. — Nous tenons pour complétement inutile dans ces cas l'emploi du seigle ergoté dans le but d'assurer la continuité du travail.

Lorsque les convulsions éclatent pendant la *période de délivrance*, il faut se hâter d'extraire le délivre; si l'on trouve la matrice distendue par des caillots sanguins, il faut également les en retirer, parce qu'il n'est pas rare qu'ils exercent une irritation morbide et agissent comme cause de l'éclampsie.

L'éclampsie survenant pendant *les couches* doit être traitée de même; toutefois, eu égard aux fonctions puerpérales, on sera plus sobre d'émissions sanguines.

Au surplus, comme il survient parfois dans cette maladie de la rétention d'urine, il faut constamment surveiller la vessie, afin de pouvoir, aussitôt qu'on s'aperçoit qu'elle est pleine, éviter les inconvénients qui en pourraient résulter, en pratiquant à temps le cathétérisme.

L'utilité des émissions sanguines a été, dans la plupart des cas, rendue évidente par un si grand nombre d'observations, que les objections qui ont été faites dans les derniers temps contre cette manière d'agir, méritent à peine d'être prises en considération. Nous renvoyons spécialement aux résultats si exceptionnellement avantageux signalés par les Anglais (voy. § 685); ce sont eux précisément qui, dans l'éclampsie, tirent du sang en quantités si énormes, que des médecins allemands n'oseront jamais les imiter.

Brummerstädt [1] croit que si l'on veut employer l'opium avec quelque chance de succès, il importe par dessus tout de l'administrer aussitôt et aussi énergiquement que possible. D'après lui il est indispensable de donner d'emblée 10 à 15 centigrammes d'opium pur (ou la quantité correspondante de teinture) et de faire prendre encore de 5 à 7 1/2 centigrammes du médicament après chaque accès, jusqu'à production du narcotisme, qu'il faut entretenir encore un certain temps après la dernière attaque.

Scanzoni a vu, dans un cas d'éclampsie, de bons effets résulter de l'application souscutanée de la morphine, suivant la proposition de Ch. Hunter. Il fit trois injections sous-cutanées dé méconate acide de morphine, la solution de chaque injection correspondant à 25 centigrammes d'opium; en tout 75 centigrammes d'opium furent donc injectés [2]. — Depuis, les injections sous-cutanées de morphine, à la dose de 25 milligrammes d'acétate, répétées à différentes reprises, ont été employées par d'autres avec les plus heureux résultats.

Le traitement des convulsions hystériques (§ 688) réclame, pendant la période de dilatation, l'emploi des moyens calmants antispasmodiques, tels que la camomille, la valériane, l'asa fœtida, l'opium etc., surtout sous forme de lavements; des sinapismes, des aspersions d'eau froide sur le visage, des lotions vinaigrées, des substances odorantes etc. Dans le but de calmer la sensi-

---

[1] Brummerstädt, *Bericht an d. Central-Hebammenlehranstalt in Rostock*, p. 126.
[2] Voy. Scanzoni, *Beitr. zur Geburtsh. u. Gynäkol.*, t. IV, 1860, p. 293.

bilité de l'orifice utérin , il faut faire dans le vagin des injections tièdes, émollientes, avec addition de substances narcotiques, ou bien des frictions de pommade belladonée sur le col (§ 554). Si, pendant la période d'expulsion , la tête tarde à se dégager, on doit terminer l'accouchement à l'aide du forceps, appliqué avec beaucoup de ménagements. Lorsque des contractions spasmodiques sont la cause du mal , observez les règles de conduite tracées §§ 554 et 555.

Des *accès d'épilepsie* survenant pendant le travail, passent généralement sans dommage pour la mère comme pour le fœtus ; aussi n'exigent-elles aucune intervention spéciale de la part du médecin ; il faut simplement prendre les mesures ordinaires, veiller à ce que la malade ne se blesse pas, ne se morde pas la langue etc. Ce n'est que quand le travail traîne en longueur, pendant la période d'expulsion , qu'on doit le terminer artificiellement. Si l'épilepsie se complique d'un état de pléthore générale, on peut prévenir des complications fâcheuses en faisant une saignée.

§ 691. Outre les convulsions générales éclamptiques, hystériques et épileptiques dont nous venons de parler, il n'est pas rare d'observer chez les femmes en travail des *spasmes locaux*, et en particulier des mouvements spasmodiques de l'une ou de l'autre cuisse et des crampes des mollets, qui peuvent atteindre un tel degré d'intensité qu'elles arrachent des cris de douleurs et entravent la marche du travail. Ces accidents se déclarent le plus fréquemment pendant la période d'expulsion et proviennent de la pression et du tiraillement que subissent certains nerfs du bassin, par exemple des branches du plexus sacré, du nerf sciatique, du nerf obturateur etc. Aussi les observe-t-on fréquemment lors des opérations obstétricales et surtout de l'application du forceps. D'après le principe des irradiations, ils apparaissent sous forme de crampes des mollets ; souvent aussi on les voit s'associer sympathiquement aux spasmes utérins (§ 551).

Traitement. Un changement d'attitude, une modification dans la direction des cuillers du forceps, des frictions pratiquées sur les cuisses, simplement avec les mains échauffées ou avec des morceaux de flanelle chaude , procurent le plus souvent un soulagement sensible. Lorsqu'il y a en même temps des spasmes utérins, on a recours au traitement indiqué au § 554.

BIBLIOGRAPHIE.

Convulsions puerpérales.

Denman, *Thom.*, Essay on puerperal convulsions. London 1768.

Gehler, Diss. I et II. De eclampsia parientium, morbo gravi quidem neque adeo funesto. Lipsiæ 1776, 1777.

Bör, *Luc.*, Aphorismen über Fraisen (Abhandl. etc., t. II, 4e partie, 1807, p. 89).

Baudelocque, *A. C.*, Sur les convulsions qui surviennent pendant la grossesse etc. Paris 1822, in-4º.

Chaussier, Considérat. sur les convulsions qui attaquent les femmes enceintes. Paris 1823, 2e édit., 1824.

Miquel, *A.*, Traité des convulsions chez les femmes enceintes, en travail et en couches. Paris 1823.

Velpeau, Des convulsions chez les femmes pendant la grossesse, le travail et après l'accouchement. Thèse de concours. Paris 1834.

Capuron, Mémoire sur les convulsions pendant la grossesse et l'accouchement (Journal de méd., 1836).

Stein, E. S., Tractatus de eclampsia. Hagæ 1837, in-8º.

Desormeaux, Dictionnaire en 30 volumes, article Éclampsie.

Johns Robert, Mémoire sur les convulsions puerpérales (traduit dans le journal de chirurgie de Malgaigne, 1843).

Cahen, Sur l'éclampsie puerpérale. Thèse de doctorat. Paris, 18 juillet 1846.

Landsperg, Ueber das Wesen und die Bedeutung der eclamps. parturientium (Oppenheim's Zeitschrift für die gesammte Medicin. Hamburg 1846, nos 7 et 8).

Devilliers et *Regnauld*, Recherches sur les hydropisies des femmes enceintes (Arch. gén. de méd., 4e série, février, mai et juillet 1848).

Blot, Hipp. De l'albuminurie chez les femmes enceintes. Thèse de Paris, 1849.

Depaul, Note sur un cas rare d'éclampsie, lue à l'Académie de médecine, le 9 juillet 1851 (Bulletin de l'Acad. de méd., t. XVI, p. 1054).

Litzmann, Die Bright'sche Krankheit und die Eclampsie der Schwangeren, Gebärenden und Wöchnerinnen (Göschen's deutsche Klinik, 1852, nos 19-31; — 1855, nos 29 et 30, et Monatsschr. f. Geburtsk., t. XI, 1858, p. 414).

Mayer, C. A. L., Anal. ad gravid., part. et puerper. albuminuriam. Diss. inaug. Berolini 1853.

Legroux, Note sur l'éclamp. albumin. (Union méd., 1853).

Wieger, F., Recherches critiques sur l'éclampsie urémique (Gazette méd. de Strasb., nos 6-12, 1854, et tirage à part; travail d'une très-grande valeur).

Mascarel, Mémoire sur les convulsions des femmes enceintes. Mémoire présenté à l'Acad. de méd., le 9 novembre 1852 (Bulletin de l'Acad. de médecine, 1852, t. VIII, p. 184). — *Depaul*, Rapport sur le Mémoire de *Mascarel* (Bulletin de l'Acad. de méd., 3 janvier 1854, t. XIX, p. 266).

Chailly, De l'éclampsie puerpérale (Revue de thérap. médico-chir., 1855).

Imbert-Gourbeyre, De l'albuminurie puerpérale et de ses rapports avec l'éclampsie. Paris 1856.

Braun, C., Des convulsions chez les femmes enceintes (Wien. med. Wochenschrift, et Gazette hebd. de méd. et de chirurg. Paris 1854, n° 16). — *Braun, C.*, Zur Lehre und Behandl. der in der Fortpflanzungsperiode des weiblichen Geschlechts vorkommenden Convulsionen etc. (Klinik der Geburtsh., t. II, p. 249, et Lehrbuch der Geburtsh. Wien 1857, p. 458.) — Du diagnostic, du pronostic et du traitement de l'éclampsie urémique, trad. par Pétard (Revue étrangère médico-chirurgicale, 1858, nos 40 et 42, et Annuaire de littérature médicale étrangère, 1859, p. 283-314).

Gendrin, Des convulsions qui surviennent pendant la grossesse et après l'accouchement (Gazette des hôpit., 1854, nos 1 et 5).

Krassnig, Neunzehn neue Beobachtungen über Eclampsie d. Schwang., Gebär. und Wöchnerinnen, u. ihren Zusammenhang mit der Bright'schen Nierenerkrankung (Wiener Spital-Zeitung, 1859, nos 17-24).

Fauque, De l'emploi du chloroforme dans l'éclampsie. Thèse. Strasbourg 1859.

Horand, De la supériorité du chloroforme sur les saignées dans l'éclampsie. Lyon 1860.

Cavasse, Traitement des accidents urémiques de l'état puerpéral (Revue de thérap. méd. chir., 1861).

Fournier, Alfred, De l'urémie. Thèse de concours pour l'agrégation de médecine, Paris 1863.

Abeille, Traité des maladies à urines albumineuses. Paris 1863.

Betschler, J. W., Zur Lehre von den puerperalen Krämpfen (Klin. Beit. zur Gynäkologie, fasc. 2. Breslau 1864, p. 24-85).

Brummerstädt, W., Bericht a. d. Central-Hebammenlehranstalt in Rostock, nebst einer statist. Zusammenstellung aus 135 theils veröffentlichten, theils noch unbekannten Fällen von Eclampsie. Rostock 1866.

C. *Syncopes survenant pendant le travail (dystocia lipothymica).*

§ 692. Les *syncopes*, en exceptant celles qui sont causées par des hémorrhagies externes ou internes, et par les lésions graves des voies génitales dont il sera question plus bas, sont, à tout prendre, des phénomènes rares pendant le travail. Au contraire, on observe assez souvent des lipothymies passagères sans hémorrhagie notable, après l'accouchement, surtout quand celui-ci s'est terminé trop brusquement (§ 656). Elles ont pour cause la déplétion subite de la matrice; dans ce cas, le sang faisant irruption dans les vaisseaux des cavités abdominale et pelvienne dégagés de toute pression, est soustrait en trop grande quantité au cerveau et au cœur.

A cet accident sont surtout prédisposées les constitutions délicates, excitables et nerveuses. Lorsque les syncopes surviennent dans le cours même du travail, sans qu'il n'existe ni hémorrhagie ni lésion des parties génitales, elles sont occasionnées le plus souvent par une des causes suivantes : une grande inquiétude, une frayeur subite ou d'autres impressions morales, le séjour dans une atmosphère trop chaude, dans des pièces trop étroites, saturées d'un air vicié, un bruit violent et rapproché, des impressions désagréables des organes des sens en général, la réplétion du canal intestinal, et principalement les maux de l'enfantement; aussi surviennent-elles plus particulièrement quand les contractions utérines s'accompagnent de douleurs excessives (§ 551).

§ 693. Le *traitement* exige l'éloignement des causes productrices et l'emploi des moyens analeptiques ordinaires. Pour ce qui est de la première indication, il devient nécessaire, tantôt de calmer l'état moral par des paroles de consolation, tantôt de modérer la température, d'assainir l'air en ouvrant avec précaution une fenêtre, tantôt de donner des lavements apéritifs etc. Contre les douleurs excessives, il faut tenir la conduite indiquée au § 554. On doit y ajouter les différents moyens dont on se sert d'ordinaire pour rappeler à la vie les personnes en état de syncope, tels que : aspersions d'eau froide sur le visage, lotions vinaigrées, application sous le nez de substances odorantes, frictions et autres moyens du même genre. Si nonobstant les accès se répètent, et que le travail ne fait pas de progrès pendant la période d'expulsion, on doit le terminer selon les règles de l'art avec lenteur et ménagements. Après la naissance de l'enfant, il est utile de faire une compression convenable du bas-ventre.

D. *Vomissements excessifs pendant le travail (dystocia vomitoria).*

§ 694. Aux accidents les plus fâcheux de l'accouchement appartiennent sans contredit les *vomissements de mauvaise nature (hyperemesis)*, caractérisés par ce fait qu'ils se répètent très-souvent, ne tardent pas à épuiser complétement les femmes en travail, et affaiblissent notablement l'énergie des contractions utérines, qu'ils finissent même par suspendre totalement. Au début, les matières vomies consistent en restes d'aliments; bientôt ce ne sont plus que des liquides gastriques mêlés ou non de bile. A la fin, le vomissement se transforme en de simples vomituritions, qui ne cessent que lorsque l'utérus est complétement débarrassé de son contenu. Parfois il s'y ajoute sympathiquement des convulsions générales.

§ 695. La *cause* prochaine de ces vomissements est une excitation sympatique excessive des nerfs de l'estomac, produite par les contractions utérines, et qui porte le plus grand préjudice au libre développement du travail. On observe surtout cet accident très-pénible chez les personnes nerveuses, faibles, déjà sujettes antérieurement aux gastralgies et aux hypéresthésies des nerfs gastriques ; enfin, chez les femmes qui présentent des symptômes de chlorose. Les causes occasionnelles sont les refroidissements, les irritations gastriques, la réplétion de l'estomac par des infusions théiformes, ou les impressions morales. Dans beaucoup de cas, le vomissement n'est qu'une affection sympathique, un phénomène réflexe provenant de l'excitation de la sphère nerveuse de l'utérus, et parfois il s'accompagne de contractions spasmodiques. Dans ce dernier cas, on a surtout à craindre l'explosion de convulsions générales.

Les vomissements causés par des gastrites, des ulcères, des cancers de l'estomac ou d'autres maladies, ne rentrent pas dans notre sujet.

§ 696. Le *traitement* doit, dans beaucoup de cas, se borner d'abord à des moyens externes, car tout ce que l'on administre à l'intérieur est immédiatement rejeté. Pour ce motif, la femme en travail doit s'abstenir, autant que possible, de toute boisson, ou ne boire tout au plus que par petites gorgées ; elle doit rester tranquille dans la position horizontale, car le moindre mouvement, l'usage de la voix même, l'action de se soulever, rappellent le vomissement. On peut faire sur la région épigastrique des fomentations de substances aromatiques, spiritueuses, telles que cataplasmes de mie de pain, vin et épices, rhum chaud, eau-de-vie forte etc. ; ou bien l'on peut appliquer des sinapismes, des emplâtres de raifort et autres épispastiques du même genre ; des lavements de camomille ou de valériane additionnés d'opium procurent parfois du soulagement. A l'intérieur, il faut essayer l'usage de l'opium, de la morphine, des pilules de glace, une forte infusion de café avec du jus de citron donnée par cuillerées à café, la potion de Rivière etc. Ce n'est que dans les cas où le mal provient manifestement d'une irritation gastrique qu'on doit chercher à solliciter et à favoriser le vomissement, en faisant boire de grandes quantités d'une infusion faible de camomille etc., jusqu'à ce que l'estomac se soit débarrassé du contenu qui le surchargeait. On doit également, dans ces conjonctures, donner des lavements laxatifs. — Enfin, si le vomissement ne cède pas aux moyens indiqués, et si pendant ce temps la nature a pour le moins préparé l'expulsion du fœtus, l'accouchement artificiel est indiqué.

E. *Phénomènes fébriles et inflammatoires survenant pendant l'accouchement (dystocia inflammatoria).*

§ 697. Parfois l'accouchement vient compliquer des *phénomènes fébriles et inflammatoires*. A cette catégorie appartiennent les dyscrasies aiguës du sang, telles que le typhus, la cholérine, l'urémie, les crases sanguines varioleuse, scarlatineuse et morbilleuse, le processus dysentérique, le choléra, la fièvre intermittente, ainsi que les inflammations des organes encéphaliques, thoraciques et abdominaux etc.

Toutes ces maladies méritent ici une attention particulière, en tant qu'elles peuvent devenir plus dangereuses pour la mère et pour l'enfant au moment de la parturition, qu'à toute autre époque. Elles ont de plus, assez souvent, une influence fâcheuse sur la marche du travail lui-même, qui peut en être tantôt retardé, tantôt accéléré. Quelques états morbides du sang prédisposent particulièrement aux métrorrhagies pendant la période de délivrance et pendant les couches. Cependant on n'observe, dans beaucoup de cas, aucune influence spéciale de l'accouchement sur la maladie, ni de la maladie sur l'accouchement, lequel se termine d'une façon tout à fait normale.

Kiwisch [1] a publié deux cas de dissolution aiguë du sang, avec atrophie du foie, qui devinrent mortels peu après l'accouchement. A ce propos il rappelle qu'on a l'occasion d'observer, surtout pendant le règne d'épidémies puerpérales violentes, des femmes en travail qui, sans lésions notables, ont une fièvre intense, une faiblesse extrême, les traits du visage décomposés, la langue sèche, qui souffrent d'anomalies des contractions et ne tardent pas à succomber après l'accouchement, souvent au bout de peu d'heures. Dans quelques cas, l'autopsie ne révèle aucune localisation appréciable de la maladie, mais simplement un état de dissolution du sang. — Kiwisch a le grand mérite d'avoir, le premier, traité d'une façon détaillée la question de la complication des maladies aiguës par la grossesse et l'accouchement, d'après les nombreuses observations recueillies dans les Maternités de Vienne et de Prague. Son ouvrage renferme des cas très-intéressants d'accouchements compliqués par le typhus, la variole, la scarlatine, la rougeole, la grippe, le choléra, la dysenterie, la pneumonie, la pleurésie, l'endocardite, la péritonite, la méningite, la tuberculose aiguë et chronique, la fièvre intermittente etc. [2]. — Hecker [3] a fourni un contingent précieux à cette importante matière. Dans son ouvrage, il apprécie tout d'abord l'influence nuisible de la grossesse sur les maladies chroniques du cœur; il relate : 1º un cas de rétrécissement modéré de la valvule mitrale, qui occasionna une mort subite pendant la grossesse, par œdème aigu du poumon ; 2º un cas d'insuffisance de la valvule mitrale, avec irrégularité complète des mouvements cardiaques après l'accouchement; mort au vingt-troisième jour ; 3º une méningite tuberculeuse qui eut une issue mortelle au début du travail, et exigea, pour sauver la vie de l'enfant, l'accouchement forcé ; 4º une grossesse gémellaire compliquée de bronchite et de pneumonie, d'où résultèrent, au moment du travail, des accès d'étouffements qu'on ne put arrêter que par l'accouchement forcé.

Kiwisch [4] admet des fièvres particulières aux femmes enceintes et en couches, et cite, à l'appui de son opinion, des cas où le fœtus naquit dans un état de putréfaction, d'autres où les femmes succombèrent à la fièvre puerpérale. Nous pensons que cette supposition n'est pas suffisamment fondée ; nous ne voyons là que de simples phénomènes fébriles, tantôt symptomatiques de la mort du fœtus, tantôt prodromiques de la fièvre puerpérale ou; ce qui est beaucoup plus rare, du typhus et d'autres dyscrasies sanguines. La fièvre puerpérale s'annonce quelquefois avant et pendant l'accouchement; c'est là un fait reconnu et que nous avons nous-même observé souvent, en particulier lors de l'épidémie qui régna de 1851 à 1852 à la Maternité de Dresde. Dans ces cas, les enfants naissent généralement peu vivaces, et succombent fréquemment dès les premiers jours.

[1] Kiwisch, *Die Geburtskunde etc.*, 2e part., 1er fasc. Erlangen 1851, p. 49 et 50.
[2] Kiwisch, *loc. cit.*, p. 144 et suiv.
[3] Hecker, *Klinik d. Geburtsk.*, p. 172.
[4] Kiwisch, *loc. cit.*, p. 124.

Jusqu'à quel point les maladies exercent-elles une influence fâcheuse sur la marche du travail? Nous renvoyons, sur ce sujet, aux §§ 570 et 571, où nous avons traité de l'insuffisance des forces destinées à seconder les contractions utérines.

§ 698. Pour ce qui régarde le *diagnostic,* il est avant tout nécessaire de s'assurer si les phénomènes fébriles et inflammatoires ne proviennent pas d'une inflammation du péritoine, de la matrice ou du vagin, résultant de l'acte même de la parturition.

Les anamnestiques, l'observation attentive du travail, l'exploration externe et interne, éclairciront sûrement cette question. S'il s'agit d'une affection étrangère à l'accouchement proprement dit, le diagnostic découlera des symptômes existants, dont l'appréciation rentre dans le domaine de la pathologie spéciale.

§ 699. Le *traitement* ne peut être souvent que symptomatique; aussi longtemps que le travail en est encore à la période de préparation, il faut parfois se contenter de donner des soins convenables aux malades et de les soulager. Dans ce but, on tâche de les placer dans la situation la plus commode, de maintenir le silence dans leur entourage, de bien aérer la chambre et d'y entretenir une température convenable; on cherche à calmer leur moral, on leur interdit tout effort d'expulsion, et on leur donne, selon les exigences thérapeutiques de la maladie, des boissons soit acidules, tempérantes, soit légèrement excitantes, des émulsions etc. Le traitement proprement dit, si toutefois on a le temps d'en instituer un pendant le travail, doit être réglé conformément aux principes de la thérapeutique spéciale; c'est ainsi qu'il faut faire aussitôt une saignée en cas d'inflammation violente etc. Mais quand, après la dilatation complète du col et l'écoulement des eaux, le travail traîne en longueur, et que la malade se sent abattue et épuisée, il ne faut plus tarder longtemps à faire l'accouchement artificiel, soit à l'aide du forceps, si celui-ci est applicable, soit par l'extraction manuelle, en cas de présentation du pelvis. Il paraît utile, en même temps, de solliciter les contractions utérines par des frictions sur le fond de la matrice, pour parer à la métrorrhagie qui pourrait résulter de l'atonie de l'utérus pendant la période de délivrance. Lorsqu'il y a danger de mort imminente, surtout *en cas d'apoplexie, de suffocation ou d'inflammation violente,* on ne peut, si tous les autres moyens sont restés sans succès, attendre la dilatation spontanée du col; il faut alors entreprendre l'accouchement forcé, c'est-à-dire compléter la dilatation (après avoir, au besoin, pratiqué des incisions sur les bords de l'orifice), et puis extraire le fœtus selon les règles de l'art.

F. *Épistaxis, hémoptysies et entérorrhagies pendant l'accouchement (dystocia hæmorrhagica).*

§ 700. L'*épistaxis* survenant pendant le travail est souvent un phénomène salutaire, critique, surtout quand il existe des douleurs congestives de la tête et d'autres symptômes d'hypérémie du cerveau et de ses enveloppes. Ce n'est que quand elle dégénère en une véritable hémorrhagie, au point qu'il survient des signes d'une anémie notable, qu'il faut arrêter le saignement par les moyens connus ; au besoin, on doit même, après la dilatation complète du col, terminer l'accouchement par l'intervention de l'art, car parfois l'épistaxis ne cède qu'à ce moyen.

§ 701. L'*hémoptysie* et l'*hématémèse* exigent une position plutôt assise que couchée sur le lit de travail, le plus strict repos du corps et de l'esprit, une température fraîche dans l'appartement, des boissons tempérantes, acidules, et une saignée révulsive, quand les accidents prennent un caractère d'acuité ; enfin, après la dilatation complète du col, la terminaison artificielle du travail. Si l'hémorrhagie atteint un degré qui mette la vie en danger pendant la période de dilatation, l'accouchement forcé peut même, dans des cas rares, trouver son indication.

Les *hémorrhagies par le rectum*, en tant que flux hémorrhoïdaux, procurent le plus souvent du soulagement ; ce n'est que lorsqu'elles dégénèrent en une véritable hémorrhagie profuse qu'une intervention thérapeutique, consistant en lavements d'eau glacée etc., peut devenir nécessaire.

G. *Hernies du bas-ventre, varices et chute du rectum pendant l'accouchement (dystocia herniosa, varicosa et proctocelica).*

§ 702. Outre les hernies du vagin (§ 617), les *hernies inguinales, crurales, ombilicales et abdominales*, survenant chez les femmes en travail, méritent aussi une attention particulière, car elles peuvent s'étrangler, bien que l'expérience ait prouvé que le fait n'arrive que rarement pendant l'accouchement ; dans ce cas, elles ne laissent pas que de menacer sérieusement la vie de la mère. Afin donc de prévenir l'étranglement d'une de ces hernies, il faut que, dès le début du travail, les femmes qui en sont atteintes prennent la position horizontale, la tête seule étant un peu plus élevée, et qu'elles s'abstiennent de tout effort d'expulsion. On réduit la hernie et on la fait maintenir, jusqu'à la fin de l'accouchement, par les doigts d'un aide appliqués sur l'orifice herniaire, ce qu'il est surtout important de faire avec soin au moment des contractions. Pour les hernies ombilicales, il suffit d'appliquer un bandage de corps approprié. Mais si la hernie ne se laisse pas réduire, et si les symptômes ordinaires de l'étranglement à son début viennent se déclarer, il faut, aussitôt que possible, terminer l'accouchement selon les règles de l'art, puis reprendre les tentatives de réduction. S'ils restent encore infructueux, la herniotomie est indiquée.

Dans les cas extrêmement rares où la matrice gravide fait partie d'une hernie inguinale (*hystérocèle inguinale*), il faut, lorsque l'accouchement par l'extraction du fœtus à travers les voies naturelles est impossible, recourir à l'opération césarienne (¹). Le cas

(¹) Voy. Théophile Fischer, in *London and Edinb. monthly journal*, janv. 1842. — *Schmidt's Jahrbb.*, t. XXXVII, p. 75. — Ladesma, in *Journal de médecine et de chirurgie*, janv. 1842.

signalé par Skrivan [1] est douteux et doit être considéré, d'après les recherches de Lumpe, comme une grossesse extra-utérine développée dans un sac de hernie inguinale [2].

§ 703. Quelquefois les *bourrelets hémorrhoïdaux* et les *chutes du rectum* font une très-grande saillie pendant l'accouchement, se gonflent notablement et s'enflamment de façon à occasionner beaucoup de douleur. Les tumeurs hémorrhoïdales sont, de plus, sujettes à éclater, et exposent ainsi à des hémorrhagies profuses.

La position la plus convenable à donner aux malades pendant le travail est le décubitus latéral; il faut leur interdire de pousser au moment des contractions, et faire sur les tumeurs des applications d'eau froide, d'eau de Goulard etc. — Le rectum prolabé sera réduit à l'aide de deux doigts graissés, et maintenu, jusqu'après l'expulsion de l'enfant, au moyen d'une éponge huilée ou d'une compresse. Si par ces moyens on ne parvient pas à procurer un soulagement suffisant, et si le travail traîne en longueur, la tête étant à la vulve, il faut appliquer le forceps.

Les *varices considérables des extrémités inférieures* exigent, pendant l'accouchement, un simple pansement compressif avec des bandes ou des bas lacés appropriés, afin d'éviter qu'elles n'éclatent. Les hémorrhagies causées par la déchirure des tumeurs variqueuses des jambes peuvent être arrêtées par une compression vigoureuse et prolongée.

Pour les *tumeurs variqueuses des grandes lèvres*, voy. § 616.

H. *Ruptures de la matrice, du vagin, du périnée et des ligaments du bassin pendant l'accouchement (dysrhexitocia, partus cum rupturis complicatus).*

A. ACCOUCHEMENTS VICIEUX PAR SUITE DE DÉCHIRURES DE LA MATRICE
(DYSTOCIA E METRORRHEXI).

§ 704. Les *déchirures de la matrice* appartiennent, sous plus d'un rapport, aux accidents les plus graves qui puissent se rencontrer pendant le travail; non-seulement, en effet, elles entraînent, en général, la mort de la mère et de l'enfant, mais elles font naître facilement, surtout quand elles se produisent dans le cours d'une intervention opératoire, le soupçon d'une faute obstétricale, et portent atteinte à la réputation de l'accoucheur. Bien que ce genre de dystocie soit relativement plus rare depuis que l'art des accouchements est passé entre de meilleures mains, cependant, en jetant les yeux sur la littérature du sujet, on voit que la statistique s'enrichit chaque année d'un nombre respectable de nouveaux cas, sans compter ceux, assurément nombreux, qui, pour des raisons qu'il est facile de comprendre, ne parviennent pas à la publicité.

[1] Voy. *Wien. Zeitschr.*, VII, 9, 1851.
[2] Voy. *Zeitschr. der Wiener Aerzte*, 9e année, fasc. 2 et 6, 1853.

§ 705. Le plus souvent, la rupture de l'utérus se produit à la paroi postérieure de l'organe, au point de la portion cervicale qui correspond au promontoire; cet accident résulte habituellement de la pression et de l'espèce d'écrasement que cette région subit assez souvent pendant l'accouchement. Il se produit d'abord une usure par frottement, qui amène finalement une rupture. En outre, l'utérus peut se déchirer en un point quelconque de ses parois, sous l'influence d'une disposition morbide, ou par suite d'une violence extérieure, par exemple d'une manœuvre opératoire. Après la partie postérieure du segment inférieur, ce sont surtout les parois latérales, notamment le côté gauche du col, qui présentent des solutions de continuité par usure et par déchirure. La paroi antérieure est la partie la moins exposée à la lésion qui nous occupe, parce que ce n'est pas habituellement le col de la matrice qui subit la pression la plus forte à la région antérieure du bassin, mais bien la partie supérieure de la paroi correspondante du vagin. La direction des ruptures varie selon la direction prédominante des fibres musculaires; elle est tantôt diagonale, tantôt transversale, le plus rarement longitudinale. Leur grandeur et leur étendue sont naturellement très-variables; il est bon de se rappeler que sur le cadavre elles ne se présentent avec leur longueur primitive que dans les cas où la matrice a perdu sa contractilité immédiatement après leur production, tandis qu'elles paraissent souvent beaucoup plus petites par suite de la contraction de l'organe. Parfois ce ne sont que de simples perforations du tissu utérin, notamment dans les cas où la matrice a été serrée contre une aspérité osseuse ou lésée par un instrument.

Il faut séparer complétement des ruptures utérines dont il est question ici les déchirures plus ou moins profondes des bords de l'orifice utérin qui se produisent fréquemment pendant l'acte de la parturition, et qui ne présentent, d'ordinaire, aucune gravité. De pareilles déchirures ne prennent de l'importance que lorsqu'elles dépassent les fibres circulaires de l'orifice interne; elles peuvent être parfois le point de départ d'une rupture s'étendant consécutivement jusqu'aux parois du corps de la matrice.

Stein neveu admet que les déchirures du col, qu'on rencontre assez souvent dans les cas d'angustie pelvienne, proviennent de ce que la tête, ne pouvant pas s'engager dans le détroit supérieur, est déviée latéralement, et se trouve serrée comme un coin, par les contractions, contre un des côtés du col de la matrice. C'est, dit-il, en raison de ce mécanisme que ces ruptures ne se produisent jamais quand la tête est enclavée et se trouvent toujours à l'un des côtés du col; le plus souvent elles siégent au côté gauche [1].

D'après Ingleby, la fréquence des ruptures utérines oscille entre 1 : 300 et 1 : 4000. Bluff admet la proportion de 1 : 466. Collins a vu, sur 16,414 accouchements, 34 cas de rupture de la matrice, c'est-à-dire 1 : 482 (2 femmes guérirent, l'une d'elles accoucha encore deux fois). M'Clintock en a observé 9 cas sur 6634 accouchements (1 : 737). Ramsbotham rapporte que sur 48,719 accouchements, qui eurent lieu à la Royal Maternity Charity de Londres, dans un laps de temps de vingt et un ans, on constata 11 cas de ruptures de la matrice ou du vagin (1 : 4429) [2].

[1] G. W. Stein, *Lehre der Geburtshülfe*, 1825, p. 251.
[2] Voy. Arneth, *Die geburtshülfliche Praxis etc.*, 1851, 184.

Les calculs statistiques de Franque[1] donnent 114 ruptures sur 867,708 accouchements (1 : 3225).

§ 706. Selon que les différentes couches du tissu utérin ont été plus ou moins complétement séparées, on divise les ruptures de la matrice en *pénétrantes* ou *complètes*, et en *non pénétrantes* ou *incomplètes*. Dans les premières, la cavité de la matrice communique librement avec celle de l'abdomen; dans les secondes, la tunique péritonéale de l'utérus est intacte et la couche musculaire seule est déchirée, ou bien — ce qui est très-rare — la lésion ne porte que sur le péritoine et a respecté le parenchyme utérin proprement dit. Très-souvent on rencontre en même temps une déchirure de la voûte vaginale; beaucoup plus rarement, la lésion s'étend à la vessie et au rectum. Les plaies pénétrantes sont rares à la région antérieure, parce que le vagin dépasse le bord supérieur de l'entrée du bassin, et que la portion du col située au-dessus de lui n'est pas revêtue par le péritoine dans toute sa hauteur; en arrière, au contraire, toute la région sus-vaginale du col étant tapissée par le péritoine, une rupture de cette partie entraîne nécessairement l'ouverture du sac péritonéal. Les autres résultats de l'autopsie sont très-variables, ce qui dépend en partie du temps plus ou moins long qui s'est écoulé entre la production de la rupture et la mort. Les lèvres de la plaie sont tantôt minces, déchiquetées, tantôt boursoufflées, enflammées; le tissu utérin environnant est tantôt sain, tantôt altéré, friable, gangréneux et présente des signes plus ou moins accentués d'inflammations; le péritoine avoisinant est tantôt normal, tantôt enflammé sur une grande étendue. L'extravasat sanguin contenu dans la cavité abdominale peut être très abondant ou très-insignifiant; souvent le sang est décomposé. On constate surtout ce dernier fait à la surface interne de l'utérus; le sang paraît changé en une masse onctueuse, couleur chocolat, qui pénètre plus ou moins profondément dans le tissu utérin, le ramollit et lui communique une teinte noirâtre.

Lorsque la plaie n'est point pénétrante, on trouve une simple suffusion sanguine sous le péritoine; pourtant, dans quelques cas, l'épanchement est assez abondant pour distendre la membrane séreuse sous forme de poche.

§ 707. *Symptômes et diagnostic.* Les ruptures de la matrice se produisent le plus souvent d'une façon subite pendant la période d'expulsion, sans être annoncées par aucun symptôme prémonitoire. Pourtant, dans les cas où le tissu utérin est primitivement malade, la rupture est quelquefois précédée, pendant la grossesse, de douleurs siégeant à la partie affectée, sans qu'on puisse naturellement préciser la valeur de ce phénomène.

Pendant une contraction, la femme éprouve en un point de la matrice une douleur très-violente, qui diffère absolument des maux de l'enfantement, et qui lui arrache souvent un cri de détresse. En même temps, elle dit parfois que quelque chose vient de se rompre dans son ventre, et porte involontairement la main à l'endroit douloureux. Quelquefois elle perçoit au même moment un bruit sourd, qui a été entendu dans quelques cas par les assistants.

[1] Voy. *Wiener med. Presse*, 1865, t. VI, p. 24, 25, 26, 28.

Les contractions diminuent tout à coup et cessent bientôt complétement. Parfois il s'écoule un peu de sang par le vagin, mais ce symptôme peut faire entièrement défaut. Les traits s'altèrent et expriment une terreur profonde; la face est pâle, les yeux sont ternes, les extrémités froides, le pouls petit et fréquent, puis filiforme et ondulant; une sueur froide baigne tout le corps; on observe des malaises, des vomissements, des soupirs et des gémissements, de la dyspnée, une grande agitation et une faiblesse considérable, des tintements d'oreille, l'obscurcissement de la vue, des syncopes ou des convulsions. Plus la rupture est subite et étendue, et plus les symptômes susdits sont violents et accentués. Par la palpation, on constate que le ventre est très-douloureux dans les points qui avoisinent la déchirure, que sa forme est modifiée; lorsque des parties fœtales se sont échappées par une solution de continuité siégeant à la face antérieure ou latérale de l'utérus, on les sent distinctement, immédiatement au-dessous des parois abdominales, et l'on reconnaît, à côté ou en arrière d'elles, la matrice diminuée de volume. Au toucher, l'on constate que la partie qui se présentait au détroit supérieur s'en est éloignée, ou qu'elle a été remplacée par une autre partie fœtale; puis il se déclare d'ordinaire une hémorrhagie externe, et en introduisant la main, on peut toucher la déchirure et arriver jusqu'aux intestins, si toutefois la matrice ne s'est pas trop contractée. Les signes du passage du fœtus dans la cavité péritonéale font naturellement défaut, quand la tête était déjà solidement fixée au moment de l'accident, ou si la plaie n'est pas pénétrante. En pareil cas, et en général quand la déchirure se fait graduellement et reste petite, les phénomènes concomitants sont quelquefois si insignifiants et l'état général demeure si bon, *qu'on ne reconnaît pas d'abord l'accident, ou que du moins le diagnostic reste douteux.* Il se peut alors que l'attention ne soit attirée que par l'augmentation de la sensibilité de l'utérus au palper, jointe à un affaiblissement subit et très-notable des contractions, et à la diminution graduelle des forces de la malade.

Kiwisch (1) mentionne comme un phénomène pathognomonique l'emphysème qui se produit très-rapidement dans quelques cas, et qui résulte de la pénétration de l'air à travers la déchirure et de sa diffusion dans le tissu cellulaire. M'Clintock a également attiré l'attention sur ce symptôme; il dit avoir constaté plusieurs fois, par l'auscultation de la région hypogastrique, une crépitation très-nette qui révélait clairement l'existence de l'emphysème.

§ 708. *Terminaison et pronostic.* Lorsque la rupture utérine est étendue, la mort survient d'ordinaire très-rapidement, précédée des symptômes du collapsus et de l'hémorrhagie interne, tels que nous les avons indiqués plus haut. Quelquefois l'autopsie ne fait découvrir qu'un épanchement interne très-insignifiant, et comme, d'autre part, des ruptures très-petites et même des plaies non pénétrantes entraînent souvent une terminaison fatale, il faut admettre que la mort peut être occasionnée directement par l'épuisement et la paralysie du système nerveux. Lorsque la malade continue à vivre pendant un certain nombre de jours ou de semaines, elle présente les symptômes de la péritonite et de la

____

(1) Kiwisch, *Klinische Vorträge über die Krankh. des weiblichen Geschl.*, 1re part., p. 254.

métrite, joints à un grand accablement, à la petitesse du pouls, au refroidissement des extrémités etc. Si cet état devient chronique, le fœtus restant dans la cavité abdominale, on observe le tableau de la grossesse extra-utérine secondaire. La guérison n'est qu'un fait exceptionnel.

Lorsqu'on ne peut pas faire rapidement l'extraction après l'accident, le fœtus est d'ordinaire également perdu.

Les relations de rupture utérine suivie de guérison doivent être soumises à une critique sévère, car dans beaucoup de cas le diagnostic paraît douteux. Nous mentionnerons parmi les observations dignes de foi celles d'Eiselt, Hendric, Robiquet etc.

§ 709. Au point de vue de leurs *causes*, on divise les ruptures de l'utérus en *spontanées*, c'est-à-dire qui procèdent en quelque sorte spontanément de causes internes siégeant dans l'organisme de la femme enceinte, et en *violentes* ou *accidentelles*, c'est-à-dire qui sont produites par des influences extérieures, par exemple par des manœuvres opératoires.

Les ruptures *spontanées* ont presque toujours pour point de départ une *prédisposition morbide* de la matrice, telle que les vices de formation, la duplicité, le peu d'épaisseur des parois, le développement très-inégal du parenchyme musculaire, d'où résulte que les parois du fond et du corps de l'utérus sont très-épaissès, tandis qu'elles s'amincissent tout à coup notablement au col, au point de ne présenter parfois que quelques millimètres d'épaisseur ; les néoplasmes, le ramollissement inflammatoire, les adhérences du segment inférieur, les cicatrices (par exemple celles qui résultent de l'operation césarienne), l'atrésie du col etc. Comme ces états pathologiques de l'organe de la gestation sont assez souvent les suites d'accouchements antérieurs, les ruptures qu'elles entraînent ont lieu beaucoup plus fréquemment chez les pluripares. En général, les déchirures spontanées sont plus fréquentes que celles qui résultent des manœuvres opératoires. Les contractions anormales, surtout celles qui sont très-énergiques et très-rapprochées, jouent le rôle de *causes déterminantes*, notamment dans les cas où l'expulsion du fœtus est entravée par des obstacles considérables, tels que l'angustie pelvienne à un degré prononcé, les arêtes tranchantes et les saillies aiguës du bassin, le volume excessif du fœtus et l'hydrocéphalie. Pour cette raison, la matrice éclate facilement dans les présentations vicieuses, alors que, les eaux étant écoulées, elle se contracte énergiquement, en prenant une forme tout à fait irrégulière, sur le fœtus placé dans une direction anormale; il en résulte, en effet, que certaines parties de ses parois subissent des tiraillements et des pressions excessives, qui peuvent aller jusqu'à entraîner une altération morbide du tissu utérin. La rupture peut aussi être déterminée par les efforts excessifs et les mouvements désordonnés de la parturiente. Nous avons dit plus haut que beaucoup de déchirures spontanées résultent d'un écrasement et d'une usure du segment inférieur, se produisant notamment à la partie du col qui correspond au promontoire; en effet, souvent, dans ces cas, rien ne permet d'admettre qu'une altération morbide de la substance utérine ait préexisté pendant la grossesse.

Les ruptures *violentes* peuvent être produites, le tissu utérin étant tout à fait normal, par des opérations imprudentes, violentes et brutales, pratiquées à l'aide de la main ou des instruments. Sous ce rapport, il faut se garder avant tout de forcer l'introduction de la main pour faire la version dans les cas où la matrice est énergiquement contractée sur l'enfant. Si, en pareil cas, il existe une disposition maladive de l'utérus, celui-ci se rompt même sous l'influence d'efforts très-modérés exercés par l'accoucheur. Cet organe peut encore être lésé et déchiré dans l'embryotomie, soit par le crochet et le perforateur mal dirigés, soit par des esquilles osseuses ; l'emploi brutal et tout à fait malhabile du forceps expose au même accident. On constate plus rarement l'action des violences extérieures, telles que des coups, des chutes etc., pendant l'accouchement.

Arneth (¹), en faisant l'autopsie de femmes mortes à la suite de ruptures de la matrice, a rencontré parfois un développement exagéré du fond et du corps de cet organe. Il ne décide pas si cette anomalie s'est produite pendant la grossesse, ou si elle était en partie congénitale, mais il regarde comme vraisemblable qu'elle a occasionné la déchirure, le tissu du col n'ayant pas pu résister, lors de la dilatation, à la pression disproportionnée qu'exerçaient sur lui les parties hypertrophiées. Ce qui lui paraît militer en faveur de cette manière de voir, c'est la production de ruptures utérines dans des cas où il n'existait aucune angustie pelvienne, et où le travail n'avait pas été particulièrement laborieux. — Nous avons aussi observé, en 1853 et 1854, à la Maternité de Dresde, des cas de rupture spontanée du segment inférieur, où l'épaisseur du fond et du corps de la matrice contrastait d'une façon très-frappante avec l'amincissement de la partie qui était le siége de la lésion (²).

On a jusqu'à présent accordé peu d'attention à une cause assez fréquente d'éraillement et de perforation de la matrice pendant le travail. Nous voulons parler des *arêtes tranchantes*, des *saillies acérées* et des *éminences en forme de dard*, que l'on rencontre parfois sur les os pelviens. Les bassins rachitiques présentent surtout cette anomalie, qui siége sur la ligne iléo-pectinée, ainsi qu'en d'autres points de la ligne innominée, et notamment au promontoire. Nous possédons dans notre collection un bassin sur lequel l'éminence iléo-pectinée est représentée par une saillie en forme d'épine, longue de près d'un centimètre, qui occasionna une lésion de l'utérus appliqué contre elle (³). C'est principalement Kilian qui, dans ces derniers temps, a étudié avec soin cette disposition particulière de l'éminence iléo-pectinée et la formation de dards sur le bassin (nommé par lui, pour cette raison, *Stachelbecken*, *pelvis spinosa*, *Akanthopelys*); il a donné de très-bonnes figures de cette anomalie, et démontré par des faits l'influence pernicieuse qu'elle exerce pendant l'acte de la parturition (⁴). La formation de pareilles saillies acérées n'a rien de commun avec les maladies ou les néoplasmes des os ; elle ne constitue, au point de vue anatomique, aucune forme spéciale du bassin, de même qu'elle n'est liée à aucune anomalie pelvienne (⁵). D'après Luschka, l'aiguillon qui termine parfois en dehors la crête du pubis se trouve aussi sur le bassin mâle ; il n'est pas d'origine pathologique, il ne provient pas non plus, comme le veut Lambl, d'un développement exagéré du tubercule iléo-pectiné, mais il résulte de la concentration exceptionnelle, en ce seul point, de l'insertion du tendon du petit psoas (⁶).

(¹) Arneth, *Die geburtshülfliche Praxis etc.*, 1851, p. 179.

(²) Voy. Chiari, Braun et Spæth, *Klinik d. Geburtsh. und Gynäkologie.* Erlangen 1852, p. 188.

(³) Voy. *Monatsschr. f. Geburtsk.*, t. I, 1853, p. 147.

(⁴) H. Fr. Kilian, *Schilderungen neuer Beckenformen uud ihres Verhaltens im Leben*, avec 9 planches lithograph. Mannheim 1854, in-4°.

(⁵) Voy. W. Lambl, *Ueber Stachelbecken* (*Prager Vierteljahrsschr.*, 1855, p. 142), et Feiler, *Monatsschr. f. Geburtsk.*, t. XI, p. 249.

(⁶) H. Luschka, *Die Anatomie des menschlichen Beckens.* Tübingen 1864, p. 87.

[Depaul (¹) est le seul accoucheur français qui se soit occupé de cette disposition vicieuse du bassin. Il s'exprime ainsi : «Les reliefs amincis et tranchants comme des lames de couteau, qu'on observe parfois sur la moitié antérieure du détroit supérieur, ne peuvent constituer, malgré leurs inconvénients très-réels, une espèce particulière de bassins viciés. Leur existence, en effet, paraît liée à celle d'autres déformations plus graves, sans lesquelles ces saillies resteraient, sans doute, exemptes de danger. Ce n'est généralement qu'en raison des difficultés mécaniques de l'accouchement qu'elles deviennent une cause d'accident par la section des parois utérines sur leur tranchant. Deux bassins de notre collection ont, en particulier, donné lieu à cette redoutable complication. Il paraît donc étonnant qu'une disposition aussi menaçante, lorsqu'elle se lie à un rétrécissement prononcé du bassin, n'ait pas encore (du moins à notre connaissance) fixé l'attention des accoucheurs. Car, si elle ne mérite pas de figurer, à titre d'espèce, parmi les graves déformations, elle n'en présente pas moins un grand intérêt pour le praticien. Pour cette raison, nous croyons devoir en dire ici quelques mots. — La rareté de ces saillies tranchantes n'est assurément pas extrême, puisque sur plus de quatre-vingts bassins viciés qui sont en notre possession, il en est au moins quatre qui offrent cette particularité. Généralement c'est la crête des pubis qui en est le siége, ou plutôt c'est cette même partie qui, grâce à un développement exagéré, constitue la lame tranchante. D'autres fois c'est l'éminence iléo-pectinée qui, au lieu de se présenter sous l'aspect d'une saillie ovale, s'est aplatie et amincie à un tel degré qu'elle revêt la forme d'une flamme ou lancette de vétérinaire. Ces deux parties peuvent d'ailleurs être tranchantes isolément ou d'une manière simultanée; la viciation peut aussi être unilatérale ou exister à la fois à droite et à gauche, sur les deux os iliaques. Enfin, dans un bassin jusqu'à présent unique en ce genre, tout le corps des pubis est tellement aplati d'avant en arrière, qu'il n'offre pas plus de 2 à 3 millimètres d'épaisseur, et que son bord supérieur, beaucoup plus aminci encore, peut être, sans exagération, comparé à un tranchant métallique. Ces dispositions vicieuses coexistent toutes, du moins sur nos bassins, avec des rétrécissements plus ou moins prononcés, et pour la plupart d'origine rachitique. Elles paraissent résulter d'une atrophie, ou plutôt d'une sorte d'arrêt de développement, en vertu duquel ces régions, au lieu d'offrir des reliefs plus ou moins arrondis, se présentent à l'état d'arêtes larges et comme acérées. On dirait encore que le tissu osseux a cédé aux tractions musculaires et s'est effilé à la manière du verre ramolli.»]

Si les ruptures de la matrice se produisent plus souvent dans les naissances d'enfants mâles, la statistique démontre que ce fait tient uniquement à ce que les garçons sont en général plus volumineux que les filles, et notamment à qu'ils ont la tête plus grosse et plus dure. Sur 54 cas de rupture, réunis par J. G. Simpson, le fœtus était 23 fois du sexe masculin. Personne n'a du reste décrit, avec autant de développements que cet auteur, l'influence du sexe sur les difficultés et les dangers de l'accouchement (²).

Nous avons publié des cas de déchirure de la matrice causée par l'hydrocéphalie (³).

Mᵐᵉ Lachapelle divise les déchirures de la matrice, selon leur mode de production, en deux classes essentiellement distinctes : «tantôt, en effet, la matrice distendue s'amincit peu à peu, son tissu s'*éraille*, et finit par se diviser, ou bien, comprimé sur le bord de l'excavation pelvienne, ce tissu s'*écrase* en quelque sorte, et finit, dit-on, par se rompre; tantôt, au contraire, il semble *éclater* tout à coup (⁴).»

Il y a quelques années nous avons été appelé en consultation pour un cas de rupture utérine, produite par des tractions violentes exercées sur une des jambes du fœtus dans le but de pratiquer la version. L'enfant, du sexe masculin, était volumineux et

(¹) Depaul, *Dictionnaire encyclop. des sciences méd.*, t. VIII, p. 474 (article *Bassin vicié*).
(²) Voy. *Edinburgh Journal*, octobre 1844.
(³) Voy. *Schmidt's Encyklopedie der gesammten Medicin*, Supplementar-Band III, p. 229. — *Verhandl. der Gesellsch. f. Geburtsh.* (*Monatsschr. f. Geburtsk.*, t. VIII, p. 396).
(⁴) Mᵐᵉ Lachapelle, 1825, t. III, p. 109.

parfaitement sain ; le membre inférieur avait été complétement arraché au niveau de l'articulation coxo-fémorale ; sanglant et déchiqueté, il présentait un aspect horrible. La femme succomba une heure après l'accouchement. A l'autopsie on constata une déchirure longue de 16 centimètres, partant de la voûte vaginale, et s'étendant obliquement, en haut et en dehors, à travers le col et le corps de la matrice, jusqu'à l'orifice de la trompe droite.

Geissler rapporte qu'une femme enceinte fut frappée par un taureau qui, d'un coup de corne, lui fendit le ventre et la matrice. L'enfant, qui était un garçon à terme, s'échappa par la plaie et fut trouvé sur le sol, vivant et sans blessure, à côté de sa mère expirante (1).

§ 710. Le *traitement* doit être *prophylactique* dans les cas où l'on sait qu'il existe une prédisposition à la rupture utérine, par exemple chez les femmes qui ont déjà subi l'opération césarienne, chez celles dont la matrice a été blessée avant l'accouchement, ou bien quand on a reconnu que les parois de l'organe sont très-minces ou présentent une dégénérescence quelconque. En pareil cas, dès le début du travail, on fait prendre à la parturiente le décubitus horizontal ; on lui recommande le repos le plus absolu, on lui interdit tout effort d'expulsion, on soutient l'utérus avec une main posée à plat sur le ventre ou au moyen d'une ceinture abdominale, et on extrait le fœtus selon les règles de l'art, soit à l'aide du forceps, soit avec les mains, suivant qu'il se présente par la tête ou par le siége.

Nous avons donné nos soins à une femme qui avait été blessée au dixième mois de la grossesse par un croc de boucher, lequel avait pénétré à travers les parois de l'abdomen et de l'utérus jusque dans la cavité de l'œuf. Les contractions s'étant déclarées trois jours après ce grave accident, nous sommes parvenu, par le traitement prophylactique indiqué plus haut, et par l'application du forceps, à prévenir la déchirure de la matrice et à sauver la mère et l'enfant.

Une fois que la rupture s'est produite, le traitement consiste d'abord à extraire le fœtus et le délivre. Aussi longtemps que le fœtus n'a pas passé tout entier dans la cavité abdominale, il faut en faire l'extraction par les voies naturelles selon les règles de l'art, en prenant bien garde de ne pas agrandir la plaie par les manœuvres opératoires. Mais lorsque l'enfant a complétement franchi l'ouverture accidentelle, et que l'utérus est revenu sur lui-même, la gastrotomie est indiquée. Il faut aussi donner la préférence à cette dernière opération dans les cas d'angustie pelvienne, si la tête n'est pas à la portée du forceps, et notamment si le fœtus est vivant. Après l'accouchement, si l'on constate les symptômes d'une hémorrhagie considérable, on fait des fomentations froides sur le bas-ventre, on donne à l'intérieur de l'acide phosphorique avec de la teinture de cannelle, et si la dépression de l'activité vitale est très-marquée, on administre des analeptiques, tels que le vin, la liqueur anodyne d'Hoffmann, le musc etc. (Il faut complétement s'abstenir d'injections hémostatiques parce que le liquide injecté pénétrerait dans la cavité abdominale.) — Si des anses intestinales prolabent ou sont étranglées, il faut s'occuper immédiatement de les remettre en place.

(1) Voy. *Monatsschr. f. Geburtsk.*, t. XXI, p. 272.

Le traitement consécutif est celui des plaies pénétrantes du ventre, en ayant égard aux fonctions puerpérales. La méthode dite *expectante*, — qui consiste à ne pas enlever le fœtus tombé dans la cavité abdominale et à abandonner le tout à la nature, en se bornant à un traitement symptomatique, — ne saurait être indiquée que dans les cas où le produit est mort ou non viable, et où la mère est si épuisée qu'il n'est pas probable qu'elle puisse survivre à la gastrotomie. En pareil cas, il faut agir comme si l'on avait affaire à une grossesse extra-utérine, dans laquelle la nature tend à expulser le fœtus mort par voie d'élimination suppurative.

B. ACCOUCHEMENTS VICIEUX POUR CAUSE DE DÉCHIRURE DU VAGIN
(DYSTOCIA E COLPORRHEXI).

§ 711. Les *déchirures du vagin* qui intéressent la voûte vaginale et qui sont étendues, entraînent les mêmes dangers que les ruptures de la matrice. Souvent elles sont en connexion directe avec les déchirures de la matrice, dont elles ne représentent que le prolongement, de sorte que leur symptomatologie, leur étiologie, leur pronostic et leur traitement se confondent avec ceux des ruptures utérines. En général, elles ne sont pas aussi fréquentes que ces dernières. Pour poser un diagnostic différentiel entre ces deux sortes de lésions, il est indispensable de pratiquer avec soin l'exploration interne; la main atteint sans peine le lieu de la déchirure, quand c'est le vagin qui est intéressé.

Nous allons tâcher uniquement de faire ressortir ce qui concerne particulièrement les déchirures du vagin, en renvoyant pour tout le reste à ce que nous avons dit des ruptures utérines.

§ 712. Au fond du vagin, les ruptures, notamment celles qui sont spontanées, affectent le plus souvent une direction transversale; il peut même se faire que l'insertion du vagin au segment inférieur de la matrice soit détruite sur tout son pourtour. Les ruptures violentes peuvent avoir une forme et une direction très-variables. Pour peu que la déchirure soit étendue, elle entraîne l'ouverture de la cavité abdominale; ceci se rapporte surtout aux solutions de continuité de la paroi postéro-supérieure; en pareil cas, le fœtus peut passer en tout ou en partie dans le ventre, avec des symptômes analogues à ceux de la rupture utérine. Les parois du vagin étant moins contractiles que celles de la matrice, les plaies du premier de ces organes sont habituellement plus béantes que celles du second; pour cette raison, elles livrent plus facilement passage aux anses intestinales.

Par contre, lorsque le vagin éclate vers sa partie moyenne ou dans le voisinage de l'orifice externe, les symptômes qui en résultent sont fréquemment si peu marqués, qu'on ne reconnaît d'ordinaire l'accident qu'après la sortie du fœtus. Si l'épanchement sanguin résultant de la déchirure ne trouve pas d'issue, le sang s'accumule dans le tissu cellulaire qui entoure le canal vaginal, fuse dans la direction des lèvres de la vulve et du périnée, et de cette façon produit nécessairement un thrombus du vagin (§ 615).

Suites. Les déchirures considérables du vagin sont parfois suivies d'une mort rapide; ou bien elles entraînent l'inflammation des parois vaginales, du tissu cellulaire environnant et du péritoine avoisinant, puis la suppuration, la fonte putride et la gangrène partielle de ces tissus, d'où résulte la formation de fistules, notamment de fistules vésicales et rectales, selon que la paroi antérieure ou postérieure du vagin a été lésée; souvent le mal exerce d'affreux ravages en frappant de destruction les parties molles de l'excavation, et la mort est tôt ou tard la conséquence de ces lésions étendues. Au contraire, lorsque l'inflammation consécutive est modérée et circonscrite, la guérison peut avoir lieu, mais quelquefois au prix de rétrécissements considérables du vagin résultant de la présence du tissu cicatriciel.

Les éraillures de la membrane muqueuse se rencontrent surtout fréquemment à l'orifice vaginal et au vestibule ; elles guérissent habituellement en peu de jours, moyennant les soins ordinaires de propreté. Ce n'est que dans les cas où des influences épidémiques, la malpropreté etc. entravent leur guérison, qu'elles se changent en ulcères.

Des cas de déchirure du vagin, avec passage du fœtus dans le ventre, sont rapportés par Boër [1], Bell [2]. Ce dernier a constaté une nouvelle grossesse, un an après l'accident, chez la femme qui fait le sujet de son observation. — Luschka et Martin ont publié un cas de *déchirure du vagin avec prolapsus d'un kyste de l'ovaire*, survenue pendant l'accouchement, et ayant entraîné la mort [3].

§ 713. Outre les *causes* mentionnées § 709, les ruptures vaginales sont encore favorisées notamment par l'étroitesse et la rigidité considérables du vagin, l'adhérence partielle de ses parois, les vices de formation, tels que la duplicité etc.; par l'inflammation, l'ulcération, la gangrène. Enfin, le perforateur, le crochet, le forceps ou les esquilles osseuses produisent plus souvent des lésions vaginales que des plaies utérines.

Les perforations et les fistules du vagin ne se produisent souvent que pendant la puerpéralité ; elles sont alors une suite de la gangrène, qui résulte elle-même de la pression prolongée que les parois vaginales ont subie pendant l'accouchement.

§ 714. *Traitement.* Lorsqu'on reconnaît la rupture vaginale avant la fin de la période d'expulsion, il faut se hâter d'extraire, avec précaution, le fœtus et le délivre, afin de prévenir l'extension de la déchirure et le passage de l'enfant dans la cavité abdominale. Si une partie du fœtus a déjà franchi l'ouverture accidentelle, on tâche d'amener celui-ci, avec les plus grands ménagements, par les voies naturelles, en prenant bien garde de ne pas comprimer et contusionner des anses intestinales. Si l'on voit que l'extraction est impossible, — ce qui n'aura lieu que rarement, parce que les parois vaginales ne jouissent que

[1] L. J. Boër, *Von Zerreissung der Vagina und Austreten des Kindes in den Unterleib* (*Sieben Bücher* etc. Wien 1834, p. 50).

[2] A. Bell, *Rupt. vagin. during labour, child in abdomen 3 1/2 hours, recovery*, (*London obstetric. Transact.*, 1863, p. 197).

[3] Luschka et Ed. Martin, *Zerreissung der Scheide mit Vorfall eines Hydroovariums etc.* (*Monatsschr. f. Geburtsh.*, 1866, t. XXVII, p. 267).

d'une contractilité peu marquée, — il ne reste plus qu'une ressource : la gastrotomie. Pour arrêter l'hémorrhagie, les injections étant contre-indiquées, il faut introduire des morceaux de glace, ou bien (d'après Busch) appliquer sur la plaie, à plusieurs reprises, une petite éponge imbibée d'eau froide et fixée sur un bâtonnet. Ce n'est qu'à la dernière extrémité qu'on peut tamponner le vagin, car on risque, par ce procédé, d'augmenter la déchirure et de produire une hémorrhagie interne. Si une portion de l'instestin est prolabée, il faut la remettre immédiatement en place.

Le traitement consécutif doit être institué selon les règles ordinaires de la thérapeutique spéciale et de la chirurgie. Pour empêcher l'adhérence des parois et le rétrécissement du vagin, il est bon d'introduire, pendant que la cicatrisation s'opère, un tuyau de caoutchouc d'environ 3 centimètres de diamètre, ou bien un morceau d'éponge ou tout autre corps analogue.

C. ACCOUCHEMENTS RENDUS VICIEUX PAR LA DÉCHIRURE DU PÉRINÉE (DYSTOCIA E PERINEORRHEXI, RUPTURA PERINEI).

§ 715. On sait que le périnée subit, lors du passage de la tête du fœtus, une distension et un amincissement si considérables, qu'il lui arrive assez souvent de se rompre. Ces ruptures présentent différents degrés. Ou bien elles n'intéressent que la fourchette et la commissure postérieure de la vulve et n'ont qu'environ un centimètre de longueur (*degré modéré*), ou bien elles traversent tout le périnée, et ne s'arrêtent qu'au sphincter externe de l'anus, ou même elles comprennent le sphincter et une partie du rectum (*degrés prononcés*). Le plus souvent, les déchirures s'étendent d'avant en arrière le long du raphé médian, mais assez fréquemment elles ont une direction un peu diagonale, ou bien elles se divisent en deux branches qui parfois contournent l'anus et le dépassent en arrière. Immédiatement après l'accouchement elles paraissent deux ou trois fois plus longues que les jours suivants, parce que la plaie se raccourcit naturellement dans la mesure du retrait que subit le périnée pendant la puerpéralité. Les bords de la solution de continuité sont tantôt lisses, tantôt inégaux, déchiquetés, composés de petits lambeaux isolés. Enfin, il se produit encore des *ruptures* dites *centrales*, dans lesquelles la fourchette et la commissure postérieure de la vulve restent intactes, ainsi que le sphincter externe de l'anus, tandis que le périnée est déchiré à son milieu et présente une ouverture par où s'engagent quelquefois des parties fœtales.

Des observations de rupture centrale du périnée, ayant donné passage au fœtus entier, ont été publiées, entre autres, par Elsässer [1] (qui propose le nom d'*accouchement périnéal*), par Grenser [2] (observation de Léopold) et par Simpson [3].

§ 716. Les *suites* sont variables, selon les différents degrés de l'accident. Les degrés modérés n'entraînent aucun préjudice; tout au plus ils occasionnent, dans les premiers jours des couches, une sensation de brûlure, notamment

[1] Voy. *Würtemb. med. Correspondenzbl.*, 1847, p. 19.
[2] Voy. *Monatsschr. f. Geburtsk.*, 1856, t. VIII, p. 312.
[3] Voy. Simpson, *Edinburgh med. Journ.*, juillet 1855.

après l'émission des urines ; par contre, les degrés prononcés donnent lieu, pendant la puerpéralité, à des affections inflammatoires du périnée, provoquent la fièvre et peuvent même, s'il existe en même temps une influence épidémique, prédisposer les femmes à contracter des maladies puerpérales graves. Une guérison spontanée et complète n'a lieu qu'exceptionnellement, dans des conditions particulièrement favorables, quand les bords de la plaie sont réguliers et restent toujours en contact, grâce à l'immobilité de la femme, et quand on ne néglige aucun soin de propreté. Souvent la réunion ne se fait que sur une petite étendue, à l'angle postérieur de la plaie. Habituellement les lèvres de la plaie suppurent sans se réunir ; plus tard elles s'atrophient et finissent par se recouvrir d'une membrane très-fine analogue à une muqueuse. Dans ce cas, la fente vulvaire s'étend jusqu'à l'anus, et la paroi postérieure du vagin est privée de son soutien naturel ; il en résulte une tendance à l'abaissement et au prolapsus du vagin, et, consécutivement, à la chute de la matrice et de la paroi antérieure du rectum. La portion inférieure du vagin ne constitue plus un canal, mais bien une gouttière ouverte en bas et en arrière, de sorte que le coït ne peut plus être accompli d'une manière satisfaisante, et que la faculté de concevoir se trouve notablement diminuée. Si la déchirure comprend le sphincter de l'anus, il y a, de plus, émission involontaire de gaz et de matières fécales. Dans les cas les plus graves, le vagin et le rectum forment un cloaque commun, constamment irrité par les matières excrétées qui viennent s'y mêler, et qui y provoquent des affections inflammatoires, ulcératives et fistuleuses ; aussi la situation des femmes ainsi affectées est-elle extrêmement malheureuse.

Le pronostic des ruptures centrales est moins défavorable, parce qu'on en obtient plus facilement la réunion.

§ 717. *Causes.* Les déchirures du périnée se produisent surtout lorsque le passage de la tête du fœtus est trop rapide et que les parties molles situées à la sortie du bassin sont distendues outre mesure ou ne jouissent pas d'une élasticité suffisante.

Il suit de là qu'il faut ranger parmi les causes déterminantes : l'accouchement précipité, la parturition dans la station verticale ou assise, les efforts d'expulsion au moment du passage de la tête, l'étroitesse et la rigidité de la vulve, la longueur excessive du périnée existant en même temps que la rigidité de cette partie, les anomalies du périnée en général, le volume et la dureté de la tête, les déviations du mécanisme normal du travail, la brièveté et le peu de courbure du sacrum et du coccyx, l'inclinaison trop faible du bassin, les fautes commises en soutenant le périnée, l'extraction maladroite de la tête avec le forceps ou à l'aide des doigts. Au surplus, le dégagement des épaules peut aussi occasionner une rupture du périnée, ou, ce qui est plus fréquent, agrandir considérablement une déchirure qui vient de se produire.

Les ruptures centrales sont à craindre lorsque le périnée est très-large, le bassin trop droit et trop peu incliné, et la fente vulvaire étroite et rigide, de telle façon que la pression de la tête fœtale porte principalement sur le centre du périnée, tandis que la commissure postérieure de la vulve résiste energiquement.

Il peut exister une *prédisposition des tissus du périnée à la rupture*, résultant soit d'une modification histologique, soit de la présence de cicatrices, soit encore d'une friabilité originelle etc. Nous en avons observé un exemple remarquable en 1858 à la Maternité de Dresde. La tête commençait à peine à distendre le périnée, lorsque celui-ci se fendit tout à coup jusqu'au rectum avec un craquement sensible.

§ 718. Le traitement varie suivant que la déchirure ne comprend que la fourchette et la commissure postérieure de la vulve, ou bien qu'elle affecte le périnée proprement dit et s'étend plus ou moins en profondeur et dans la direction de l'anus. Dans le premier cas (*degré modéré*), on absterge les bords de la plaie avec une éponge molle, et lorsqu'ils ne sont plus saignants et paraissent complétement nettoyés, on les affronte, puis on rapproche les membres inférieurs en appliquant au-dessus des genoux un lien modérément serré. On prescrit à la femme de rester couchée tranquillement pendant une huitaine de jours, et l'on veille bien à la propreté du périnée. En procédant ainsi, l'on peut obtenir pour le moins une réunion partielle. Comme il est indispensable, pour que la réunion ait lieu, que les lèvres de la solution de continuité restent toujours exactement en contact, il va de soi qu'il faut prévenir le moindre tiraillement de ces parties; aussi est-il très-utile de vider la vessie au moyen du cathétérisme pendant les premiers jours des couches. Si, au contraire, le périnée lui-même est fendu plus ou moins profondément dans la direction de l'anus, et surtout si la déchirure comprend le sphincter anal et le rectum (*degré prononcé*), il faut appliquer la *suture sanglante*, et le meilleur moment pour pratiquer cette opération est celui qui suit *immédiatement la délivrance*. Un ou deux points de suture suffisent en général; il n'en faut trois ou quatre que dans les cas où la rupture s'étend jusqu'à l'anus ou intéresse le sphincter lui-même. Les fils métalliques méritent la préférence (fils de fer ou d'argent); immédiatement après l'application de ces fils, on prescrit, pour éviter le gonflement des parties affrontées, des fomentations tièdes, aromatiques (par exemple une infusion de serpolet etc., ou de l'eau blanche). Après le troisième ou quatrième jour, la réunion est presque toujours assez avancée pour qu'on puisse enlever les sutures. Aussi longtemps qu'elles sont en place, il faut faire écouler les urines au moyen de la sonde, prescrire à la femme de se tenir tranquille, et maintenir les membres inférieurs rapprochés à l'aide d'un linge mou placé au-dessus des genoux et modérément serré ; les petits lambeaux de peau qui peuvent empêcher la réunion doivent être enlevés avec des ciseaux avant l'application des points de suture. Si la plaie prend un caractère atonique, il faut chercher à la modifier, en y appliquant des plumasseaux de charpie imbibés de baume du Pérou etc., ou en la touchant avec la pierre infernale.

Pendant ces dernières années nous nous sommes convaincu de l'utilité de la suture sanglante appliquée avec des fils métalliques immédiatement après l'accouchement, ou du moins dans les six premières heures qui suivent la délivrance; aussi avons-nous complétement abandonné le pansement au collodion, que nous préconisions antérieurement.

Si l'on se sert d'aiguilles fines, qui sont parfaitement suffisantes, l'application de la suture périnéale est si peu douloureuse qu'elle ne nécessite l'emploi du chloroforme que chez les sujets très-irritables et très-pusillanimes.

Nous n'avons pas obtenu de bons résultats de l'emploi des *serres-fines* recommandées par Vidal (de Cassis) [1] et d'autres auteurs. Elles causent beaucoup de douleur, et leurs extrémités acérées coupent d'ordinaire les bords de la plaie, et les rendent irréguliers et déchiquetés, de sorte qu'il n'y a plus à songer à une réunion immédiate [2]. — Hoogeweg, au contraire, a obtenu, par l'emploi de ce moyen, une cicatrisation complète dans 27 cas sur 35; il fait remarquer à ce propos combien il est important de ne pas trop rapprocher les serres-fines (environ 1 centimètre de distance) [3].

Pour les ruptures qui dépassent la moitié du périnée, Kilian recommande de placer, à 10 ou 15 millimètres en arrière de la commissure postérieure de la vulve, un seul point de suture constitué par deux ou trois fils de soie, ou, mieux encore, de traverser les deux bords de la plaie avec une épingle (en se gardant de l'enfoncer trop près de la surface) et d'y appliquer une suture entortillée.

Neugebauer a indiqué une *nouvelle méthode de suture sanglante*. Voici en quoi elle consiste : on fait glisser jusque contre la tête d'une épingle à suture un peu recourbée une boule en ivoire percée d'un trou et munie d'une vis de rappel, on fixe la boule au moyen de la vis, on enfonce l'épingle à travers les deux bords de la plaie, puis on y passe une seconde boule, on rapproche les deux boules jusqu'à ce que l'affrontement soit suffisant, on fixe la seconde boule au moyen de la vis qui lui correspond, et on coupe l'extrémité saillante de l'épingle. Neugebauer place de trois à cinq de ces épingles, et réunit le bord libre de la plaie par une suture superficielle à points séparés [4].

D. ACCOUCHEMENTS RENDUS VICIEUX PAR LA RUPTURE DES SYMPHYSES DU BASSIN (DYSTOCIA E PELYCORRHEXÎ, RUPTURA SYMPHYSIUM PELVIS).

§ 719. Le relâchement des symphyses du bassin, qui constitue un phénomène physiologique de la grossesse (§ 131), peut subir une exagération morbide portée à un si haut degré, qu'il en résulte, lors de l'accouchement, une véritable *séparation* ou *une rupture d'une ou de plusieurs de ces symphyses*. Dans ce cas, les cartilages interarticulaires et le périoste sont arrachés de l'os, ce qui est accompagné parfois d'un craquement manifeste. On observe le plus souvent la rupture de la symphyse pubienne, plus rarement celle d'une des symphyses sacro-iliaques, ou de toutes les deux. Cet accident est rare en général; il arrive surtout pendant les manœuvres obstétricales, notamment pendant l'application du forceps ; pourtant on l'a vu se produire spontanément dans le cours d'accouchements terminés par les seuls efforts de la nature. Dans la plupart de ces cas, sa production avait été favorisée par l'étroitesse du bassin, ou bien la grosseur, la dureté et le peu d'élasticité de la tête, et par l'énergie des contractions. Le bassin ostéomalacique, et, après lui, le bassin généralement trop étroit, paraissent être surtout prédisposés à une pareille disposition de leurs articulations, tandis que le bassin rachitique ne semble guère sujet à l'écartement et à la rupture des symphyses. — Les *suites* de la rupture sont : des douleurs violentes qui rendent presque tout à fait impossibles les mouvements des jambes et de toute la moitié inférieure du corps, l'inflammation, la suppuration, la formation d'abcès et de fistules ; le plus

---

[1] Vidal (de Cassis), *Traité de pathologie externe*, 5e édit., 1861, t. I, p. 172.

[2] Comp. Deidier, *Rev. thérapeut. du Midi*, janv. 1852, et Trogher, *Wiener Zeitschr.*, t. VII, 9, 1851.

[3] Voy. *Verhandlungen der Gesellschaft für Geburtshülfe in Berlin*, t. VI, 1852.

[4] Neugebauer, *Monatsschr. f. Geburtsk.*, 1860, t. XVI, p. 344.

souvent la mort résulte de ces accidents consécutifs. Lorsque la guérison s'opère, la paralysie d'un ou de deux membres inférieurs et la claudication persistent habituellement pendant un temps assez long.

Les *symptômes* de la rupture des symphyses du bassin sont loin d'être toujours assez évidents pour que le diagnostic en découle d'une façon indubitable. Il est vrai que dans quelques cas l'attention a été attirée pendant l'accouchement par un bruit sensible (un craquement sourd), accompagné d'une progression subite et marquée de la tête du fœtus; mais le plus souvent on n'a rien observé de pareil, et même les symptômes de l'inflammation qui se déclarait aux endroits affectés n'ont pas toujours pu être rapportés à leur véritable cause; parce qu'ils ont été masqués le plus souvent par les phénomènes concomitants de la fièvre puerpérale, qui, presque toujours, se déclarait en même temps. Il n'y a qu'un signe caractéristique : c'est l'écartement des os pubis, perceptible au toucher. Quelquefois cet écartement mesure de 1 1/2 à 3 centimètres; dans quelques cas rares, les os chevauchent l'un sur l'autre. Par contre, la diastase des jointures sacro-iliaques est, en général, bien plus difficile à reconnaître; on ne parvient pas même toujours à distinguer une crépitation profonde, et le diagnostic n'est rendu probable que par la douleur violente qui a son siége à la région lésée, et qui rend impossible le moindre mouvement de la partie inférieure du corps.

Traitement. Lorsque l'on constate, pendant le cours même du travail, la mobilité anormale de l'une des symphyses du bassin, il faut prescrire à la femme de se tenir aussi tranquille que possible, lui interdire tout effort d'expulsion et lui appliquer autour du bassin une bande ou une ceinture bien serrée. Si le forceps est indiqué, l'on doit faire les tractions avec les plus grands ménagements, et, autant que possible, sans communiquer à l'instrument des mouvements de rotation ; si le fœtus était mort, la perforation serait préférable. Lorsqu'on ne reconnaît la rupture qu'après l'accouchement, on prescrit d'abord le repos le plus absolu dans la position horizontale, on fixe la symphyse divisée en appliquant autour du bassin un bandage approprié (par exemple une courroie bien rembourrée), plus tard on emploie, si le cas l'exige, les émissions sanguines locales ou bien l'on institue le traitement chirurgical usité contre les collections purulentes profondes.

L'écartement des jointures des os du bassin, et notamment de la symphyse pubienne, pendant l'accouchement, était déjà connu dans l'antiquité. En 1579 Séverin Pineau et Paré[1] firent, à Paris, l'autopsie d'une femme suppliciée pour crime d'infanticide dix jours après son accouchement; ayant constaté que l'on pouvait produire sur les os du pubis un chevauchement de 18 millimètres, ils en conclurent que ces os s'écartent pendant la parturition chez la femme, ainsi que cela a lieu chez quelques animaux[2]. — A partir de ce jour on a publié de nombreuses observations de rupture des symphyses. Nous ne mentionnerons que celles de Guillemeau, Smellie, Spigel, Harvey, Scultet, Heister, Morgagni, Camper, Plenk, Richter, Loder, Deleurye, Mohrenheim, El. v.

[1] A. Paré, *Œuvres*, édit. Malgaigne. Paris 1840, t. II, p. 666.
[2] Voy. Severini Pinæi, *Opuscul. physiol. et anatom.*, lib. II, cap. V et VI.

Siebold, v. Ritgen, Mende, d'Outrepont, Ulsamer [1], Meissner, Trefurt [2], Grenser [3], Scanzoni [4], Hecker [5].

Ulsamer émet la supposition très-fondée que la rupture des symphyses du bassin a lieu, pendant l'application du forceps, beaucoup plus fréquemment qu'on ne pourrait le croire d'après le nombre de cas qui se trouvent relatés dans les auteurs. En effet, tantôt ces ruptures ne sont pas diagnostiquées, tantôt elles sont tenues secrètes par les accoucheurs, et cela pour des raisons faciles à comprendre; car le public est porté à attribuer l'accident au déploiement d'une force excessive, tandis qu'il est démontré que la séparation des jointures du bassin peut se produire *pendant l'emploi le plus habile et le plus modéré du forceps*, comme elle peut aussi arriver dans l'accouchement naturel.

BIBLIOGRAPHIE.

Ruptures compliquant l'accouchement.

Steidele, J. Raph., Sammlung merkwürdiger Beobachtungen von der in der Geburt zerrissenen Gebärmutter. Wien 1774.

Douglas, Observations on an extraordinary case of ruptured uterus etc. London 1785.

Deneux, L. Ch., Essai sur la rupture de la matrice pendant la grossesse et l'accouchement. Paris 1804, in-4°.

Zang, Darstellung blutiger heilkünstl. Operationen. Wien 1819, t. III, p. 351.

M'Keevers', Thom., Pratical remarks on Laceration of the uterus and the vagina with cases. London 1824, in-8°.

Mme Lachapelle, Pratique des accouchements, t. III, 1825, Mém. 8, art. 2.

Dieffenbach, Chir., Erfahr. besonders über die Wiederherstellung zerstörter Theile des menschlichen Körpers nach neuen Methoden. Berlin 1829, in-8°.

Bach, Dissertation sur les ruptures des symphyses du bassin. Thèse de Strasbourg, 1832.

Bluff, Die Zeireissung des Uterus und der Scheide während der Schwangerschaft und Entbindung (El. v. Siebold's Journal, t. XV, 1835).

Duparcque, F., Histoire complète des ruptures et des déchirures de l'utérus, du vagin et du périnée. Paris 1836.

Ingleby, J. T., Essay on Laceration of the uterus and the vagina (Dublin journal, 1836, n° 24).

Mondier, Mémoire sur la rupture du vagin et de la matrice pendant la grossesse et l'accouchement (Revue méd. franç. et étrang., 1836).

Dezeimeris, De la rupture spontanée de la matrice aux diverses époques de la grossesse (l'Expérience, 1839).

Dànyau, De la périnéoraphie pratiquée immédiatement après l'accouchement (Journ. de chir. de Malgaigne, 1843).

Stoltz, Rupture de matrice avec passage de l'œuf intact dans le péritoine (Gaz. méd. de Strasb., 1849).

Roser, Zur Behandl. d. Mittelfl.-Einrisse (Verhandl. der Gesellsch. f. Geburtsk. Berlin, t. VI, 1852).

[1] Ulsamer, *Ueber die Erweichung der Beckensymphysen während der Schwangerschaft und die Trennung derselben bei der Geburt* (*Neue Zeitschrift für Geburtskunde*, t. II, p. 169).

[2] J. H. Chr. Trefurt, *Abhandlungen und Erfahrungen aus dem Gebiete der Geburtshülfe und der Weiberkrankheiten*, première décade. Göttingen 1844, p. 180.

[3] Grenser, *Monatsschrift für Geburtskunde*, t. I, p. 143, et t. XXII, p. 469.

[4] Voy. *Allgem. Wiener med. Zeitung*, 1859, n° 8.

[5] Voy. Hecker et Buhl, *Klinik der Geburtsk.*, 1861, p. 111.

Cloquet, J., Mémoire sur la cautérisation appliquée au traitement des ruptures du périnée (Gaz. méd. de Paris, 1855).

Lehmann, L., Ein Beitrag zur Lehre über die Rupturen des Uterus und der Vagina (Monatsschr. für Geburtsk., t. XII, 1858, p. 408).

Mattei, Des ruptures dans le travail de l'accouchement. Thèse de concours. Paris 1860.

Bourgeois, Rupture de matrice chez une femme ayant déjà subi l'opération césarienne. (Moniteur des sciences, 1862).

Olshausen, R., Ueber Durchreibung und Rupturen des Uterus (Monatsschr. für Geburtsk., t. XX, p. 271).

Chassagny, De la rupture des symphyses pendant l'accouchement etc. Lyon 1864.

Franque, O., Ueber Ruptur des Uterus und der Scheide während der Geburt (Wiener med. Presse, t. VI, 24, 25, 26, 28, 1865).

J. *Hémorrhagies des parties génitales pendant le travail (Dystocia metrorrhagica).*

§ 720. Les hémorrhagies des organes de la génération, notamment de la matrice, se déclarent si souvent dans le cours du travail, ou immédiatement après lui, et réclament, vu leur gravité extrême, une intervention si instantanée et si énergique, qu'on ne saurait trop en recommander l'étude approfondie aux jeunes accoucheurs. Le traitement de ces pertes de sang varie essentiellement, selon qu'elles surviennent pendant le travail, avant la naissance du fœtus; ou bien seulement lorsque l'enfant est venu au monde, pendant la période de délivrance et immédiatement après l'enlèvement du délivre; pour cette raison, il est utile de les diviser en deux catégories :

I. *Hémorrhagies des femmes en couches avant l'expulsion du fœtus.*

II. *Hémorrhagies des femmes en couches après la naissance de l'enfant.*

Nous avons déjà parlé plus haut (§§ 614-616) des *hémorrhagies qui sont occasionnées par la rupture des vaisseaux variqueux et de la vulve*, ainsi que des cas rares *d'épanchement sanguin dans le parenchyme du col de la matrice*.

I. *Hémorrhagies des femmes en couches avant l'expulsion du fœtus.*

§ 721. Les métrorrhagies qui se déclarent pendant les périodes de dilatation et d'expulsion proviennent presque toujours de ce que le bord du placenta a subi des tiraillements et un décollement partiel. Ce dernier accident est déterminé le plus souvent par la situation déclive du placenta dans le voisinage du segment inférieur de la matrice.

Lorsque le bord du gâteau placentaire s'étend jusqu'au col de la matrice, on désigne cet état sous le nom de *présentation latérale* ou *marginale du placenta, placenta prævia lateralis*. Dans ce cas, l'hémorrhagie ne se déclare, d'ordinaire, qu'au moment des premières contractions, et s'observe rarement pendant la grossesse; au contraire, quant le placenta est directement implanté sur l'orifice interne, il se produit, en général, des pertes périodiques pendant les derniers mois de la gestation, et d'habitude cette dernière n'atteint pas tout à fait son terme normal. L'insertion du placenta sur l'orifice interne appartient par conséquent aux troubles de la grossesse, et sera étudiée plus bas (§ 812 et suiv.).

L'écoulement modéré de sang qui se fait habituellement pendant la période de dilatation — et qui est déterminé par le décollement de l'œuf et par de petites déchirures du bord de l'orifice — ne constitue pas un phénomène morbide, ne présente aucun danger, et, par conséquent, ne réclame aucun traitement. Cependant, lorsque les déchirures du col dépassent les fibres transversales de l'orifice interne, elles saignent plus abondamment et peuvent devenir très-dangereuses. Nous avons déjà parlé de ces hémorrhagies §§ 705 et 714, au chapitre des ruptures de l'utérus et du vagin.

§ 722. *Diagnostic*. L'implantation marginale du placenta est caractérisée par les phénomènes suivants : l'écoulement du sang est intermittent, et augmente à chaque douleur, parce que les contractions utérines, en écartant les bords de l'orifice, tiraillent chaque fois la partie correspondante du placenta ou même en décollent une nouvelle portion. Dès que le doigt peut pénétrer à travers l'orifice interne, il y sent le bord du gâteau placentaire et les membranes de l'œuf qui s'insèrent à ce bord. La partie de l'utérus où est implanté le placenta est épaisse et molle, et la lèvre correspondante du museau de tanche est remarquablement boursoufflée et ramollie. Le plus souvent on constate que l'insertion vicieuse du placenta a lieu à la paroi antérieure de la matrice.

§ 723. *Pronostic*. L'hémorrhagie augmente à mesure que l'orifice utérin se dilate. La situation s'aggrave notamment tant que la poche n'est pas rompue, parce que les membranes tiraillent le bord inférieur du placenta, et tant que la partie fœtale n'est pas engagée dans l'excavation. La parturiente devient très-rapidement anémique, les contractions s'affaiblissent et, si l'art n'intervient pas, la mort peut être la conséquence de la grande déperdition sanguine. Cependant, lorsque la poche se rompt, les membranes cessent de tirailler le placenta, et si c'est la tête qui se présente, il peut arriver qu'elle soit serrée contre le segment inférieur de la matrice qui est le siége de l'hémorrhagie, et y joue le rôle d'un tampon ; dans ce cas, sous l'influence de contractions énergiques et efficaces, l'accouchement se termine parfois heureusement pour la mère et pour l'enfant par les seuls efforts de la nature.

§ 724. Les *métrorrhagies* se déclarent plus rarement *lorsque l'insertion du placenta est normale*. Dans ce cas elles ont le plus souvent pour point de départ le tiraillement du gâteau placentaire, produit par la rupture tardive et l'engagement profond de la poche des eaux ou par la brièveté du cordon, notamment quand l'insertion de celui-ci est marginale. Les autres causes déterminantes sont : la mort du fœtus, les adhérences trop lâches et la texture anormale du placenta, l'accouchement précipité, les polypes et autres néoplasmes de l'utérus, l'excitation des systèmes circulatoire et nerveux de la femme (par exemple par suite de l'usage de boissons et de médicaments échauffants), la température élevée de la chambre, les efforts excessifs d'expulsion, les mouvements violents, les émotions vives etc. Presque toujours, en pareil cas, le placenta ne se décolle qu'en partie, vers l'un de ses bords ; pourtant on observe parfois que le gâteau placentaire est détaché en totalité et expulsé avant le fœtus (*prolapsus du placenta*).

Ces hémorrhagies ne sont abondantes qu'aussi longtemps que la poche n'est pas rompue ; en général elles s'arrètent, ou du moins diminuent notablement, aussitôt que le tiraillement du placenta cesse par suite de la rupture des membranes, et que les parois utérines se contractent énergiquement sur le produit.

Diagnostic. L'écoulement est plus abondant dans l'intervalle des douleurs, et le doigt explorateur ne rencontre aucune partie du placenta au niveau du col et au-dessus de lui. — Si la perte était due à une déchirure profonde des bords de l'orifice, on reconnaîtrait facilement cette lésion par le toucher. — Le tiraillement du cordon ombilical ne peut donner lieu à une hémorrhagie qu'au moment de l'engagement dans les parties génitales et du dégagement du fœtus ; dans ce cas il est quelquefois possible de constater la tension du cordon.

Lorsque le bord du gâteau placentaire est fortement adhérent sur tout son pourtour, et que la partie centrale se décolle, le sang s'accumule entre le placenta et la paroi utérine, et par suite l'hémorrhagie est *interne*. On reconnaît cet accident aux caractères suivants : la matrice devient plus volumineuse et plus molle, les contractions diminuent et les signes de déplétion sanguine (§ 728) s'accentuent de plus en plus. Si l'on introduit toute la main dans la cavité de la matrice, on y constate la collection sanguine. Après l'expulsion du fœtus, tout ce sang accumulé s'échappe sous forme de gros caillots. — Des cas de ce genre ont été publiés par Thompson (1) (insertion normale du placenta, hémorrhagie intra-utérine mortelle, survenue pendant la période de dilatation), van Hæsendonck (2) et Scanzoni (3).

J. Fr. Osiander (4) a, le premier, attiré l'attention sur le *prolapsus du placenta.* Jusque dans ces derniers temps cet accident passait pour être des plus rares, parce qu'on n'en connaissait que les quelques observations réunies par Trefurt (5) ; mais les publications de Radfort (6) et de Simpson (7) ont notablement modifié cette manière de voir. (Le premier de ces auteurs a rassemblé 36 cas de prolapsus du placenta.)

La chute du placenta s'observe aussi bien lorsque l'insertion de cet organe est normale que dans les cas où il est implanté sur l'orifice ; elle n'est donc pas en rapport direct avec l'implantation vicieuse, mais elle résulte, en général, pendant l'accouchement, du décollement prématuré du gâteau placentaire, que le siége de celui-ci soit normal ou non. Dans le premier cas, le placenta décollé glisse peu à peu, durant le travail, le long de la paroi interne de la matrice, finit par arriver à l'orifice, et s'y engage. Cet événement est naturellement mortel pour le fœtus, à moins que celui-ci ne soit expulsé ou extrait peu de minutes après le décollement complet du placenta ; mais, d'après les observations des auteurs anglais, il est beaucoup moins dangereux pour la mère qu'on ne le croyait précédemment, parce que l'hémorrhagie s'arrête, en général, après l'expulsion du gâteau placentaire (8).

(1) Voy. *London medical Gazette*, novembre 1844.

(2) Voy. *Annales de la Société de médecine d'Anvers*, décembre 1847, p. 678.

(3) Scanzoni, *Lehrbuch*, 1867, t. II, p. 280.

(4) Voy. *Gem. Zeitschrift für Geburtsk.*, t. VII, fasc. 2, p. 223.

(5) J. H. Chr. Trefurt, *Abhandlungen*, 1844, p. 228.

(6) Voy. *Prov. Journ.*, décembre 1844.

(7) Voy. *Edinburgh Monthly Journ.*, février 1845.

(8) Voy. Ed. v. Siebold, *Vorfall der Nachgeburt* (*Monatsschr. f. Geburtsk.*, t. VI, 1855, p. 258) ; A. Comein, *Expulsion du placenta avant la sortie de l'enfant* (*Annales de la Soc. méd. chirurg. de Bruges*, 2e série, t. X, septemb. 1862).

§ 725. *Traitement des métrorrhagies résultant de l'implantation margi-nale du placenta.* Si l'on découvre l'insertion vicieuse du placenta au com-mencement du travail, alors que l'orifice est peu dilaté et que la partie en pré-sentation est encore élevée, il faut aussitôt procéder au *tamponnement* du vagin (§ 801). Mais si la poche commence à se former, si les douleurs sont énergiques, et si la tête ou le siége est engagé au détroit supérieur, la simple *rupture des membranes* suffit souvent pour arrêter l'hémorrhagie. Si celle-ci persiste et si l'orifice n'est pas assez dilaté pour permettre, sans danger, l'ex-traction du fœtus, il faut encore tamponner. Par contre, lorsque la dilatation de l'orifice est suffisante (c'est-à-dire qu'elle mesure environ 54 millimètres de diamètre), il est indiqué d'*extraire le fœtus*, soit avec le forceps, soit avec les mains, suivant la présentation. Après l'extraction de l'enfant, il est utile — tout au moins si la femme a perdu beaucoup de sang et continue d'en perdre — d'enlever aussitôt l'arrière-faix et d'injecter de l'eau froide ou du vinaigre étendu d'eau ; au besoin l'on peut appliquer contre la face interne, saignante, du col utérin, une éponge imbibée de vinaigre, qu'on laissera en place jusqu'à ce qu'on soit certain que l'hémorrhagie est arrêtée. Pendant qu'on pratique cette espèce de tamponnement, il faut surveiller avec soin la matrice, afin de retirer le tampon aux premiers signes d'un épanchement intra-utérin, et em-ployer les moyens appropriés pour arrêter cette hémorrhagie interne. Nous re-commandons aussi d'appliquer, après la délivrance, un bandage abdominal bien serré, ou de comprimer le ventre par tout autre moyen, tant pour préve-nir le relâchement de la matrice que pour obvier aux inconvénients de la dé-plétion subite de cet organe. En effet, le cerveau et le cœur peuvent être privés de la quantité de sang nécessaire à l'exercice de leurs fonctions, à cause de l'afflux considérable qui se fait dans les vaisseaux abdominaux et pelviens sous-traits tout à coup à la pression qu'ils subissaient.

Jamais on ne doit administrer de médicaments internes dans le but d'ar-rêter l'hémorrhagie ; tout au plus peut-on les regarder comme des adjuvants destinés à relever l'activité nerveuse. Nous voulons parler des analeptiques, tels que les éthers, la liqueur d'Hoffmann, le vin, l'acide phosphorique etc.

§ 726. *Traitement des métrorrhagies qui se déclarent quand l'insertion du placenta est normale.* Lorsque l'hémorrhagie est modérée l'immobilité dans le décubitus horizontal suffit souvent pour l'arrêter. S'il se montre des signes d'éréthisme congestionnel, on peut donner des acides (eau de Rabel etc.), aux-quels on ajoutera l'opium si la sensibilité est augmentée et si les contractions présentent une anomalie morbide.

Lorsque l'abondance de l'hémorrhagie peut faire craindre qu'elle ne de-vienne dangereuse — le col étant du reste peu dilaté, les douleurs faibles et la présentation normale — il est indiqué de procéder à la *ponction des mem-branes*, car ces sortes de pertes s'arrêtent d'ordinaire aussitôt que le bord du placenta cesse d'être tiraillé, et que les parois utérines peuvent mieux se con-tracter par suite de l'écoulement des eaux. Si les contractions restent insuffi-santes, il faut tâcher de les exciter, en frictionnant la région du fond de la ma-trice, en y versant goutte à goutte de l'éther sulfurique, en donnant à l'intérieur de la teinture de cannelle etc. Dans les cas où la main peut être introduite, sans danger, à travers l'orifice utérin, il faut, si l'hémorrhagie persiste après la rupture des membranes, débarrasser l'utérus de son contenu *en procédant au plus vite à l'accouchement artificiel.* On agirait de même s'il se déclarait des symptômes d'hémorrhagie interne (§ 724).

On ne reconnaît que la métrorrhagie est due au tiraillement du cordon ombilical, qu'en constatant la tension de celui-ci au moment de la sortie du fœtus; dans ce cas, il faut se hâter de relâcher ou de couper le cordon et d'en faire la ligature après avoir achevé l'extraction de l'enfant.

II. Hémorrhagies se déclarant après la sortie de l'enfant, pendant la période de délivrance ou immédiatement après.

1° HÉMORRHAGIES RÉSULTANT DE L'ATONIE DE LA MATRICE.

§ 727. Il peut arriver que la matrice ne se contracte et ne se rapetisse pas suffisamment après l'expulsion de l'enfant, de sorte que les vaisseaux utérins qui sont lésés lors du décollement du placenta ne subissent pas une compression assez énergique. Cet état, qu'on nomme *adynamie* ou *atonie de la matrice*, donne lieu à des hémorrhagies très-abondantes. Vu le nombre et le calibre des vaisseaux béants, le sang s'épanche quelquefois à flots, de sorte qu'il peut s'en écouler plusieurs livres dans l'espace de cinq à dix minutes. Plus cette effusion de sang est rapide, plus elle est menaçante pour la vie de la femme.

§ 728. On reconnaît surtout l'atonie utérine au *signe caractéristique* suivant : *le palper abdominal permet de constater que la matrice est volumineuse et molle;* quelquefois elle donne la sensation d'une poche entièrement flasque, et ne paraît avoir aucune tendance à se contracter et à se rapetisser (paralysie utérine). En même temps la femme perd une plus grande quantité de sang que ne comporte l'état physiologique, de sorte qu'elle présente rapidement les *symptômes d'une hémorrhagie grave,* savoir : sensation de malaise et d'oppression au creux épigastrique, obscurcissement de la vue, vertige, tintements d'oreilles, bâillements, soupirs, respiration courte, pénible; pouls petit, faible, fréquent; pâleur de la face et des lèvres, refroidissement de la peau, affaissement général, abolition des sens, syncope, et, enfin, absence complète du pouls, sueur froide, anxiété très-vive et convulsions.

§ 729. Quelquefois le sang est empêché de s'écouler au dehors, parce que l'orifice utérin est bouché par le délivre ou par de gros caillots sanguins. Dans ce cas, il s'accumule dans la cavité utérine, qu'il distend notablement : l'hémorrhagie est alors appelée *interne* ou *latente,* par opposition avec l'hémorrhagie externe ou visible. Par le palper abdominal, on constate que la matrice devient de plus en plus volumineuse et molle à mesure que le sang s'accumule dans sa cavité. La malade éprouve une sensation de chaleur dans tout le ventre, et l'on observe en même temps les signes d'hémorrhagie grave que nous avons mentionnés au § 728.

§ 730. L'atonie utérine peut être produite par des *causes* très-diverses. Ce sont : l'expulsion trop rapide et trop précipitée du fœtus, ou bien, au contraire, l'accouchement trop lent, ayant exigé des efforts considérables ; l'usage, pendant le travail, de médicaments excitants, de boissons échauffantes, d'où résulte une irritation de la matrice ; l'adhérence partielle et la rétention du délivre ; l'accumulation de caillots sanguins ; les changements de structure et de position de la matrice, tels que la duplicité, les néoplasmes (fibroïdes, polypes), l'obliquité etc.; une prédisposition héréditaire ; l'insuffisance de la contractilité utérine, soit primitive, et résultant d'un arrêt de développement des fibres musculaires, soit consécutive à la distension excessive de l'organe par le liquide amniotique trop abondant, par un fœtus trop volumineux ou par des jumeaux etc.; la paralysie du lieu d'insertion du placenta.

Kiwisch [1] distingue l'atonie *relative* et l'atonie *absolue* de la matrice. La première est déterminée par des obstacles qui s'opposent à la contraction de l'organe, ou par l'état béant des orifices vasculaires qui se trouvent à la face interne de l'utérus après le décollement du placenta ; dans la seconde, la matrice manque, en tout ou en partie, de la disposition à se contracter qui lui est habituellement inhérente. Cette division ne nous paraît ni complétement logique ni utile au point de vue pratique.

Rokitansky [2] a, le premier, signalé la *paralysie du lieu d'insertion du placenta* comme une cause d'hémorrhagie grave pendant la période de délivrance. Cette paralysie se révèle souvent par la forme extérieure de la matrice ; en effet, la partie affectée est refoulée vers l'intérieur de l'organe par la contraction du tissu environnant, de sorte que le palper fait reconnaître l'existence d'une dépression de la paroi utérine [3].

§ 731. *Pronostic.* Il est inutile d'insister sur la gravité des métrorrhagies qui résultent de l'atonie utérine. La mort survient (précédée des symptômes que nous avons décrits § 728) au bout d'un quart d'heure ou d'une demi-heure, notamment lorsque l'écoulement du sang est très-rapide. Cependant les dispositions individuelles ont une grande influence sur la terminaison ; en effet, certaines femmes supportent des pertes d'une abondance incroyable et se remettent très-rapidement, tandis que d'autres présentent des symptômes alarmants après une hémorrhagie modérée. Les métrorrhagies internes sont plus dangereuses dans une certaine mesure, parce qu'on les reconnaît souvent trop tard. Lorsque les femmes ne succombent pas, elles sont exposées à des inflammations puerpérales graves, surtout de nature septique, ou bien elles restent anémiques et languissantes pendant des mois et des années.

§ 732. Comme ces hémorrhagies peuvent devenir mortelles avec une si-extrême rapidité, il importe de les combattre par un *traitement* prompt et énergique, en leur opposant des moyens qui soient capables d'exciter rapidement, vigoureusement et sûrement les contractions de la matrice, et qu'on puisse avoir à sa disposition sans perdre de temps.

[1] Kiwisch, *Klinische Vorträge.* Prag 1854, 1ste Abtheil., p. 395.
[2] Rokitansky, *Lehrbuch der patholog. Anatomie,* 3e édit., t. III, p. 501.
[3] Comp. Hohl, *Lehrb. der Geburtsh.,* 1862, p. 699.

L'on fait coucher immédiatement la malade sur le dos, dans une position aussi horizontale que possible, en élevant tout au plus un peu la tête, et on lui recommande la plus stricte tranquillité du corps et de l'esprit. Puis *on fait d'abord avec la main des frictions vigoureuses sur le fond de la matrice;* ces frictions sont beaucoup plus efficaces si, en même temps, l'on verse goutte à goutte et d'assez haut sur le ventre de l'éther sulfurique. Il est souvent aussi très-utile de *saisir la matrice à pleines mains, à travers la paroi abdominale, pour la serrer et la pétrir*, et de continuer cette manœuvre pendant quelque temps. Si, au bout de quelques minutes, l'utérus ne se contracte pas suffisamment pour expulser l'arrière-faix et mettre fin à l'hémorrhagie, *l'on introduit, sans délai, toute la main dans la cavité utérine, et l'on enlève le délivre avec tous les caillots qui se sont accumulés dans cette cavité.* Si l'on trouve le placenta retenu par des adhérences partielles, on le décolle selon les règles de l'art (§ 742). En procédant ainsi, non-seulement on supprime l'obstacle principal à la rétraction suffisante de la matrice, mais on excite encore cet organe à se contracter énergiquement, par le contact inaccoutumé de la main introduite; aussi parvient-on d'ordinaire à arrêter sur-le-champ l'hémorrhagie. Si l'utérus se relâche de nouveau après l'extraction de l'arrière-faix, et si l'on constate les signes d'une métrorrhagie interne, il faut introduire la main pour enlever soigneusement tout le sang épanché, et promener les doigts sur les parois utérines, jusqu'à ce qu'on sente qu'elles se contractent. Dans les cas où l'atonie touche à la paralysie, la main placée sur le ventre, tout en faisant des frictions énergiques, serre l'utérus contre la main introduite que l'on a soin de tenir fermée. Les *injections* rendent aussi des services signalés; on les fait avec de *l'eau glacée ou de l'eau et du vinaigre mélangés à parties égales, ou encore de l'eau, du vinaigre et de l'eau-de-vie.* Il faut injecter rapidement et coup sur coup le contenu de trois ou quatre seringues, en ayant soin de faire pénétrer l'extrémité de la canule dans la cavité utérine. Pour stimuler en même temps l'activité nerveuse plus ou moins déprimée, et pour exciter les contractions utérines, on prescrit la *teinture de cannelle*, administrée tous les quarts d'heure ou toutes les demi-heures, selon le cas, à doses d'une cuillerée ou d'une demi-cuillerée à café. L'on peut y ajouter l'acide phosphorique dilué (acide phosphorique dilué, 8 grammes; teinture de cannelle, 16 grammes; 30 gouttes par dose). Si la femme est menacée de syncope, on donne de la liqueur d'Hoffmann, de l'éther acétique, une cuillerée à bouche de bon vin etc.; on lotionne le front et les tempes avec du vinaigre et du vin, on fait respirer des sels etc. — Dans les cas les plus graves, on peut essayer la *transfusion du sang* (Waller, Blundell, Ingleby, Dieffenbach, Éd. Martin, Braun, Thorne (1863), Hegar, Thomas [Nélaton (1850), Devay et Desgranges (1851), Higginson (1857), Weickert de Freiberg (Saxe, 1862), Hicks (1863)] etc.).

Le *traitement consécutif* doit avant tout prévenir les récidives, car l'expérience enseigne que l'atonie utérine se reproduit facilement. Pour empêcher la matrice de se développer de nouveau, on recommande l'emploi du seigle ergoté à l'intérieur, et la *compression du bas-ventre,* au moyen d'un petit sac rempli de sable, ou d'un bandage bien serré au-dessous duquel on peut placer un certain nombre de compresses pour rendre la pression plus forte. Il faut encore surveiller soigneusement l'accouchée *pendant quelques heures*, afin d'appliquer, en cas de retour de l'hémorrhagie, le traitement que nous venons de formuler, et notamment les injections froides. Chaque médecin trouvera sans peine la conduite à tenir ultérieurement, de sorte qu'il est inutile de dire que la femme doit encore, pendant assez longtemps, rester couchée sur le dos, dans une position horizontale, les extrémités inférieures rapprochées et étendues, sans se soulever et sans parler, en un mot, en gardant le repos le plus complet de l'esprit et du corps ; qu'il faut, si elle a froid, chercher à la réchauffer, en l'enveloppant de linges chauds etc., et lui donner du bouillon avec un jaune d'œuf, du mucilage de gruau et autres aliments analogues, pour remplacer aussitôt que possible le sang qu'elle a perdu. On se gardera pourtant de lui faire prendre trop de nourriture ou de médicaments fortifiants, parce que le sang se répare souvent avec une rapidité surprenante, et que les métrorrhagies entraînent une certaine prédisposition aux affections puerpérales inflammatoires.

Dans ces derniers temps, Ed. Martin, se basant sur des observations favorables qui lui sont propres, a beaucoup préconisé la transfusion du sang, et imaginé, pour l'exécution de cette opération, un appareil particulier contenu dans un petit étui portatif, long d'environ 22 centimètres et large de 5 1/2 centimètres. Cet appareil se compose : 1º d'une seringue en verre; 2º d'un trocart courbe, et 3º d'une petite canule en argent (1). — Nous mentionnerons encore, pour ce qui concerne la transfusion, les recherches *physiologiques* de Panum (2), les études *statistiques* de Blasius (3), [les recherches d'Oré, de Bordeaux (4)], et la discussion qui a eu lieu en 1863 à la Société de chirurgie de Paris, à la suite de la lecture du rapport du professeur Broca sur le travail d'Oré (5). [Il résulte des recherches d'Oré que la transfusion a été pratiquée dix fois pour des hémorrhagies traumatiques et a sauvé 5 malades. Elle a été pratiquée 46 fois chez des femmes en couches, rendues exsangues par d'excessives pertes de sang; 38 malades, c'est-à-dire 82 p. 100, se sont rétablies. Le succès direct, immédiat, a été plus grand encore que ne l'indiquent ces chiffres. Trois accouchées, entre autres celles de Nélaton, ont succombé à des accidents puerpéraux tardifs. En n'acceptant comme concluantes que les observations de guérisons complètes et définitives, la transfusion a guéri 50 p. 100 des individus épuisés par des hémorrhagies traumatiques, et 82 p. 100 des femmes rendues exsangues par des hémorrhagies puerpérales. Broca pense donc que cette opération, trop peu usitée, mérite plus d'attention qu'on ne lui en accorde généralement. Depaul est, au contraire, convaincu que les femmes opérées qui ont été guéries l'auraient été sans cela. En effet la marche des hémorrhagies des femmes en couche est tantôt aiguë, rapide, en quelque sorte foudroyante, et alors on n'a pas le temps d'agir, tantôt l'hémorrhagie est lente, chronique pour ainsi dire, et il est trèsrare qu'elle entraîne la mort. Somme toute, l'opération de la transfusion inspire peu

<hr>

(1) Ed. Martin, *Ueber die Transfusion bei Blutungen Neuentbundener.* Berlin 1859, avec 1 planche lith.

(2) Voy. *Virchow's Archiv für pathologische Anatomie.* Berlin, t. XXVII.

(3) Voy. *Monatsschr. f. medicinische Statistik; Beilage zur deutschen Klinik*, 11, 1863.

(4) Oré, *Études historiques et philosophiques sur la transfusion du sang.* Paris 1868, p. 46 à 89.

(5) Broca, *Rapport à la Société de chirurgie sur le travail de M. Oré (Gazette des hôpit.*, nos 96 et suiv., 1863, et *Bulletin de la Société de chirurgie de Paris*, 1863, 2e série, t. IV, p. 321).

d'enthousiasme à Depaul et à Blot.] — Hegar [1] préfère l'appareil proposé par Emme-
rich à celui de Martin. — Braune [2] a fait connaître une *nouvelle méthode de transfusion*
au moyen de la seringue de Pravaz modifiée.

La médication des métrorrhagies consécutives à l'atonie utérine, que nous avons indiquée plus haut, l'emporte sur toutes les autres par sa sûreté, sa simplicité, la rapidité
et la facilité de son application et son innocuité. Aussi lui accordons-nous hautement la
préférence sur tous les autres modes de traitement.

Nous mentionnerons néanmoins les méthodes les plus connues parmi celles qui ont
été préconisées par d'autres auteurs.

Les applications de glace (ou de corps froids) sur le bas-ventre — ont, il est vrai, une
action hémostatique, mais occasionnent facilement des rhumatismes très-tenaces.

Les injections d'eau froide dans la veine ombilicale (d'après Mojon) — sont tout au plus
utiles pour hâter la délivrance, et n'agissent pas toujours dans ce cas.

Les lavements d'eau froide — sont assurément bien moins efficaces que les injections
intra-utérines.

Les injections faites avec une bouillie astringente (Guillon), *et l'introduction d'un citron
dépouillé de son écorce* (Evrat)!

L'introduction dans la matrice d'une vessie de veau (Rouget) *ou d'une poire en caoutchouc vulcanisé* (Diday) *qu'on dilate par l'insufflation* — doit forcément entraver la rétraction de l'utérus.

Le tamponnement du vagin — ne servirait, en cas d'atonie utérine, qu'à transformer
l'hémorrhagie externe en hémorrhagie interne (!)

La compression de l'aorte abdominale (préconisée par Ploucquet, Ulsamer, v. Siebold,
Seutin, Baudelocque, Chailly-Honoré et, dans ces derniers temps, par beaucoup d'accoucheurs français) — arrête d'abord l'hémorrhagie, mais ne possède pas une action
durable, et entraîne facilement des accidents par suite de la stase du sang dans le cœur
et dans les poumons.

La compression du bas-ventre au moyen de sacs remplis de sable (Saxtorph, Lœffler,
Kluge etc.) *ou à l'aide d'un tourniquet* (Pretty) — est surtout utile après l'arrêt de
l'hémorrhagie, afin de maintenir la rétraction de l'utérus et d'empêcher cet organe de
se dilater de nouveau.

L'emploi de l'électro-magnétisme (Radford, Cleveland, Schreiber) — donne des résultats incertains et ne peut pas toujours être effectué assez rapidement.

Les médicaments internes (tels que l'ergot de seigle, le ratanhia, la quinine, les acides
minéraux, l'acide tannique, le sulfate de fer, le cachou, l'alun, le borax, le musc, l'o-
pium) — doivent être rejetés, soit parce qu'ils ont une action trop lente, soit pour
diverses autres raisons.

Scanzoni [3] propose de faire la compression au moyen de linges pliés en plusieurs
doubles, dont on enveloppe au besoin un corps pesant, tel qu'une plaque de plomb
ou une assiette en étain, et qu'on maintient sur l'hypogastre à l'aide d'un drap de lit
solidement fixé autour du ventre.

2° HÉMORRHAGIES QUI SE FONT PAR LES VOIES GÉNITALES ALORS QUE L'UTÉRUS
EST BIEN CONTRACTÉ.

§ 733. Même dans les cas où l'utérus est bien contracté, l'on observe parfois des hémorrhagies génitales pendant la période de délivrance ou immédiatement après. Ces hémorrhagies résultent ou bien de la *dilatation morbide*

[1] Voy. *Virchow's Archiv f. patholog. Anatomie.* Berlin, t. XXX, p. 254.
[2] Voy. *Langenbeck's Archiv f. klinische Chirurgie*, t. VI, fasc. 3, p. 648.
[3] Scanzoni, *Lehrbuch der Geburtsh.* Wien 1853, p. 514.

des vaisseaux qui se trouvent à la face interne de la matrice, ou bien d'un *traumatisme exceptionnellement grave* qui a frappé cet organe. Dans ce dernier cas, la lésion peut se trouver, soit au lieu où s'insérait le placenta — lorsque celui-ci était adhérent et a été arraché sans ménagement, ou lorsqu'il existe des dépôts calcaires dans les vaisseaux — soit au col de la matrice, lorsque cette partie a subi une déchirure étendue.

Les *lacérations du vagin*, *les ruptures des vaisseaux sanguins du vagin et de la vulve*, *et les déchirures considérables du périnée* peuvent également donner lieu à de fortes hémorrhagies après la sortie de l'enfant.

Johnson [1] rapporte un cas d'hémorrhagie mortelle après l'accouchement, déterminée par un *anévrysme variqueux* de la substance utérine. — Kilian [2] a également vu des *tumeurs téléangiectasiques* à la paroi interne de l'utérus, et cite des observations semblables de Jæger et Baart de la Faille.

§ 734. Ce qui permet principalement de distinguer ces hémorrhagies d'avec celles qui résultent de l'atonie utérine, c'est l'état de la matrice, qui est rétractée, dure et petite. Quelquefois le sang apparaît d'une façon intermittente, et l'on constate que chaque contraction est accompagnée d'un écoulement plus abondant. Il est nécessaire de procéder à une exploration minutieuse pour savoir si le sang provient réellement de l'utérus, ou bien s'il est fourni par les vaisseaux du vagin, de la vulve ou du périnée.

§ 735. *Traitement.* Si la source de l'hémorrhagie se trouve à la face interne de la matrice, on a recours à des injections d'eau glacée, ou de parties égales d'eau et de vinaigre, ou encore d'eau, de vinaigre et d'eau-de-vie. Dans les cas les plus graves on peut se servir d'une solution de perchlorure de fer (de 12 à 30 grammes sur 500 grammes d'eau). Comme il importe surtout que les substances styptiques dont on fait usage arrivent bien sur les orifices béants des vaisseaux utérins, il faut d'abord enlever le placenta et introduire la canule de la seringue jusque dans la cavité utérine ; puis on pousse l'injection de telle façon que le jet du liquide frappe avec force la paroi de la matrice. — En pareil cas, les médicaments internes rendent peu de services ; aussi peut-on tout au plus administrer l'acide phosphorique dilué et les analeptiques, non pas dans le but d'arrêter l'hémorrhagie, mais pour ranimer l'activité nerveuse s'il existe une disposition à la syncope.

S'il s'agit d'une *perte grave*, *résultant d'une déchirure étendue du col utérin*, les injections dont nous venons de parler suffisent, d'ordinaire, pour arrêter l'hémorrhagie ; mais quelquefois il est nécessaire d'appliquer sur la plaie et de laisser quelque temps en place une éponge assez volumineuse imbibée de vinaigre. Il n'y a pas lieu de craindre une hémorrhagie interne tant que l'utérus reste petit et dur (comp. § 725).

Nous avons indiqué §§ 710 et 714 le traitement des *hémorrhagies qui résultent de déchirures considérables de la matrice et du vagin.*

[1] Voy. M'Clintock, in *Dublin quarterly Journal*, mai 1851. May, p. 257 et suiv.
[2] Kilian, *Geburtslehre*, 1852, t. II, p. 547, note *b*.

Les *ruptures du périnée* donnent rarement lieu à une hémorrhagie assez grave pour nécessiter l'intervention de l'art. Si ce cas exceptionnel se présentait, si, par exemple, une artériole donnait du sang, on comprimerait pendant quelque temps le vaisseau divisé avec une éponge ou un tampon de linge imbibé de vinaigre.

Les *déchirures des veines ou des artères du vagin* indiquent surtout le tamponnement pratiqué à l'aide d'une grosse éponge, imbibée de vinaigre et remplissant bien tout le canal vaginal, ou bien avec de la charpie ou avec le colpeurynter rempli d'eau glacée. Il est inutile d'ajouter qu'il faut surveiller avec soin le volume et la dureté de la matrice tant que le tampon est en place.

Il faut également traiter par un tamponnement énergique les *ruptures des tumeurs sanguines ou des varices de la vulve*; dans les cas où l'ouverture du thrombus est très-petite, et où la compression extérieure ne suffit pas pour arrêter l'hémorrhagie, le meilleur procédé consiste à agrandir l'orifice et à bourrer de charpie toute la cavité qui donne du sang. Les fomentations glacées sont aussi utiles (comp. § 615).

Les injections d'une solution de perchlorure de fer ont été recommandées d'abord par d'Outrepont (¹); leur utilité a été constatée depuis par Höring, Kiwisch, Scanzoni et d'autres. Höring fait habituellement dissoudre 30 grammes de perchlorure de fer dans 0 à 1000 grammes d'eau, et n'injecte pas à la fois plus de 60 grammes de cette solution. Si l'on répète souvent ces injections, elles produisent la tuméfaction et l'excoriation superficielle des parties. Mais quand ces accidents se déclarent, le but thérapeutique est habituellement atteint, et alors quelques injections d'eau de puits froide suffisent pour guérir l'affection de la membrane muqueuse.

3° DÉCOLLEMENT ET EXPULSION VICIEUX DE L'ARRIÈRE-FAIX.

§ 736. De même que le décollement prématuré du placenta est une cause de métrorrhagie avant l'expulsion du fœtus, l'accident appelé *rétention du placenta*, c'est-à-dire *la séparation et l'expulsion tardives du délivre*, entraîne assez souvent, après la sortie de l'enfant, l'écoulement d'une quantité de sang trop considérable. Ce que nous avons dit §§ 729-732, en traitant des pertes par atonie utérine, s'applique à ces métrorrhagies en tant qu'elles résultent de la rétraction insuffisante de la matrice. Mais elles méritent d'être étudiées séparément dans les cas où elles exigent un traitement particulier, comme, par exemple, lorsqu'il existe des adhérences ou un enchatonnement du placenta. Aussi bien les retards qu'éprouvent le décollement et l'expulsion du délivre entraînent encore d'autres accidents et d'autres dangers que l'hémorrhagie (§ 740).

§ 737. Nous avons vu que d'ordinaire le placenta est décollé de la paroi interne de la matrice aussitôt après la naissance du fœtus, de sorte qu'on peut l'enlever sans difficulté au bout d'un quart d'heure, d'une demi-heure ou d'une heure. Si l'extraction du délivre n'est pas possible après ce laps de temps, ou tout au plus après deux ou trois heures, il existe des anomalies qui empêchent ou bien : *a*) le décollement, ou bien *b*) l'expulsion du placenta.

(¹) D'Outrepont, *Neue Zeitschrift für Geburtsk.*, t. XIII, p. 322).

§ 738. *a*) Les *causes* qui entravent le *décollement* du placenta sont : les adhérences trop solides entre le gâteau placentaire et la face interne de la matrice, les douleurs trop faibles et les douleurs agissant dans une direction vicieuse.

§ 739. L'*adhérence trop solide du placenta* est presque toujours limitée à des régions circonscrites ; il est vrai 'qu'elle s'étend parfois à la moitié, aux deux tiers, ou même à une plus grande portion du gâteau placentaire, mais il est probable qu'au terme de la grossesse, l'union trop intime de toute la surface du placenta avec la paroi interne de la matrice ne s'observe jamais, ou du moins qu'elle n'existe que dans des cas tout à fait exceptionnels. Cette anomalie est produite le plus souvent par des exsudations et des extravasations qui se font dans la caduque utéro-placentaire, par des néoplasmes de tissu connectif qui se développent dans la même membrane, ou par l'inflammation du placenta. Dans ce dernier cas l'on trouve dans le parenchyme placentaire lui-même les traces du processus inflammatoire. Comme l'inflammation est habituellement lobulaire, ses produits se présentent le plus souvent sous forme de plaques isolées constituées par des dépôts de fibrine. Ces exsudats fibrineux rendent d'abord le tissu du placenta épais, friable, comme hépatisé ; plus tard ils se ratatinent en une masse calleuse, jaunâtre, et entraînent l'induration et l'atrophie des parties qu'ils englobent. Plus rarement l'organe entier subit la même dégénérescence, il paraît alors remarquablement épaissi, compacte, et changé en une masse calleuse. Les adhérences les plus solides sont produites par la transformation de l'exsudat en cordons filamenteux et tendineux, blanchâtres, d'une épaisseur notable, qui irradient en différents sens, font ressortir plus nettement les limites des cotylédons et pénétrent plus ou moins profondément dans la face interne de la matrice. Dans ce cas on rencontre quelquefois, à la surface utérine du gâteau placentaire, des dépôts de phosphate et de carbonate de chaux. Souvent aussi, malgré l'adhérence du placenta, on n'y constate aucune trace d'inflammation ; son tissu est plutôt mou et friable, et présente, après la délivrance artificielle, une masse déchiquetée et spongieuse. En pareil cas l'altération qui occasionne l'adhérence s'étend plutôt en largeur qu'en profondeur ; elle siége dans la caduque utéro-placentaire et est constituée par des extravasations ou par des néoplasmes fibreux. Plus rarement l'anomalie semble résulter d'une inflammation circonscrite, adhésive, de la paroi utérine ; c'est dans les cas de ce genre que la femme éprouve à la région affectée une douleur sourde, brûlante. — Les *causes déterminantes* sont assez obscures. Ordinairement les extravasations et les exsudations qui produisent l'adhérence semblent résulter d'une hypérémie plus ou moins étendue, et souvent très-circonscrite, des vaisseaux utéro-placentaires. Les causes probables de cette hypérémie sont : l'excitation des systèmes vasculaire et nerveux par le coït, par l'usage des drastiques, des emménagogues ou des boissons et des aliments échauffants, ou bien encore par les émotions, les affections fébriles etc. ; la stase sanguine produite par une pression localisée et durable, par l'abus du corset, par la constipation ou par des lésions du cœur, du foie et du poumon etc. ; des influences traumatiques, telles que des coups, des chocs etc.

C'est parce que ces causes externes agissent principalement sur la paroi antérieure de la matrice que celle-ci est le plus fréquemment le siége de l'adhérence du placenta.

Chose digne de remarque, l'anomalie qui nous occupe se reproduit assez souvent dans plusieurs grossesses successives.

§ 740. Les *conséquences* de la rétention de l'arrière-faix sont souvent très-graves. D'abord la présence du placenta occasionne habituellement des tranchées fréquentes et douloureuses, ainsi que de fortes pertes de sang, qui dégénèrent facilement en véritables métrorrhagies périodiques ; ceci s'explique par le défaut de contraction de la matrice et d'occlusion des vaisseaux restés béants à la face interne de cet organe ; en second lieu, les portions décollées se putréfient avec une très-grande rapidité et donnent lieu à un écoulement extrêmement fétide, ce qui est surtout dangereux parce que la sanie putride, résorbée en partie, empoisonne le sang de la malade, et provoque simultanément l'inflammation de la paroi interne de la matrice. De cette façon se développe le plus souvent une métrite ou une phlébite utérine suivie de péritonite, qui enlève d'ordinaire l'accouchée au bout de peu de jours. Néanmoins, dans beaucoup de cas, ces accidents ne se déclarent pas et le placenta finit par être heureusement expulsé après un temps plus ou moins long (parfois au bout de quelques jours ou de quelques semaines) [1]. L'on aurait même observé, dans quelques cas rares, la résorption de l'arrière-faix.

Des cas de résorption du placenta ont été publiés par F. C. Nægele [2], J. F. Osiander [3], Adami [4], Bergmann [5], d'Outrepont [6], Villeneuve [7], Dithurbide [8], Olavide [9], Hegar [10].

Les relations de ces auteurs permettent de regarder comme un fait démontré la résorption du placenta (sorte de digestion utérine) après l'avortement, mais il n'existe aucune observation authentique de ce mode de disparition du délivre entier à l'époque de la maturité parfaite de l'œuf ; au terme de la grossesse, la résorption ne peut porter que sur des portions isolées du placenta restées adhérentes aux parois utérines [11].

[1] Voy. J. M. Aepli, *Die sichere Zurücklassung der Nachgeburt in bestimmten Fällen mit Gründen und Erfahrungen bewiesen.* Zürich 1776. — *Verhandlungen der Gesellsch. für Geburtsk. in Berlin.* Jahrgang IV. Berlin 1851, p. 15. — Hegar, ouvrage cité, p. 80.

[2] Voy. *Heidelberger klinische Annalen*, t. VII, p. 425, et t. IX, fasc. 2. — Froriep's *Notizen*, t. XXII, septemb. 1828.

[3] Voy. *Gemeinsame deutsche Zeitschrift für Geburtsk.*, t. VII, fasc. 4, p. 480.

[4] Adami, *Die Resorption der Placenta.* Würzburg 1835.

[5] Bergmann, *De placentæ fœtalis resorptione.* Gotting. 1838.

[6] Voy. *Neue Zeitschrift für Geburtsk.*, t. II, p. 280 et suiv.

[7] Villeneuve, *De l'absorption du placenta* (*Gaz. méd. de Paris*, 1837, n° 27).

[8] Voy. *Revue clinique française et étrangère*, 1851, n° 4, 15 janvier.

[9] Olavide, *Gazette méd. de Paris*, 1848, n° 3, p. 53.

[10] Hegar, ouvrage cité, p. 115.

[11] Voy. A. Michel, *Mémoire et observations pratiques sur la délivrance tardive après l'accouchement* (*Bulletin général de thérapeutique médicale et chirurgicale*). Paris 1845, t. XXIX, p. 40.

§ 741. *Diagnostic.* L'adhérence partielle du gâteau placentaire ne peut être diagnostiquée que pendant la période de délivrance. On la reconnaît aux signes suivants : malgré la contraction de la matrice, une ou deux heures après l'expulsion du fœtus, le placenta est encore tellement élevé qu'on n'en peut atteindre aucune partie, ou qu'on n'arrive qu'à son bord inférieur ; on ne réussit pas à opérer la délivrance par les manœuvres ordinaires; les tractions exercées sur le cordon provoquent, en un point de la matrice, une douleur brûlante, déchirante, et rencontrent une résistance inusitée. L'étendue, la solidité, l'espèce et le siége de l'adhérence anormale ne peuvent être reconnus que pendant que la main effectue le décollement artificiel du placenta. Habituellement l'adhérence est accompagnée d'une hémorrhagie abondante, et la matrice paraît plus inégale, moins uniformément revenue sur elle-même, parce que le placenta l'empêche de se contracter au lieu de son insertion et dans les parties les plus rapprochées. — Lorsque l'adhérence est *complète,* on ne constate aucun écoulement de sang pendant et après l'expulsion du fœtus.

§ 742. Le *traitement* de l'adhérence trop solide du placenta a divisé pendant longtemps les accoucheurs en deux camps : d'après les uns, il faut abandonner le décollement à la nature, qui finit par l'opérer de la manière la plus douce, ne fût-ce qu'au bout de quelques jours ou de quelques semaines (*méthode passive*); les autres, au contraire, donnent le conseil — chaque fois que la délivrance ne peut être effectuée par les manœuvres ordinaires, deux ou trois heures au plus après la sortie de l'enfant — de ne plus tarder à pratiquer le décollement artificiel du placenta, quand bien même cette opération ne serait rendue urgente par aucun accident immédiat (*méthode active*).

L'expérience a tranché victorieusement la question *en faveur de la méthode active,* qui a donné de bien meilleurs résultats que l'autre. Ajoutons que si l'on attend plus longtemps que nous n'avons dit, pour faire la délivrance artificielle, cette opération devient de plus en plus pénible et dangereuse, et finit même par être inexécutable, parce que l'utérus ne cesse de se rapetisser et le col de se rétrécir; tandis que le décollement du placenta peut être opéré d'ordinaire sans difficulté dans les deux ou trois premières heures qui suivent la naissance de l'enfant.

Décollement artificiel du placenta. Procédé opératoire (Fig. 200). On laisse la femme dans le décubitus horizontal sur le lit ordinaire; seulement on la rapproche autant que possible du bord près duquel se tient l'accoucheur. Celui-ci se sert de la main droite s'il est au côté droit du lit, et de la main gauche s'il se trouve à gauche. La main chauffée et graissée est introduite dans le vagin selon les règles de l'art et glissée jusqu'au placenta le long du cordon, qui est attiré et modérément tendu par les doigts de l'autre main. Au moment où la main qui se trouve dans le vagin va traverser le col utérin, la main extérieure abandonne le cordon et se porte sur le fond de la matrice, afin de fixer celui-ci et de prévenir autant que possible l'ascension et la déviation de l'utérus, ainsi que le tiraillement de la voûte vaginale. Si le col est déjà un peu rétréci, ou bien si l'on rencontre une stricture dans une région plus élevée de la cavité utérine, on procède comme s'il s'agissait de la dilatation artificielle de l'orifice utérin (§ 408), c'est-à-dire qu'on pénètre lentement et doucement dans la partie coarctée, en y engageant d'abord quelques doigts, et en cherchant à l'élargir suffisamment pour qu'elle livre passage à toute la main. Il est très-utile d'exercer en même temps, avec la main extérieure, une pression vigoureuse sur le fond de la matrice et de porter ainsi le rétrécissement qu'il s'agit de franchir à la rencontre de la main qui opère. Dès que celle-ci se trouve tout entière dans la matrice, on réunit les doigts pour que les membranes ne s'interposent pas entre eux, ce qui entraînerait différents inconvénients, puis l'on tâche d'arriver derrière la partie déjà décollée du placenta et de pénétrer plus avant entre ce dernier et la face interne de l'utérus, le dos de la main étant tourné vers la paroi utérine et la face palmaire vers la face externe du placenta.

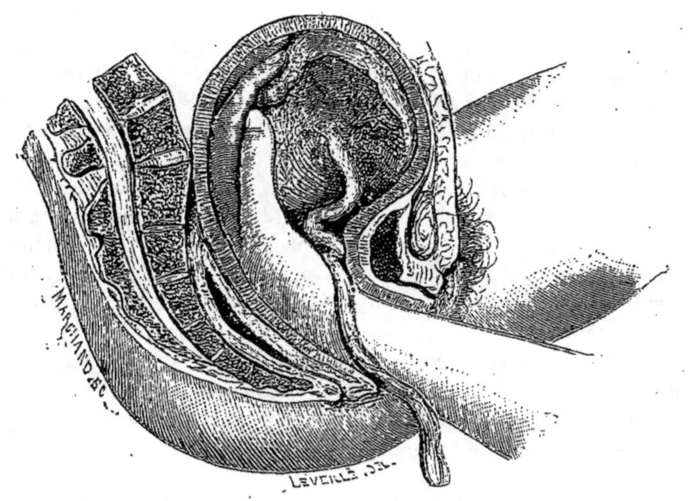

Fig. 200. — *Décollement artificiel du placenta.*

On divise les adhérences avec l'extrémité des doigts, en procédant avec les plus grands ménagements et en évitant de tirailler ou de léser la paroi utérine ; pour cela on fait agir surtout les bords latéraux des phalanges unguéales, avec lesquelles on exécute des mouvements analogues à ceux d'une scie. Si l'on ne parvient pas à sectionner de la sorte les parties exceptionnellement résistantes et comme tendineuses, il faut les écraser avec l'extrémité des doigts, ou bien les énucléer du parenchyme placentaire et les laisser adhérentes à la paroi utérine. En les arrachant violemment, on ferait subir à la matrice des lésions trop considérables, pouvant entraîner une hémorrhagie mortelle ou une métrite intense. Dès que l'on sent que le placenta est complétement séparé de la face interne de l'utérus, on le saisit de haut en bas et on l'enlève lentement en imprimant à la main des mouvements de rotation ; en même temps la main qui fixait l'utérus saisit le cordon et exerce sur lui une traction modérée. Mais il faut bien se garder de chercher à entraîner le placenta avant qu'il soit entièrement décollé, parce qu'on risquerait de le déchirer ou de produire une inversion de la matrice. Dès que l'arrière-faix a été amené au dehors il faut l'examiner soigneusement, et si l'on constate qu'il en manque une partie, réintroduire sur-le-champ la main et en faire l'extraction.

D'ordinaire la matrice se contracte immédiatement avec une telle énergie qu'on n'a pas à craindre une hémorrhagie consécutive. Si, néanmoins, il se déclarait une perte abondante, on la combattrait par des injections d'eau froide, et l'on procéderait en général comme nous l'avons dit § 735.

Dans les cas où l'on a été obligé de laisser des portions du placenta adhérentes à la face interne de la matrice, il faut chercher à favoriser leur expulsion en faisant fréquemment des injections tièdes avec des infusions de sauge, de camomille, de thym, de calamus aromaticus etc., additionnées de vinaigre si les lochies sanguines sont trop abondantes. Il importe en même temps de veiller très-attentivement au maintien de la propreté (changement fréquent des linges placés sous le siége de la malade, lotions répétées de la vulve etc.) et de faire renouveler autant que possible l'air de la chambre. S'il y a menace de métrite septique, on fait des injections de décoctions d'écorces de chêne, de quinquina etc., additionnées d'eau chlorurée, et l'on administre à l'intérieur l'acide chlorhydrique dilué, l'eau chlorée, le sulfate de quinine etc. En cas d'hémorrhagie grave on prescrit des injections astringentes (d'eau vinaigrée, de perchlorure de fer dilué etc.). Lorsque des portions de placenta sont restées adhérentes, il ne faut pas négliger de s'assurer de temps en temps, par le toucher, si elles ne commencent pas à se décoller. Si l'on rencontre un pareil fragment dans le col ou dans la cavité utérine, on cherche à le saisir et à l'extraire avec le doigt ou à l'aide d'une pince à polypes courbe ; c'est là le plus sûr moyen de prévenir les accidents et de hâter la convalescence. Beaucoup d'auteurs préconisent l'emploi du seigle ergoté et du borax pour seconder le décollement et l'expulsion des fragments du délivre retenu dans la cavité utérine.

On a quelquefois obtenu de bons résultats en employant les *injections d'eau froide dans la veine ombilicale* (Mojon), pour hâter le décollement du placenta adhérent ; ce procédé peut être essayé dans les cas où une intervention plus prompte n'est pas rendue nécessaire par une métrorrhagie ou un autre accident grave. Dans ce but on introduit l'extrémité d'une canule dans la veine ombilicale, et l'on y injecte de l'eau froide, en ayant soin de ne faire pénétrer le liquide que lentement et progressivement. Si l'on pousse l'injection trop fort, la veine se déchire et l'expérience est manquée.

« Si dans un accouchement quelconque le placenta n'est pas éliminé à temps, le cas est mortel 25 fois sur 27.» Ainsi s'exprimait Boër dès l'année 1817. (1). — Les avantages de la *méthode active* ressortent d'une façon éclatante des résultats publiés dans le remarquable travail de Frings (2), et dans les tableaux statistiques concernant le royaume de Wurtemberg, de Riecke et Blumhardt. Frings a réuni 2170 cas de délivrance vicieuse : 2121 femmes furent traitées par la *méthode active* et 49 par l'*expectation*. Sur les 2121 premières, il en mourut 206, c'est-à-dire une sur 10 1/4 ; des 49 autres, on en perdit 31, ce qui donne une proportion de 1 : 1 3/5. Ces chiffres concordent sensiblement avec ceux de Riecke et Blumhardt. Dans le royaume de Wurtemberg, 56,419 accouche.

____

(1) Boër, *Natürliche Geburtshülfe*, 1817, p. 59.
(2) Frings, *De dignitate artific. placentæ solutionis*. Bonnæ 1830, in-8º.

ments, observés du 1er juillet 1826 au 1er juillet 1827, fournirent 600 cas de délivrance
vicieuse. Sur 32 femmes qu'on traita par la méthode passive, 29 succombèrent; 508 fois
on pratiqua le décollement artificiel du placenta, et l'on ne perdit que 62 malades. Il
est probable que dans beaucoup de cas de la seconde catégorie l'intervention de l'art a
été trop tardive (le fait est constaté pour 18 de ces cas); en effet, à Stuttgart, où les
secours ne se firent pas attendre, il ne mourut que 2 femmes sur 53. Ces résultats sont
bien de nature à entraîner les convictions des praticiens, et à faire adopter le décollement artificiel et hâtif du placenta dans tous les cas de rétention de cet organe (1).

Martin (2) recommande le *décubitus latéral* de la femme pour la délivrance artificielle.
Cette position lui paraît particulièrement utile dans les cas, assez nombreux, où la plus
grande partie du placenta adhère à la paroi antérieure de la matrice. Depuis quelques
années il fait toujours placer la patiente sur le côté, et de préférence sur le côté droit,
afin de pouvoir introduire la main gauche qui est plus petite et plus grêle que l'autre.
— Scanzoni (3) donne le précepte suivant, qui mérite d'être pris en sérieuse considération : «Si l'opération (de la délivrance artificielle) rencontre des difficultés (une fois la
main introduite) par suite de l'insertion latérale ou antérieure du placenta, le procédé
le plus simple consiste à laisser la main en place et à changer le décubitus dorsal de
la femme en décubitus latéral, en faisant passer l'une de ses extrémités inférieures par
dessus le bras de l'opérateur tenu dans l'extension; il est utile de s'arranger de façon à
ce que la patiente se trouve couchée sur le côté où adhère la totalité ou la plus grande
partie du placenta. »

Busch, von Siebold et autres prescrivent de choisir pour l'opération la main qui correspond au côté où le placenta se trouve inséré. Cette précaution nous paraît inutile,
et d'ailleurs il n'est pas toujours facile de reconnaître à l'avance quel est le lieu précis
de l'insertion placentaire.

Hüter (4) prétend que l'on peut prendre quelquefois pour des restes du délivre restés
adhérents aux parois utérines, des productions anormales qui n'ont que l'apparence du
tissu placentaire. D'après lui, ces *faux placentas* — c'est le nom qu'il propose de leur
donner — font corps avec le chorion et se développent aux dépens de la membrane
caduque; ils ont, du reste, la même structure que le placenta, seulement ils sont plus
aplatis que lui, et n'ont avec lui aucune connexion vasculaire. [La nature de ces productions n'est pas encore bien connue, mais qu'elles appartiennent ou non au placenta,
il est démontré par l'expérience qu'elles donnent quelquefois lieu à des hémorrhagies
graves pendant la puerpéralité.] Hecker (1) rapporte l'observation suivante : accouchement régulier, délivrance opérée par le procédé de Crédé. L'arrière-faix, littéralement
projeté hors des voies génitales, est normal et paraît avoir été expulsé en totalité. Six
jours après, métrorrhagie abondante, qui ne s'arrête qu'après l'extraction d'un reste de
placenta, présentant assez d'analogie avec une môle charnue. L'auteur rappelle à ce
propos qu'on a déjà observé plusieurs cas de ce genre, où, malgré l'intégrité bien constatée du délivre, on a été obligé d'extraire, même au bout de quelques semaines, des
restes de placenta qui donnaient lieu à des hémorrhagies profuses. Spiegelberg (5) dit
aussi avoir rencontré plusieurs faits analogues.

(1) Voy. Ph. Horn, *Betrachtungen über das Nachgeburtsgeschäft in seinem physiologi-*
schen und pathologischen Zustande und über das Verhalten der Kunst dabei (Œsterr. med.
Jahrb., t. XII). — *Verhandlungen der Gesellsch. für Geburtsh. in Berlin.* Jahrg. II. Berlin
1847, p. 21-123. — Hegar, ouvrage cité, p. 136.

(2) Martin, *Beiträge zur Gynäcologie.* Jena 1848, fasc. I, p. 102.

(3) Scanzoni, *Lehrbuch der Geburtsh.* 1867, t. III, p. 313.

(4) Hecker, *Klinik der Geburtskunde*, 1864, t. II, p. 175.

(5) Voy. *Canstatt's Jahresbericht über die Fortschritte d. ges. Med. im Jahr 1864*, t. IV.
Würzburg 1865, p. 405.

§ 743. *b*) L'*expulsion* seule du placenta est entravée quand l'utérus se contracte dans une direction vicieuse pendant la période de délivrance, quand les douleurs sont trop faibles, quand la matrice est trop fortement déviée de la ligne centrale du canal génital, ou enfin quand le placenta est très-volumineux.

Riecke [1] a attiré l'attention sur une autre cause de délivrance vicieuse, savoir : *l'insertion d'une portion du placenta dans l'extrémité utérine de l'une des trompes de Fallope.* D'Outrepont [2] et Aschern [3] ont publié des observations de cette anomalie, dont l'existence a été confirmée par les autopsies de Pagan [4], professeur à l'Université de Glascow, et de Scanzoni [5].

§ 744. Lorsque les douleurs agissent dans une direction anormale (§§ 548 et suiv.) pendant la période de délivrance, ou bien lorsque des portions isolées des parois utérines se contractent avec une énergie excessive, il en résulte naturellement que le placenta, au lieu d'être poussé vers l'orifice de la matrice, est forcément maintenu en place. La contraction excessive (étranglement, stricture) a lieu le plus souvent au niveau de l'orifice interne du col; pourtant elle peut aussi siéger plus haut dans une région faisant partie du corps de la matrice. Cette anomalie fonctionnelle détermine un changement de la forme de l'utérus, qui est parfois comme divisé en deux cavités superposées. Si le placenta se trouve dans la loge située au-dessus de l'étranglement, c'est ce qu'on appelle l'*incarcération* ou *l'enkystement du placenta* (*incarceratio* seu *insaccatio placentæ*), parce que l'organe est comme renfermé dans un sac. L'enkystement est dit *complet* quand tout le gâteau placentaire est retenu au-dessus de la stricture; *incomplet* quand ce dernier n'est emprisonné qu'en partie. Tantôt le placenta repose complétement décollé dans la loge qui le contient (arrière-boutique des anciens auteurs français), tantôt il est encore partiellement adhérent.

Peu [6] est le premier auteur qui mentionne l'incarcération du placenta et qui fasse une distinction entre le *resserrement du col utérin* et le *chatonnement du placenta*. Il déclare que cette anomalie est excessivement rare, et pense qu'elle est due à un vice de conformation de la matrice par suite duquel cet organe est divisé en deux poches. — La Siegmundin [7] savait déjà (1690) que l'orifice interne du col peut être resserré au point d'empêcher l'extraction du placenta. Mais c'est à Levret que nous devons les premières notions précises et détaillées sur ce sujet. Paré [8] et Guillemeau ont simplement fait mention du resserrement du col comme d'un obstacle à la sortie du délivre. Mauriceau [9] s'exprime ainsi : « Ce n'est pas tant la forte adhérence de l'arrière-faix à la matrice, que la subite contraction de son orifice interne, qui, ne permettant pas que le

[1] J. V. L. Riecke, *Ueber die Einsackung u. Einsperrung der Nachgeb.* Stuttgart 1834.
[2] D'Outrepont, *Ueber den Sitz der Placenta in den Fallopischen Röhren.*
[3] H. Aschern, *Ueber den Sitz der Placenta in den Tuben.* Würzburg 1841.
[4] Pagan, *On Development of the Placenta within the Fallopian Tube* (*London and Edinburgh Monthly Journal*, novemb. 1845, p. 813).
[5] Scanzoni, *Lehrbuch der Geburtsh.*, 1867, t. II, p. 290.
[6] Peu, *Pratique des accouchements.* 1694, p. 494, 508-512.
[7] Justine Siegmundin, 1723, p. 117.
[8] A. Paré, *Œuvres*, édit. Malgaigne. Paris 1840, t. II, p. 630.
[9] Mauriceau, *Observations*, 1715, p. 253.

corps de l'arrière-faix, quoiqu'entièrement détaché, en puisse facilement estre tiré, est cause que le cordon, quand il est trop faible, se rompt etc.» Le même auteur compare déjà la forme que la matrice prend dans ce cas à une calebasse.

§ 745. Comme l'incarcération du placenta entraîne la rétention du délivre, elle finit par déterminer les accidents dont il a été question § 740. Ce qui favorise la production de ces accidents, c'est que le placenta est souvent tout à fait décollé, et qu'une grande quantité de sang coagulé est retenue avec lui. Cependant le resserrement de la matrice est rarement durable, pourvu qu'on se garde bien d'irriter l'organe et qu'on n'intervienne que d'une façon rationnelle. Si le lieu d'insertion du placenta s'est bien contracté, il ne peut pas s'écouler beaucoup de sang, mais si la contraction de cette région est entravée — ce qui résulte assez souvent tant de la stricture que de la rétention du placenta — une hémorrhagie est inévitable.

§ 746. Les *symptômes* de l'incarcération du placenta sont tellement accentués, d'ordinaire, qu'ils ne peuvent pas échapper facilement à un observateur attentif. La forme de la matrice est modifiée : tantôt elle est cylindrique, étroite et allongée, de telle façon que le fond de l'utérus atteint l'épigastre; dans ce cas ce sont surtout les parois latérales qui se sont contractées; tantôt l'organe est divisé par la stricture en deux parties superposées, et ressemble à une calebasse ou à un sablier (*hourglass contraction* des Anglais). En même temps il est plus dur, un peu sensible à la pression, et les tranchées sont remarquablement douloureuses. Si l'on touche en glissant le doigt explorateur le long du cordon ombilical, on arrive, à travers l'orifice externe béant et flasque, jusqu'au resserrement, qui donne la sensation d'un anneau dur, par lequel passe le cordon; on n'atteint pas le placenta, ou du moins on n'en sent qu'une petite partie. Le vagin paraît allongé et l'utérus plus élevé que de coutume. Enfin l'incarcération est quelquefois accompagnée de phénomènes morbides dans d'autres organes, tels que des vomissements et des accidents nerveux qui peuvent dégénérer en convulsions.

§ 747. *Causes.* Cet état anormal se déclare surtout quand la matrice a été irritée, par exemple quand on a exercé sur le cordon des tractions prématurées et maladroites pour enlever le délivre, quand on a beaucoup touché le col, quand on a frictionné mal à propos le fond de l'utérus, surtout avec les mains froides; on l'observe après l'emploi inopportun des instruments ou des manœuvres obstétricales, quelquefois aussi à la suite d'un refroidissement ou d'émotions vives. Les causes prédisposantes sont : la distension excessive de la matrice par des jumeaux ou par le liquide amniotique, l'accouchement précipité, et surtout l'adhérence trop intime du placenta. Quelquefois le resserrement utérin n'est que la continuation d'un état spasmodique qui a déjà existé pendant les périodes précédentes de l'accouchement.

Il est certain que dans un grand nombre de cas la rétention du placenta n'est produite que par des tractions exercées sur le cordon d'une façon prématurée, inhabile et violente; aussi la fréquence de cet accident pourrait-elle être diminuée de beaucoup à l'avenir, si l'on enseignait aux sages-femmes la manière de provoquer l'expulsion du délivre par la compression de la matrice.

§ 748. *Traitement*. Au début, et tant que l'hémorrhagie est modérée, il faut s'en tenir, à peu de chose près, à l'expectation. On prescrit le repos le plus absolu, on évite de toucher la matrice ; si la peau est sèche et si la femme éprouve une sensation de froid, on lui couvre le ventre de flanelle chaude et on lui donne une infusion chaude de camomille. Sous l'influence de cette médication si simple, la contraction anormale cesse d'ordinaire bientôt et le placenta peut être enlevé de la manière habituelle. Mais si le même état persiste encore deux heures après l'accouchement, il ne faut pas tarder à faire la délivrance artificielle, faute de quoi la cavité utérine se rétrécit de plus en plus et rend l'opération de plus en plus difficile.

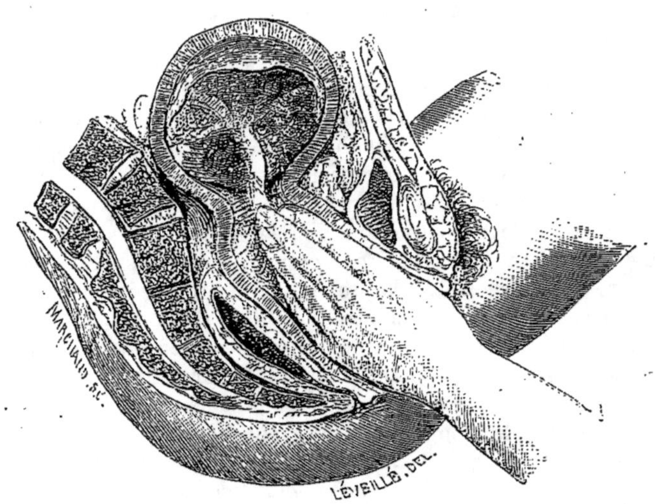

Fig. 201. — *Extraction du placenta enchatonné.*

Lorsque l'incarcération du placenta est accompagnée de métrorrhagie, il faut que le délivre soit extrait *sur-le-champ ;* c'est le moyen le plus rapide et le plus sûr pour mettre fin en même temps à la perte et à la contraction anormale. A cet effet on introduit dans le vagin la main enduite d'huile, et on la porte le long du cordon jusqu'au rétrécissement, pendant que l'autre main, placée sur le ventre, fixe le fond de la matrice et pousse en quelque sorte la région affectée à la rencontre des doigts qui cherchent à y pénétrer. On fraie un passage à la main en exerçant avec les doigts une dilatation graduelle, et l'on enlève le délivre (Fig. 201). Si le placenta était encore partiellement adhérent, il va de soi qu'il faudrait d'abord le décoller d'après les règles indiquées § 742. Dans les cas rares où la stricture résiste énergiquement aux efforts de dilatation, on tire de bons effets de l'administration de l'opium à haute dose (10 à 15 gouttes de teinture thébaïque), soit seul, soit uni à l'ipécacuanha.

Dans les cas de ce genre, Kiwisch recommande, outre l'opium à haute dose, l'émétique ou les inhalations de chloroforme.

§ 749. On a lieu de croire que la difficulté de la délivrance est due au *volume excessif du placenta*, lorsque l'arrière-faix ne peut pas être éliminé de la manière ordinaire, sans qu'il existe des symptômes d'adhérence anormale (§ 741), d'incarcération du placenta (§ 760) ou d'hémorrhagie. Dans ce cas, comme dans le précédent, on attend tout au plus que deux heures se soient écoulées depuis l'expulsion du fœtus, puis on introduit toute la main à travers l'orifice de la matrice, on embrasse le placenta et on l'extrait.

Enfin il se peut que le placenta ne soit pas descendu dans le col et dans la partie supérieure du vagin, *parce que les contractions sont trop faibles, ou parce que l'axe utérin dévie, sous un angle trop prononcé, de la direction de la ligne centrale du canal génital*. En pareil cas l'on saisit la matrice à deux mains, à travers les téguments, et on la redresse, puis on la comprime fortement en la refoulant vers en bas, ou bien on pratique des frictions circulaires sur le fond de l'organe. Ces manipulations suffisent d'ordinaire pour faire descendre le placenta, et achever la délivrance sans difficulté. S'il se déclarait des symptômes d'atonie utérine ou d'hémorrhagie, il faudrait procéder comme il a été dit § 732.

La *réplétion de la vessie* est une cause assez fréquente de délivrance difficile [signalée d'abord par Stoltz [1]]; il suffit de faire écouler l'urine au moyen du cathétérisme pour lever l'obstacle.

[D'après Stoltz [2] les obstacles qui rendent la délivrance difficile sont *mécaniques* ou *dynamiques*. Parmi les premiers viennent se ranger certains déplacements de la matrice, le volume extraordinaire de l'arrière-faix, la rétention d'urine et l'adhérence contre nature du placenta. Les obstacles dynamiques sont l'inertie de l'utérus et sa contraction spasmodique partielle ou totale.]

[La pratique de Stoltz, dans les hémorrhagies utérines, est conforme, en général, à celle qui vient d'être exposée. Il regarde aussi comme les moyens les plus efficaces, quand la perte survient après l'accouchement : la compression de la matrice, l'introduction de la main dans la cavité utérine pour en extraire les caillots et provoquer des contractions énergiques, et les injections de liquides froids et astringents. Il pratique la compression en agissant avec les deux mains sur l'utérus et en le serrant contre une des fosses iliaques. Dans les cas très-graves, foudroyants, il regarde comme un excellent moyen, la compression de l'aorte abdominale, qu'il a opérée un certain nombre de fois, tant par l'extérieur, au-dessus du fond de la matrice, que par l'intérieur, à travers la paroi postérieure de l'organe. Seulement, comme il a constaté que l'utérus se relâche pendant la compression de l'artère, il a soin d'administrer, dès le début, le seigle ergoté, afin de solliciter au plus tôt des contractions. Il n'a jamais eu recours à la transfusion du sang, qu'il croit ou superflue ou inefficace (comp. § 732).

Le tableau suivant du professeur Pajot donne un résumé très-complet du traitement de l'hémorrhagie dans les derniers temps de la grossesse et pendant l'accouchement, d'après P. Dubois, Chailly et Pajot.]

(1) Stoltz, J. A., *De la délivrance*. Thèse de concours. Strasbourg 1834, p. 22.
(2) Stoltz, Thèse citée, p. 21 et suiv.

RÉSUMÉ DU TRAITEMENT DE L'HÉMORRHAGIE (d'après le tableau synoptique du professeur Pajot).

AVANT LE TRAVAIL	HÉMORRHAGIE LÉGÈRE. A.			*Situation horizontale. — Repos absolu. — Air frais. — Boissons acidules fraîches. — Diète. — Saignée s'il y a des symptômes de pléthore. — Vider la vessie et le rectum.*	
	HÉMORRHAGIE GRAVE. B.			*Mêmes moyens qu'en A, excepté la saignée. — D'abord applications froides. — Puis seigle ergoté (2 grammes) en trois doses à dix minutes d'intervalles.*	Le seigle ergoté est employé ici comme hémostatique; dans le cas que nous supposons, il n'y a pas encore de douleurs utérines; il est possible aussi que l'emploi du seigle ergoté les produise, car ce médicament a la propriété d'accroître les contractions, quand elles se sont spontanément déclarées, et paraît avoir aussi celle de les provoquer quand elles n'existent pas encore.
				Et si ces moyens sont insuffisants, appliquer le tampon, ou dans quelques cas particuliers, faire la perforation des membranes.	Le tampon arrêtera d'abord l'hémorrhagie, puis par la rétention du sang et par sa présence même il irritera le col et l'orifice de l'utérus, et il sollicitera les contractions expulsives. Celles-ci dilateront l'orifice, et cette dilatation permettra plus tard soit la rupture simple des membranes, soit la terminaison de l'accouchement.
PENDANT LE TRAVAIL	HÉMORRHAGIE LÉGÈRE.	ORIFICE NON DILATÉ ET NON DILATABLE.	*Membranes entières.*	Mêmes moyens qu'en A, sauf la saignée, qui ne convient que quand l'état pléthorique est très-prononcé.	
			Membranes rompues.	Idem.	
		ORIFICE DILATÉ.	*Membranes entières.*	Mêmes moyens qu'en A, puis attendre ou rompre les membranes.	Cette rupture ne saurait avoir aucun inconvénient. C'est un moyen de prévenir l'accroissement de l'hémorrhagie. On peut toutefois s'en dispenser et attendre que les progrès mêmes du travail aient arrêté l'accident : ce dernier parti est, après tout, peut-être le plus sage; plus ou moins de tendance à l'hémorrhagie devra déterminer le choix de l'un ou de l'autre procédé : 1° attendre si l'hémorragie n'augmente en aucune façon, et à plus forte raison si elle diminue; ou 2° rompre les membranes si l'on remarque quelque tendance à l'augmentation. Cette rupture pourra être utilement précédée ou suivie de l'administration de quelques doses de seigle ergoté, si les douleurs étaient faibles ou éloignées.
			Membranes rompues.	Mêmes moyens qu'en A, puis attendre. Si les douleurs sont faibles et lentes, donner le seigle ergoté.	On peut se demander s'il ne conviendrait pas de terminer l'accouchement dans ce cas, puisque les parties semblent disposées à cette terminaison. Nous pensons que si le fœtus se présente bien, il vaut mieux s'abstenir de toute manœuvre, application de forceps ou version, parce que l'emploi de ces moyens serait plus grave que l'hémorrhagie légère pour laquelle on y aurait recours.
	HÉMORRHAGIE GRAVE.	ORIFICE NON DILATÉ ET NON DILATABLE.	*Membranes entières.*	Mêmes moyens qu'en A, sauf la saignée, puis les réfrigérants. En cas d'insuffisance et si les douleurs sont faibles, *seigle ergoté :* puis rompre les membranes. Enfin, si l'orifice ne permettait pas la version, appliquer le tampon. (D.)	
			Membranes rompues.	Mêmes moyens qu'en A, puis les réfrigérants..., puis seigle ergoté si les douleurs sont faibles et lentes..., puis, en cas d'insuffisance, compression de l'utérus, tampon, accouchement forcé.	Ce cas est fort délicat, l'application du tampon exige ici une grande réserve. En effet, quand le vagin sera fermé, le sang pourra, si l'on n'y prend garde, s'accumuler dans la cavité utérine au point que la malade périsse sans qu'une goutte de sang paraisse à l'extérieur, et le danger sera d'autant plus grand, que la matrice aura été plus développée avant la rupture des membranes et que les contractions seront plus faibles. L'application du tampon ne devra donc être préférée à l'accouchement forcé que quand les contractions utérines seront assez énergiques, et qu'au moment de la rupture des membranes il ne se sera écoulé de l'utérus qu'une très-petite quantité d'eau; encore l'application du tampon doit-elle être suivie d'une surveillance très-attentive et de l'application d'un bandage de ventre assez serré pour résister à l'ampliation de l'utérus. Au contraire, quand les contractions seront faibles, quand il se sera écoulé une grande quantité d'eau au moment de la rupture des membranes, il vaudrait peut-être mieux forcer la résistance de l'orifice, et faire la version. Si le col est mince, tranchant, résistant, des incisions préalables devront être faites de chaque côté de cet orifice.
		ORIFICE DILATÉ.	*Membranes entières.*	Rompre les membranes. Si cette rupture ne suffit pas, faire la version ou appliquer le forceps.	Ici encore on peut s'étonner du précepte de rompre les membranes et d'attendre, avant de prendre un autre parti, que la rétraction de l'utérus ait ou n'ait pas arrêté l'hémorrhagie; c'est qu'il nous semble si important et pour la mère et pour l'enfant que la naissance de celui-ci soit le résultat des contractions utérines seules, plutôt que de manœuvres souvent difficiles, qu'il est très-désirable de courir la chance d'un accouchement spontané toutes les fois qu'on peut l'espérer. Il est bien entendu que cette expectation n'est admissible que dans le cas où les contractions ne sont ni faibles ni éloignées.
			Membranes rompues.	Version si la tête est au-dessus de l'orifice, forceps si la tête est déjà parvenue dans l'excavation. Extraction simple si l'extrémité pelvienne se présente.	On pourrait sans doute recourir à l'application du forceps, mais l'emploi de cet instrument, quand la tête est au-dessus de l'orifice et non plongée dans l'excavation, offre souvent d'assez grandes difficultés pour que la version nous paraisse préférable.
	HÉMORRHAGIE GRAVE. Placenta sur l'orifice ou aux environs.	ORIFICE NON DILATÉ.	....	Même traitement qu'en D.	
		ORIFICE DILATÉ.	....	Version en décollant le délivre, ou méthode SIMPSON (d'Edimbourg). *Extraire le placenta avant le fœtus.*	

BIBLIOGRAPHIE.

Hémorrhagies.

Levret, A., Dissertation sur la cause la plus ordinaire, et cependant la moins connue, des pertes de sang qui arrivent inopinément à quelques femmes dans les derniers temps de leur grossesse .L'art des accouchements, Paris 1766, p. 353).

Leroux, Observations sur les pertes de sang des femmes en couches etc. Dijon et Paris, 1756.

Denman, Thom., Essay on uterine hæmorrhages depending on pregnancy and parturition. London 1786.

Le Roy, Alph., Des pertes de sang pendant la grossesse, lors et à la suite de l'accouchement. Paris 1803.

Mme Boivin, Mémoire sur les hémorrhagies internes de l'utérus. Paris 1819.

Schmitt, W. Jos., Ueber den herrschenden Lehrbegriff von Einsackung des Mutterkuchens (Gesammelte obstetric. Schriften. Wien 1820, p. 409).

Douglas, John, C., Oservat. on the hourglass contraction of the uterus (Med. transact., vol. III. London 1820, p. 479.)

Baudelocque, A. C., Traité des hémorrhagies internes de l'utérus qui surviennent pendant la grossesse, dans le cours du travail et après l'accouchem. Paris et Bruxelles, 1831.

Ingleby, J. T., A pratical treatise on uterine hæmorrhage in connexion with pregnancy and parturition. London 1832, in-8°.

Guillemot, P., Remarques sur le chatonnement du placenta (Arch. gén. de méd., 1833, août, p. 196).

Riecke, T., Ueber die Einsackung und Einsperrung der Nachgeburt. Stuttgart 1834.

Cazeaux, De l'hémorrhagie tocique. Thèse de Paris 1835.

Duparcque, Recherches sur l'époque de la grossesse à laquelle se manifestent les hémorrhagies dans le cas d'insertion du placenta sur le col (Journal gén. de méd., 1835).

Desormeaux et Dubois, Dictionnaire en 30 vol., 1839, article Métrorrhagie.

Hœbecke, Considérations sur la rétention du placenta après l'accouchement (Bulletin de la méd. belge, t. I, p. 16, 1841).

Dubois, P., Des hémorrhagies utérines après l'accouchement (Gaz. des hôpit., 1850, p. 23, et 25 avril).

Jacquemier, De la source de l'hémorrhagie dans le décollement partiel du placenta (Gaz. hebd., 1854).

Hégar, Alf., Die Pathologie und Therapie der Placentarretention. Berlin 1862.

4° INVERSION DE LA MATRICE (INVERSIO UTERI, METRANASTROPHE).

§ 750. On nomme *inversion* ou *renversement de la matrice* un changement de forme et de situation par lequel le fond de l'utérus descend plus ou moins profondément dans la direction du col, et s'y engage même, de telle façon que la face interne et concave de l'organe finit par devenir externe et convexe.

L'inversion a plusieurs degrés. Dans le *premier*, le fond de la matrice se déprime simplement en godet, de façon à faire saillie dans la cavité utérine sous forme d'une tumeur arrondie : *dépression du fond de l'utérus, intussusception de la matrice*. Dans le *second*, le fond de la matrice arrive jusque dans le col ou traverse celui-ci et descend dans le vagin. Enfin, dans le *troisième* degré, l'utérus pend hors de la vulve, en entraînant parfois avec lui une partie du vagin. On divise encore l'inversion en *incomplète*, qui comprend les deux premiers degrés, et en *complète* qui correspond au troisième. On appelle aussi l'inversion complète *inversion compliquée de prolapsus de la matrice*, ou bien *prolapsus de la matrice renversée* (Fig. 202).

§ 751. Les accidents provoqués par l'inversion utérine varient suivant son degré et suivant la rapidité de sa production. La dépression du fond de l'organe ne donne lieu qu'à une hémorrhagie persistante, tandis que dans le deuxième

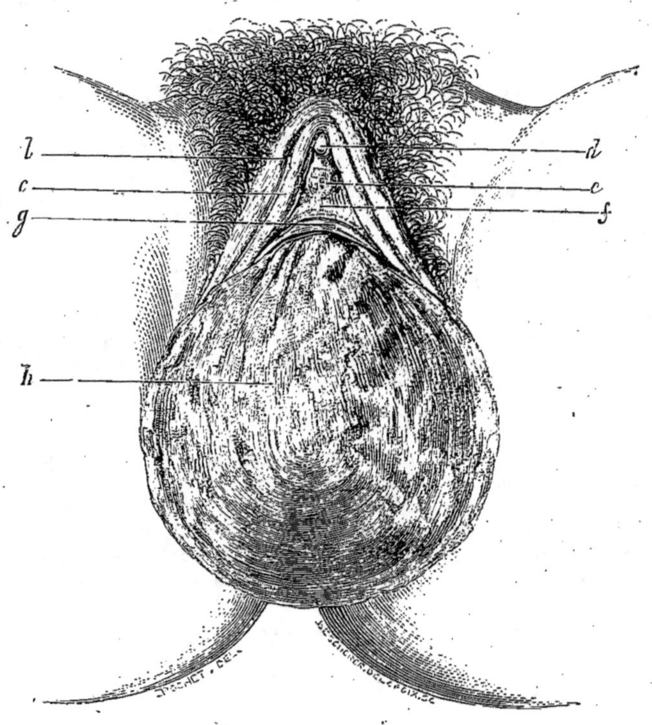

Fig. 202. — *Inversion complète de l'utérus* (Boivin et Dugès, *Atlas*, pl. XII, fig. 1). (*)

et le troisième degré on observe, outre la métrorrhagie, des douleurs aiguës résultant du tiraillement des ligaments larges et des annexes utérines, et une sensation violente de ténesme et de pesanteur dans le bassin. A ces symptômes viennent bientôt se joindre une anxiété et une agitation très-vives, un tremblement général, l'altération des traits, le refroidissement des extrémités, la petitesse du pouls, le vomissement, la syncope et même les convulsions. Ces derniers phénomènes s'observent notamment quand le renversement s'est produit d'une façon très-subite, et surtout lorsqu'une portion de l'intestin ou de l'épiploon s'est engagée dans le sac formé par l'inversion utérine et y a été étranglée.

(*) Inversion complète de l'utérus, occasionnée par l'extraction précipitée du placenta. *a*) Mont de Vénus. — *b*) Les grandes lèvres de la vulve. — *c*) Les petites lèvres ou nymphes. — *d*) Le clitoris. — *e*) Le méat urinaire. — *f*) Le bord externe antérieur du vagin. — *g*) Le bord antérieur de l'orifice externe de l'utérus. — *h*) La face interne de la matrice devenue externe.

§ 752. *Pronostic*. Outre le danger qui résulte de l'hémorrhagie, la femme est menacée d'un épuisement nerveux rapide, et, pour peu que le mal se prolonge, elle est exposée à l'inflammation et à la gangrène de la matrice, parce que l'orifice utérin ne tarde pas à se contracter et étrangle la portion renversée. Si l'intestin est compris dans l'étranglement, on peut voir se déclarer les symptômes de la hernie incarcérée. Somme toute, le renversement de la matrice au deuxième et au troisième degré compte parmi les accidents les plus graves qui puissent frapper une femme en travail. Pourtant il est des cas — surtout quand l'anomalie se développe graduellement — où les accidents et les dangers dont nous venons de parler ne se présentent pas ; alors l'affection passe à l'état chronique et la femme reste valétudinaire. Le pronostic est plus favorable lorsque la reposition peut être opérée sur-le-champ ; cependant, même dans ce cas, il se déclare parfois consécutivement des maladies puerpérales graves. Il est bon de noter, d'ailleurs, que l'inversion récidive facilement.

§ 753. Le *diagnostic* du degré le plus prononcé de l'inversion utérine ne présente pas de difficulté. On constate la présence, entre les cuisses de la femme, d'une tumeur sphérique ou conique, d'un bleu rougeâtre, sensible au moindre attouchement, qui est la source d'une hémorrhagie abondante, et à laquelle le placenta est quelquefois encore adhérent. En pratiquant la palpation profonde de l'hypogastre, on trouve que celui-ci est vide, et l'on cherche en vain la face convexe du fond de la matrice entre l'ombilic et la symphyse pubienne. On peut aussi s'aider du toucher rectal. En même temps la métrorrhagie, l'acuité des douleurs et la rapidité du collapsus révèlent la gravité de l'accident. La simple dépression utérine, au contraire, n'est souvent reconnue que par une exploration très-attentive et grâce à l'appréciation judicieuse de toutes les circonstances concomitantes. Dans ce cas l'on trouve, en introduisant le doigt dans le col, une tumeur plus ou moins élevée, conique, inégale, sensible à la pression ; tandis qu'on constate, au-dessus du pubis, l'absence de la sphère utérine, à la place de laquelle on peut reconnaître parfois, dans la profondeur, la dépression cupuliforme du fond de la matrice. Ce résultat de l'exploration externe, joint à la sensibilité et à la forme conique de la tumeur, empêche de confondre celle-ci avec un polype qui se présenterait au col immédiatement après l'accouchement ; en effet, dans ce dernier cas, la matrice offre au palper sa conformation habituelle, la femme sent à peine les attouchements qu'on exerce sur le corps étranger, et celui-ci est plutôt pédiculé et piriforme (§ 612).

§ 754. *Causes*. La matrice ne peut se renverser que lorsque sa cavité est encore très-spacieuse et ses parois flasques et atoniques, comme il arrive parfois immédiatement après l'accouchement. Pour cette raison, l'inversion se produit d'ordinaire subitement pendant la période de délivrance (*inversion aiguë*), lorsque, l'utérus se trouvant dans cet état d'atonie, on tire vigoureusement sur le cordon ou sur le placenta et que ce dernier est encore plus ou moins adhérent. Sans contredit, l'accident qui nous occupe est déterminé le plus souvent par des tractions prématurées, malhabiles et violentes, exercées sur le cordon ou sur l'arrière-faix lui-même, dans le but d'opérer la délivrance.

41

Quelquefois cependant la cause productrice réside dans la marche même du travail, par exemple lorsque, le cordon étant trop court et résistant, le fœtus se dégage très-rapidement, ou que la femme accouche debout ou assise, ou bien encore que l'œuf est expulsé en totalité. Plus rarement le renversement est produit pendant la période de délivrance par des efforts exagérés d'expulsion, par une forte quinte de toux, par le vomissement, ou par un polype inséré sur le fond de la matrice.

Lorsque l'inversion ne se déclare que quelques jours après l'accouchement, ou plus tard encore, elle est due le plus souvent à l'aggravation d'une dépression du fond de la matrice qui s'était produite pendant la période de délivrance ou dans les premières heures des couches. La simple dépression est quelquefois la suite d'une paralysie du lieu d'insertion du placenta (Rokitansky).

Busch admet, avec quelques autres auteurs, que la dépression utérine peut se produire spontanément par le mécanisme suivant : la matrice étant distendue et le placenta se trouvant inséré exactement sur le fond de l'organe, une contraction subite entraîne cette dernière région dans la cavité utérine et la pousse à travers l'orifice utérin encore dilaté; il se passerait là quelque chose d'analogue à ce qui a lieu dans l'invagination intestinale.

§ 755. *Traitement.* L'expérience enseigne que la *reposition* de la matrice renversée réussit d'ordinaire sans grandes difficultés si on l'entreprend aussitôt après la production de l'accident; il faut donc chercher à l'opérer le plus promptement possible. Dans ce but, on couche la femme sur le dos, le siége élevé, les cuisses écartées et les jambes fléchies, et on lui interdit tout effort d'expulsion ; puis on applique les doigts d'une main réunis en cône et dûment graissés sur le fond de la matrice, on refoule celui-ci, de bas en haut, à travers le col, en procédant avec lenteur et ménagement et en tournant la main suivant les diamètres du bassin, comme pour faire la version ; on continue jusqu'à ce que l'utérus ait repris sa forme normale ; lorsque le fond de la matrice se remet en place, il remonte le plus souvent comme s'il était mû par un ressort. Lorsque l'utérus inversé prolabe, il est quelquefois avantageux de refouler d'abord le fond avec les deux pouces placés l'un à côté de l'autre et d'appliquer ensuite les doigts dans le godet ainsi formé, pour achever la réduction. Si le taxis ainsi pratiqué n'aboutit pas, on peut essayer le procédé suivant, proposé par Kilian : on cerne la partie supérieure de la tumeur avec l'extrémité des cinq doigts, le fond de la matrice reposant dans le creux de la main, puis on comprime fortement toute la masse utérine et l'on cherche à faire rentrer d'abord par l'orifice les parties qui s'en sont échappées en dernier lieu, tout en refoulant de bas en haut le fond de l'organe avec la face palmaire de la main. Si le placenta adhère encore à la partie renversée, il faut préalablement le détacher et l'enlever, parce qu'il gênerait la réduction. La reposition terminée, on laisse la main fermée dans la matrice, jusqu'à ce que celle-ci se contracte énergiquement ; au besoin on peut hâter ce résultat en frictionnant le ventre ou en y faisant tomber goutte à goutte de l'éther sulfurique, ou bien en excitant la face interne de l'utérus avec la main introduite. En négligeant cette précaution, on risquerait de voir l'inversion se reproduire. L'emploi du seigle ergoté a aussi été préconisé pour activer la contraction de la matrice. Il va de soi que la femme doit encore rester couchée sur le dos et éviter de faire des efforts d'expulsion pendant assez longtemps.

L'hémorrhagie qui accompagne l'inversion est tarie de la façon la plus sûre par le taxis lui-même. Si la perte de sang était assez abondante pour exiger un prompt remède, et si pourtant on ne réussissait pas à faire immédiatement la réduction, il faudrait décoller complétement le placenta, en cas qu'il fût encore partiellement adhérent, puis serrer contre la surface saignante une éponge ou un tampon de linge imbibé d'eau froide ou de vinaigre, et continuer ainsi jusqu'à l'arrêt de l'hémorrhagie, après quoi l'on reprendrait, sans désemparer, les manœuvres du taxis.

Si la réduction n'est pas possible par les moyens indiqués plus haut, Meissner recommande d'embrasser toute la tumeur avec les quatre derniers doigts des deux mains, et d'appliquer les deux pouces sur la partie la plus déclive du fond de la matrice. On tâche ensuite de produire d'abord en cet endroit une petite dépression, et de l'augmenter peu à peu par une pression graduelle et modérée, jusqu'à ce qu'on puisse achever le taxis à l'aide du procédé ordinaire. Il importe que l'accoucheur puisse agir à son aise avec les deux mains, et comme, d'autre part, l'opération est longue et fatigante, il faut faire placer la femme en travers du lit, après avoir préalablement vidé la vessie et le rectum, et lui donner, en un mot, la même position que pour les grandes opérations obstétricales, avec cette différence que le siége doit être plus élevé et le haut du corps plus déclive. — Nous rejetons, pour le taxis de l'inversion utérine, la position sur les genoux et les coudes.

Hohl donne des règles très-détaillées et très-pratiques pour le manuel opératoire de la réduction (1).

§ 756. Les principaux obstacles qui peuvent s'opposer à la réduction sont, d'une part, la contraction énergique de l'orifice utérin, d'autre part, le gonflement inflammatoire et l'endolorissement excessif de la partie renversée. Dans le premier cas, une saignée est utile, pourvu que la femme n'ait pas déjà perdu trop de sang ; si la contraction est plutôt spasmodique, on peut faire sur le col des onctions belladonées, administrer des lavements de tabac, donner à l'intérieur de fortes doses d'opium, des poudres de Dover etc. Si le spasme ne cède pas rapidement à l'emploi de ces moyens, il faut tâcher d'abord d'introduire un ou deux doigts entre la tumeur et l'orifice, et de dilater ainsi ce dernier ; en même temps on fait des efforts de réduction avec l'autre main. Mais si cette manœuvre reste également infructueuse, il est nécessaire de procéder à la dilatation sanglante de l'orifice, en faisant sur ses bords plusieurs petites incisions avec un bistouri ou des ciseaux. — La tuméfaction inflammatoire et la sensibilité excessive de la matrice indiquent les émissions sanguines, générales ou locales, ainsi que les fomentations émollientes et narcotiques ; on pourrait aussi dans ce cas, comme dans celui de spasme de l'orifice, essayer les inhalations de chloroforme.

Lorsque la partie renversée est déjà frappée de gangrène, on peut encore faire la réduction si la lésion est peu étendue ; mais si tout l'organe est envahi, il faut, sans chercher à le réduire, se borner à instituer un traitement approprié,

---

(1) Hohl, A. Fr., *Vorträge über die Geburt des Menschen.* Halle 1845, p. 435 et suiv.

tant interne qu'externe, et abandonner à la nature l'élimination des portions sphacélées et la guérison, car on a vu plusieurs exemples de ces guérisons spontanées. Enfin, dans les cas les plus désespérés, on pourrait encore essayer de sauver la vie de la malade, en faisant l'extirpation ou la ligature de l'organe gangréné.

Lorsque l'utérus est déjà trop revenu sur lui-même pour pouvoir être réduit par les manipulations indiquées plus haut, on se sert quelquefois avec avantage d'une pression continue exercée pendant plusieurs jours sur le fond de l'organe. Dans ce but El. v. Siebold a employé, pour un renversement incomplet, un bâtonnet recourbé, portant à son extrémité une éponge fine. Plus récemment, Borggreve réussit, par un procédé analogue, à réduire complétement la matrice au bout de trois jours. Il fit usage d'une espèce de pilon, long de 21 centimètres, et terminé par un renflement ovoïde, qu'il appliqua à l'aide d'un bandage en T sur le fond de la matrice, le quatrième jour des couches. — Depaul a imaginé, à cet effet, un repoussoir en forme de baguette de tambour. [Le succès, dit-il, dépendra de l'emploi plus ou moins intelligent qu'on fera de cet instrument. Le point capital consistera dans son application sur la partie diamétralement opposée à celle occupée par l'orifice, et dans des efforts prudemment exercés dans la direction du grand diamètre de la matrice. Pour obtenir ce double résultat, une précaution préliminaire est indispensable : il faut d'abord, avec une main introduite dans le vagin, explorer la tumeur en tous sens et reconnaître les rapports de ses différentes parties. On s'exposerait, sans cela, à faire agir l'instrument dans la direction des diamètres obliques ou transverses de la tumeur, dont les parois seraient rapprochées, comprimées l'une par l'autre, mais non déprimées dans la direction du col. Si la matrice retournée avait franchi la vulve, il faudrait, avant de s'occuper de la réduire, la faire rentrer en masse dans la cavité pelvienne pour éviter les difficultés que ne manqueraient pas d'opposer les parties génitales externes. Lorsque l'étranglement produit par le col aura, en gênant la circulation, déterminé le gonflement et l'induration des parois utérines, il deviendra utile, par des pressions exercées sur les divers points, de provoquer un suintement sanguin qui aura pour conséquence d'amollir et de relâcher les tissus.]— Tyler Smith a guéri une inversion datant de près de douze ans, par le procédé suivant : deux fois par jour il pratiquait, pendant dix minutes, sur l'organe affecté, des manipulations comme pour le réduire, et dans l'intervalle, il plaçait dans le vagin un pessaire à air pour exercer une pression continue (1).

BIBLIOGRAPHIE.

Inversion de la matrice.

Weissenborn, J. Fr., Von der Umkehrung der Gebärmutter. Erfurt 1788.

Fries, C. J., Abhandl. von der Umkehrung oder eigentlichen Inversion der Gebärm. Münster 1804.

Newnham, W., Essay on the symptoms, causes and treatment of inversio uteri, with a history of the successfull extirpation of that organ during the chronic state of the disease. London 1818.

Crosse, John Green, An essay literary and pratical on inversio uteri. Transact. of the prov. med. and surg. Assoc. etc. London 1845.

Depaul, Du renversement de l'utérus qui survient au moment de l'accouchement Mémoire lu à l'Académie de médecine, le 18 novembre 1851 (Gaz. des hôp., 1851).

Barrier, Renversement complet de l'utérus réduit au bout de quinze mois (Acad. de méd., 1852).

(1) Voy. *Medical Times and Gazette*. London, avril 1858.

TROISIÈME DIVISION.
DE LA GROSSESSE VICIEUSE (DYSKYESIS).

CHAPITRE I.
GROSSESSE PAR-ERREUR DE LIEU (GROSSESSE EXTRA-UTÉRINE).

§ 757. Lorsque l'ovule fécondé — au lieu d'atteindre la cavité utérine, siége normal de son évolution — se fixe et se développe dans la trompe ou bien sur un point de la cavité abdominale ou pelvienne, il en résulte une *grossesse par erreur de lieu* ou *grossesse extra-utérine*.

§ 758. On désigne la grossesse extra-utérine sous différentes dénominations, selon le lieu où se fixe l'œuf, en dehors de la cavité de la matrice. Nous admettons les espèces suivantes :

1° *Grossesse tubaire* : l'œuf continue à se développer pendant plus ou moins longtemps dans l'une des trompes de Fallope.

2° *Grossesse interstitielle* ou mieux *grossesse tubo-utérine* (Carus) : l'œuf se développe dans la partie de la trompe qui traverse la paroi utérine.

3° *Grossesse abdominale* : l'œuf s'est fixé en un point de la cavité abdominale ou pelvienne.

4° *Grossesse ovarique* : l'œuf est fécondé sur l'ovaire et ne quitte pas cet organe.

La grossesse *vaginale*, admise par Carus et par d'autres auteurs, est toujours *consécutive* (comp. § 761). Des observations de grossesse, dite *vaginale*, ont été publiées par Noël et Dornblüth ; plus récemment Mertens en a fait connaître un cas très-douteux (¹).

Kiwisch n'admet que deux formes primitives de grossesse par erreur de lieu : la grossesse tubaire et la grossesse abdominale. On peut facilement confondre avec la grossesse tubaire, *celle qui s'est développée dans une corne rudimentaire de l'utérus*. Jusqu'en 1859 on ne connaissait généralement que deux observations de cette espèce de grossesse, publiées, l'une par Rokitansky et l'autre par Scanzoni. A cette époque, Kussmaul (²) annonça qu'un examen attentif de la littérature médicale lui avait fait découvrir jusqu'à douze cas de ce genre, qu'on avait pris pour des cas de grossesse tubaire. [Dès l'année 1856 Stoltz avait présenté à l'Académie des sciences de Paris une note sur le développement incomplet d'une des moitiés de l'utérus, et sur la confusion qu'on a faite un certain nombre de fois entre la grossesse développée dans une pareille corne rudimentaire et la grossesse tubaire. Le livre de Kussmaul rapporte la plupart des faits consignés dans cette note. C'est ce qui a décidé Stoltz à publier son travail (³), pour lequel il avait attendu vainement un rapport pendant quatre ans.] — Depuis, Luschka (⁴)

(¹) Voy. *Medicinische Zeitschrift, herausgegeben von dem Verein für Heilkunde in Preussen.* Berlin, 1843, n° 18.

(²) Kussmaul, Ad., *Von dem Mangel, der Verkümmerung und Verdopplung der Gebärmutter etc.* Würzburg 1859, p. 124.

(³) Stoltz, J. A., *Note sur le développement incomplet d'une des moitiés de l'utérus, et sur la dépendance du développement de la matrice et de l'appareil urinaire,* présentée à l'Académie des sciences de Paris, en 1856. Strasbourg 1860.

(⁴) Luschka, H., *Schwangerschaft im rudimentären Nebenhorne eines Uterus unicornis mit Ueberwanderung des Eies (Monatsschr. f. Geburtsk.,* 1863, t. XXII, p. 31).

a donné la description anatomique très-détaillée d'une *grossesse développée dans la corne rudimentaire siégeant au côté droit d'un utérus unicorne*, avec présence d'un corps jaune vrai du côté opposé.

§ 759. La *grossesse tubaire* est la plus fréquente des grossesses extra-utérines. L'œuf peut s'insérer sur tout les points de la surface interne de la trompe ; selon qu'il siége sur le pavillon, vers le milieu du canal ou à son extrémité externe, on distingue la grossesse ovario-tubaire (ou tubo-ovarique), tubaire et utéro-tubaire ; cette dernière est une variété intermédiaire entre la grossesse tubaire et la tubo-utérine. On a rencontré plus souvent l'anomalie qui nous occupe dans la trompe gauche que du côté opposé. Non-seulement ce conduit se dilate en forme de sac à l'endroit où se trouve l'œuf, mais encore il prend une texture très-analogue à celle de la matrice, ses parois s'épaississent et deviennent très-vasculaires, ses fibres musculaires augmentent, et il finit par représenter une sorte de pseudo-utérus. La muqueuse tubaire se boursouffle également, et joue le rôle de la caduque dans la matrice gravide ; elle offre ainsi à l'œuf un terrain vasculaire et fertile.

§ 760. On rencontre beaucoup plus rarement la *grossesse tubo-utérine,* dans laquelle l'œuf se développe dans la partie de l'oviducte qui traverse la paroi utérine. Comme on trouve habituellement l'orifice utérin oblitéré, de telle façon que la trompe ne communique plus avec la cavité utérine, l'œuf paraît s'être enfoncé dans la substance même de la matrice, d'où vient le nom de *grossesse interstitielle.* Dans ce cas, l'on constate à l'angle supérieur de la matrice (le plus souvent du côté gauche) une saillie sacciforme, dans laquelle l'œuf se trouve enfermé, sans aucune communication directe avec la cavité utérine et avec le canal de la trompe de Fallope.

C'est W. J. Schmitt [1] qui a eu le mérite d'attirer d'abord l'attention sur le développement de l'œuf dans la substance utérine. C. G. Carus [2], qui a imaginé le nom de *grossesse tubo-utérine*, A. G. Carus (fils du précédent) et Breschet ont notablement enrichi l'histoire de cette espèce de grossesse extra-utérine, par leurs recherches approfondies et par la publication d'un certain nombre d'observations qui s'y rapportent.

§ 761. Dans la *grossesse abdominale,* l'œuf se trouve sur le péritoine ; presque toujours on le rencontre au voisinage de l'ovaire, notamment dans le pli de Douglas (cul-de-sac recto-utérin), sur un ligament large, sur la tunique séreuse de la matrice, plus rarement sur le mésentère, sur une portion de l'intestin, sur la face interne de la paroi abdominale etc. A l'endroit où l'œuf est venu se greffer, se développe un travail très-actif de vascularisation et d'exsudation, tant pour former à celui-ci une enveloppe protectrice, constituée par du tissu connectif entremêlé de fibres musculaires lisses, que pour lui amener les matériaux nécessaires à sa nutrition. On divise la *grossesse abdominale* en *primitive* et en *consécutive,* selon que l'œuf fécondé tombe dans la cavité ab-

---

[1] W. J. Schmitt, *Beobacht. der K. K. med. chir. Josephs-Academie in Wien,* t. I, 1801.
[2] C. G. Carus, *Kl. Abhandl. zur Lehre von Schwangersch. u. Geburt.* Leipzig, t. I. — *Lehrb. der Gynäkologie.* Leipzig 1838, t. II, p. 405.

dominale et s'y développe immédiatement après sa sortie du follicule de Graaf, ou bien qu'il n'y arrive qu'après la rupture de la trompe ou de la substance utérine.

On a également admis des grossesses *consécutives vésicales*, *rectales*, *vaginales*, selon que l'autopsie faisait découvrir le fœtus dans la vessie, le rectum etc. C'est dans cette catégorie que paraît devoir être rangée la grossesse dite *extra-péritonéale* (*grossesse sous-péritonéo-pelvienne* de Dezeimeris), qui résulte d'une déchirure de la face inférieure de la trompe, à travers laquelle l'œuf s'engage peu à peu entre les feuillets du ligament large. — Rokitansky donne les détails suivants sur les *grossesses vaginales* et *cervicales*: «L'œuf chassé de la matrice, mais retenu par un pédicule que lui fournit la 'membrane caduque, séjourne dans le vagin, continue de se développer, et finit par avorter; — ou bien le fœtus, expulsé de la cavité utérine et des enveloppes de l'œuf, s'arrête dans le col ou dans le vagin, y périt, et y provoque immédiatement une inflammation putride.» — En terminant, l'auteur relate deux observations de grossesse cervicale secondaire et donne une figure qui se rapporte à l'une d'elles.

§ 762. La *grossesse ovarique*, dont l'existence a été contestée, mais à tort, dans ces derniers temps, est en tout cas la plus rare de toutes. L'œuf est greffé sur l'ovaire, mais d'ordinaire il est en même temps plus ou moins adhérent au pavillon de la trompe, de sorte qu'il est difficile de décider s'il a commencé à se développer sur celui-ci ou sur l'ovaire lui-même; il suit de là que l'on peut tout aussi bien désigner cette variété sous le nom de *grossesse ovario-tubaire*. Néanmoins, dans des cas excessivement rares, l'œuf fécondé se développe à l'intérieur du follicule de Graaf et dans la substance même de l'ovaire; l'on ne peut alors refuser à la grossesse le nom de *grossesse ovarique*.

Max Mayer révoque en doute, au point de vue de la physiologie, la possibilité de la grossesse ovarique; il a eu, de plus, le mérite de démontrer que tous les cas publiés antérieurement sous cette dénomination n'ont pas été examinés assez attentivement sur le cadavre, et doivent être regardés comme des exemples de grossesse tubaire siégeant à l'orifice abdominal de la trompe. La solution de cette question est, sans contredit, excessivement difficile, et il nous paraît évident que Mayer est dans le vrai pour ce qui concerne la grande majorité des cas désignés précédemment sous le nom de *grossesse ovarique*. Cependant les recherches anatomiques minutieuses de Kiwisch et de Virchow ont de nouveau fait regarder comme un fait tout au moins *très-vraisemblable*, que l'ovule siége primitivement et continue de se développer dans l'*ovaire même*, c'est-à-dire dans l'intérieur du follicule de Graaf. « *Il est parfaitement admissible, dit Kiwisch, que la déchirure du follicule de Graaf soit parfois assez petite pour ne laisser écouler qu'une portion du liquide qu'il renferme, tandis que l'œuf y reste contenu avec une partie de la couche cellulaire qui l'enveloppe. En supposant que le follicule soit couvert au moment de sa rupture, ou peu après, de spermatozoïdes parvenus jusqu'à l'ovaire, ce qui est possible dans des cas exceptionnels, il est facile de comprendre comment ces éléments du sperme pénétre-ront dans le follicule, et l'on peut ainsi se rendre compte de la* possibilité d'une féconda-tion intra-folliculaire. *Par le ramollissement et l'hypertrophie de ses parois, par sa vascu-larité, qui est surtout prononcée à l'époque des règles, le follicule constitue un excellent ter-rain pour l'implantation de l'œuf et offre des conditions plus favorables pour le développe-ment ultérieur du fruit que la trompe de Fallope et la cavité péritonéale.*»

§ 763. L'*état de l'utérus* pendant la grossesse extra-utérine mérite de fixer l'attention. Cet organe, tout en ne logeant pas l'œuf, se modifie cependant, d'ordinaire, comme au début de la grossesse utérine; ses parois deviennent plus épaisses, plus vasculaires; il prend une forme plus ovoïde; sa cavité s'agrandit, la lèvre antérieure du museau de tanche se raccourcit, l'orifice externe s'arrondit; quelquefois il s'entr'ouvre et se déforme. La membrane caduque se développe, et la menstruation est le plus souvent suspendue. De plus, il n'est pas rare que la matrice prenne une direction oblique (latéro-version), parce que la tumeur latérale formée par l'accroissement de l'œuf refoule le fond de l'organe, de telle façon que la portion vaginale du col est dirigée vers le côté où a lieu la grossesse anormale. D'autres fois, notamment lorsque l'œuf se trouve dans le cul-de-sac recto-vaginal, l'utérus se trouve serré contre la paroi antérieure du bassin, ou même refoulé en haut. — Dans des cas exceptionnels, la matrice ne subit aucune modification; le museau de tanche conserve sa fente transversale, et l'on ne trouve pas la moindre trace du développement de la caduque à la face interne de l'organe.

Les *mamelles* deviennent aussi parfois turgescentes, et offrent, ainsi que le reste du corps, les mêmes changements que dans la grossesse physiologique.

La collection anatomo-pathologique de la Maternité de Dresde possède, depuis l'année 1849, la pièce anatomique d'une grossesse tubaire (portant le n° 167), dans laquelle l'utérus est tout à fait normal, comme en dehors de la gestation. *Comme cette pièce réfute une opinion presque généralement répandue, d'après laquelle l'augmentation du volume de la matrice, le développement de la caduque etc., seraient des phénomènes constants dans la grossesse extra-utérine,* nous allons indiquer ici les dimensions de cet organe, telles que nous les avons constatées par une mensuration exacte; nous donnerons ensuite une histoire sommaire du cas lui-même :

L'*axe longitudinal* de la matrice, depuis le fond jusqu'à l'orifice externe, mesure 67 millim.
Le *diamètre transversal*, à l'endroit où l'organe est le plus large . . . . . 45 »
La plus grande *épaisseur*, d'avant en arrière . . . . 20 »
Longueur du col . . . . 27 »
Épaisseur des parois du corps . . . . de 9 à 11 »
(Comp. §§ 61 et suiv., les dimensions de la matrice non gravide.)

La cavité utérine est triangulaire, très-étroite, et si rétrécie que la paroi antérieure et la postérieure sont presque en contact. La surface interne est tout à fait lisse et ne présente aucune trace du développement de la caduque. L'orifice externe a la forme d'une fente transversale; la lèvre antérieure du museau de tanche descend d'environ 9 millimètres plus bas que la lèvre postérieure; les deux lèvres sont appliquées exactement l'une contre l'autre; la trompe et l'ovaire gauche, ainsi que l'ovaire droit, sont normaux. La trompe droite est allongée, comme étirée; à 88 millimètres de l'utérus elle se dilate brusquement de façon à former une poche de 54 millimètres de diamètre; vers son extrémité abdominale elle reprend à peu près son étroitesse normale. Les parois du renflement sacciforme de la trompe ont une épaisseur de 16 millimètres; dans la cavité du sac se trouve un embryon, normalement conformé, long de 22 millimètres, enveloppé par les membranes. — La malade de laquelle provenait cette pièce était âgée de trente-six ans; neuf ans avant sa mort, elle ne s'était remise que très-lentement d'une fièvre puerpérale contractée à la suite d'un accouchement laborieux (circonstance importante pour l'étiologie de cette grossesse tubaire !). Fortifiée par un voyage en Italie, cette dame revint à Dresde, où elle crut être devenue enceinte vers le milieu du mois d'août 1849. A la fin de ce mois, elle fut prise de vomissements continus et d'une douleur à la région ovarique droite; ses règles reparurent, mais sous forme de ménorrhagie. A partir de ce moment elle eut constamment la fièvre; la région ovarique droite fut toujours très-douloureuse et légèrement tuméfiée. Au bout de trois semaines, l'écoulement menstruel se présenta et dura six jours. A partir du commencement du mois d'octobre, la malade s'affaiblit de plus en plus; elle délirait de temps en temps et se plaignait constamment de douleurs dans la région de l'ovaire droit; au milieu du mois elle mourut subitement après un accès convulsif de courte durée. A l'autopsie, on constata les faits suivants : grande flaccidité des organes, anémie, état morbide du sang, péritonite modérée, point d'épanchement dans la cavité péritonéale ou pelvienne; grossesse tubaire d'environ huit semaines, dans un état d'intégrité parfaite. Le renflement de la trompe qui contenait l'embryon ne présentait aucune trace de déchirure.

§ 764. Le *développement de l'œuf* a lieu comme dans la grossesse normale; seulement le placenta est plus mince, parce que les tissus sur lesquels il est greffé ne possèdent pas un appareil de vaisseaux aussi parfait que l'utérus gravide. Pour la même raison, le fœtus est un peu moins bien nourri; cependant les exceptions à cette règle ne sont pas rares. Dans la grossesse abdominale, il se fait un travail d'exsudation, par suite duquel l'œuf est enveloppé d'une poche formée de tissu connectif et de fibres musculaires. Cette poche se vascularise et continue à se développer, en constituant, d'après Meckel, un organe indépendant qui remplit les attributions de la matrice.

§ 765. *Symptômes et marche.* Aussitôt que le volume de l'œuf augmente d'une façon appréciable, celui-ci occasionne d'ordinaire, — par la dilatation des parois de son pseudo-utérus, et par la compression et l'irritation des parties avoisinantes, — des incommodités variées, dont l'intensité va en croissant à mesure qu'il se développe. Souvent au bout de trois ou quatre semaines, quelquefois plus tard, la femme ressent des douleurs à l'hypogastre et dans la profondeur du bassin. Ces douleurs sont périodiques, analogues à celles de l'enfantement, et paraissent provenir en partie des contractions sympathiques de l'utérus, qui cherche à se débarrasser de la caduque formée à sa face interne, et en partie des tiraillements et des éraillures que subit la trompe gravide ou le sac qui contient l'œuf. Ce qui prouve la justesse de la première de ces hypothèses, c'est que l'on observe parfois en même temps un écoulement de sang noirâtre ou de mucus et de sérum sanguinolents, ou bien l'expulsion de quelques lambeaux analogues à la caduque. Les malades se plaignent, en outre, d'une douleur fixe, permanente, siégeant à l'endroit où est greffé l'œuf, présentant tous les caractères d'une douleur inflammatoire, et provoquée, en effet, par l'inflammation. Dans quelques cas, ces douleurs atteignent un degré formidable. D'après Heim, le grimacement de la face et les gémissements plaintifs de la femme présentent alors quelque chose de caractéristique et presque de pathognomonique. Les autres symptômes habituels de la grossesse extra-utérine sont les suivants : constipation, défécation très-douloureuse, vomissements fréquents, ténesme vésical et rectal, inflammation subite, et le plus souvent circonscrite, du péritoine. En résumé, pendant presque toute la durée de la gestation la femme se trouve dans un état de souffrance et de langueur, et sa constitution s'altère visiblement. Cependant la grossesse extra-utérine existe parfois pendant plusieurs mois sans provoquer jamais ni douleurs vives ni autres accidents; puis la mort survient d'une façon tout à fait inopinée.

§ 766. *Terminaison.* Les grossesses par erreur de lieu se terminent d'ordinaire par la mort, qui arrive assez souvent dans les premiers mois, et généralement d'une manière subite. La trompe gravide (ou la substance de la matrice, si la grossesse est tubo-utérine), distendue à l'excès, finit par se rompre, et la femme meurt d'hémorrhagie interne ou de péritonite suraiguë et d'épuisement nerveux. On a observé de ces cas de rupture dès la troisième ou la cinquième semaine. Lorsque le tissu de la trompe n'est qu'éraillé, l'hémorrhagie est moins abondante, et alors il se déclare, en général, une péritonite. La rupture est accompagnée, d'ordinaire, de douleurs très-vives et d'une grande anxiété; immédiatement après, le bas-ventre devient excessivement douloureux dans la région où se trouve le foyer du mal; il ne supporte plus la moindre pression et se tuméfie; la face se décompose, le corps se couvre d'une sueur froide; le pouls devient de plus en plus fréquent et petit; il se déclare des vomissements, une soif vive, des syncopes, quelquefois même des convulsions, et la vie finit par s'éteindre. A l'autopsie, on trouve un épanchement sanguin plus ou moins considérable dans la cavité du ventre et du bassin, une rupture de la trompe, ou bien, en cas de grossesse tubo-utérine, une déchirure de la poche située vers l'angle supérieur de la matrice; on constate la présence de l'œuf extra-utérin, et, si la vie a persisté assez longtemps après l'accident, les signes anatomiques de la péritonite développée dans les régions avoisinantes.

Dans quelques cas rares, la femme survit à la déchirure de la trompe ou de la substance utérine. Le fœtus est alors changé en lithopædion (§ 768), ou bien il est détruit en partie par une fonte purulente et putride, et arrive dans la cavité péritonéale, où il peut donner lieu à la formation d'abcès qui entraînent finalement son élimination par le rectum ou par d'autres points.

La terminaison de la grossesse abdominale est bien plus souvent favorable (voy. § 772).

Trois cas de rupture probable de la trompe, suivie de guérison, sont rapportés dans les comptes rendus de la Société obstétricale de Berlin [1]. Des lithopædions ont été trouvés dans l'oviducte par Vrolik [2] et Rokitansky [3].

§ 767. Il est un autre mode de terminaison qu'on observe surtout dans la grossesse abdominale. Nous voulons parler de l'*inflammation* — qui se propage de l'enveloppe de l'œuf au péritoine — et de ses conséquences : la *suppuration*, la *formation d'abcès*, la *perforation* et l'*élimination des restes du fœtus*. Ces abcès s'ouvrent le plus souvent sur un point de la paroi abdominale antérieure, tel que la région de l'ombilic ou de l'aine, ou bien ils se vident dans le canal intestinal, notamment dans le rectum, ou bien encore dans le vagin ou dans la vessie. Ce travail d'élimination devient habituellement fatal par sa longue durée, de telle façon que la femme succombe le plus sou-

[1] Voy. *Verhandlungen der Gesellschaft für Geburtshülfe in Berlin.* Jahrg. IV, Berlin 1853, p. 3.
[2] Voy. *Hannover'sche Annalen*, novemb. et déc. 1843.
[3] Rokitansky, *Lehrbuch der patholog. Anatomie*, t. II, p. 610 et suiv.

vent avant qu'il soit terminé, après avoir présenté tous les symptômes de la consomption. Pourtant l'on connaît des cas assez nombreux où, le fœtus ayant été éliminé, soit tout entier, soit par fragments, la suppuration s'arrêta, l'abcès se referma, et la malade se remit complétement. Cette terminaison favorable a été notamment observée après l'élimination du produit de la conception par le rectum.

Nous avons observé nous-même et publié un cas de grossesse abdominale, *où le fœtus entier fut éliminé d'un seul coup* par le rectum, et qui se termina heureusement pour la mère [1].

§ 768. Quelquefois le fœtus mort subit une métamorphose très-remarquable et constitue ce qu'on désigne sous le nom de *lithopœdion*, d'*osteopœdion*. Les parties molles du fœtus se ratatinent, se dessèchent, s'incrustent et s'imprègnent de carbonate de chaux et de magnésie, de cholestérine, de pigment jaune etc.; ainsi momifié et enkysté, le corps étranger devient moins dangereux pour l'organisme maternel. De pareils lithopædions peuvent être portés pendant de longues années sans causer aucune incommodité notable. Parfois cependant ils provoquent un travail inflammatoire suivi d'épuisement, et les malades finissent par succomber à l'hydroémie ou à la pyoémie.

On connaît même des cas où des femmes qui portaient des lithopædions sont redevenues enceintes et ont accouché heureusement au terme d'une grossesse normale.

§ 769. Enfin, *l'œuf peut atteindre sa maturité complète,* ce qui s'observe notamment dans la grossesse abdominale; il est alors possible de sauver par la gastrotomie la vie du fœtus, et, plus rarement, celle de la mère. Dans ce cas, le travail se déclare vers la quarantième semaine de la grossesse. La matrice se contracte, son orifice s'entr'ouvre, et elle expulse du sang, du mucus et des lambeaux de caduque ; en même temps, des contractions ont lieu dans la poche qui entoure l'œuf et qui est pourvue de fibres musculaires de la vie organique. Un pareil faux travail dure quelquefois pendant plusieurs jours, après lesquels on constate les signes de la mort du fœtus.

On observe parfois que des contractions se déclarent aussi avant le terme normal de la grossesse, lorsque le fœtus extra-utérin vient de mourir.

Dans quelques cas *excessivement rares* de grossesse tubaire et tubo-utérine, le fœtus a pu atteindre l'époque de la maturité et même la dépasser. A cette catégorie appartiennent les observations suivantes :
Grossesse interstitielle ou tubo-utérine, ayant duré seize mois ; le fœtus porte les caractères d'un excès de maturité. Pièce conservée au Musée d'anatomie pathologique de Vienne [2]. — L'enfant fut extrait par une ouverture pratiquée à la cavité abdominale et au sac.
Grossesse tubo-utérine, ayant atteint le terme normal, publiée par Rosshirt [3], avec une figure. — Le même auteur a observé, en 1849, un cas extrêmement remarquable de

[1] Voy. *Schmidt's Encyclopädie der gesammten Med.*, fasc. supplément. III, 1845, p. 17. — Haussner, Ad., *De gravidit. abdominali.* Lipsiæ 1844.
[2] Voy. Rokitansky, *Lehrb. der patholog. Anatomie.* Wien 1861, p. 537.
[3] Voy. *N. Zeitschr. f. Geburtsk.*, t. IX, p. 400.

grossesse double. Les deux enfants étaient à terme. L'un d'eux se trouvait dans l'utérus et fut expulsé par les contractions ; le second, qui était renfermé dans la cavité abdominale, dut en être extrait par la *colpotomie* ([1]).

Grossesse tubaire. Fœtus parvenu au terme de sa maturité complète. — J'ai vu cette pièce dans la collection de l'hôpital de Guy, à Londres. Elle porte le n° 2517[50], et voici ce qu'en dit le catalogue du musée : fœtus à terme, résultant d'une grossesse extra-utérine dans la trompe de Fallope du côté droit. Les parois de la trompe sont considérablement épaissies, avec un développement considérable de la tunique fibreuse (musculaire). La mère vécut encore cinq ans après avoir présenté les symptômes d'un travail infructueux ; pendant ce temps, elle subit plusieurs attaques de péritonite. Le fœtus est dans un état de décomposition ou de macération.

Saxtorph a publié également un cas de grossesse tubaire où le fœtus atteignit le terme normal ([2]).

[Stoltz n'admet pas que la grosseur tubaire puisse arriver à terme ; il explique l'opinion contraire de quelques auteurs par l'extrême difficulté qu'on rencontre parfois à déterminer, même par la dissection la plus attentive, quel est le siége précis de l'œuf extra-utérin. Selon lui, la trompe distendue par le produit de la conception devra toujours se rompre dans les premiers mois de la gestation. Il ne comprend pas mieux les grossesses extra-utérines dites *consécutives* ou *secondaires* (§ 761), dans lesquelles l'œuf, devenu libre par une rupture de la trompe, continuerait à se développer dans la cavité abdominale, dans le tissu cellulaire sous-péritonéal etc.]

§ 770. *Causes*. La grossesse par erreur de lieu se produit chaque fois que l'ovule fécondé est empêché, à l'époque de la conception, de pénétrer dans la trompe ou de traverser ce canal dans toute sa longueur. Ce résultat doit être amené surtout par les lésions organiques et fonctionnelles de la trompe, telles que les anomalies de volume, de position, de direction, et les inflexions ; la chute de l'épithélium vibratile par suite de maladies catarrhales, le développement défectueux des cils vibratiles, la tuméfaction inflammatoire des parois, les adhérences résultant de péritonite partielle (cette cause est importante), les rétrécissements, l'obturation du canal par un bouchon de mucus visqueux ou par un polype muqueux, les troubles des mouvements péristaltiques, les contractions inégales et spasmodiques de la trompe, occasionnées, par exemple, par des impressions morales vives, telles que la frayeur etc. Cependant on ne réussit que rarement à démontrer sur le cadavre la cause de la grossesse extra-utérine. Les pluripares sont plus exposées que les primipares à l'accident qui nous occupe, parce que, chez les premières, les anomalies tubaires ou autres qui y prédisposent proviennent souvent d'une inflammation développée après un accouchement précédent. L'expérience enseigne, en outre, que la plupart des femmes atteintes de grossesse extra-utérine ont présenté antérieurement quelque irrégularité dans le fonctionnement du système sexuel, notamment une stérilité persistant pendant bien des années, ou de longs intervalles entre les grossesses consécutives, ou des avortements répétés.

A. Kussmaul a établi l'existence d'une cause de grossesse tubaire qui était restée ignorée, ou qui tout au moins n'avait pas été relevée avant lui. C'est le *passage d'un ovule de l'ovaire d'un côté dans la trompe du côté opposé, où celui-ci est fécondé et se dé-*

<hr>

([1]) Rosshirt, J. E., *Lehrb. der Geburtsh.* Erlangen 1851, p. 444.
([2]) Voy. *Acta Reg. Societat med. Hafniens.*, vol. V.

veloppe [1]. Rokitansky confirme ce fait très-remarquable [2]. Dans le cas de Luschka, que nous avons cité plus haut (§ 758), la migration de l'ovule s'était faite en dehors de l'utérus.

§ 771. *Diagnostic.* Les grossesses extra-utérines ne sont reconnues, en général, pendant les premiers mois, qu'au moment où elles prennent une des terminaisons mentionnées plus haut; l'éveil est alors donné par les symptômes d'une rupture et d'une hémorrhagie internes, ou d'une péritonite très-aiguë qui se déclare subitement sans autre cause appréciable. Souvent le diagnostic ne peut être posé qu'à l'autopsie. Lorsque le produit de la conception est éliminé par un travail de suppuration et d'ulcération, tous les doutes sont levés par la sortie des débris du fœtus ou de l'œuf à travers le rectum, la paroi abdominale antérieure etc. Hormis ce cas, il est impossible de formuler un diagnostic certain tant que la grossesse n'est pas assez avancée pour qu'on puisse sentir les parties ou les mouvements du fœtus, ou bien entendre les battements redoublés. L'on ne peut plus douter de l'existence d'une grossesse extra-utérine, si, après avoir constaté les signes de la présence d'un fœtus, on parvient à reconnaître que le volume de la matrice n'est que faiblement augmenté, et à s'assurer par le cathétérisme utérin que la cavité de cet organe est vide. Les autres symptômes qu'on a signalés comme des indices diagnostiques n'ont qu'une signification douteuse ou ne sont pas constants. Voici les principaux d'entre eux: douleurs périodiques violentes, analogues aux maux de l'enfantement, siégeant à la région hypogastrique et dans la profondeur du bassin; — douleur permanente exaspérée par la pression, symptomatique d'une péritonite localisée; — tuméfaction légère d'un des côtés de l'hypogastre, se présentant quelquefois au début sous forme d'une tumeur pelvienne profonde, perceptible seulement par le toucher rectal et vaginal; — dépression de l'ombilic; — arrêt de l'évolution de la matrice après que l'organe s'est développé comme au premier mois d'une grossesse normale, orifice externe béant et déformé, état de vacuité et élargissement modéré de la cavité utérine, constatés par le cathétérisme; — obliquité ou autre déplacement de la matrice; — écoulement de sang, de sérum, de mucus; expulsion de lambeaux membraneux; — accidents analogues à ceux qui signalent la grossesse physiologique, tels que dégoûts, vomissements, répugnance pour certains aliments, varices et œdèmes des extrémités inférieures, modifications des mamelles et de l'aréole, suppression des menstrues etc.; — plaintes et grimacements caractéristiques; — péritonite développée subitement et sans autre cause appréciable etc.

Pour ce qui concerne *le diagnostic de chaque espèce de grossesse extra-utérine en particulier,* on parvient tout au plus à distinguer parfois la grossesse abdominale d'avec les autres. En effet, dans cette dernière variété, l'apparition des phénomènes pathologiques est, en général, plus tardive, tandis qu'on réussit de meilleure heure à percevoir les parties du fœtus par le toucher rectal et vaginal. L'explosion très-hâtive des douleurs pathognomoniques

[1] Kussmaul, *Von dem Mangel, der Verkümmerung und Verdopplung der Gebärmutter, von der Nachempfängniss und der Ueberwanderung des Eies,* avec 58 fig. Würzburg 1859.
[2] Rokitansky, *Lehrb. der patholog. Anatomie,* 3e édit., 1861, t. III, p. 536.

et un flux sanguin intermittent militent surtout pour l'existence d'une grossesse tubaire, d'autant plus que cette espèce est incomparablement plus fréquente que les grossesses tubo-ovarique et ovarique.

Le catéthérisme utérin doit être toujours pratiqué avec les plus grandes précautions, afin de ne pas léser l'œuf, si l'on a commis une erreur de diagnostic, et si la grossesse a lieu dans la cavité de la matrice ; par ce motif, on ne doit avoir recours à la sonde que dans le cas où tous les autres moyens d'investigation révèlent des signes très-probables de grossesse extra-utérine. .

§ 772. Les modes de terminaison que nous avons décrits plus haut montrent combien le *pronostic* est défavorable en général. Il est vraisemblable que la grossesse extra-utérine commence plus souvent qu'on ne croit, mais que l'œuf avorté quelques jours après avoir été fécondé et disparaît sans laisser de trace, de sorte qu'il n'en résulte aucune conséquence fâcheuse. Les grossesses tubaire, tubo-utérine et ovarique se terminent le plus souvent, du troisième au quatrième mois, par une rupture suivie de mort subite. Dans la grossesse abdominale, le pronostic est moins grave, car la gastrotomie peut conserver l'enfant et quelquefois aussi la mère. Les cas où la femme a le plus de chances pour s'en tirer avec la vie sauve sont ceux où le fœtus est éliminé en totalité ou par fragments à la suite d'un travail suppuratif, notamment lorsque la perforation de l'abcès se fait vers le rectum et que la suppuration n'est pas trop longue et trop abondante ; ou bien encore ceux où le fœtus se change en lithopædion.

Pour faire ressortir la fréquence relative des différentes terminaisons de la grossesse extra-utérine, Kiwisch a publié le tableau suivant qui porte sur 100 cas [1] :

Mort par hémorrhagie	49 cas.
» par péritonite	17 »
» après une rétention prolongée du fœtus	4 »
» après un travail d'élimination plus ou moins avancé	9 »
Guérison après l'élimination spontanée du fœtus	7 »
» avec rétention du fœtus	8 »
Conservation de la mère et de l'enfant par l'opération	1 »
» . de la mère seule	2 »
» de l'enfant seul	1 »
Mort de la mère et de l'enfant après l'opération	2 »
Total.	100 cas.

En résumé, 18 mères sauvées, pour 82 qui ont succombé, et 2 enfants conservés sur 100 : ce résultat démontre assez clairement le danger de l'affection qui nous occupe. — Pourtant ce qui diminue la valeur de ce tableau, c'est qu'il ne tient pas compte des différentes formes de grossesse extra-utérine. La proportion est beaucoup plus favorable quand on considère isolément la grossesse abdominale. Hecker [2] a réuni 112 cas de cette variété, sur lesquels 76 se terminèrent par la guérison et 56 par la mort, ce qui donne pour la mortalité une proportion de 42 0/0, bien différente de celle qui résulte du relevé de Kiwisch.

[1] Kiwisch, ouvrage cité, p. 277.
[2] Hecker, *Klinik der Geburtsk.*, 1864, p. 105.

§ 773. L'incertitude du diagnostic, dans les premiers mois, ne permet malheureusement aucun *traitement* direct. Il faut donc se contenter d'un traitement symptomatique, tâcher de soulager la malade et combattre les accidents graves. Au début, l'hypérémie et l'inflammation locales pourront nécessiter l'emploi modéré de la médication antiphlogistique (sangsues, cataplasmes émollients et adoucissants, potions mucilagineuses et huileuses etc.). On cherchera à lever la constipation par des lavements et de légers laxatifs. La morphine sert à calmer les douleurs trop aiguës. Les symptômes d'une hémorrhagie interne indiquent l'usage des fomentations froides (surtout de glace) sur l'hypogastre et sur les parties génitales, et des lavements d'eau glacée plusieurs fois répétés. S'il se forme un abcès, il faut tâcher de donner aussitôt que possible une issue au pus, en faisant coucher la malade sur le côté affecté, en appliquant des cataplasmes, et en pratiquant une incision dès qu'on constate la fluctuation. Si des parties du fœtus arrivent dans le voisinage de l'ouverture de l'abcès, on élargit celle-ci, on cherche à attirer les débris avec précaution et ménagement à l'aide d'une pince, et à les enlever peu à peu, en les ébranlant à chaque pansement. Si le pus fuse vers la voûte vaginale ou vers le rectum, on fait des injections émollientes fréquemment répétées, et on pratique aussitôt que possible une ouverture, au point le plus fluctuant, avec un bistouri ou avec un trocart courbe. Le traitement ultérieur de l'abcès découle des règles ordinaires de la chirurgie. Lorsque la suppuration est très-abondante, une nourriture substantielle et les corroborants servent à soutenir les forces des malades.

S'il se forme un lithopædion, on se contente d'écarter autant que possible les accidents incommodes.

Enfin, dans les cas où le diagnostic peut être porté, sinon avec certitude, du moins avec un haut degré de probabilité, et où l'œuf se trouve dans le cul-de-sac recto-vaginal, il y a lieu de prendre en sérieuse considération le procédé proposé par Basedow, L. von Riecke, Kiwisch et autres. Ce procédé consiste à obtenir l'avortement de l'œuf, en le perçant avec un trocart, et à arrêter ainsi le développement de la grossesse.

Ed. Martin [1] relate un cas de grossesse extra-utérine *terminé heureusement par la ponction de la tumeur contenant l'œuf* et par l'élimination des os du fœtus. — Simpson [2] a pratiqué la même opération; la malade succomba. — Dans un autre cas [3] on fit, par le vagin, dans le kyste extra-utérin des injections d'acétate de morphine au moyen de la seringue de Pravaz, spécialement modifiée pour cet usage (un tube métallique, légèrement recourbé, long de 16 centimètres, avait été intercalé entre le corps de pompe et l'aiguille). Il suffit de quatre injections (de 5 à 10 milligrammes chacune), non-seulement pour calmer les douleurs, mais encore pour tuer le fœtus. [Cette opération a été exécutée par Friedreich en 1864. Une année auparavant, Joulin avait formulé la proposition suivante [4] : Une grossesse extra-utérine a été diagnostiquée, son siége précis

[1] Voy. *Verhandl. der Gesellsch. f. Geburtsh. in Berlin* (*Monatsschr. f. Geburtsh.*, t. XXI, p. 245, 1863).

[2] Voy. *Edinb. med. Journ.*, mars 1864.

[3] Voy. Friedreich, *Ueber einen Fall höchst wahrscheinlicher Extrauterin-Schwangerschaft mit günstigem Ausgang, durch eine neue Behandlungsmethode* (*Achiv f. patholog. Anat.*, t. XXIX, p. 312, 1864).

[4] Joulin, *Des causes de dystocie appartenant au fœtus.* Thèse de concours. Paris 1863, p. 96.

est inconnu ; mais la tumeur est accessible par le palper ; on en circonscrit la surface, on la fixe, on la rapproche autant que possible de la paroi abdominale en écartant les éléments mobiles qui peuvent la masquer, et au moyen d'un trois-quarts capillaire, de la seringue de Pravaz, on pénètre dans son intérieur, et on fait une injection d'un centigramme d'atropine délayé dans quelques gouttes d'eau.]

§ 774. Lorsque la grossesse extra-utérine dure assez longtemps pour que le fœtus atteigne l'époque de la viabilité, il n'y a rien de mieux à faire — si toutefois des accidents pressants n'exigent pas une intervention plus hâtive — qu'à attendre le terme normal de la gestation, et à pratiquer alors la *gastrotomie*. Une plus longue temporisation entraînerait un double inconvénient : d'abord le fœtus périt habituellement au bout de la quarantième semaine, et ensuite le faux travail, qui se déclare d'ordinaire à cette époque, épuise notablement les forces de la mère. Lorsque le fœtus est mort, la gastrotomie n'est indiquée que dans le cas où sa présence provoque des accidents alarmants, auxquels on peut espérer de remédier par l'opération ; encore ne faut-il pas perdre de vue que celle-ci est également très-dangereuse. Un des principaux dangers de la gastrotomie résulte du décollement du placenta fœtal ; en effet, les parties qui donnent insertion au gâteau placentaire ne peuvent pas se contracter et diminuer de volume comme l'utérus après la délivrance ; il en résulte que l'arrachement artificiel du délivre donne nécessairement lieu à une hémorrhagie très-abondante. Pour cette raison il faut se contenter, après l'extraction du fœtus, de lier les parties qui représentent l'arrière-faix aussi près que possible de leur point d'insertion, en ayant soin de laisser pendre les ligatures hors de la plaie abdominale, afin de pouvoir tirer sur elles et extraire le placenta avec les membranes de l'œuf, après que le décollement aura été graduellement opéré par les efforts de la nature. On peut encore, d'après la proposition d'Adams, laisser le placenta en place s'il ne cède pas à une traction modérée exercée sur le cordon, et attendre qu'il soit éliminé avec les autres produits de sécrétion de la plaie.

Un danger plus grand encore résulte de la péritonite consécutive à l'opération ; cette affection est en général d'autant plus grave, que le péritoine était plus malade antérieurement, et qu'il a fallu rompre un plus grand nombre d'adhérences.

Le manuel opératoire de la gastrotomie est du ressort de la chirurgie. Si l'on rencontre le fœtus dans une trompe, dans un ovaire ou dans la substance utérine, on incise ces parties avec le bistouri, comme dans l'opération césarienne. Cependant il peut être quelquefois plus avantageux d'extirper complétement, avec son contenu, la trompe ou l'ovaire qui est le siége de la grossesse extra-utérine, parce que de cette façon l'hémorrhagie sera certainement moins considérable que si l'on incisait ces parties pour énucléer l'œuf. — Lorsque les parties du fœtus refoulent le cul-de-sac vaginal, il suffit d'inciser la paroi du vagin que l'on trouve tendue et déprimée, et d'extraire par cette voie, avec précaution, le fœtus entier ou réduit en fragments ; cette opération est désignée sous le nom de *section vaginale*, de *colpotomie* ou d'*élytrotomie*.

Des cas de *guérison à la suite d'une opération* sont rapportés par Thompson (¹) (os du fœtus contenus dans la vessie ; extraction opérée à l'aide de deux incisions latérales pratiquées sur l'urèthre), Simpson (²), Schultze (³) et Martin (⁴).

BIBLIOGRAPHIE.

Grossesse extra-utérine.

Walter, J. G., Geschichte einer Frau, welche in ihrem Unterleibe ein verhärtetes Kind 22 Jahre lang getragen hat. Berlin 1778.

Josephi, W., Ueber die Schwangerschaft ausserhalb d. Gebärm. und eine höchst merkw. Harnblasen-Schwangerschaft insbesondere. Rostock 1803, in-8°.

Heim, Erfahrungen und Bemerkungen über Schwangerschaft ausserhalb der Gebärmutter. Berlin 1812.

Heim, E. L., Beobacht. einer Bauchhöhlenschw., bei welcher das Kind zu vollen Tagen ausgetragen und durch den Bauchschnitt zur Welt gebracht wurde. Berlin 1817, in-8°.

Gössmann, J. H., Diss. de conceptione duplici, uterina nimirum et ovaria, uno eodemque temporis momento facta. Marburg 1820.

Mayer, C., Beschreibung einer gravid. interstit. uteri etc. Bonn 1825, in-4°.

Pfaff, F. W. (praes. *G. A. Haase*), Diss. inaug. de gravidit. in substantia uteri s. interstitiali. Lipsiæ 1826, in-4°.

Breschet, Mémoire sur une nouvelle espèce de grossesse extra-utérine (Répert. général d'anatomie et de physiologie, t. I, p. 1826).

Velpeau, Dictionnaire en 30 vol., 1836 (article Grossesse extra-utérine).

Carus, Alb. G., Dissert. inaug. de grav. tubo-uterina s. interstitiali. Lips. 1841, in-4°.

Roth, Observat. sur un cas de grossesse tubaire (avec planch.). Thèse de Strasb. 1844.

Mayer, Maxim., Kritik der Extrauterinschwangerschaft vom Standpunkte der Physiologie und Entwicklungsgeschichte. Giessen 1845.

Kiwisch, Ritter v. Rotterau, Klinische Vorträge über specielle Pathol. u. Therap. der Krankh. des weibl. Geschlechts, 2e part., 2e édit. Prag 1852, p. 233-297.

Behse, De gravid. tub. in specie et gravid. extraut. in genere. Dorpati 1852.

Simon, J., Etude sur la grossesse interstitielle. Thèse de Strasbourg. 1852.

Zwank, Beschreibung eines Bauchschnittes bei Grav. extrauter. abdominalis mit glücklicher Erhaltung der Mutter und des Kindes. Hamburg 1854.

Kieser, Wilh., Das Steinkind von Leinzell. Tübing. Inaugurald. Stuttgart 1854, in-4°.

Sommer, F. B. G., De gravididate extrauterina. Gryph. 1856.

Martin (du Pont de Beauvoisin), Gastrotomie par les caustiques dans une grossesse extra-utérine de dix mois ; guérison ; enfant vivant (Gaz. des hôp., 1856).

Hecker, Beiträge zur Lehre von der Schwangerschaft ausserh. der Gebärmutterhöhle. Programm. Marburg 1858.

Willigk, Uber Ovariensschwangerschaft (Prager Vierteljahrsschrift, 16e année, 1859, t. III, p. 79).

V. Czihak, Beitrag zur Lehre von der Extrauterinschwangerschaft (Scanzoni's Beit. zur Geburtsk. und Gynäkologie, t. IV. Würzburg 1860, p. 72).

Mattei, Des divers modes de terminaison des grossesses extra-utérines anciennes et de leur traitement. Paris 1860.

Walter, P. U., Einige Beobacht. über Schwangerschaft ausserh. der Gebärm. (Monatsschrift für Geburtsk., t. XVIII, 1861, p. 171).

(¹) Voy. *Lancet*, t. II, n° XXII, 1863.
(²) Voy. *Edinb. med. Journ.*, septemb. 1863.
(³) Voy. *Jenaische Zeitschr.*, t. I, 1864, p. 381.
(⁴) Ed. Martin, *Ueber eine glückliche Ausstossung und Ausziehung eines ganzen extrauterinen nahezu reifen Fœtus, durch die Bauchdecken* (*Monatsschr. f. Geburtsh.*, t. XXVI, p. 335).

Lesouef, Remarques sur trois cas de grossesse extra-utérine. Thèse de Paris. 1862.

Schultze, B., Eine ausgetragene Tubo-Uterinsschwangerschaft, Ueberwanderung des Eies (Würzb. med. Zeitsch., t. IV, 1863, p. 178).

Pennefather, J. P., Grossesse extra et intra-utérine simultanée (terminaison complétement heureuse) (Lancet, n° XXV, vol. I, 1863).

Cook, L. R., Grossesse extra et intra-utérine simultanée (mort). (Lancet, juin 1863).

Triadou, Des grossesses extra-utérines. Thèse de concours. Montpellier 1866.

Bolard, A., Essai sur les grossesses extra-utérines. Thèse de Strasbourg, 1866.

CHAPITRE II.

DE LA GROSSESSE MOLAIRE.

§ 775. L'œuf arrivé dans la cavité utérine subit quelquefois, dès les premières semaines, une dégénérescence si complète qu'il se change en une masse informe, qui finit par ne plus présenter aucune ressemblance avec un œuf régulièrement développé.

On donne le nom de *môle* à l'ovule ainsi dégénéré, et celui de *grossesse molaire* à la gestation qui aboutit à cette anomalie.

Sous le nom de *fausses môles*, on a désigné les productions membraneuses qui se forment, *tout à fait en dehors de la conception*, par suite d'un travail d'exsudation développé à la face interne de la matrice, et qui sont expulsées parfois avec des douleurs ressemblant à celles de l'enfantement. Ces produits ne méritent nullement le nom de *môles*; aussi la division en *vraies* et *fausses* môles n'a-t-elle aucune raison d'être.

§ 776. S'il est vrai que les môles présentent des variétés de structure assez nombreuses, on peut cependant les diviser en *trois classes* principales, savoir :

1° L'*œuf abortif* ou *faux-germe*, poche ovale formée par les membranes de l'œuf, remplie de liquide, sans trace d'embryon. En général le liquide est un peu trouble, albumineux, quelquefois mêlé de sang. D'ordinaire ces môles ne sont pas portées au delà de deux mois.

2° La *môle charnue*, masse plus compacte, fibreuse, analogue à la chair, qui souvent présente aussi une cavité plus ou moins grande contenant un liquide incolore ou sanguinolent, sans trace d'embryon. Cette môle est produite par un épanchement sanguin qui se fait entre les membranes de l'œuf, à une époque peu éloignée de la conception ; la fibrine du sang s'organise en tissu cellulaire à la surface des membranes, qui s'épaississent et finissent par dégénérer complétement. L'enveloppe extérieure de la môle est formée d'ordinaire par la caduque qui adhère au chorion considérablement épaissi et résistant, tandis que la cavité intérieure est revêtue par l'amnios. En général, la môle charnue se développe lentement, et dépasse rarement le volume du poing. Le plus souvent elle est expulsée du troisième au cinquième mois. Lorsqu'elle séjourne plus longtemps dans la matrice, les liquides exsudés dans son intérieur subissent différentes modifications et se présentent sous forme de concrétions tendineuses calcaires ou osseuses, analogues à celles qu'on trouve parfois dans le placenta.

3° La *môle hydatique* ou *vésiculaire* (*mola racemosa* seu *botryoides*) résulte d'une dégénérescence des villosités choriales, qui présentent une multitude de vésicules plus ou moins grandes, remplies d'un liquide incolore, suspendues à des pédicules et réunies par du tissu cellulaire lâche ; cette disposition donne à tout l'ensemble l'aspect d'une grappe de raisin. Comme la prolifération des vésicules est très-rapide, la môle dite *hydatique* peut atteindre et dépasser, dans l'espace de trois à cinq mois, le volume d'une tête d'enfant et un poids de plusieurs livres (Fig. 203).

On a divisé les môles, suivant leur contenu, en *môles sanguines, aqueuses, gazeuses, pileuses, tendineuses, osseuses, calcaires etc.;* cette division n'a aucune importance.

Mikschik donne une description très-fidèle et très-détaillée des môles vésiculaires. — Elsässer rapporte deux cas de grossesse môlaire, dans lesquels l'une des môles pesait trois kilogrammes et l'autre de 4 à 5 kilogr.

Voici le résultat de l'analyse chimique du liquide contenu dans les vésicules, d'après Heller : le liquide avait la consistance d'un mucus peu épais ; il était incolore, légèrement opalin, filant, inodore, avait un goût fade, une réaction faiblement alcaline et un poids spécifique de 1006,5. Sous le microscope, il ne présentait que des granules très-fins, épars et clair-semés, paraissant amorphes même avec un fort grossissement; l'on y voyait de plus quelques globules de graisse et une très-petite quantité d'albumine. Il ne contenait également que très-peu de substance organique qui se retrouva sous forme de matière extractive.

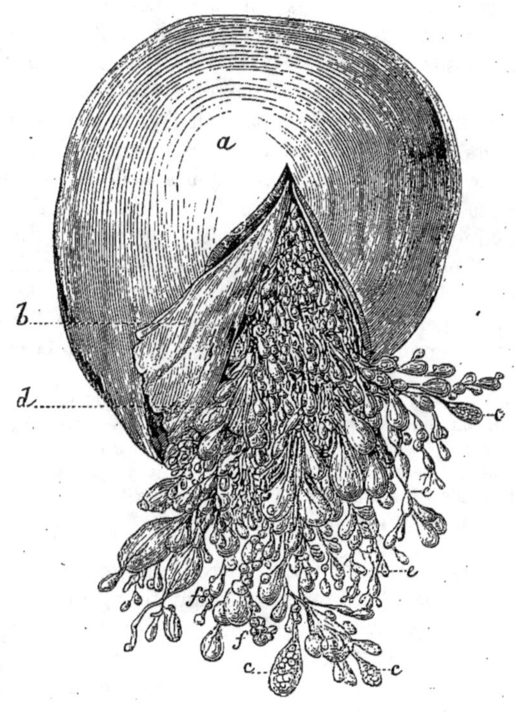

Fig. 203. — *Môle hydatique.* (*)

La somme des sels inorganiques l'emportait sur celle des corps organiques ; il y avait peu de phosphates et de sulfates terreux, beaucoup de chlorure sodique et une quantité très-considérable de phosphate basique de soude, auquel était due, sans doute, la réaction alcaline que nous avons signalée. Il résulte de cette analyse que le liquide des vésicules présente une analogie chimique avec l'eau de l'amnios.

(*) Cette masse, du poids de 2 livres 9 onces (1280 grammes) a conservé la forme de la cavité de l'utérus où elle était renfermée. La môle, ouverte sur une portion de sa longueur, laisse échapper une certaine quantité des vésicules hydatiques qu'elle contient. Sur la coupe de la tumeur on distingue deux couches membraneuses : la première *a, a, a,* membrane externe utérine analogue à l'épichorion ou decidua; la deuxième *b, b, b,* membrane fine, transparente, qui paraît être un débris du chorion ; *c, c, c,* vésicules granuleuses; *d, d, d,* vaisseaux blancs, dont quelques-uns viennent s'ouvrir à la surface sous forme de bourgeons, et d'autres servent de pédicules aux globules qui les terminent ; *e, e, e,* vésicules oblongues qui semblent être des vaisseaux déprimés ou dilatés; *f, f, f,* vésicules à bourgeons (Mme Boivin).

§ 777. *Causes*. Ainsi que nous l'avons dit plus haut, la môle charnue provient d'un épanchement de sang et d'une accumulation de fibrine qui se font entre les membranes dès les premiers temps de la grossesse, et d'où résulte l'épaississement et la dégénérescence des enveloppes de l'œuf, tandis que la môle vésiculaire est constituée par la transformation des extrémités terminales des villosités du chorion en aréoles de tissu cellulaire œdématiées (hypertrophie et œdème consécutif des villosités choriales, d'après Meckel). Par conséquent, toute cause qui favorise l'hypérémie et l'épanchement ou la stase du sang dans les tissus périphériques de l'œuf peut déterminer la formation d'une môle ; en effet, à mesure que les membranes s'altèrent, elles deviennent moins aptes à remplir leurs fonctions physiologiques ; il en résulte que les parties internes de l'œuf s'atrophient peu à peu, et que l'embryon, à peine formé, avorte et est résorbé. Mais il n'est pas toujours facile de préciser les causes qui provoquent, dans les enveloppes de l'œuf, les processus morbides que nous venons de mentionner. Il n'est pas invraisemblable que les maladies et la mort de l'embryon exercent sous ce rapport une influence particulière, parce qu'elles ont pour résultat de détourner vers les membranes toute l'activité plastique ; les maladies de l'organisme maternel, et notamment de l'utérus, paraissent agir tout au moins comme des causes prédisposantes de la formation des môles.

Mayer [1] parle d'une femme qui avorta 11 fois, du cinquième au septième mois, et mit chaque fois au monde un fœtus normal accompagné d'une môle. Dans le journal de Siebold [2] se trouve également cité un cas de grossesse vraie compliquée de grossesse molaire. — Ces observations ne militent pas en faveur d'une hypothèse admise par beaucoup d'auteurs, et d'après laquelle le développement des môles pourrait être dû parfois à des altérations du sperme, à une conception incomplète etc.

§ 778. *Symptômes et marche*. La grossesse molaire est généralement accompagnée d'accidents variés qui durent jusqu'au moment de l'expulsion de la môle et qui laissent après eux, pendant longtemps, un état de débilité considérable. Le plus nuisible de ces accidents, c'est l'hémorrhagie presque continue qui se déclare souvent dès le commencement du second mois, et qui résulte de la rupture de petits vaisseaux amenée par des décollements partiels de la môle.

La môle hydatique se caractérise, en outre, par un développement rapide des parois abdominales. Il n'est pas rare d'observer des symptômes d'hydroémie et l'irritation des nerfs de l'estomac, l'hypérémèse, une anorexie complète etc. ; il en résulte que les femmes tombent souvent dans un état d'épuisement extrême.

Nous avons observé nous-même une grossesse de môle hydatique accompagnée de vomissements très-violents et d'une sialorrhée si abondante, que la femme était obligée de tenir presque constamment un mouchoir appliqué sur la bouche, et qu'elle trempait complétement plusieurs linges par jour avec la salive qui s'écoulait [3].

[1] Voy. *Würtemb. med. Correspondenzblatt*, 1847, n° 38.
[2] Voy. *El. v. Siebold's Journal*, t. IV, 1830, p. 719.
[3] Comp. Hemmer, *Blasenmolen-Schwangerschaft mit beträchtlicher Hydrämie* (*Kurhess. Zeitschrift*, t. II, p. 1).

§ 779. Les môles ne sont portées en général que jusqu'au troisième ou quatrième mois, mais quelquefois plus longtemps. Leur expulsion est presque toujours accompagnée d'une perte de sang considérable qui peut atteindre des proportions menaçantes pour l'existence. La môle hydatique se sépare souvent en plusieurs fragments qui sont chassés isolément. La convalescence est en général très-longue. Lorsque l'utérus contient en même temps un fœtus normalement développé, tantôt celui-ci précède la môle, tantôt il n'est expulsé qu'après elle (¹).

§ 780. Dans beaucoup de cas le diagnostic reste incertain jusqu'à l'époque de l'expulsion ; à ce moment tous les doutes sont levés par le départ de quelques vésicules et par l'exploration interne pratiquée à travers le col entr'ouvert. Lorsque la môle est portée au delà de quatre mois, sa présence devient tout au moins très-probable si l'on ne peut découvrir ni parties fœtales ni battements redoublés dans la matrice considérablement développée et distendue, et si, en même temps, la femme perd presque continuellement du sang et présente d'autres signes de grossesse.

§ 781. *Traitement. Pendant la grossesse* il faut conseiller à la femme d'éviter tout mouvement capable d'ébranler en quelques façon le corps, et toute excitation des systèmes vasculaire et nerveux. Pour modérer l'hémorrhagie on prescrit la position horizontale, les boissons fraîches et acidulées, et l'on cherche à soutenir les forces par des aliments substantiels et faciles à digérer. Mais sitôt que la perte provoque des symptômes alarmants, tels que des vertiges, des tintements d'oreille, des syncopes etc., il faut sur-le-champ pratiquer le tamponnement, et procéder, en général, comme pour les métrorrhagies graves survenant dans les sept premiers mois de la grossesse (§ 801).

Pendant le travail le traitement se borne à de simples prescriptions hygiéniques, tant que la perte ne devient pas excessive ; il est le même que pour l'avortement (798 et suiv.). Dès les premières douleurs on fait placer la femme sur le lit de travail, puis on abandonne l'expulsion de la môle aux efforts de la nature. Si cette expulsion tarde trop à se faire, en raison de la faiblesse des contractions, on cherche à stimuler l'activité utérine par des frictions pratiquées sur le fond de la matrice et par l'administration de petites doses de teinture de cannelle, de seigle ergoté ou d'autres substances analogues. Lorsque l'hémorrhagie concomitante menace de devenir dangereuse, il faut tamponner si la dilatation du col ne fait que commencer. Si, au contraire, la dilatation est assez avancée pour permettre l'introduction inoffensive de la main, il faut, en cas de métrorrhagie profuse, décoller la môle avec les doigts et l'extraire, en procédant exactement comme pour l'adhérence partielle du placenta (§ 742).

Lorsque la perte continue après l'extraction de la môle, il y a lieu d'appliquer les règles que nous avons indiquées pour les hémorrhagies survenant après la naissance du fœtus (§ 732).

(¹) Voy. Davis, *A case of hydat. mole expell. from the uter. immediat. after a living fœtus and its placent of about 6 month's gestation (Obstetr. Transact.*, t. III, p, 177, 1862).

L'anémie et la débilitation considérable qui persistent d'ordinaire pendant assez longtemps, exigent des soins très-assidus durant les suites de couches et un traitement fortifiant consécutif (ferrugineux, régime lacté, séjour à la campagne etc.).

BIBLIOGRAPHIE.

Grossesse molaire.

Boivin (Mme), Nouvelles recherches sur l'origine etc. de la môle vésiculaire ou grossesse hydatique, avec figures. Paris 1827.

Mai, *Raph.*, Die Molen der Gebärmutter (Inauguralabhandl.). Nördlingen 1831, in-8°.

Desormeaux, Dictionnaire en 30 vol. (article Môle).

Mikschik, *Ed.*, Beobachtungen über Molen, angestellt auf der Abtheilung zur Behandlung von Frauenkrankheiten im K. K. allgemeinen Krankenhause (Wiener Zeitschrift, juin-septembre 1845).

Müller, *H.*, Abhandlung über den Bau der Molen. Würzburg 1847.

Gierse, *Aug.*, Ueber die Krankheiten des Eies und der Placenta, herausgeg. von *D. H. Meckel* (Verhandl. der Gesellsch. für Geburtsh. Berlin 1847, p. 130).

Pernice, *H. C. A.*, Comment. de morbosis ovi humani degenerationibus, quas molarum nomine scriptores comprehendunt. Halæ 1852, c. tab.

Robin, *Charles*, Recherches sur les modifications graduelles des villosités du chorion et du placenta. Paris 1854 (Comptes rendus et Mémoires de la Société de biologie. Paris 1854, p. 63, et Archives générales de médecine. Paris 1854, t. III).

Braun, *G.*, Ueber Hydatidendegeneration der Chorionzotten etc. (Wiener med. Halle III, 1, 3, 1862).

Davis, A case of hydat. mole expell. from the uter., immediat. after a living fœtus and its placent of about 6 month's gestation (Obstetr. Transact., III, p. 177, 1862).

Pichon, Expulsion d'un mole deux jours après l'accouchement (Gaz. des hôpit., 1864).

CHAPITRE III.

DE L'AVORTEMENT ET DES HÉMORRHAGIES UTÉRINES DANS LES SEPT PREMIERS MOIS DE LA GROSSESSE.

§ 782. L'*avortement* (*fausse-couche*) est l'expulsion de l'œuf à une époque où le fœtus n'est pas encore viable, c'est-à-dire dans les sept premiers mois de la grossesse.

Il faut se garder de confondre avec l'avortement *l'accouchement prématuré* qui a lieu dans les derniers mois de la gestation, depuis le commencement de la vingt-neuvième jusqu'à la fin de la trente-huitième semaine, alors que le fœtus est déjà viable.

§ 783. La majeure partie des avortements a lieu dans le second, le troisième et le quatrième mois de la grossesse. Le troisième mois est le plus dangereux de tous, ce qui provient, sans doute, de ce que la vitalité du système vasculaire de l'œuf et de la face interne de la matrice est notablement accrue pendant ce mois, alors que le placenta se développe, et de ce que les vaisseaux délicats du chorion constituent, jusqu'à ce moment, les seuls intermédiaires entre l'œuf et la caduque, tandis que le gâteau placentaire établit, plus tard, une communication plus parfaite. — L'avortement se déclare le plus souvent aux époques où les règles auraient apparu si la femme n'était pas enceinte, ce qui prouve que la congestion menstruelle périodique et les modifications concomitantes de l'innervation utérine continuent à se produire même pendant la grossesse, et deviennent alors une cause prédisposante de fausse-couche. Plus la grossesse est avancée et plus la fréquence de l'avortement diminue; cependant il semble que la disposition à l'expulsion prématurée du fruit est de nouveau accrue au septième mois de la gestation.

Whitehead (1) donne un tableau très-instructif au point de vue de l'époque de l'avortement. Sur 602 cas, l'expulsion du produit eut lieu :

Au 2e mois.	35 fois.
Au 3e mois.	275 »
Au 4e mois.	147 »
Au 5e mois.	30 »
Au 6e mois.	32 »
Au 7e mois.	55 »
Au 8e mois.	28 »
Total.	602 fois.

Les tentatives faites pour établir le rapport numérique entre les avortements et les accouchements à terme n'ont produit jusqu'ici aucun résultat certain, et l'on ne parviendra pas facilement à obtenir sur ce point des données positives, parce que la plupart des fausses couches restent ignorées des médecins ou des autorités. Du reste, le genre de vie, les usages, la moralité, la constitution individuelle, le climat, les changements météorologiques exercent, sous ce rapport, une influence si évidente et si considérable, qu'il est difficile d'admettre l'existence d'un rapport constant. Cependant Busch et Moser (2) croient pouvoir avancer, d'après leurs observations, qu'en réunissant tous les cas où l'œuf fécondé avorte depuis la conception jusqu'au terme de la grossesse, on trouve entre les fausses-couches et les accouchements à terme, une proportion qui est à peu près comme 1 : 5,5. — Whitehead (3) démontre par la statistique que plus de 37 mères sur 100 avortent avant d'avoir atteint leur trentième année. L'on admet généralement que c'est la première grossesse qui se termine le plus facilement avant terme ; Whitehead a trouvé que les faits ne confirment pas cette manière de voir; il est porté à croire que les femmes sont plutôt prédisposées à l'avortement quand elles sont enceintes pour la troisième ou la quatrième fois, ou dans les grossesses suivantes.

[Sur 71 cas d'*avortement criminel*, où la date de la grossesse a pu être connue, Tardieu (4) en a trouvé 24 dans les trois premiers mois, 32 de 3 à 6 mois, et 13 seulement après le 6e mois. Le même auteur fait remarquer (5), sans attacher à ce renseignement plus d'importance qu'il n'en mérite, que le plus grand nombre des femmes accusées d'avortement étaient âgées de vingt à vingt-cinq ans.]

Tous les accoucheurs qui ont une pratique étendue savent par expérience que la fréquence relative de l'avortement augmente beaucoup à certaines époques; en pareil cas, l'on est porté à admettre l'existence de véritables *épidémies*, quoique l'on ignore les conditions qui les font naître et l'influence qu'exercent sur leur développement la température, la pesanteur et l'état hygrométrique ou électrique de l'atmosphère.

§ 784. Les *causes* de l'avortement se divisent en *prédisposantes* et en *déterminantes* ou *occasionnelles*.

(1) Whitehead, *On the causes and treatment of abortion and sterility* etc. London 1847, p. 249.

(2) Voy. *Handbuch der Geburtskunde in alphabetischer Ordnung*, article *Abortus*.

(3) Whitehead, ouvrage cité, p. 247.

(4) A. Tardieu, *Étude médico-légale sur l'avortement*, 3e édit. Paris 1868, p. 20.

(5) *Ibid.*, p. 19.

Les causes *prédisposantes* peuvent être ramenées en majeure partie aux trois états anormaux suivants : augmentation excessive de la sensibilité, débilité générale portée à un haut degré, et, par contre, pléthore générale ou hypérémie locale de la matrice.

Les causes *occasionnelles* sont très-diverses ; elles ont leur point de départ tantôt dans l'œuf, tantôt dans l'organisme maternel, mais elles agissent toutes de l'une des trois façons suivantes :

1º *Elles relâchent les liens qui unissent l'œuf à la paroi utérine, déterminent des hypérémies et des ruptures vasculaires, et occasionnent ainsi une effusion de sang et le décollement de l'œuf.*

2º *Elles entraînent l'alimentation insuffisante ou un état pathologique du fœtus, et consécutivement sa mort.*

3º *Elles provoquent primitivement les contractions de la matrice.*

Ces facteurs étiologiques agissent aussi parfois simultanément ; par conséquent, si nous rangeons, dans les pages qui vont suivre, les causes de l'avortement d'après la classification que nous venons d'établir, nous entendons indiquer seulement leur mode d'action principal, sans exclure la possibilité d'une action *combinée* de quelques-unes d'entre elles.

Lorsque la disposition de la matrice à l'avortement est très-marquée, celui-ci est amené quelquefois par les causes occasionnelles les plus insignifiantes, tandis que si cette disposition fait défaut, souvent les influences nuisibles les plus violentes peuvent agir sur les femmes enceintes sans interrompre le cours de la grossesse.

« *Il y a des femmes grosses*, dit Mauriceau, *si délicates et si faibles qu'elles avortent pour le moindre faux pas qu'elles fassent, ou seulement pour lever trop le bras.* » Le même auteur rapporte des observations très-remarquables où c'est le contraire qui a eu lieu, c'est-à-dire où les femmes n'ont pas avorté, quoiqu'elles eussent été soumises à des influences très-nuisibles ; parmi ces faits, nous citerons le suivant : une femme, grosse de sept mois, voulant, pour éviter le feu qui était à son logis, descendre par la fenêtre, en se tenant à des draps, lâcha prise, tomba du haut du troisième étage sur un tas de pierres, se cassa l'avant-bras, mais — n'avorta pas [1]. Des observations semblables sont rapportées par Meissner [2] et Carus [3]. — Nous connaissons nous-même le cas d'une femme qui tomba dans un puits, vers le milieu de sa grossesse, sans que cet accident ait amené une perte de sang ou une fausse-couche.

[Il n'est personne, dit Tardieu [4], qui ne sache à quel point sont variables les effets des contusions, des chutes et des accidents même les plus graves chez les femmes enceintes. J'en citerai deux exemples qui me paraissent bons à retenir. Il y a environ huit ans, devant la Cour d'assises de la Loire-Inférieure, se déroulaient les tristes expédients employés par un paysan, qui avait séduit sa servante et qui voulait la faire avorter. Cet homme, monté sur un vigoureux cheval, sur lequel il prenait sa domestique, partait au galop à travers champs et lançait à terre cette malheureuse au plus fort de sa course. Ce barbare moyen, auquel il eut recours à deux reprises, n'ayant pas produit d'effet, il imagina de lui appliquer sur l'abdomen des pains bouillants sortant

---

[1] Mauriceau, *Observations sur la grossesse et l'accouchement etc.*, 1695, *Observation* CCXLII.

[2] Meissner, *Frauenzimmer-Krankheiten*, 1846, t. III, p. 391.

[3] Carus, *Lehrb. der Gynäkol.* Leipzig 1838, t. II, p. 421.

[4] Tardieu, A., *loc. cit.*, p. 28.

du four. Cette seconde tentative fut aussi infructueuse que la première, et la pauvre fille, ainsi martyrisée, accoucha cependant à terme d'un enfant vivant et bien constitué. Le docteur Guibout, médecin des hôpitaux, citait en 1859, devant la Société de médecine du département de la Seine, un fait bien propre à démontrer la force de résistance que peuvent offrir certaines femmes aux causes d'avortement. Une jeune dame, de Munich, habitait la Californie avec son mari. Devenue enceinte, elle manifesta la ferme volonté de venir accoucher à Munich. Elle se mit en route. En traversant l'isthme de Panama par le chemin de fer, le train qui la portait rencontra un autre train. A la suite de cette collision, la jeune femme est fortement menacée d'avortement; elle s'embarque néanmoins pour Portsmouth et subit une traversée des plus mauvaises. Nouveaux accidents qui se terminent aussi heureusement que les premiers. Après un repos de quelques semaines à Portsmouth, la jeune dame s'embarque de nouveau et arrive sans encombre à Paris. Elle fait une chute dans son hôtel et roule au bas de l'escalier; le lendemain des douleurs se manifestent. On constate une grossesse de huit mois environ Une constipation opiniâtre existait depuis quinze jours; elle cède à un lavement purgatif. Le travail d'expulsion s'arrête; le col qui s'est dilaté se referme. Cette dame remonte en chemin de fer le lendemain et accouche heureusement quelques jours seulement après son arrivée à Munich.]

§ 785. 1° *Causes qui relâchent l'union de l'œuf avec la paroi utérine et produisent une hémorrhagie et le décollement partiel de l'œuf ou du placenta.*

Dans cette catégorie rentrent principalement les *anomalies de la caduque*, telles que l'hypertrophie du tissu glandulaire et les exsudations qui se font dans ce tissu, l'involution prématurée et l'atrophie de la caduque etc. Les vaisseaux qui mettent en rapport l'œuf (ou le placenta) et la matrice sont tellement délicats et ont des parois si minces qu'une simple congestion sanguine suffit pour les rompre et pour produire consécutivement un décollement de l'œuf par l'accumulation du sang épanché.

Par conséquent, l'*hypérémie des vaisseaux utéro-ovariques ou utéro-placentaires devient très-souvent une cause d'avortement, de même que tout ce qui peut amener cette hypérémie*, savoir: l'excitation du système circulatoire et du système nerveux par des maladies fébriles, par des impressions morales vives, par l'abus du coït ou par l'usage des emménagogues et des drastiques; la stase sanguine, causée par les déviations de l'utérus, les anomalies du cœur, l'infiltration du parenchyme pulmonaire, les infarctus du foie, la constipation, l'abus du corset; les contractions énergiques des muscles abdominaux, déterminées par l'action de soulever et de porter des fardeaux pesants; les promenades fatigantes, les bains de siége et les bains de pieds chauds etc.

Outre l'hypérémie, il est un autre facteur des ruptures vasculaires qui doit également donner lieu à des hémorrhagies suivies d'avortement : nous voulons parler de *la ténuité* et de *la fragilité excessives des parois des vaisseaux qui unissent l'œuf à la matrice.* Cette cause explique la fréquence assez grande des fausses-couches chez les femmes faibles, délicates, à fibre molle, chez celles dont l'utérus est dans un état d'atonie très-prononcée, telle qu'on l'observe après les catarrhes chroniques de la matrice, les métrorrhagies etc. ; en pareil cas, les excitations les plus insignifiantes du système vasculaire et du système nerveux, de même que les ébranlements, même modérés, du corps, suffisent pour amener une rupture vasculaire.

Dans un autre ordre de faits, le décollement est produit (primitivement) par *un manque d'harmonie entre l'extensibilité ou l'évolution de la matrice et l'augmentation du volume de l'œuf.* A cette catégorie appartiennent, du côté de la matrice, les vices de développement, la rigidité, les corps fibreux, les adhérences avec les organes voisins; du côté de l'œuf, l'hydramnios, la grossesse multiple, la grossesse molaire etc.

Enfin, ce sont *des influences mécaniques et des ébranlements du corps* qui occasionnent une hémorrhagie et le décollement de l'œuf (ou du placenta). Parmi ces causes se rangent : l'action de sauter, les coups sur le bas-ventre, les efforts de toux, de vomissement, les chutes, les faux-pas, les courses en voiture sur des chemins raboteux, l'équitation, la danse etc. ([1]).

A partir de la fin du troisième mois, l'insertion du placenta sur l'orifice interne constitue également une prédisposition marquée à l'avortement, ainsi que l'a déjà avancé d'Outrepont. A cette époque, l'hémorrhagie n'est pas déterminée, comme dans les derniers mois de la grossesse, par le développement physiologique du segment inférieur de la matrice; elle résulte des causes qui provoquent en général le décollement du placenta; seulement cet accident a lieu bien plus facilement en raison de l'insertion vicieuse de l'organe. Au reste, l'avortement est très-salutaire en pareille circonstance ([2]).

§ 786. *2° Causes qui entraînent un vice de nutrition ou un état pathologique du fœtus, et par suite sa mort.* [*Avortement interne.*]

Ici, le point de départ est très-souvent une organisation vicieuse de l'œuf; les maladies des parties constituantes de l'œuf comptent parmi les causes les plus fréquentes de l'avortement. Au premier rang nous trouvons : *a) les maladies du placenta :* hypérémie suivie d'apoplexie (cause excessivement fréquente), inflammation, dépôts de matières exsudées, qui, de même que les caillots desséchés, refoulent le tissu vasculaire du placenta et troublent les fonctions de cet organe ; puis viennent *b) les lésions des membranes :* épaississement par suite d'un épanchement de sang ou de matière plastique, dégénérescence molaire, ramollissement morbide ; *c) les anomalies du cordon :* enroulement ou nœuds trop serrés, torsion, oblitération des vaisseaux ombilicaux, dilatations variqueuses ou anévrysmales et rupture des mêmes vaisseaux etc. ; *d) les anomalies du liquide amniotique :* excès (hydramnios), composition vicieuse ; *e) les vices de conformation et les maladies du fœtus :* certains arrêts de développement et certaines monstruosités, inflammations, ruptures vasculaires internes, hydropisie, tumeurs, maladies de la peau, dyscrasies etc.

Les causes suivantes ont leur point de départ dans l'*organisme maternel :* les *maladies graves des femmes enceintes,* surtout les affections fébriles, les inflammations de certains organes internes essentiels à la vie, les exanthèmes aigus (notamment la variole et la scarlatine), la dysenterie, le choléra, l'éclampsie, la maladie de Bright, l'hydroémie, la chlorose, la tuberculose, la syphilis secondaire etc. *Les impressions morales vives* ont une influence particulière-

---

([1]) Voy. Tardieu, *Étude médico-légale sur l'avortement,* 3e édit. Paris 1868, p. 26.
([2]) Comp. Whitehead, ouvrage cité, p. 257.

ment nuisible. Enfin l'avortement interne est provoqué parfois par la privation de nourriture, par l'insuffisance des vêtements et du chauffage pendant un hiver rigoureux, par les fatigues, les veilles, l'âge trop tendre du sujet etc.

Cependant l'observation démontre que le développement des modifications pathologiques ou des vices de formation, qu'on a lieu de regarder comme la cause première ou principale de l'avortement, ne coïncide presque jamais avec l'expulsion ou même avec le début du décollement de l'œuf. Il est rare qu'un traumatisme, une émotion vive, une affection fébrile etc. détermine une apoplexie des enveloppes, suivie immédiatement d'avortement [1].

Les œufs abortifs portent le plus souvent des traces d'apoplexie. — Dans ces derniers temps, les anomalies de l'œuf ont fait l'objet des recherches approfondies d'un certain nombre d'auteurs (voy. la bibliographie, p. 683). •

D'Outrepont a observé des cas de grossesse suivie d'avortement chez deux jeunes filles, âgées l'une de neuf et l'autre de treize ans [2].

§ 787. 3° *Causes qui provoquent primitivement les contractions de la matrice.* A cette catégorie appartiennent :

a) Toutes les anomalies et toutes les maladies de la matrice qui déterminent une *certaine rigidité de ses parois* et qui la rendent incapable de subir les modifications caractéristiques de la grossesse. Ce sont : les vices de forme et de développement, les déplacements, l'inflammation et les dépôts inflammatoires, l'inflammation granuleuse et les ulcérations de la portion vaginale du col, les néoplasmes, les lésions traumatiques, les adhérences avec les organes voisins (Mme Boivin) etc. — Nous mentionnerons ici, d'une manière spéciale, la *disposition de la matrice à l'avortement*, caractérisée par le retour prématuré des contractions à la même époque dans plusieurs grossesses consécutives. Cette tendance à l'avortement devient de plus en plus prononcée, de telle façon que la fausse-couche finit par se produire dans chaque gestation, et toujours à la même époque, sans autre cause connue et malgré la prophylaxie la plus attentive (*avortement habituel*). Ce phénomène est ordinairement la suite de certaines anomalies utérines préexistantes, ou produites par le premier avortement, telles que les inflexions, le catarrhe utérin compliqué d'excoriation du col, l'engorgement chronique, la flaccidité marquée de l'organe etc. Dans d'autres cas, l'avortement habituel paraît être déterminé par une affection primitive de l'œuf, et notamment par une disposition aux apoplexies, par la mort habituelle du fœtus etc., quelquefois, peut-être, par la syphilis constitutionnelle etc.

b) *L'irritation de la matrice*, produite par des frictions externes, des affusions froides, la douche utérine froide ou chaude, le tamponnement du vagin, une accumulation de sang dans la matrice, la surabondance du liquide amniotique, l'introduction d'une éponge préparée, les lésions traumatiques de l'utérus gravide etc.

[1] Voy. Hegar, Alf., *Beiträge zur Pathologie des Eies und zum Abort in den ersten Schwangerschaftsmonaten (Monatsschr. f. Geburtsk.,* t. XXI, Supplém., 1863, p. 1-67).
[2] Comp. Mende, *Beobachtungen und Bemerkungen,* 1824-1828, t. III, p. 3.

c) Les *médicaments ocytociques*, tels que le seigle ergoté, le borax, la cannelle etc.

d) L'*irritation des mamelles* (succion répétée des mamelons, allaitement pendant la grossesse, quelquefois maladies des seins), *de la vessie, du rectum, de la moelle épinière, et les impressions nerveuses vives* en général (douleurs prolongées, très-violentes, émotions). En pareil cas, les contractions utérines se déclarent par phénomène réflexe ou par sympathie.

e) *Certaines maladies*, par exemple quelques affections aiguës, telles que le choléra, la tuberculose aiguë, la pneumonie, l'éclampsie, la dysenterie, la variole; ou bien des maladies chroniques qui entraînent un épuisement de la masse du sang, comme la diarrhée, l'hydroémie; enfin, et notamment, la flatulence.

f) *Les lésions de l'œuf*, telles que la déchirure des membranes, suivie de l'écoulement du liquide amniotique, les hémorrhagies, et surtout *la mort du fœtus*. A ce dernier chef se rattache l'accident très-remarquable connu sous le nom de *mort habituelle du fruit*: le fœtus ne vit que jusqu'à une certaine époque de la grossesse, puis il meurt sans cause appréciable et est expulsé, et ce fait se répète à la même époque dans les grossesses suivantes.

Schultze parle d'une femme qui avorta 24 fois au troisième mois; et d'Outrepont rapporté l'observation remarquable d'une autre femme chez laquelle l'avortement eut lieu presque tous les mois pendant deux ans et demi.

La mort habituelle du fœtus a été surtout étudiée avec soin par Denman et d'Outrepont. Hohl en cite également plusieurs observations très-remarquables. Il a connu une femme qui avait mis au monde sept enfants morts. Dans chacune de ces grossesses, elle avait senti les mouvements de l'enfant jusqu'à quinze jours environ avant le terme normal; le huitième enfant vint à terme et vivant. Le même auteur signale à ce propos une autre circonstance intéressante, nous voulons parler *des naissances alternatives d'enfants morts et vivants*. «*Nous connaissons*, dit-il, *quelques femmes qui ont présenté de pareilles alternances, soit complètes, soit incomplètes, c'est-à-dire qu'elles ont mis au monde deux ou trois enfants vivants, pour un enfant mort, et réciproquement. Il arrive aussi que ces alternatives dépendent du sexe de l'enfant et qu'une femme ne porte jusqu'au terme que des garçons, ou vice versa. Mais il en est de ce fait, comme de l'avortement habituel, c'est-à-dire qu'il n'est pas constant.*» La mère de Hohl a eu dix enfants; le premier vécut; le second vint à terme, mais il était mort, et ainsi de suite, en alternant, jusqu'au neuvième. Lors de la naissance du dixième enfant, on était si sûr de le voir arriver mort qu'on ne fit aucun préparatif pour le recevoir, et cet enfant supposé mort n'était autre que Hohl lui-même.

§ 788. *Symptômes et marche de l'avortement.* Le plus souvent la fausse-couche est précédée de quelques-uns des prodromes suivants: sensation de pesanteur dans le bas-ventre, grande lassitude, air dolent, humeur triste, abaissement de la matrice, maux de reins, envies fréquentes d'uriner, écoulement d'un liquide aqueux ou muqueux, douleurs périodiques analogues à celles de l'enfantement, ou tension légère de la matrice et sentiment de pression dans la région utérine survenant également d'une façon périodique, *écoulement de sang et signes de la mort du fœtus* dans les cas où ce dernier a péri. Voici ces signes tels qu'ils sont généralement admis: frissons répétés, lassitude et pesanteur considérables des membres, pâleur de la face, diminution du développement de l'abdomen, mobilité plus grande de l'utérus d'où résulte que la femme a la sensation d'un corps pesant qui tombe du côté sur lequel elle se couche, diminution de chaleur dans le bas-ventre, affaissement des mamelles, cessation des mouvements du fœtus etc. Cependant ces signes peuvent manquer, du moins en grande partie, et par contre ils peuvent exister sans que le fœtus soit mort, de sorte qu'aucun d'eux n'a une valeur certaine (§ 169).

§ 789. *L'écoulement de sang* qui précède souvent la fausse-couche, de même que toute métrorrhagie abondante survenant pendant la grossesse, résulte du décollement partiel de l'œuf (ou du placenta) d'avec la face interne de l'utérus. Lors de ce décollement, quelques vaisseaux du fœtus peuvent être déchirés en même temps que ceux de la matrice ; mais l'hémorrhagie provient presque exclusivement du système vasculaire maternel, et la quantité de sang fournie par le fœtus mérite à peine d'être prise en considération ; c'est ce qui explique comment l'enfant est parfois expulsé vivant et sans présenter des signes marqués d'anémie, après des métrorrhagies très-considérables résultant d'un détachement partiel du placenta. En effet, le sang maternel circule à la face interne dans des vaisseaux d'assez gros calibre, et ce fluide afflue abondamment vers la matrice dès les premiers mois de la gestation ; au contraire, les vaisseaux du fœtus qui unissent l'œuf à la caduque ne sont autre chose que des capillaires très-ténus, et l'œuf entier ne contient que très-peu de sang durant les premiers mois. Si l'œuf se décolle après avoir préalablement avorté, les vaisseaux fœtaux ne donnent pas de sang du tout, et l'hémorrhagie provient exclusivement du système circulatoire de la mère.

Aussi longtemps que les vaisseaux du chorion partent de toute la face externe de l'œuf, celui-ci peut être décollé par un point quelconque de sa périphérie, tandis que le décollement [qui donne lieu à l'hémorrhagie] ne porte que sur une portion du placenta, à partir du moment où ce dernier est formé.

On sait que la *menstruation* peut aussi donner lieu à un écoulement de sang pendant la grossesse. Pourtant ce fait n'a lieu, le plus souvent, que pendant les deux ou trois premiers mois, et le sang est alors habituellement plus pâle et moins abondant. Néanmoins, dans quelques cas rares, les menstrues apparaissent régulièrement, jusqu'à la fin de la grossesse, exactement comme dans l'état de vacuité ; il arrive même que des femmes qui n'étaient pas menstruées auparavant ne voient leurs règles que pendant la gestation. En pareil cas, le sang paraît provenir de la portion de la surface interne de l'utérus qui se trouve immédiatement au-dessus de l'orifice interne du col, et il faut admettre que les caduques vraie et réfléchie ne se sont pas complétement développées en cet endroit. Voici les signes qui permettent de *distinguer* cet écoulement d'avec une métrorrhagie : la perte de sang est périodique et d'abondance modérée ; elle se manifeste sans cause déterminante appréciable et s'arrête spontanément ; le sang ne se coagule pas ; enfin la femme enceinte continue d'être bien portante ou bien elle éprouve les accidents et les incommodités qui accompagnent habituellement ses règles. — La continuation du flux cataménial chez les femmes grosses est toujours un phénomène dont il faut tenir compte et qui constitue pour le moins une prédisposition à l'avortement. Pour cette raison il est bon que les femmes se tiennent tranquilles pendant la durée de l'écoulement, et qu'elles évitent tout ce qui augmente la congestion utérine. L'intervention de l'art ne devient nécessaire que lorsque la perte de sang dépasse les limites d'une excrétion physiologique et que la congestion vers la matrice devient trop considérable. Dans ce cas l'on recommande la position horizontale, les moyens rafraîchissants, la saignée du bras, les acides minéraux (eau de Rabel etc.) et l'ipécacuanha à dose réfractée.

Les métrorrhagies produites par les ruptures et les blessures de l'utérus gravide ne s'observent que très-rarement et rentrent plutôt dans le domaine de la chirurgie et de la gynæcologie.

§ 790. L'*intensité* de l'hémorrhagie occasionnée par le décollement de l'œuf ou du placenta, dépend, d'une part, du nombre et du calibre des vaisseaux atteints, et, d'autre part, de la rapidité avec laquelle s'est effectué ce décollement. Dans les premiers mois de la grossesse, les vaisseaux utérins n'ayant qu'un développement et une largeur médiocres, le sang ne peut pas s'épancher tout d'un coup en aussi grande abondance qu'après le quatrième et le cinquième mois, époque où les vaisseaux qui correspondent à l'insertion du placenta présentent déjà une lumière considérable. Mais les hémorrhagies sont particulièrement abondantes lorsque le placenta a été décollé subitement et violemment, de telle façon que la rapidité de l'accident empêche la contraction des fibres utérines autour des orifices béants, la rétraction graduelle des vaisseaux et la formation de caillots oblitérants. En outre, suivant le nombre et la largeur des vaisseaux lésés, tantôt l'hémorrhagie devient externe, tantôt le sang s'arrête à la périphérie de l'œuf ou au niveau de l'insertion placentaire. En effet, pour peu que des vaisseaux d'un certain calibre aient été rompus, il arrive nécessairement que le sang, en s'accumulant entre la face interne de la matrice et l'œuf ou le placenta, décolle ces parties de proche en proche jusqu'à ce qu'il atteigne leurs limites, et vienne se répandre au dehors, à travers l'orifice utérin. Au contraire, lorsque les vaisseaux déchirés sont très-fins et que le placenta reste adhérent par son bord, il n'est pas rare que le sang séjourne au niveau de l'insertion placentaire. Dans ce cas, l'hémorrhagie cesse souvent d'elle-même par la formation de caillots qui oblitèrent les orifices vasculaires et par la rétraction des vaisseaux, et la grossesse continue son cours sans être autrement troublée. L'on trouve alors plus tard, dans le délivre, les vestiges de ces hémorrhagies survenues pendant la gestation, sous forme d'îlots épars de fibrine présentant une coloration d'un blanc jaunâtre.

§ 791. Bien que ces pertes puissent se manifester à toutes les époques de la grossesse, elles sont cependant plus fréquentes au second et au troisième mois, tant que la formation du placenta n'est pas encore achevée; mais elles atteignent rarement, durant les premiers mois, un assez haut degré pour mettre la vie en danger. D'ordinaire, après que l'écoulement a duré plus ou moins longtemps, des contractions se déclarent et l'avortement a lieu. Mais, lorsque la perte est modérée et que le fœtus continue de vivre, il n'est pas rare que l'hémorrhagie s'arrête et que la grossesse suive un cours prospère, surtout si la femme se tient bien tranquille. La partie du placenta qui a été séparée de la face interne de la matrice paraît alors se recoller par l'intermédiaire des caillots sanguins; dans d'autres cas il se produit une inflammation adhésive, par suite de laquelle la réunion peut prendre une solidité anormale et devenir plus tard une cause de délivrance difficile.

§ 792. La *marche* de l'avortement présente *des variétés infinies*, qui dépendent soit de l'époque de la grossesse, soit des causes qui ont amené l'accident, soit des complications et d'un certain nombre d'autres circonstances. Assez souvent la fausse-couche traîne singulièrement en longueur ; ce qui, joint à la prolongation de l'hémorrhagie, fatigue considérablement les femmes et altère plus ou moins leur santé. Les difficultés et la longue durée de l'avortement résultent principalement du développement imparfait des fibres musculaires de l'utérus et de la préparation incomplète du segment inférieur. L'effacement du col et la dilatation de l'orifice exigent quelquefois plusieurs jours, pendant lesquels les femmes sont tourmentées par des contractions très-douloureuses ; aussi les entend-on assurer parfois : «qu'elles aimeraient mieux subir deux accouchements à terme qu'un seul avortement. »

La perte qui accompagne les fausses-couches est surtout abondante dans les cas où l'œuf a été violemment arraché ; mais elle ne devient inquiétante, en général, que lorsqu'elle se prolonge. L'observation démontre que les femmes qui avortent supportent fréquemment des hémorrhagies considérables sans grand préjudice, et que la mort par perte de sang est rare dans les premiers mois. Mais plus la grossesse est avancée, plus les métrorrhagies deviennent dangereuses. Lorsque l'œuf est mort depuis quelque temps, l'écoulement de sang est, d'ordinaire, beaucoup moins abondante, parce que la vitalité de l'utérus a déjà diminué ; dans ce cas il ne se produit pas une séparation entre des tissus vivants, mais un simple décollement du placenta, flétri, frappé de mort, et fortement adhérent.

Les symptômes suivants comptent encore parmi les phénomènes habituels de l'avortement : grande lassitude, tête embarassée, insomnie, tristesse, inappétence, accélération du pouls ; quelquefois il se déclare des accidents nerveux plus graves, tels que délires momentanés, syncopes, et même convulsions.

Dans d'autres cas, la fausse-couche s'opère facilement et rapidement, sans provoquer dans l'organisme aucun trouble morbide.

§ 793. Lorsque l'avortement a lieu dans les *trois premiers mois*, l'œuf est, d'ordinaire, expulsé entier et d'un seul coup. Le plus souvent il est englobé dans un caillot sanguin, de sorte que son élimination passe facilement inaperçue ; dans ce cas, beaucoup de femmes ne croient pas qu'elles avortent et s'imaginent que leurs règles, momentanément suspendues, reparaissent et coulent plus abondamment que d'ordinaire. Assez souvent, pourtant, l'œuf crève à son passage à travers le col, est étranglé par la rétraction de l'orifice interne et se déchire. Dans ce cas, la portion qui a été retenue dans la matrice est éliminée peu à peu par fragments ; l'avortement traîne ainsi en longueur et entretient une perte prolongée, tantôt plus forte, tantôt plus faible. Par suite du développement imparfait des fibres musculaires, les contractions se montrent souvent tout à fait insuffisantes et finissent même quelquefois par s'arrêter complétement après avoir seulement entr'ouvert l'orifice. L'œuf périt alors, s'il n'était pas déjà mort auparavant, et parfois il se putréfie ou subit la fonte ichoreuse, ce qui se reconnaît, après la diminution de l'hémorrhagie, par l'écoulement d'un liquide abondant, rouge brun, extrêmement fétide. Si une partie de la matière sanieuse est résorbée, il se déclare une fièvre précédée de frisson et accompagnée d'une grande lassitude, de céphalalgie, de pesanteur de la tête, de délires passagers etc. La vie de la femme peut même être menacée par l'intoxication du sang, et la convalescence est tout au moins très-lente.

§ 794. A partir du *quatrième mois*, époque où le placenta est formé, l'expulsion du fœtus est précédée ordinairement de la rupture de la poche et de l'écoulement des eaux, et ce n'est qu'exceptionnellement que l'œuf est chassé tout entier et d'un seul coup. Les contractions sont déjà plus efficaces, et lorsque le placenta a été décollé rapidement sur une grande étendue de sa surface, la métrorrhagie peut devenir très-abondante jusqu'au moment de la rupture des membranes. Le fœtus étant petit et mou, traverse d'ordinaire les voies génitales sans difficulté, et même en présentation vicieuse. En général, les présentations vicieuses sont fréquentes à cette époque, mais c'est surtout la partie inférieure du corps qui s'engage souvent la première. Les enfants nés vivants au sixième et au septième mois de la grossesse font des efforts d'inspiration, poussent de faibles cris et agitent leurs membres, mais ils finissent bientôt par succomber. L'expulsion du délivre tarde quelquefois à se faire, et dans certains cas il se passe plusieurs jours avant que la matrice parvienne à décoller et à chasser le placenta. Mais ce retard est bien loin de devenir aussi préjudiciable que la rétention du délivre dans les derniers mois de la grossesse (§ 740), surtout lorsque le gâteau placentaire est encore bien adhérent, en tout ou en très-grande partie. Souvent alors il se déclare, au bout de quelques jours, des contractions utérines qui décollent et expulsent le placenta ; bien plus, on connaît un assez grand nombre de cas où le placenta a continué à être nourri encore pendant quelque temps, et n'a été expulsé qu'au bout de plusieurs semaines ou de plusieurs mois, sans présenter aucune trace de putréfaction et sans inconvénient pour la femme. Dans d'autres cas (observations de Nægele, J. F. Osiander, d'Outrepont etc.) le délivre paraît avoir été résorbé peu à peu (comp. § 740).

D'après un calcul de P. Dubois, sur 120 fœtus expulsés avant le septième mois, 51 se sont présentés par le siége. Il paraîtrait que la présentation pelvienne ne se produit souvent que pendant le travail, alors que l'extrémité céphalique se présentait primitivement. Ainsi Stein[1] rapporte quelques cas où il a constaté d'abord très-distinctement la présence de la tête à l'orifice, ce qui n'a pas empêché les pieds de s'engager et le fœtus d'être expulsé en présentation podalique. Nous avons observé nous-même plusieurs faits analogues. D'après Chiari, Braun et Spæth[2] le rapport des présentations exceptionnelles aux présentations ordinaires, dans les avortements, est environ comme 1 : 3, fait qui s'expliquerait par la mobilité plus grande du fœtus et non pas par la déclivité primitive du siége.

[1] Voy. *Neue Zeitschrift für Geburtskunde*, t. XI, p. 1 et suiv.
[2] Chiari, Braun et Spæth, *Klinik der Geburtshülfe*. Erlangen 1855, p. 20.

Reichmann (1) relate un cas où le délivre fut expulsé treize semaines après le fœtus. Il était assez volumineux, d'une consistance exceptionnelle, ne présentait aucune alté- ration et n'exhalait aucune mauvaise odeur (2).

§ 795. Les *suites* de l'avortement varient selon que sa marche est plus ou moins douloureuse et prolongée, selon l'époque de la grossesse, les causes ef- ficientes, le degré de l'hémorrhagie concomitante, les complications, la cons- titution du sujet etc. Nous avons déjà dit que les femmes se sentent habituelle- ment très-fatiguées après avoir avorté, et qu'elles ont besoin de beaucoup de temps pour se remettre complétement. La fausse-couche est mieux supportée, en général, dans les deux premiers mois que plus tard. Lorsque la grossesse est interrompue subitement par le décollement violent du placenta, le danger principal résulte de la perte de sang, qui est encore nuisible après coup par l'anémie prolongée qu'elle détermine. Pendant la puerpéralité, on observe quel- quefois la métrite et la péritonite, ou bien, si des influences épidémiques en- trent en jeu, d'autres formes encore de la maladie puerpérale. La variole, la scarlatine, la dysenterie, le typhus etc. constituent des complications très- dangereuses. Souvent, enfin, l'avortement donne lieu à des affections consé- cutives, et notamment à des maladies chroniques de l'utérus — telles que les inflexions, les déplacements, le catarrhe et l'hypérémie de la muqueuse — qui engendrent à leur tour la blénnorrhée, les ulcérations, les métrorrhagies per- sistantes, avec toutes leurs conséquences. Il n'est pas rare que ces anomalies entraînent la stérilité, ou bien cette prédisposion à l'avortement répété que l'on désigne sous le nom d'*avortement habituel*.

Serres rapporte que sur vingt femmes atteintes de variole, qui avortèrent, pas une ne survécut.

§ 796. Le *diagnostic* de la fausse-couche offre souvent, dans les premiers mois, des difficultés particulières, parce que l'on peut confondre avec elle la dysménorrhée, les ménorrhagies et les métrorrhagies, d'autant plus que les avortements ont une tendance assez marquée à se produire aux époques mens- truelles. Le problème ne peut être complétement résolu qu'à l'aide de l'explo- ration obstétricale et de l'examen attentif des caillots et des tissus membraneux expulsés par la matrice. Afin de reconnaître si le corps dont le toucher révèle la présence entre les lèvres béantes de l'orifice utérin, est une partie de l'œuf ou un simple caillot de sang, il faut prendre garde s'il se tend pendant la dou- leur et s'il offre une extrémité large et arrondie, ou bien s'il a plutôt la forme d'un cône dont le sommet est dirigé en bas ; dans le premier cas on a affaire à l'œuf ; dans le second, à un coagulum sanguin.

§ 797. Le *traitement* comprend les mesures *prophylactiques* et la *thérapie de l'avortement* lui-même.

<hr>

(1) Voy. *Hufeland's Journal der pract. Heilkunde.* Berlin, août 1821, p. 116.
(2) Voy. Ducassé, *De la rétention du placenta après l'avortement* (*Revue médicale fran- çaise et étrangère*, t. VII, p. 292).

43

I. *Traitement prophylactique.* Lorsque chez une femme enceinte se déclarent des pertes de sang ou d'autres prodromes de l'avortement, il faut s'efforcer de prévenir l'expulsion prématurée de l'œuf, à moins qu'il n'existe des indices certains de la mort du fœtus, ou bien des accidents graves — qu'il est urgent de combattre sans se préoccuper de la grossesse (par exemple une métrorrhagie très-abondante) — ou qui exigent la prompte élimination du contenu de la matrice. Les degrés élevés d'angustie pelvienne, désignés sous le nom d'*étroitesse absolue*, contre-indiquent aussi toute tentative pour enrayer l'avortement. Enfin l'expulsion ne peut plus être empêchée lorsque les douleurs sont trop bien établies, et que l'orifice est dilaté de 3 centimètres, ou bien lorsque les eaux se sont écoulées. Dans les cas où les contre-indications que nous venons de mentionner ne s'opposent pas à l'emploi d'un traitement prophylactique, il faut agir de la manière suivante :

On fait prendre à la femme la position horizontale, on lui recommande la plus grande tranquillité du corps et de l'esprit, et on lui interdit l'usage des aliments, des boissons et des médicaments irritants. Puis on cherche à connaître la cause de l'accident, et on s'efforce de l'écarter si elle est de nature à être découverte et combattue avec succès. Ainsi, dans les cas d'inflammation, de pléthore générale ou d'hypérémie locale, notamment de congestion utérine, ou bien lorsqu'il y a lieu de craindre une apoplexie du placenta, on tire de très-bons effets d'une saignée plus ou moins abondante, unie à l'administration des boissons fraîches ou acidulées (limonade, acide sulfurique dilué additionné de sirop de framboise etc.), ou des émulsions. Mais nous ne pouvons pas admettre, avec certains auteurs, qu'en dehors des indications que nous venons de mentionner, la saignée doit être appliquée d'une manière générale comme un moyen spécifique destiné à prévenir tous les avortements. Chez les sujets affaiblis et irritables il vaut bien mieux employer comme sédatif l'opium, surtout en l'associant à la racine d'ipécacuanha, à doses réfractées, ou bien en l'administrant sous forme de lavements (10 gouttes de laudanum liquide de Sydenham, dans un véhicule mucilagineux), après avoir préalablement vidé l'intestin par un lavement apéritif, si la femme est constipée.

Pour prévenir l'avortement chez les femmes atteintes d'ulcérations du col, Whitehead recommande de faire des cautérisations avec le crayon de nitrate d'argent, comme on les pratique en dehors de l'état de grossesse; il cite à l'appui plusieurs cas où ce traitement a été suivi de succès. — Mais on connaît aussi des faits où l'avortement a été provoqué par la cautérisation; il s'ensuit qu'il ne faut employer ce moyen qu'avec prudence et en tenant compte de la sensibilité du sujet.

§ 798. II. *Traitement de l'avortement.* Si le traitement prophylactique est contre-indiqué d'emblée, ou bien si l'augmentation des douleurs et les progrès de la dilatation et du ramollissement du col, malgré l'emploi des mesures préventives, font reconnaître que la fausse-couche devient inévitable, — il ne reste plus qu'à écarter ou à atténuer autant que possible les inconvénients et les dangers de l'avortement. Tant qu'une hémorrhagie grave ou d'autres accidents menaçants n'exigent pas l'intervention de l'art et une élimination rapide de l'œuf, il n'y a rien de mieux à faire que d'abandonner l'expulsion aux efforts de la nature. Il suffit de faire prendre à la femme la position horizontale sur le lit de travail ; s'il se déclare, comme on l'observe assez souvent, un certain degré d'éréthisme, on lui administre des boissons fraîches et acidulées, et on veille à l'entretien d'une température très-modérée dans la pièce où elle se trouve. En même temps l'on s'abstient de toute exploration superflue pour ne pas augmenter l'hémorrhagie et pour ne pas retarder la dilatation du col. Ce n'est qu'en cas de faiblesse très-grande qu'on peut accorder du vin coupé d'eau, une tasse de bouillon, du lait etc. Si les douleurs sont violentes et si la femme est nerveuse, quelques doses d'opium ou de morphine procurent souvent une sédation très-prononcée.

§ 799. Comme il est désirable, dans les trois ou quatre premiers mois, que l'œuf soit éliminé entier, il faut le ménager en pratiquant le toucher, et s'abstenir d'exercer sur lui aucune espèce de traction. S'il venait à se déchirer et à être expulsé par fragments, il faudrait recueillir avec soin tous les débris, afin de pouvoir juger ce qui en reste dans la matrice. Comme la rétention prolongée de ces portions d'œuf peut avoir de nombreux inconvénients, tels qu'une hémorrhagie persistante, un écoulement fétide, des mouvements fébriles etc., il est bon de chercher à les enlever le plus tôt possible. Aussi longtemps que les fragments n'ont pas franchi l'orifice utérin, on réussit difficilement à les extraire à l'aide des doigts ou d'une pince courbe, telle que la pince à polypes, la pince de Kluge pour l'introduction des éponges préparées etc. ; en général, ces tentatives d'extractions n'ont d'autre résultat que d'occasionner de vives douleurs, d'exciter la femme, d'augmenter l'hémorrhagie, et les parties saisies se déchirent le plus souvent lorsqu'on tire sur elles. On arrive bien plus sûrement au but par l'*emploi du tampon*. On se sert d'une éponge (trempée dans une infusion de sauge, de camomille, de serpolet etc.), qu'on peut au besoin introduire dans l'orifice utérin à l'aide d'une baguette, en la maintenant en place au moyen d'une autre éponge plus grande poussée jusque dans le fond du vagin ; ou bien on applique le colpeurynter rempli d'eau froide ; puis on prescrit à la femme de rester couchée tranquillement sur le dos ou sur le côté, en tenant les cuisses rapprochées. Habituellement l'on trouve alors, au bout de quatre à douze heures, les parties de l'œuf décollées et tombées dans le vagin, d'où on peut les extraire facilement à l'aide de quelques doigts. Pour enlever de très-petits fragments de membranes, il suffit de faire des injections avec une infusion de sauge, de camomille etc., surtout si on les pratique à l'aide d'un clysopompe. Ces injections présentent en même temps l'avantage d'entraîner la sanie fétide qui s'écoule de la matrice. Si l'on constate des mouvements fébriles et les symptômes initiaux de la résorption putride, il est bon d'administrer en outre l'acide chlorhydrique dilué, afin de combattre la décomposition septique du sang.

Pour l'extraction des œufs abortifs et des corps analogues, Levret a imaginé une pince à faux-germes, Hohl une pince qui ressemble à un petit forceps (1), [et Pajot une

(1) Hohl, *Vorträge über die Geburt des Menschen*. Halle 1845, p. 132.

curette articulée (Fig. 204), qu'on introduit droite, et qu'on recourbe lorsqu'on sent qu'elle est rendue au fond de l'utérus, par dessus le placenta.]

Nous n'avons jamais administré avec succès, en pareil cas, les moyens ocytociques, tels que le seigle ergoté etc.

§ 800. A partir du quatrième au cinquième mois, l'expulsion du fœtus n'a lieu qu'après l'écoulement des eaux ; elle n'entraîne aucune difficulté, pourvu que le col soit suffisamment dilaté et que les contractions ne soient pas spasmodiques ; on peut se dispenser de soutenir le périnée ; il est également inutile de faire la version dans les cas de présentation vicieuse. Si l'enfant donne quelques signes de vie, on le sépare de la mère, en suivant le procédé habituel, on le baigne pour le nettoyer et on l'enveloppe de draps de laine chauffés. Pour enlever le délivre, on fait bien de ne pas tirer sur le cordon, qui se déchire facilement en raison de sa ténuité et de sa mollesse ; il vaut mieux tâcher d'opérer la délivrance en exerçant une pression sur la matrice, ou bien, si le placenta est dans le vagin, introduire quelques doigts et tirer directement sur lui. S'il ne cède pas facilement aux tractions, il faut le laisser encore pendant quelque temps en place.

§ 801. C'est ainsi que l'avortement est abandonné aux efforts de la nature, tant qu'il n'entraîne aucun danger immédiat ; mais s'il se déclare chez une femme enceinte une métrorrhagie très-abondante — que l'avortement ait commencé ou non — il faut que l'art intervienne sur-le-champ, pour arrêter la perte aussitôt que possible, sans se préoccuper davantage du maintien de la grossesse. *La tampon constitue le moyen le plus sûr et le plus rationnel pour arrêter les métrorrhagies graves durant les sept premiers mois de la gestation.* En effet, pendant qu'il oppose à l'écoulement du sang un obstacle mécanique, il favorise la formation de caillots volumineux, qui non-seulement oblitèrent les orifices des vaisseaux béants, mais encore provoquent des contractions et des efforts d'expulsion. A cette époque de la grossesse, la matrice n'est d'ailleurs pas encore assez extensible pour qu'on ait lieu de craindre la mort par hémorrhagie interne, résultant d'une accumulation de sang trop considérable dans la cavité utérine. Après que le tampon est resté quelque temps en place, il se déclare des contractions, qui deviennent de plus en plus énergiques et qui provoquent bientôt dans le vagin une sensation de pression et de ténesme, de telle façon que le corps étranger finit par être chassé en partie hors des voies génitales. Il est temps alors de l'enlever, et si l'on pratique le toucher, on constate d'ordinaire à ce moment, que le travail est complétement établi. Si l'orifice utérin n'est pas encore suffisamment dilaté et que l'hémorrhagie con-

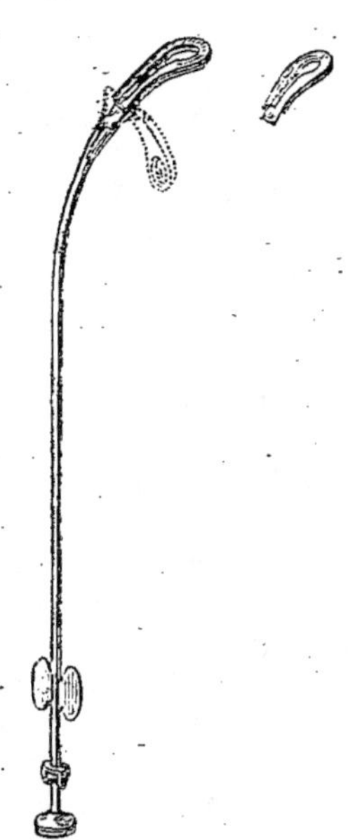

Fig. 204.
*Curette articulée de Pajot,
pour la délivrance.*

tinue, on renouvelle le tamponnement. Si le tampon est en place pendant environ vingt-quatre heures sans avoir éveillé suffisamment les contractions, il faut également l'enlever et le remplacer par un autre ; passé ce temps, il contracte une odeur fétide et commence à produire une sensation incommode d'ardeur et de tension dans le vagin.

Il ressort de ce qui précède que le tampon provoque l'avortement ; aussi ne doit-il être mis en usage que *dans les hémorrhagies vraiment dangereuses des femmes enceintes ;* tant que la perte reste modérée, au contraire, il faut se contenter de prescrire le repos absolu dans la position horizontale, les moyens rafraîchissants, les boissons calmantes et acidulées (limonade, eau de Rabel, sirop de framboise etc.) et des aliments d'une digestion facile.

Il y a *plusieurs méthodes de tamponnement.* La plus sûre, sans contredit, est celle qui consiste à bourrer tout le vagin jusqu'au col, de *charpie* bien tassée. On roule la charpie entre les mains pour en former des boulettes de la grosseur d'une noix, et l'on entoure d'un fil celles qui doivent être introduites d'abord et mises en contact avec l'orifice utérin ; l'on peut aussi fixer à chaque boulette un fil solide, long d'environ 30 centimètres, qui permet d'enlever plus facilement et plus rapidement le tampon. Quelques auteurs prescrivent de tremper les boulettes dans de l'huile ou du blanc d'œuf, ou bien encore dans du vinaigre, de l'eau-de-vie ou une solution d'alun ; mais, loin d'augmenter ainsi l'action du tampon, on ne ferait que diminuer les propriétés absorbantes de la charpie et l'empêcher de se gonfler en s'imbibant de sang. Derrière ces boulettes on introduit des masses de charpie, qu'on arrondit d'abord en les roulant mollement, et on en remplit tout le canal vaginal jusqu'à son orifice externe. Le tamponnement opéré à l'aide des doigts est douloureux, parce que les parois vaginales subissent un tiraillement et une distension plus ou moins considérables ; aussi fait-on bien d'appliquer d'abord un spéculum plein ordinaire, d'assez gros calibre et frotté d'huile, dans lequel on pousse la charpie à l'aide d'un mandrin de bois ; on termine en retenant le tampon avec le mandrin pendant qu'on retire doucement le spéculum. Le tamponnement s'exécute ainsi non-seulement sans douleurs, mais encore d'une façon très-prompte et très-sûre. On applique ensuite au devant de la fente vulvaire une compresse de toile qu'on maintient au moyen d'un bandage en T, et l'on prescrit à la femme de garder un repos absolu, les cuisses appliquées l'une contre l'autre.

Les autres modes de tamponnement sont moins sûrs, parce qu'ils permettent plus facilement au sang de suinter en passant sur les côtés du tampon. On a surtout proposé les moyens suivants : 1° l'introduction de grandes *éponges,* molles et humides, munies d'un ruban qui en facilite l'extraction. Malgré la réserve que nous venons de faire, ces éponges suffisent dans beaucoup de cas, pourvu qu'elles soient bien élastiques et qu'elles remplissent complétement le vagin. Elles ont cela d'avantageux, que leur introduction et leur extraction s'opèrent avec promptitude et facilité ; on peut les comprimer fortement pour les engager dans le vagin ; une fois en place, elles se dilatent et se gonflent en s'imbibant de sang, et s'appliquent exactement contre les parois vaginales. Pour ces raisons, leur emploi est surtout indiqué dans les hémorrhagies qui nous occupent. 2⁰ Le tampon de linge. On roule un morceau de toile molle de façon à en former un bouchon présentant le calibre du vagin, on trempe ce bouchon dans de l'huile (Burns) ou dans du vinaigre (Mme Boivin) et on l'introduit en le poussant jusqu'à l'orifice utérin. 3⁰ Du chanvre ou du lin, trempé dans du vinaigre. 4⁰ De la ouate roulée en boulettes de la grosseur d'une noix, humectées d'huile etc.

Une méthode particulière, désignée sous le nom de *colpeurysis*, a été indiquée par Braun (¹). On l'exécute au moyen d'un appareil nommé *colpeurynter* ou *metreurynter* (von Siebold), composé d'une vessie en caoutchouc de 54 à 108 millimètres de diamètre, et d'un tuyau de caoutchouc long de 108 millimètres, large de 13 millimètres, garni de corne à son intérieur, et portant à son extrémité une pipette de laiton et un anneau destiné à recevoir l'anse d'un ruban de soie (Fig. 205). Pour l'appliquer, on introduit la vessie vide dans le vagin, on la dilate graduellement en y injectant de l'eau au moyen d'une seringue ou d'un clysopompe, jusqu'à ce qu'elle se trouve dans un état de tension suffisante, mais non douloureuse pour la femme; puis on la fixe à une cuisse ou aux deux hanches à l'aide du ruban passé à travers l'anneau, afin d'empêcher qu'elle soit chassée, si les douleurs deviennent expulsives. Ce tampon mou et élastique exerce une pression égale sur tous les points du vagin; étant fait en caoutchouc vulcanisé, il n'est pas exposé comme une vessie animale à se putrifier ou à contracter une odeur fétide en restant longtemps en place; de plus, on peut l'extraire et le réintroduire facilement, à de courts intervalles, d'une manière simple, indolore et sûre, en laissant écouler l'eau qu'il contient.

Les expérimentations que ce procédé a subies jusqu'à ce jour ne laissent aucun doute sur son utilité; néanmoins, pour qu'il soit plus généralement adopté, il est indispensable qu'on rende les colpeurynters plus solides et moins coûteux; en effet, l'expérience a démontré que ces tampons crèvent facilement; il est donc nécessaire, pour ne pas risquer de se trouver embarrassé, d'en avoir plusieurs sous la main, ce qui pourrait être compliqué et coûteux pour le praticien, notamment à la campagne.

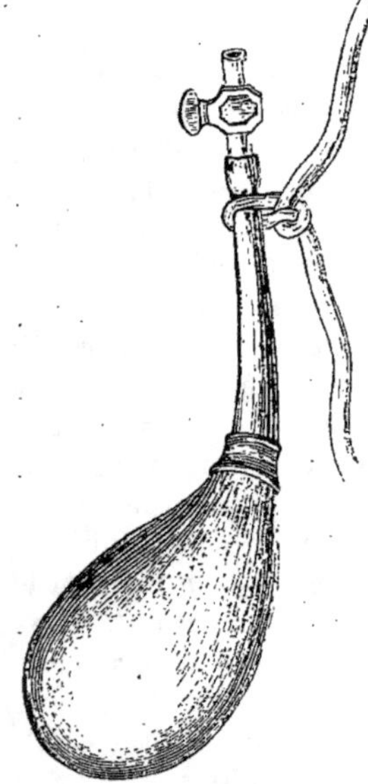
Fig. 205.
Colpeurynter de Braun.

Afin de rendre la colpeuryse plus simple, plus facile et moins coûteuse, et de la mettre ainsi à la portée de tous les praticiens, nous proposons de faire subir au procédé opératoire les modifications suivantes :

Le robinet métallique est non-seulement inutile, mais même nuisible, car il se bouche facilement; dans quelques cas il ne se ferme pas hermétiquement, et

(¹) Voy. *Zeitschr. d. k. k. Gesellsch. d. Aerzte zu Wien*, 7e année, t. II, 1851, p. 527. — Chiari, Braun et Spæth, *Klinik der Geburtsh. und Gynäkologie.* Erlangen, 1852, p. 125.

de plus il ne peut pas être ajusté à toutes les canules à injection. Le tuyau élastique en caoutchouc, au contraire, s'adapte exactement à chaque canule, de sorte qu'on peut faire l'injection avec la première seringue venue. La suppression du robinet permet aussi d'abaisser notablement le prix du colpeurynter. Après chaque injection on ferme le tuyau en le serrant avec les doigts, on retire la seringue, on la remplit, et on l'adapte de nouveau à la canule laissée en place ; on continue ainsi jusqu'à ce que le tampon ait le degré voulu de tension et de dilatation modérée. Puis on ferme le tuyau avec un morceau de crayon long de quelques centimètres, ou un petit bout de bois arrondi etc., qu'il suffit d'enfoncer d'environ 3 centimètres pour obtenir une obturation parfaite. Le colpeurynter peut être introduit à l'aide des doigts seuls, ou bien on l'insinue sur deux doigts conducteurs, avec une pince à mors assez longue, une pince à polypes ou la pince œsophagienne de Savigny etc. Une fois qu'il est rempli, le tampon reste ordinairement de lui-même au fond du vagin ; s'il montre quelque tendance à s'échapper, on le fait maintenir avec deux doigts par la sage-femme, et si cette manière d'agir paraît impraticable à la longue, on introduit au devant du tampon une éponge du volume d'un œuf d'oie, et on fixe le tout au moyen d'un bandage en T.

A défaut de charpie on peut pratiquer le tamponnement *avec des pièces de linge*. Voici le procédé indiqué par Holst [1] : des pièces de vieux linge, de 10 à 25 centimètres carrés, sont trempées dans de l'eau froide, exprimées et pliées deux fois, de façon à former de petites compresses carrées qui présentent quatre couches superposées. On roule ces compresses et on les pousse dans le vagin. Afin de ménager l'orifice vaginal, tout en permettant aux doigts de pénétrer assez profondément pour bien remplir les culs-de-sac, ce qui est indispensable, Holst se sert d'un spéculum long de 3 centimètres, qu'il applique à l'entrée du vagin. Après avoir introduit les compresses, on les déroule, sans les déplier tout à fait, et l'on en remplit tout le vagin, en les tassant avec une certaine force (?) et en ayant soin de surtout bien tendre les culs-de-sac vaginaux. Il faut tâcher de rendre le tampon aussi large que possible vers l'orifice, afin qu'il prenne un point d'appui solide sur le périnée, et ne puisse pas être expulsé immédiatement du vagin. Une fois terminé, ce tampon doit donner au toucher la sensation d'une masse solide et dure qui presse sur l'orifice vaginal pendant les contractions, et remonte lorsque la douleur vient à cesser. Il est utile de fixer l'appareil au moyen d'une compresse et d'un bandage en T, ou bien de le faire maintenir par la sage-femme. — Nous devons faire remarquer que le tampon de linge est, en raison de sa dureté, plus incommode et plus douloureux que le tampon de charpie, d'où résulte qu'il est moins bien supporté que ce dernier. — Scanzoni [2] recommande le procédé suivant : un cylindre de toile, semblable à un condom, fermé à l'une de ses extrémités, long de 162 millimètres et large de 54, est enduit de beurre ou d'huile à sa face externe, passé sur un spéculum de Charrière (à 4 valves), ou de Ricord (bivalve) et introduit, à l'aide de celui-ci, aussi profondément que possible dans le vagin. Puis on ouvre le spéculum en exerçant une pression sur ses branches, et on entasse dans sa cavité, au moyen d'un bâtonnet, des boulettes serrées de charpie, trempées dans de l'eau froide, du vinaigre ou une solution d'alun ; en même temps on retire peu à peu le spéculum, de façon à laisser en place le petit sac de linge bourré de charpie. On fixe ce tampon par un bandage en T, et on place devant les parties génitales un linge blanc pour être averti si l'hémorrhagie se renouvelle ; on peut alors attendre tranquillement, ou bien que les contractions expulsent tout l'appareil, ou bien qu'une nouvelle perte nécessite une intervention active.

[1] Voy. *Monatsschr. f. Geburtsk.*, t. XI, p. 401, 1853.
[2] Scanzoni, *Lehrbuch der Geburtsh.*, 1853, p. 363.

Le tampon de Chiari [1], qui consiste en une vessie de porc fermée par une soupape métallique, et le tampon-vessie de Wellenbergh [2] présentent beaucoup d'analogie avec le colpeurynter de Braun.

L'emploi du tampon n'est devenu général que sous l'influence de Leroux, en France, et de Wigand et Fr. C. Nægele en Allemagne. On ne peut guère admettre que les suppositoires utérins des anciens contenaient en germe l'idée du tamponnement; cependant Paul d'Égine [3] prescrivait déjà d'introduire dans le vagin, en cas d'hémorrhagie, une éponge imprégnée de vin ou de poix. — Louise Bourgeois (au commencement du dix-septième siècle) et Paul Portal [4] mentionnent aussi l'oblitération du vagin à l'aide de linges imbibés de vinaigre, dans les hémorrhagies survenant pendant la grossesse et après l'accouchement. L'emploi méthodique du tampon pour arrêter les hémorrhagies des femmes enceintes a été décrit d'abord par Fréd. Hoffmann [5]. À l'exemple de cet auteur, Smellie, Rœderer, Tralles et Baldinger firent usage de charpie fine rapée, trempée dans de l'oxycrat, ou bien dans une solution d'alun ou de sulfate de fer. Mais ces faits demeurèrent isolés et inaperçus jusqu'au jour où Leroux [6], chirurgien de l'hôpital de Dijon, inspiré par la lecture des écrits de Smellie, introduisit réellement le tampon dans la pratique, en établissant nettement ses indications, et donna à son emploi une extension beaucoup plus large. C'est pour ce motif que le tamponnement est nommé par quelques auteurs le *moyen de Leroux*. Néanmoins cette pratique était encore tout à fait inconnue en Allemagne, lorsque Wigand [7] la recommanda de nouveau avec insistance; bientôt se joignirent à lui F. C. Nægele, D. W. H. Busch et d'autres, dont l'autorité l'emporte pleinement sur celle de quelques opposants [8].

[Aujourd'hui la pratique du tamponnement vaginal est presque universellement adoptée en France dans les hémorrhagies graves qui précèdent ou compliquent l'avortement. Un certain nombre de médecins, tels que Chailly, Diday, Joulin etc., préconisent la vessie en caoutchouc vulcanisé, à cause de son application facile, rapide et indolore. D'autre part, on reproche à ce tampon de ne pas s'adapter exactement aux anfractuosités que présentent le museau de tanche et les culs-de-sac du vagin, et de permettre quelquefois le suintement du sang entre sa surface polie et les parois vaginales. — Au lieu du colpeurynter de Braun, on se sert généralement de la pelotte à tamponnement vaginal du docteur Gariel, fabriquée par Galante.

Sans nier l'utilité de la vessie de caoutchouc, Stoltz lui préfère le tampon de charpie, qu'il croit supérieur sous le rapport le plus essentiel: la sûreté de l'obturation. Il a grande confiance dans le tamponnement et l'emploie dans tous les cas où il n'y a pas lieu de craindre une hémorrhagie interne grave.]

§ 802. *Lorsque des métrorrhagies dangereuses accompagnent l'avortement*, le *tampon* est également indiqué tant que le col utérin n'est pas suffisamment dilaté et que l'œuf n'est pas entièrement décollé; si ces conditions existent, au contraire, on enlève l'œuf, pour arrêter l'hémorrhagie, à l'aide

[1] Voy. Arneth, *Die geburtshülfliche Praxis*, p. 155.

[2] Voy. Em. Stein, *Réflexions sur l'implantation de l'arrière-faix sur le col de la matrice*. La Haye 1849, in-8º.

[3] Voy. Pauli Aeginetæ *Opera medica*. Lugduni 1589, in-8º, p. 397 (« *Mirifice auxiliatur spongia in vino aut liquida pice demersa, pessarii modo adhibita*»).

[4] Portal, 1685, p. 13.

[5] Fréd. Hoffmann, t. IV, pars II, sect. I, cap. V, p. 120, édition de Venise et de Halle, 1736.

[6] M. Leroux, *Observations sur les pertes de sang des femmes en couches et sur le moyen de les guérir*. Dijon et Paris 1776.

[7] Wigand, *Die Geburt des Menschen*, 1820, p. 177.

[8] Voy. l'excellent mémoire sur le tampon de J. B. Kyll (*Neue Zeitschrift für Geburtsk.*, t. VI, p. 236 et suiv.).

des doigts ou d'une petite pince courbe. Dans les trois ou quatre premiers mois, le tampon présente encore l'avantage de maintenir l'intégrité de l'œuf et de faciliter son décollement complet. (Il suffit, d'ordinaire, d'introduire une ou deux éponges, pourvu qu'elles remplissent bien le vagin.)

Du quatrième au septième mois, le tampon n'est pas moins efficace pour arrêter les hémorrhagies profuses, tant que l'orifice utérin est encore peu dilaté, très-élevé et fortement dévié en arrière ou vers le côté; mais lorsque cet orifice offre une dilatation de trois centimètres et plus, qu'il est situé assez bas, et que la poche des eaux est facile à atteindre, *il faut pratiquer la rupture artificielle des membranes,* en employant, de préférence, un des instruments destinés à cet usage (§ 649). Après l'écoulement des eaux, dont la quantité relative est assez considérable à cette époque, l'utérus se rapetisse et se contracte sur le fœtus, le tiraillement des membranes cesse, et, par suite, on voit d'ordinaire l'hémorrhagie s'arrêter complétement ou du moins diminuer assez pour n'être plus dangereuse. Si l'on n'obtient pas ce résultat, et si l'extraction du fœtus n'est pas encore praticable, il faut également avoir recours au tampon, qui présente l'avantage de solliciter vivement les douleurs expulsives. Au besoin, l'on peut encore renforcer celles-ci en faisant des frictions circulaires ou en projetant goutte à goutte de l'éther sulfurique sur la région hypogastrique, et en administrant à l'intérieur quelques doses de teinture de cannelle.

Si, d'autre part, l'orifice est assez dilaté pour permettre de saisir et d'entraîner facilement le fœtus encore peu volumineux, il faut procéder à l'*extraction,* qui constitue le moyen le plus rapide pour arrêter l'hémorrhagie.

§ 803. Si la *métrorrhagie continue pendant la période de délivrance,* ou bien si elle ne se déclare qu'à ce moment, on cherche d'abord à opérer la sortie de l'arrière-faix, soit en exerçant des pressions sur la matrice, soit, au besoin, en introduisant les quatre derniers doigts ou toute la main. Si l'étroitesse des voies génitales rend cette manœuvre impraticable et trop douloureuse, il faut y renoncer et avoir de nouveau recours au tampon. Une hémorrhagie interne assez considérable pour menacer l'existence de la femme n'est pas à craindre, même pendant la période de délivrance, jusque vers la fin du septième mois de la gestation, parce que la cavité utérine n'est pas encore assez dilatable ni assez spacieuse pour recevoir une si grande accumulation de sang. Le tampon facilite le décollement du placenta et provoque les contractions de la matrice, qu'on peut, au besoin, chercher à fortifier par des frictions sur le ventre et des aspersions d'éther sulfurique etc. S'il se manifeste des douleurs énergiques, on attend que le pouls et les forces se soient relevés et que la femme éprouve une sensation de ténesme rectal, puis on retire le tampon, et l'on constate d'ordinaire que le placenta est décollé et peut être enlevé facilement. Dans le cas contraire, et si l'hémorrhagie continue, il faut renouveler le tamponnement.

Dans les hémorrhagies qui suivent la délivrance, des injections d'eau froide ou d'oxycrat rendent d'aussi bons services qu'après l'accouchement à terme (§ 732).

[Stoltz rejette comme inutile et dangereuse toute manœuvre tendant à extraire, à l'aide des doigts ou d'instruments quelconques, soit l'œuf entier, soit le placenta. Lorsque ce dernier, retenu dans l'utérus, entretient une hémorrhagie menaçante, et que l'épuisement de la femme contre-indique l'emploi du tampon, il administre le seigle ergoté.]

§ 804. Si l'on emploie encore d'autres moyens que le tampon dans les hémorrhagies survenant pendant la grossesse et l'avortement, c'est moins dans le but d'arrêter la perte de sang que pour remplir d'autres indications. En cas d'éréthisme, on administre, au début, des acides dilués, notamment l'acide sulfurique étendu, l'eau de Rabel etc. ; si la femme est très-affaiblie et disposée à la syncope, on prescrit la teinture de cannelle, seule ou associée à l'acide phosphorique (acide phosphorique dilué, 4 grammes; teinture de cannelle, 8 grammes; à prendre par doses de 20 à 30 gouttes), ou du vin par cuillerées; on pratique sur le front et sur les tempes des lotions vineuses ou vinaigrées etc.

Les fomentations glacées sur le bas-ventre et sur les cuisses, qui sont très-usitées dans les métrorrhagies des femmes enceintes, occasionnent facilement des refroidissements et des rhumatismes tenaces; d'ailleurs elles n'ont pas une action aussi sûre que le tampon. Nous rejetons aussi formellement les injections vaginales d'eau glacée (recommandées encore récemment par Seyfert) ou de vinaigre étendu d'eau etc., car elles peuvent tout au plus amener un arrêt passager de l'hémorrhagie ; elles ont, de plus, l'inconvénient d'entraîner les caillots qui obstruent les vaisseaux et favorisent le décollement de l'œuf.

§ 805. *Traitement consécutif.* Tout d'abord il s'agit de bien diriger la puerpéralité, comme après l'accouchement normal. Plus tard il faut combattre les suites mentionnées plus haut (§ 795) en remplissant les indications qu'elles présentent; si la femme reste anémique et débilitée, il y a lieu d'appliquer la médication analeptique (séjour à la campagne, ferrugineux, bonne alimentation, régime lacté etc.).

Pour détruire la *disposition à l'avortement,* on cherchera d'abord à rétablir l'état normal dans l'organisme entier, et, plus particulièrement, à supprimer radicalement toutes les anomalies que présente la sphère génitale. Le relâchement et l'atonie de la matrice, qui est une conséquence si fréquente de l'avortement, surtout après les métrorrhagies abondantes, réclame l'emploi des eaux minérales ferrugineuses (Pyrmont, Schwalbach, Franzensbad, Elster [Forges, Cransac, Bussang, Orezza] etc.) ([1]), soit à l'intérieur, soit à l'extérieur (notamment sous forme de bains de siége et de douches utérines ascendantes). Dans les engorgements utérins, et dans tous les cas où les parois de la matrice se montrent rigides, ou bien s'il existe une disposition à la stase veineuse abdominale, à la constipation ou aux hémorrhoïdes, on fait mieux d'avoir recours aux eaux minérales résolutives, parmi lesquelles celles d'Ems ont acquis une réputation particulière. Les inflexions, les affections catarrhales de l'utérus etc. doivent être également traitées selon les règles de l'art. Pendant tout le traitement, les malades doivent renoncer complétement au coït et éviter tout ce qui peut exciter l'orgasme vénérien, tout en observant un régime capable d'affermir et de fortifier leur santé générale.

([1]) Voy. *Dictionnaire général des eaux minérales et d'hydrologie médicale.* Paris 1860.

§ 806. Si la conception a lieu de nouveau au bout de six mois ou d'un an, il faut que la femme renonce encore complétement aux rapports sexuels, et qu'elle observe strictement toutes les règles hygiéniques qui s'appliquent à la grossesse en général ; il est surtout nécessaire qu'elle évite avec soin tout ce qui peut devenir une cause d'avortement, aux époques menstruelles et vers le moment de la gestation où elle a avorté pr écédemment. Si elle a déjà fait plusieurs fausses-couches, il est indispensable qu'elle garde une position horizontale pendant l'époque correspondante de la grossesse actuelle, car l'expérience enseigne que le décubitus horizontal observé pen dant quelques mois, commencé environ quatre semaines avant le moment de l'avortement habituel, et continué au moins aussi longtemps après, est le moyen le plus efficace pour éviter le renouvellement de l'accident. Si, dans cette période, la femme est tourmentée par des flatuosités intestinales et par la constipation, elle se trouve bien de l'emploi de quelques lavements, soit d'eau froide, soit émollients et mucilagineux (décoction de farine de lin ou de gruau d'avoine avec addition d'une à deux cuillerées d'huile d'olives; ou bien, au besoin, eau de savon). S'il existe des symptômes marqués d'anémie et de débilité, il y a lieu de prescrire des aliments substantiels mais faciles à digérer, et les préparations ferrugineuses peu excitantes (teinture de malate de fer(¹), lactate de fer) ; tandis que l'état contraire, c'est-à-dire la pléthore ou la surexcitation du système circulatoire, indique une alimentation moins nourrissante, surtout végétale ; des boissons rafraîchissantes, diluantes, et particulièrement la saignée du bras. L'on doit chercher, en outre, à soutenir la bonne humeur et la patience de la femme. Si, malgré toutes les précautions, des prodromes d'avortement se manifestent, il faut tenir la conduite prescrite § 797. Si l'on réussit, au contraire, à amener la grossesse jusqu'à son terme normal, on est autorisé à croire que la disposition à l'avortement est détruite et que cet accident n'est plus à craindre dans la suite, à moins que des causes nouvelles ne viennent le provoquer.

Hohl regarde le sulfate de quinine comme un remède précieux dans les maux de reins et les frissons qui précèdent assez souvent l'avortement ; il ajoute qu'il a tiré de bons effets de l'emploi de ce médicament, administré pendant la grossesse comme moyen prophylactique chez des femmes qui avaient avorté plusieurs fois à la même époque ou même à des époques différentes de la gestation. Nous avons aussi observé plusieurs fois l'action favorable de la quinine dans des cas analogues.

BIBLIOGRAPHIE.

Avortement et hémorrhagies utérines dans les sept premiers mois.

Desormeaux, De abortu. Paris 1811, in-4º.

Dugès, Ant.. Sur les causes de l'avortement et sur les moyens de le prévenir (Rev méd., t. III. Paris 1824, p. 74 et suiv.).

Boivin (Mme), Recherches sur une des causes les plus fréquentes et les moins connues de l'avortement. Paris 1826.

Desormeaux, Dictionnaire en 21 volumes, t. III, 1833 (article Avortement).

Deubel, *J. B.*, De l'avortement spontané. Strasbourg 1834, in-4º.

(¹) Voy. O. Réveil, *Formulaire raisonné des médicaments nouveaux*. Paris 1864, p. 44.

Guillemot, *P.*, Des avortements périodiques (Archives gén. de méd., 2e série, t. XI, p. 294, 1836).

Jacquemier, *J. M.*, Recherches d'anatomie, de physiologie et de pathologie sur l'utérus humain pendant la gestation, et sur l'apoplexie utéro-placentaire, pour servir à l'histoire des hémorrhagies utérines, du part prématuré et abortif (Archives gén. de méd., 3e série, t. V, p. 5, 321, 397; 1839). — Dictionnaire encyclopédique des sciences médicales. Paris 1867, t. VII.

Streeter, *J.*, Practical observations on abortion, with plates. London 1840, in-8°.

Whitehead, *J.*, On the causes and treatment of abortion and sterility etc. London 1847.

Hohl, *Ant. Fr.*, Die Geburten missgestalteter, kranker und todter Kinder. Halle 1850.

Spœth, *J.* et *Wedl*, *C.*, Zur Lehre über die Anomalien der peripherischen Eitheile (Zeitschrift der K. K. Gesellsch. der Aerzte in Wien, 7e année, 1851, t. II, p. 806).

Courty, Mémoire sur le mécanisme habituel de l'avortement dans les premiers mois de la grossesse etc. (Montpellier médical, 1861.)

Newman, Case of a patient who in 18 pregnancies gave birth to only 7 living children (Obstetric. Transact., III, p. 407, 1862).

Hegar, *Alf.*, Beiträge zur Pathologie des Eies und zum Abort in den ersten Schwangerschaftsmonaten (Monatsschrift für Geburtsk., t. XXI, fasc. supplém., 1863, p. 1 à 67).

Dohrn, Untersuchungen von Abortiveiern aus früheren Schwangerschaftsmonaten (Monatsschrift für Geburtsk., t. XXI, p. 30 à 60).

Devilliers, Nouveau Diction. de méd. et de chirurg. Paris 1866, t. IV (art. Avortement)

CHAPITRE IV.

ACCOUCHEMENT PRÉMATURÉ, MÉTRORRHAGIES SURVENANT DANS LES TROIS DERNIERS MOIS DE LA GROSSESSE, ET PARTICULIÈREMENT HÉMORRHAGIES RÉSULTANT DE L'IMPLANTATION VICIEUSE DU PLACENTA.

§ 807. Plus la grossesse est avancée, et plus la marche de l'*accouchement prématuré* ressemble à celle de l'accouchement à terme. On observe seulement, d'ordinaire, que l'expulsion se fait plus rapidement et plus facilement, toutes choses égales d'ailleurs, parce que le corps du fœtus est plus petit et plus mou, notamment en ce qui concerne la tête. Il suit de là que les soins hygiéniques et le traitement, s'il se présente quelque anomalie, sont les mêmes dans l'accouchement prématuré que dans l'accouchement à terme.

L'enfant né prématurément réclame des soins particuliers. Pour conserver sa frêle existence, on l'enveloppe immédiatement après le premier bain, dans des langes de laine chauds; on l'entoure de boules chaudes et on recommande à sa mère de le prendre souvent auprès d'elle dans son lit, où il trouve la chaleur animale, qui est celle qui lui convient le mieux. Des bains de lait chaud ou de décoction de pieds de veau, administrés plusieurs fois par jour, remplacent avantageusement les bains animaux, qui ont été recommandés par quelques auteurs, mais qu'il n'est pas facile de se procurer.

Il faut faciliter l'allaitement par tous les moyens possibles; si l'enfant est encore trop faible pour téter, on lui instille de temps en temps quelques cuillérées de lait de vache chaud, étendu d'eau et édulcoré avec du sucre de lait; on tâche en même temps de lui donner cette boisson à l'aide d'un biberon. De cette façon, on l'exerce du moins à faire des efforts de succion, et il finit souvent encore par prendre le sein, seul mode d'alimentation qui, dans la plupart des cas, permette de le conserver.

§ 808. Lorsque des métrorrhagies se déclarent dans les trois derniers mois de la grossesse par suite du décollement partiel du gâteau placentaire, leur degré de gravité et leur traitement dépendent surtout du mode d'insertion du placenta et varient notablement, selon que cette insertion est *normale* ou *vicieuse*.

§ 809. Lorsque le placenta occupe son *siége normal* dans la cavité utérine, les causes de son décollement partiel sont celles que nous avons indiquées § 785; nous renvoyons donc à cet endroit pour éviter les répétitions. L'hémorrhagie est abondante quand une portion considérable du placenta s'est détachée, et quand la cause efficiente a produit une séparation violente et subite entre des parties bien vivantes, tandis qu'un décollement peu étendu, ou qui n'a lieu qu'après la mort du fœtus, n'entraîne habituellement qu'une perte minime. Dans le premier cas, la métrorrhagie est réellement dangereuse; dans le second, elle s'arrête souvent spontanément, pourvu que la femme se tienne tranquille; et si le fœtus vit encore, la grossesse continue sans encombre jusqu'à son terme normal.

§ 810. Dans quelques cas très-rares l'hémorrhagie est *interne;* ceci arrive lorsque le placenta n'est décollé que par sa partie centrale, tandis que son bord reste partout adhérent. Pendant les premiers mois ces métrorrhagies internes ne causent souvent aucun préjudice, tandis que vers la fin de la grossesse elles peuvent entraîner une anémie très-prononcée et même la mort, sans que les contractions se déclarent. Dans ce cas, la femme se plaint d'un sentiment de tension et de douleur sourde dans la matrice; cet organe se tuméfie et augmente de volume, la malade éprouve une sensation de chaleur dans le bas-ventre, la face pâlit, le pouls devient de plus en plus petit, faible et fréquent, l'affaiblissement va rapidement jusqu'à la syncope; et la mort survient sans qu'on puisse constater aucun signe extérieur d'hémorrhagie, ou bien il s'échappe encore tout à coup une masse de sang coagulé. Mais ces cas sont heureusement d'une rareté extrême.

Desormeaux admet que le sang n'est pas retenu par l'adhérence du placenta ou des membranes avec les parois de la matrice, mais par la pression de la tête du fœtus sur le col ou par la présence d'un caillot plus ou moins adhérent au niveau de l'orifice interne.

Des hémorrhagies internes ayant occasionné la mort dans les derniers temps de la grossesse ont été observés par Coley et de la Forterie, Thompson et d'autres. Baudelocque, neveu, a étudié cette question avec un soin tout particulier [1].

§ 811. Le *traitement* des hémorrhagies survenant dans les trois derniers mois, sans implantation vicieuse du placenta, exige, tant qu'elles sont modérées, le repos dans le décubitus horizontal, le calme de l'esprit, l'emploi du froid en général, les boissons acides, les aliments peu excitants et faciles à

[1] Voy. *Schmidt's Encyklopædie der gesammten Medizin,* fasc. supplém. III, p. 237. — *London med. Gaz.,* novembre 1844. — Baudelocque, *Traité des hémorrhagies internes de l'utérus.* Paris 1831.

digérer. Mais lorsque la perte provoque des symptômes d'anémie et d'épuisement (§ 728), il faut sur-le-champ tamponner avec soin. Cependant le tamponnement n'est pas un moyen aussi sûr dans cette période que durant la première moitié de la grossesse, car on a observé parfois, dans des cas où le relâchement et l'atonie de la matrice atteignaient un haut degré, que les symptômes d'épuisement s'aggravaient d'une façon inquiétante, pendant que le tampon était en place, et que le sang s'accumulait à l'intérieur de la matrice en assez grande quantité pour menacer la femme de la mort par anémie. Par conséquent, tant que le tampon reste appliqué, la prudence exige qu'on ne cesse pas de surveiller attentivement la matrice et l'état général de la femme, et qu'on excite au besoin les contractions de l'utérus par des frictions circulaires et des aspersions d'éther sulfurique sur l'hypogastre, ainsi que par l'administration de la teinture de cannelle à l'intérieur. En pareil cas, le colpeurynter rempli d'eau glacée, fréquemment renouvelée, paraît préférable aux tampons de charpie et d'éponges, parce qu'il refoule mieux le sang et sollicite plus énergiquement les contractions de la matrice. Mais si l'utérus, malgré toutes ces précautions, devient plus volumineux et plus mou, et si l'on constate les signes connus d'une hémorrhagie interne abondante, il faut aussitôt enlever le tampon et pratiquer l'accouchement forcé, comme seule et dernière ressource. C'est aussi à l'accouchement forcé qu'on doit avoir immédiatement recours dans le cas de métrorrhagie interne dont nous avons parlé § 810. Si les bords de l'orifice utérin offrent une trop grande résistance à la dilatation manuelle, il est utile d'y pratiquer de petites incisions, qui permettent d'élargir l'ouverture d'une manière plus rapide, moins douloureuse et moins violente.

Dans les trois derniers mois, lorsque des contractions surviennent pendant l'hémorrhagie, et amènent l'accouchement prématuré, il faut traiter la perte comme celles qui compliquent l'accouchement à terme.

§ 812. Pendant la seconde moitié de la grossesse, les hémorrhagies les plus dangereuses sont celles qui résultent de l'*implantation vicieuse du placenta;* cet organe se trouve alors inséré *sur* l'orifice interne ou *dans son voisinage;* il est, par conséquent, placé au devant du fœtus, d'où le nom de *présentation du placenta, placenta prœvia,* qu'on donne également à l'anomalie qui nous occupe.

Lorsque le placenta inséré sur l'orifice interne, le déborde dans toutes les directions, de telle façon qu'en pratiquant le toucher au moment où la dilatation est assez avancée on ne rencontre à l'orifice que du tissu placentaire, on nomme cet état *implantation complète* ou *centrale,* tandis que l'*implantation* est dite *incomplète* lorsque l'orifice n'est recouvert que par une portion du placenta peu éloignée du bord de ce dernier.

Si, au contraire, le placenta n'est implanté que tout près de l'orifice, de telle façon que son bord atteint ce dernier, mais sans le recouvrir, on dit que l'*insertion* est *latérale,* ou *marginale.* Comme, dans ce cas, l'hémorrhagie ne se déclare, en général, qu'au début du travail, il est plus rationnel d'étudier l'implantation marginale en même temps que les pertes survenant pendant l'accouchement; c'est ce que nous avons fait § § 721 et suivants.

Nous ne parlerons donc, dans les pages qui vont suivre, que de l'insertion plus ou moins complète du placenta *sur* l'orifice interne.

Quelques auteurs n'entendent par *implantation centrale* que celle où le *centre même* du placenta correspond au milieu de l'orifice utérin (implantation centre pour centre) ; mais si l'on considère combien de semblables cas sont rares, on conviendra que ces auteurs vont évidemment trop loin. D'autre part, ceux-là se trompent également qui nient l'existence de l'insertion complétement centrale, car elle a été démontrée par des autopsies [1].

§ 813. L'insertion du placenta sur l'orifice interne compté parmi les erreurs les plus funestes de la nature. Les mêmes actes vitaux — qui sont destinés à ouvrir au fœtus l'accès du monde extérieur, et qui donnent à la femme l'espoir de serrer bientôt dans ses bras l'enfant qu'elle a porté plus ou moins péniblement dans son sein — entraînent le plus souvent la perte de la mère et de son fruit, si l'art n'intervient pas en temps opportun pour les secourir tous les deux.

A partir de l'époque où l'existence de l'implantation vicieuse du placenta a été reconnue, cette anomalie a attiré l'attention des accoucheurs plus que toutes les autres complications de la grossesse et de l'accouchement. De nos jours encore, on s'efforce de toutes parts de perfectionner le traitement de cet accident dangereux, ce qui fait que la littérature médicale possède un nombre très-considérable de documents sur le placenta prævia.

Guillemeau et Mauriceau font déjà remarquer que l'on trouve parfois le placenta sur l'orifice, mais ils croient qu'en pareil cas l'organe, primitivement inséré plus haut, s'est décollé et est tombé sur le col; ils conseillent de l'extraire avant le fœtus. Quelques autres auteurs anciens, tels que Portal, Peu etc., semblent avoir vaguement entrevu l'existence du placenta prævia, mais c'est P. G. Schacher, professeur de médecine à Leipzig, qui a donné le premier la démonstration anatomique et scientifique de l'implantation du gâteau placentaire sur l'orifice. Cet auteur, en autopsiant (1709) une femme morte d'hémorrhagie pendant sa grossesse, trouva le placenta, très-grand et très-épais, sur le segment inférieur de l'utérus; il s'étendait plus haut en avant qu'en arrière et obturait complétement le col et l'orifice. Schacher ajoute : « *et ce placenta avait sans nul doute pris racine dans cette partie de l'utérus dès les premiers temps de la grossesse, car il n'était pas décollé, mais il adhérait si solidement à la matrice et au bord de l'orifice interne, qu'on ne pouvait le séparer sans un certain effort* » [2]. — J. A. Friederici, de Hambourg, sans citer la thèse de Seiler, parle très-explicitement du siége du placenta sur l'orifice; il ajoute, à propos de l'opération qu'indique cette anomalie : «*Si l'on perce le placenta par son milieu, il s'écoulera une grande quantité de sang provenant tant de la mère que de l'enfant, et ce dernier ne sera que rarement conservé ; — si l'on décolle d'abord complétement le placenta, pour l'enlever avant le fœtus, la vie de celui-ci ne sera pas moins menacée, parce que le cours du sang se trouvera entravé pendant assez longtemps ; — le meilleur procédé consiste donc à décoller d'abord le placenta d'un côté avec beaucoup de précautions, à extraire ensuite le fœtus par les pieds et à séparer enfin doucement la partie du placenta qui reste encore adhérente* » [3]. Ce passage important démontre que dès cette époque on

---

[1] Voy. Hüter et Ricker, *Neue Zeitschrift für Geburtskunde*, t. XIV, p. 132.

[2] Voy. *Dissert. inaug. de placentæ uterinæ morbis, quam sub præsidio Polycarpi Gottlieb Schacheri etc., defendet Jacob Christ. Seilerus.* Lipsiæ 1709, in-4°, § 8, p. 13-15, et § 17.

[3] J. A. Friederici, *Dissert. inaug. med. de uterina gravidarum hæmorrhagia.* Argentorati 1732, §§ XIII et suiv.

avait à Strasbourg des vues très-justes sur le traitement de l'hémorrhagie qui résulte de l'implantation vicieuse du placenta; ce fait est confirmé par une autre thèse publiée deux ans auparavant dans la même ville [3]. Levret, Smellie et Rœderer sont les premiers auteurs qui exposent le sujet qui nous occupe dans leurs traités d'accouchement.

§ 814. L'implantation vicieuse du placenta est une cause d'hémorrhagie dans la seconde moitié de la grossesse, parce que le segment inférieur de la matrice se développe et s'étend surtout pendant cette période et fait subir des tiraillements aux portions placentaires qui y sont insérées; il en résulte que les vaisseaux qui partent de l'orifice et des régions avoisinantes se rompent, ou bien que des influences dynamiques et mécaniques très-légères suffisent pour amener une solution de continuité. Par suite, la grossesse n'atteint pas, d'ordinaire, son terme normal; cependant les exceptions à cette règle ne sont pas rares. Dans les cas où la perte ne se déclare qu'au début de l'accouchement à terme, il faut admettre, ou bien que les vaisseaux utéro-placentaires ont joui d'un degré exceptionnel d'extensibilité et de résistance, ou bien que les modifications physiologiques de l'orifice interne et des parties avoisinantes se sont produites beaucoup plus tard que d'ordinaire etc. Habituellement l'hémorrhagie commence au septième ou au huitième mois, et surtout dans le courant du neuvième ou du dixième; d'abord elle est faible et s'arrête pendant quelques jours et même pendant quelques semaines, mais dans la suite elle devient de plus en plus fréquente et copieuse. Dès que les contractions se déclarent, elles augmentent d'une façon notable l'intensité de la perte, car en effaçant le col et en dilatant l'orifice, elles décollent une portion du placenta de plus en plus étendue; le sang s'écoule alors par saccades. En général les douleurs sont faibles; il en résulte que la dilatation de l'orifice ne fait que des progrès très-lents; cette lenteur du travail augmente encore le danger lorsque la perte est continue. Aussi la mort est-elle presque inévitable, si l'art n'intervient pas; et ce n'est que dans des cas très-rares qu'on voit les seuls efforts de la nature amener une terminaison de l'accouchement favorable pour la mère; dans ces cas, tantôt le placenta précède le fœtus, tantôt il le suit. Quelquefois la mort survient encore quelques heures après l'accouchement, bien que la perte soit complétement arrêtée et que la femme semble s'être remise de l'épuisement produit par l'hémorrhagie et par le travail. Voici, selon toute apparence, la cause principale de cet accident : une fois l'utérus complétement vidé, le sang, dont la masse totale est déjà réduite, afflue en trop grande abondance vers les vaisseaux du bas-ventre débarrassés de la pression qu'ils subissaient; il s'ensuit que certains organes importants, et notamment le cœur et le poumon, sont privés du stimulus nécessaire à l'exercice de leurs fonctions. Dans ce cas, les femmes succombent à la paralysie du cœur et du poumon, après une agonie de quelques minutes, caractérisée par une anxiété très-vive et un sentiment d'oppression, mais, le plus souvent, sans perte de connaissance [2].

[1] Brunneri Helv. *Dissert. de partu præternaturali, ob situm placentæ supra orific. intern. uteri.* Argent. 1730, in-4º.

[2] Voy. *N. Zeitschr. f. Geburtsk.*, t. XIV, p. 135. — Holst, *Der vorliegende Mutterkuchen etc.* (*Monatsschr. f. Geburtsk.*, t. II, p. 346).

Des cas de placenta prævia, terminés par les seuls efforts de la nature, avec expulsion du placenta avant le fœtus, et conservation de la mère, sont rapportés par Walter James [1], Gower [2], Pilloy [3] et d'autres.

§ 815. *Diagnostic.* Le premier soupçon d'une implantation vicieuse du placenta est éveillé par l'hémorrhagie qui, dans l'un des derniers mois, se déclare en quelque sorte spontanément, ou du moins presque toujours sans causes appréciables, est faible au début et s'arrête bientôt, mais se répète au bout de quelques jours ou de quelques semaines avec une intensité toujours croissante. Plus la grossesse approche de son terme, plus les pertes deviennent abondantes; dans quelques cas, la quantité de sang qui se précipite, dès la première fois, hors des voies génitales, peut être évaluée de 500 à 1000 grammes. Le toucher, qui doit être pratiqué avec beaucoup de précaution, révèle les faits suivants : le segment inférieur de la matrice est très-épais et remarquablement ramolli à l'endroit où s'insère le placenta ; on ne sent aucune partie fœtale, ou on ne la perçoit que vaguement, bien que la tête se présente d'ordinaire; la portion vaginale du col est élevée; les lèvres de l'orifice sont tuméfiées, boursoufflées ; l'orifice est flasque, et comme il est le plus souvent béant, le doigt y rencontre le tissu placentaire, reconnaissable à sa consistance spongieuse, et qui fait quelquefois hernie à travers l'ouverture utérine. La constatation de la présence du placenta à l'orifice est en réalité le seul indice qui permette de poser un diagnostic certain. Le bas-ventre paraît souvent moins distendu que d'ordinaire, parce que le placenta correspond au segment inférieur de la matrice. Dans beaucoup de cas, les contractions sont très-peu douloureuses; chaque fois que l'utérus se contracte, on constate que l'écoulement du sang est plus abondant.

Il faut bien se garder de pousser le doigt trop haut à travers l'orifice, parce qu'on risquerait d'augmenter le décollement du placenta, de provoquer des contractions, d'enlever le sang coagulé qui fait office de tampon et d'aggraver ainsi l'hémorrhagie. Au surplus, l'élévation de la voûte vaginale et les caillots qui remplissent le vagin jusqu'à l'orifice utérin empêchent souvent de distinguer ce dernier; aussi faut-il, dans quelques cas, une assez grande habitude du toucher pour ne pas rester indécis sur le diagnostic. Il peut être nécessaire, pour ce motif, d'enlever d'abord les caillots accumulés dans le vagin.

Il est certain que les présentations vicieuses ne sont pas rares dans les cas de placénta prævia, ce qui s'explique par la forme de la matrice, qui n'est pas aussi nettement ovoïde que dans l'implantation normale.

§ 816. Malgré les efforts qui ont été faits pour découvrir les *causes* de l'implantation vicieuse du placenta, les explications données jusqu'à ce jour ne peuvent être regardées que comme des hypothèses qui n'élucident pas suffisamment l'étiologie de cette funeste erreur de la nature. Il est encore plus difficile de dire pourquoi les cas de placenta prævia sont, à certaines époques, beaucoup plus fréquents et, pour ainsi dire, épidémiques.

[1] Voy. *London medic. Repos.*, vol. XXIX, mai 1828.
[2] Voy. *Lancet*, octobre 1831.
[3] Voy. *Gaz. méd. de Paris*, 1837, n° 17.

D'après F. B. Osiander, le placenta prævia s'observe surtout chez les pluripares, notamment chez celles dont la matrice a été affaiblie par des grossesses successives et rapprochées, par des hémorrhagies abondantes et par un écoulement lochial prolongé; celles *dont la cavité utérine est surtout élargie et flasque vers son extrémité inférieure*, ou dont le col a subi des déchirures profondes; dans cés conditions, l'œuf arrivant dans la matrice est entraîné par son propre poids et glisse jusqu'au niveau de l'orifice utérin; cette chute de l'œuf est favorisée par la marche et la station prolongées après la conception, par l'imprégnation au moment des règles etc. [1]. — Scanzoni relève aussi la fréquence du placenta prævia chez les *pluripares*; il prétend que dans beaucoup de cas on constate le *ramollissement et le relâchement de la matrice unis à l'élargissement de la cavité utérine* [2]. — Chiari émet une opinion analogue [3]. — Kilian suppose un *développement inégal* de la membrane caduque, laquelle ne revêt pas toute la face interne de la matrice d'une couche uniformément épaisse, et, par suite, n'enveloppe pas l'œuf dès sa sortie de la trompe, mais lui laisse assez d'espace pour tomber vers la région de l'orifice interne [4]. — Hohl admet que l'œuf passe par une *éraillure de la caduque réfléchie*, et que le placenta se développe plus ou moins près de l'orifice, suivant le lieu de la déchirure [5]. Enfin, Holst invoque non-seulement toutes les causes qui produisent le relâchement de la matrice, mais encore un état diamétralement opposé, c'est-à-dire les *contractions spasmodiques* de l'utérus, qui poussent l'œuf vers le col dès son arrivée dans la cavité utérine [6].

Melitsch [7] s'est occupé longuement des *épidémies* de placenta prævia. Saxtorph, Wenzel, d'Outrepont, von Ritgen etc. ont aussi observé que l'implantation vicieuse est beaucoup plus fréquente à certaines époques. — Nous avons eu nous-même l'occasion, il y a quelques années, de traiter, le même jour, *deux* cas de placenta prævia dans notre pratique privée; nous avons été assez heureux pour sauver dans un cas la mère et l'enfant par l'accouchement forcé, et dans l'autre, tout au moins la mère, par le tamponnement.

La fréquence relative de l'accident qui nous occupe varie suivant les relevés statistiques des différents auteurs. Nous citerons les chiffres suivants: Arneth (2e Clinique obstétricale de Vienne), 9 cas sur 6572 accouchements, c'est-à-dire 1 cas sur 725; Klein, 15 cas sur 11,410 = 1 sur 760; Collins, 11 sur 16414 = 1 : 1492; M'Clintock et Hardy, 8 sur 6634 = 1 : 829; Maternité de Würzbourg, 13 sur 6139 = 1 : 472 [8].

§ 817. *Pronostic.* La notoriété fâcheuse qui s'attache à l'implantation vicieuse du placenta n'est malheureusement que trop justifiée, comme le démontrent les pages qui précèdent. La vie de la femme est menacée au plus haut degré par l'hémorrhagie, pendant l'accouchement même ou peu de temps après. Dans d'autres cas, ainsi que nous l'avons dit, les accouchées meurent inopinément (probablement de paralysie pulmonaire ou cardiaque), bien que la perte ait cessé, et que les forces, le pouls et l'aspect extérieur paraissent

---

[1] Fr. B. Osiander, *Commentatio de causa insertionis placentæ in uteri orificium, ex novis circa generationem humanam observationibus et hypothesibus declarata etc.* Gotting. 1792, in-4º.

[2] Scanzoni, 1853, p. 386.

[3] Chiari, Braun et Spæth, *Klinik der Geburtsh.*, 1853, p. 152.

[4] H. Fr. Kilian, *Die Geburtslehre von Seiten der Wissenschaft und Kunst*, t. II, 1842 p. 615.

[5] Hohl, *Vorträge über die Geburt des Menschen*, 1845, p. 81.

[6] Holst, *Der vorliegende Mutterkuchen* (*Monatsschr. f. Geburtsk.*, t. II, p. 182).

[7] Voy. *Stark's Archiv f. die Geburtsh.* Iena, t. III, p. 108.

[8] Voy. Arneth, *Die geburtshülfliche Praxis etc.*, p. 155 et suiv.

rassurants. Il faut donc être réservé sur le pronostic, même après avoir heureusement terminé l'accouchement. Pendant les couches, les malades sont très-accessibles aux influences épidémiques et courent risque de succomber à la fièvre puerpérale. Du reste, la terminaison dépend beaucoup de la constitution plus ou moins vigoureuse de la femme, de son aptitude à supporter les pertes de sang et les opérations douloureuses, et, notamment, de l'intervention opportune et convenable de l'art. Si l'on est appelé assez tôt, de manière à pouvoir choisir le moment favorable pour intervenir, on réussit d'ordinaire à sauver la mère, et souvent aussi l'enfant.

La vie du fœtus persiste, en général, assez longtemps, même lorsque la mère présente déjà un degré très prononcé d'anémie. Néanmoins il ressort des observations faites jusqu'à ce jour que les deux tiers environ des enfants succombent — soit parce que les vaisseaux fœtaux, après une perte prolongée, ne trouvent pas assez de sang maternel dans le placenta, d'où résulte que les échanges qui doivent se faire entre les deux circulations sont notablement entravés et diminués — soit à la suite de la version et de l'extraction — soit encore par hémorrhagie ; mais ce dernier cas doit être le plus rare, car, d'ordinaire, les vaisseaux du fœtus ne sont pas lésés par le décollement du placenta. Comme il arrive souvent que les enfants naissent avant terme et sont peu vivaces, beaucoup d'entre eux périssent encore dans les premiers jours qui suivent l'accouchement.

Les relevés statistiques d'Arneth indiquent la *proportion de mortalité* suivante dans l'implantation vicieuse du placenta : sur 9 cas observés à la deuxième Clinique obstétricale de Vienne, une seule femme mourut ; 4 enfants naquirent vivants, mais 2 d'entre eux succombèrent au bout de quelques jours. Sur 44 cas, Ramsbotham en a vu 13 se terminer spontanément ; il fit 26 fois la version ; 1 fois l'application du forceps et 3 fois la perforation ; il perdit 8 femmes, dont l'une de fièvre puerpérale maligne, une autre de métrite, 2 par suite d'adhérence trop solide du placenta, et les autres par hémorrhagie. Dans les 11 cas de Bartsch, 9 enfants vinrent morts et 6 femmes succombèrent ; il faut dire que 3 de ces dernières ne furent portées à l'hospice que dans un état d'épuisement extrême. — Sur les 15 cas observés par Klein, un seul se termina spontanément ; 5 fois il suffit de rompre la poche, et l'on pratiqua la version les 9 autres fois ; 8 enfants moururent avant de naître, 4 autres peu après la naissance ; 2 femmes moururent, 2 tombèrent malades, mais guérirent. — Collins a perdu 2 femmes sur 11 ; 6 enfants naquirent vivants. — Lumpe, sur 16 cas, a vu mourir 3 mères : l'une d'hémorrhagie, les 2 autres de fièvre puerpérale ; 10 enfants vinrent morts ; sur ce nombre 2 avaient cessé de vivre quelque temps avant le travail, 4 autres n'étaient pas à terme. — Les 323 cas réunis par Holst donnent un total de 220 enfants mort-nés pour 103 vivants.

§ 818. *Traitement*. Il est peu de troubles de l'accouchement où la vie de deux êtres dépende autant d'une intervention convenable et opportune que dans l'implantation vicieuse du placenta. Il faut donc que l'accoucheur pèse attentivement les circonstances du cas spécial et se garde également d'un empressement inconsidéré et d'une irrésolution craintive.

Quatre points essentiels doivent avant tout fixer l'attention : 1° l'abondance de l'écoulement et son influence sur la femme ; 2° l'époque de la grossesse ; 3° l'absence ou la présence des contractions utérines ; 4° le degré de ramollissement du col et de dilatation de l'orifice.

Si l'hémorrhagie est encore très-modérée, sans influence particulière sur l'état général de la mère, et si le terme de la grossesse est encore éloigné d'au moins quelques semaines, il faut d'abord faire prendre à la femme la position horizontale, tâcher de la tranquilliser, lui prescrire des boissons fraîches, acides et calmantes, des aliments faciles à digérer, peu excitants, mais nourrissants, et la soustraire, autant que possible, à toutes les influences qui provoquent facilement les métrorrhagies. Quelquefois on parvient ainsi à suspendre la perte, et à gagner du temps en se rapprochant du terme de la grossesse, ce qui constitue un avantage important.

Mais dès que l'hémorrhagie entraîne un danger imminent, le traitement diffère selon que des contractions se sont déclarées et ont produit un certain degré de dilatation de l'orifice, ou bien que c'est le contraire qui a lieu.

Si le travail n'a pas commencé, — que le terme soit éloigné ou rapproché, — il faut tout d'abord pratiquer avec soin le *tamponnement* vaginal. Il est utile, dans ce cas, de se servir du spéculum et de bourrer le vagin, jusqu'à son orifice, avec des boulettes de charpie qu'on maintient à l'aide d'une compresse et d'un bandage en T. Cependant le colpeurynter, rempli d'eau glacée, agit non-seulement comme un agent obturant, mais il a encore cela d'avantageux que l'eau froide, renouvelée aussi souvent que possible, chasse mieux le sang du segment inférieur de l'utérus. Au bout de quelques heures, s'il se déclare des contractions manifestes et un sentiment de ténesme, si bien que le tampon est en partie poussé hors du vagin et que le sang commence à s'écouler à côté de lui, il faut le retirer et s'assurer, par le toucher, des progrès de la dilatation. Le plus souvent on trouvera les bords de l'orifice ramollis et relâchés et assez écartés pour permettre l'introduction, sans danger, de la main, dans le but de compléter la dilatation et de procéder à la version suivie de l'extraction du fœtus. — Mais si l'orifice était encore trop résistant et trop peu ouvert, il faudrait, tant que la poche est intacte, renouveler le tamponnement. Là même conduite est indiquée si le tampon, sans provoquer des contractions suffisamment efficaces, occasionne par son séjour prolongé un sentiment de brûlure ou un endolorissement du vagin.

Lorsque, au contraire, une hémorrhagie profuse est accompagnée de contractions, et que l'orifice utérin présente des bords mous et flasques, avec une dilatation de plus de 3 centimètres, le meilleur procédé consiste, selon nous, à achever sur-le-champ la dilatation de l'orifice, pour percer ensuite les membranes et amener le fœtus au dehors par la version et l'extraction. Cette manœuvre est désignée sous le nom d'*accouchement forcé.*

Néanmoins dans les cas où la perte a déjà entraîné un épuisement extrême, caractérisé par l'absence du pouls, la syncope et le refroidissement des extrémités, il faut tamponner d'abord soigneusement, et chercher à relever un peu les forces par des remèdes stimulants, tels que la teinture de cannelle, la liqueur d'Hoffmann, le vin etc., avant de procéder à l'accouchement forcé; car autrement on risquerait de voir la malade rendre l'âme pendant l'opération même.

Nous rejetons les injections froides pratiquées à l'aide d'un clysopompe, — qui ont été préconisées tout récemment par Seyfert, — parce que le jet du liquide augmente facilement le décollement du placenta, et rend tout à fait impossible la formation de caillots obturants.

Dans ces derniers temps, l'accouchement forcé a rencontré un nombre toujours croissant d'adversaires ; Seyfert va même jusqu'à prétendre que ce procédé sera bientôt rayé· complétement de la liste des opérations obstétricales !

Nous mentionnerons encore le mode de traitement suivant : *on transforme l'implantation centrale en une implantation latérale, en décollant le placenta par le côté où il s'étend le moins au-dessus de l'orifice; puis on rompt les membranes à cet endroit, et si le fœtus se présente par une de ses extrémités, on abandonne le reste de l'accouchement à la nature.* Ce procédé paraît convenir surtout pour les cas où le fœtus est déjà mort ; il a été recommandé d'abord, en Allemagne, par Credé [1], et décrit longuement par Cohen [2], qui en réclame la priorité ; Barnes [3], en Angleterre, prétend également qu'il l'a indiqué dès l'année 1847. Ces auteurs s'appuient sur un fait démontré par l'observation : l'hémorrhagie s'arrête parfois après le décollement complet d'un des bords du placenta, résultat qui est dû, sans doute, en majeure partie, à ce que les vaisseaux utéro-placentaires cessent de subir le tiraillement qui entretenait la perte.

§ 819. *Exécution de l'accouchement forcé.* Comme nous avons déjà indiqué (§§ 408 et suiv.) la manière de pratiquer la dilatation artificielle du col, nous ne parlerons ici que des précautions particulières que réclame l'implantation vicieuse du placenta.

Pendant les efforts de dilatation il faut se garder d'enfoncer les doigts plus profondément qu'il n'est absolument nécessaire, afin de réduire le décollement du placenta à une aussi petite étendue que possible. Il faut chercher de plus à obtenir la dilatation sans aucune violence, en ménageant les bords amincis de l'orifice, car en les déchirant on pourrait occasionner une hémorrhagie consécutive très-abondante qu'il serait difficile ou même impossible d'arrêter. En effet, lorsque le placenta est implanté sur l'orifice, les vaisseaux avoisinants sont d'ordinaire très-développés, et les contractions du col et du segment inférieur sont trop faibles, après l'accouchement, pour comprimer suffisamment ceux d'entre eux qui ont été rompus. Heureusement, dans l'implantation centrale, le col est habituellement très-mou et très-flasque, soit en raison de l'hémorrhagie, soit encore, et principalement, parce que la présence du placenta entraîne un développement et un ramollissement plus considérable du segment inférieur ; il en résulte que la dilatation artificielle à l'aide des doigts s'effectue d'ordinaire assez rapidement, sans difficulté particulière et sans risque de déchirure.

Une fois l'orifice suffisamment élargi, on insinue doucement la main dans la cavité utérine en passant par le côté où le placenta se trouve déjà le plus décollé, puis on rompt les membranes à l'endroit où se trouvent les pieds, on saisit ces derniers, ou seulement l'un d'eux, et l'on fait la version et l'extraction. Pendant cette manœuvre, la main de l'accoucheur, puis les hanches, les épaules et enfin la tête du fœtus font successivement l'office d'un tampon, de sorte qu'il ne s'écoule souvent que peu de sang, et qu'on n'est pas obligé de précipiter l'extraction une fois que les fesses sont engagées dans la cavité pel-

[1] Voy. *Verhandl. der Gesellsch. für Geburtshülfe zu Berlin*, fasc. 7, 1853. — Credé, *Klin. Vorträge über Geburtsh.*, p. 200 et 245-262.

[2] Cohen, *Meine Methode bei Placenta prævia centralis* (*Monatsschr. f. Geb.*, t. V, 1855, p. 241).

[3] Voy. *Medic. Times*, et *Lancet*, décembre 1855.

vienne. Or il est très-avantageux de procéder avec une certaine lenteur, parce que la déplétion trop brusque de la matrice provoque facilement des phénomènes de collapsus qui peuvent devenir mortels en raison de l'épuisement considérable où la femme se trouve souvent avant l'opération. Bien que la tête se présente d'ordinaire, il ne sera pas souvent possible, à cause de son élévation, de la saisir directement avec le forceps, ou bien de faire la version pelvienne. Si les fesses se trouvent au détroit supérieur, il suffit de dégager un pied et de s'en servir pour faire l'extraction.

Kilian, Scanzoni et d'autres conseillent, même dans les cas d'implantation centrale du placenta, de faire de petites incisions aux bords de l'orifice, afin de le dilater plus rapidement et avec moins d'efforts ; ils n'ont pas réfléchi que dans ce cas les vaisseaux les plus rapprochés de l'orifice sont très-volumineux et que, vu la laxité des tissus, les incisions peuvent donner lieu à des déchirures étendues et, par suite, à des pertes abondantes. Du reste, tout praticien qui a opéré quelquefois l'accouchement forcé d'après les indications rationnelles, sait fort bien que le cercle de l'orifice est alors très-mou et très-souple, de sorte que la dilatation complète s'effectue le plus souvent, sans effort, au bout de quelques minutes, et qu'il n'y a aucune nécessité de faire des incisions, comme cela peut arriver quand le siége du placenta est normal. D'autre part, aussi longtemps que l'orifice, à peine dilaté, offre des bords durs et résistants, ce n'est pas l'accouchement forcé, mais le tampon qui se trouve indiqué.

Nous avons vu plus haut § 813! que dès l'année 1732 Friederici a blâmé, avec raison, *les deux méthodes anciennes*, qui consistent à *perforer le centre* du placenta avec la main pour arriver aux pieds du fœtus, ou bien à *extraire le placenta avant l'enfant*. De nos jours, la première de ces méthodes a été de nouveau préconisée par Emsmann, Löwenhardt et d'autres, et la seconde, par Simpson, d'Édimbourg. Nous avons rapporté ailleurs les débats intéressants des accoucheurs anglais sur la doctrine de Simpson, et donné en même temps une réfutation complète de cette doctrine [1]. D'autre part, Hohl a apprécié, à sa juste valeur, le procédé de Emsmann et Löwenhardt [2].

§ 820. Après l'extraction de l'enfant, il faut sur-le-champ enlever le placenta, à moins qu'il ne suive immédiatement, ce qui arrive d'ordinaire. Dans la majorité des cas, il est bon de pousser aussitôt dans le vagin quelques injections d'eau froide ou de vinaigre dilué, car, même en admettant que le fond et le corps de l'utérus se soient énergiquement rétractés, le segment inférieur, qui ne jouit pas d'une contractilité aussi prononcée, continue assez souvent de donner lieu à l'écoulement d'un filet de sang. Si les injections ne suffisent pas pour arrêter l'hémorrhagie, ce qui arrive surtout lorsque l'orifice a été déchiré, il faut introduire une grosse éponge imbibée de vinaigre jusqu'au col, et l'y tenir solidement appliquée pendant quelque temps. On laisse ensuite cette éponge en place durant quelques heures et on ne la retire que lorsqu'on peut compter que la perte ne se reproduira pas. Il faut en même temps surveiller attentivement l'état de la matrice, et empêcher qu'elle ne se dilate de nouveau, en la comprimant, d'abord avec les mains, et, plus tard, à l'aide d'un bandage. Du reste, la compression du bas-ventre (§ 732) est très-utile dans le cas qui nous occupe, ne fût-ce que pour prévenir les suites fâcheuses qui résultent

[1] Voy. *Schmidt's Encyclop. d. ges. Med.* vol. supplément. IV. Leipzig 1846, p. 341 et suiv.

[2] Hohl, *Vorträge über die Geburt des Menschen*, 1845, p. 116 et suiv.

de la déplétion subite de l'utérus (§ 814). Si la femme restait pendant long-temps sans pouls, on pourrait encore essayer la transfusion du sang.

Pendant et après l'accouchement, on n'administre les médicaments internes que pour exciter et relever l'activité, profondément déprimée, du système ner--veux. On donne, dans ce but, les éthers, la teinture de cannelle, l'acide phosphorique, quelques cuillerées de vin etc. Pour hâter la réparation du sang, on prescrit du bouillon avec du jaune d'œuf, et d'autres boissons nourrissantes.

[Voy. p. 638, le tableau synoptique du traitement de l'hémorrhagie dans les derniers temps de la grossesse et pendant l'accouchement.]

BIBLIOGRAPHIE.

Accouchement prématuré. — Hémorrhagies utérines dans les trois derniers mois. — Placenta prævia.

Rüsch, Gab., Von den Mutterblutflüssen während der Schwangerschaft und Geburt und von dem Sitz des Mutterkuchens auf dem Muttermunde. Würzburg 1817, in-8°.

Michels, C. Ph., De partu propter præviam placentam præter nat. Rhodop. 1823, in-8°.

Wenzel, C., Bemerkungen über die Ausbildung der Placenta an dem untern Theil der Eibäute und den tiefern Stellen des Uterus, und über ihren Sitz an der vordern innern Wand dieses Organs (Gem. deutsche Zeitschr. f. Geburtsk., t. I, 1827, p. 76).

Osius, C. Ad. G., De placenta prævia. Marburg 1831, in-4°.

Duparcque, Recherches sur l'époque de la grossesse à laquelle se manifestent les hémorrhagies dans les cas d'insertion du placenta sur le col (Journ. général de médecine, 1835).

Trefurt, J. H. Chr., Abhandlungen und Erfahrungen aus dem Gebiete der Geburtsh. u. d. Weiberkrankh., 1re décade. Gœttingen 1844, p. 206 et suiv.

Lumpe, Zur Behandlung der Placenta prævia (Zeitschr. d. Wiener Aerzte, t. III, p. 2, et Wiener med. Wochenschr., p. 32-34, 1852).

Seyfert, B., Der aufsitzende Mutterkuchen und seine Behandlung (Prager Viertel-jahrsschr., 10e année, 1852, t. III, p. 81 et suiv.).

Holst, J., Der vorliegende Mutterkuchen insbesondere, nebst Unters. über den Bau des Mutterk. im Allgem. etc. (Monatsschr. f. Geburtsk., t. III, p. 81 et suiv., et t. III, p. 34).

Jacquemier, De la source de l'hémorrhagie dans le décollement partiel du placenta (Gaz. hebd., 1854).

Rau, Rob., Diss. inaug. Beitrag zur Literatur und Anatomie der Plac. prævia. Giessen 1855.

Barnes, Rob., The physiology and Treatment of placenta prævia. Lond. 1858.

APPENDICE.

•

I.

De l'anesthésie des femmes en travail, produite par les inhalations de chloroforme.

§ 821. L'emploi prudent des inhalations de chloroforme pendant le travail constitue, dans certains cas, un moyen précieux pour prévenir la surexcitation du système nerveux par l'acte même de la parturition ou par les opérations qu'il nécessite. Mais pour ce qui concerne la chloroformisation systématique de toutes les femmes en travail, entreprise dans le but de supprimer ou d'atténuer notablement la douleur, nous la rejetons comme une pratique inutile et contre nature, sans compter que le chloroforme, même employé avec modération, diminue, au moins dans quelques cas, l'intensité et la durée des contractions, et prolonge l'intervalle des douleurs, de même qu'il prédispose à des pertes de sang plus abondantes pendant la période de délivrance. Nous rappelons, en outre, que l'ivresse chloroformique rend les femmes plus difficiles à manier (*less manageable*), en cas d'opération, et les empêche de comprendre les avis qu'on peut avoir à leur donner sur leur position, leur attitude, sur la nécessité de pousser ou de s'abstenir des efforts d'expulsion etc. Il s'ensuit que les inhalations stupéfiantes ne sont admissibles en obstétricie que lorsqu'il paraît utile, dans un but thérapeutique, de calmer le système nerveux des femmes en travail; c'est à l'accoucheur à décider leur opportunité dans chaque cas particulier.

C'est le professeur Simpson, d'Édimbourg, qui a introduit dans la pratique obstétricale l'emploi de l'éther (1846-1847), et peu après (novembre 1847) du chloroforme (1), Cette pratique trouva des partisans zélés en Angleterre et en France, et bientôt aussi en Allemagne, tandis qu'elle ne rencontra que peu d'opposition.

§ 822. L'emploi des inhalations de chloroforme est principalement *indiqué* dans les cas suivants :

1° *Quand les douleurs excitent fortement la parturiente*, et que celle-ci, faisant preuve d'une *sensibilité exceptionnelle*, s'agite et se débat en poussant des cris, sans écouter les conseils de l'accoucheur qui l'exhorte à se calmer.

2° Quand *les contractions présentent une énergie et une fréquence inusitées* (§ 656).

3° En cas de *spasme utérin porté au plus haut degré*, et notamment quand il existe des *strictures* qui ne cèdent pas au traitement indiqué § 554.

(1) Voy. J. G. Simpson, *Notes on the inhalation of sulphuric ether in the pratice of midwifery.* Du même, *Cases of the employment of Chloroform in midwifery* (*Lancet*, 11 décembre 1847).

4º Dans l'*éclampsie*, quand elle se présente dans les conditions mentionnées § 690.

5º Dans *les applications de forceps difficiles*, par exemple celles qui sont indiquées par une disproportion entre le fœtus et les voies génitales, par l'angustie pelvienne ou la résistance considérable des parties molles situées à la sortie du bassin ; si, en pareil cas, les femmes se montrent très-agitées. Dans les cas faciles, au contraire, l'anesthésie est inutile, et lorsque l'emploi des instruments est indiqué par l'insuffisance des douleurs, elle doit même être rejetée, parce que, sous son influence, la faiblesse des contractions peut persister pendant la période de délivrance et occasionner des hémorrhagies profuses.

6º Dans *les versions difficiles*.

7º Pour l'*extraction du fœtus par les pieds*, mais seulement à une faible dose, afin de n'affaiblir ni les contractions utérines ni les contractions spontanées des muscles abdominaux, si nécessaires pour faciliter le dégagement de la tête venant en dernier lieu.

8º Pour l'*extraction après la perforation* et pour *la céphalotripsie*. La perforation proprement dite, au contraire, ne causant aucune douleur, il est à désirer que la femme conserve toute sa sensibilité pendant l'application du perforateur, afin d'attirer l'attention du médecin dès qu'elle manifeste la moindre souffrance. Dans ce cas, l'emploi du chloroforme ne pourrait être justifié que par l'agitation excessive de la parturiente.

9º Dans l'*embryotomie*.

10º Dans *l'opération césarienne*.

11º Pour la *délivrance artificielle*, mais uniquement dans les cas où la rétention du placenta *n'est pas accompagnée d'une hémorrhagie abondante et où la femme n'est pas déjà très-épuisée*.

12º Pour la *reposition du cordon à l'aide de toute la main*, chez des primipares très-sensibles.

§ 823. Les inhalations de chloroforme sont *contre-indiquées* :

1º Chaque fois que le travail est compliqué *d'hémorrhagie abondante*.

2º Par l'*épuisement considérable de la parturiente*, et par la *petitesse et la faiblesse du pouls*.

3º Par *les maladies des organes respiratoires et circulatoires*.

4º Par *les affections inflammatoires du cerveau*.

5º Par l'*alcoolisme et la dyscrasie des ivrognes*.

§ 824. Le chloroforme, dont la pureté parfaite est de rigueur, ne doit être *employé* ni quand l'estomac est plein, ni quand il est complétement vide, c'est-à-dire trop longtemps après le dernier repas. Il faut que l'air de l'appartement soit frais et pur, et que le silence et le calme règnent autour de la parturiente. Celle-ci étant couchée sur le dos, le haut du corps et la tête un peu élevés, on verse de 30 à 60 gouttes de chloroforme sur un mouchoir ordinaire plié en cône, que l'on place à environ 4 centimètres du nez et de la bouche de la femme, *de telle façon que l'air atmosphérique puisse arriver aux poumons en même temps que l'agent anesthésique.* On approche le mouchoir au commencement d'une contraction et on le retire dès que celle-ci vient à diminuer; on peut même suspendre l'inhalation du chloroforme aussitôt que l'on s'aperçoit que la femme souffre moins. On agite ensuite l'air au devant des ouvertures respiratoires, afin d'éloigner les vapeurs de chloroforme. Aussitôt après la naissance de l'enfant, on fait en sorte de chasser aussi complétement que possible les vapeurs anesthésiques répandues dans la pièce, et de donner de l'air pur à l'accouchée et au nouveau-né.

Quelques praticiens, tels que Murphy, Snow, Sibson, Pretty etc., préfèrent à l'emploi du mouchoir celui d'un *appareil d'inhalation.* Ces appareils présentent les avantages suivants : on use moins de chloroforme et on règle mieux les proportions de chloroforme et d'air atmosphérique; on dose l'anesthésique d'une façon bien plus précise, et on n'a pas la peine d'en verser constamment de nouvelles quantités ; enfin, l'air de la pièce est beaucoup moins imprégné de vapeurs chloroformiques. — Par contre, l'emploi de ces appareils est plus compliqué, plus long, et inspire à beaucoup de femmes plus de frayeur et de dégoût.

§ 825. Le *degré auquel il y a lieu de porter l'anesthésie* varie suivant les indications, suivant la constitution individuelle de la femme et l'état de son pouls, de sa physionomie, de sa respiration et de sa voix. L'expérience démontre que, pendant l'accouchement, il faut, pour obtenir des effets suffisants, une bien plus petite dose de chloroforme que dans les opérations chirurgicales. En effet, l'on a pour but de calmer les douleurs sans diminuer notablement l'intensité des contractions utérines et des efforts volontaires. L'anesthésie complète, poussée jusqu'à la perte de connaissance, est rarement nécessaire en tokurgie; il suffit presque toujours d'émousser la sensibilité. Aussi n'est-ce, en général, qu'en commençant qu'on a besoin de faire respirer le chloroforme au début de chaque douleur ; bientôt on constate qu'une seule inhalation suffit pour empêcher la femme de souffrir pendant une ou deux contractions. Il ne devient nécessaire d'employer des doses plus fortes que lorsqu'il s'agit de diminuer l'énergie des contractions utérines, comme dans les cas de version rendue difficile par la constriction tétanique de la matrice (en pareil cas l'on peut verser chaque fois de 6 à 8 grammes de chloroforme sur le mouchoir). Il ne faut cependant jamais perdre de vue ces paroles judicieuses de Robertson : «Comme l'opium, le chloroforme est un médicament héroïque. Employé à dose convenable et mêlé à un volume suffisant d'air atmosphérique, il produit des effets très-bienfaisants ; mais, à voir la manière arbitraire dont il est administré par beaucoup de médecins, l'on ne peut s'étonner s'il amène la mort ou tout au moins des accidents très-alarmants. »

[L'emploi des agents anesthésiques dans les accouchements a été étudié au point de vue : 1º de leur influence sur les forces expulsives et sur la résistance des parties génitales molles ; 2º de leur action sur la santé de la mère et du fœtus ; 3º de leurs indications ; 4º de leur mode d'administration. Nous allons passer rapidement en revue ces différents points, en donnant l'opinion des *accoucheurs français.*

I. *Influence :* a) *sur les contractions utérines.* « Il est accepté généralement aujourd'hui, dit Pajot, que le degré d'insensibilité ordinaire dans lequel on plonge les femmes n'interrompt point la contraction utérine » ([1]). Cet avis est partagé par la plupart des auteurs français. Stoltz avait émis, en 1847, la supposition que l'*éthérisation* active les contractions utérines. La substitution du chloroforme à l'éther, que le professeur de Strasbourg a acceptée un des premiers, lui a ôté l'occasion de pousser plus loin ses recherches dans ce sens. Il ne pense pas que l'anesthésie chloroformique renforce les contractions utérines ; il admet plutôt qu'elle les ralentit et qu'elle prolonge par conséquent la durée du travail. Cependant on croit généralement que la contractilité de la matrice n'est diminuée, sauf des cas exceptionnels, que lorsque l'anesthésie est poussée à un point dangereux.

b) Sur les *contractions auxiliaires.* Il est également reconnu, qu'à moins d'une narcose très-profonde, les efforts d'expulsion ont lieu, à l'insu de la femme, par phénomène réflexe.

Influence sur la résistance : a) *de l'utérus* (rigidité de l'orifice, spasme et strictures en général). « La rétraction utérine, dit encore Pajot, pourra céder sans doute, si on pousse l'anesthésie jusqu'à la troisième période (période comateuse) ; mais, pour notre part, nous n'oserions jamais la conseiller » ([2]). Stoltz ne croit pas non plus que l'anesthésie ordinaire parvienne à relâcher l'utérus spasmodiquement contracté. Tel paraît être en somme l'avis de la généralité des accoucheurs français.

b) *Résistance du périnée.* Cazeaux pense que l'effet du chloroforme est variable, tantôt évident, tantôt nul ; il ajoute qu'il faut tenir compte de la résistance passive des plans aponévrotiques. Blot et Joulin ont surtout insisté sur ce point que la résistance du périnée est principalement mécanique et non dynamique, c'est-à-dire qu'elle est due aux parties fibreuses sur lesquelles l'anesthésie n'a pas d'action. Cependant P. Dubois, Depaul, Stoltz croient à un certain degré de relâchement des muscles périnéaux.

II. *Influence sur la santé de la mère et de l'enfant.* Nous réunissons ces deux chefs, parce que la réponse de l'expérience est également négative sur les deux. Il n'existe aucun fait démontrant que la mort de la mère ou du produit ait été occasionnée par le chloroforme. « Nous n'avons jamais, dit Pajot, observé d'accidents raisonnablement attribuables au chloroforme... Les accidents survenus chez le nouveau-né, et même la mort, nous ont toujours paru plutôt attribuables aux manœuvres opératoires qu'à l'usage du chloroforme » ([3]). Cependant il est possible que la femme soit un peu plus exposée aux hémorrhagies ; Cazeaux incline vers cette manière de voir, et croit prudent (à l'exemple de Simpson) d'administrer le seigle ergoté après la terminaison du travail.

« D'ailleurs il faut toujours se rappeler, dit Stoltz, que si l'emploi du chloroforme comme anesthésique est d'ordinaire innocent, il n'est pas toujours

---

([1]) Pajot, *Dictionnaire encyclopédique des sciences médicales*, article *Anesthésie obstétricale.* Paris 1866, t. IV, p. 496.

([2]) Pajot, *ibid.*, p. 495.

([3]) Pajot, article cité, p. 497.

sans inconvénient et peut devenir dangereux entre des mains inhabiles » (¹).
Tel est aussi l'avis du professeur Depaul.

III. *Indications.* Stoltz, Blot, Depaul, Pajot etc. sont d'accord pour l'emploi du chloroforme dans les *opérations* graves, longues et douloureuses.
« Dans l'accouchement difficile, dit Stoltz, la femme se trouve dans la position d'un patient qui a besoin des secours de la médecine ou d'une opération chirurgicale. Dans ce cas je ne crois pas qu'on déroge aux lois de la nature en assoupissant la sensibilité pour opérer plus commodément et plus sûrement, ou pour éviter aux malades des douleurs extraordinaires » (²).

Pour l'*éclampsie* les avis sont partagés. Pajot et Depaul rejettent l'emploi du chloroforme ; Chailly, Cazeaux, Joulin le recommandent. Stoltz pense qu'il constitue avec la saignée et les injections hypodermiques de morphine une des armes les plus puissantes que l'art possède contre cette terrible affection.

Nous avons nous-même une confiance si grande dans l'emploi du chloroforme en cas d'éclampsie, que nous regardons comme un devoir de dire quelques mots de notre manière de procéder et des résultats sur lesquels s'appuient nos convictions. Nous pensons qu'il faut chloroformer la femme largement et pendant plusieurs heures de suite, en la tenant endormie comme pour une opération chirurgicale, et, notamment, en approchant la compresse de son visage au début de chaque contraction utérine. Nous faisons commencer les inhalations à la fin de la période comateuse qui suit un accès, et nous ne cherchons jamais à couper une attaque bien déclarée. Nous maintenons la femme endormie jusqu'après la terminaison du travail, ou bien — si les crises se déclarent avant ou après l'accouchement — pendant un certain nombre d'heures, au bout desquelles nous éloignons graduellement les inhalations avant de les supprimer. En procédant ainsi, nous avons toujours réussi à suspendre complétement les attaques. Sur une douzaine de femmes traitées par nous-même ou d'après nos indications, une seule a succombé, douze heures après l'accouchement et la cessation des inhalations chloroformiques. Elle était épuisée par une grossesse très-pénible et avait subi un certain nombre d'accès avant l'emploi du chloroforme, qui, du reste, dans ce cas comme dans les autres, avait produit le seul résultat qu'on puisse attendre de lui : la suspension des convulsions. — Dans un cas (1858), nous avons fait inspirer le chloroforme pendant dix-huit heures et sauvé la mère et l'enfant (³). Plusieurs fois les inhalations ont été continuées pendant au moins douze heures. Nous avons connaissance de plusieurs faits inédits dans lesquels le chloroforme employé timidement ou pendant les accès, n'a pas empêché la femme de succomber, s'il n'a pas même précipité la terminaison fatale.

La plupart des hommes compétents, en France, repoussent l'usage du chloroforme dans l'*accouchement physiologique*, ou ne l'admettent que pour certains cas exceptionnels.

(¹) Stoltz, *Nouveau Dictionnaire de médecine et de chirurgie pratiques* (article *Accouchement naturel*). Paris 1864, t. I, p. 283.

(²) Stoltz, *De l'éthérisation appliquée à la pratique des accouchements.* Strasbourg 1847, p. 16.

(³) Voy. Fauque, *De l'emploi du chloroforme dans l'éclampsie.* Thèse de Strasbourg, 1859, p. 19. — Notre collègue Herrgott, appelé par nous en consultation, a été témoin de ce fait, et a bien voulu, sur notre prière et vu notre fatigue extrême, terminer l'accouchement par l'application du forceps. Voy. Herrgott, *Règles pratiques sur l'administration du chloroforme.* Paris 1862, p. 24.

« Dans la première période, dit Stoltz, où les douleurs sont quelquefois vives et agaçantes. et, vers la fin, quand les parties génitales sont distendues douloureusement et sur le point d'être déchirées, on pourrait faire usage du chloroforme comme calmant. Mieux vaut, suivant nous, laisser agir la nature et ne pas troubler une fonction qui peut s'accomplir sans cet aide » (¹). « Pour notre part, dit Pajot, nous ne conseillons pas d'employer le chloroforme dans les accouchements naturels, si ce n'est peut-être à la fin de l'expulsion, chez ces quelques femmes exceptionnelles, complétement déraisonnables, sourdes à toute exhortation, voulant se lever, poussant des cris horribles et menaçant de compromettre, par leur indocilité, la vie de l'enfant qui va naître » (²).

Depaul s'exprime ainsi : « Je repousse la généralisation de l'anesthésie pour les accouchements physiologiques : 1° parce qu'on peut tuer la femme ; 2° parce que lé sommeil anesthésique, en la privant de sa raison, ne lui laisse pas, dans le grand acte qu'elle accomplit, une participation qui est presque toujours nécessaire ; 3° enfin, parce que le danger et l'inconvénient que je signale ne sont pas compensés par l'avantage qui résulte de la diminution ou de la suppression de la douleur » (³).

Joulin ne partage pas l'opinion des accoucheurs que nous venons de citer. « En résumé, dit-il, la répulsion de la plupart des auteurs français, pour le chloroforme dans l'accouchement naturel, ne repose sur aucun motif pratique et sérieux... Je n'hésite pas à employer l'anesthésie toutes les fois que les femmes m'en témoignent le désir, ou lorsque les douleurs sont très-vives et l'excitation nerveuse intense » (⁴).

IV. *Mode d'administration*. Les praticiens qui font usage du chloroforme dans l'accouchement naturel, admettent généralement que des doses assez faibles suffisent pour produire l'insensibilité ou du moins pour atténuer la douleur. Dans les opérations obstétricales, au contraire, on a reconnu la nécessité d'endormir complétement la femme comme pour les opérations chirurgicales. Voici comment Pajot décrit la manière de procéder en pareil cas :

« La malade, le rectum et la vessie vidés, ayant été placée dans la position des opérations obstétricales, un aide, qui doit être médecin, apprécie le pouls de la mère. Le doigt de cet aide ne doit pas quitter l'artère radiale pendant toute la durée de l'anesthésie et avertir immédiatement, dès qu'il perçoit la moindre perturbation circulatoire. Un autre aide, également médecin, monté sur le lit, sera chargé de chloroformer de la manière suivante, qui nous a toujours paru préférable à toutes. Après avoir versé sur la partie inférieure d'une compresse, une trentaine de gouttes de chloroforme, il appliquera vivement le milieu de la portion supérieure de cette compresse sur la racine du nez. Il l'y maintiendra avec deux doigts d'une main, tandis que de l'autre main il agitera

---

(¹) Stoltz, *Nouveau Dictionnaire de médecine et de chirurgie pratiques* (article *Accouchement naturel*, p. 282).

(²) Pajot, article cité, p. 497.

(³) Depaul, *Dictionnaire encyclopédique des sciences médicales* (article *Accouchement (hygiène)*. Paris 1865, t. I, p. 418.

(⁴) Joulin, *Traité complet d'accouchements*. Paris 1867, p. 649.

doucement au devant de la bouche et des narines la partie de la compresse qui a reçu le liquide, comme s'il voulait éventer doucement toute la région inférieure de la face, sans jamais la toucher. Si la malade s'agite, divague et présente, en un mot, tout les symptômes de la période d'excitation, il faut bien se garder de s'arrêter, mais, au contraire, verser de nouveau une plus grande quantité de chloroforme et agiter la compresse avec plus de vivacité. L'accoucheur, prêt à commencer l'opération, doit alors, de temps en temps, s'assurer du degré d'anesthésie en pinçant légèrement la peau de la partie interne de la cuisse. Dès que l'insensibilité est obtenue, l'opération commence et la compresse doit être enlevée aussitôt ; la femme respirera librement jusqu'au moment où une légère plainte ou un grognement étouffé viendront signaler la diminution de l'anesthésie. On replace à l'instant la compresse au·chloroforme, on l'agite de nouveau pendant quelques minutes jusqu'à ce que tout signe de sensibilité ait disparu ; on l'enlève alors et on continue de la sorte jusqu'à la fin de l'opération. Lorsque tout est terminé, il suffit, pour réveiller la malade, d'exposer la face à un courant d'air un peu frais, et l'on voit se dissiper peu à peu tous les effets du sommeil anesthésique » ([1]).

A Strasbourg, un seul aide est chargé de chloroformiser la femme et de surveiller non-seulement l'état de son pouls, mais encore, et principalement, celui de la respiration, en se conformant, d'une manière générale, aux préceptes formulés par le professeur Sédillot ([2]).]

BIBLIOGRAPHIE.

Anesthésie obstétricale.

Simpson, Note sur l'inhalation de l'éther dans la pratique des accouchements, traduite par Campbell (Union médicale, 1847, p. 120). — Obstetric Memoirs, vol. II, part. VII (Anaesthesia in midwifery).

Stoltz, De l'éthérisation appliquée à la pratique des accouchements (Gazette médicale de Strasbourg, 1847, p. 105). — Nouveau Dictionnaire de médecine et de chirurgie pratiques (article Accouchement). Paris 1864, t. I, p. 282.

Dubois, P., Application de l'éther à la pratique des accouchements (Bulletin de l'Académie de méd., 1847).

Martin, *Ed.*, Ueber die künstliche Anesthesie bei Geburten durch Chloroformdämpfe. Iena 1848.

Chailly, Des considérations qui doivent empêcher d'user de l'éther et du chloroforme dans l'accouchement. Paris 1853.

Kaufmann, G., Die neuere in London gebräuchliche Art der Anwendung des Chloroforms während der Geburt. Hannover 1853.

Simpson, J. Y., On anaesthetics in instrumental and natural parturition in a letter to professor Meigs, of Philadelphia. Reprinted from the Association medical journal. London 1853.

Houzelot, De l'emploi du chloroforme dans l'accouchement naturel simple. Meaux 1854.

Spiegelberg, O., Ueber die Anwendung des Chloroforms in der Geburtshülfe. Drei Vorlesungen (Deutsche Klinik, nᵒˢ 11 et suiv., 1856).

____

([1]) Pajot, article cité, p. 498.

([2]) Voy. Sédillot, *Traité de médecine opératoire.* Paris 1865, t. I, p. 13.

Blot, De l'anesthésie appliquée à l'art des accouchements. Thèse de concours. Paris 1857.

Report of the Committee of the R. Med. and Chirurg. Society (Med. chirurg. Transact. vol. XLVII. London 1864, p. 323).

Pajot, Dictionnaire encyclopédique des sciences médicales. Paris 1866 t. IV, p. 491 (article Anesthésie).

Kidd, Du chloroforme dans la pratique obstétricale (Dublin Quarterly Journal of medical science, 1864).

Fredet, De l'emploi du chloroforme dans les accouchements simples, dans les opérations obstétricales et dans l'éclampsie des femmes en couches. Thèse de doctorat. Paris 1867.

Snow, On Chloroform and other anæsthetics, their action and administration. London in-8°.

II.

De la mort apparente des nouveau-nés.

§ 826. On désigne sous le nom de *mort apparente des nouveau-nés*, *asphyxia neonatorum*, l'état des enfants chez lesquels, immédiatement après leur sortie du sein de la mère, les signes de vie sont nuls ou très-faibles, quoique l'activité vitale ne soit pas éteinte en eux. On distingue *trois degrés* de mort apparente. Dans le degré *le plus prononcé*, l'irritabilité de la moelle est diminuée à un tel point que les enfants ne respirent pas, ne présentent pas le moindre tressaillement musculaire, et que les stimulants qu'on leur applique ne provoquent aucune réaction immédiate. La persistance de la vie n'est accusée que par de faibles mouvements du cœur; encore ceux-ci ont-ils parfois tellement diminué de fréquence qu'ils ne se produisent que de cinq à dix fois par minute. En pareil cas, pour poser un diagnostic exact, il est nécessaire d'ausculter le cœur très-attentivement et sans interruption durant quelques minutes. Si pendant ce temps on ne perçoit pas le moindre indice des bruits du cœur, il faut admettre que la vie est réellement atteinte. Le *second degré, degré moyen*, existe quand les enfants, immédiatement après leur naissance, ne font que de rares inspirations, convulsives, sanglotantes, séparées par de longs intervalles, et quand ils ne réagissent que faiblement contre les stimulants. Enfin, le degré *le plus léger* est celui où les inspirations, accompagnées d'un râle bruyant, sont déjà plus rapprochées, et où l'emploi des excitants produit une réaction manifeste.

§ 827. *Causes.* La fréquence de la mort apparente des nouveau-nés s'explique par les influences fâcheuses qui agissent assez souvent, pendant le travail, sur le fœtus et ses annexes. Les enfants des primipares naissent plus fréquemment en état d'asphyxie que ceux des pluripares, et les garçons plus souvent que les filles. Avant tout il faut tenir compte de la *pression considérable* à laquelle non-seulement le fœtus, mais encore le placenta et le cordon, peuvent être soumis pendant l'accouchement. La *compression trop prolongée du gâteau placentaire et du cordon ombilical* entrave plus ou moins les fonctions respiratoires du placenta, dont l'intégrité est indispensable à la vie du

fœtus. Les troubles de la circulation et de l'hématose fœtales entraînent la viciation du sang par l'accumulation de l'acide carbonique, et cet état d'asphyxie,
pour peu qu'il se prolonge, aboutit infailliblement à la mort de l'enfant. En pareil cas il arrive, d'ordinaire, que le fœtus, encore contenu dans le canal génital, exécute instinctivement, par besoin d'oxygène, des mouvements respiratoires, qui n'amènent habituellement dans les voies génitales que les liquides
ambiants, tels que l'eau amniotique, le mucus, le sang, souvent mêlés de méconium et d'enduit caséeux. C'est pour cette raison que les enfants en état de
mort apparente font entendre des râles trachéaux très-bruyants, une fois que
la respiration s'établit. Des observations précises ont démontré jusqu'à l'évidence que ces inspirations prématurées peuvent faire pénétrer l'air atmosphérique jusqu'aux lobules pulmonaires dans les cas où, après la rupture de la
poche, l'arrivée de l'air au niveau de la bouche et du nez du fœtus devient
matériellement possible. Ces conditions se réalisent dans certains cas de présentation faciale, pelvienne ou vicieuse, lorsque les voies génitales sont très-
larges et très-flasques, et notamment pendant la version et l'extraction, et lors
de l'application du forceps. Il est même arrivé, dans des cas excessivement
rares, qu'on a entendu crier distinctement le fœtus contenu encore tout entier
dans les voies génitales. Ce phénomène est connu sous le nom de *vagissement
utérin.*

§ 828. Les nouveau-nés plongés dans un état asphyctique, par suite de la
compression du placenta ou du cordon ombilical, ont, en général, un air
bouffi et livide, qui est notamment très-accentué à la face; de là vient le nom
d'*asphyxie livide*, qu'on donne à la mort apparente résultant de la cause que
nous venons de nommer et de celle que nous indiquerons § 829. Le cordon
ombilical est le plus souvent gorgé de sang caillé, et quelquefois du mucus
sanguinolent s'échappe de la bouche et du nez. Habituellement les enfants
sont volumineux et bien nourris, et issus de femmes florissantes; c'est que la
constitution pléthorique de la mère et l'embonpoint du fœtus favorisent les
stases et les troubles circulatoires dans le placenta. Quand les enfants sont
moins bien nourris et les mères moins sanguines, cet aspect livide et bour-
soufflé peut faire complétement défaut. Dans ce cas, les nouveau-nés sont pâles
et flasques; aussi l'ancienne division de la mort apparente en *asphyxie livide*
et *asphyxie pâle* ne nous paraît-elle pas justifiée. Ces enfants asphyctiques
ne respirent pas après leur sortie de la mère, par deux raisons principales.
D'abord la viciation du sang par l'acide carbonique a affaibli leur sensibilité à
un tel point que les stimulants qui provoquent habituellement les premières
inspirations après la naissance n'agissent pas sur eux assez énergiquement;
et, en second lieu, leurs voies aériennes sont tellement obstruées par les liquides et les mucosités qu'y ont amenés les efforts prématurés d'inspiration,
que l'air ne peut pas pénétrer facilement dans les cellules pulmonaires. A l'autopsie on trouve le plus souvent les signes d'une stase sanguine très-prononcée,
savoir : l'hypérémie du cerveau et du foie, et des taches ecchymotiques sur
la plèvre pulmonaire, sur la tunique séreuse du cœur et sur les lieux d'émer-
gence des gros vaisseaux, quelquefois aussi sur des points isolés du péritoine.

— La cause prochaine de la mort apparente est incontestablement, *dans la majorité des cas, la viciation du sang par l'acide carbonique;* on peut même admettre que *toutes les asphyxies des nouveau-nés proviennent de l'empoisonnement du sang.* Cette espèce d'asphyxie, nommée aussi *asphyxia suffocatoria,* se produit dans les circonstances suivantes : Période d'expulsion très-prolongée, — contractions utérines très-longues, très-énergiques et très-rapprochées, — spasme tonique de la matrice, — chute, enroulement ou nœuds du cordon, entraînant la compression de cet organe, — respiration commencée pendant l'acte de la parturition et de nouveau suspendue, — décollement partiel du placenta, qui rend insuffisants les rapports entre l'enfant et la mère, — expulsion de l'œuf entier, — version et extraction du fœtus etc.

§ 829. Dans un autre ordre de faits, d'autres causes viennent encore *contribuer* à la production de l'asphyxie, qui paraît dépendre en partie *d'un trouble fonctionnel du système nerveux central,* résultant de la compression du cerveau (par congestion ou par épanchement) ou du tiraillement de la moelle allongée. En pareil cas, la sensibilité des nerfs respiratoires, notamment du pneumogastrique, est affaiblie à un tel point, que les centres nerveux ne perçoivent pas l'impression produite sur le fœtus, immédiatement après sa naissance, par la température relativement basse de l'air l'atmosphérique. Il s'ensuit que les contractions réflexes des muscles inspirateurs font défaut. Cet accident a lieu principalement lorsqu'il se produit une déchirure de quelques vaisseaux des méninges, par suite de l'enclavement prononcé de la tête du fœtus et du chevauchement considérable des os du crâne; c'est ce que l'on observe quand le bassin est rétréci, la tête volumineuse et peu compressible, quand l'attitude du fœtus est vicieuse, dans les applications de forceps difficiles etc.; d'autres fois, le cou et les vertèbres cervicales subissent un tiraillement trop considérable, comme lors de l'extraction de la tête venant la dernière. — Dans cette sorte d'asphyxie, dite *asphyxie apoplectique,* l'enfant présente, à peu de chose près, les mêmes symptômes que dans l'espèce précédente; la figure est également livide et boursoufflée; de plus, il existe une tuméfaction sanguine considérable; la tête est déformée par la pression, allongée, oblique; les os du crâne chevauchent les uns sur les autres; les yeux sont saillants, les sclérotiques rouges; du mucus sanguinolent s'écoule des narines; par contre, le cordon n'est pas nécessairement gorgé de sang. A l'autopsie on ne trouve parfois qu'une hypérémie du cerveau et de ses enveloppes; d'autres fois l'on constate des épanchements sanguins dans les méninges ou à la surface du cerveau, le décollement partiel de la dure-mère etc.

§ 830. Une dernière cause semble contribuer parfois à la production de l'asphyxie : c'est la *faiblesse primitive et l'épuisement de l'activité nerveuse du fœtus.* Cet état est lui-même le résultat de causes diverses, telles que les maladies de la mère, par suite desquelles l'utérus ne reçoit pas un sang normal et nourricier, — les pertes de sang que subit le fœtus, soit par une blessure quelconque, soit par une déchirure du cordon ombilical, — le tiraillement de la moelle, — l'accouchement prématuré, — les maladies ou l'alimentation insuffisante du fœtus. En pareil cas , la peau est toujours pâle et froide (*asphyxie pâle*), la tête et les membres sont pendants et flasques, la bouche et l'anus sont béants ; ce dernier laisse écouler du méconium, et le cordon paraît vide et comme flétri.

§ 831. Le *pronostic* varie selon le degré et les causes de la mort apparente. Quelquefois l'application des stimulants les plus énergiques ne provoque que des efforts d'inspiration à peine ébauchés et comme convulsifs ; les battements du cœur deviennent de plus en plus faibles et rares ; la température du corps baisse ; la peau perd toute turgescence et continue de pâlir : ce sont là, en général, les indices d'une mort prochaine. L'on peut admettre, au contraire, que l'asphyxie se dissipera bientôt. si les inspirations convulsives se répètent à des intervalles de plus en plus rapprochés, de telle façon que la respiration s'établit peu à peu avec un râle bruyant; si le cœur commence à battre plus fort et plus vite, si le fœtus se met à raidir la tête et les membres et à agiter les extrémités , si la peau devient plus rouge etc. Une fois le premier danger conjuré, on peut espérer que l'enfant continuera à vivre dans le cas où l'asphyxie ne provenant que d'une courte interruption des fonctions respiratoires du placenta, n'a produit dans le corps du fœtus aucune lésion anatomique profonde et durable. Mais s'il existe des ecchymoses étendues sur les organes respiratoires et sur le foie, ou bien s'il s'est fait un épanchement entre les méninges ou dans la boîte crânienne , le complet établissement de la circulation pulmonaire et générale entraîne pour le fœtus de nouveaux dangers. Les enfants succombent alors habituellement au bout de quelques jours, après avoir présenté les symptômes de la pneumonie, de la méningite ou de l'apoplexie du cerveau, parce que l'épanchement méningé ou cérébral a continué d'augmenter graduellement. Enfin le pronostic définitif est défavorable lorsque l'épuisement de l'activité nerveuse du nouveau-né était produite par le tiraillement de la moelle épinière, par une dyscrasie héréditaire ou par d'autres états morbides des principaux organes, et lorsque la respiration ne s'est établie que d'une façon incomplète. Dans ce dernier cas , l'autopsie fait souvent reconnaître une atélectasie partielle des poumons.

§ 832. *Traitement.* Lorsque l'asphyxie commençante du fœtus est révélée manifestement pendant le travail par le ralentissement et l'affaiblissement des battements redoublés, il faut, pour sauver l'enfant, l'extraire le plus tôt possible, en se conformant aux règles précédemment indiquées. Il est bien entendu que ce précepte ne s'applique pas aux cas, du reste assez rares, où l'on peut supprimer directement, pendant le travail, la cause de la mort apparente, par exemple en remettant en place le cordon prolabé ou en modérant des contractions trop énergiques etc. — Aussitôt après la naissance de l'enfant, il faut s'occuper d'abord d'*écarter autant que possible tout ce qui fait obstacle à l'introduction de l'air.* Dans ce but, on place l'enfant de telle façon que son nez et sa bouche se trouvent libres ; on débarrasse, avec le petit doigt, la cavité buccale et le pharynx des mucosités épaisses qui les obstruent, et en même temps on cherche à provoquer des efforts de vomissement en abaissant doucement la base de la langue. En second lieu, il s'agit de s'*adresser aux causes de la mort apparente*. Si la teinte livide de la peau est très-prononcée, et notamment si l'on constate les signes de l'apoplexie (§ 829), on coupe aussitôt le cordon et on laisse couler une ou deux cuillerées de sang. Si l'écoulement est trop peu abondant, on le favorise en faisant sur le ventre, avec le plat de la main, des frictions dirigées de bas en haut vers l'ombilic, ou bien on coupe le cordon sans le lier, et on plonge immédiatement l'enfant dans un bain chaud. En même temps on fait, en cas d'apoplexie, des fomentations froides sur la tête. Si la respiration ne s'établit pas, le reste du traitement est celui de l'asphyxie suffocatoire. Pendant que l'enfant est dans le bain (dont la température doit être de 35° centigrades), on fait sur la région de l'épigastre, sur le dos et sur la plante des pieds des frictions avec la main, ou mieux encore avec une brosse, on frappe les fesses de coups répétés, et l'on excite le pharynx avec la barbe d'une plume. Si les frictions ne produisent pas d'effet, on fait, avec une seringue, des affusions froides sur le creux épigastrique et sur le dos, ou bien on retire l'enfant du bain, on le plonge un instant dans de l'eau froide, et on le remet dans le bain chaud. On repète quelquefois cette manœuvre, ou bien, saisissant l'enfant par le haut du corps, on le balance vivement dans l'air à plusieurs reprises, pour le replonger dans l'eau chaude. Marshall Hall a indiqué un procédé très-avantageux (*ready method*), qui consiste à provoquer les mouvements inspiratoires du thorax, en faisant prendre coup sur coup au nouveau-né des positions différentes. Dans ce but, on le couche sur la face, en soutenant la poitrine avec un linge et la tête avec les bras du fœtus croisés au-dessous d'elle. Au bout de quelques secondes, on fait pivoter lentement le corps de l'enfant autour de son axe longitudinal, de telle façon qu'il se trouve sur le côté et même un peu au delà ; puis on le ramène vivement, la face en bas ; ensuite on le tourne du côté opposé ; on continue ainsi, en lui faisant exécuter un mouvement complet, environ quinze fois par minute. Pendant qu'il est sur le ventre, on fait des frictions le long de la colonne vertébrale, et l'on y exerce en même temps une pression modérée. Pour éviter qu'il se refroidisse trop, on peut, de temps en temps, le plonger dans un bain chaud, ou, ce qui semble plus avantageux, le frictionner avec une flanelle chaude. Lorsque l'enfant est couché sur le ventre, la langue tombe vers le devant de la bouche, les liquides aspirés s'écoulent spontanément au dehors ou dans le pharynx et les fosses nasales, et l'air trouve un libre accès ; pendant qu'on lui fait subir des changements de position, le thorax est d'abord légèrement comprimé par le poids même du corps (décubitus latéral), puis il se dilate de nouveau (décubitus ventral); cette alternative de mouvements en sens contraire suffit pour donner le branle à l'acte respiratoire. — Il nous reste à indiquer un moyen des plus énergiques, applicable dans les degrés les plus prononcés de mort apparente, lorsque tous ceux que nous venons de nommer n'ont pu parvenir à provoquer des mouvements d'inspiration. Nous voulons parler des insufflations artificielles d'air pratiquées de bouche à bouche ou à l'aide d'un tube introduit dans le larynx, par exemple d'une algalie élastique de petit calibre. Ces insufflations doivent toujours être faites avec les plus grandes précautions. Voici le procédé qui nous paraît le plus avantageux : on

enveloppe l'enfant de flanelle chaude, on le couche sur un coussin aplati et
résistant, et on commence par lui souffler dans la bouche, afin de chasser par
les orifices nasaux laissés libres les mucosités contenues dans le pharynx et
dans le nez. Puis on introduit une sonde élastique dans le larynx et, par un
effort d'aspiration, on enlève les liquides étrangers qui peuvent être contenus
dans ce dernier. On fait alors une inspiration profonde, on serre les narines
de l'enfant, et en collant la bouche sur la sienne, on lui insuffle la première
portion de l'air qu'on expire, en ayant soin de s'arrêter quand son thorax se
soulève modérément. Comme l'air pénètre en même temps dans l'estomac, on
cherche à l'expulser, en exerçant une douce pression sur l'abdomen, et l'on
imite un mouvement d'expiration, en comprimant en même temps un peu le
thorax avec le plat de la main. Au bout de cinq à dix secondes, on repète la
même manœuvre, et on continue ainsi jusqu'à ce que l'enfant commence à exécuter spontanément des mouvements d'inspiration. Il suffit alors le plus souvent de frictionner encore pendant quelque temps la peau avec des flanelles
chaudes. Les insufflations faites pendant trop longtemps et avec trop de force
peuvent devenir nuisibles, en produisant la déchirure d'un certain nombre de
cellules pulmonaires (*emphysème traumatique des poumons*); c'est pour
cette raison que des enfants nés en état d'asphyxie et ranimés par des insufflations prolongées succombent souvent au bout de peu de jours.

Dans ces derniers temps, Spiegelberg a recommandé chaudement le procédé de
Marshall Hall que nous avons aussi employé souvent avec succès à la Maternité de
Dresde (1). — Plus récemment encore Schultze a décrit un procédé nouveau qui consiste à balancer vivement le fœtus en l'air (2). — L'on peut se dispenser de faire usage,
pour les insufflations, de tubes laryngés spéciaux, tels que ceux de Chaussier, Blundell,
Marchant etc. A plus forte raison croyons-nous tout à fait inutiles les appareils imaginés par Gorcy et Kay, et destinés à permettre d'insuffler de l'oxygène pur.

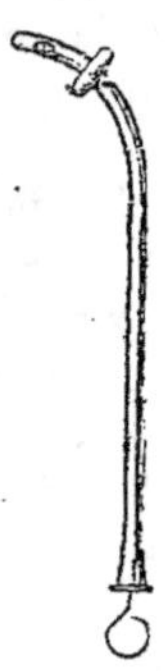

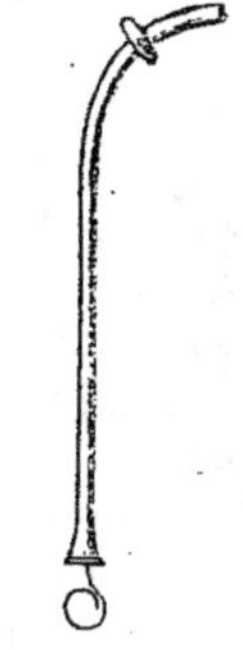

[L'instrument de Chaussier (Fig. 206) est un tube
conique, long de 20 centimètres environ, recourbé
vers la partie destinée à s'introduire dans le larynx,
et légèrement aplati dans le sens opposé à cette courbure. Deux ouvertures latérales existent vers cette petite extrémité qui se termine en cul-de-sac. A quelque
distance de cette ouverture se trouve un collet circulaire, percé de trous, pour y fixer une peau de buffle,
ou mieux encore un petit morceau d'éponge destiné
à fermer l'ouverture supérieure du larynx. Depaul a
modifié cet instrument, en remplaçant par une seule ouverture terminale les deux orifices latéraux (Fig. 207).
Cette modification a été indiquée par Depaul dans un
important mémoire que résument les propositions suivantes :

1° L'insufflation pulmonaire, qui est généralement
regardée comme un moyen inefficace, a des avantages
incontestables.

Fig. 206.
*Tube laryngien
de Chaussier.*

Fig. 207.
*Tube laryngien
de Depaul.*

(1) Voy. Spiegelberg, *Zur Behandlung des Scheintodes der Neugeborenen* (*Würzburger
med. Zeitschr.*, 1864, t. V).

(2) Voy. *Jenaische Zeitschrift f. Medizin und Naturwissenschaft*, t. III, fasc. 4.

2° C'est par elle que j'ai pu ranimer des enfants qui paraissaient voués à une mort certaine.

3° On s'est fait une fausse idée de la résistance des vésicules pulmonaires. Pour produire une déchirure, il faut insuffler avec une force bien supérieure à celle qui est nécessaire pour obtenir leur simple dilatation ; il faut agir, pour ainsi dire, avec l'intention d'arriver à ce résultat.

4° Quand un enfant naît en état de mort apparente, il faut insister pendant quelque temps sur les moyens ordinaires conseillés partout, et souvent on pourra se dispenser de recourir à l'insufflation ; mais si, après dix minutes de leur emploi, on ne voit se manifester aucune modification favorable, si, au contraire, ce qui restait encore de la vie semble s'éteindre, il faut, sans plus tarder, recourir à une respiration artificielle.

5° L'insufflation, convenablement pratiquée, a déjà donné de nombreux succès ; il faut cependant s'attendre à la voir échouer assez souvent ; dans ces cas ce n'est pas à elle qu'il faut attribuer l'insuccès, mais bien à des lésions graves, souvent inappréciables, et qui ont irrévocablement compromis la vie des enfants.

6° Comme il est impossible de distinguer ces conditions de celles qui admettent encore la possibilité de ranimer les enfants, je regarde comme un devoir avant de les abandonner, de recourir à l'insufflation, qui réussit souvent là où tous les autres moyens avaient échoué.

7° Une sonde introduite par la bouche dans le larynx me paraît le seul moyen convenable de faire pénétrer l'air dans les voies respiratoires. Le tube de Chaussier, avec la modification que j'ai indiquée, est préférable à tous les autres instruments imaginés dans le même but.

8° L'air inspiré et poussé directement avec la bouche à travers le tube, réunit les conditions les plus favorables et n'offre aucun inconvénient sérieux qui doive le faire repousser.

9° Si quelques insufflations suffisent dans certaines circonstances, il est souvent nécessaire de les continuer pendant longtemps, depuis un quart d'heure jusqu'à deux heures, par exemple.

10° Il convient de les renouveler de dix à douze fois par minute ; mais il est indispensable de les faire avec la force suffisante, trop de timidité pouvant bien plus compromettre le succès qu'une impulsion un peu trop forte.

11° Il importe, après chaque inspiration, de favoriser le retrait du poumon, pour renouveler l'air aussi complétement que possible. Quelques pressions avec les mains qui embrassent circulairement la poitrine font facilement obtenir ce résultat, et elles ont d'ailleurs d'autres avantages.

12° Il faut surveiller l'apparition des inspirations spontanées ; les insufflations pratiquées pendant que celles-ci s'effectuent, pourraient devenir nuisibles » (1).

Stoltz se sert volontiers du tube laryngien, sans toutefois le croire indispensable. Suivant lui, la crainte de l'emphysème n'est pas dénuée de tout fondement ; il fait des insufflations rares et lentes, en se guidant sur les pulsations de la base du cordon et en ne pratiquant une insufflation nouvelle que lorsque ces pulsations, d'abord accélérées par la respiration artificielle, tendent de nouveau à se ralentir.]

§ 833. Lorsque la mort apparente est occasionnée par la faiblesse originelle et par l'épuisement de l'activité nerveuse, on a proposé de ne pas couper le cordon, on a même été jusqu'à prescrire de plonger le fœtus dans le bain avec le placenta, après l'expulsion de celui-ci. Mais il ne faut pas perdre de vue que la douleur qui expulse le fœtus décolle habituellement le placenta, qui dès lors

(1) Depaul, *Mémoire sur l'insufflation de l'air dans les voies aériennes* (*Journal de chirurgie de Malgaigne*, t. III, 1845, p. 177).

n'a plus aucun rapport avec la matrice : l'enfant ne peut donc retirer aucune utilité de ses connexions avec le gâteau placentaire; bien plus, précisément dans l'espèce de mort apparente qui nous occupe, cet état de choses pourrait lui être nuisible, parce que les artères ombilicales laisseraient s'écouler du sang qui ne serait pas ramené par la veine. Il est bien préférable de diviser le cordon, dans ce cas comme dans les autres (bien entendu après l'avoir préalablement lié), et de mettre sur-le-champ le fœtus dans un bain chaud, qu'on peut additionner d'un litre de vinaigre ou de vin, pour en augmeuter l'effet stimulant. On cherche ensuite à exciter la peau par les moyens que nous avons indiqués plus haut, tels que frictions avec la main ou avec la brosse, coups sur les fesses, douches froides ; on titille l'arrière-gorge avec une plume ; on place sous le nez un linge imbibé d'ammoniaque (Hohl), on peut aussi donner des lavements avec l'eau du bain qui contient du vinaigre ou du vin, en y ajoutant quelques gouttes d'éther. Si l'on n'obtient aucun résultat, on a recours au balancement dans l'air pur et aux frictions avec la flanelle chaude. Une fois la respiration établie, si le râle trachéal persiste, on peut donner plus tard une ou plusieurs cuillerées à café d'oxymel scillitique, afin de provoquer le vomissement et de débarrasser ainsi les voies aériennes des mucosités visqueuses qui les obstruent.

§ 834. Les moyens que nous venons d'indiquer ne doivent pas être appliqués avec *précipitation* et coup sur coup; de temps en temps il faut s'arrêter une minute et tenir l'enfant en repos dans son bain, pour observer son état et lui laisser le temps de se remettre. A mesure que les inspirations deviennent plus fréquentes, on renonce aux stimulants énergiques, tels que douches froides etc., et l'on se borne à l'emploi des moyens plus doux, tels que les frictions avec la flanelle chaude etc. Il peut néanmoins devenir nécessaire, dans certaines circonstances, de continuer à donner des soins à l'enfant pendant plusieurs heures, jusqu'à ce qu'il finisse par respirer ou par succomber. Dans ce dernier cas, la prudence, ainsi que l'humanité, exigent qu'on conserve le nouveau-né en lieu sûr, sans lui couvrir les orifices respiratoires, et qu'on ne permette de le traiter comme un mort que lorsque la rigidité et les taches cadavériques viennent démontrer jusqu'à l'évidence qu'il a cessé de vivre.

BIBLIOGRAPHIE.

Mort apparente des nouveau-nés.

Chaussier, Secours à donner aux enfants qui naissent sans offrir des signes de vie. Paris 1808.

Rosshirt, J. E., Ueber den Scheintodt neugeborner Kinder (Neue Zeitschrift für Geburtsh., t. II, 1835, p. 239).

Depaul, M., Mémoire sur l'insufflation de l'air dans les voies aériennes chez les enfants qui naissent dans un état de mort apparente. Paris 1845, in-8º. — Mém. sur la mort apparente des nouveau-nés (Gaz. méd., 1850).

Pagenstecher, H. A., Ueber das Lufteinblasen zur Rettung scheintodter Neugeborner. Heidelberg 1856.

Schwartz, H., Die vorzeitigen Athembewegungen. Leipzig 1858.

Blenye, Note sur la nature et le traitement de la mort apparente des nouveau-nés (Moniteur des hôpitaux, 1859).

Bœhr, Ueber das Athmen der Kinder vor der Geburt (Monatsschrift f. Geburtsk., t. XXII, 1863, p. 408).

Pernice, Ueber den Scheintod Neugeborner und dessen Behandlung durch elektrische Reizungen (Greifswald. med. Beitr., t. II, 1, 1863).

Huter, *V.*, Die Katheterisation der Luftröhre bei asphyctisch geborenen Kindern (Monatsschrift für Geburtsk., t. XXI, 1863, p. 123).

Poppel, *J.*, Ueber den Scheintod Neugeborner (Monatsschrift für Geburtsk., t. XXV, supplém., 1865, p. 1 - 58).

Kristeller, Ueber Athmen der Kinder vor der Geburt (cas remarquable de vagissement utérin) (Monatsschrift für Geburtsk., t. XXV, 1865, p. 321).

Stempelmann, *Hugo*, Kritisches und experimentelles über das Lufteinblasen zur Wiederbelebung asphyktischer Neugeborner (Monatsschrift für Geburtsk., t. XXVIII, 1866, p. 184).

FIN.

TABLE DES CHAPITRES.

PREMIÈRE PARTIE.

Physiologie et hygiène de l'accouchement.

PREMIÈRE DIVISION.

DES APPAREILS ORGANIQUES QUI SONT PRINCIPALEMENT INTÉRESSÉS DANS L'ACCOUCHEMENT.

DEUXIÈME DIVISION.
PHYSIOLOGIE ET HYGIÈNE DE LA GROSSESSE.

TROISIÈME DIVISION.
DE L'ACCOUCHEMENT PHYSIOLOGIQUE ET DE L'ASSISTANCE QU'IL RÉCLAME.

QUATRIÈME DIVISION.

DE LA PUERPÉRALITÉ PHYSIOLOGIQUE ET DES SOINS QUE RÉCLAMENT LA FEMME EN COUCHES ET LE NOUVEAU-NÉ.

DEUXIÈME PARTIE.

Pathologie et thérapeutique de l'accouchement.

PREMIÈRE DIVISION.

DES ACCOUCHEMENTS VICIEUX ET DE LEUR TRAITEMENT EN GÉNÉRAL.

DEUXIÈME DIVISION.

DES ACCOUCHEMENTS VICIEUX EN PARTICULIER ET DES INDICATIONS QUI EN DÉCOULENT.

TROISIÈME DIVISION.

DE LA GROSSESSE VICIEUSE (DYSKIESIS).

APPENDICE.

TABLE ALPHABÉTIQUE DES MATIÈRES.

(*) NOTA. Les astérisques correspondent aux annotations rédigées par M. Aubenas et disséminées dans le cours de l'ouvrage.

FIN DE LA TABLE ALPHABÉTIQUE DES MATIÈRES.

STRASBOURG, TYPOGRAPHIE DE G. SILBERMANN.

TRAITÉ
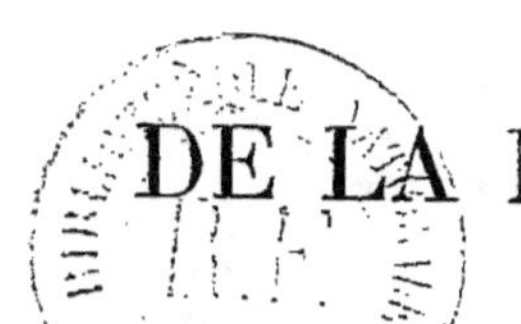

DE LA MENSTRUATION

SES RAPPORTS AVEC

L'OVULATION, LA FÉCONDATION, L'HYGIÈNE DE LA PUBERTÉ ET DE L'AGE CRITIQUE,
SON ROLE DANS LES DIFFÉRENTES MALADIES, SES TROUBLES ET LEUR TRAITEMENT,

par A. RACIBORSKI,

Docteur en médecine, ancien chef de clinique et lauréat de la Faculté de médecine de Paris,
Lauréat de l'Institut (Académie des sciences) et de l'Académie de médecine.

Paris 1868. — Grand in-8 de 670 pages. — 12 fr.

Avec deux planches chromolithographiées.

TRAITÉ PRATIQUE

DES MALADIES DES FEMMES

HORS L'ÉTAT DE GROSSESSE, PENDANT LA GROSSESSE ET APRÈS L'ACCOUCHEMENT,

par FLEETWOOD CHURCHILL,

Professeur d'accouchements, de maladies des femmes et des enfants à King's and Queen's College
of Physicians, à Dublin, etc.

Traduit de l'anglais sur la cinquième édition

PAR LES DOCTEURS ALEXANDRE WIELAND ET JULES DUBRISAY,

Anciens internes des hôpitaux et hospices civils de Paris,

et contenant l'exposé des travaux français et étrangers les plus récents.

1 vol. gr. in-8 de 1228 pages, avec 291 figures. — 18 fr.

Ce livre guidera le médecin praticien dans l'étude des questions si variées et si complexes des maladies des femmes, et l'aidera dans la solution des difficultés qu'elle présente au point de vue de la thérapeutique médico-chirurgicale.

C'est un traité qui comprend non-seulement les maladies de l'utérus et de ses annexes, mais encore les états morbides affectant d'une manière spéciale la femme hors de l'état de grossesse, pendant la grossesse et après l'accouchement. L'autorité du nom de l'auteur, sa vaste érudition, son exacte connaissance de tous les travaux antérieurs, et surtout son sens droit et pratique, étaient autant de garanties nouvelles.

Sans porter atteinte à l'originalité de l'œuvre et tout en conservant à l'auteur la responsabilité et le mérite de ses opinions personnelles, les traducteurs ont complété les quelques points de détail qui avaient pu échapper à ses investigations, ou qui avaient reçu un jour nouveau de travaux postérieurs à la publication de la dernière édition anglaise, et ils se sont particulièrement attachés à mettre en lumière les études modernes des auteurs français et étrangers qui méritaient par leur côté pratique d'être portées à la connaissance du médecin et du chirurgien.

HISTOIRE PHILOSOPHIQUE ET MÉDICALE
DE LA FEMME

Considérée dans les époques principales de la vie, avec ses diverses fonctions,
avec les changements qui surviennent dans son physique et son moral,
avec l'hygiène applicable à son sexe et à toutes les maladies qui peuvent l'atteindre
aux différentes âges,

par le docteur MENVILLE

2ᵉ édit. revue et augmentée. — 3 vol. in-8. — Au lieu de 24 fr., 10 fr.

BOURGEOIS, De l'influence des maladies de la femme pendant la grossesse sur la constitution et la santé de l'enfant, par le docteur L. X. Bourgeois, médecin à Tourcoing. Paris, 1861, in-4° de 120 pages   3 fr. 50 c.

BOIVIN (Mᵐᵉ), Mémorial de l'art des accouchements, ou Principes fondés sur la pratique de l'hospice de la Maternité de Paris, et sur celle des plus célèbres praticiens nationaux et étrangers, avec 143 gravures représentant le mécanisme de toutes les espèces d'accouchements, par Mᵐᵉ Boivin, sage-femme en chef. 4ᵉ édit., 1836, 2 vol in-8° (14 fr.)   6 fr.

DAVID, De la grossesse, au point de vue de son influence sur la constitution physiologique et pathologique de la femme. Paris 1867, in-8°, 122 pages.   2 fr. 50 c.

DONNÉ, Conseils aux mères sur la manière d'élever les enfants nouveau-nés. 4ᵉ édit. Paris 1869, in-18° jésus, 372 pages.   3 fr.

DUBOIS, Convient-il dans les présentations vicieuses du fœtus de revenir à la version sur la tête? par Paul Dubois, professeur d'accouchements à la Faculté de médecine de Paris, chirurgien en chef de l'hospice de la Maternité. Paris 1833, in-4° de 50 pages.   1 fr. 50 c.

DUBOIS, Mémoire sur la cause des présentations de la tête pendant l'accouchement et sur les déterminations instinctives ou volontaires du fœtus humain. Paris 1833, in-4° de 27 pages.   1 fr.

HUBERT, Cours d'accouchements professé à l'Université catholique de Louvain, par L. J. Hubert, et publié par son fils le doct. E. Hubert. Louvain 1869, 2 vol. in-8°. 15 fr.

HUGUIER, Mémoire sur l'esthiomene de la vulve ou dartre rongeante de la région vulvo-anale. Paris 1849, in-4°, avec 4 planches.   5 fr.

KŒBERLÉ, De l'ovariotomie, par E. Kœberlé, professeur agrégé à la Faculté de médecine de Strasbourg. Paris 1864. Deux parties in-8° avec 6 pl. lithogr.   7 fr. 50 c.

LEGENDRE, De la chute de l'utérus, par le docteur E. Q. Le Gendre, prosecteur des hôpitaux etc. Paris 1860, in-8° de 170 pages, avec 8 planches   3 fr. 50 c.

LEYNSEELE (Ch. Van), Hygiène de la femme. Gand 1860-1861, 2 vol. in-12°.   6 fr.

MORDRET, De la mort subite dans l'état puerpéral, par le docteur A. Mordret. Paris 1858, 1 vol. in-4° de 180 pages.   4 fr. 50 c.

ROBIN, Mémoire sur la rétraction, la cicatrisation et l'inflammation des vaisseaux ombilicaux et sur le système ligamenteux qui leur succède, par Ch. Robin, professeur à la Faculté de médecine, membre de l'Académie de médecine. Paris 1860, in-4°, avec 5 pl. lithogr.   3 fr. 50 c.

ROBIN, Mémoire sur les modifications de la muqueuse utérine pendant et après la grossesse, par Ch. Robin. Paris 1861, in-4°, avec 5 planches lithograph.   4 fr. 50 c.

ROUBAUD, Traité de l'impuissance et de la stérilité chez l'homme et chez la femme, comprenant l'exposition des moyens recommandés pour y remédier. 2 vol. in-8° de 458 pages chacun.   10 fr.

VOISIN, De l'hématocèle rétro-utérine et des épanchements sanguins non-enkystés de la cavité péritonéale du petit bassin chez la femme, par le docteur Auguste Voisin, médecin de la Salpêtrière, ancien chef de clinique de la Faculté de médecine. Paris 1859, 1 vol. in-8°, avec 1 planche.   4 fr. 50 c.